AF472917

TRAITÉ

DES

OPÉRATIONS DES VOIES URINAIRES

La première partie de ce livre,

LES OPÉRATIONS DE L'URÈTHRE

a été couronnée par l'Académie (1000 fr., prix d'Argenteuil, 1869).

Paris. — Imprimerie de E. MARTINET, rue Mignon, 2.

TRAITÉ

DES

OPÉRATIONS DES VOIES URINAIRES

PAR

Le Docteur RELIQUET

Professeur libre de pathologie des voies urinaires à l'École pratique,
Chevalier de la Légion d'honneur,
Lauréat de l'Académie de médecine de Paris, etc., etc., etc.

Avec 101 figures intercalées dans le texte.

PARIS

ADRIEN DELAHAYE, LIBRAIRE-ÉDITEUR

PLACE DE L'ÉCOLE-DE-MÉDECINE

1871

Lorsque j'ai eu l'idée de savoir d'une façon toute spéciale les affections des voies urinaires et les opérations qu'elles nécessitent, j'ai été frappé de ne trouver nulle part une description précise et complète de ces opérations. En les étudiant longuement pour arriver à les bien posséder, je ne tardais pas à voir qu'il était possible de faire un livre utile, ne traitant que de ces opérations, dans lequel le praticien trouverait tous les renseignements pratiques dont il a besoin.

C'est le but que je me suis posé.

Pour l'atteindre, je ne me suis pas borné à décrire, avec toute la méthode dont je suis capable, le mécanisme et les manœuvres de chaque opération, car cette partie manuelle, qui doit être sue et surtout doit être exécutée avec la plus grande exactitude, ne suffit plus : le chirurgien doit savoir soigner l'opéré. Il doit savoir les moyens qui, employés avant ou après l'opération, préservent le sujet des accidents. Ainsi il était indispensable de faire connaître très-exactement la nature de ces accidents et les causes qui peuvent les déterminer. De là l'étude de l'intoxication urineuse que j'ai mise en introduction.

L'opération chirurgicale n'est, en réalité, qu'un moyen thérapeutique; le praticien doit savoir quand il doit la pratiquer, et dans quel but. De là l'étude des indications et des résultats de chaque opération.

RELIQUET.

Septembre 1871.

TRAITÉ

DES

OPÉRATIONS DES VOIES URINAIRES

INTRODUCTION

DE L'INTOXICATION URINEUSE

Les opérations des voies urinaires sont celles qui intéressent l'urèthre et la vessie. Elles se pratiquent dans l'urèthre et dans la vessie, comme le cathétérisme et la lithotritie; ou bien sur les parois de l'urèthre et sur celles de la vessie, comme les opérations des rétrécissements uréthraux et des fongus vésicaux; ou bien, enfin, elles font communiquer par une ouverture artificielle les cavités de la vessie et de l'urèthre avec l'extérieur.

Dans toutes ces opérations, de la plus simple jusqu'à la taille, on cause une lésion des parois de l'urèthre ou de la vessie, depuis la chute ou l'érosion épithéliale, que peut déterminer le cathétérisme, jusqu'à une véritable plaie. — Légère ou considérable, cette lésion entraîne forcément un changement subit dans le rapport existant entre le contenu des voies urinaires, l'*urine*, et les parois de la cavité contenante, et par cela même avec l'organisme.

La gravité si considérable des opérations des voies urinaires, jusqu'à ces dernières années, tient justement à ce qu'on ne se rendait pas compte de cette altération des rapports normaux de l'urine avec l'organisme.

La vessie et l'urèthre constituent ensemble un appareil spécial ayant sa fonction propre, la *miction*. Elle commence au moment où l'urine, sortant des uretères, s'accumule dans la vessie, et finit lors du dernier coup de piston de l'urèthre, qui le vide des gouttes d'urine restées après le jet dans sa cavité; pour recommencer immédiatement, l'urine coulant continuellement de l'uretère dans la vessie, seulement en quantité plus ou moins considérable dans le même temps. Ainsi, à l'état normal, la cavité des voies urinaires est en contact avec l'urine, les parois vésicales, pendant tout le premier temps de la miction, qu'avec Horion nous appelons *rétention normale*. Pour l'urèthre, il n'est en contact avec l'urine que pendant les temps actifs de la miction, pendant le jet et les coups de piston.

Retenue ainsi en contact avec la muqueuse vésicale, l'urine, ce liquide excrémentitiel par excellence, qui tue les tissus qu'il baigne sitôt qu'il sort de sa cavité naturelle, doit certainement être isolée de l'économie. En 1840, dans sa célèbre leçon sur les accidents consécutifs au cathétérisme, Velpeau dit : « L'urine, ainsi que vous le savez, est un des liquides les plus dangereux de l'économie, et qui produit les ravages les plus affreux quand il est sorti de ses canaux naturels, quand il est épanché dans les cavités séreuses, infiltré dans le tissu cellulaire, etc.; serait-il donc étonnant que quelques-uns de ces principes, forcés, on ne sait comment, de rentrer dans la circulation, par suite de l'opération du cathétérisme pratiqué dans certaines conditions peu ou mal connues, devinssent la cause de tous ces phénomènes? » Évidemment, dans l'esprit du maître, le cathétérisme ou l'opération faite dans l'urèthre et la vessie venait changer les rapports normaux existant entre l'urine et les parois de l'urèthre;

mais c'est la nature de ce changement qui était pour lui en doute; aussi continue-t-il en disant : « Je n'insisterai pas plus longtemps sur ce point, messieurs, car il serait trop facile de s'égarer dans le champ des hypothèses. » Du reste, ce passage si remarquable, que je viens de citer, est le second terme de la comparaison des accidents consécutifs au cathétérisme avec ceux de l'infection purulente, car les quelques lignes qui précèdent immédiatement sont : « Je vous ai déjà parlé de l'infection purulente, et vous savez que c'est par de violents tremblements que commence ordinairement la maladie; ils annoncent l'introduction dans le sang d'un agent septique, le pus; il en est peut-être ainsi dans la maladie que je viens de vous décrire. L'urine, ainsi que vous le savez, etc. »

Velpeau était arrêté par l'absence de lésion apparente de l'urèthre. Car l'objection fréquente qu'il faisait à ceux qui affirmaient que ces accidents étaient dus à l'absorption de l'urine, était : « Mais ces accidents arrivent même chez les sujets où le cathétérisme n'est suivi d'aucun écoulement de sang. » Quant à dire que Velpeau croyait à l'absorption de l'urine par les parois vésicales saines, comme le prétend M. Ségalas, évidemment, c'est commettre une erreur, c'est oublier le fait capital sur lequel le maître insiste, que ces accidents sont consécutifs au cathétérisme; en cela, je suis tout à fait de l'opinion de M. Susini (1).

Pour arriver à connaître les conditions des parois de l'urèthre et de la vessie qui favorisent l'absorption de l'urine, je pourrais commencer par étudier les faits cliniques; ce serait un ordre chronologique. En effet, ce sont eux qui ont conduit M. Maisonneuve, puis, quelques mois

(1) Susini, *Recherches sur l'imperméabilité de l'épithélium vésical* (Journal de Robin, 1868).

après, M. Sédillot a affirmé que ces accidents consécutifs aux opérations de l'urèthre sont dus au passage de l'urine dans le torrent circulatoire, que c'était de l'intoxication urineuse. Mais ici, il faut suivre un ordre scientifique pur; et je dois d'abord étudier les rapports qui existent entre l'urine contenue dans la vessie et l'organisme dans l'état physiologique.

Ch. Robin dit (1) : « Le rôle physiologique des épithéliums se borne à un simple fait de protection physique sans sécrétion spéciale ni absorption, dès qu'ils sont placés dans de telles conditions, qu'ils forment des couches stratifiées comme dans la vessie, le vagin, la bouche et l'œsophage. Ce fait est particulièrement tranché quand ils se dessèchent et ne peuvent plus recevoir en assez grande abondance les principes qui fournissent le plasma sanguin, ou comme on le voit aussi pour les épithéliums pavimenteux stratifiés en couches épidermiques cutanées, avec soudure en couche cornée à leur superficie.

» A la surface de ces divers organes, leurs usages consistent, en effet, seulement à préserver le chorion sous-jacent de tout contact direct, tout en facilitant le glissement des parties, et à s'opposer à des phénomènes d'absorption, comme dans la vessie. »

Ce rôle physiologique de l'épithélium de la vessie, nous pouvons ajouter: et de l'épithélium de l'urèthre, domine toute la pathologie des voies urinaires; il ne s'agit plus, pour permettre l'absorption de l'urine, qu'il y ait plaie de la paroi uréthrale ou vésicale, mais seulement desquamation ou plutôt chute de l'épithélium.

En 1865 (2), nous disions : « La sonde, en dénudant les papilles du derme, permet l'absorption de l'urine ». Nous

(1) Robin, *Des épithéliums* (*Bibliothèque des sciences naturelles*. Germer Baillière).

(2) *De l'uréthrotomie interne*, thèse de Paris. 1865.

ne pouvions pas alors, dans un travail limité, passer en revue les expériences physiologiques qui nous faisaient avancer ce fait.

Kuss, professeur de physiologie à Strasbourg, fait depuis longtemps l'expérience suivante : Il injecte dans la vessie d'un lapin récemment tué une solution étendue de cyanure jaune ferroso-potassique, applique ensuite sur la face externe des viscères une solution très-étendue de perchlorure de fer. Pendant plusieurs heures, quatre heures, il n'y a aucune formation de bleu de Prusse; il remarque que la formation de sel est instantanée quand on fait l'expérience environ six heures après la mort de l'animal. Il constate que, même l'expérience faite aussitôt la mort, le bleu de Prusse se forme instantanément lorsqu'au préalable on a froissé ou raclé l'épithélium de la vessie.

M. Susini, médecin militaire, reprit l'expérience de Kuss, qu'il vérifia et confirma pleinement; cet auteur insiste sur les précautions à prendre, qui, très-minutieuses, ont toujours pour but d'éviter la chute de l'épithélium. Pour être dans des conditions plus favorables d'expérimentation, M. Susini répéta l'expérience de Kuss sur les animaux, maintenus vivants sous l'influence du chloroforme; la circulation existant, il vit que la vessie, pleine d'une solution de cyanure jaune, en touchant avec le perchlorure de fer la paroi vésicale, on n'avait pas la formation du bleu de Prusse; tandis que si, toutes choses égales d'ailleurs, par la sonde on passait un mandrin et qu'on raclât la paroi interne de la vessie en un point, l'application de la solution de perchlorure de fer à ce niveau donnait immédiatement du bleu de Prusse, et qu'on n'obtenait rien sur tous les autres points. Convaincu par ces faits, M. Susini installa des expériences sur lui-même. Malgré sa susceptibilité à l'action de l'iodure de potassium, — 25 centigrammes par le tube digestif suffisent pour lui donner de la céphalalgie et de l'amertume de la bouche, — il garda dans la vessie pendant plusieurs heures des solutions de 150 grammes d'eau pour 4, 6, 10 grammes d'iodure de potassium. Il fit ces mêmes expériences avec une infusion de 4 grammes de feuilles de belladone dans 120 grammes. Préalablement, il avait constaté que 1 centigramme de belladone d'extrait, pris par la bouche, lui donnait une demi-heure après une dilatation de la pupille. Jamais, après une de ces injections, chargée d'iodure de potassium ou de belladone, il n'a ressenti le plus petit effet physiologique du médicament, malgré sa susceptibilité déterminée à l'avance.

Ces expériences viennent renverser complétement les opinions, que soutiennent encore quelques auteurs, que la vessie normale absorbe avec une puissance très-grande. Elles montrent d'une façon claire que les liquides contenus dans la vessie sont isolés complétement de l'organisme par la couche de cellules épithéliales, et que la chute de l'épithélium est immédiatement suivie de l'absorption du liquide contenu.

Si maintenant nous cherchons l'état des épithéliums vésicaux et uréthraux dans les maladies de l'urèthre et de la vessie, nous voyons qu'ils sont à chaque instant dans des conditions de destruction, ou tout au moins d'altérations très-grandes, soit qu'une cause traumatique vienne les détacher du chorion muqueux, soit que l'urine, mélangée à du sang et surtout à du pus, devienne alcaline par la formation de l'ammoniaque, dont l'action est de dissoudre les cellules de l'épithélium, et, par suite, de dénuder le chorion muqueux.

Ainsi, cette fonction de l'épithélium de la vessie et de l'urèthre domine, non-seulement toutes les maladies des voies urinaires, mais les moyens thérapeutiques chirurgicaux ou médicaux. Il faut donc toujours, si l'on ne respecte pas l'épithélium, remédier immédiatement à sa chute.

Tous les accidents de l'*intoxication urineuse* sont dus à la pénétration de l'urine dans le sang, soit par une plaie, soit par l'absorption au travers du chorion dénudé des muqueuses vésicales ou uréthrales. — Chacun de ces deux moyens de pénétration de l'urine dans le sang influe d'une façon notable sur la marche des accidents morbides, mais n'en altère en aucune façon la nature, comme j'espère le démontrer.

INTOXICATION AIGUE. — Dans le cas de plaie, les symptômes apparaissent toujours d'une façon brusque par un frisson plus ou moins violent, plus ou moins prolongé, et suivi des stades de chaleur et desueur, comme l'accès paludéen. C'est certainement cette ressemblance qui a fait confondre, même jusque dans la thérapeutique, ces deux espèces d'accès. Puis, l'accès de fièvre peut être suivi des accidents plus ou moins graves de l'intoxication urineuse; car un faible frisson, un accès peu long, bénin en apparence, ne permet pas de pronostiquer qu'il ne se formera pas d'abcès dans un parenchyme organique quelconque.

Pour arriver à démontrer que c'était le contact de l'urine plus ou moins altérée avec la plaie fraîche, et, par suite, l'absorption de l'urine par cette plaie, qui était bien la cause réelle des accidents, il faut expérimentalement deux ordres de faits : 1° Toutes les fois que l'urine est en contact avec une plaie fraîche non organisée dans l'urèthre ou la vessie, il doit y avoir production d'intoxication urineuse; 2° toutes les fois que la plaie fraîche est mise à l'abri du contact de l'urine pendant tout le temps de son organisation, il ne doit pas y avoir d'accidents.

Ici les expériences ont été en réalité faites sur l'homme par l'uréthrotomie interne. Avant que les soins consécutifs à cette opération fussent bien déterminés par M. Maisonneuve et M. Sédillot, bon nombre de chirurgiens ne mettaient pas la plaie fraîche à l'abri du contact de l'urine; aussi, il disait comme M. Mauvais, en parlant de la pratique de M. Dolbeau : « après l'opération (l'uréthrotomie), il y a toujours accès de fièvre (1). »

La démonstration que nous cherchons nous a été fournie par la pratique de notre excellent maître M. Gosselin (2), dont les observations détaillées sont dans ces registres : Du 15 février 1862 au mois de juin 1863, nous trouvons dix opérations d'uréthrotomie sans sonde à demeure après; huit fois il y a eu du frisson et deux fois pas de frisson.

Du 27 juin 1863 au 4 décembre 1864, il y a eu six opérations avec sonde à demeure; pas de frisson, sauf chez un où l'urine a passé entre la sonde et le canal, et un autre où la sonde, étant enlevée au bout de vingt-quatre heures, il y a eu frisson après la première miction qui suivit. J'oppose ici, avec raison, les faits provenant de la pratique du même chirurgien ; mais à la seconde catégorie, je puis ajouter les faits nombreux de la pratique de M. Maisonneuve, consignés aussi dans notre travail de 1865, ceux de M. Gosselin depuis 1865, et ceux de notre pratique personnelle, où la sonde à demeure préserve toujours du frisson tant que l'urine ne passe pas sur les parois de l'urèthre avant l'organisation complète de la plaie. Ce qui existe pour la plaie uréthrale, est également vrai pour les plaies de la paroi vésicale produites dans les différentes opérations. Ainsi, la cause des accidents généraux spéciaux, consécutifs aux opérations pratiquées sur les voies urinaires, est bien l'absorption de l'urine par la plaie. Il est tout clair que l'infection purulente, accident commun à toutes les plaies, peut se produire aussi ;

(1) Mauvais, thèse de Paris, 1860.

(2) *Loc. cit.*, page 33. En 1865, nous nous sommes servi de ces faits pour démontrer la nécessité de la sonde à demeure après l'uréthrotomie interne.

mais cet accident s'en distingue par plusieurs caractères pathognomoniques sur lesquels nous reviendrons.

L'intoxication urineuse, brusque, qui éclate par le frisson aussitôt l'absorption de l'urine par la plaie, présente différents degrés de gravité, et aussi des formes variées. Toute la symptomologie a été très-bien présentée par M. Marx (1), mais l'auteur ne lui admet pas pour cause l'intoxication urineuse.

Il est difficile d'établir pratiquement des catégories, de classer les accidents qui peuvent apparaître à partir du frisson initial. Comme nous l'avons déjà dit, rien ne peut faire prévoir ce qui peut arriver, même dans un temps très-rapproché; cela tient à la spontanéité dans la production des complications les plus graves, telles que les abcès dans les parenchymes d'organes importants à la vie, suppuration dans une grande articulation. Aussi la marche que nous allons suivre dans la description des symptômes, la classification que nous admettons ne doit pas être prise comme absolue pour le lecteur; il faut qu'il sache bien qu'à un accès bénin il peut survenir brusquement des altérations organiques des plus graves, surtout s'il ne s'empresse de provoquer l'élimination des principes toxiques par les moyens que nous étudierons à propos du traitement.

On est convenu d'appeler *accès bénin* l'accident d'intoxication urineuse, lorsque tout se borne à un accès de fièvre. Alors les choses se passent ainsi : le frisson apparaît après la première miction qui suit l'opération ou le cathétérisme; cette miction est toujours plus ou moins douloureuse, quelquefois accompagnée d'une douleur excessivement vio-

(1) Marx, thèse de Paris, 1861. *Des accidents fébriles à formes rémittentes et des phlegmasies à siége spécial qui suivent les opérations pratiquées sur l'urèthre.*

lente, c'est dans le cas de plaie uréthrale; quand il y a plaie vésicale, les symptômes arrivent quand celle-ci est baignée par l'urine. Le frisson est plus ou moins violent, avec ou sans claquement des dents; quelquefois il y a des horripilations très-rapprochées, et une sensation de froid généralisé. La face s'altère, les yeux s'excavent, les mouvements des membres, des mains surtout, ont l'incertitude que cause le tremblement; le pouls est fréquent et très-petit. Après un temps variable, de vingt minutes à une heure et plus, la chaleur arrive graduellement, le pouls se relève, devient plein et bondissant, la peau s'échauffe, la face est rouge, la soif est de plus en plus vive; le second stade est en général plus court, et se termine par la sueur plus ou moins abondante. Après ce premier accès, presque toujours la bouche reste chargée et mauvaise; il y a du dégoût pour les aliments, de la chaleur à l'épigastre, quelquefois des vomissements bilieux peu abondants ou un peu de diarrhée. En un mot, il persiste un véritable embarras gastrique, accompagné d'un léger mouvement fébrile; et les pulsations restent plus fréquentes.

Si ce premier accès de fièvre est unique, tout rentre dans l'ordre physiologique; on dit alors que l'accès est bénin. Civiale avait observé que l'accès franc, aux trois stades marqués, la sueur étant abondante, était presque toujours unique. D'après ce que nous avons vu, rarement la sueur est très-abondante si l'on n'est pas intervenu pour l'augmenter.

Les cas les plus simples de l'intoxication urineuse sont ceux qui surviennent chez les sujets cathétérisés pour la première fois, chez lesquels l'opération a été accompagnée d'une syncope ou d'une lipothymie : presque toujours il y a au moins une horripilation après la première miction qui suit l'opération. D'ordinaire, dans ces cas, l'embarras gastrique persiste quand on n'a pas provoqué une abondante diaphorèse au moment opportun, et, presque toujours, les accidents disparaissent complétement par l'administration d'un purgatif salin.

L'accès de fièvre, débutant par le frisson, se renouvelle quand l'embarras gastrique persiste; il apparaît à des intervalles irréguliers, de là le nom de fièvre rémittente. Ils vont soit en augmentant d'intensité, et alors prennent le caractère pernicieux; soit en diminuant d'intensité, et dans ce second cas, les phénomènes d'embarras gastriques diminuent aussi. Dans ces deux circonstances, le chirurgien doit avoir de grandes craintes, même quand les accès diminuent d'intensité; car le malade est sous l'influence toxique, et une exacerbation brusque peut se présenter, changer toute la marche; il faut penser à la possibilité de l'apparition d'un foyer purulent.

D'emblée l'accès peut présenter *une gravité très-grande.* Le frisson, des plus violents, avec claquement de dents, est tel que le lit remue; la face est grippée, le nez et les lèvres contractés; les yeux cernés se creusent, l'œil devient presque brillant et comme sec; la face devient violette; les membres tremblent avec force, et les mouvements des doigts sont tremblotants. La langue est sèche, et très-vite recouverte d'enduits fuligineux; la parole est saccadée, le malade semble sous l'influence d'une très-grande terreur. Le pouls est petit, presque filiforme. Cet état dure plusieurs heures, trois ou quatre. Souvent, pendant ce frisson, il y a des vomissements bilieux et une diarrhée dont les matières sont infectes; quelquefois les selles sont involontaires; d'autres fois il n'y a ni vomissement ni diarrhée; mais pendant le frisson commence un abattement profond avec délire, et l'état comateux arrive à être de plus en plus complet, au moment où le frisson cesse. La période de chaleur est un repos pour le malade; les vomissements cessent, il y a une sensation de chaleur à la peau qui lui est agréable. Mais quand le coma existe, il est rare de voir se manifester ce bien-être, le délire persiste, et l'affaissement général augmente. Enfin, quand la mort n'est pas survenue, ce qui est heureusement rare, la sueur provoque un soulagement réel.

Comment cette scène terrible se termine-t-elle? par un temps de repos apparent, auquel succède un nouvel accès qui met encore la vie du malade en danger, ou qui, moins violent que le premier, indique une diminution dans les phénomènes d'intoxication, ou bien il apparaît brusquement un phlegmon plus ou moins étendu, soit dans le tissu cellulaire, soit dans un parenchyme organique, phlegmon où la suppuration est rapide : on pourrait même dire immédiate. Avant que M. Maisonneuve employât la sonde à demeure, après la section du rétrécissement, il lui arriva le fait suivant :

« Uréthrotomie interne. — Après l'opération, le malade reste quatorze heures sans uriner, attendant, sur la recommandation de M. Maisonneuve, le médecin qui devait le sonder; épuisé, ne pouvant plus retenir ses urines, il pisse sans sonde.

» Immédiatement après, frisson des plus violents pendant deux heures. Les jours suivants, phlegmon énorme et suppuré de toute la paroi gauche de la poitrine, et d'une partie de la région lombaire. De larges ouvertures furent faites : le malade guérit. »

Ici la suppuration éliminatrice s'est localisée dans une région du tissu cellulaire facilement abordable pour le chirurgien; mais il n'en est pas toujours ainsi : souvent c'est une articulation qui s'enflamme et suppure, et alors arrivent tous les accidents de l'arthrite suppurée, ou bien les foyers purulents se forment dans les muscles, dans le foie, dans les poumons, dans le cerveau, et occasionnent la mort. Le plus souvent c'est dans les reins que se forment des abcès, dans le parenchyme même de l'organe : c'est une lésion fréquemment constatée dans les autopsies.

Enfin, après l'accès si violent qu'il soit, tout peut se terminer par une diaphorèse abondante, seule ; ou bien qui devient l'origine d'une éruption cutanée plus ou moins généralisée, et presque toujours rapidement pustuleuse. Civiale, dans son immense pratique, en cite plusieurs faits. Ce célèbre chirurgien, dans le chapitre qu'il consacre aux accidents consécutifs aux opérations des voies urinaires, insiste sur l'indication de faciliter la sueur, de la rendre plus abondante (1).

Je n'ai point l'intention de passer en revue toutes ces complications de suppurations consécutives, dont la symptomatologie, la gravité et le traitement ultérieur rentrent dans les études des affections propres à l'organe affecté ; je ne veux parler, ici, que de l'intoxication urineuse proprement dite, cause de ces altérations organiques, qui cesse avec l'élimination complète du poison, laissant, il est vrai, après elle, l'altération organique produite, qui rentre alors dans le domaine de la chirurgie ordinaire.

Il est un fait symptomatique de l'intoxication urineuse, avec plaie, sur lequel je dois attirer l'attention, et que j'ai constamment vu le même. C'est l'altération du sang qui s'écoule par la plaie uréthrale pendant tout le temps de l'intoxication urineuse ; le sang est épais, gluant, noir foncé, d'une consistance qui se rapproche de la gelée un peu liquide ; il coule de la plaie pendant toute la durée des phénomènes de l'intoxication. A l'examen microscopique, on trouve les globules désorganisés, granuleux. Quand l'état

(1) Civiale, *Traité*, t. III, p. 547.

général s'améliore sous l'influence des évacuations abondantes spontanées ou provoquées, le sang commence à changer de nature, il devient plus liquide, reprend la couleur rose, devient coagulable; alors l'écoulement cesse. Ainsi, pendant que l'organisme est sous l'influence du poison, la plaie et les vaisseaux ouverts ne sont le siége d'aucun travail organique de réparation.

La disparition des symptômes généraux de l'état saburral, et l'apparition du sang à l'état naturel, enfin le travail d'organisation de la plaie qui fait cesser l'écoulement sanguin, sont les signes qui annoncent la cessation de l'intoxication urineuse, qui laisse après elle les altérations organiques qu'elle a pu causer.

Le *pronostic*, dans l'intoxication urineuse, doit toujours être réservé tant que les phénomènes généraux n'ont pas absolument disparu, tant que le pouls n'est pas revenu à son état normal, tant qu'il existe de l'embarras gastrique. Un accès de fièvre violente peut arriver et causer la mort. Le pronostic consécutif varie avec la forme de terminaison de l'intoxication; il est tout entier soumis à l'importance de l'organe, siége de la suppuration. Si c'est le cerveau, le poumon, le foie, la rate, les reins, qui sont ainsi lésés consécutivement, la mort est à peu près certaine; quoi qu'on fasse, il devient impossible d'évacuer au dehors le pus et le foyer purulent; en outre, l'altération organique qu'il cause devient le point de départ d'une nouvelle infection de l'organisme, et perpétue le phénomène d'intoxication. Si c'est une articulation qui est en suppuration, le pronostic est moins grave, quoique la mort en soit souvent le résultat, mais il y a les altérations de fonctions persistantes après la guérison qui doivent toujours être annoncées.

Ainsi il y a deux pronostics, celui de l'intoxication urineuse proprement dite, qui, même dans les cas qui paraissent les plus bénins, ne peut pas être absolument favorable à une guérison complète, et celui de l'altération organique consécutive à l'intoxication qui varie avec le siége de la lésion.

Diagnostic. — Velpeau avait déjà reconnu, en 1840, l'analogie très-grande qui existe entre ce que nous appelons maintenant l'intoxication urineuse, et l'intoxication purulente, qu'il avait contribué à élucider dans sa thèse inaugurale (1823). En effet, le début et la marche sont les mêmes : frissons, accès de fièvre rémittent, état général analogue, formation spontanée de foyers purulents dans les organes ; et cependant le poison n'est pas le même. Dans un cas, c'est de l'urine plus ou moins altérée ; dans l'autre, c'est du pus. Le fait capital est pour l'intoxication urineuse, l'antécédent presque immédiat d'une opération faite dans l'urèthre ou la vessie, la spontanéité du frisson après la miction qui a suivi l'opération pour une plaie de l'urèthre, ou l'apparition rapide du frisson avec l'opération qui lèse les parois vésicales. La différence clinique qui surtout sépare ces deux intoxications, aux symptômes à peu près semblables, c'est que l'intoxication urineuse guérit souvent, se terminant par une évacuation abondante, tandis que l'intoxication purulente ne guérit pas. Les observations de guérison sont d'une telle rareté, qu'elles permettent de généraliser la gravité extrême de cette affection.

Le diagnostic des lésions organiques déterminées par l'intoxication, a une importance très-grande pour la thérapeutique consécutive, et surtout pour le pronostic. Ce sont les altérations de fonctions des différents organes, qui seules mettent sur la voie. Aussi doit-on examiner avec le plus grand soin tout l'organisme. Quand c'est une néphrite parenchymateuse suppurée qui se produit, on voit se perpétuer les accidents aigus d'intoxication urineuse, quoi qu'on fasse, jusqu'à ce que le coma ou des accidents urémiques proprement dits, dus à la suppression de la sécrétion rénale, viennent précéder la mort.

Traitement. — Il faut, par des moyens préventifs, éviter les conditions de l'intoxication urineuse après l'opération. Les soins consécutifs aux opérations doivent avoir ce but. Ainsi la sonde molle à demeure après l'uréthrotomie; ainsi les injections légèrement caustiques ou astringentes, après la séance de lithotritie, en agissant sur toute la surface de la vessie, cautérisent superficiellement les petites érosions vésicales, bornées à la chute de l'épithélium, ou bien à une érosion du chorion muqueux. De même, l'injection agit sur les érosions superficielles si fréquentes au col de la vessie, surtout quand la lèvre inférieure de ce col est très-saillante. Enfin, comme moyens préventifs, il y a tout ce qui peut rendre les urines moins altérées, moins chargées de principes actifs, comme les boissons abondantes, le traitement préalable du catarrhe de vessie quand c'est possible; mais ces moyens, qui ne sont applicables qu'avant l'opération, sont souvent impossibles, surtout dans les cas de rétrécissement de l'urèthre.

Les accidents d'intoxication, le frisson existant, que doit faire le chirurgien? D'après ce que nous savons de la nature et des causes de ces phénomènes morbides, consécutifs aux opérations des voies urinaires, l'unique préoccupation du chirurgien doit être de favoriser l'évacuation du principe toxique, et cela le plus vite possible. Tous les moyens thérapeutiques doivent avoir pour but de provoquer une sueur abondante, au stade de sueur de l'accès. Civiale insiste à chaque instant sur l'avantage des sueurs abondantes. Pour arriver à ce but, voici comment j'ai procédé dans les cas d'intoxication urineuse que j'ai eu à traiter. Pendant le frisson, je donne de l'alcool sous forme de vin de quinquina, ou du rhum, par petits verres, à des moments rapprochés, toutes les dix minutes; je ne m'arrête pas devant les vomissements; je continue l'alcool pendant le stade de chaleur, qui ordinairement est court. Puis, sitôt que la peau se détend, devient humide, ce que la main indique, ce que le malade annonce, je fais boire le plus possible de tisane de bourrache, très-chargée et très-chaude, par petites tasses, à des instants très-rapprochés, et je tiens le malade chaudement enveloppé dans des couvertures de laine, évitant cependant de lui mettre des couvertures ou des vêtements lourds, dont le poids le fatiguerait. Ainsi, je suis arrivé à provoquer des sueurs abondantes qui ont suffi pour arrêter les accidents.

Voici un fait d'intoxication urineuse où, dès le début du frisson, il y avait vomissement et diarrhée; c'était la forme d'accès de fièvre que l'on appelle cholériforme; ici la poussée circulatoire vers la peau a été telle, qu'elle a provoqué une éruption de pustules à la face.

— M. M..., âgé de soixante ans; nombreuses blennorrhagies dans sa jeunesse. Difficulté pour uriner depuis trois ans. Depuis quatorze mois, douleurs continuelles à l'anus, dans la continuité de la verge, et prurit douloureux à l'extrémité. Urines fortement catarrhales, souvent chargées de sang. Il est obligé de s'accroupir pour uriner. Le besoin en est fréquent et violent, tellement qu'il empêche le malade de sortir de chez lui.

A l'examen fait le 18 octobre 1866, je reconnais un rétrécissement au-dessous du pubis, au niveau du collet du bulbe. Je ne puis passer qu'une sonde très-petite (2 millimètres 1/2 de diamètre), et encore elle détermine des douleurs très-vives.

A l'entrée de la sonde dans la vessie, je perçois très-nettement un frottement rugueux qui me laisse croire à l'existence d'une pierre.

Le 26 octobre, je pratique l'uréthrotomie avec l'instrument de M. Maisonneuve. La sonde à demeure est laissée trente-six heures. Il n'y a aucun accident. La sonde retirée, le malade urine par un gros jet, mais il est encore souvent obligé de s'accroupir. Les douleurs sous la verge diminuent; mais elles persistent à l'anus et à l'extrémité du gland.

1er novembre. — Une sonde de gomme, nº 19, passe facilement. Par elle, je fais une injection dans la vessie avec de l'eau tiède (60 grammes). Je continue les injections tous les jours avec une solution d'acide phénique (0,75 centigrammes pour un litre d'eau distillée). Peu après la vessie se laisse distendre, et j'arrive à lui faire supporter 120 grammes de liquide. Le dépôt catarrhal des urines diminue.

Le 9, j'explore la vessie avec le lithotribe explorateur, et je trouve une pierre de 4 centimètres de diamètre environ.

Les jours suivants, je continue les injections avec la solution d'acide phénique. Le dépôt glaireux des urines devient de moins en moins abondant; la vessie supporte jusqu'à 160 grammes de liquide. La sensibilité de l'urèthre est beaucoup moindre. Le malade perçoit la mobilité de la pierre, et, étant couché sur le côté, urine sans effort, ni douleur.

18 novembre. — Première séance de lithotritie. Il sort des débris phosphatiques assez durs. Il y a un peu de sang. Immédiatement après les injections évacuatrices d'eau, je fais lentement une injection de la solution d'acide phénique, qui, tout d'abord, détermine une sensation de picotement, puis il y a bien-être; j'évacue la solution médicamenteuse, et je lave la vessie en y poussant doucement de l'eau simple. Après chaque séance de lithotritie j'agis ainsi.

Rien d'anormal ne se produit; pas de fièvre, pas de difficulté de la miction jusqu'au 21 novembre. Un gravier s'engage dans le col de la vessie, et détermine une contracture énergique de l'urèthre, mais il est facilement repoussé avec une grosse sonde d'argent à grande courbure.

22 novembre. — Deuxième séance, suivie de l'injection de la solution phéniquée. Cette injection est répétée tous les jours une fois. La sensibilité de l'urèthre et de la vessie, qui avait reparu avec un peu d'augmentation du catarrhe, diminue bientôt, les urines deviennent très-claires, la vessie reçoit facilement 200 grammes de liquide sans se contracter.

30 novembre. — Troisième séance, mieux supportée que les premières. Toujours immédiatement après, injection phéniquée.

5 décembre. — Un gravier arrêté dans la fosse naviculaire est retiré; puis, quatrième séance, toujours avec les mêmes soins consécutifs.

6 décembre. — Le malade se lève, marche et s'assied sans douleur; il urine librement.

7 décembre. — Malgré ma recommandation expresse de m'envoyer chercher sitôt qu'il y aurait gêne pour uriner, je trouve le malade dans l'état suivant : Depuis la veille au soir un gravier est arrêté dans la portion moyenne du pénis, plusieurs plus petits s'accumulent derrière; le malade, qui n'a pas uriné depuis douze heures, est couché sur le dos, immobile; tout son corps semble dans cet état de contraction ou plutôt d'observation contre tout ce qui peut provoquer un mouvement. La face est déjà étirée. La verge est fortement revenue sur elle-même, l'urèthre est contracturé, les bourses fortement relevées. A onze heures du matin, avec le petit brise-pierre uréthral de Civiale, je retire le gros gravier l'urine sort immédiatement en jet : et entraîne les

petits. Puis il s'écoule d'une façon continue, goutte à goutte, par le méat, du sang noir, épais, poisseux (1). Vingt minutes environ après cette première miction, arrive brusquement un frisson violent, avec claquement des dents, accompagné de vomissements bilieux abondants, et de diarrhée à odeur nauséabonde; refroidissement considérable; la face est grippée, les yeux sont creux, les lèvres sont violettes, la langue tremblotante et froide. Le pouls filiforme est à 120. Ce frisson avec vomissements et diarrhée dure deux heures. Pendant tout ce temps, malgré les vomissements, je fais prendre du vin de quinquina par petits verres toutes les dix minutes. Aussitôt le frisson arrêté, au moment du calme, les vomissements et la diarrhée cessent, la chaleur de la peau arrive: alors, je donne de la bourrache très-chaude et très-chargée, toutes les dix minutes, par petites tasses, et j'enveloppe le malade dans une couverture de laine. J'obtiens une sueur abondante et continue pendant plus d'une heure et demie. Après, il y a sommeil. Je conseille de continuer, après le sommeil, le vin de quinquina toutes les demi-heures, et de faire prendre du bouillon de bœuf bien dégraissé.

Dès la fin de la sueur, le malade avait déjà ressenti une chaleur anormale à la face, surtout aux lèvres; le soir, les lèvres, le nez sont rouges. Dans la nuit, se forme sur toutes les lèvres et le nez, et un peu les joues, une éruption pustuleuse, qui est spontanément purulente.— Dans la nuit, sponnément, sans frisson, il se produit une sueur abondante.

Le 8 décembre, à onze heures du matin.—L'état général est bon; le malade repose, mais la langue est blanche, la bouche est encore mauvaise, et le sang qui n'a pas cessé de couler

(1) Ce sang examiné au microscope, on voit les globules granuleux, et beaucoup ayant leur enveloppe crevée.

goutte à goutte du méat, est toujours noir, épais et poisseux. Le pouls est à 100. Je fais une injection phéniquée dans la vessie et l'urèthre. A quatre heures, horripilations pendant dix minutes; le malade me dit le soir: «Je croyais toujours que le frisson allait avoir lieu.» La chaleur à la peau tendant à se produire, une nouvelle sueur abondante fut provoquée par la bourrache.

9 décembre. — Le pouls est à 70. La peau est bonne, la langue se déterge, sommeil calme. L'après-midi, il y a coup sur coup plusieurs selles bilieuses abondantes. Plus de sang par le méat.

10 décembre. — Les urines sont très-claires, plusieurs graviers assez gros sont évacués par l'injection, la verge est toujours un peu douloureuse. L'éruption pustuleuse labiale se dessèche.

11 décembre. — L'appétit est revenu, l'état général est bon, mais les urines sont un peu sanguinolentes, et la miction est suivie d'une vive douleur.

12 décembre. — Ne souffre pas en urinant accroupi.

Les jours suivants, l'état local s'améliore de plus en plus, et le 17 décembre, je fais la cinquième séance de lithotritie, toujours suivie de l'injection phéniquée. Le soir, un gravier s'arrête dans la verge. Averti aussitôt, je le retire sans qu'il y ait d'écoulement de sang; pas de frisson; seulement un peu de chaleur à la peau une heure après.

Les jours suivants, il y a évacuation de beaucoup de graviers.

21 décembre. — Je fais la sixième séance (toujours injection phéniquée), qui donne beaucoup de graviers.

22 décembre. — Un fragment assez gros s'arrête pendant quelques instants dans l'urèthre; il en est chassé par quelques efforts, il y a un peu de sang. Après, frisson de vingt minutes, et aussitôt, sueur excitée par la bourrache.

Les jours suivants, pas d'accidents jusqu'au 26. Le matin, sensation de froid, suivie de chaleur à la peau ; goût désagréable dans la bouche, langue blanche. Je donne un verre d'eau de Sedlitz, qui suffit pour donner plusieurs selles bilieuses abondantes.

Les jours suivants, l'appétit est bon, le malade se lève, marche, s'assied et urine sans qu'il y ait de douleurs.

10 janvier. — Je fais la septième séance avec les mêmes soins consécutifs. L'état général bon se maintient. Plus de traces de douleur. Le malade reprend ses occupations. Le 20 j'examine la vessie, je ne trouve plus rien.

Cette observation est intéressante à plus d'un point de vue ; l'uréthrotomie, qui n'offre aucun accident malgré le catarrhe de vessie, et qui permet la lithotritie ; l'influence de l'injection phéniquée sur le catarrhe de vessie, la facilité avec laquelle les gros graviers s'engagent dans l'urèthre chez ce malade qui avait un rétrécissement très-étroit ; l'influence de l'injection phéniquée sur les parois de la vessie après la séance de lithotritie, qui agit évidemment en modifiant les points de la paroi vésicale érodés ou simplement dénudés d'épithélium, et empêche l'absorption d'urine ; car, chose remarquable, malgré les mauvaises conditions de ce malade pour la lithotritie, il n'y a pas eu d'accident après les séances, mais après le séjour plus ou moins prolongé des graviers dans l'urèthre ; ce qui avait déterminé des plaies uréthrales. Enfin il montre l'avantage du traitement rationnel de l'intoxication urineuse, qui, bien conduit, a empêché un second accès de fièvre violent à forme cholériforme de se produire. Le sulfate de quinine, que l'analogie pure et simple ferait prescrire en pareille circonstance, doit être abandonné. On ne sait ce que l'on fait avec lui, et il ne sert qu'à cacher une très-grande incertitude de la thérapeutique.

Intoxication urineuse spontanée. — Les expériences de M. Kuss et de M. Susini nous montrent d'une façon claire quelle est la fonction physiologique de l'épithélium de la vessie. Sans être accusé de procéder avec trop de facilité par analogie, il est bien permis de dire que l'épithélium de l'urèthre a les mêmes fonctions physiologiques; lui aussi sert à isoler l'urine de l'organisme pendant le temps du jet de la miction, et comme celui de la vessie, il empêche l'absorption de l'urine. Les conditions normales de vitalité et de reproduction incessante de l'épithélium tapissant la vessie et l'urèthre que nous trouvons constantes chez le sujet dont l'urine est normale, dont les parois de l'urèthre et de la vessie sont saines, qui par une miction normale vide complétement sa vessie et son urèthre, manquent à différents degrés dans les affections des voies urinaires.

Toutes les affections chroniques de l'urèthre sont des obstacles plus ou moins considérables à la miction, depuis la goutte militaire qui entretient un état spasmodique du canal, qu'une excitation générale rend très-sensible, jusqu'au rétrécissement très-étroit qui ne laisse passer l'urine que par petit jet saccadé, ou goutte à goutte; et les hyperthrophies prostatiques ou la saillie de la lèvre inférieure du col vésical, qui empêchent toute miction et obligent à l'usage continuel de la sonde évacuatrice.

Toutes ces affections ont pour résultat d'altérer la miction, de la rendre plus ou moins pénible pour le malade, mais surtout de la rendre incomplète, et d'autant plus incomplète que l'obstacle au cours de l'urine est plus grand, et surtout plus permanent. En luttant constamment pour chasser l'urine au dehors, la vessie finit par perdre la faculté de revenir complétement sur elle-même; sa limite de contraction est reculée non-seulement par la difficulté ordinaire du passage de l'urine dans l'urèthre, mais aussi par les écarts de régime qui viennent augmenter cette difficulté. Il en résulte que le malade garde continuellement de l'urine dans sa vessie, sans éprouver le plus léger besoin d'uriner. C'est ce que vérifie tous les jours la pratique. Dans le cas de rétrécissement, l'urine est encore arrêtée dans l'urèthre; le coup de piston, quoique toujours répété un assez grand nombre de fois chez ces malades, ne peut chasser les gouttes d'urine qui sont en arrière de l'obstacle; c'est là la cause de l'inflammation chronique de la muqueuse uréthrale en arrière du rétrécissement, et par suite de l'écoulement concomitant. Si en un point de l'urèthre il y a une poche, une excavation, comme dans le cas de cavité de la prostate, là encore la contraction de l'urèthre (le coup de piston) ne peut vider l'excavation à la fin de la miction, et l'urine arrêtée détermine l'inflammation chronique de l'excavation.

Quelle est l'action de l'urine, ainsi à l'état de stagnation dans l'urèthre et la vessie? Dans l'urèthre, elle détermine toujours l'inflammation du point de la muqueuse qu'elle baigne; de là mélange de l'urine et de pus qui entraîne un travail de fermentation, et la production de l'ammoniaque dont l'action est de détruire les cellules épithéliales. Ainsi la stagnation de l'urine en un point de l'urèthre développe toutes les conditions d'absorption de l'urine, et toujours l'urine absorbée est dans un état d'altération notable.

La stagnation dans la vessie, en raison de la nature spéciale de l'épithélium qui, même dans les conditions normales, est toujours en contact avec l'urine, peut exister pendant longtemps sans déterminer les conditions d'absorption de l'urine. Tant que ce liquide est normal, qu'aucune cause ne vient provoquer la décomposition de ces principes solides et la production de l'ammoniaque, il n'y a pas altération de l'épithélium; celui-ci, normal, protége toujours l'organisme contre l'absorption. C'est ce qui s'observe dans les affections de la prostate, qui ne sont point accompagnées d'altération des urines. Ainsi il n'est pas rare de voir des vieillards qui n'ont aucun des accidents généraux de l'intoxication urineuse, quoique leur vessie contienne constamment une certaine quantité d'urine, ce dont on s'assure en les sondant immédiatement après la miction; d'autres qui, ne pouvant uriner, se sont habitués à se sonder eux-mêmes, et n'ont aucun signe de l'intoxication urineuse. Mais cet état de santé relative, où il n'y a seulement que l'altération de la miction, qui permet à l'homme de vaquer complétement à ses affaires, cesse sitôt que l'urine est altérée; alors toutes les conditions d'intoxication existent, et l'on voit les phénomènes généraux se produire. Ces faits ont une importance pratique très-grande.

En raison de la nature de l'obstacle qui, dans ces cas, ne peut être détruit que par des opérations que nous verrons être graves, il faut éviter toutes les causes capables de provoquer l'altération de l'urine, telles que les excès capables d'amener une rétention complète, le cathétérisme avec des instruments métalliques, qui peut occasionner un écoulement involontaire de sang et son mélange à l'urine; enfin, on doit être sobre en pareils cas des moyens curatifs qui agissent directement sur l'obstacle; car tous ils ont pour résultat de provoquer tout au moins une irritation des parties, suffisante pour provoquer la formation du pus pénétrant dans la vessie. Si l'on pouvait sûrement, par les moyens chirurgicaux proposés, rétablir la miction normale en enlevant l'obstacle, toutes ces précautions devraient être repoussées.

Quand la stagnation d'urine dans la vessie est due à un rétrécissement de l'urèthre, ou à une contracture du col vésical et de la portion membraneuse entretenue par une excavation prostatique, l'altération de l'urine retenue dans la vessie existe presque toujours; dans ces cas, comme l'a montré Mercier, le liquide, accumulé en arrière du rétrécissement, est facilement poussé dans la vessie par la contraction de l'urèthre, et alors l'urine est mêlée à du pus, bien plus à un mélange de pus et d'urine.

Ainsi, les affections de l'urèthre changent le rapport qui existe entre l'urine et l'organisme dans l'état normal, en causant la stagnation d'urine dans l'urèthre ou la vessie; et la décomposition des principes solides de l'urine qui en résulte entraîne la desquamation épithéliale.

Ainsi sont établies les conditions physiques de l'intoxication urineuse.

Les affections de la vessie ont le même résultat; dans les cas de paralysie de cette poche contractile, quelle qu'en soit la cause en dehors d'un obstacle dans l'urèthre, une lésion de la moelle ou du cerveau, la stagnation existe, et nous venons de voir ce que détermine cet état sitôt que l'urine s'altère. De même, la stagnation d'urine et tous ses inconvénients se manifestent dans les cas de poche vésicale, comme hernie de la muqueuse, arrière-cavité, ou hernie vésicale. Le catarrhe, quelle qu'en soit sa cause, est surtout caractérisé par l'altération de l'urine qui entraîne la chute de l'épithélium vésical.

Les affections organiques de la paroi de la vessie, telles que le fongus du trigone ou le cancer, par l'inflammation suppurative qu'elles entraînent, par l'exsudation sanguinolente continuelle à leur surface, provoquent aussi l'altération de l'urine et la chute de l'épithélium.

Enfin, les corps étrangers, calculs ou autres, existent et restent quelquefois pendant longtemps inaperçus; cela, tant que leur présence n'excite pas la paroi vésicale, tant qu'ils n'érodent pas la muqueuse, mais sitôt qu'ils l'irritent, qu'ils provoquent la formation du pus, alors nous voyons apparaître chez l'individu qui porte dans la vessie le corps étranger, tous les symptômes généraux communs à toutes les affections des voies urinaires.

Toutes les affections des voies urinaires, de l'urèthre ou de la vessie, peuvent provoquer, et je pourrais presque dire provoquent toujours les conditions physiques de l'absorption de l'urine, qui est alors à un degré plus ou moins grand d'altération.

Faits cliniques. — Civiale, dans un chapitre plein d'intérêt intitulé *De la fièvre observée dans le cours des maladies des organes génito-urinaires*, résume complétement la description des accidents dont nous parlons; il va même jusqu'à rapprocher ces phénomènes morbides généraux, spontanés dans les affections de l'urèthre et de la vessie, de ceux observés après les opérations. Cet auteur admettait l'absorption de l'urine, mais il ne connaissait pas complétement les conditions physiques de cette absorption; il croyait qu'il n'y avait que certains principes de l'urine absorbés. Il avait observé que ces accidents généraux existaient chez les sujets qui ne vidaient pas leur vessie, de là, l'importance qu'il attache si justement à la stagnation d'urine. Il dit aussi que cette fièvre continue, avec exacerbation par accès, est constante chez les calculeux, dont la vessie irritée se contracte énergiquement sur le calcul; là il ne parle pas de l'absorption de l'urine; mais il attache une importance très-grande à la douleur qui, pour lui, contribue à la production de la fièvre. Quoi qu'il en soit, ce chapitre est un des plus remarquables qu'ait écrits ce célèbre praticien; il dénote une observation très-profonde des faits, il montre, à n'en pas douter, que Civiale, longtemps avant que la physiologie eût permis de déterminer la cause réelle de ces accidents, avait compris l'unité de nature de tous ces accidents généraux observés pendant le cours des affections des voies urinaires, et de ceux qui surviennent après l'opération. Civiale, cependant, n'a pas conclu d'une façon formelle à l'intoxication urineuse, il l'admettait, mais avec elle il admettait des causes d'un autre ordre, telles que l'élément douleur, que la lutte exagérée de la vessie pour chasser l'urine dans les cas d'obstacle dans l'urèthre. Il ne donnait pas à ces différents phénomènes leur véritable valeur, en tant que cause de la *fièvre uréthro-vésicale.*

C'est ainsi qu'il a appelé ce qui est pour nous de l'intoxication urineuse.

Maintenant que nous avons vu comment les conditions physiques de l'absorption de l'urine existent dans les différentes affections des voies urinaires, voyons comment se manifeste cette absorption.

Tantôt ce sont des accès de fièvre, avec frisson, chaleur et sueur séparés par des intervalles plus ou moins longs, pendant lesquels il n'y a point d'états généraux maladifs. Dans ces faits, si l'attention du médecin n'a pas été portée sur les organes génito-urinaires, presque toujours on a cru à une fièvre paludéenne, et bien des malades ont pris de grandes quantités de sulfate de quinine sans en retirer le plus petit soulagement. M. Marx (1) donne quatre observations où cette méprise a été complète ; et les malades n'ont été guéris que par le traitement des rétrécissements.

D'autres fois, l'accès fébrile caractéristique est accidentel, il apparaît après un excès qui a rendu la miction plus difficile; ou bien, chez les calculeux, il survient après un voyage, une course longue, une fatigue, une promenade à cheval, etc., toutes causes qui provoquent une excitation de la paroi vésicale par le corps étranger. Alors l'accès

(1) Marx, thèse citée page 9.

fébrile apparaît après ou plutôt en même temps que les troubles de contraction de la vessie. Ceux-ci, presque toujours, sont rendus apparents, par la douleur, les envies fréquentes d'uriner, l'écoulement d'un peu de sang mélangé à l'urine, au moment du coup de piston ; là, la vessie se contracte directement sur la pierre.

Dans ce dernier cas, les accès sont souvent plus violents ; trop souvent l'état fébrile se continue, malgré le repos et les boissons aqueuses abondantes, et les accès de fièvre se renouvelant continuellement, finissent par aggraver complétement l'état du malade.

Toujours, dans cette première forme de la manifestation de l'intoxication urineuse, les sueurs abondantes donnent du soulagement. Quelquefois il survient des suppurations locales sous forme d'abcès ou d'éruptions cutanées pustuleuses ou ecthymateuses.

D'autres fois les accidents sont continus avec des exacerbations peu intenses mais fréquentes ; il y a un état fébrile permanent, une très-grande sensibilité au froid, des horripilations fréquentes, perte absolue de l'appétit, la langue est toujours blanche, quelquefois sans que l'état saburral soit bien marqué ; il y a sentiment de dégoût général, avec douleur à l'épigastre, et des vomissements bilieux fréquents. L'organisme s'affaiblit, le teint est pâle, terreux, les forces s'affaissent, et l'énergie nécessaire au travail disparaît. Dans ces conditions, une excitation générale quelconque suffit pour provoquer un frisson et aggraver les accidents. Souvent il y a des furoncles qui, une fois vidés du bourbillon, ne se cicatrisent pas, ou des abcès qui persistent toujours à suppurer.

Enfin, chez les malades atteints d'affection des voies urinaires, on observe ces accidents graves où l'état de torpeur et de coma domine : la langue est noire, le facies abattu, les forces anéanties, un délire en général assez calme mais continu; en même temps il y a des phénomènes spéciaux indiquant une lésion existant dans un des parenchymes organiques nécessaires à la vie; tantôt c'est une pneumonie, tantôt la lésion est au foie, tantôt, et c'est peut-être ce qui se présente le plus souvent, les reins sont le siége d'abcès.

Il est impossible de ne pas rapprocher ces faits cliniques de ceux observés après les opérations sur l'urèthre ou la vessie. La marche peut être ici plus lente dans certains cas, mais les manifestations symptomatologiques sont les mêmes, les complications de suppuration sont identiques, et surviennent avec la même spontanéité.

Diagnostic. — Le diagnostic de l'intoxication urineuse spontanée, chez les sujets atteints d'une affection des voies urinaires, se base naturellement sur les phénomènes observés, dont nous venons de parler, et sur l'existence de l'affection uréthrale ou vésicale que l'exploration directe révèle avec sa complication ordinaire : l'urine plus ou moins altérée offrant un dépôt glaireux et purulent, exhalant une odeur d'ammoniaque. Le point difficile, dans ces cas, est de diagnostiquer la lésion parenchymateuse existante, son siége, son degré d'évolution. Il faut savoir si l'altération organique localisée dans un des organes importants à la vie, est ou n'est pas arrivée à un degré tel que la mort est certaine.

C'est de là que dépend le résultat de l'opération que le chirurgien est appelé à pratiquer immédiatement.

L'état de torpeur, de coma, les troubles gastriques concomitants, l'affaissement si grand des forces, dans ces cas où la question du diagnostic se pose, font souvent que la lésion organique, dont on cherche à connaître le degré d'évolution actuel, ne se manifeste que par des symptômes peu accusés qui laissent toujours le doute. Il y a des faits où, malgré l'état général excessivement grave, l'opération, en enlevant immédiatement la cause première de l'intoxication urineuse, l'obstacle à la miction, en permettant ainsi le lavage immédiat, et la modification, par un topique, du point de la vessie ou de l'urèthre, siége de l'absorption, a fait cesser presque instantanément tous les accidents généraux, et a ramené le malade à la santé complète. Aussi je crois qu'à moins d'altérations organiques dont la présence est certaine, dont l'action est d'amener la mort quoi qu'on fasse, je crois que l'intervention chirurgicale immédiate capable de rétablir immédiatement le cours des urines, de faire cesser toute absorption d'urine, doit avoir lieu.

L'altération parenchymateuse, où non-seulement le degré d'évolution est difficile à préciser, où même le diagnostic de la lésion n'est pas chose simple, la *néphrite* a été surtout mise en jeu dans ces cas; on a dit : Sitôt qu'il y a néphrite, l'intervention chirurgicale est inutile, la mort est certaine. Mais les signes de la néphrite sont vagues, il y a des douleurs de reins, les urines sont altérées, l'aspect général du sujet est typhoïque, la langue est sale, recouverte d'un enduit fuligineux épais et noir. Mais tous ces symptômes sont ceux de l'intoxication urineuse arrivée à une période extrême, et aucun ne peut indiquer le degré de la lésion rénale.

La néphrite, comme nous l'avons déjà dit, se produit de deux façons dans les affections des voies urinaires : ou bien elle est parenchymateuse, il y a des abcès dans le tissu même de l'organe, alors elle est presque toujours consécutive à l'intoxication urineuse, les abcès se sont formés dans le rein comme ils peuvent apparaître dans tout organe; ou bien il y a pyélo-néphrite, c'est-à-dire que l'altération est à la surface des cônes des calices et des bassinets, elle est due à la propagation de l'inflammation de la muqueuse vésicale, dans les uretères et jusque-là, ou à la rétention, dans les bassinets, de l'urine qui s'y altère. Comment distinguer dans la pratique ces deux néphrites, et cependant l'une est mortelle, celle où les abcès sont dans le parenchyme; l'autre est guérissable sitôt qu'il n'y a plus arrêt de l'urine dans les bassinets; et l'une et l'autre sont toujours accompagnées des symptômes généraux de l'intoxication urineuse. C'est là une des questions les plus délicates de la pratique chirurgicale des voies urinaires. Il est évident que la seule chance de salut qu'a le malade, c'est l'opération qui vide l'urèthre, la vessie, les uretères, les calices et les bassinets du liquide dont l'absorption l'a mis dans l'état désespéré où il est. Mais il y a cette terrible restriction : l'opération peut être inutile si la lésion du rein ou de tel ou tel organe est au-dessus de notre art, et ne peut être atteinte. En pareille circonstance, le devoir formel du chirurgien est d'agir; son opération peut être inutile, mais elle peut guérir. Rien en pareil cas ne doit l'arrêter. Il peut, pour sauvegarder sa responsabilité près des parents, leur dire nettement où en est l'état du malade; mais il ne doit pas se retirer devant l'incertitude du résultat.

Traitement. — Tout d'abord, il faut agir sur la cause primitive et la faire cesser. S'il y a un obstacle à la miction, il faut immédiatement l'enlever, évacuer l'urine stagnante, laver la vessie et l'urèthre siége de l'absorption, et modifier la surface absorbante par un topique approprié. Si c'est un corps étranger qui, en excitant les contractions de l'urèthre et de la vessie, fait que la vessie ou l'urèthre s'érode sur lui, il faut ou l'enlever ou agir spécialement sur les parois qui se contractent sur lui, de façon à en faire cesser la sensibilité et la contraction.

Enfin, dans les cas où l'obstacle à la miction ne peut être enlevé, où la stagnation d'urine dans la vessie est obligée, chez les vieillards à grosse prostate, où la vessie est atone de plus en plus; alors, il ne reste que l'emploi des liquides désinfectants agissant, soit sur le liquide infectant, soit en même temps sur le liquide infectant et la paroi absorbante.

La première indication chirurgicale du traitement de l'intoxication urineuse spontanée, c'est de pratiquer l'opération nécessitée par la cause primitive des accidents. Ce livre est consacré à l'étude de ces opérations. La seconde est de faire cesser l'altération des urines et de modifier la surface de la paroi absorbante. M. Chalvet, dans son remarquable mémoire sur les désinfectants, à propos de ceux destinés à la désinfection des cavités profondes de l'organisme, insiste sur leur différent mode d'action : les uns agissent sur le liquide infectant; les autres n'ont pas d'action sur le liquide, mais en modifiant la surface de la paroi absorbante, arrêtent l'absorption et l'empoisonnement; enfin d'autres agissent simultanément sur la paroi et sur le liquide. Il a été proposé de nombreux liquides désinfectants pouvant être injectés dans la vessie, l'eau de goudron, le goudron soluble, etc.... De tous, jusqu'à présent, je préfère la solution très-étendue et très-bien faite d'acide phénique cristallisé.

Acide phénique, de 50 centigrammes à 1 gramme.
Alcool .... q. s.
Pour dissoudre dans :
Eau distillée..................... 1 litre.

Si la solution n'est pas bien faite, l'acide phénique reste suspendu dans le liquide à l'état de petits globules très-fins; et lorsque ces globules d'acide pur ou très-peu dilué, sont en contact avec les tissus, ils cautérisent énergiquement. Mais en prenant la précaution de dissoudre préalablement dans l'alcool, on obtient une solution très-complète. Ainsi, bien préparée, l'injection de ce liquide ne produit pas de douleurs il a le grand avantage d'agir sur la paroi vésicale comme un astringent; il modifie la surface dénudée d'épithélium, il cautérise les érosions très-superficiellement, mais assez pour empêcher l'absorption. Je l'emploie ainsi : je fais d'abord des injections de lavage avec l'eau simple, puis je pousse très-lentement l'eau phéniquée, de façon à bien dilater la vessie, pour que sa paroi soit tout en contact avec le liquide; puis je vide la vessie, et je lave par une injection d'eau.

Comme on le verra au chapitre des injections, cette solution est aussi très-utile en courant continu, au moyen de mon irrigateur de l'urèthre et de la vessie.

Enfin, il y a une troisième indication à remplir; nous avons supprimé la cause de l'intoxication urineuse, mais il reste à faire cesser les accidents généraux existants. Il faut chasser de l'organisme ces principes toxiques. S'il y a des accès aigus, c'est-à-dire avec frissons, on provoquera les sueurs abondantes, comme nous l'avons dit plus haut. Si, au contraire, les phénomènes morbides sont continus, sans exacerbation, en général il y a l'affaissement général des forces avec des troubles gastriques intenses, bouche mauvaise, langue fuligineuse, souvent renvois bilieux, quelquefois un peu de diarrhée; alors l'évacuation n'est guère possible que par l'intestin; je donne volontiers, en pareil cas, un purgatif salin, dont je modère la dose d'après l'état des forces du sujet : un verre d'eau de Sedlitz ou d'eau de Pullna, à la fois, suffit souvent pour donner des garderobes abondantes. Mais on ne doit pas oublier l'état de faiblesse général, aussi doit-on conseiller le vin pur par petit verre, le vin de quinquina, les bouillons bien dégraissés, etc., jusqu'à ce que l'appétit permette de nourrir. Dans les cas d'affaiblissement considérable, la viande crue pilée et passée dans un tamis de crin, prise en boulettes ou dans du bouillon, rend de grands services.

PREMIÈRE PARTIE

OPÉRATIONS DE L'URÈTHRE

CHAPITRE PREMIER

Du cathétérisme.

Le cathétérisme est l'introduction dans l'urèthre, jusque dans la vessie, des instruments destinés, soit à l'exploration de l'urèthre et de la vessie, soit à l'évacuation du liquide contenu dans la vessie, soit aux opérations pratiquées dans l'urèthre et la vessie.

De là trois genres de cathétérisme : 1° l'explorateur, 2° l'évacuateur, 3° celui des opérations spéciales. Cette division utile dans la pratique journalière, selon l'indication chirurgicale à remplir, entraîne à des redites continuelles si l'on s'en sert dans l'exposition des manœuvres opératoires.

Ainsi le cathétérisme est explorateur pour faire reconnaître la cause d'une rétention d'urine, et en permettant d'arriver dans la vessie, devient par cela même évacuateur. De plus, selon les cas, le cathétérisme explorateur ou évacuateur se fait avec des sondes de forme, de consistances variées, ce qui entraîne forcément des modifications réelles dans les manœuvres opératoires. — Au lieu de nous servir de cette division du cathétérisme, basée sur les indications chirurgicales et sur les différents buts de l'opération, nous classerons le cathétérisme d'après les manœuvres spéciales qu'il nécessite, *c'est-à-dire d'après la sonde ou l'instrument employé.*

Les instruments spéciaux aux opérations de l'urèthre et de la vessie présentent presque tous la forme d'une des sondes en usage; la division du cathétérisme que nous adoptons nous évitera de répéter, à propos de la description de chacune des opérations, la manœuvre d'introduction de l'instrument.

Division.—Le cathétérisme est pratiqué, selon l'indication chirurgicale, avec des sondes rigides (métalliques), ou avec des instruments flexibles. Les premières ont forcément une direction et une forme fixes; les seconds ont, au contraire, une direction mobile et une forme variable; de là résultent des manœuvres spéciales dans l'introduction de ces deux genres de sondes : 1° cathétérisme avec les sondes rigides; 2° cathétérisme avec les sondes flexibles.

SONDES RIGIDES. — Elles présentent trois types :

1° Celles qui ont une courbure semblable à celle de l'urèthre;

2° Celles qui ont une courbure plus brève, plus courte que celle de l'urèthre, depuis la courbure de l'urèthre jusqu'à celle de la sonde de Mercier, qui est à angle droit;

3° Celles qui ont une large courbure qui, depuis celle de l'urèthre, se rapproche de plus en plus de la ligne droite.

De là trois cathétérismes avec sondes rigides :

1° *Cathétérisme curviligne* (Gély, Récamier, Béniqué).

2° *Cathétérisme avec la sonde à petite courbure* (Mercier).

3° *Cathétérisme rectiligne* (Amussat.)

Voilà bien des variétés d'instruments destinés à pratiquer l'opération du cathétérisme. Nous avons toujours été étonné, en lisant les Médecines opératoires écrites par les plus éminents chirurgiens, de voir décrite une manœuvre commune à toutes ces sondes, quand, dans la pratique ou dans les répétitions opératoires sur le cadavre, on est obligé de varier la manœuvre selon la sonde employée : le mécanisme d'introduction des sondes variant avec leurs formes. Ainsi, dans le cathétérisme curviligne, la sonde ayant la courbure de l'urèthre, son introduction doit être pratiquée sans que son extrémité comprime l'urèthre; au contraire, avec la sonde à courbure, différente de celle de l'urèthre, en traversant la partie fixe du canal, le bec de la sonde et le sommet de la courbure compriment forcément les parois opposées de l'urèthre. C'est, du reste, cette dilatation de l'urèthre par la compression du bec et du sommet de courbure sur les parois opposées de l'urèthre, que l'on a voulu obtenir à l'extrême avec la sonde de Mercier.

Règles communes à tous les cathétérismes. — Quel que soit son but, le cathétérisme doit toujours être explorateur; car souvent, en suivant avec une rigueur automatique les mouvements prescrits par la médecine opératoire, si le chirurgien ne comprend pas la valeur des sensations que lui transmet la sonde et ne s'en sert pas pour la diriger, il s'expose à faire de grands délabrements.

Il est deux sensations auxquelles tout d'abord doit s'habituer le chirurgien, quelle que soit la forme de la sonde; il faut reconnaître : 1° *la sensation de résistance produite par un obstacle situé au devant de l'extrémité de la sonde* (*du bec*); 2° *la sensation de résistance due à une pression sur la surface latérale de la sonde.*

La main assez exercée pour distinguer ces deux sensations arrive vite à reconnaître la consistance des obstacles, et pratique bientôt le cathétérisme avec habileté. Il faut s'exercer à percevoir ces sensations de résistance, non-seulement avec les sondes métalliques, mais encore avec les sondes de gomme, et surtout avec les petites bougies de baleine destinées à franchir les rétrécissements étroits.

Pour percevoir ces sensations données par la sonde, la règle, dont le chirurgien ne doit jamais s'écarter, est : *La sonde doit être poussée dans l'urèthre par des mouvements continus et observés.* C'est-à-dire que pendant tout le mouvement de propulsion donné à la sonde, le chirurgien doit se rendre compte du degré de résistance à l'extrémité de la sonde et de la pression latérale exercée sur elle.

Pour satisfaire à cette règle, la main qui conduit la sonde doit être la plus exercée, et de plus tout le mouvement de propulsion de la sonde doit être communiqué par cette même main.

C'est pour cela que nous posons en principe : Le chirurgien qui a la main droite la plus exercée, doit toujours se mettre à droite du malade et jamais à gauche; ce qui l'obligerait à commencer le cathétérisme avec la main droite et à le terminer avec la gauche.

En développant son sens tactile, le chirurgien arrive à percevoir l'obstacle, le point de l'urèthre où il existe; et, en l'explorant, trouve le passage indiqué par le manque de résistance à l'extrémité de la sonde.

Nous venons d'étudier les qualités physiques que le chirurgien doit posséder pour pratiquer habilement le cathétérisme. Recherchons maintenant les conditions que doit remplir le sujet cathétérisé, ou tout au moins comment il est possible de mettre le sujet dans les conditions aussi favorables que possible à l'opération.

L'urèthre n'est point un simple conduit excréteur chargé de porter au dehors le produit de sécrétion des reins; il fait partie de l'*appareil de la miction*, a pour fonction, non-seulement de livrer passage à l'urine, mais encore de la retenir dans la vessie pendant les intervalles du temps actif de la miction. De là l'appareil musculaire qui est chargé de rapprocher les parois de l'urèthre et d'empêcher le passage continuel de l'urine dans sa cavité. Cette oblitération de l'urèthre est produite, selon les uns, par un sphincter; selon les autres, par le contact des deux parois de la prostate (Kuss); selon d'autres, par la lèvre inférieure du col vésical faisant soupape (Mercier); selon Caudemont, par tout l'appareil musculaire qui entoure le canal. Quel que soit le mécanisme adopté, le fait important pour le cathétérisme est que, pendant le repos, les parois de l'urèthre, rapprochées par une force très-faible, se laissent facilement écarter par la sonde.

Cet état de calme de l'appareil de la miction pendant lequel la tonicité propre de l'urèthre suffit à elle seule pour empêcher l'écoulement de l'urine, est justement l'état le plus convenable pour le cathétérisme; celui que le chirurgien doit chercher à donner au malade pendant qu'il pratique l'opération.

Afin de mieux déterminer les moyens propres à remplir cette indication chirurgicale, étudions les conditions de ce repos de l'urèthre.

Si une force quelconque, soit la contraction propre de la vessie, soit une pression sur la vessie par les viscères abdominaux, comme pendant l'effort, tend à chasser l'urine dans l'urèthre, la tonicité de l'urèthre ne suffit plus pour arrêter l'urine; l'appareil musculaire constricteur de l'urèthre réagit, se contracte, rapproche plus énergiquement les parois du canal, et rend par cela même le cathétérisme plus difficile; c'est ainsi que l'orbiculaire de l'urèthre, dans toute la portion membraneuse, les fibres musculaires prostatiques, les petits muscles de Winslow et les bords internes du releveur de l'anus, le sphincter de la vessie, se contractant simultanément, compriment l'urèthre, oblitèrent son calibre dans toute sa portion ascendante du bulbe à la vessie. Naturellement, à l'état physiologique, cette contraction uréthrale se gradue d'après la force qui agit sur la vessie.

Les conditions physiologiques dans lesquelles l'urèthre a à lutter contre une compression de la vessie sont nombreuses; toutes les fois qu'il y a effort : toutes les fois que la paroi abdominale se contracte. Ainsi, pendant la station debout, la contraction abdominale nécessaire à cet *habitus* entraîne une contraction de l'urèthre qui empêche le cathétérisme. Souvent j'ai observé ce fait chez les malades qui, étant debout, ne restent pas les reins appuyés. pendant l'introduction de la sonde, il y a alors obstacle, qui cesse sitôt qu'on fait appuyer les reins. Dans l'habitus couché horizontalement sur le dos, sitôt que le sujet relève la tête, s'appuie plus ou moins fortement sur les talons comme pour pousser ou se roidir, il se produit un effort, une contraction des parois abdominales, qui provoquent la contraction uréthrale.

Ainsi, toutes les positions du corps qui nécessitent un effort à quelque degré qu'il soit, ne doivent pas être données au sujet à qui l'on veut pratiquer le cathétérisme. Car, en donnant une de ces positions au malade, on aura beau lui dire : nefaites pas d'effort, on ne fera pas cesser la contraction de l'urèthre qui est nécessaire à l'habitus dans lequel il est.

Pour éviter cette cause de contraction uréthrale qui tient à la contraction abdominale nécessaire à l'habitus, on lui donne une des deux positions suivantes :

1° HABITUS DEBOUT. — *Il faut placer le malade debout, les jambes légèrement écartées, les reins parfaitement appuyés contre un meuble, le tronc droit, la tête droite, la bouche ouverte, les yeux dirigés devant lui. Mieux encore, dans cette position, on s'arrange de façon que tout le dos soit appuyé.*

Dans cet habitus, la contraction abdominale n'est pas

nécessaire; l'urèthre est dans les conditions où sa tonicité seule suffit à empêcher l'urine de le traverser.

2° Habitus couché. — *Il faut placer le sujet couché horizontalement sur le dos, la tête légèrement relevée, la bouche ouverte; les jambes, fléchies et écartées, doivent reposer, non pas sur les talons, mais sur leur face postérieure, ce qui s'obtient à l'aide d'un coussin transversal placé sous les jambes.* — Ici encore la contraction de l'abdomen n'est pas nécessaire à l'habitus.

En donnant l'une de ces deux positions au sujet, on est à l'abri de la cause physiologique de la contraction uréthrale qui tient à l'habitus. Mais l'effort, si faible qu'il soit, dont la contraction uréthrale est une des conditions physiologiques, se produit avec la plus grande facilité chez le sujet qui est dans une des deux positions indiquées : chez le sujet pusillanime, sous l'influence de la crainte, il y a effort même avant que l'opération soit commencée. Le contact de la sonde avec la partie antérieure de l'urèthre, ou même avec le méat, détermine la contraction du canal. Mais ici la cause physiologique, ou plutôt le mécanisme physiologique de la contraction, est complexe. Le plus souvent il y a un effort dû à la crainte primitive, ou à la crainte déterminée par la sensation désagréable de la sonde, ou bien il y a contraction de l'urèthre par effet réflexe direct, c'est-à-dire sans que l'effort intervienne : l'urèthre se contracte seul et s'oppose au passage de la sonde.

Cette contraction de l'urèthre, réflexe directe, ou par l'effort, varie selon les sujets, selon la sensibilité propre de la muqueuse uréthrale; elle acquiert, dans certains cas d'altération pathologique de l'urèthre et de la vessie, une énergie telle que le chirurgien, quoi qu'il fasse, malgré la position et une excessive patience, ne peut habituer le canal au contact de la sonde.

Ainsi, il y a deux séries de causes à la contraction uréthrale : 1° les causes physiologiques, qui tiennent à l'habitus et au phénomène réflexe; 2° les causes pathologiques qui tiennent à la pusillanimité du sujet, à la sensibilité de l'urèthre qui varie avec les affections de l'urèthre et de la vessie et aussi avec la pusillanimité du sujet.

En somme, les seules causes purement physiologiques sont celles inhérentes à la position du sujet; car les contractions réflexes variables avec la sensibilité du canal, ne sont pas un obstacle réel quand cette sensibilité n'est que normale.

Si le chirurgien, ne tenant aucun compte des causes physiologiques, met un malade, dont l'urèthre est déjà très-sensible en raison de l'affection existante, dans une position toujours accompagnée de contraction de l'urèthre, il réunit contre lui toutes les conditions de cette contraction uréthrale, et s'expose à faire une tentative inutile. De là, quels que soient la nature de l'affection, le degré de sensibilité de l'urèthre, il faut toujours mettre le malade dans une des deux positions qui préservent de la contraction physiologique. La position donnée doit être strictement observée; car il suffit, dans celle debout, que le sujet penche la tête en avant pour regarder les mains de l'opérateur, ou quitte le point d'appui aux reins pour que la contraction de l'urèthre se produise; dans la position couchée, si le malade relève la tête, ou appuie fortement les talons, dans le cas où les jambes ne reposent pas sur leur face postérieure, pour que de suite l'urèthre se contracte.

Dans ces deux positions du corps, où l'urèthre n'est pas contracté physiologiquement, nous avons vu qu'il pouvait se contracter sous l'influence des causes pathologiques, depuis la pusillanimité simple jusqu'à la sensibilité extrême due à une affection de l'urèthre ou de la vessie. Il peut aussi se contracter volontairement. L'étude de la contraction volontaire de l'urèthre va nous fournir plusieurs données importantes, capables de diminuer, ou même de rendre nulles les causes pathologiques.

Volontairement, l'urèthre se contracte par deux moyens:

1° *Il y a effort, dont le but est la contraction de l'urèthre.* — Ici l'effort, en se répétant, peut prolonger la contraction uréthrale; mais si l'effort a pour but unique la contraction de l'urèthre, s'il n'y a pas un autre moyen de dépense à la force produite, il arrive toujours, après quelques instants, une fatigue telle que la contraction de l'urèthre ne se fait plus. Chez l'individu qui contracte énergiquement l'urèthre pour empêcher la sortie de l'urine dans l'envie d'uriner, après quelques instants, son effort n'agit pas seulement sur l'urèthre : le sujet se remue, marche, s'appuie, puis remarche; il ne peut maintenir l'effort capable de fermer l'urèthre s'il reste immobile. L'effort destiné volontairement, en dehors de l'envie d'uriner, à oblitérer l'urèthre, est le même. Si on met le sujet dans une position telle que la dépense de la force produite soit nulle en dehors de la contraction uréthrale, la fatigue se produit bientôt, et le cathétérisme se fait alors sans obstacle.

2° *L'urèthre se contracte volontairement seul,* comme dans le coup de piston, au dernier temps de la miction. — Ici la fatigue arrive bien plus vite que lors de la contraction volontaire par l'effort; la contraction uréthrale, en se répétant précipitamment, diminue à chaque fois de force, et bientôt devient impossible sans l'effort.

Ces phénomènes sont faciles à vérifier sur soi-même. En contractant seul l'urèthre après plusieurs contractions, il arrive une telle fatigue au périnée qu'il n'est plus possible de recommencer. Il est cependant des cas pathologiques où la contraction volontaire de l'urèthre, tout seul, est possible longtemps, c'est lorsqu'il y a dans l'urèthre une cause d'excitation, telle que de l'urine ou du muco-pus en arrière d'un rétrécissement; mais ici le liquide contenu anormalement dans l'urèthre l'excite, détermine un besoin de contraction, donne un but à la contraction uréthrale qui s'épuise sur le corps étranger qu'elle tend à chasser de sa cavité comme dans le coup de piston. Si, chez le sujet qui a une rétention de liquides dans l'urèthre, chez qui l'urèthre seul se contracte volontairement un grand nombre de fois de suite, à la fin de la miction, pour le coup de piston, ou en dehors de l'acte d'uriner, on fait disparaître la rétention, on vide l'urèthre, on enlève la cause d'excitation et le but de la contraction uréthrale, il n'y a plus d'épuisement à la force produite par la contraction, et bientôt l'urèthre ne peut plus se contracter seul, sans fatigue, qu'un très-petit nombre de fois.

Ainsi la contraction volontaire de l'urèthre n'est pas un obstacle au cathétérisme. L'urèthre contracté volontairement seul n'est pas à considérer; contracter volontairement par l'effort, ici l'un des habitus indiqués pour le cathétérisme, suffit pour amener très-vite la fatigue. Dans l'habitus debout, la fatigue est plus lente à se produire; la force produite pouvant facilement s'épuiser par l'acte de pousser, les reins et le dos étant appuyés, et les pieds étant sur le sol. Dans l'habitus couché, la fatigue arrive plus vite, seulement à la condition que les jambes reposent, non pas sur les talons, mais sur leur face postérieure; alors, si le sujet ne prend pas un point d'appui avec les mains, la force produite par l'effort ne peut s'épuiser, ne pouvant pousser avec ses jambes, qui glissent à la moindre tentative sur leur face postérieure.

Nous arrivons au moyen propre à combattre les causes pathologiques de la contraction uréthrale. Dans les deux habitus debout et couché, où l'urèthre n'est point contracté physiologiquement, où il ne peut rester contracté longtemps volontairement, la pusillanimité fait que le sujet, dans la position debout, ou bien penche la tête pour regarder les mains de l'opérateur, ou bien quitte le point d'appui des reins, ce qui, dans l'un et l'autre cas, entraîne la contraction de l'urèthre; dans la position couchée, le sujet relève la tête pour regarder ce qu'on lui fait, ou bien se cramponne avec les mains, et fait encore un effort qui entraîne la contraction uréthrale; ici, pour éviter cette cause d'obstacle au cathétérisme, il est utile de recommander au malade de fermer les yeux. On comprend très-bien l'utilité du rideau qu'Heurteloup mettait devant la face du malade qu'il opérait. Malgré cela, la contraction uréthrale, due à la pusillanimité, peut persister, mais la position couchée étant donnée au malade, s'il n'y a pas une sensibilité exagérée de l'urèthre entraînant une contraction uréthrale presque continue, les efforts ne trouvant pas de points d'appui à l'épuisement de la force produite, la fatigue arrive bientôt, et la sonde passe facilement.

La sensibilité de l'urèthre exagérée, entraînant la contraction réflexe du canal, est certainement la cause d'obstacle au cathétérisme la plus difficile à vaincre.

Ici deux cas se présentent :

1° *Si le cathétérisme n'est pas urgent*, s'il n'est pas nécessaire d'arriver immédiatement dans la vessie comme dans la rétention d'urine, il faut habituer l'urèthre au contact des corps étrangers, et pour cela introduire dans l'urèthre, jusqu'à la distance permise par la sensibilité, une sonde molle en cire (Civiale), l'y laisser tant qu'elle n'y produit pas un excès de douleur, et répéter cette manœuvre tous les jours ou tous les deux jours, jusqu'à ce que, la sensibilité émoussée, il n'y ait plus de contraction réflexe de l'urèthre. Alors, on pratiquera l'exploration complète de l'urèthre et de la vessie, et l'on pourra faire l'opération. Mais quelquefois, malgré la mollesse des sondes, malgré la patience et la prudence du chirurgien, la contraction de l'urèthre persiste toujours, ou même augmente par ces manœuvres d'introduction incomplète des sondes. Alors ce n'est plus seulement la portion membraneuse ou le rétrécissement de l'urèthre qui se contracte, mais encore, dans toute la portion pénienne, les parois de l'urèthre s'appliquent l'une contre l'autre avec force. Enfin, dans ces cas, on voit même les frissons de l'intoxication urineuse se produire après ces cathétérismes incomplets.

Alors il faut sans hésiter avoir recours à l'anesthésie, qui permettra de faire l'exploration et même l'opération.

2° *Si le cathétérisme est urgent*, si la contraction de l'urèthre due à la sensibilité persiste, il faut prolonger la position debout ou couché décrite, et la tentative du cathétérisme jusqu'à ce qu'il y ait fatigue musculaire. Souvent la cessation de la contraction de l'urèthre nécessaire n'arrive qu'avec la syncope. Dans ces cas, M. Phillips, cherchant à provoquer la syncope, maintient le malade debout, en le faisant tenir par des aides. La syncope, quoique un moyen extrême, est souvent utile dans les cas de rétention d'urine par rétrécissement; aussitôt qu'elle se produit, le spasme de l'urèthre qui, dans ces cas, s'étend dans tout le canal, et surtout au niveau du rétrécissement, cessant brusquement, permet à la petite bougie de passer. Enfin, dans les cas de cathétérisme urgent, l'application des sangsues au périnée et les bains prolongés sont encore utiles et peuvent permettre l'opération.

Dans ces circonstances l'anesthésie offre des dangers et doit être surveillée avec grand soin (1).

(1) Perrin, art. ANESTHÉSIE du *Dict. encycloped. des sciences médicales.*

En résumé, pour arriver à pratiquer le cathétérisme, il faut que l'urèthre soit à l'état de repos, dans la tonicité de repos suffisante pour empêcher le passage de l'urine, il faut le mettre à l'abri : 1° de la contraction uréthrale physiologique, qui peut tenir à l'habitus ou être volontaire ; 2° de la contraction uréthrale pathologique, qui tient à la pusillanimité ou à la sensibilité exagérée du canal.

A ces conclusions, qui découlent directement des conditions physiologiques de l'urèthre, et qui sont scientifiquement vraies, le praticien ne peut manquer d'objecter : « Mais à chaque instant nous voyons des hommes, qui ne peuvent pas uriner sans être sondés, se passer eux-mêmes une sonde jusque dans la vessie, étant simplement debout, le dos non appuyé. » En observant bien l'attitude que prend l'homme qui va se sonder lui-même, ce que j'ai fait souvent, on voit qu'il commence par se mettre dans la position ordinaire de la miction, puis il fait instinctivement le premier acte de cette miction normale ; il fait ce très-léger effort accompagné du relâchement général de tous les muscles qui peuvent comprimer l'urèthre, et dans cette position debout, les jambes légèrement écartées, il pousse sa sonde en gomme jusque dans la vessie. Pour arriver à ce résultat, il est le plus souvent obligé de s'y habituer, de s'assurer par des essais successifs qu'il ne se fait aucun mal. Cette attitude toute spéciale du début de la miction normale demande, pour être prise et conservée, un attention réelle du sujet, qui, en étant troublée par une cause quelconque, peut rendre impossible le cathétérisme, dans cette position debout, le dos non appuyé. Ce malade qui se sonde lui-même debout, souvent le chirurgien ne pourra pas lui passer la sonde dont il se sert, en le maintenant dans cette position ; la crainte vient immédiatement changer complétement l'état physiologique de l'urèthre qui se contracte. Il arrive cependant quelquefois que le malade, restant debout les jambes légèrement écartées, conserve à l'urèthre cet état de relâchement qui permet au chirurgien de passer la sonde. Mais ici il y a presque toujours eu des cathétérismes antérieurs faits par le chirurgien, qui ne laissent aucune crainte au malade, ou bien il y a une habitude telle du cathétérisme qu'il n'y a plus ni crainte agissant consécutivement sur l'urèthre, ni sensibilité du canal entraînant sa contraction réflexe directe. En somme, les cas où le chirurgien peut passer une sonde dans l'urèthre, le malade debout, le dos non appuyé, sont des exceptions, et les conditions d'attitude nécessaire au passage de la sonde, pouvant très-facilement être modifiées par des circonstances très-diverses, il ne faut jamais pratiquer le cathétérisme sans mettre le sujet dans la position debout décrite, le dos parfaitement appuyé.

De ce qui précède découlent immédiatement les conseils à donner au malade qui se sonde lui-même. *Il doit se tenir debout, les jambes légèrement écartées, le tronc un peu penché en avant : position de la miction normale ; puis, il fait ce léger effort du début de la miction, qui s'accompagne du relâchement des muscles constricteurs de l'urèthre ; et dans cet état il pousse la sonde dans l'urèthre.* Pour se sonder, assis ou couché, il doit toujours faire le léger effort du début de la miction pour relâcher les muscles de l'urèthre. On arrive facilement à faire comprendre cette position au malade, et le plus souvent, quand il est muni d'une sonde qui franchit d'elle-même les obstacles de l'urèthre, il arrive très-vite à se sonder lui-même.

CHAPITRE II

Du cathétérisme avec les instruments rigides.

Les qualités indispensables au chirurgien pour pratiquer le cathétérisme, les conditions d'habitus du sujet, qui doit être autant que possible dans l'état de repos, de tonicité simple et normale de l'urèthre, étant bien déterminées, étudions les manœuvres du cathétérisme.

Cathétérisme curviligne. — A toutes les époques, si nous en jugeons d'après les sondes retrouvées dans les fouilles archéologiques, en particulier d'après la sonde de Pompéi, on a cherché à leur donner une courbure semblable à celle de l'urèthre. J. L. Petit dit : « Pour sonder avec facilité et moins de douleur, il faut que la courbure de la sonde soit, autant qu'il se peut, égale à la courbure de l'urèthre, sans quoi le bout de cette sonde heurtera contre l'urèthre (1). » Mais l'urèthre n'a pas une courbure régulière, et même d'un sujet à l'autre la courbe uréthrale varie avec l'âge, avec la hauteur de la symphyse pubienne, surtout avec le développement de la prostate. Ce sont ces variations de courbure, et la possibilité où est l'urèthre de pouvoir être redressé, grâce surtout à la mobilité de sa paroi inférieure, qui ont fait qu'on ne s'est jamais entendu sur la direction de l'urèthre et sur la courbure à donner aux sondes.

Gély (de Nantes), dans un excellent et long mémoire sur le cathétérisme curviligne (1861) (2), passe en revue toutes

(1) J. L. Petit, Œuvres posthumes, t. III, p. 61.

(2) Publié après la mort de l'auteur par M. Guyon. Page 55.

les variétés de formes de l'urèthre, et arrive à conclure ainsi : La courbure, « née du col de la vessie, qui se trouve à 3 centimètres en arrière de la face correspondante du pubis, le canal descend presque verticalement dans une étendue de près de 2 centimètres, correspondant à la partie sus-montanale de la prostate; il se dirige ensuite obliquement en bas et en avant, en décrivant une courbe régulière très-variable en longueur, mais qui se maintient toujours à une distance très-sensible de la symphyse. Cette distance, qui diminue graduellement à mesure que le canal s'avance pour s'engager dans l'arcade sous-pubienne, est encore de plus d'un centimètre et demi, lorsque l'urèthre coupe l'arc de la symphyse en passant au-dessous d'elle; cette mesure, étant prise de la voûte pubienne à l'axe du canal, et non à la partie supérieure, comme l'ont fait la plupart des anatomistes, se trouve naturellement plus grande qu'ils ne l'ont indiqué. »

« A partir de ce point, qui correspond au passage de l'urèthre à travers l'aponévrose moyenne, le canal s'abaisse un peu ou se porte simplement en avant dans une étendue très-variable, mais qu'on peut estimer à 25 millimètres en moyenne; l'urèthre se relève ensuite en décrivant une courbe moins profonde qui l'écarte de plus en plus de la symphyse à mesure qu'il s'avance au devant d'elle. Cet écartement, mesuré par la longueur du ligament suspenseur de la verge, varie encore plus que les deux distances précédemment indiquées, et peut être estimé de 3 à 4 centimètres. » La portion antérieure de la courbe uréthrale, du ligament suspenseur de la verge au point où l'urèthre traverse l'aponévrose moyenne du périnée, qui correspond au *collet du bulbe*, n'existe en réalité que dans les cas assez rares où le ligament suspenseur est très-court. La partie postérieure de cette région antérieure de l'urèthre formée par le bulbe, présente seule une légère concavité dirigée en haut et en arrière, qui se continue avec la portion ascendante ou postérieure. Cette dernière région de l'urèthre offre une concavité plus profonde, et constitue la partie réellement courbe.

Les deux parois de l'urèthre n'offrent pas la même courbure; ainsi la supérieure, uniforme, rappelle assez exactement l'arc du cercle; l'inférieure présente trois incurvations différentes et deux saillies : ces saillies et incurvations plus ou moins fortes sont loin d'être régulières, grâce à la mobilité de cette paroi inférieure de l'urèthre. C'est surtout sur elle qu'agissent en la déplaçant, l'état de la vessie et du rectum, la contraction des muscles du périnée, l'état plus ou moins développé de la prostate.

D'avant en arrière, on y trouve d'abord l'excavation bulbeuse terminée brusquement en arrière par le collet du bulbe, disposition telle que l'ouverture du collet est au-dessus du fond de la cavité du bulbe; de là la saillie qui sépare le bulbe de la portion membraneuse. Puis, c'est la portion membraneuse, plus ou moins incurvée selon le sujet et aussi selon la contraction de l'orbiculaire, qui se continue avec la partie antérieure de la région prostatique située en avant du verumontanum ou sous-montanale. En arrière est la partie sus-montanale de la prostate, excavée, terminée au col de la vessie par une saillie transversale qui varie avec le développement de la prostate, et qui dans certains cas, sans que la prostate soit volumineuse, est constituée seulement par la lèvre inférieure du col vésical plus ou moins hypertrophiée.

Ces deux saillies de la face inférieure de l'urèthre sont de véritables obstacles au cathétérisme : le premier peut arrêter la sonde dans le cul-de-sac du bulbe, le second en avant du col vésical.

Si, sans tenir compte des détails de courbure propre à chaque région, on cherche l'arc de cercle qui passe par toute la cavité uréthrale, tantôt contigu à la paroi supérieure, tantôt médian, tantôt tangent à la face postérieure, mais en somme passant ou plutôt toujours contenu dans le calibre de l'urèthre, on trouve, comme le démontre Gély, que la courbe uréthrale, selon le sujet, répond aux arcs de cercle qui ont de 10 à 14 centimètres de rayon. De plus, si l'on mesure la longueur de l'arc de cercle compris entre les deux extrémités de la courbure uréthrale, c'est-à-dire du ligament suspenseur de la verge au col de la vessie, on voit qu'il comprend le tiers de la circonférence. C'est en se basant sur ces données anatomiques que Gély fit construire les sondes dont la courbure régulière a les deux tiers d'une circonférence, ayant de 10 à 14 centimètres de rayon : de là une série de sondes s'adaptant aux différentes variétés de courbures de l'urèthre (fig. 1).

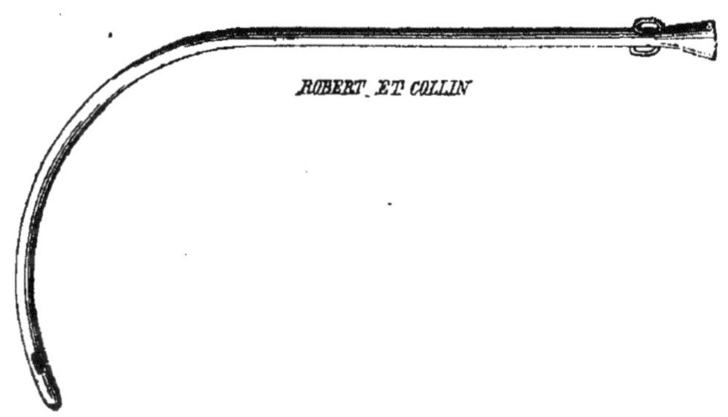

Fig. 1. — Sonde de Gély.

Du reste, déjà depuis longtemps Leroy (d'Étiolles) père avait fait construire une sonde à grande courbure. Amussat appelait cette sonde à grande courbure : *sonde des vieillards*. Béniqué, en 1834, insiste sur l'utilité de la sonde à grande courbure régulière, et donne d'une façon précise les prin cipes physiques sur lesquels est basée l'introduction de la sonde à courbure semblable à celle de l'urèthre, en disant : « *La sonde doit décrire un mouvement de rotation autour du centre de courbure de l'urèthre* (1). » En effet, la courbure de la sonde et celle de l'urèthre étant les mêmes, pour cathétériser, il faut faire glisser la sonde dans l'urèthre de telle façon que les deux courbes se confondent, ce que l'on obtient en mettant les deux courbes l'une au bout de l'autre, les deux centres confondus, et en poussant la sonde selon sa circonférence. Pour que ce raisonnement purement mathématique fût absolument vrai, il faudrait que la courbe uréthrale fût parfaitement régulière, qu'il n'y ait pas la moindre déviation ; alors la manœuvre d'introduction basée sur ces principes, exécutée avec rigueur, permettrait sûrement le cathétérisme. Si les conclusions (la manœuvre du cathétérisme curviligne) de ces principes ne sont pas absolument vraies, elles ont cependant une importance capitale, en faisant comprendre le mécanisme d'introduction de la sonde à grande courbure, la manœuvre-type que nécessite cette introduction de la sonde dans un canal à direction normale ; et ensuite, par l'étude des modifications et des altérations de la manœuvre-type, on arrive à reconnaître les signes physiques des altérations de courbure du canal.

Manœuvres du cathétérisme curviligne dans un urèthre à direction normale. — Pour rendre plus claire la description, nous supposerons la courbure de l'urèthre représentant tout à fait la courbure de la sonde. Les mouvements de la manœuvre bien précisés, nous indiquerons comment le volume de sonde, d'une part, et les sensations fournies par la sonde, d'autre part, doivent modifier cette manœuvre du cathété-

(1) Béniqué, *Rétention d'urine*, 1838.

risme curviligne, selon les variétés de courbures normales ou pathologiques.

Sonde de Récamier. — Mécanisme d'introduction; manœuvres. — Récamier, se basant sur la mobilité de la portion antérieure de l'urèthre (portion pénienne), sur la courbure moyenne de tout le canal, et sur le principe physique du cathétérisme : *la sonde doit décrire un mouvement de rotation autour du centre de courbure de l'urèthre,* fit construire une sonde ayant la forme d'une moitié de circonférence de 18 centimètres de diamètre; il supposait que la courbe uréthrale n'avait que 9 centimètres de rayon.

Pour cathétériser avec cette sonde, qui a dans toute son étendue la courbe de l'urèthre, il suffit de placer son centre confondu avec celui de l'urèthre, son bec contigu à l'extrémité antérieure de la courbe uréthrale (fig. 2), et de pousser la sonde selon sa courbure; alors il y a glissement de la sonde dans l'urèthre. De là la manœuvre :

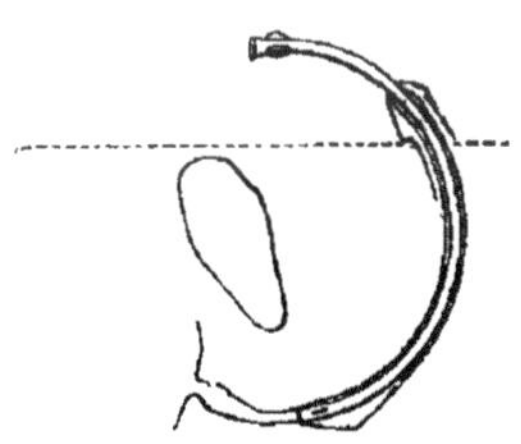

Fig. 2. — Sonde de Récamier; son plan dans celui de l'urèthre, sa courbure continue à celle de l'urèthre, son bec engagé dans le collet du bulbe.

Introduire la sonde dans l'urèthre jusqu'à ce que le bec soit dans le collet du bulbe (*orifice antérieur de courbure fixe du canal*); *placer le plan de la sonde dans le plan médian du corps, de façon qu'elle embrasse le pubis, puis pousser doucement la sonde selon sa direction.* C'est certainement la manœuvre de cathétérisme la plus simple avec une sonde métallique; elle est facilement exécutable.

Seulement, la sonde de Récamier, telle que l'auteur l'a fait faire, et telle qu'elle est fabriquée, n'est pas complète; sa courbure est trop petite, elle devrait avoir au moins 20 centimètres de rayon. Elle devrait surtout être plus volumineuse; avec son calibre, le bec, en suivant la courbe uréthrale, ne déplisse pas assez les parois du canal; et pour peu que le mouvement imprimé ne suive pas parfaitement la courbe de la sonde, son bec s'arrête contre les parois.

Sonde de Gély.— Cathéter de Béniqué. — Les sondes dont maintenant nous allons étudier les manœuvres, diffèrent de celle dont le type est de Récamier, en ce que leur courbure ne comprend que le tiers d'une circonférence, et qu'elles sont droites de la courbure au pavillon. Pour cathétériser avec elles, il faut naturellement conduire la courbure de la sonde dans celle de l'urèthre, les deux courbes, celle de l'urèthre et celle de la sonde, ayant leurs centres confondus. Mais ici le mouvement voulu est communiqué à la courbure par l'intermédiaire de la portion droite, qui représente un bras de levier. Si l'on pousse la sonde selon la direction de sa portion droite, la courbure de la la sonde est déplacée en totalité, et son centre ne se confond plus avec celui de l'urèthre. Si, la sonde placée, sa courbure faisant suite à celle de l'urèthre, son bec devant l'orifice antérieur de la courbe uréthrale, on abaisse la sonde en faisant suivre au pavillon un arc de cercle, la portion courbe de la sonde, au lieu de glisser dans l'urèthre s'abaisse, le bec s'élève et s'appuyant contre la paroi supérieure du canal, ne peut plus progresser. Ainsi, le précepte donné d'abaisser le pavillon quand le bec est sous le pubis est mauvais, et nous allons voir qu'il est mauvais parce que ce n'est pas un mouvement d'abaissement simple qu'il faut faire.

Les sondes à courbure semblable à celle de l'urèthre et à portion droite du côté du pavillon présentent deux types :

1° *Celle où la portion droite se continue avec la courbure en suivant la tangente qui passe par l'extrémité de la courbe.* (Sonde de Gély).

2° *Celle où la portion droite fait un coude avec la courbe.*

Ici la portion droite est perpendiculaire à la courbe, et sa direction continuée passe par le centre de la courbure de la sonde. C'est la forme primitive du cathéter de Béniqué.

Le mécanisme d'introduction de chacun de ces types n'est pas tout à fait le même, et chacun demande sa description.

Sonde de Béniqué.— Mécanisme d'introduction.—Avec cette sonde, la courbure étant continue à celle de l'urèthre, le bec dans le collet du bulbe, si l'on pousse selon la direction droite du pavillon, la portion courbe progresse en totalité; mais la position de cette portion courbe est telle par rapport à l'urèthre, que dans ce mouvement l'extrémité glisse par sa convexité sur la paroi inférieure du canal et pénètre assez avant. Si, la sonde ayant son bec au collet du bulbe, et sa courbe continue à celle de l'urèthre, on abaisse seulement le pavillon, le bec comprime la paroi supérieure du canal et il y a arrêt. Enfin, si, le bec de la sonde déjà introduit d'une certaine quantité dans la portion fixe de l'urèthre, on abaisse sans force et l'on pousse très-légèrement la sonde selon sa portion droite, la courbe de la sonde glisse facilement dans celle de l'urèthre. Ici la disposition de la courbe est telle, que lorsque la sonde a un volume suffisant pour déplisser l'urèthre, le glissement se fait avec la plus grande facilité. Avec un cathéter d'étain volumineux, la courbe de la sonde, une fois introduite dans la portion membraneuse, le pavillon, en s'abaissant par son poids, suffit pour faire glisser la sonde. Alors, il faut souvent se borner à pousser très-légèrement sur le pavillon, en laissant agir le poids de l'instrument, de

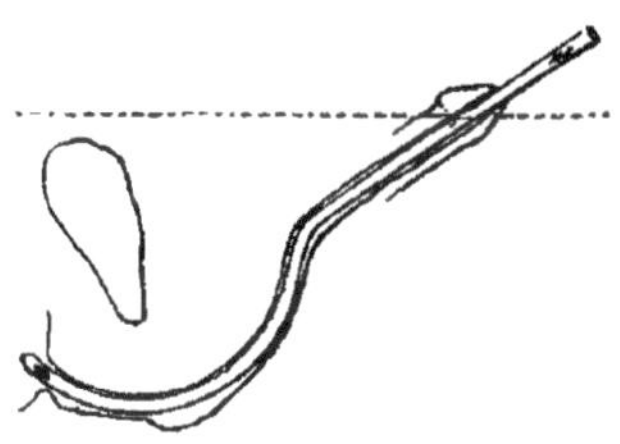

Fig. 3.— Cathéter de Béniqué entrant dans la vessie.

façon à empêcher une bascule, ou plutôt l'abaissement trop rapide de la sonde.

Sonde de Gély. — Mécanisme d'introduction. — Ici la sonde ayant son centre de courbure confondu avec celui de l'urèthre, et son bec devant l'orifice du collet du bulbe, l'impulsion selon la direction droite du pavillon ne favorise en rien le glissement du bec dans l'urèthre; il faut abaisser le pavillon très-doucement, en poussant la sonde. Ainsi le pavillon ne décrit pas un arc de cercle, mais une courbe régulière qui se rapproche de plus en plus du pubis à mesure que la sonde pénètre. Par ce mouvement, la résistance se répartit sur toute la surface de la sonde, et le moindre arrêt à l'extrémité, dû à un obstacle ou à un faux mouvement, est perçu par la main exercée.

Nous n'avons étudié jusqu'à présent que le mécanisme du passage de la sonde dans la courbure fixe de l'urèthre avec les différentes sondes à courbe semblable à celle de l'urèthre, négligeant ce qui se passe dans l'introduction de la sonde du méat au collet du bulbe. En raison de sa mobilité, la portion antérieure de l'urèthre est placée facilement dans la direction de la première partie de la courbe uréthrale, comprise entre le ligament supérieur de la verge et le collet du bulbe; en raison de la courbe très-large de cette région, qui du collet du bulbe jusqu'à son extrémité antérieure se confond de plus en plus avec la ligne droite, en s'écartant du pubis, l'introduction des sondes à grande courbure du méat au collet du bulbe n'offre pas de mécanisme particulier. Il est toujours possible de pouiller l'urèthre, du méat au collet du bulbe, sur la courbure de la sonde, sauf dans les cas où le ligament suspenseur de la verge est très-court; alors la sonde, en pénétrant dans l'urèthre au devant du pubis, doit commencer à embrasser le pubis, et être tournée sa concavité en haut avant d'arriver au collet du bulbe. La courbe de l'urèthre étant plus longue, le mécanisme de propulsion de la sonde, au lieu de commencer au bulbe, commence en avant du pubis.

Manœuvres chirurgicales du cathétérisme curviligne. — Toutes les conditions du cathétérisme, celles nécessaires au chirurgien, celles dans lesquelles il faut mettre le malade (les positions indiquées), déterminées; le mécanisme d'introduction de la sonde à courbure semblable à celle de l'urèthre étudié, précisons la manœuvre chirurgicale du cathétérisme curviligne.

Si le sujet est dans la position couchée, le chirurgien doit se placer à droite du malade en face du bassin. Il prend la verge de la main gauche, tenant le gland à sa couronne entre l'index et le médius, et amène la verge obliquement dans l'aine droite. Avec la main droite, tenant à pleine main la sonde par son pavillon, le bec étant en bas, il introduit ce bec dans le méat, pouille la verge légèrement tendue sur la sonde qu'il maintient dans la direction de la verge; et conduit ainsi la sonde (fig. 4), jusqu'à ce que le bec soit dans l'excavation du bulbe, ce qu'il reconnaît au contact du bec avec le cul-de-sac du bulbe; là, la sonde inclinée du côté droit, presque dans la direction du pli de l'aine, embrasse obliquement la face antérieure et interne de la cuisse. La sensation d'obstacle à l'extrémité de la sonde fournie par le cul-de-sac du bulbe reconnue, il élève légèrement le bec, le place devant l'orifice du collet du bulbe; ce qui est obtenu en imprimant au pavillon un léger mouvement de rotation de droite à gauche, et en même temps d'inclinaison légère en bas. Ainsi, le plan de la sonde est tourné du côté

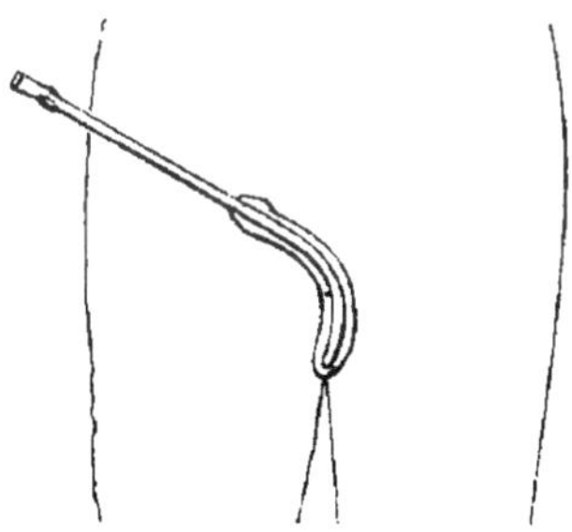

Fig. 4. — Sonde de Gély conduite dans la portion pénienne jusqu'au cul-de-sac du bulbe.

du pubis, la courbe de la sonde embrasse le pubis, et son bec est dirigé perpendiculairement à l'aponévrose moyenne du périnée.

Dans cette position, le manque de résistance au bec indique sa liberté; en le conduisant directement en avant, il pénètre dans le collet du bulbe; ce que l'on reconnaît à ce qu'il est libre à son extrémité et très-peu mobile latéralement. Puis, tenant avec la main droite, qui ne doit jamais quitter la sonde, le pavillon entre l'indicateur et le médius, le pouce appliqué sur l'orifice, et faisant tourner la sonde autour de son bec introduit dans le collet du bulbe, le chirurgien relève le pavillon au devant du pubis. Alors (fig. 5), le plan de la sonde dans le plan médian du corps, on imprime au pavillon le mouvement nécessaire à la propulsion de la courbe de la sonde dans celle de l'urèthre. Avec la sonde de Récamier, il suffit de la pousser suivant sa courbure, en se guidant sur sa direction et sur les sensations de résistance au bec. Avec la sonde de Béniqué, le mouvement de la sonde dans la courbure uréthrale se fait par l'abaissement et la propulsion, l'abaissement allant plus vite que la propulsion. Avec la sonde de Gély, toujours se guidant sur le mécanisme décrit et sur les sensations fournies par la sonde, il faut ici que la propulsion soit plus forte que l'abaissement, en raison de la forme de cette sonde.

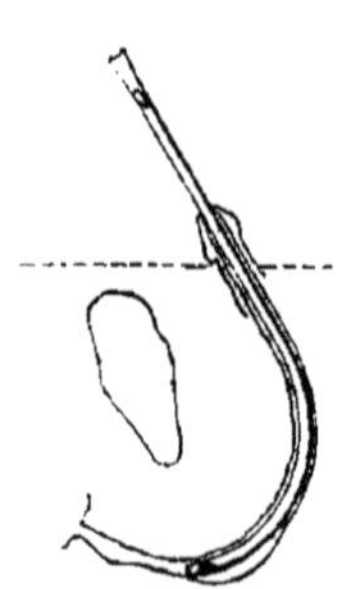

Fig. 5. — Sonde de Gély; son plan dans l'urèthre, son bec dans le collet du bulbe, sa courbure continue à celle de l'urèthre.

La sonde curviligne est retirée de l'urèthre en lui imprimant, en sens inverse, les mouvements de l'introduction. Pour la sonde de Récamier, on la meut sans que son centre de courbure quitte celui de l'urèthre. Pour les sondes de Béniqué et de Gély, on commence par élever le pavillon au devant du pubis, de façon que son bec sorte du collet du bulbe par ce mouvement; puis, ramenant le pavillon dans la direction de l'aine, tenant la verge de la main gauche, on retire la courbure de la sonde de la portion pénienne. A l'état normal, la sonde, dans la manœuvre de sortie ne fournit à la main aucun soubresaut, aucune sensation, si ce n'est celle de frottement uniforme sur la sonde.

En résumé :

Premier temps (fig. 4). — Introduire la sonde dans l'urèthre, la courbe embrassant le haut de la cuisse, jusque dans le cul-de-sac du bulbe.

Deuxième temps. — Incliner la sonde de façon que son bec libre s'élève au-dessus du fond du cul-de-sac du bulbe et soit devant l'orifice du collet du bulbe ; alors la courbe de la sonde embrasse le pubis, le pavillon est toujours incliné obliquement dans la direction de l'aine; et introduction du bec dans le collet du bulbe.

Troisième temps (fig. 5). — Placer la sonde dans le plan médian du corps en relevant le pavillon au-devant du pubis.

Quatrième temps (fig. 6). — Propulsion et abaissement du pavillon nécessaires pour faire glisser la courbure de la sonde dans celle de l'urèthre.

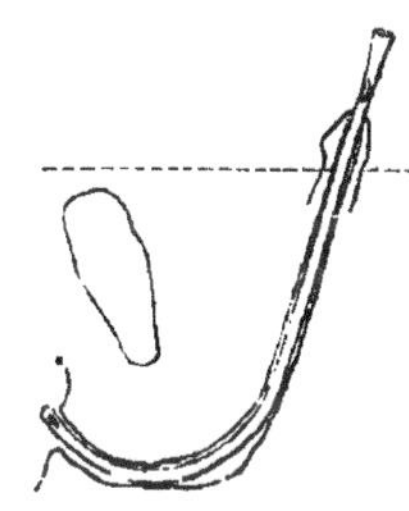

Fig. 6. — Sonde de Gély. Bec entrant dans la vessie.

Cinquième temps. — Pour retirer la sonde, on élève le pavillon au devant du pubis; le bec dans le bulbe, on ramène le pavillon vers l'aine droite, et l'on retire la sonde.

Les premiers temps peuvent être effectués par des manœuvres un peu différentes.

Dans le premier temps, au lieu d'aller avec la sonde à la recherche du cul-de-sac ou bulbe, on place de suite la courbure de la sonde de façon qu'elle embrasse obliquement le pubis, le pavillon incliné dans la direction de l'aine, le bec de la sonde conduit contre la paroi supérieure de l'urèthre entre dans le collet du bulbe sans arriver au cul-de-sac ; pour faciliter cette manœuvre, il est bon, quand le bec de la sonde est au niveau du bord inférieur de la symphyse, d'explorer très-légèrement avec lui la face supérieure de l'urèthre, qui n'offre pas de cause d'obstacle en avant du collet du bulbe. Une fois le bec dans la portion membraneuse, les derniers temps sont les mêmes.

Je passe complétement sous silence le fameux cathétérisme dit *tour de maître*, dont le titre seul est par trop vaniteux ; sa manœuvre, en somme, est la même que celle du cathétérisme ordinaire ; elle n'en diffère que par un premier temps inutile, qui n'avait certainement d'autre but que celui d'éblouir les assistants ignorants. Dans cette fameuse manœuvre, la sonde était introduite dans la verge, la convexité de l'instrument regardant le pubis, et le pavillon entre les jambes du malade. Le bec rendu dans le cul-de-sac du bulbe, on ramenait la sonde par un demi-tour complet autour du bec, de façon que sa courbure embrassât le pubis, et que son plan fût dans le plan médian du corps, puis on terminait le cathétérisme comme nous l'avons décrit.

Cathétérisme, le sujet étant dans la position debout. — Le chirurgien assis devant le sujet, tenant la verge de la main gauche comme dans le premier cas, incline la verge dans la direction de l'aine gauche ; de la main droite tenant le pavillon de la sonde à pleine main, la concavité tournée du côté du sujet et le plan de la sonde passant par le pli de l'aine, il introduit le bec dans le méat, et la verge un peu tendue, le conduit ainsi jusqu'au cul-de-sac du bulbe, qu'il reconnaît ; introduit le bec dans le collet du bulbe ; ramène le pavillon sur la ligne médiane en avant du pubis, et termine l'opération par le mouvement décrit pour la position couchée.

On peut aussi introduire le bec de la sonde directement

dans le collet du bulbe, en prenant les mêmes précautions indiquées.

Dans ce cathétérisme debout, il faut, surtout avec les sondes de Béniqué en étain, et même avec la sonde d'argent de Gély, tenir grand compte, dans le mouvement d'abaissement communiqué au pavillon, de l'influence du poids du pavillon de la sonde. Avec les cathéter de Béniqué, il faut même pousser en modérant la chute du pavillon, qui, trop rapide par rapport aux mouvements de propulsion, ferait que le bec s'arrêterait sur la paroi supérieure.

Ainsi, dans le cathétérisme debout, l'opération offre les même temps que dans la position couchée.

Obstacles normaux. — Les obstacles normaux au cathétérisme curviligne sont : le cul-de-sac du bulbe (fig. 7) ; les précautions indiquées pour arriver à introduire le bec de la sonde dans le collet du bulbe, la sensation fournie par la sonde sitôt que son bec est libre à son extrémité dans cette

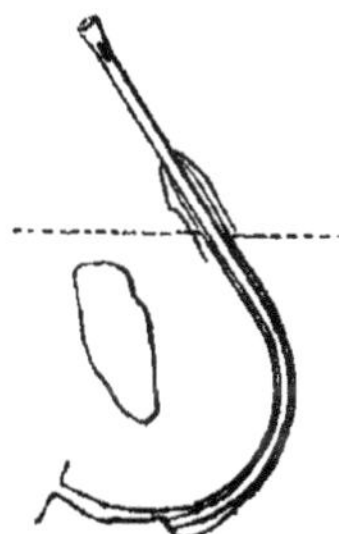

Fig. 7. — Sonde de Gély. Bec contre la saillie du cul-de-sac du bulbe.

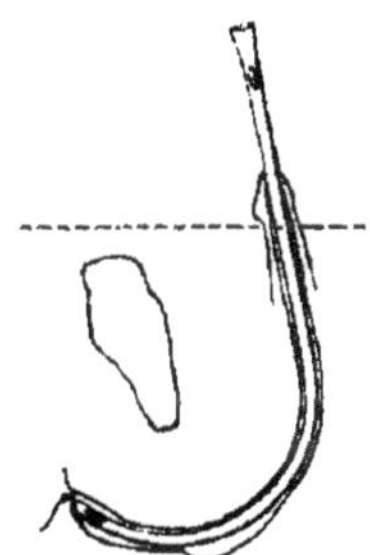

Fig. 8. — Bec de la sonde de Gély arrêtée contre la saillie de la lèvre inférieure du col.

portion antérieure de la région membraneuse de l'urèthre, mettent à l'abri de cette première difficulté. L'autre obstacle, qui cependant n'existe pas toujours, mais qui se rencontre souvent chez les sujets à partir de quarante ans, c'est la saillie de la lèvre inférieure du col vésical (fig. 8). Ici il est reconnu à ce que le mouvement de propulsion et d'abaissement de la sonde étant déjà très-considérable, la sonde est arrêtée par une résistance qui s'oppose brusquement à son extrémité; si alors, croyant avoir fait l'abaissement trop vite, on cherche à abaisser le bec de la sonde en relevant son pavillon, et qu'on pousse la sonde, la sensation d'obstacle est plus grande; si, au contraire, le bec étant contre l'obstacle, par un petit abaissement brusque du pavillon, on élève le bec immédiatement, la sensation de résistance cesse et la sonde pénètre aussitôt dans la vessie.

Avant d'étudier les données diagnostiques fournies par le cathétérisme curviligne, disons que ce cathétérisme est surtout très-simple quand la sonde est volumineuse; alors son bec déplissant bien les parois de l'urèthre toujours en contact, le glissement est plus facile. Avec les sondes de petit calibre, malgré leur courbure, le bec, ne déplissant pas assez complétement l'urèthre, s'arrête facilement contre le repli de la muqueuse, qui se produit au devant de lui; de plus, le glissement des parois de l'urèthre moins complet est moins net à la main. Ces raisons font que, autant que possible, on doit préférer pratiquer le cathétérisme curviligne avec les sondes volumineuses, surtout lorsqu'on veut explorer l'urèthre. Enfin, pour ce cathétérisme explorateur, il est préférable de se servir d'une sonde grosse ayant un œil près du bec dans la concavité, plutôt que des yeux latéraux.

Examen de l'urèthre avec les sondes à grandes courbures. — La manœuvre des sondes à grandes courbures bien possédée par le chirurgien, il doit arriver à pouvoir explorer l'urèthre. La sonde devient pour lui un instrument de diagnostic qui lui permet de reconnaître les obstacles et de les vaincre. Les altérations de l'urèthre pouvant être reconnues avec ces sondes sont presque toutes dues à l'âge, sauf le rétrécissement, qui empêche forcément le passage de la sonde, et est reconnu par cela même. Le cul-de-sac plus ou moins profond du bulbe est reconnu par la quantité dont il faut élever le bec de la sonde pour le faire pénétrer dans le collet.

L'existence de la barrière au col vésical est reconnue à l'arrêt brusque du mouvement de propulsion de la sonde. Cet arrêt cesse par l'élévation directe du bec, qui pénètre aussitôt dans la vessie, en passant au-dessus de cette lèvre inférieure du col. Si dans cette exploration la sonde a seulement un œil près du bec dans la concavité, au lieu d'avoir des yeux latéraux, il arrive souvent, dans les cas de saillie très-développée de la lèvre inférieure du col, que, après le soubresaut dû à l'arrêt du bec contre la barrière vésicale et à son entrée brusque dans la vessie, ce qui se traduit par une petite secousse du pavillon souvent visible, toujours très-perceptible à la main, l'urine ne s'échappe pas par l'œil, quoique le bec et l'œil soient dans la vessie. Alors la saillie de la lèvre inférieure du col relève la sonde, comprime sa concavité contre la face antérieure de la vessie, ce qui oblitère l'œil. Dans ce cas, l'urine s'écoule en élevant le pavillon (on écarte l'œil de la sonde de la paroi vésicale), ou bien, quand une assez grande longueur du bec étant dans la vessie, l'œil se trouve libre. En retirant la sonde, sitôt que le bec sort de la vessie, il tombe brusquement en arrière de la saillie du col, ce qui détermine un soulèvement au pavillon, très-bien perçu par la main.

La longueur de la portion prostatique, par conséquent un des signes de l'hypertrophie de la prostate, est fournie par le degré d'abaissement du pavillon de la sonde nécessaire pour faire entrer le bec dans la vessie. À l'état normal, c'est-à-dire chez les sujets de trente à quarante ans, avec la sonde de Gély, le bec est dans la vessie quand le pavillon est incliné de 45 degrés sur le plan horizontal du corps. Dans les cas d'hypertrophie de la prostate, pour entrer dans la vessie, il faut abaisser beaucoup plus bas le pavillon entre les jambes; et même dans certains cas, le pavillon arrive à être horizontal. Ainsi, on reconnaît que la région profonde de l'urèthre est plus longue, et que le col de la vessie est plus élevé qu'à l'état normal. Cette altération est propre à la vieillesse.

Nous arrivons au diagnostic de l'hypertrophie des lobes de la prostate.

1° Dans le cas d'hypertrophie des deux lobes latéraux de la prostate, la sonde passe en général sans difficulté comme dans un urèthre non altéré; alors elle suit l'espace inférieur qui sépare les deux lobes, en les écartant. La sonde à grande courbure offre ici le seul avantage de passer plus facilement que les autres, mais n'indique rien.

2° Dans les cas d'hypertrophie d'un des lobes latéraux, il y a déviation latérale de l'urèthre, et le passage de la sonde dans la déviation se traduit par un mouvement spécial du pavillon qui indique très-bien le lobe hypertrophié. En déterminant les modifications dans le mécanisme de l'introduction de la sonde à grande courbure, nous arriverons à fixer les manœuvres propres à ces cas de déviations latérales.

Supposons le lobe droit de la prostate hypertrophié, alors la déviation est à gauche. Ici, dans le cathétérisme normal, la sonde est arrêtée contre la saillie; pour la faire passer, il faut nécessairement incliner le bec du côté gauche, ce qui peut être obtenu de façons différentes par deux mouvements imprimés au pavillon.

1° En imprimant au pavillon une rotation légère sur lui-même, de droite à gauche, l'extrémité de la sonde porte contre la paroi latérale gauche du canal; la sensation d'obstacle à l'extrémité cesse, le bec pénètre dans la déviation en comprimant le lobe hypertrophié de la face latérale, redresse l'urèthre, et permet d'arriver dans la vessie. Si la saillie du lobe est faible, et par conséquent la déviation de l'urèthre légère, ce simple changement de direction donné au bec, qui se traduit par une légère rotation sur lui-même du pavillon, peut suffire pour vaincre l'obstacle et arriver dans la vessie. Si la saillie du lobe est considérable, la déviation très-forte, par ce mode de déplacement de l'extrémité de la sonde, le bec peut entrer dans la déviation, mais la compression du lobe hypertrophié par la face latérale de la sonde ne peut être assez forte pour rétablir la direction de l'urèthre, dans la position qu'a alors la sonde : son pavillon étant dans le plan médian du corps, sa courbure ne répondant pas à celle de la déviation, le bec est bientôt arrêté contre la paroi gauche du canal.

2° Le bec de la sonde peut aussi être porté vers la déviation du canal par un mouvement de totalité de la sonde. Pour cela, dans le cas d'hypertrophie du lobe droit, que nous supposons, le bec arrivé contre l'obstacle par le cathétérisme normal, faisant tourner la sonde autour de son bec, on porte le pavillon, en l'abaissant latéralement, dans la direction de l'aine droite; dans cette position (fig. 9), l'extrémité de la sonde appliquée contre la paroi gauche du canal, il n'y a plus de résistance, on pénètre facilement dans la déviation. Conservant alors au pavillon sa position inclinée, la courbure de la sonde répondant à celle de la déviation uréthrale, on pousse la sonde en abaissant très-doucement son pavillon et maintenant toujours sa courbure dans son plan oblique; ainsi la saillie du lobe droit répond à la concavité de la sonde, dont le bec finit par arriver au col de la vessie. Là, on relève

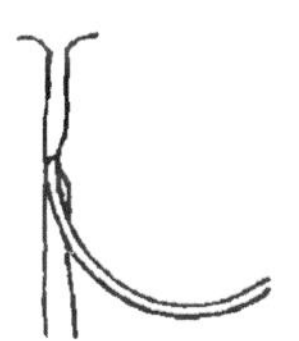

Fig. 9. — Sonde à grande courbure, inclinée latéralement; de façon à porter le bec dans la déviation.

le pavillon vers la ligne médiane, en poussant la sonde qui pénètre dans la vessie. Dans ce dernier mouvement, il est presque toujours possible de ramener le pavillon dans le plan médian ; souvent, ce mouvement du pavillon de la sonde vers le plan médian, à la fin du cathétérisme, se fait de lui-même à mesure que l'instrument pénètre, sans que la main le provoque. — Presque toujours la sortie de la sonde est accompagnée d'un mouvement spontané d'inclinaison latérale du pavillon dans le sens de celui que la main a été obligée d'imprimer pour l'introduction.

De ces mécanismes du cathétérisme avec la sonde à grande courbure, dans ces cas de déviations latérales de l'urèthre au niveau de la prostate, il résulte deux manœuvres, selon le degré de la déviation :

1° Pour une déviation très-faible, il faut diriger le bec de la sonde de son côté, ce qui est indiqué par les sensations fournies par la sonde, en imprimant au pavillon un mouvement de rotation sur lui-même, de droite à gauche du malade, pour la déviation à gauche, et de gauche à droite pour la déviation à droite.

2° Dans le cas de saillie considérable du lobe hypertrophié, pour suivre la déviation latérale, le bec de la sonde étant contre l'obstacle et le pavillon dans le plan médian, on porte le pavillon dans la direction de l'aine qui est du côté opposé à la déviation. Une fois le bec introduit dans la portion déviée du canal, maintenant la sonde dans ce plan oblique, on la pousse en abaissant très-légèrement le pavillon, de façon à faire suivre à la courbure de la sonde la courbure de la déviation ; puis on ramène le pavillon vers le plan médian à mesure que la sonde pénètre ; ou bien on laisse le pavillon se relever de lui-même, en cherchant à ne donner à la sonde qu'un mouvement de propulsion.

Dans ces deux manœuvres, surtout dans la seconde, ce sont les sensations fournies par la sonde qui guident la main de l'opérateur. La description théorique que je viens de donner, si elle n'est pas absolue, est tout au moins fort utile, en faisant connaître le moyen d'explorer la région prostatique, et le moyen d'introduire le bec et de conduire la sonde dans une déviation latérale.

Enfin, toutes les fois qu'arrivée au niveau de la prostate la sonde ne pourra pas progresser sans que son bec soit dirigé, par un de ces deux procédés, contre une des parois latérales du canal, on pourra toujours conclure à une déviation de l'urèthre du côté où le bec de la sonde a été dirigé, et à une saillie sur la paroi opposée.

Lorsque c'est le lobe médian ou de Home qui est hypertrophié, et fait saillie dans l'urèthre; ou bien la sonde passe sur un des côtés de la saillie, entre elle et le lobe latéral du même côté; ou bien ce lobe faisant obstacle directement à l'extrémité de la sonde, comme la lèvre inférieure du col vésical, pour franchir, il suffira de faire la manœuvre décrite, abaisser le pavillon pour élever nettement le bec et le faire passer au-dessus de l'obstacle.

Cathétérisme avec les sondes a courbure plus petite que celle de l'urèthre. — Le type extrême des sondes à courbure, plus petite que celle de l'urèthre, est la sonde exploratrice de Mercier (fig. 10). Formée d'une tige droite (pavillon) jusqu'à 12 ou 16 millimètres de son extrémité, où elle est courbée brusquement, de façon que son extrémité droite près du bec fait, avec sa longue portion, un angle un peu plus grand qu'un droit. Son calibre est de 5 à 6 millimètres de diamètre. Quand elle est destinée à évacuer l'urine ou à injecter du liquide dans la vessie, elle doit avoir un seul œil situé à 5 ou 6 millimètres du bec, sur la face de la concavité. Quand l'instrument est plein, il ne peut alors servir qu'à l'exploration de l'urèthre ou de la vessie.

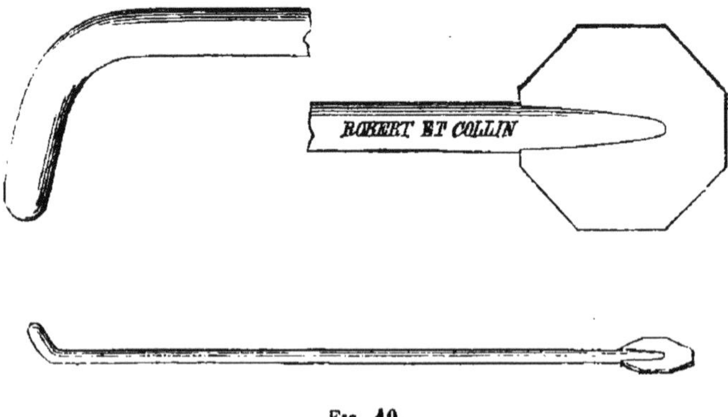

Fig. 10.

La forme de cette sonde est exactement la même que celle des instruments lithotriteurs, sauf la longueur plus ou moins considérable du bec, qui varie selon des indications spéciales à la lithotritie. Mais, en somme, le mécanisme d'introduction des sondes coudées ou du lithrotribe est le même, sauf une légère variété pour les lithrotribes à long bec.

Mécanisme du cathétérisme de l'urèthre normal avec les sondes coudées. — La forme de la sonde est telle que, introduite dans le canal, le bec d'une part et le sommet de l'angle d'autre part compriment en sens inverse les parois du canal, les écartent l'une de l'autre. Si la direction de la longue portion droite (du pavillon) répond à l'axe du point du canal où se trouve le sommet de l'angle de la sonde, l'écartement des parois de l'urèthre est alors mesuré par toute la longueur du bec; mais cette courte portion de la sonde a de 12 à 16 millimètres : de là, dans cette position, une compression violente, par le bec et le sommet de l'angle de courbure, qui rend impossible la progression de l'instrument dans l'urèthre, même dans ses parties les plus extensibles, telle que la région du bulbe. Ainsi, dans ce cathétérisme l'axe de la longue portion de la sonde ne doit jamais répondre à celui du point du canal où se trouve l'angle de la courbure. Nous verrons à propos du cathétérisme rectiligne que c'est le contraire qu'il faut observer.

Si l'on incline le pavillon de la sonde sur l'axe du point du canal où est le sommet de la courbure, de façon que le bec ne lui soit plus perpendiculaire, mais oblique, alors l'écartement des parois de l'urèthre est mesuré par la distance qui sépare les parallèles à l'axe uréthral passant par le bec et par le sommet de l'angle de courbure. Plus la direction du pavillon s'écarte de celle de l'axe du point du canal où est le bec, plus ce bec est incliné sur cet axe, et, moins grand est l'écartement des parois uréthrales; alors, la propulsion de la sonde se fait facilement. De là ce premier principe, qui domine la manœuvre de la sonde coudée de Mercier : *le pavillon de la sonde doit toujours être dans la position la plus oblique possible par rapport à l'axe de la région de l'urèthre occupée par le bec.*

Le degré d'obliquité du pavillon sur l'axe de l'urèthre possible est variable selon les points du canal, en raison du calibre de l'urèthre et de la direction de la région occupée par le bec de la sonde. Ainsi, quand le bec de la sonde traverse la région pénienne du méat au bulbe, à mesure que le pavillon s'engage, son obliquité sur l'axe de cette région diminue, de telle sorte que, arrivé près de la cavité du bulbe, le bec est à peu près perpendiculaire à l'urèthre. Dans le passage de la sonde du collet du bulbe à la vessie, le même mécanisme se produit : à mesure que la longue portion de la sonde pénètre, son obliquité par rapport à l'axe de cette région diminue, et près du col vésical le bec se rapproche de la perpendiculaire à cet axe et écarte fortement les parois du canal. Pendant que l'extrémité coudée traverse cette région profonde, le pavillon, occupant toute la portion pénienne du méat au bulbe, l'abaisse en totalité à partir du collet du bulbe, point fixe, au méat. L'influence de cette région antérieure de l'urèthre sur la direction du pavillon par rapport à l'axe de la région profonde, pendant que le bec de la sonde est conduit du bulbe à la vessie, est souvent nulle, c'est quand le ligament suspenseur de la verge, très-lâche, n'oppose aucune résistance au déplacement de cette partie pénienne du canal. Dans les cas où le ligament suspenseur est très-court, la verge, retenue près du pubis, ne peut en être écartée pour mettre peu à peu la portion antérieure de l'urèthre dans la direction de la région profonde; alors le pavillon maintenu dans l'axe de la région pénienne, direction très-oblique sur celle de la région membraneuse, le bec de la sonde reste à peu près dans la direction de l'axe de cette dernière région, d'où l'écartement très-faible des parois de l'urèthre; mais l'obliquité du pavillon est alors telle que, pour franchir, il faut abaisser le plus possible la portion pénienne en distendant le ligament suspenseur de la verge, et déprimer de plus en plus la paroi inférieure du canal du bulbe à la vessie pour arriver à faire passer la sonde. Ici la position perpendiculaire du bec par rapport à l'axe n'est pas possible, et le redressement de l'urèthre se fait surtout aux dépens de l'abaissement de la paroi inférieure de la région profonde de l'urèthre.

Le mécanisme par lequel la sonde traverse la région pénienne et la région profonde de l'urèthre est le même; il y a glissement des parois du canal sur le bec et le sommet de l'angle de courbure, qui les écartent. Mais avant d'exécuter le mécanisme de progression de la sonde dans ces deux portions de l'urèthre, il faut y introduire le bec, et pour cela il faut franchir le méat urinaire toujours très-peu extensible, et le collet du bulbe dont le diamètre ne dépasse que très-rarement 10 millimètres, et dont l'anneau qui le constitue est très-peu extensible. Pour introduire la sonde dans la portion spongieuse, il faut pouiller le méat sur le bec de la sonde, jusqu'à ce que l'angle de courbure soit dans l'urèthre, puis la progression est faite du méat au bulbe par le mécanisme décrit. Pour franchir le collet du bulbe, il faut répéter le même mécanisme; il faut placer le bec dans l'axe du collet du bulbe, et le conduire directement dans cet orifice; quand tout le bec est dans la portion membraneuse, que l'angle de courbure répond au collet du bulbe lui-même, on peut exécuter le mécanisme qui permet à la sonde d'arriver dans la vessie.

Manœuvre chirurgicale de la sonde coudée. — Le malade dans la position couchée, le chirurgien, comme pour le cathétérisme curviligne, placé devant le bassin, tient de la main gauche la verge l'annulaire et le médius de chaque côté de la couronne du gland, et la ramène dans une direc-

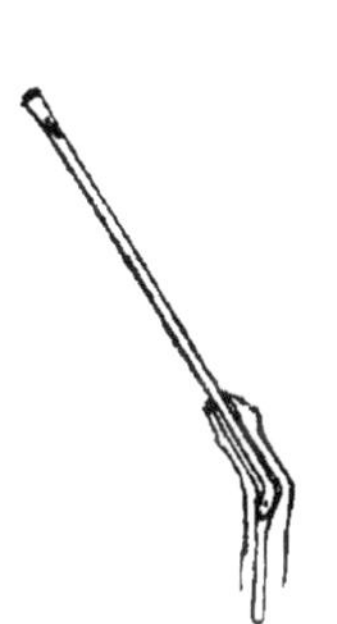

Fig. 11. — Bec de la sonde coudée dans la portion pénienne.

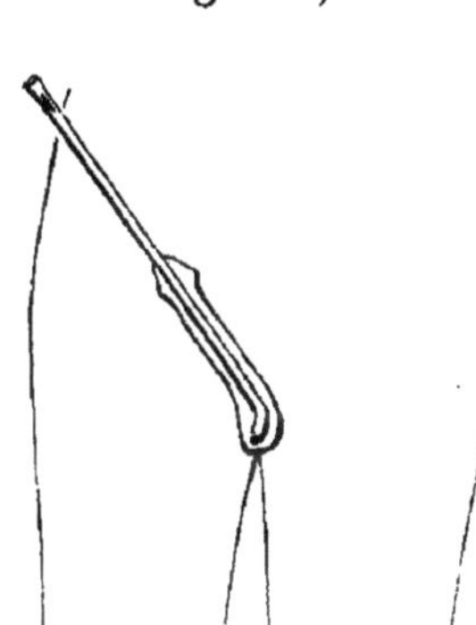

Fig. 12. — Bec de la sonde coudée contre le cul-de-sac du bulbe.

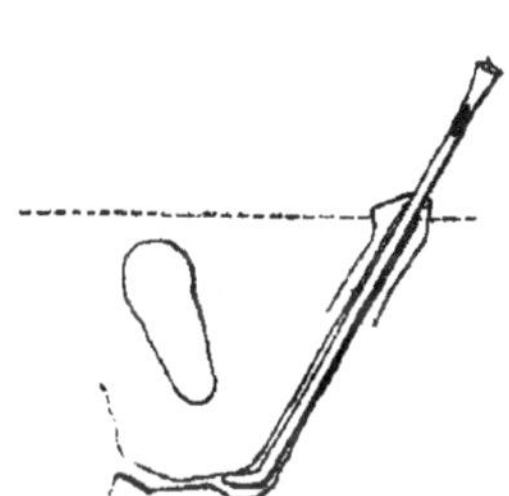

Fig. 13. — Bec de la sonde coudée dans le collet du bulbe.

tion oblique vers l'aine droite; de la main droite il tient à pleine main le pavillon de la sonde, dont le bec est dirigé en bas; l'extrémité du bec dans le méat, il pouille le méat sur le bec jusqu'à l'introduction de l'angle; la portion courbe de la sonde ainsi dans l'urèthre, élevant peu à peu le pavillon, il pousse la sonde dans l'urèthre, le bec glisse contre la paroi droite du canal (fig. 11), l'angle contre la paroi gauche, jusqu'à ce que le bec rencontre le fond du cul-de-sac du bulbe, où il y a arrêt et sensation nette d'obstacle à l'extrémité de la sonde (fig. 12). Alors, par un léger mouvement de rotation du pavillon sur lui-même de droite à gauche, il ramène le bec en avant. Dirigée vers le collet du bulbe, l'extrémité du bec pénètre dans ce collet, ce qui est reconnu au défaut de résistance à l'extrémité de la sonde et à la petite mobilité latérale, limitée par le diamètre de cet orifice (fig. 13). Alors le coude de la sonde servant de point fixe, le bec étant dans le collet du bulbe, le chirurgien élève le pavillon, le place dans le plan médian du corps, puis lui imprime un mouvement de propulsion et d'abaissement combiné dans lequel l'impulsion propulsive doit toujours être plus considérable, doit toujours précéder l'abaissement (fig. 14). Un abaissement trop rapide place très-vite le bec dans une direction perpendiculaire à celle de l'urèthre, et rend impossible la propulsion. Ici la sensation qui guide l'opérateur est fournie par le glissement de l'urèthre sur le bec et le sommet de l'angle, aussi est-elle moins nette que l'absence de résistance à l'extrémité de la sonde qui sert de guide dans le cathétérisme curviligne.

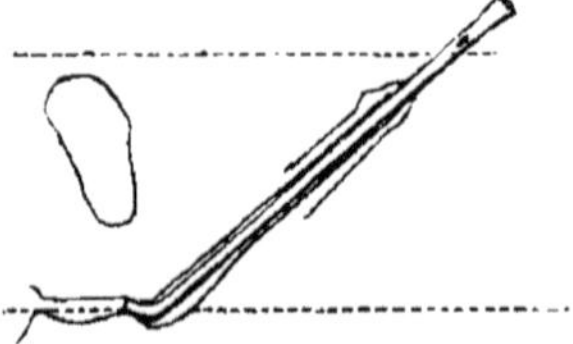

Fig. 14. — Sonde coudée ; son bec entrant dans la portion membraneuse.

On reconnaît que l'on est dans la vessie : 1° à la cessation brusque de résistance au bec et au talon de la sonde; 2° à la mobilité du bec dans tous les sens, surtout à la progression directe du bec, la sonde poussée selon l'axe de son pavillon.

La manœuvre de sortie est inverse de celle d'introduction, en maintenant toujours le bec dans la position la plus oblique possible par rapport à l'axe du point de l'urèthre qu'il occupe. Le bec ramené près du col, et étant dirigé en haut, on élève le pavillon en le retirant; le bec s'engage dans l'urèthre, et ce mouvement l'amène jusque dans le bulbe; alors le pavillon est ramené vers l'aine droite, et la sonde est retirée en l'inclinant de plus en plus vers l'horizontale, pour finir en faisant suivre à la petite courbure du bec l'orifice du méat. A l'état normal, dans ce mouvement la sonde ne fournit que la sensation de frottement déjà perçue pendant l'introduction.

En résumé : 1er temps. La verge légèrement ramenée vers le pubis, introduction de la sonde jusqu'au cul-de-sac du bulbe.

2e temps. Diriger le bec vers le collet du bulbe, alors la concavité de la sonde regarde le pubis; et introduction du bec dans le collet du bulbe.

3e temps. Placer le plan de la sonde dans le plan médian du corps, en élevant le pavillon, le bec étant fixe.

4e temps. Propulsion et abaissement du pavillon nécessaires pour faire franchir au bec la portion profonde de l'urèthre.

— L'introduction du bec dans le collet du bulbe peut être obtenue par une manœuvre différente, souvent plus facile que celle décrite. Pendant la progression de la sonde dans la région du bulbe, au lieu de diriger le bec contre la paroi droite, il faut le diriger vers le pubis, et le faire glisser contre la paroi supérieure du canal. Au moment où le bec arrive devant l'orifice du collet du bulbe, il y pénètre subitement, ce qui est indiqué par un petit soubresaut facilement perçu, et par l'absence de résistance à l'extrémité du bec; puis on ramène la sonde dans le plan médian, et l'on termine en suivant les manœuvres décrites. Ainsi on pénètre directement dans le collet du bulbe sans aller reconnaître le cul-de-sac du bulbe.

Les obstacles normaux, plutôt les points de l'urèthre

où le cathétérisme avec la sonde coudée peut être arrêté, sont : 1° Le collet du bulbe ; ici il ne faut jamais commencer la propulsion et l'abaissement du pavillon, avant d'avoir bien reconnu que le bec est dans le collet du bulbe. 2° Il y a le peu de longueur du ligament suspenseur de la verge, qui oblige à le distendre souvent avec une certaine force. 3° Il y a la saillie du col vésical ; mais ici la sonde, en arrivant à ce niveau, a son extrémité contre la paroi supérieure, et la direction de son bec est oblique par rapport à la saillie de la lèvre inférieure du col ; aussi le plus souvent la sonde glisse sur le col de la vessie, et pénètre sans qu'il y ait une manœuvre spéciale à faire. Dans les cas pathologiques où la lèvre inférieure très-développée fait une saillie considérable au-dessus de la paroi inférieure de l'urèthre, il peut y avoir un arrêt de la sonde. Nous allons étudier le mécanisme de ces obstacles et les moyens de les vaincre, à propos des données diagnostiques fournies par la sonde à petite courbure.

Exploration de l'urèthre avec la sonde coudée. — Rétrécissement et induration de la paroi de l'urèthre sans rétrécissement absolu. — Les rétrécissements de l'urèthre confirmés arrêtent la sonde, et par cela même sont reconnus. Mais la sonde coudée, en raison de son mécanisme d'introduction, de l'écartement considérable des parois de l'urèthre qu'elle détermine du méat au collet du bulbe et du collet du bulbe à la vessie, fait reconnaître les indurations de la paroi uréthrale, qui, n'entraînant pas une diminution absolue du calibre de l'urèthre, n'ont encore pour effet que de diminuer la souplesse normale et la dilatabilité de la paroi uréthrale. Au moment où le bec de la sonde arrive au niveau de l'induration, il y a arrêt et en même temps douleur. Pour passer, il faut faire, à ce niveau du canal, la même manœuvre que pour franchir le collet du bulbe, mettre autant que possible le bec dans l'axe du point de l'urèthre où l'on est arrêté, le pouiller dans l'orifice de ce point rétréci jusqu'au delà de l'angle, pour continuer par la manœuvre décrite. En retirant la sonde on est de nouveau arrêté au même point du canal, et il y a encore douleur; pour sortir la sonde, on est obligé de la placer dans la position qui a permis l'introduction, et le bec étant dans l'axe de ce point du canal, de le retirer de cette partie rétrécie en le maintenant dans cet axe. Cette manœuvre est facile quand l'induration de l'urèthre est dans les régions pénienne ou bulbeuse de l'urèthre, parce qu'il est possible de fléchir le canal à angle droit au niveau du point malade, et de placer ainsi le bec dans l'axe de l'orifice du rétrécissement; mais si l'induration est dans la portion membraneuse, la manœuvre, destinée à permettre le passage de la sonde, est bien plus difficile, même est souvent impossible. Ainsi, voilà une altération, l'induration de la paroi uréthrale, sans rétrécissement absolu, qui nous est révélée par la sonde coudée, et il n'y a qu'elle ou les instruments ayant sa forme, tels que les lithotribes, qui puissent la faire reconnaître.

Aussi, avant de pratiquer la lithotritie, quand on se borne à passer dans l'urèthre des sondes à grande courbure, même de gros calibre, pour habituer l'urèthre au contact des instruments, il peut arriver qu'à la première séance on soit tout étonné de voir le lithotribe arrêter, ou passer en produisant une vive douleur en un point du canal; c'est qu'il y a une induration de l'urèthre qui aurait dû être reconnue et traitée avant de commencer à broyer la pierre.

Valvules de la fosse naviculaire. — C'est un obstacle reconnu avec toutes les sondes, excepté peut-être avec la grosse sonde à grande courbure qui, déplissant bien la paroi de l'urèthre au devant d'elle, la comprime contre cette paroi. Pour l'éviter, il suffit de diriger le bec de la sonde contre la paroi inférieure de l'urèthre jusqu'au delà de la fosse naviculaire.

Cul-de-sac du bulbe. — Chez certains vieillards, le cul-de-sac du bulbe très-développé descend beaucoup au-dessous de l'orifice du collet du bulbe. Pour ramener le bec de la sonde du fond de ce cul-de-sac à l'orifice, il faut l'élever beaucoup; le médecin, peu habitué aux sensations fournies par la sonde, est exposé, là, à commencer le mouvement de propulsion et d'abaissement du pavillon avant que le bec soit réellement dans le collet du bulbe. Alors le bec est ordinairement au-dessous de l'orifice. Pour éviter cette fausse manœuvre, il faut, au lieu d'aller à la recherche du contact du bec avec le fond du cul-de-sac du bulbe, avant que la sonde ait franchi le niveau du bord inférieur de la symphyse pubienne, ou mieux, aussitôt que le bec est arrivé à ce bord inférieur, diriger ce bec contre la face supérieure de l'urèthre; il ne rencontre aucun obstacle en avant de l'orifice du collet du bulbe, et il y pénètre de lui-même aussitôt qu'il arrive à son niveau ; ce qui coïncide avec un léger soubresaut de la sonde, avec la cessation de la sensation de glissement de l'urèthre sur le bec et le talon de la sonde, et avec l'apparition de la sensation de liberté du bec de la sonde dans l'orifice du collet du bulbe; puis on continue en suivant la manœuvre décrite.

Altérations de l'urèthre dues à la prostate. — 1° L'*augmentation de la longueur de la région prostatique* est un des signes de l'hypertrophie de cette glande qui se rencontre presque chez tous les vieillards; il est reconnu à ce que le mouvement de propulsion et d'abaissement de la sonde nécessaire pour arriver dans la vessie est beaucoup plus grand; souvent il est tel que le pavillon arrive à être horizontal entre les jambes du sujet, et même encore plus incliné. Ce degré énorme d'abaissement du pavillon, et l'existence simultanée de la dilatation de la section prostatique de l'urèthre, dans ces cas d'hypertrophie de la prostate, font que, le bec étant un peu libre au niveau de la prostate, le chirurgien peut se figurer être déjà dans la vessie. La mobilité du bec de la sonde dans la section prostatique de l'urèthre est telle, quelquefois, qu'il est possible de l'incliner horizontalement par un léger mouvement de rotation du pavillon sur lui-même. Mais en dehors de l'écoulement de l'urine, on reconnaît qu'on n'est pas dans la vessie à ce qu'il n'est pas possible de faire pénétrer la sonde de plus de 2 ou 3 centimètres en la poussant directement selon l'axe de son pavillon. Quand le bec est dans la vessie, ce mouvement plus étendu est toujours facile.

2° *Hypertrophie égale des deux lobes latéraux de la prostate.* — Ici le bec passe entre les deux lobes, le talon suit le sillon inférieur qui les sépare, et la sonde ne fait reconnaître que la longueur exagérée de la région prostatique de l'urèthre.

3° *Hypertrophie d'un des lobes latéraux.* — En suivant la manœuvre normale, le bec, en arrivant à la région prostatique, est oblique par rapport à la direction de l'urèthre, et est dans le plan médian; aussi, il est arrêté par la saillie qui détermine la déviation latérale du canal. Comment explorer la surface de cette saillie? Pour diriger le bec vers une des parois latérales, il suffit d'imprimer au pavillon un mouvement de rotation sur lui-même, et le bec est porté du côté où va le mouvement de rotation. Ainsi, supposons le lobe gauche de la prostate faisant saillie dans l'urèthre; la déviation est à droite. Si l'on dirige le bec du côté gauche du canal, la résistance au bec persiste; si l'on incline le bec vers la paroi droite, il arrive un moment où la résistance diminue et permet le glissement de la sonde. Le bec restant dans cette position inclinée, il faut suivre très-exactement la sensation de résistance fournie par la sonde; on poursuit l'introduction le bec incliné, jusqu'à ce qu'une nouvelle sensation d'obstacle arrête; alors on ramène le bec vers la ligne médiane en imprimant au pavillon une rotation en sens inverse de celle qui a permis l'introduction, et l'on continue à pousser la sonde en abaissant très-peu. On pénètre dans la vessie. Souvent, sitôt que le bec incliné a contourné la saillie prostatique, le bec se relève de lui-même dans le plan médian; ce qui se manifeste par un léger mouvement de rotation spontanée du pavillon. J'ai observé ce petit phénomène chez un malade à qui je pratiquai la lithotritie. La saillie prostatique était à droite : pour la franchir avec le lithotribe, j'inclinai le bec à gauche, et sitôt que je l'avais contournée, je sentais à la main et voyais très-bien l'instrument se retourner en haut. Ce déplacement du pavillon pendant l'introduction s'observe, en sens inverse, à la manœuvre de sortie, quand le bec traverse la déviation.

En résumé, toutes les fois que, pour franchir la région prostatique, on est obligé d'incliner le bec de la sonde d'un côté, on peut affirmer qu'il y a une déviation de l'urèthre du côté où on l'incline. Le degré de la saillie est mesuré par le degré de l'inclinaison du bec sur sa position primitive dans le plan médian; et la longueur de la sonde introduite pendant que le bec est incliné donne une idée de la longueur de la saillie dans l'urèthre. Ces *données diagnostiques* fournies par la sonde coudée ont une importance très-grande, surtout si l'on a à pratiquer la lithotritie; c'est une des raisons sur lesquelles nous nous appuierons, quand nous parlerons de cette opération, pour montrer combien il est absolument nécessaire de connaître parfaitement l'urèthre du malade avant de faire la première séance de broiement.

4° *Les deux lobes latéraux de la prostate font saillie inégale-*

ment au même niveau dans l'urèthre. — Les deux saillies sont l'une avant l'autre. — Maintenant qu'on sait comment explorer le canal avec la sonde coudée, en se laissant guider par la résistance qu'indique la sonde, il sera possible d'arriver à trouver le passage, et de conduire la sonde jusque dans la vessie, quand les deux lobes sont hypertrophiés inégalement. L'urèthre est dévié du côté de la saillie la plus faible, et la déviation du bec en franchissant la région prostatique indiquera que du côté opposé à celui où l'on incline le bec il y aura saillie, mais ne permet pas de conclure à l'existence de deux saillies latérales.

Quand les saillies sont successives et de chaque côté, ici, après avoir franchi la première, le cathétérisme ne peut être terminé, le bec étant dans le plan médian; pour passer, il faut incliner le bec du côté de la seconde déviation et lui faire contourner cette seconde saillie de la prostate.

Si la saillie antérieure est au lobe droit, et la seconde au lobe gauche, pour franchir la première déviation, on incline le bec à gauche, puis, après être revenu sur la ligne médiane, en arrière de cette première saillie, on incline à droite pour franchir la seconde. Il va sans dire qu'une semblable manœuvre indique parfaitement la double déviation du canal et l'existence des saillies prostatiques superposées.

Dans ces manœuvres, sitôt que le bec a franchi la déviation, la saillie se trouve comprimée par la longue portion droite de la sonde, et le canal est redressé. La compression qui en résulte sur l'instrument rend les sensations de liberté du bec ou de résistance au bec plus difficiles à percevoir; aussi, dans ces cas, faut-il redoubler d'attention.

5° *Hypértrophie du lobe médian. Lobe de Home.* — La saillie du lobe médian est une altération qui varie beaucoup dans sa position; elle prend toujours naissance dans la portion sus-montonale de la prostate, mais tantôt fait saillie en avant dans l'urèthre, tantôt soulève simplement le col vésical, et produit une altération du col semblable en apparence à la valvule musculaire de Mercier, tantôt fait saillie dans la vessie occupant le col vésical à sa naissance; de là la difficulté de son exploration. Quand le lobe fait saillie en avant dans l'urèthre, il élève le niveau de la portion sus-montonale de la prostate au-dessus de celui de la portion antérieure et inférieure de la prostate; quand il soulève simplement le col de la vessie, il produit une saillie analogue au-dessus du plancher de la prostate, mais alors un peu plus reculée. Ces deux obstacles à peu près semblables se rapprochent beaucoup de celui produit par la saillie musculaire du col vésical, et tous les trois dévient l'urèthre de la même façon, et nécessitent les mêmes manœuvres d'exploration avec la sonde coudée pour être franchies. Ainsi la sonde permet de diagnostiquer le genre de l'obstacle, mais non sa nature.

Quant à la saillie du lobe de *Home* dans la vessie, elle est presque toujours accompagnée de l'élévation du col vésical au-dessus du plancher de la prostate; et pour être reconnue avec la sonde, il faut que son bec soit dans la vessie; la manœuvre ici est celle de l'exploration du col vésical avec la sonde coudée, que nous allons décrire à propos du diagnostic de la valvule de Mercier.

Hypertrophie de la lèvre inférieure du col vésical, valvule de Mercier. — Cette altération du col vésical consiste dans la saillie transversale de la lèvre inférieure du col au-dessus du plancher prostatique, et au-dessus du niveau du trigone vésical. Du côté de la prostate, la saillie est brusque, détermine comme un cul-de-sac; du côté de la vessie, le changement de niveau entre le bord de la lèvre du col et le trigone est moins brusque, quoique toujours très-manifeste.

En arrivant au col de la vessie par la manœuvre ordinaire,

le bec de la sonde coudée est incliné sur l'axe de l'urèthre. L'extrémité en haut suit la face supérieure du canal, et pénètre dans le col vésical (fig. 15); la face postérieure du bec inclinée sur la lèvre inférieure du col, glisse sur elle, et l'abaisse à mesure que l'extrémité de la sonde pénètre dans la vessie; quand la lèvre inférieure du col vésical est peu développée, les choses se passent avec cette simplicité, et c'est à peine si la main qui tient le pavillon perçoit une légère secousse, coïncidant au moment où l'angle de la sonde franchit le col.

Quand la valvule de Mercier est très-développée, l'extrémité du bec suivant la paroi supérieure arrive bien dans le col; mais sa face postérieure, quoique inclinée, ne glisse pas aussi facilement sur la lèvre inférieure du col trop saillante; il y a une résistance que la main rapporte très-bien au talon de la sonde, qui, là, s'applique contre la face antérieure de la barrière vésicale; alors l'extrémité du bec est dans l'orifice du col, et le talon dans le cul-de-sac qui est à l'extrémité du plancher prostatique (fig. 15). Si dans cette position, tout en comprimant la face antérieure de la barrière avec le talon de la sonde, on abaisse directement le pavillon, le bec glisse sur l'obstacle et pénètre brusquement dans la vessie; à ce moment, la main qui conduit la sonde perçoit une secousse très-nette, souvent même assez forte, suivie immédiatement de la sensation de liberté du bec de la sonde. Pour se rendre compte de la saillie de cette lèvre inférieure du col au-dessus du plan du trigone vésical, il faut, aussitôt le bec dans la vessie, le maintenir contre le col et l'appliquer doucement contre la lèvre supérieure. La sensation de résistance perçue, sans changer la sonde de place,

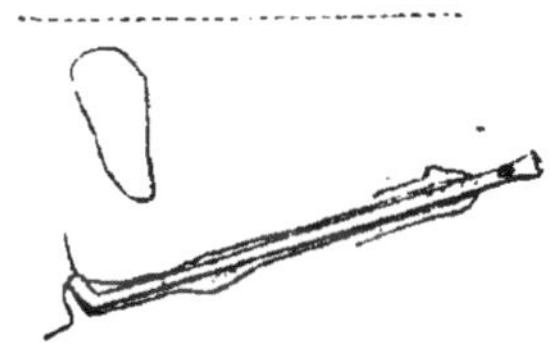

Fig. 15. — Bec de la sonde coudée franchissant la saillie formée par la lèvre inférieure du col vésical.

on imprime au pavillon un mouvement de rotation sur lui-même, de façon à faire glisser la face antérieure du bec sur le pourtour de l'orifice vésical. A l'état normal, au moment où le bec est horizontal, on rencontre une résistance qui l'arrête; quand il y a saillie de la lèvre inférieure du col, il n'y a pas d'arrêt, le bec arrive à être vertical, son extrémité en bas, et le tour complet peut être effectué. Quand le bec est en bas, si l'on fait une traction selon la direction du pavillon, on sent très-bien une résistance qui retient la sonde accrochée par son bec contre la face postérieure de la lèvre inférieure. Ainsi, le diagnostic de la saillie de la lèvre inférieure du col vésical est acquis. Comme nous l'avons déjà vu, on rencontre les mêmes données diagnostiques pour l'hypertrophie du lobe de *Home*. La manœuvre décrite pour franchir la valvule du col est la même que celle pour franchir la barrière prostatique.

En retirant la sonde de la vessie, sitôt que le talon du bec glisse sur la saillie de la lèvre inférieure du col, il tombe en avant d'elle, ce qui détermine un petit soubresaut au pavillon.

Le mouvement de rotation du bec autour du col vésical permet de reconnaître aussi des altérations localisées dans ces points, telle que la saillie du lobe moyen de la prostate dans la vessie; ici on ne peut faire exécuter au bec qu'une partie du circuit : en général, la saillie étant en bas sur l'un des côtés de l'orifice du col, le bec est arrêté, d'un côté, quand déjà il est dirigé tout à fait en bas; si alors, revenant au point de départ, on réexplore en conduisant le bec du côté opposé, on est encore arrêté à une distance plus ou moins considérable de la position où était le bec, dans le premier arrêt. Ainsi on reconnaît une saillie placée au pourtour du col dans la vessie.

Cette même manœuvre permet de reconnaître un calcul ou un gravier logé au pourtour du col.

Fausses routes. — La sonde coudée peut faire reconnaître certaines fausses routes; mais elle a surtout, en raison de sa forme et de son mécanisme d'introduction, l'avantage de les éviter et de permettre le cathétérisme quand il est difficile ou même impossible avec les autres sondes. Les points d'élection des fausses routes de l'urèthre à la paroi inférieure du canal sont : 1° immédiatement en avant du collet du bulbe, dans le cul-de-sac; 2° à l'union de la portion membraneuse et de la prostate; là souvent il y a, à l'état normal, un repli transversal dû à la bifurcation du frein du verumontanum qui facilite leur production; 3° en avant du col vésical.

On rencontre aussi des fausses routes qui pénètrent dans un lobe prostatique hypertrophié faisant saillie. Enfin, il y a celles qui existent sur la face supérieure, mais elles sont très-rares.

En suivant la manœuvre décrite, pour ce cathétérisme avec la sonde coudée, le bec peut très-bien s'engager dans l'ouverture anormale placée en avant et au-dessous du collet du bulbe. Tout d'abord, le chirurgien, sentant le bec libre, croit être dans le collet du bulbe; mais sitôt qu'il veut aller plus loin et faire pénétrer la sonde, il est arrêté par une résistance absolue; pour éviter de retomber dans ce mauvais chemin, il retire le bec jusqu'au niveau du bord inférieur du pubis, et là, lui faisant suivre la paroi supérieure du canal, il entre dans le collet du bulbe avant d'arriver à l'obstacle.

La position oblique du bec de la sonde sur l'axe de l'urèthre, dans toute la région profonde du collet du bulbe à la vessie, suffit le plus souvent pour éviter les fausses routes de la face inférieure de cette région de l'urèthre. En effet, l'extrémité du bec comprime la face supérieure, le talon écarte la face inférieure et glisse sur l'ouverture des fausses routes. Pour être plus sûr d'éviter ces obstacles, il faut que le bec dilate le plus possible l'urèthre en le traversant, ce qui est obtenu en abaissant le pavillon, autant que possible, pendant l'introduction.

Les fausses routes, qui existent dans un lobe prostatique faisant saillie, sont plus difficiles à éviter; quand l'extrémité du bec s'y engage, on sent très-vite la résistance; là il faut retirer l'instrument, et tâtonner dans d'autres directions, en explorant la surface du lobe comme nous l'avons indiqué.

Les fausses routes de la face supérieure sont difficiles à éviter avec la sonde coudée, l'extrémité du bec s'y engageant à peu près forcément. Ici, pour les franchir, il faudrait abaisser le plus possible le bec dans la direction de l'axe de l'urèthre ; mais c'est souvent impossible avec cette sonde, surtout quand la fausse route est loin, près de la vessie. En revanche, la grosse sonde à grande courbure permet de pratiquer le cathétérisme dans ces cas, heureusement rares.

Excavations prostatiques.— Les excavations de la prostate ouvertes dans l'urèthre, dues à un abcès ou à une fonte de tubercules, sont un genre d'obstacle qui peut rendre le cathétérisme excessivement difficile aux médecins inexpérimentés. Ici la sonde pénètre très-bien jusqu'au niveau de l'altération; arrivée là, le bec est libre, il est possible de le mettre horizontal, et même de le retourner en bas, rarement on peut lui faire faire un tour complet; enfin, le bec tourné en haut, on peut mouvoir de toutes pièces la sonde en la poussant de 2 et même 3 centimètres, selon la direction de son pavillon. Que de chirurgiens ont cru être alors dans la vessie. On reconnaît qu'on n'y est pas rendu à ce qu'il s'écoule du pus par le pavillon; ou bien, si l'on retire la sonde, on trouve du pus dans les yeux. Enfin, si l'on pratique le toucher rectal, on sent le bec de la sonde dans la prostate.

Mais comment arriver dans la vessie? Ici il n'y a plus dilatation de l'urèthre et du col vésical par le bec appliqué contre la paroi supérieure et le talon contre la face inférieure, celle-ci n'existe plus. Il faut, le bec tourné en haut et dans le plan médian, l'appliquer contre la face supérieure du canal, suivre très-exactement cette face en la comprimant légèrement pour ne pas la quitter; ainsi l'extrémité du bec arrive à s'engager dans l'orifice du col dont la lèvre inférieure glisse alors sur le talon.

Les excavations de la prostate ne sont pas toujours assez considérables pour être des obstacles aussi difficiles à franchir; souvent l'excavation est petite ou son orifice dans l'urèthre est étroit; alors, l'exploration avec la sonde coudée ordinaire, dont le bec a plus de 2 centimètres, ne fournit rien, et la sonde n'est point arrêtée en passant dans la prostate. Ici on pratique l'exploration avec une sonde semblable comme forme à la sonde coudée, mais dont le bec n'a qu'un centimètre, ou très-peu de plus (fig. 16). Cette sonde introduite comme la grande, et par une manœuvre identique, quoique se rapprochant beaucoup, de celle du cathétérisme rectiligne, jusqu'au niveau de la prostate, on retourne son bec en bas, on le conduit jusqu'au col de la vessie, puis on explore avec lui la surface de la prostate; au moment où ce bec arrive à l'orifice de l'excavation, en raison de la légère pression qui le maintient sur la surface de la prostate, il tombe

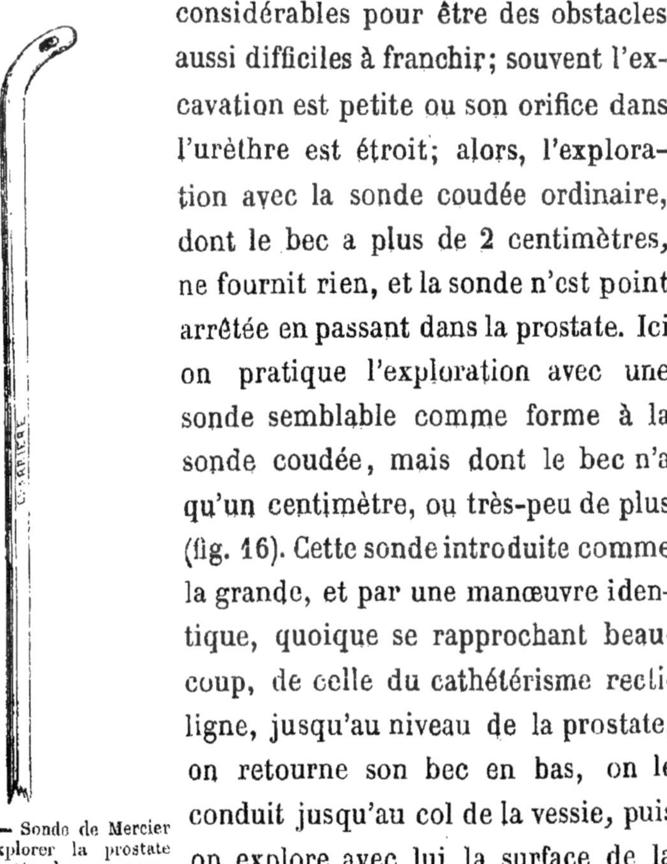

Fig. 16. — Sonde de Mercier pour explorer la prostate (représentée dans sa grandeur).

brusquement; puis le tenant dans l'excavation, si l'on tire sur le pavillon selon sa direction, on sent très-bien que le bec est retenu comme accroché. Ce fait est un signe positif d'une excavation. Quand la surface de la prostate est unie : si, le bec étant en bas contre le plancher prostatique, on pratique la traction sur le pavillon, le bec glisse sur la prostate et sur la face inférieure de la portion membraneuse pour arriver au bulbe sans rencontrer le plus léger obstacle. Tandis qu'ici il faut retourner le bec en haut pour retirer la sonde. De plus, il y a l'écoulement de pus par le pavillon ou la présence de pus dans les yeux.

L'*exploration de la vessie avec la sonde coudée* sera traitée au chapitre que nous consacrerons à la lithotritie et à la recherche de la pierre dans la vessie.

— Le cathétérisme avec la sonde coudée étant bien connu, il nous est facile d'arriver à nous rendre compte du cathétérisme avec les sondes dont la forme se rapproche de celle-ci, et dont la courbure moins brusque est cependant toujours plus petite que celle de l'urèthre, que celle de la sonde de Gély. Enfin, sans avoir de changement dans sa forme, la sonde peut avoir un bec très-long; au lieu de 12 à 16 millimètres, il peut être de 5 à 6 centimètres. Comme le bec du lithotribe porte à faux pour les grosses pierres, l'introduction de cet instrument, à très-long bec, se fait du méat au bulbe en infléchissant la verge sur l'instrument, de façon à ne pas produire la distension par la compression du bec et du talon; le passage dans le collet du bulbe se fait comme avec la sonde coudée ordinaire; mais le mouvement destiné à conduire ce long bec dans la vessie doit être tel que l'abaissement soit, à son commencement, aussi faible que possible, par rapport à la propulsion; le bec, en raison de sa longueur, a son extrémité déjà près du col vésical quand encore le talon est au collet du bulbe; l'abaissement ordinaire du pavillon déterminerait une dilatation brusque et trop grande de l'urèthre; mais en abaissant très-peu le pavillon, tout en le poussant, l'extrémité du bec, déjà rendue assez près du col de la vessie, finit par s'y engager, et alors l'abaissement du pavillon n'occasionne plus la dilatation de l'urèthre, mais facilite l'introduction du bec dans la vessie. Ainsi, le bec étant engagé tout entier dans la portion membraneuse, l'angle de la sonde correspondant au niveau du collet du bulbe, il faut commencer par un mouvement combiné d'une propulsion très-forte et d'un abaissement très-faible, jusqu'à ce que l'extrémité du bec soit dans le col de la vessie; et là, l'abaissement presque seul suffit pour terminer le cathétérisme.

Les sondes à courbure plus petite que celle de l'urèthre en usage, se rapprochent toutes de la coudée; le coude brusque est remplacé par une courbure plus ou moins courte, ne dépassant pas un quart de cercle, plus ou moins profonde, le rayon étant toujours court. Et leur mécanisme d'introduction est toujours le même, du méat au collet du bulbe, dilatation de l'urèthre par le bec et le sommet de courbure, seulement avec leur courbure il est facile d'infléchir la verge sur leur direction, et ainsi on peut éviter la dilatation due au passage de la sonde dans la partie mobile du canal. Du collet du bulbe à la vessie, la dilatation due au passage de la sonde est obligée, et, comme avec la sonde coudée, elle est mesurée par la distance qui sépare les deux parallèles à l'axe du canal passant par le bec et le sommet de courbure. L'abaissement trop brusque du pavillon a encore ici l'inconvénient de déterminer une dilatation trop grande de l'urèthre et une compression du bec qui arrête. Ainsi, la manœuvre du cathétérisme est ici la même que pour la sonde coudée; la disposition arrondie du talon, qui en facilite le glissement, est plus favorable à l'exploration de la vessie, comme nous le verrons, et rend peut-être plus facile le cathétérisme et l'exploration de l'urèthre dans les cas de déviations latérales dues à une hypertrophie d'un lobe latéral de la prostate, mais est mauvaise pour l'exploration du col de la vessie, et surtout pour celle de la saillie de la lèvre inférieure du col. En effet, avec cette sonde à petit bec et courbure arrondie, on ne perçoit ni la résistance au talon, ni le soubresaut qui coïncide avec le passage du bec de la sonde de Mercier dans le col de la vessie. Cette sonde courbe est encore mauvaise pour explorer la saillie du col au-dessus du trigone, son bec n'accroche pas franchement l'obstacle et sort de la vessie quand on pratique la traction sur la lèvre inférieure.

Sonde bicoudée de Mercier. — Elle est formée de trois portions droites se continuant sous des angles obtus (fig. 17); c'est une sonde à petite courbure, dont la portion arrondie ou talon a été remplacée par une section droite, s'étendant depuis un centimètre de l'extrémité du bec, longue de 4 à 5 centimètres, se continue avec le pavillon en faisant un angle très-obtus; ou plutôt c'est une sonde coudée à bec court de 1 centimètre, dont le pavillon, à 5 centimètres de ce premier bec, présente un seconde angle très-obtu. L'œil est dans l'angle du petit bec.

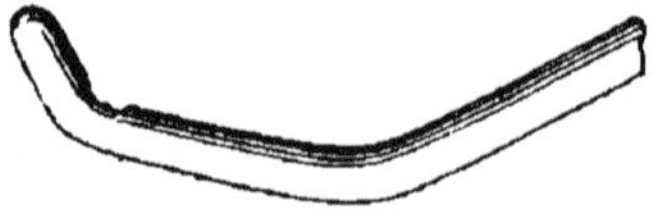

Fig. 17. — Sonde bicoudée.

Le mécanisme d'introduction dû à la disposition de son petit bec est celui de la sonde coudée, sauf qu'il y a une dilatation moins considérable de l'urèthre. Son second coude permet de faire arriver son bec très-loin dans la portion ascendante du canal, avant qu'on soit obligé d'abaisser le

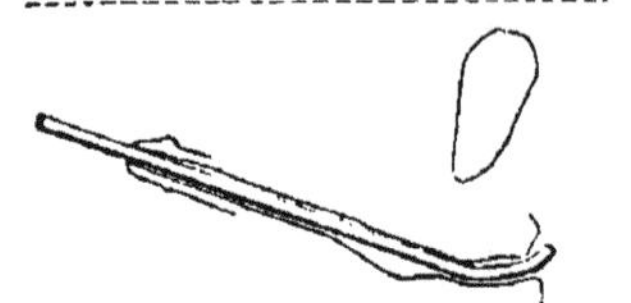

Fig. 18. — Sonde bicoudée; son bec entrant dans la vessie.

pavillon (fig. 18). Ainsi on arrive dans la vessie sans être obligé de distendre le ligament suspenseur de la verge.

Manœuvre : Introduction jusqu'au bulbe, engagement du bec dans le collet du bulbe en suivant la manœuvre décrite pour la sonde coudée; puis, un temps où la propulsion presque seule suffit pour introduire la seconde portion dans la région membraneuse, jusqu'à ce que le second coude corresponde au collet du bulbe; alors, le petit bec, très-près du col de la vessie, le traverse d'après le mécanisme de la sonde coudée ordinaire, sitôt qu'on imprime au pavillon un mouvement combiné d'abaissement et de propulsion.

Cette sonde a les avantages de la sonde coudée par son petit bec, et son second coude n'oblige pas à distendre le ligament suspenseur de la verge pour arriver dans la vessie. Comme données diagnostiques, sa direction compliquée la rend peu féconde, mais elle est très-utile pour pratiquer le cathétérisme évacuateur chez un sujet où l'on sait exister la saillie du lobe de Home, ou la valvule de Mercier. C'est, du reste, dans ce but que son auteur l'a fait faire. Enfin, dans ces cas, son introduction est moins douloureuse que celle de la sonde coudée.

CATHÉTÉRISME RECTILIGNE. — Ici la sonde est complétement droite; une extrémité est ouverte, c'est le pavillon; l'autre est arrondie et offre latéralement une ou deux ouvertures ovales (yeux de la sonde) : c'est le bec.

Dans ces derniers temps, plusieurs auteurs ont confondu le cathétérisme avec la sonde coudée et le cathétérisme rectiligne; pour eux, c'est tout un. Certainement, ils ne se sont jamais rendu compte du mécanisme d'introduction de ces différentes sondes dans l'urèthre; aussi semblent-ils ignorer les données diagnostiques qui peuvent être fournies par chacun de ces instruments.

Amussat, par ses recherches sur la direction de l'urèthre, fut le premier qui remit en honneur le cathétérisme rectiligne, abandonné depuis l'antiquité. Il prétendait qu'en abaissant la verge il était possible de placer toute la portion spongieuse de l'urèthre dans la direction de la portion membraneuse. Cette proposition n'est pas absolument vraie. A l'état normal, on a beau abaisser la verge, ces deux parties de l'urèthre font toujours un angle au-dessous du pubis; mais il est possible, un instrument droit occupant la portion spongieuse et son extrémité introduite dans le collet du bulbe, de le conduire dans la portion membraneuse en redressant l'urèthre; alors, la sonde, appliquée contre la section supérieure du collet du bulbe qu'elle élève d'abord pour la rendre fixe, par sa partie antérieure ou pavillon abaisse la région spongieuse et par son extrémité ou bec déprime la paroi inférieure de la portion membraneuse et prostatique, elle déplace cette paroi inférieure et finit ainsi par rendre la direction de l'urèthre droite. En somme, le mécanisme très-simple d'introduction de la sonde droite, se résume à ceci: *Pendant tout le temps de l'introduction, il faut que l'axe de la sonde soit autant que possible dans l'axe du point de l'urèthre occupé par le bec de la sonde.* Ce qui est possible, grâce à la mobilité de la paroi inférieure de la région postérieure de l'urèthre, et à la longueur du ligament suspenseur de la verge.

Manœuvre de la sonde droite. — Le sujet, dans la position couchée, le chirurgien, du côté droit, devant le bassin, de la main gauche tient la verge et la place dans le plan médian très-peu inclinée vers l'abdomen; de la main droite qui tient le pavillon, il conduit la sonde dans l'urèthre, et bientôt est arrêté par le cul-de-sac du bulbe; alors il retire le bec d'un centimètre environ, l'applique contre la paroi supérieure du canal; et par un léger mais franc mouvement d'abaissement du pavillon, introduit le bec dans le collet du bulbe. Ce qu'il reconnaît à l'absence de résistance; alors le bec étant immobile dans l'orifice antérieur de la région membraneuse, il abaisse, autant que possible, le pavillon entre les jambes du sujet; puis pousse directement la sonde selon son axe. A mesure qu'elle pénètre, le pavillon s'abaisse encore jusqu'à ce que le bec soit arrêté par une résistance directe à son extrémité. C'est alors la lèvre inférieure du col de la vessie qui est l'obstacle; pour passer au-dessus, il faut relever directement le bec en abaissant le pavillon, et pousser sitôt qu'on ne perçoit plus de résistance à l'extrémité de l'instrument : ainsi l'on arrive dans la vessie.

Les obstacles normaux sont ici le cul-de-sac du bulbe qu'on évite après l'avoir reconnu, en retirant le bec et en l'appliquant contre la paroi supérieure du canal pour entrer dans l'orifice du collet; la lèvre inférieure du col de la vessie, qui nécessite à la fin un mouvement net d'abaissement du pavillon. Ces deux manœuvres spéciales, selon leur degré, permettent de reconnaître, l'une la profondeur du cul-de-sac du bulbe, l'autre la hauteur de la lèvre inférieure du col au-dessus du plancher prostatique, ou la saillie du lobe de *Home*.

La brièveté du ligament suspenseur de la verge est un obstacle sérieux au cathétérisme rectiligne; il nécessite une grande prudence et une grande lenteur dans l'exécution des derniers temps; car alors l'abaissement du pavillon étant faible, la compression du bec contre la paroi inférieure des régions membraneuse et prostatique est très-forte; pour arriver dans la vessie, il faut un abaissement plus considérable de ces régions de l'urèthre. Aussi, dans ces cas, au lieu d'abaisser tout de suite le pavillon pour placer la sonde dans l'axe du collet du bulbe, on est obligé, l'abaissement possible étant fait, de pousser la sonde dans l'urèthre très-doucement en l'abaissant. Ce temps du cathétérisme rectiligne se rapproche beaucoup, comme manœuvre, de celui correspondant du cathétérisme avec la sonde coudée.

Dans les cas de déviation latérale de l'urèthre, on est obligé, pour diriger le bec vers la déviation, d'incliner directement le pavillon du côté opposé, et de pousser, naturellement, quand il n'y a pas de résistance au bec. La manœuvre indique l'altération; mais ici, il vaut mieux, par une étude préalable de l'urèthre avec les autres sondes, reconnaître les altérations de direction du canal, avant de faire le cathétérisme rectiligne.

Ce cathétérisme rectiligne servait à l'introduction de la pince à trois branches pour la lithotritie, et sert maintenant à l'introduction des instruments spéciaux rigides et droits en usage pour l'exploration du canal, ou pour pratiquer la section des rétrécissements.

— Les sondes dont la courbure est plus grande que celle de l'urèthre, dont par conséquent la direction se rapproche de celle de la sonde droite, ont un mécanisme d'introduction presque semblable. Ainsi, la sonde des anciens retrouvée à Pompéi par Lassus, qui a une courbure très-large, dont le rayon est de 16 centimètres, et la longueur n'est seulement qu'un cinquième de circonférence; de même la sonde préconisée par Chopart, Desault et Roger, dont la courbure est la même que celle des anciens.

Le bec de ces sondes, introduit dans le collet du bulbe, continue à suivre la paroi inférieure du canal jusqu'à la vessie, et leur courbure, pour franchir la région profonde de l'urèthre, l'abaissent d'autant plus que leur direction se rapproche de la ligne droite; de même la distension du ligament suspenseur de la verge est moindre qu'avec la sonde droite; mais il y a toujours une pression notable de la sonde sur la paroi inférieure de la région spongieuse pour arriver dans la vessie.

Les obstacles au passage de ces sondes sont les mêmes; le cul-de-sac du bulbe et la saillie de la lèvre inférieure du col vésical, que l'on franchit en faisant des manœuvres semblables à celles indiquées pour la sonde droite.

CHAPITRE III

Cathétérisme avec les instruments flexibles.

Ici les sondes doivent être assez flexibles pour se soumettre à la courbure de l'urèthre à mesure qu'elles y pénètrent. Trop de mollesse rend leur introduction impossible, leur extrémité s'arrête contre la première courbure uréthrale; trop de rigidité les rapproche des instruments métalliques, oblige à leur donner une des formes des sondes décrites, et leur manœuvre d'introduction est celle de ces sondes rigides. Dans ce dernier cas, fabriquée avec une matière peu dense, elles ne fournissent pas à la main les sensations nettes que donne le métal; aussi leur introduction est-elle plus difficile, et surtout soumise beaucoup plus au hasard.

La flexibilité des sondes a une limite qu'il est important de vérifier; il faut que la compression légère à leur extrémité, dans leur direction, leur donne une flexion uniforme d'une extrémité à l'autre.

Ces sondes, comme forme générale, représentent un cylindre long de 30 centimètres, d'un diamètre qui ne dépasse pas 10 millimètres, sont terminées d'un bout par une extrémité arrondie : c'est le bec; de l'autre, par une section franche entourée ordinairement de cire rouge : c'est le pavillon. Quand elles ont un ou plusieurs yeux près du bec, et qu'elles sont ouvertes à l'autre extrémité, ce sont les sondes proprement dites; quand il n'y a pas d'yeux, on les appelle des bougies. Que l'instrument puisse servir ou non à l'évacuation de l'urine, son mécanisme d'introduction est toujours le même, quel qu'il soit; aussi emploierons-nous dans ce chapitre indifféremment les mots sondes et bougies.

Les sondes flexibles préférées actuellement dans la pratique sont :

Les *sondes de gomme*, fabriquées en faisant déposer et sécher sur une trame de soie ou de coton, des couches successives d'huile de lin. Ces sondes sont, de beaucoup, les plus en usage, et leur procédé de fabrication, quoique très-long, a l'avantage de permettre de faire des sondes à formes variées, et même de donner au bec une direction spéciale.

Les *bougies de cire*, c'est tout simplement une trame enduite de cire assez molle, puis roulée sur elle-même.

Les *sondes de caoutchouc*, les *bougies de corde à boyaux*; enfin les petites *bougies de baleine*.

La matière dont est faite une sonde lui imprime des propriétés spéciales inhérentes à cette matière, utiles ou nuisibles, selon les cas, que le chirurgien doit avoir étudiées.

Des sondes de gomme. — Toutes les variétés de sonde de gomme, dont nous avons à étudier le mécanisme d'introduction, tiennent aux modifications que l'on a successivement apportées à leur bec, à mesure qu'on s'est fait une idée juste des obstacles que l'urèthre présente à la sonde droite primitive, de gomme, c'est-à-dire celle formée d'un cylindre à diamètre uniforme terminé par une extrémité arrondie (bec).

La manœuvre d'introduction est la même pour toutes ces variétés de sondes flexibles. En raison de leur propriété, d'*être flexibles*, elles se soumettent à la courbe de l'urèthre à mesure qu'elles occupent le canal. En modifiant seulement la consistance de l'extrémité de la sonde et la direction même de cette extrémité, on a cherché à faire que le bec, conduit par ce mouvement continu et observé qui doit être employé dans tout cathétérisme quel qu'il soit, se présentât à l'obstacle de telle façon qu'il glissât sur l'obstacle, qu'il le passât sans s'y arrêter.

Ainsi, partant de l'étude du mécanisme d'introduction de la sonde droite primitive, de la façon dont elle est, ou peut être arrêtée par les obstacles normaux ou pathologiques de l'urèthre, nous arriverons tout naturellement à parler successivement des variétés de forme des sondes flexibles.

Manœuvres communes aux sondes flexibles. — Le malade, dans une des deux positions décrites, le chirurgien placé devant ou au côté droit du malade, selon la position donnée, debout ou couchée, de la main gauche tient la verge au-dessous du gland, et la relève de façon à mettre la portion pénienne dans la direction de la section bulbeuse. Tenant la sonde de la main droite, il l'introduit dans l'urèthre en la poussant directement par un mouvement lent, continu, cherchant à percevoir si un obstacle s'oppose à l'extrémité, jusqu'à ce que, arrivé dans la vessie, l'urine s'écoule par le pavillon; ou si c'est une bougie, jusqu'à ce qu'une longueur de 20 centimètres introduite, le mouvement de va-et-vient de la sonde dans le canal soit net et laisse à la main la sensation d'un frottement uniforme sur toute sa surface.

Quand la sonde est arrêtée par un obstacle à l'extrémité, la sensation d'obstacle n'est pas franche, et n'est immédiatement reconnue que par une main très-délicate. En général, on continue à pousser la sonde, quoique le bec soit déjà arrêté, et la sensation de résistance, augmentant peu à peu, finit par être perçue par le chirurgien. Si alors le chirurgien laisse libre le pavillon, il voit aussitôt la sonde sortir de l'urèthre et se redresser par son élasticité propre. Toute la longueur de la sonde, qui sort ainsi spontanément de l'urèthre, a été poussée dans le canal, le bec étant contre l'obstacle : ainsi, on reconnaît que la sonde est arrêtée. Si, une fois son mouvement de sortie dû à son élasticité terminé, on cherche à retirer la sonde, et qu'elle tienne serrée par son extrémité, on reconnaît alors que le bec est engagé dans un point rétréci du canal. Si la sonde est retirée sans résistance à son bec, alors on a la certitude que le bec a butté franchement contre un obstacle. Avec ces sondes flexibles de gomme, nous sommes loin de la sensation immédiate et nette fournie par la sonde métallique, et cependant, comme nous le verrons à propos du cathétérisme avec la petite sonde de gomme ou celle de baleine destinées à franchir les rétrécissements, il est nécessaire d'arriver à reconnaître tout de suite l'obstacle à l'extrémité pour explorer avec succès les rétrécissements.

Mécanisme d'introduction de la sonde de gomme cylindrique et droite. — En raison de sa flexibilité, elle ne peut être dirigée dans l'urèthre. Le bec ne peut être conduit contre telle ou telle paroi du canal, et en raison de la courbure de l'urèthre, arrivé au bulbe, il suit forcément la face inférieure du canal jusqu'à la vessie. Chez les sujets jeunes, où le cul-de-sac du bulbe n'est pas développé, où la saillie de la lèvre inférieure du col de la vessie n'existe pas, la sonde suivant la cavité uréthrale, son bec frottant sur la paroi inférieure ne rencontre aucun obstacle, s'engage facilement dans le collet du bulbe et arrive sans arrêt jusque dans la vessie. Mais chez les sujets âgés, ou bien chez ceux ayant eu ou ayant encore des affections de l'urèthre accompagnées de la contraction habituelle de la portion membraneuse, qui a pour résultat de rapprocher cette section du canal du pubis et passivement d'exagérer la profondeur du cul-de-sac du bulbe, enfin d'être ordinairement accompagnées de la contraction du col vésical, qui entraîne la saillie de la lèvre inférieure, la sonde flexible ne pénètre plus avec la même facilité. Le cul-de-sac du bulbe est dans l'axe de la portion pénienne et la sonde vient butter contre. Supposons qu'on ait franchi cet obstacle en suivant la paroi inférieure de la région profonde de l'urèthre, arrivé à l'extrémité de la prostate, le bec de la sonde est encore arrêté contre la saillie du col vésical. Ainsi, ces obstacles, que nous avons appelés normaux, parce qu'ils existent à peu près constamment chez les hommes âgés, sont insurmontables avec la sonde de gomme primitive. Il en est de même quand il s'agit de franchir les obstacles pathologiques tels qu'une déviation latérale.

Étudions maintenant les modifications de consistance et de forme de l'extrémité (du bec), qui peuvent faire éviter ces obstacles.

La manœuvre ou plutôt le mécanisme d'introduction de ces sondes de gomme à becs spéciaux, très-importantes à connaître pour le chirurgien, doit souvent être connue des malades qui sont obligés de se sonder eux-mêmes ; ne pouvant manœuvrer sur eux-mêmes les sondes métalliques, le chirurgien, après l'examen de l'obstacle à la miction, doit indiquer aux malades les sondes dont ils peuvent se servir, et leur montrer comment il leur est possible de se faire uriner.

1° *Sonde de gomme cylindrique, dont la consistance permet de lui donner une large courbure régulière d'une extrémité à l'autre.*—Cette incurvation générale fait que, la sonde introduite dans l'urèthre en suivant la manœuvre commune aux sondes flexibles, la concavité tournée du côté du pubis, son bec suit la paroi supérieure de l'urèthre, pénètre dans le collet du bulbe sans arriver au cul-de-sac, s'incurve ensuite dans la section ascendante de l'urèthre, et arrive dans la vessie, si un obstacle nettement élevé au-dessus du plancher prostatique n'arrête pas le bec. Dernièrement un malade atteint d'une hypertrophie prostatique très-grande, qui rend la miction impossible, sans la sonde, me disait que pour maintenir à sa sonde cette grande courbure qui rend plus facile le cathétérisme, il la plaçait toujours sous le cuir de son chapeau.

2° *Sonde droite à olive.* — Ces sondes sont cylindriques jusque un peu au delà de l'œil, puis se prolonge en cône et se termine par une saillie olivaire (fig. 19) Ainsi l'olive est supportée par un col. La fabrication de cette sonde doit être telle qu'une pression légère sur l'olive, dans l'axe de la sonde, ne fasse pas fléchir à angle droit le col, la portion rétrécie, mais détermine une incurvation régulière du col qui, forte près de l'olive, va en diminuant peu à peu jusqu'au corps de la sonde. La consistance générale doit aussi permettre d'imprimer une légère incurvation, soit général, soit seulement près du bec.

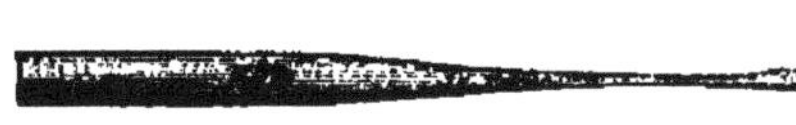

FIG. 19. — Extrémité de la sonde à olive.

Introduite, la concavité de l'incurvation vers le pubis, l'olive suit la face supérieure du canal, et pénètre dans le collet du bulbe (fig. 20). Alors la sonde s'infléchit selon la courbe de l'urèthre, suit la paroi inférieure non avec son olive, mais avec la face, alors inférieure, de toute sa portion conique au-dessus du collet de l'olive; ainsi l'olive, en raison de la fabrication propre de la sonde, et de son incurvation dans cette région de l'urèthre, est maintenue libre au-dessus de la paroi inférieure du canal, la pression de la sonde sur cette paroi ne se faisant que par la partie postérieure de la sonde. Si l'olive rencontre une saillie dans l'urèthre, elle s'incline sur l'obstacle, et, en raison de la courbure régulière que prend son collet, elle peut glisser dessus et conduire la sonde dans la direction qu'elle

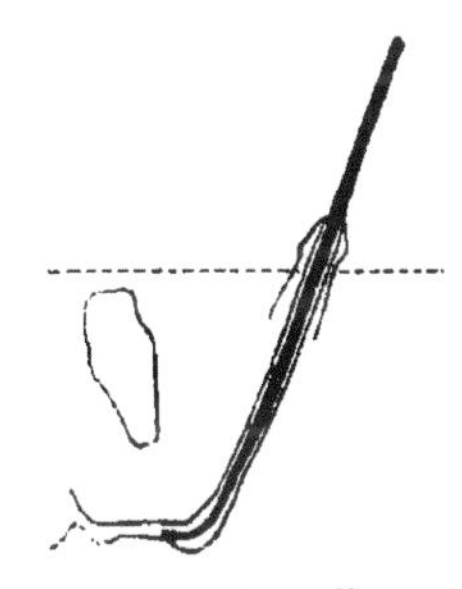

FIG. 20. — Sonde à olive entrant dans la portion membraneuse.

suit. Voilà comment l'olive peut faciliter le cathétérisme, mais elle doit cette propriété à son collet, dont la consistance doit être bien vérifiée, car si à la moindre pression sur l'olive, le collet se plie à angle droit, au lieu de faciliter le passage de la sonde, il rend le cathétérisme impossible, la sonde accroche tout de suite par l'angle de flexion.

3° *Sonde conique.* — C'est la sonde précédente sans olive. Terminée par une extrémité simplement arrondie. Son bec s'arrête facilement contre un obstacle. Elle n'a point les avantages de la sonde à olive; elle ne doit pas être conseillée au malade; et n'est employée que par le chirurgien dans les cas spéciaux de rétrécissements; encore dans ces cas toute la sonde est d'un petit calibre et doit présenter des conditions de résistance générale particulière. Nous parlerons de cette sonde à propos du cathétérisme avec les bougies fines.

4° *Sonde de gomme présentant une grande courbure.* — Lasserre est le premier fabricant de sondes de gomme qui soit arrivé à faire des sondes de gomme ayant la forme des sondes métalliques à grande courbure. Leur résistance générale plus grande, très-variable d'une sonde à l'autre, est toujours très-éloignée de la densité des sondes de métal, aussi leur manœuvre doit-elle forcément être très-différente de celle de ces dernières. Pour les faire passer dans l'urèthre, il faut incliner un peu la verge vers l'aine, conduire la sonde de façon à faire suivre au bec la paroi supérieure du canal jusqu'à son introduction dans l'orifice du collet du bulbe; puis ramener le pavillon sur la ligne médiane; et là, il suffit, en raison de la faible résistance de la sonde, de la pousser selon la direction de son pavillon en abaissant très-légèrement celui-ci. Si la sonde est assez rigide, il faudra alors, dans ce dernier temps, faire la manœuvre correspondante du cathétérisme de la sonde métallique de Gély. Mais il est rare que la rigidité de la sonde l'exige; et même ces sondes de gomme trop rigides ne doivent pas être employées, il faut toujours leur préférer celle de métal.

En raison de la courbure fixe, le bec suivant la paroi supérieure du canal passe sans obstacle dans le collet du bulbe; dans le reste du trajet, le bec de la sonde suit constamment la paroi supérieure du canal plutôt que l'inférieure, et ainsi, évite les obstacles normaux placés à la paroi inférieure. Cependant dans les cas d'obstacles saillants, dus, soit à la lèvre inférieure du col, soit à une hypertrophie d'un lobe latéral de la prostate, le bec peut être arrêté, et la difficulté ou même l'impossibilité où l'on est d'explorer l'obstacle avec cette sonde doit la faire abandonner immédiatement.

5° *Sonde à courbure fixe très-large, et à prolongement conique flexible terminé par une olive* (1). — Avec cette sonde il faut incliner légèrement la verge vers l'aine pendant l'introduction de la sonde jusqu'à l'orifice du bulbe. L'olive doit, durant ce premier temps, suivre la face supérieure du canal sans être infléchie sur son collet par une pression trop forte; car, dans ce cas, toute la portion flexible appuyée sur la paroi supérieure de l'urèthre, l'olive tournée en bas, pourrait passer devant l'orifice du collet du bulbe et aller heurter contre le cul-de-sac.

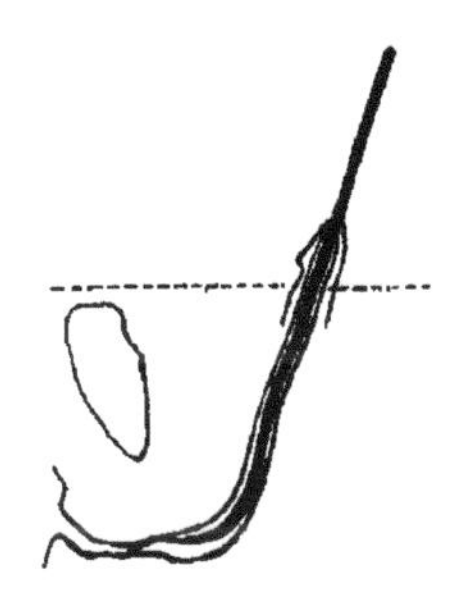

Fig. 21. — Sonde à courbure fixe très-large et à prolongement conique flexible terminé par une olive passant dans la portion membraneuse.

L'olive dans le collet du bulbe, la sonde ramenée dans le plan médian, il suffit de la pousser selon la direction de son pavillon pour arriver dans la vessie (fig. 21). Pendant ce dernier temps, l'olive, relevée par la courbure fixe de la sonde plus libre encore que celle de la sonde olivaire simple, se déplace plus

(1) Cette sonde a été faite sur les indications de M. Caudemont.

facilement sur la surface des obstacles, glisse sur eux et sert de conducteur au reste de la sonde. Comme pour la sonde olivaire simple, il faut que le collet de l'olive assez allongé ne se laisse pas facilement plier à angle droit par une pression sur l'olive.

Le mécanisme d'introduction de cette sonde explique très-bien combien elle est utile pour franchir les déviations prostatiques et même la saillie de la lèvre inférieure du col vésical; elle est d'un grand usage pour les malades qui se sondent eux-mêmes.

6° *Sondes coudées de gomme.* — C'est certainement la sonde la plus utile, la plus commode pour franchir les obstacles dus à l'âge, c'est celle dont le chirurgien conseille le plus souvent l'usage aux malades qui sont obligés de se sonder pour uriner (fig. 22).

Fig. 22. — Sonde coudée de gomme ; sonde Béquille.

Mercier est le premier qui, en préconisant la sonde coudée métallique comme instrument d'exploration de l'urèthre et du col de la vessie, ait décrit le mécanisme d'introduction des instruments coudés dans l'urèthre (1). Souvent, dans ses travaux, cet auteur conseille de donner à la sonde de gomme une petite courbure à son bec au moyen d'un mandrin métallique; et, selon nous, c'est certainement en s'appuyant sur ces travaux et données antérieures, que Leroy (d'Étiolles), en 1845 (dans la *Gazette médicale*), annonce qu'il a fait fabriquer « *des sondes flexibles à courbure courte et brusque ou crochue* ». Mais pendant longtemps la fabrication laissait

(1) A. Mercier, *Recherches sur les maladies des organes génitaux urinaires des hommes âgés*, 1841. — *Recherches sur les valvules du col*, 1848.

à désirer, le bec était presque toujours trop long, et faisait avec la tige de la sonde un angle droit ; il en résultait, en raison de la souplesse de la tige, qui forcément se place toujours dans l'axe de l'urèthre qu'elle occupe, que toujours le bec était placé dans une direction perpendiculaire au canal, le dilatait fortement et était ainsi arrêté. En 1863, dans la *Gazette médicale*, Mercier fixa ainsi la forme de cette sonde : « Règle générale, le bec de ces sondes ne doit pas avoir plus de 10 à 12 millimètres de longueur, et il faut qu'il fasse avec la tige un angle de 130 degrés, ce qui n'empêche cependant pas d'en faire à angle plus ou moins ouvert pour quelques cas exceptionnels ». Puis il conseille de faire faire les yeux non pas de chaque côté du bec, mais à quelques millimètres du coude sur la tige, ou bien de placer un seul œil sur le bec du côté de la concavité ; il faut surtout que les bords des yeux soient très-mousses.

Nous dirons, à la fin de ce chapitre, où les yeux des sondes doivent être placés.

Mécanisme d'introduction et manœuvre. — La verge relevée de façon à mettre la portion pénienne de l'urèthre dans la direction de la portion bulbeuse, la sonde est poussée dans le canal, son bec suivant la paroi supérieure ; ainsi le bec distend l'urèthre, et pénètre dans le collet du bulbe sans aller heurter contre le cul-de-sac du bulbe. Continuant à pousser directement la sonde, la verge dans la même position, le bec pénètre dans la région ascendante, toujours son extrémité suivant la paroi supérieure du canal, et son talon la face inférieure, pendant que la tige flexible s'incurve pour se mouler sur la direction de l'urèthre (fig. 23) : ainsi le bec

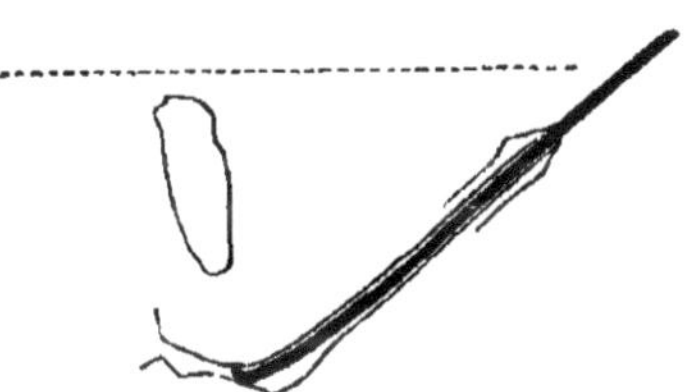

Fig. 23. — Sonde à béquille, son bec passant dans la région membraneuse.

arrive dans la vessie. Dans tout le trajet du collet du bulbe à la vessie, la sonde présente aux obstacles placés sur la face inférieure du canal la surface inclinée du dos du bec, condition très-favorable à son passage par-dessus ces obstacles.

La disposition seule du bec de cette sonde permet d'éviter les obstacles normaux de la face inférieure de l'urèthre, le cul-de-sac du bulbe, la saillie du lobe médian de la prostate et celle de la lèvre inférieure du col vésical, à moins qu'elle ne soit extrêmement développée. La manœuvre de la sonde n'est pour rien dans tous ces avantages; la seule précaution est de placer, dès le méat, l'extrémité du bec contre la face supérieure du canal, et de pousser la sonde par le mouvement continu, sans lui imprimer la plus légère rotation sur elle-même. Toutes ces qualités me la font appeler *sonde des vieillards*. C'est, en effet, celle qu'ils emploient eux-mêmes avec le moins de danger.

Cette sonde a aussi la propriété de franchir les fausses routes les plus communes, celle dont l'ouverture est à la face inférieure du canal. Mais quand la fausse route est à la face supérieure, la sonde coudée flexible est absolument contre-indiquée. Dans les cas de déviation latérale, cette sonde a l'avantage d'exposer moins aux fausses routes, car elle heurte contre l'obstacle par toute la surface du dos de son bec; il peut arriver ici que le pression seule qui agit sur la sonde conduise son bec en totalité vers la déviation, et permette le cathétérisme; mais l'arrêt complet peut se présenter. Alors, si par avance on a diagnostiqué la position de la déviation, on pourra, le bec étant contre l'obstacle, imprimer une légère rotation sur elle-même à la sonde, de façon à diriger le bec vers la déviation. On pourra quelquefois franchir; mais cette petite manœuvre est loin de toujours réussir.

7° *Sonde bicoudée de gomme.* — C'est une sonde coudée, dont la tige présente un second coude, à 4 centimètres du premier. Seulement ici le petit bec ne doit pas avoir plus de 10 millimètres, et même moins; le coude du bec doit représenter un angle de 130 degrés, et l'angle du coude de la tige doit être large de 140 degrés; l'œil doit être, comme à la sonde métallique, dans la concavité du coude du bec.

Mécanisme d'introduction et manœuvre. — La verge relevée dans le plan médian, la sonde est introduite, son bec contre la paroi supérieure, sa concavité tournée du côté du pubis. Le second coude de la sonde, fait que le bec suit plus exactement la face supérieure de l'urèthre, et entre plus sûrement de lui-même dans le collet du bulbe. Plus loin, le bec est toujours porté en haut contre la voûte du canal, par la courbure de la sonde qui glisse sur la paroi inférieure. Cette sonde franchit plus facilement les obstacles que présente la face inférieure de l'urèthre; et même dans les cas de saillie considérable de la lèvre inférieure du col vésical, elle pénètre dans la vessie, quand le cathétérisme avec la sonde coudée simple était impossible. Pendant toute l'introduction, il faut conserver à la verge sa position primitive; si l'on abaisse le pavillon, on peut faire basculer le bec en haut, et produire une compression trop forte du bec contre la paroi supérieure.

Cette sonde de gomme bicoudée a tous les avantages de la sonde coudée simple, et même doit lui être préférée dans les cas de saillie considérable de la lèvre inférieure du col vésical : cependant elle est contre-indiquée dans les cas de déviation latérale de l'urèthre. En raison de ses deux coudes, la sonde a une résistance trop grande dans une assez longue portion, et rend par cela même son emploi plus dangereux pour le malade qui se sonde lui-même.

— La place que doit occuper l'œil sur ces sondes coudées

et bicoudées a une importance réelle; il faut que l'œil soit au point de l'extrémité de la sonde qui frotte le moins sur l'urèthre. Les yeux sur la face latérale de la sonde éraillent souvent l'urèthre du vieillard, ce qui suffit pour rendre plus grande la gêne de la miction, et pour perpétuer une inflammation qui augmente le spasme. Les sondes coudées, en ayant l'œil dans l'angle de concavité de leur coude, ont par cela même une réelle supériorité sur les autres sondes, dont l'œil, quelle que soit sa place sur la sonde, est toujours exposé à être complétement en contact avec la paroi de l'urèthre pendant le cathétérisme.

Du mandrin dans les sondes de gomme. — Le nombre assez grand de sondes dont le chirurgien doit être muni pour satisfaire aux différentes difficultés du cathétérisme, est en réalité une très-grande gêne dans la pratique; aussi voit-on souvent des chirurgiens n'ayant pas de sonde de gomme courbe, ou coudée, dire : « Il est toujours facile de faire une sonde coudée ou courbe en plaçant, dans la sonde droite simple un mandrin ayant la direction voulue. » En agissant ainsi, on n'a plus une sonde flexible de gomme coudée ou courbe; mais on a un instrument qui, dans toute son étendue, offre une rigidité réelle, ce qui le rapproche des sondes de métal.

Si, avec la sonde de gomme munie d'un mandrin, on pratique le cathétérisme, il n'est plus possible de passer dans l'urèthre en faisant la manœuvre de la sonde de gomme de même forme. Ici le bec n'est plus conduit dans l'urèthre par tige flexible qui se soumet à la direction du canal.

Il faut donc faire la manœuvre des sondes métalliques. Mais les sensations fournies à la main par la sonde de gomme munie d'un mandrin sont toujours très-peu nettes; aussi doit-on opérer dans ces conditions avec la plus grande prudence. Pour ma part, j'aime mieux me servir d'une sonde métallique que de la sonde de gomme munie d'un mandrin.

Cependant, donnons les conditions du mandrin : Il doit s'étendre dans toute la longueur de la sonde, et toucher par son extrémité la paroi de l'extrémité de la sonde. Mis dans la sonde, il ne doit pas se déplacer facilement. Pendant le cathétérisme, il faut faire attention à ce que le mandrin ne se déplace pas dans la sonde, pour éviter la sortie de son extrémité par un des yeux. Selon qu'on voudra avoir un instrument plus ou moins rigide, on emploiera un mandrin de fil de fer, de laiton, de plomb.

Bougies de cire. — Ces bougies, dont nous avons déjà indiqué la composition, sont de forme simple, droite et légèrement conique, ou ont leur extrémité arrondie. En raison de la matière dont elles sont faites, elles ont la propriété de se laisser fléchir, plier, et de conserver la nouvelle direction qui leur est ainsi imprimée. Sous l'influence de la chaleur du corps, étant dans l'urèthre, elles perdent de leur rigidité, et se moulent tout à fait sur la direction du canal.

Pour les introduire, il faut prendre la précaution de leur donner une légère courbure ; le bec est dirigé plus sûrement dans le collet du bulbe, en lui faisant suivre la paroi supérieure de la région pénienne. Plus loin, la sonde pénètre en se soumettant à la courbure de l'urèthre. En raison de sa grande souplesse, et de son absence complète d'élasticité, si elle heurte contre un obstacle, elle se fronce et se replie sur elle-même.

Cette sonde est employée pour habituer l'urèthre au contact des corps étrangers, et faire cesser les spasmes de l'urèthre qui empêchent l'examen avec les sondes de métal ou de gomme.

Sondes de caoutchouc. — Elles sont depuis peu d'années

en usage, et cependant, en raison de leur souplesse due à la matière qui les forme, et aussi à leur confection, elles sont d'une très-grande utilité ; elles remplissent tout à fait des indications où les autres sondes étaient insuffisantes et même nuisibles. Cylindriques (fig. 24), elles sont terminées à une extrémité par un bout arrondi ; à l'autre elles offrent l'orifice ou pavillon. Leurs parois sont assez épaisses pour qu'elles ne puissent pas s'affaisser et oblitérer le calibre. Aussi leur cavité est-elle étroite, eu égard au diamètre de la sonde. La cavité s'arrête dans la sonde à un centimètre de l'extrémité du bec, et ce bout arrondi est constitué par une masse compacte de caoutchouc. Enfin, l'œil latéral doit répondre non pas tout à fait à l'extrémité de la cavité de la sonde, mais doit en être au moins à 3 ou 4 millimètres. La cavité de la sonde se prolonge en cul-de-sac au delà de l'œil.

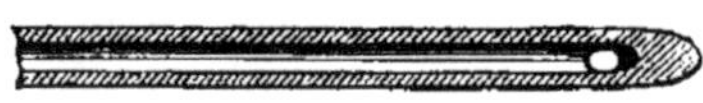

Fig. 24. — Bec de sonde de caoutchouc.

Ces sondes sont assez flexibles pour être courbées facilement dans tous les sens, sans que cependant les parois s'affaissent, ou plutôt se rapprochent assez pour oblitérer le calibre. Elles ont une résistance assez grande pour que, poussées dans l'urèthre selon leur axe, leur progression dans le canal se fasse sans qu'elles se plient sur elles-mêmes ; elles s'incurvent légèrement sous l'influence de la pression qui les conduit, mais le mouvement ou la force d'impulsion est toujours transmis jusqu'à leur extrémité ou bec. Si le bec est contre un obstacle, la sonde s'incurve sous l'influence de la pression qui la conduit, si bien que l'élasticité qui tend à redresser les incurvations finit par déplacer le bec, par le faire glisser sur l'obstacle, et arrive à le faire pénétrer dans l'urèthre. Ainsi elles tiennent du caoutchouc la propriété de se redresser elles-mêmes quand elles sont courbées.

Mécanisme d'introduction et manœuvre. — En parlant de la propriété de ces sondes, nous avons déjà dit les particularités de leur mécanisme d'introduction. La sonde enduite de blanc d'œuf, la verge relevée dans le plan médian, on la pousse dans le canal; elle pénètre en écartant les parois, en se soumettant aux courbures sans que le chirurgien ait conscience du point où son bec est parvenu; il n'y a, en somme, qu'une sensation de frottement, de glissement, qui soit perçue. Quand le bec est contre un obstacle, la sensation qui l'indique est très-tardive, et l'on continue à pousser la sonde, le bec étant déjà arrêté; sitôt qu'on s'aperçoit de la résistance, on laisse le pavillon libre, et la sonde sort spontanément du méat de toute la longueur qui a été poussée dans l'urèthre, le bec étant contre l'obstacle.

On reconnaît que la sonde est dans la vessie à l'écoulement de l'urine et à la possibilité d'imprimer à la sonde un mouvement de va-et-vient direct qui ne donne que la sensation de frottemenf,

D'après tout ce que nous venons de voir, des propriétés des sondes de caoutchouc et de leur mécanisme d'introduction, ces sondes ne peuvent être arrêtées dans l'urèthre que par les obstacles qui dévient brusquement la direction du canal; dans ces cas seulement, le bec ne pouvant glisser sur l'obstacle, son passage est rendu impossible. Le premier obstacle de ce genre est la valvule de la fosse naviculaire; ici en raison du siége de la valvule près du méat, il est possible de l'éviter en conduisant directement le bec contre la paroi inférieure de l'urèthre.

Le second est le cul-de-sac du bulbe; le changement de direction de l'urèthre à ce niveau, la cavité du cul-de-sac au-dessous de l'orifice du collet du bulbe, font que la sonde vient heurter directement contre l'obstacle; et quoi qu'on fasse, il est impossible de passer dans l'orifice de la portion membraneuse. Pour franchir, il faut mettre dans la sonde un mandrin qui permette de diriger le bec et de l'entrer, dans le collet du bulbe en faisant une manœuvre décrite.

Plus loin, l'obstacle qui peut encore arrêter la sonde est la saillie brusque et nette de la lèvre inférieure du col vésical ; ici encore il faudra faire usage du mandrin.

Ce mandrin doit présenter des conditions spéciales, il doit être assez gros pour remplir la cavité de la sonde ; placé dans celle-ci, il doit aller jusqu'au fond de sa cavité et être en contact avec la petite masse de caoutchouc qui constitue le bec, il dépasse ainsi les yeux de la sonde. Enfin ce mandrin doit avoir la grande courbure des sondes de Gély.

La sonde, munie de son mandrin, devient rigide et à grande courbure ; elle doit être maniée comme la sonde métallique de même forme.

Si l'obstacle est le cul-de-sac du bulbe, on peut, le bec étant dans le collet du bulbe, pousser la sonde en maintenant fixe le mandrin, alors la sonde seule franchit la région profonde de l'urèthre.

La sonde de caoutchouc seule sans mandrin permet d'arriver dans la vessie, en exposant à bien moins d'accidents que toute autre sonde ; aussi, doit-elle toujours être la première essayée dans les cas de rétention d'urine.

Cette sonde est surtout très-utile pour laisser à demeure dans l'urèthre ; dans ce cas, elle est la plus inoffensive de toutes les sondes ; elle se moule parfaitement sur les courbures du canal ; ne s'éraille pas à sa surface comme les sondes de gomme, et peut rester un temps assez long avant de s'altérer ; son seul inconvénient est d'avoir une cavité trop petite.

Manœuvre spéciale faite avec la sonde de gomme munie d'un mandrin. — Il y a une manœuvre faite avec la sonde de gomme cylindrique ordinaire, munie d'un mandrin, qui, en raison de l'importance qui lui a été donnée par plusieurs chirurgiens, et de son utilité dans certains cas, doit être décrite. On place dans la sonde de gomme un mandrin résistant qui a la grande courbure des sondes de Gély; puis, on introduit la sonde et dans le cas où l'on est arrêté loin dans l'urèthre, au niveau de la région prostatique, ou du col de la vessie, tenant fixe le mandrin par son extrémité externe, on pousse la sonde, dont l'extrémité devenant flexible, contourne les obstacles et arrive dans la vessie. En raison de la direction du mandrin, sitôt qu'on pousse sur lui la sonde, l'extrémité de celle-ci, en avançant dans l'urèthre, suit la direction de la courbure au delà du mandrin, alors glisse sur la paroi supérieure de l'urèthre, et franchit facilement les saillies médiane et inférieure du col vésical.

Cathétérisme avec les sondes de petit diamètre. — Les sondes ou plutôt les bougies, depuis 3 millimètres de diamètre jusqu'au filiforme, répondent à l'indication toute spéciale du cathétérisme dans les cas de rétrécissement de l'urèthre.

La difficulté de l'opération, qui ici consiste à engager l'extrémité de la bougie dans l'orifice plus ou moins étroit du rétrécissement, nécessite, pour être vaincue, l'exploration avec la bougie de la surface antérieure de l'obstacle. De là, les propriétés physiques indispensables à ces bougies fines, de là aussi des précautions toutes spéciales dans la manœuvre d'exploration et d'introduction.

Les bougies, si petit que soit leur diamètre, doivent toujours être assez rigides pour transmettre à la main la sensation de résistance à leur extrémité; ainsi elles doivent, sous l'influence de la pression à leurs extrémités, se courber d'un bout à l'autre uniformément, sans se plier en un de leur point. Pour arriver à ce résultat indispensable, on fait des bougies de gomme dense, d'un diamètre uniforme, terminées par une extrémité, qui, très-peu rétrécie, a un bout bien arrondi. C'est la petite bougie conique, qui, dans le cas de rétrécissement difficile à franchir, doit toujours être préférée à celle terminée par une petite olive surmontée d'un collet. Ce que nous avons dit des sondes olivaires ordinaires est vrai pour les petites bougies de même forme : elles ne donnent pas la sensation immédiate et nette de résistance sitôt que l'olive est arrêtée, en raison du collet qui s'infléchit trop ou même se plie. La petite sonde peut se terminer par une olive, mais le collet de l'olive doit avoir le même diamètre, ou la même rigidité que le corps de la sonde.

Les sondes en gomme ont l'inconvénient de perdre très-vite la rigidité suffisante, soit par la chaleur, soit par l'usage.

Pour donner plus de résistance aux bougies en gomme très-fines, on a eu l'idée de mettre dans leur corps, soit un fil de plomb, ou mieux un fil de laiton très-fin, ou encore un fil de baleine (Benas).

Enfin on fait des bougies en baleine, ce sont certainement les meilleures pour explorer et franchir les rétrécissements très-étroits. Malgré leur très-petit diamètre, elles ont une rigidité qui est très-utile à la main. Leur défaut pour les chirurgiens qui ne sont pas exercés aux opérations de l'urèthre c'est de n'être pas assez flexibles. Mais pour le chirurgien habile, c'est un instrument précieux. En raison de la matière qui les constitue, il est possible de leur donner une forme spéciale. Ainsi, terminé en olive, le collet n'est pas exposé à se plier à la moindre pression exploratrice ; on peut aussi infléchir leur extrémité plus ou moins, selon les indications fournies par l'exploration antérieure du canal. Ainsi il y en a qui se terminent simplement par un bout arrondi, de même diamètre que le corps de la bougie ; il y en a d'olivaires ;

il y en a qui présentent une légère courbure générale continue d'une extrémité à l'autre; on en fabrique qui sont coudées à leur extrémité, tout près du bec; enfin il y en a qui sont terminées en vrille (bougie tortillée de Leroy).

La manœuvre de ces petites bougies est souvent, selon nous, la plus difficile de toutes celles des opérations des voies urinaires; le hasard, auquel on a fait jouer un si grand rôle dans le cathétérisme des rétrécissements de l'urèthre, peut servir quelquefois, là comme en tout, mais il est absolument vrai que le chirurgien qui possède à un haut degré les qualités que nous avons dit être indispensables pour pratiquer les opérations des voies urinaires, sera toujours plus habile, et s'il lui arrive de ne pas franchir immédiatement le rétrécissement, il ne fait pas, pendant ces tentatives, des délabrements en avant de l'obstacle, comme malheureusement les chirurgiens qui s'occupent des voies urinaires en constatent trop souvent.

Outre les qualités d'habileté de main, le chirurgien doit être d'une patience à toute épreuve. Quel que soit le temps qu'il passe à explorer la surface du rétrécissement avec l'extrémité de la petite bougie, il ne doit jamais faire le plus petit mouvement brusque. La pensée d'arriver immédiatement et brillamment dans la vessie, ne doit jamais lui venir, et le *presto* des vieux auteurs doit être absolument oublié, comme un conseil pernicieux.

Le cathétérisme, ici, se fait en suivant les préceptes de la manœuvre des sondes en gomme sans mandrin. Si la sonde s'engage facilement dans l'orifice du rétrécissement, elle est bientôt conduite jusque dans la vessie. Et l'on reconnaît que la sonde est arrivée dans la vessie, à la longueur introduite dans l'urèthre, au mouvement de va-et-vient direct de la sonde, qui donne à la main une sensation franche de frottement.

Si l'on est obligé de chercher l'orifice du rétrécissement avec le bec de la sonde, alors le malade, mis dans la position couchée strictement observée, doit être tout à fait sur le bord du lit, et le lit doit être assez élevé pour que, pendant la tentative, le chirurgien ne soit pas obligé de se courber par trop, ce qui occasionnerait très-vite une fatigue très-grande. Le chirurgien relève la verge avec la main droite, la tend pour faire disparaître les replis muqueux en avant du rétrécissement, et arriver plus franchement sur lui; conduit la petite sonde avec la main droite, la poussant très-lentement par des mouvements bien continus, de façon à reconnaître immédiatement l'arrêt du bec contre l'obstacle. Cette sensation aussitôt perçue, il retire d'un centimètre la bougie, et la pousse de nouveau, la dirigeant autant que possible vers un autre point; et répète cette manœuvre jusqu'à ce qu'il sente la sonde s'engager dans le rétrécissement, ou bien jusqu'à ce que, au moment où il veut retirer la sonde d'un centimètre pour la porter ailleurs, il reconnaisse que son extrémité est tenue serrée. Alors il laisse la bougie ainsi engagée pendant quelques minutes, puis, par une force très-douce et très-continue, il la pousse de façon à l'engager plus avant. Si le corps de la sonde n'est pas trop gros, et si surtout il n'y a pas plusieurs rétrécissements superposés, la sonde arrive bientôt dans la vessie. Dans le cas où la sonde est trop grosse, il faut, après l'avoir laissée engager jusqu'au point permis pendant un temps certain, en prendre une plus petite, dont l'extrémité, une fois engagée dans l'obstacle, soit facilement conduite dans la vessie. Dans le cas où l'on suppose plusieurs rétrécissements superposés, on fait d'abord, avec des sondes de volume de plus en plus gros, la dilatation suffisante du premier obstacle pour pouvoir explorer et franchir plus facilement le second.

On peut aussi mettre le sujet dans la position debout, qui, strictement gardée, fait cesser plus vite les contractions uréthrales si nuisibles au passage de la bougie. Alors le chirurgien est assis devant le malade, tend la verge de la même façon, et conduit la bougie en suivant les mêmes règles.

Ces manœuvres d'exploration peuvent être très-prolongées, et même il peut arriver qu'on soit obligé de répéter les séances avant d'engager la sonde dans l'orifice du rétrécissement. Mais c'est surtout dans le cas de rétention où le cathétérisme est urgent, que le chirurgien doit être doué de la patience la plus absolue, pour conserver toutes les facultés de sensation de sa main, son seul guide.

Les tentatives de cathétérisme doivent toujours être assez prolongées ; la fatigue qu'elles occasionnent au malade peut faire céder les contractions de l'urèthre et permettre le passage ; dans le cas de rétention, la syncope (Phillips) peut même être provoquée ainsi, et rendre brusquement le cathétérisme très-facile.

Nous avons parlé plus haut des différentes formes données à l'extrémité ou bec des sondes fines ; leur but est de favoriser l'entrée de la sonde dans l'orifice du rétrécissement. Avec la sonde en gomme, simplement conique à bout arrondi, la sonde heurte directement l'obstacle, il faut que son extrémité réponde directement à l'orifice pour s'y engager. En raison de sa rigidité générale toujours limitée, il est très-difficile de la diriger sur tel ou tel point de l'obstacle.

Il est possible de fléchir brusquement la petite sonde en gomme ordinaire très-près de son extrémité, comme le conseille Mercier (fig. 25) ; alors le bec, un peu dévié, tombe obliquement sur l'obstacle, et peut entrer plus facilement dans le rétrécissement.

Leroy a conseillé de tortiller le bout de la sonde, et alors la dirigeant sur le rétrécissement en lui imprimant une légère rotation dans le sens des tours d'hélice du bec, sitôt que l'extrémité est dans l'orifice du rétrécissement, la portion tortillée pénètre très-vite en raison du mouvement de rotation. Ici l'exploration réelle, les sensations fournies à la main, ne conduisent en rien l'opérateur, qui s'aperçoit que son instrument est dans le rétrécissement, quand toute l'extrémité de la bougie l'a déjà dépassé. C'est cependant un moyen utile.

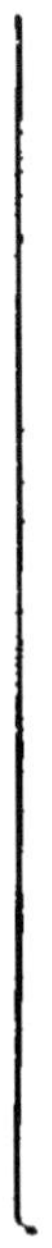

Dans l'exploration du rétrécissement avec la petite sonde en gomme, deux circonstances peuvent égarer momentanément le chirurgien.

FIG. 25. — Bougie fine à extrémité coudée.

1° Le contact de l'extrémité de la bougie avec l'obstacle peut ne pas être reconnu immédiatement, en raison du défaut de rigidité suffisante de la bougie, ou du peu d'habileté de la main. Alors le chirurgien, continuant à pousser la bougie dans l'urèthre, celle-ci s'infléchit sur elle-même, et sitôt que la main la laisse libre, elle sort d'elle-même de l'urèthre, comme un ressort qui se détend, de toute la longueur qui a été introduite depuis que l'obstacle arrête le bec. Ainsi la sortie spontanée de la sonde indique l'obstacle.

2° Le bec de la bougie, surtout avec les bougies à olive, peut s'infléchir sur l'obstacle, revenir vers le méat à mesure qu'on pousse la sonde, il arrive à sortir de l'urèthre. C'est surtout avec les bougies molles que ce petit inconvénient se produit.

Les bougies en gomme qui, à l'intérieur, contiennent un fil de fer, de laiton ou d'argent, ayant plus de rigidité, se rapprochent des bougies en baleine. On peut leur donner une courbe générale, qui permet, étant introduite dans l'urèthre, de porter leur extrémité contre la circonférence de l'obstacle, et en même temps d'explorer avec plus de certitude cette circonférence et les différents points de la surface du rétrécissement. Le coude tout près de l'extrémité a alors plus d'avantage et peut, à la circonférence, du canal déplisser l'ouverture et y pénétrer.

Les bougies en baleine sont certainement les plus utiles pour ces cas de grande difficulté; elles sont droites, ou largement courbes dans toute leur longueur (fig. 26), selon les besoins; leur extrémité parfaitement arrondie est du même diamètre que la sonde, ou olivaire, mais dans la direction de la sonde; avec ces bougies ainsi faites, il est toujours facile d'explorer toute la surface d'un rétrécissement; la bougie droite pour le centre, celle à large courbure pour la périphérie. Celle dont l'extrémité est brusquement infléchie (fig. 25), dont le bout arrondi ou même olivaire est coudé, ont le grand avantage, pendant le contact sur le rétrécissement, de déplisser la surface sur laquelle appuie le talon du coude, et de pénétrer plus facilement dans l'orifice du rétrécissement. C'est surtout dans l'exploration de la périphérie que ce déplissement a lieu. Lorsque l'orifice du rétrécissement est tout à fait excentrique près de la paroi saine de l'urèthre, la bougie coudée est d'une très-grande utilité.

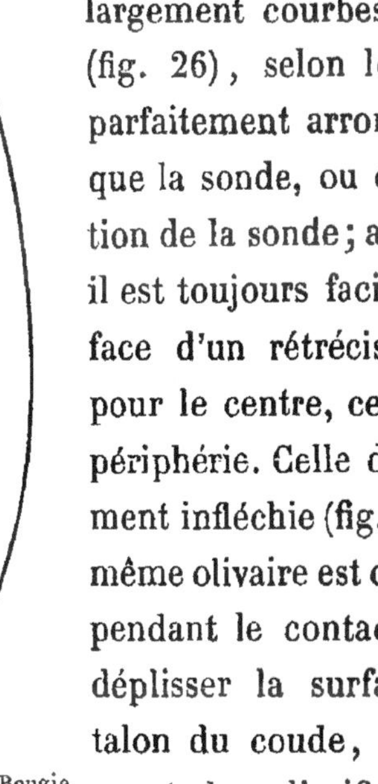

Fig. 26. — Bougie baleine largement courbée.

Quant à la bougie en baleine tortillée en vrille, elle est dangereuse, quelle que soit la légèreté de la main; la rotation de la bougie sur elle-même destinée à promener le bec de la sonde sur la surface du rétrécissement, et à le faire pénétrer dans l'orifice, peut causer de petites déchirures de la muqueuse, en raison de la rigidité du bec de la sonde.

Moyens spéciaux destinés à conduire la bougie. — La recherche de l'orifice du rétrécissement avec la bougie fine est difficile en raison des qualités d'habileté que doit posséder le chirurgien, des propriétés que doivent avoir les bougies employées, aussi a-t-on recherché, par beaucoup de moyens, à conduire la bougie dans le rétrécissement. Le plus simple de tous est d'injecter dans l'urèthre de l'huile d'amandes, et la section antérieure du canal remplie, de faire l'exploration avec une des sondes fines décrites.

Ducamp (1) commençait par prendre l'empreinte de la surface du rétrécissement, puis, se guidant sur la position du rétrécissement indiquée par le mamelon qu'offrait l'empreinte, il conduisait dans l'urèthre un tube en gomme, largement ouvert d'un bout, de l'autre arrondi brusquement et n'offrant qu'une ouverture suffisante pour le passage d'une bougie fine ; il plaçait cette ouverture au point du rétrécissement où l'empreinte en indiquait l'orifice, et conduisait ainsi la petite bougie au delà de l'obstacle. Ce procédé est maintenant abandonné; mais malgré ses défauts, qui tiennent surtout au peu d'exactitude des indications fournies par l'empreinte, et à la difficulté très-grande de placer le tube conducteur, il peut cependant rendre service, et ne doit pas être tout à fait oublié.

Béniqué (1) plaçait dans l'urèthre un tube de 9 millimètres de diamètre, ouvert au deux bouts, destiné à distendre la surface antérieure du rétrécissement; remplissait ce tube d'un faisceau de petites bougies en gomme, puis les poussait successivement l'une après l'autre. Voici la description de cet auteur :

(1) Ducamp, *Traité des rétentions d'urine*, 1823.

« Étant donné un rétrécissement très-étroit, je conduis au devant de lui une sonde à mince paroi. C'est un simple tube, dont l'extrémité antérieure est un peu élargie, afin de donner, en ce point, au métal, une épaisseur suffisante. Un mandrin, qui doit être ajusté avec beaucoup de soin, transforme ce tube en une tige lisse et arrondie.

» Dès que l'obstacle oppose une résistance que ne peut vaincre une pression modérée, sans plus d'effort, j'arrête la sonde et je retire le mandrin qui y est contenu. Aussitôt je le remplace par un faisceau de bougies parallèles dont le nombre sera d'autant plus grand, le diamètre d'autant plus petit, que l'on voudra traiter un rétrécissement plus prononcé. Lorsque l'extrémité du faisceau est en contact avec l'obstacle, tenant la sonde immobile d'un main, je saisis de l'autre isolément une des bougies qui doivent dépasser son pavillon de 4 à 5 pouces, j'essaie, en la poussant, de la faire pénétrer dans la coarctation, et je soumets successivement toutes les autres à une tentative semblable ». Quand une bougie a pénétré, il retire toutes les autres, puis le tube de métal.

Le tube de Béniqué peut être employé sans le faisceau des sondes; placé contre l'obstacle dont il tend la surface, il est facile d'explorer directement avec une des bougies fines décrites, celle en baleine, conduite dans le tube lui-même. Pour faciliter l'introduction de la bougie dans le rétrécissement, on remplit le tube d'huile d'amandes douces.

Lorsque le rétrécissement est en avant du collet du bulbe, il suffit de maintenir le tube dans la direction de la verge, redressée dans la direction de la région bulbeuse, pour que son ouverture distende bien toute la surface de l'obstacle.

(1) Béniqué, *De la rétention d'urine*, 1838.

Mais si le rétrécissement est au collet du bulbe ou au delà, alors, le tube étant dans la verge, il faut l'incliner, en distendant le ligament suspenseur de la verge, pour placer son orifice devant l'obstacle. Dans ces cas de rétrécissements sous-pubiens, il est bon d'avoir un tube de Béniqué dont l'extrémité est légèrement courbée (1).

Naturellement, quand la bougie a franchi le rétrécissement, on retire le tube.

L'endoscope, en permettant de voir la surface antérieure du rétrécissement, au fond du tube, peut favoriser l'exploration du rétrécissement, et permettre de passer une petite sonde.

M. Chassaignac propose un moyen qu'il appelle cathétérisme par substitution : deux bougies sont introduites dans l'urèthre, l'une, son extrémité contre l'obstacle, est retirée pendant que la seconde est poussée jusqu'au rétrécissement; si cette seconde est arrêtée, on la retire pendant qu'on pousse la première jusqu'à la sensation de résistance...., et ainsi de suite jusqu'à ce que l'on pénètre. C'est un moyen bien incertain, et surtout qui laisse tout au hasard.

(1) Mercier a fait construire ce tube courbé.

CHAPITRE IV

Différents procédés de cathétérisme.

Cathétérisme a la suite. — Nous conservons cette dénomination donnée par M. Maisonneuve. Elle exprime très-bien ce procédé qui permet de conduire dans l'urèthre, à la suite d'une bougie l'occupant déjà, soit une sonde en gomme, soit une sonde métallique, soit un instrument quelconque destiné aux opérations de l'urèthre.

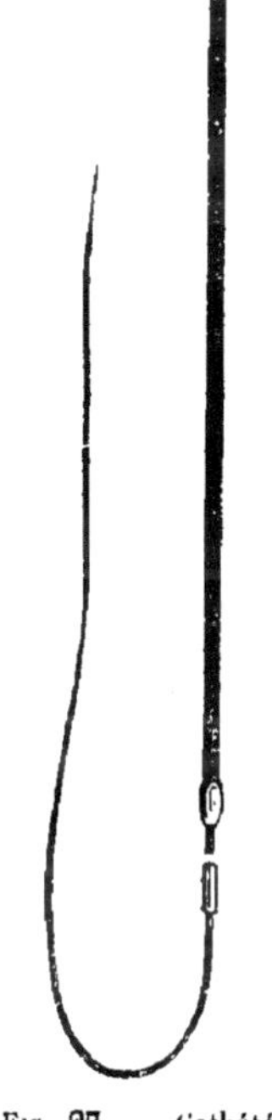
Fig. 27. — Cathétérisme à la suite.

La bougie conductrice en gomme (fig. 27), ayant les qualités physiques que nous avons décrites, est munie à son extrémité externe d'une armature métallique parfaitement fixée, présentant un pas de vis. Sur ce pas de vis, on peut fixer une sonde quelconque (en gomme munie d'une armature à son bec), un uréthrotome quelconque, etc..... La bougie doit surtout être assez résistante au-dessous de l'armature pour ne pas se plier en ce point.

On a souvent contesté l'utilité de cette petite sonde conductrice des instruments de l'urèthre, quoique M. Sédillot l'ait adoptée immédiatement aussitôt la publication de M. Maisonneuve, ce qui aurait dû faire réfléchir les chirurgiens qui la disaient inutile, ou impossible, ou même dangereuse. Je crois que la petite sonde conductrice a été traitée de toutes les façons, en mal. Maintenant elle est généralement employée, et ceux-là mêmes qui la rejetaient comme un instrument funeste, s'en servent. Mais ils disent : « Il y a longtemps qu'elle est inventée, il y a longtemps que l'on a fixé à l'extrémité des instruments destinés à être introduits dans l'urèthre une bougie en gomme. » Ils cachent sciemment, en parlant ainsi, que le bout de bougie qui a été fixé aux instruments était peu long, qu'il était conduit dans le canal par l'instrument comme le bout olivaire d'une sonde en gomme et d'après le même principe; ils se gardent bien d'affirmer que depuis longtemps, on introduisait dans tout le canal jusque dans la vessie une sonde en gomme, et que, fixant à son extrémité externe un instrument, on substituait à la bougie dans le canal, l'instrument, en poussant devant lui la bougie.

Il y a, en effet, entre un simple bout de bougie fixé à l'instrument, et la bougie occupant tout l'urèthre et servant de conducteur, une différence capitale, qui, peut-être, n'a pas été comprise. C'est ce qui nous pousse à croire plutôt à l'erreur qu'à la mauvaise foi.

Un simple bout de bougie à l'extrémité de l'instrument peut, pendant son introduction toujours simultanée avec celle de l'instrument, s'arrêter en un point de l'urèthre et ne peut être dirigé en raison de sa souplesse. La bougie conductrice occupant tout le canal, on la pousse avec l'instrument, en faisant avec l'instrument lui-même la manœuvre d'introduction nécessitée par sa consistance et sa forme. Dans cette manœuvre, on est guidé par la sensation spéciale que donne la petite bougie en pénétrant jusque dans la vessie.

La petite bougie en gomme, à armature, est introduite dans l'urèthre comme toutes les autres bougies fines en gomme, en suivant la même manœuvre. Une fois engagée jusqu'à son extrémité, on acquiert la certitude qu'elle est arrivée dans la vessie, en lui imprimant plusieurs mouvements de va-et-vient, qui donnent à la main une sensation nette de frottement de la sonde dans l'urèthre. Dans cette vérification, quand la main quitte la bougie, celle-ci ne doit pas sortir d'elle-même de l'urèthre, ce qui indiquerait qu'elle s'est infléchie, heurtant contre un obstacle, ou bien qu'elle est recourbée sur elle-même. Cette sensation nette de frottement donnée par le mouvement franc de va-et-vient est très-bien perçue par la main habituée aux sensations fournies par les sondes, et arrive à être telle que le chirurgien est certain que la bougie va jusque dans la vessie.

Mécanisme et manœuvres d'introduction des sondes et des instruments à la suite de la petite bougie occupant l'urèthre. — Quel que soit l'instrument avec lequel on pousse la petite bougie, flexibles ou métalliques, de forme courbe ou droite, *pendant tout le temps de l'introduction, la main doit percevoir la sensation de résistance fournie par la petite bougie poussée toujours selon son axe.* Cette sensation, très-difficile à définir, est reconnue très-bien par la main qui tient l'instrument ; du reste, il faut s'y exercer, et l'on arrive à reconnaître que la pression, que le mouvement de propulsion imprimé à l'instrument se continue dans la bougie. C'est là le guide, c'est là ce que ne peut donner un bout de bougie de quelques centimètres fixé à l'extrémité de l'instrument.

Les *instruments flexibles* peuvent tous être conduits à la suite d'une petite bougie occupant l'urèthre ; et pour cela, une fois vissés sur la bougie, il suffit de les pousser dans le canal, la verge relevée. La petite bougie s'enroule d'elle-même dans la vessie, et la sonde en gomme lui est substituée dans l'urèthre. Ce moyen est très-utile dans le cas de rétention où l'on est parvenu à conduire jusque dans la vessie une petite bougie. C'est surtout un moyen qui n'expose pas le médecin aux accidents des mauvaises manœuvres. L'arrêt de la sonde peut ici être déterminé par la flexion brusque de la petite bougie immédiatement au-dessous de son armature, alors la main reconnaît immédiatement une résistance rapprochée. Pour éviter ce contre-temps, qui oblige à remplacer la petite bougie elle-même, il faut pousser la sonde par une pression qui se transmette jusque dans la continuité de la bougie.

Les *instruments rigides* nécessitent la manœuvre propre à leur forme ; mais ici la propulsion est guidée par la bougie, qui doit toujours fournir à l'extrémité de l'instrument la sensation indiquée. Ainsi, il faut suivre la sensation fournie par la sonde, et, en même temps, faire la manœuvre nécessitée par la direction de l'instrument.

Pour l'instrument à grande courbure de Gély (1), comme le cathéter de l'uréthrotome de Maisonneuve, on le conduit d'abord jusqu'à ce que son extrémité soit engagée dans le collet du bulbe ; là on ramène le pavillon dans le plan médian, et on le pousse en l'abaissant, observant avec soin la sensation spéciale que doit toujours fournir la sonde.

Si l'instrument a la grande courbure générale de Récamier, après l'introduction de l'extrémité dans le collet du bulbe, il suffit de pousser selon la direction de la courbure de l'instrument pour le conduire dans la vessie (2).

Les tiges métalliques à petite courbure se rapprochant de la sonde coudée de Mercier, sont conduites comme la sonde en métal de même forme jusqu'à l'engagement de leur bec dans la portion membraneuse (3). Plus loin, la position oblique, obligée, du bec dans toute la portion ascendante de l'urèthre, rend la sensation conductrice de la petite

(1) Voy. page 55. *Cathétérisme curviligne.*

(2) Voy. page 54.

(3) Voy. *Cathétérisme avec la sonde de Mercier*, page 68

bougie difficile ou même impossible à percevoir; en effet, là, l'extrémité du bec suit forcément la paroi supérieure du canal, et la sonde s'infléchit près de l'armature; aussi ne doit-on pas faire le cathétérisme à la suite avec la sonde coudée.

Les tiges droites ont l'avantage, comme les instruments à courbure semblable à celle de l'urèthre, d'avoir, pendant toute l'introduction, leurs becs dans l'axe du point du canal qu'ils occupent; aussi, dans le cathétérisme à la suite avec ces instruments, doit-on toujours être guidé par la sensation de résistance se continuant dans la bougie. Il est clair qu'il faut pour suivre la bougie avec les instruments droits faire la manœuvre décrite du cathétérisme rectiligne.

La main, en suivant la résistance fournie par la bougie, doit reconnaître si elle se plie, M. Phillips dit : « Il n'est pas possible de méconnaître cette position vicieuse, et si, en pareil cas (la sonde pliée), le chirurgien continue l'opération, il échouera; mais on voudra bien admettre que le reproche doit être adressé à l'opérateur, et non à la méthode ni à l'instrument » (1). Nous sommes complétement de cet avis.

Cathétérisme sur conducteur. — Il consiste, une bougie, ou une tige métallique dans l'urèthre, à glisser par dessus une sonde ouverte aux deux bouts.

Plesseman (2) le pratiquait, suivant en cela la pratique de Desault. Amussat l'employa; puis Maisonneuve, en 1844, insista sur son utilité dans les cas de rétention d'urine des vieillards, où l'on est arrivé à faire passer une bougie jusque dans la vessie.

Pour pratiquer le cathétérisme sur conducteur, on se sert d'une bougie de petit diamètre, en gomme ou en baleine,

(1) *Gazette des hôpitaux*, 23 décembre 1862.

(2) *De la médecine puerpérale et des accidents de la maternité*, 1797.

au moins deux fois plus longue que les bougies ordinaires, et d'une sonde ouverte aux deux bouts d'un calibre suffisant pour glisser sur la bougie.

La bougie introduite dans le canal, son extrémité dans la vessie, ce qu'on reconnaît par les moyens de vérification décrits, une longueur de 40 centimètres reste au dehors. Sur cette portion libre de la bougie, on place la sonde enduite d'huile qui vient, par son extrémité interne, tomber contre le méat. Alors, le chirurgien relève la verge dans le plan médian, la tenant dans cette position de la main gauche, et faisant maintenir la bougie dans la direction de l'urèthre par un aide qui tient fixe son extrémité avec la main droite, pousse dans le canal la sonde; ainsi elle est conduite par la petite bougie jusque dans la vessie. Il est indispensable que l'aide qui maintient l'extrémité externe de la bougie, ne fasse pas sur elle la plus petite traction, il retirerait son extrémité interne de la vessie; et la bougie ne conduirait plus la sonde.

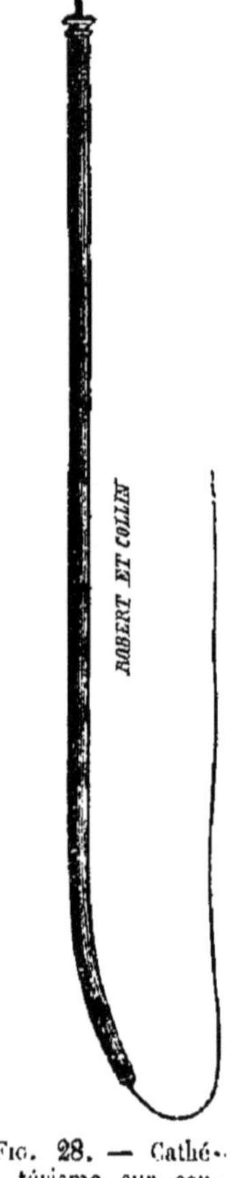

Fig. 28. — Cathétérisme sur conducteur.

La portion externe de cette bougie peut être remplacée par un fil très-fort, fixé à l'extrémité externe d'une bougie ordinaire, il sert à faire arriver la sonde ouverte aux deux bouts sur la bougie dans l'urèthre (fig. 28). Même dans les cas de rétention et de cathétérisme difficiles, où l'on est parvenu à conduire une bougie fine ordinaire dans la vessie, on peut fixer, sur l'extrémité de la bougie en place, un fil destiné à conduire la sonde.

Si la petite bougie est munie d'une armature à pas de vis, on pourra y fixer dessus soit une autre bougie fine, soit une tige métallique assez longue pour conduire la sonde ouverte aux deux bouts. Enfin, si au lieu d'une bougie dans l'urèthre, le canal est occupé par une tige métallique fine de 2 à 3 millimètres de diamètre, on conduira la sonde exactement comme sur la bougie.

Quel que soit l'appareil employé, la manœuvre est toujours la même : faire maintenir fixe l'extrémité externe du conducteur, et pousser sur la bougie ou sur la tige métallique occupant l'urèthre, la sonde ouverte aux deux bouts.

Le cathétérisme sur conducteur est souvent indiqué dans la chirurgie des voies urinaires. Quand on veut substituer à une bougie fine une sonde dans les cas de rétention, ici le cathétérisme à la suite fournit le même résultat. Mais c'est surtout pour placer dans l'urèthre une sonde à demeure que ce procédé est employé. A propos des sondes en caoutchouc, j'ai dit que, en raison de leur souplesse, de la facilité avec laquelle elles se soumettent aux courbures de l'urèthre, elles sont très-utiles pour laisser à demeure. Cependant, leur calibre étroit ne permettant pas aux mucosités de s'écouler facilement, de là leur oblitération fréquente, doit leur faire préférer souvent les sondes en gomme à parois aussi souples que possible, présentant deux grands yeux latéraux près de leur extrémité interne ouverte. Ces sondes en gomme ont les avantages de se mouler sur les courbures uréthrales, de laisser un plus grand passage aux mucosités, et de s'oblitérer moins facilement; enfin elles n'ont pas besoin d'être saillantes dans la vessie, ce qui met à l'abri de l'irritation, de l'ulcération produite par compression du bec contre la paroi vésicale. Mais, en raison de leur souplesse, elles ne peuvent être conduites sûrement dans l'urèthre, surtout dans ces cas où l'indication de la sonde à demeure est presque toujours causée par un obstacle au cathétérisme. Il faut toujours conduire ces sondes sur un conducteur.

La sonde à demeure, ouverte aux deux bouts, doit être remplacée au moyen du cathétérisme sur conducteur ; ainsi on ne s'expose pas, la sonde retirée, à faire des tentatives plus ou moins prolongées pour en placer une nouvelle. Pour cela, on conduit, dans la sonde qui est dans le canal, une bougie très-longue de gomme, de baleine, ou un fil de laiton, jusque dans la vessie. Maintenant fixe le conducteur par-dessus, on retire la sonde; puis, immédiatement, se servant de ce conducteur qui occupe l'urèthre, on place une nouvelle sonde ouverte aux deux bouts.

Ainsi, le procédé de cathétérisme sur conducteur permet toujours, une bougie si fine qu'elle soit, dans l'urèthre, à moins de rétrécissement, de passer jusque dans la vessie une sonde.

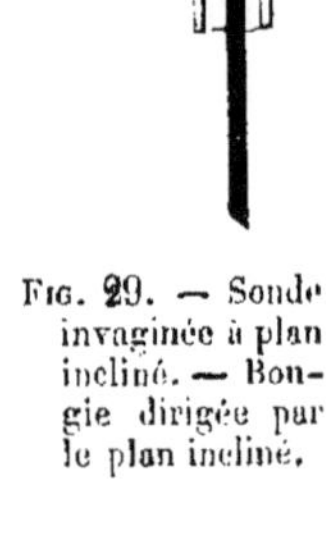

FIG. 29. — Sonde invaginée à plan incliné. — Bougie dirigée par le plan incliné.

Sonde invaginée à plan incliné de Mercier. — En 1856, Mercier publia ce procédé ingénieux (1). Il peut arriver, quoi qu'on fasse, que l'on se serve de la sonde coudée métallique ou de celle de gomme, ou bien des grosses sondes d'étain à grande courbure de Mayor, qu'il soit toujours impossible d'éviter une large fausse route, dans laquelle s'engage le bec, ou qui arrête le talon de la sonde coudée. Dans ces conditions, la sonde invaginée peut permettre d'arriver dans la vessie (fig. 29). C'est une sonde ayant un seul œil dans sa concavité, situé à 2 ou 3 centimètres de

(1) *Recherches*, *etc.*, 1856, *loc. cit.*, p. 162.

l'extrémité du bec. La cavité de la sonde se termine à cet œil par un plan incliné, qui, partant de la paroi de la convexité, finit au bord de l'œil le plus rapproché du bec. Une bougie conduite par la cavité de la sonde suit ce plan incliné et sort par l'œil, en s'écartant brusquement de l'axe de la sonde.

Manœuvre. — Le bec de la sonde introduit dans la fausse route, on cherche à maintenir l'œil en avant de l'obstacle; puis on conduit, par la cavité de la sonde, une bougie flexible qui, dirigée par le plan incliné, sort par l'œil de la sonde, en avant de la lèvre de la fausse route, suit la paroi supérieure du canal, et arrive dans la vessie. On peut naturellement donner une longueur plus grande au bec destiné à être invaginé, l'œil est alors moins facilement engagé dans la fausse route. Ce procédé de cathétérisme peut servir aussi à franchir les obstacles de la paroi inférieure du canal qui arrêtent nettement le bec de la sonde à grande courbure comme la saillie du bord inférieur du col vésical.—La bougie arrivée dans la vessie, on retire la sonde de métal, et, par un des procédés précédents, le cathétérisme à la suite, ou celui sur conducteur, on place dans l'urèthre une sonde qui laisse couler l'urine.

CHAPITRE V

Du cathétérisme chez la femme.

L'urèthre de la femme, placé pour ainsi dire dans la paroi antérieure du vagin, a environ 3 centimètres de long. Son diamètre est très-variable en raison de la grande dilatabilité dont il jouit; son orifice extérieur, ou méat, est le seul point un peu rétréci et dont l'extensibilité est limitée. Sa direction est oblique de bas en haut et d'arrière en avant, il offre une légère concavité dirigée en avant et en haut vers le pubis. Par sa structure il rappelle tout à fait la portion membraneuse de l'urèthre de l'homme, il est entouré de fibres musculaires circulaires s'insérant aux branches du pubis après s'être entrecroisées sur la ligne médiane. Ces faisceaux musculaires circulaires forment une couche continue avec ceux du col vésical, et se terminent au méat. On peut dire que l'urèthre de la femme est un prolongement du col vésical. Cette disposition anatomique de l'urèthre explique très-bien l'énergie des spasmes uréthraux chez la femme, toutes les fois qu'il y a une affection de vessie qui irrite le col.

Cathétérisme de l'urèthre à l'état normal. — La sonde de femme ordinaire, celle qui est dans toutes les trousses, longue de 15 centimètres environ, est droite jusqu'à son bec qui est très-légèrement relevé. Son bec dans le méat, il suffira de la pousser en faisant suivre à son bec la direction du canal pour arriver dans la vessie ; ce qui est obtenu en le dirigeant très-légèrement en haut.

Manœuvre. — La femme couchée dans la position horizontale décrite, le tronc horizontal, la tête légèrement relevée, les jambes fléchies et écartées, le chirurgien placé du côté droit de la malade écarte avec les doigts de la main gauche les grandes et les petites lèvres; tenant de la main droite la sonde, comme une plume à écrire, dans une direction horizontale, il introduit le bec dans le méat, la concavité de la petite courbure de la sonde dirigée en haut : puis il pousse la sonde en conduisant le bec en haut. Si l'on ne peut pas découvrir la malade on procède ainsi avec les doigts de la main gauche : on écarte les grandes lèvres, puis on porte l'indicateur en bas dans le sillon vulvaire qui reconnaît la fourchette; alors, explorant de bas en haut, on sent au bord supérieur de la vulve le bourrelet au-dessus duquel est le méat. La pulpe de l'indicateur tenu fixe sur le méat sert de conducteur pour y introduire le bout de la sonde, puis le cathétérisme est terminé par le mouvement décrit. On peut encore aller à la recherche du méat en explorant le sillon vulvaire de haut en bas, alors, après avoir reconnu le clitoris et écarté les petites lèvres, au-dessous on arrive au méat dont la position est encore indiquée par le bourrelet vaginal.

Cathétérisme dans les cas pathologiques.—Avec l'âge, surtout chez les femmes qui ont eu des enfants, le méat se déplace, il est comme abaissé et se trouve profondément vers le vagin; le bourrelet, qui, chez la femme jeune, le sépare nettement du vagin, est peu développé et se confond avec les rides transversales de la crête médiane de la paroi supérieure du vagin. Cette difficulté disparaît par la recherche *de visu* de l'orifice de l'urèthre.

De nombreuses et fréquentes causes peuvent modifier la direction du canal de l'urèthre chez la femme. En raison des points d'attaches de ses fibres musculaires circulaires à l'arcade du pubis, tout état spasmodique du canal, dû à une affection générale comme l'hystérie, ou à une altération locale de la vessie, de son col, ou de l'urèthre, comme le catarrhe de vessie, la cystite du col, ou une uréthrite, a pour résultat de rapprocher l'urèthre du pubis et d'augmenter sa courbure en élevant le col.

Passivement, la direction normale de l'urèthre peut être altérée, en raison des connexions anatomiques intimes qui existent entre ce canal et les parois supérieures du vagin, et médiatement par là avec les organes du petit bassin, l'utérus, les ovaires. Enfin la vessie dans ses déplacements physiologiques, lorsqu'elle se distend, élève le col vésical et augmente la courbe de l'urèthre; dans ses déplacements pathologiques, comme le vaginocèle, elle entraîne encore l'urèthre et lui donne ainsi une direction anormale.

La courbure de l'urèthre est augmentée, quelle que soit la cause de cette altération de direction, que ce soit un spasme, ou que passivement l'urèthre soit appliqué contre la face postérieure du pubis, le col vésical maintenu élevé, par la vessie distendue d'urine, par l'utérus volumineux, comme au dernier mois de la grossesse ou pathologiquement dans les cas de corps fibreux, par un kyste de l'ovaire ou une tumeur développée ailleurs dans le petit bassin. Cette augmentation de la courbure uréthrale rend le cathétérisme avec la sonde de femme ordinaire difficile et même impossible. Choppart (1), M. Larcher (2), ont insisté sur cette disposition pathologique de la direction de l'urèthre de la femme, et conseillent avec raison de se servir de la sonde d'homme à grande courbure, qui s'adaptent bien à la direction de l'urèthre, ou d'une sonde de caoutchouc dont

(1) Choppart, p. 397, t. I, édit. Félix Pascal.

(2) Larcher, thèse 1834, n° 339.

la flexibilité lui permet de se soumettre à la courbure du canal en y pénétrant. M. Larcher propose de substituer dans la pratique, à la sonde de femme de métal, la sonde d'homme, avec d'autant plus de raison que l'introduction de cette sonde d'homme se fait facilement dans l'urèthe sain en suivant la paroi supérieure, et qu'elle a l'avantage de répondre aux cas d'altérations pathologiques de la courbe uréthrale les plus fréquents. En résumé, toutes les fois que l'urèthre a une courbure plus grande, ce qui est indiqué par la présence d'une des causes dont nous venons de parler, *il faut pratiquer le cathétérisme avec la sonde à grande courbure*, et la manœuvre d'introduction n'est autre que celle destinée à faire progresser cette sonde dans la portion membraneuse de l'urèthre de l'homme.

La courbure de l'urèthre est déviée de sa direction primitive. — Passivement, l'urèthre peut être attiré et maintenu dans une position qui l'éloigne complétement de sa direction normale; quelquefois il est incliné latéralement, mais le plus souvent le col est abaissé au-dessous du niveau du méat, la courbure est convexe en haut : ainsi dans les cas de vaginocèle, de chute complète de l'utérus, le col utérin faisant saillie au dehors. Ici pour conduire la sonde dans l'urèthre, on doit placer son bec dans le méat, sa convexité tournée vers le pubis, et faire l'introduction.

Enfin, il peut y avoir des altérations des parois de l'urèthre qui constituent de véritables obstacles au passage de la sonde, tels que les rétrécissements qui sont ordinairement cicatriciels : la dilatabilité possible du bout antérieur de l'urèthre permet d'explorer plus facilement et même de voir la surface antérieure du rétrécissement; tels que les polypes uréthraux, qui se rencontrent surtout chez la femme, ils font saillie dans le canal, et pour passer la sonde on est obligé de contourner leur surface. La sonde de gomme est ici très-utile ; la dilatation de l'urèthre qui permet l'exploration complète des polypes permettra toujours de cathétériser.

Il est des cas, comme dans certain catarrhe de vessie, où le cathétérisme, en raison de la sensibilité très-grande de l'urèthre, est impossible, la douleur que produit le contact de la sonde avec la muqueuse du canal étant telle que la malade ne peut la supporter. Cette sensibilité excessive que nous avons signalée chez l'homme, qui peut aller jusqu'à provoquer l'attaque de nerf hystérique, est bien plus fréquente chez la femme. L'emploi de l'anesthésie générale est absolument indiqué.

CHAPITRE VI

Opérations nécessitées par la rétention d'urine.

Du cathétérisme dans les cas de rétention d'urine. — Quelle que soit la cause qui détermine l'accumulation de l'urine dans la vessie, et la distension si douloureuse de la poche vésicale, l'intervention chirurgicale doit être immédiate, le plus vite possible il faut mettre la vessie en communication avec l'extérieur. — La première chose que fait le médecin c'est de chercher à passer une sonde; souvent il emploie indistinctement une sonde métallique ou flexible, droite ou courbe, sans chercher par les antécédents du malade, par l'examen extérieur ou l'examen du rectum, à reconnaître quelle peut être la cause de la rétention qu'il observe. — Toutes ces raisons réunies au manque d'habitude du cathétérisme, expliquent très-bien le nombre des fausses routes que le chirurgien rencontre dans sa pratique.

Maintenant que nous connaissons la manœuvre spéciale à chaque sonde, les obstacles que chacune peut franchir, et la manœuvre propre à chacun de ces obstacles, pour résumer ce long chapitre du cathétérisme nous allons décrire quelle doit être la conduite du chirurgien en face d'une rétention d'urine complète : en indiquant l'instrument dont il doit se servir selon la cause, que d'abord il suppose par l'examen extérieur, puis qu'il reconnaît par les explorations successives avec les sondes.

L'urine est retenue dans la vessie par deux ordres de causes essentiellement différentes, quant aux difficultés du cathétérisme qu'elles créent : il y a perte de la contraction vésicale, ou une paralysie, qui laisse l'urine s'accumuler dans la vessie, ou bien il y a un obstacle dans l'urèthre que la contraction vésicale secondée par l'effort ne peut vaincre.

La vessie ne contracte pas. — Les causes de la perte de la contraction vésicale ou de la paralysie, quoique très-nombreuses et très-diverses, sont toujours reconnues, soit par les antécédents du malade, soit par l'examen de son état général, il nous suffit de les citer : — La péritonite, — les plaies de l'abdomen, comme celles des opérations de hernies étranglées, d'ovariotomie, — la métrite aiguë, — l'hématocèle rétro-utérine, — les fièvres graves, fièvre typhoïde, — les affections cérébrales aiguës, méningites ; — les altérations de moelle ; — l'hystérie ; — l'intoxication diphthéritique ; — la paralysie générale ; — certaine démence mélancolique ; — la distension volontaire de la vessie qui finit par amener la perte de contraction. — Ce n'est point le lieu de discuter ici comment, dans chacune de ces affections, la vessie perd sa contractilité, ou ne peut se contracter. Dans tous ces cas, à moins d'un obstacle antérieur dans l'urèthre, le cathétérisme évacuateur n'offre aucune difficulté ; en suivant avec la sonde employée les préceptes de la manœuvre de son cathétérisme normal, on sera toujours sûr d'arriver dans la vessie. Il suffit dans le choix de l'instrument de tenir compte de l'âge ; si l'on a affaire à un vieillard il faut se rappeler que le cul-de-sac du bulbe très-développé, rend plus difficile l'entrée des sondes molles dans le collet du bulbe, surtout si l'on se sert de la sonde de caoutchouc, que chez lui l'urèthre a toujours une région prostatique plus longue que chez le sujet adulte ou jeune, ce qui nécessite un abaissement plus considérable du pavillon, surtout si l'on se sert de la sonde coudée métallique.

Pour cathétériser les vieillards, il est toujours préférable de se servir d'une grande sonde de Gely à calibre assez gros.

Chez les sujets jeunes ou adultes, la sonde de caoutchouc, en raison de la facilité de sa manœuvre, devra toujours être employée par les médecins. Le seul obstacle au passage de cette sonde chez ces sujets, est le cul-de-sac du bulbe, et il n'est pas assez profond pour empêcher le bec de la sonde de passer dans le collet du bulbe. Les sondes à olive de gomme dont on aura légèrement infléchi l'extrémité seront encore très-utiles.

Si ces sondes faisaient reconnaître un obstacle dans l'urèthre, alors il faudrait procéder à la recherche de l'instrument le plus propice au cathétérisme, comme nous allons l'indiquer.

OBSTACLES MATÉRIELS AU COURS DE L'URINE DANS L'URÈTHRE. — *Compression de l'urèthre.* — A moins que les antécédents du malade ne donnent tout de suite l'indication de la nature de l'obstacle, il faut procéder à l'examen extérieur et rechercher si le canal n'est pas simplement comprimé par une affection locale située en dehors de ses parois : comme un paraphimosis, un épanchement sanguin au périnée, une hydrocèle volumineuse, un abcès de la marge de l'anus ou au périnée, un corps étranger dans le rectum, un amas de matière fécale dans le rectum, une tumeur du rectum, un déplacement osseux dans le cas de fracture du bassin, une exostose du pubis, un déplacement de la matrice, un corps étranger dans le vagin, etc. Dans tous ces cas, le chirurgien doit chercher d'abord à faire cesser la compression de l'urèthre en agissant directement sur la cause. Ainsi il faut réduire le phimosis, ponctionner ou inciser si c'est possible l'épanchement de sang au périnée, ponctionner l'hydrocèle, ouvrir l'abcès de la marge de l'anus, retirer le corps étranger ou les matières fécales du rectum, etc. Le plus souvent la compression de l'urèthre cessant l'urine s'écoule librement.

Cependant il peut arriver que la vessie ayant déjà perdu sa contractilité par la distension forcée, on soit obligé de passer une sonde, mais alors nous revenons au cathétérisme dans les cas de rétention d'urine par perte de contraction de la vessie, sans obstacles au passage de la sonde dans l'urèthre.

Le calibre du canal peut encore être comprimé par une affection placée presque dans ses parois et cependant pouvant être atteinte sans qu'on intéresse les voies urinaires proprement dites : ainsi une tumeur ou un abcès des corps caverneux, un abcès de la prostate qui peut être ouvert par le rectum ou par le périnée. Quelquefois les antiphlogistiques, en faisant diminuer la tuméfaction, font cesser la compression de l'urèthre. Là encore il est possible de rétablir le cours de l'urine sans avoir recours au cathétérisme. Mais l'abcès de la prostate, quand il fait une saillie dans l'urèthre, quand il est plus rapproché de la cavité du canal que de la paroi rectale, demande à être ouvert par l'urèthre. Pour cela, une grosse sonde introduite, on peut comprimer la tumeur avec le bec et la crever ; ou bien on se sert d'une sonde à dard dont la pointe ne peut sortir que d'un centimètre au plus. Cette sonde à dard a la grande courbure, on applique son bec contre la tumeur et l'on ponctionne. L'ouverture de l'abcès est immédiatement suivie d'un soulagement énorme et de la sortie de l'urine.

Lorsque la cause de la compression de l'urèthre demande, pour être enlevée, une opération grave et plus ou moins longue, il faut avant tout avoir recours au cathétérisme, ainsi dans les cas d'exostose du pubis, de tumeur du rectum, etc. Dans ces circonstances, la déviation du canal est souvent difficile à suivre ; il faut essayer de passer des sondes de gomme ou de petites bougies qui permettront d'arriver dans la vessie par le cathétérisme à la suite ou sur conducteur. L'endoscope, en montrant la direction de la déviation à son origine, pourra rendre service. Les sondes métalliques employées dans ces cas doivent être volumineuses, pour exposer le moins possible à crever l'urèthre. Enfin la position de la tumeur qui comprime le canal, sa forme, pourront indiquer la direction de la déviation et servir à conduire la sonde.

L'obstacle est une altération des parois du canal. — Quelle que soit l'altération, la rétention a une cause occasionnelle, telle qu'un excès de table ou de boisson, un voyage prolongé en chemin de fer, une fièvre intense, comme dans le rhumatisme aigu, qui est venue exciter le canal, l'irriter, déterminer un spasme de ses parois, et donner à la lésion ancienne la puissance d'arrêter complétement le cours de l'urine. Ou bien encore c'est une irritation de l'urèthre provoquée dans un but curatif qui, en déterminant la contraction spasmodique, détermine la rétention : comme il n'est pas rare de le voir à la suite des injections très-irritantes et caustiques administrées contre l'écoulement uréthral ; à la suite de la cautérisation au nitrate d'argent d'un rétrécissement, ou bien du col de la vessie et de la surface prostatique, contre la cystite du col ou la suppuration de la région profonde de l'urèthre. La recherche de ces antécédents, en précisant l'affection antérieure et la cause occasionnelle de la rétention, est naturellement un guide précieux pour le choix de la sonde ou du moyen à employer. Enfin l'uréthrite aiguë seule, sans cause occasionnelle adjuvante, peut déterminer un spasme assez énergique de l'urèthre pour amener la rétention.

Dans tous les cas où il n'y a eu aucune gêne antérieure de la miction indiquant l'existence plus ou moins ancienne d'un obstacle matériel à la miction, où il y a surtout inflammation de l'urèthre, soit spontanée, soit provoquée, le chirurgien, à moins d'une distension trop considérable de la vessie, doit faire usage des antiphlogistiques généraux et locaux, qui peuvent faire cesser ou diminuer l'inflammation de l'urèthre, cause de l'accident; les bains généraux prolongés, l'application de nombreuses sangsues (selon le sujet) au périnée et qu'on laissera couler abondamment, suffiront souvent pour rétablir le cours de l'urine. Il arrive quelquefois qu'on précipite la sortie de l'urine, dans ces cas, en faisant, avec un peu de force, des injections d'huile d'amande douce dans l'urèthre.

Aussitôt que la distension de la vessie est inquiétante, il faut pratiquer le cathétérisme. Ici, en raison de l'état de contraction de la portion membraneuse de l'urèthre, il est surtout difficile de pénétrer dans le collet du bulbe; aussi faut-il choisir parmi les sondes de gomme les coudées et surtout les bicoudées, ou bien il faut donner à l'extrémité d'une bougie olivaire cette forme. Des instruments métalliques, les sondes à petite courbure et celles où le coude de la sonde de Mercier est remplacé par un arc de cercle à court rayon, sont celles que je préfère dans ces cas. Elles ont l'avantage d'être facilement conduites dans le collet du bulbe.

Souvent il arrive que des tentatives antérieures de cathétérisme ont mis le malade dans un état tel qu'il s'écoule du sang par le méat. Les antécédents de l'affection bien déterminés, il faut encore savoir avec quelle sonde on a essayé de passer. Pour faciliter sa mémoire, on présente au malade quelques sondes de consistance et de forme différentes. Si les tentatives ont été faites avec des sondes de gomme, il est très-probable que la plaie uréthrale qui donne du sang est dans le cul-de-sac du bulbe; alors on emploie la sonde métallique à petite courbure et l'on fait la manœuvre qui conduit dans le collet du bulbe, sans arriver jusqu'au cul-de-sac (1). Si les tentatives ont été faites avec des sondes métalliques, il faut tâcher d'en faire préciser la forme. Avec toutes, il peut y avoir des délabrements au cul-de-sac du bulbe ou en avant du collet du bulbe, sur la paroi supérieure de l'urèthre, si l'on a abaissé le pavillon trop tôt. La sonde à grande courbure est celle avec laquelle on fait des fausses routes prostatiques. Enfin, avec la sonde à petite courbure, il peut y avoir une petite déchirure à la paroi supérieure du canal. Ici il faut toujours procéder par exploration avec la sonde métallique que l'on prendra.

Si auparavant on s'est servi de la sonde à grande courbure, il est probable que la blessure est dans la région profonde du canal et à la paroi inférieure, alors la sonde à petite courbure est indiquée. Si c'est la sonde à petite courbure qui a été employée, la plaie faite — la fausse route — peut être à la paroi supérieure. Il faut alors se servir de la sonde à grande courbure qui passera au-dessous sans s'y arrêter. Toutes ces précautions, antérieures à l'opération, ont une très-grande importance pratique ; elles ont l'avantage de guider le chirurgien, et de lui faire faire le moins de tentatives de cathétérisme possible. Dernièrement encore j'ai eu à me louer d'avoir fait cet interrogatoire très-complet de mon malade. Il s'agissait d'une rétention d'urine consécutive à une injection de nitrate d'argent faite par le malade lui-même. Après avoir subi plusieurs tentatives de cathétérisme, il vient chez moi au milieu de la nuit; du sang coulait goutte à goutte du méat. Je lui fis déterminer les sondes qui avaient déjà été employées : on ne s'était servi que de sondes de gomme; alors je pris une sonde à petite courbure, j'en fis l'introduction du bec dans le collet du

(1) Voy. page 74.

bulbe avec la plus grande attention, je m'assurai bien de son entrée, et j'arrivai sans difficulté dans la vessie. Évidemment les antécédents peuvent être peu clairs et insuffisants ; on peut se tromper soi-même dans la supposition du point blessé de l'urèthre, malgré la connaissance positive de la forme de la sonde employée ; mais alors on revient aux cas où il n'y a aucun antécédent et où ce n'est qu'après les explorations successives des obstacles existant, qu'on arrive à se servir de la sonde qui peut arriver dans la vessie.

La présence d'une altération ancienne des parois de l'urèthre, qui déjà gênait plus ou moins la miction, détermine toujours une irritation chronique du canal, manifestée par un écoulement plus ou moins abondant, et surtout par des spasmes qui s'exagèrent sous l'influence des excitations générales et locales. Plus la miction habituelle est rendue difficile par l'obstacle existant, plus la cause des spasmes de l'urèthre aura besoin d'être faible pour amener la rétention. Ainsi, même dans ces cas, la rétention d'urine a toujours deux sortes de causes : l'une ancienne, permanente, c'est l'obstacle organisé, quelle que soit sa nature ; l'autre, c'est l'excitation générale ou locale, tout occasionnelle, qui amène le spasme. En cherchant à faire disparaître par un traitement antiphlogistique général et local l'excitation spasmodique, on peut ramener l'urèthre à son état habituel, et par cela rétablir le cours de l'urine sans cathétérisme. En tout cas si les bains généraux et la saignée locale (sangsues au périnée) ne réussissent pas complétement, ils auront toujours pour action de mettre l'urèthre dans de meilleures conditions pour le cathétérisme. C'est sur ce second résultat seul qu'il est réellement permis de compter ; et tout en faisant usage de ces moyens indirects, il faut surveiller avec soin l'état de distension de la vessie, qui, par trop considérable, exige toujours l'intervention immédiate avec la sonde.

Il est même des cas, ceux où il existe, soit la valvule musculaire de Mercier, soit une hypertrophie du lobe de *Home*, dans lesquels le traitement dirigé contre le spasme de l'urèthre ne rétablit jamais le cours de l'urine. Car, là, la distension des parois de la vessie, à mesure qu'elle augmente, a pour effet d'oblitérer de plus en plus l'orifice du col vésical. Bien plus, toutes les fois qu'on aura affaire à une hypertrophie prostatique, il ne faudra jamais compter sur les bains généraux et la saignée locale comme pouvant seuls faire uriner; car presque toujours l'altération de la prostate est accompagnée de la saillie de la lèvre inférieure du col vésical (Mercier). Ici, on doit toujours craindre la rupture de la vessie.

Il n'en est pas ainsi dans la rétention d'urine par rétrécissement de l'urèthre; la disparition complète des spasmes amène l'écoulement de l'urine; et l'urine accumulée finit par distendre tellement les parois de la vessie, que, agissant passivement sur le col vésical, elle l'entr'ouvre et pénètre dans l'urèthre jusqu'au rétrécissement, à travers lequel elle filtre goutte à goutte pour sortir par le méat. Ainsi la sortie de l'urine se fait par regorgement. L'écoulement par regorgement, d'après certains auteurs, Mercier entre autres, arrive toujours dans la rétention causée par rétrécissement. Il a le grand avantage de mettre à l'abri de la rupture de la vessie, et de soulager immédiatement le malade sitôt qu'il commence; enfin il permet au chirurgien de prendre un peu son temps pour arriver dans la vessie. Quelquefois l'urine, en arrivant en arrière du rétrécissement, avant de le traverser, distend fortement l'urèthre et finit par le rompre; du reste, il est souvent très-altéré en ce point. La crainte de cet accident, plutôt que celle de la rupture de la vessie, peut obliger le chirurgien à agir rapidement.

Ainsi il est nécessaire de s'éclairer sur la nature de l'altération des parois : les antécédents, les traitements subis par le malade, l'âge avancé, l'examen de la prostate par le rectum montrant une augmentation de volume de cet organe, les difficultés anciennes de miction, peuvent déjà faire supposer le siége de l'obstacle dans la région prostatique, surtout si une sonde d'un calibre assez volumineux n'est arrêtée dans l'urèthre qu'au niveau de cette région. L'âge peu avancé, l'absence d'augmentation de volume de la prostate, le malade n'ayant pu être sondé à un moment plus ou moins rapproché de l'accident qu'avec une sonde de petit calibre, l'examen extérieur ou par le rectum de l'urèthre le montrant plein d'urine jusqu'à un niveau très-nettement limité, font reconnaître que déjà le col vésical est dilaté passivement par la distension de la vessie, que le spasme du col vésical et même celui de la portion membraneuse, unique cause de la rétention d'urine dans le cas de rétrécissement pour certains auteurs, Mercier, etc., n'existent plus ; que l'urèthre est exposé à se rompre si le rétrécissement ne laisse pas passer l'urine. Enfin l'arrêt de la sonde d'un volume ordinaire dans la portion spongieuse ou immédiatement au-dessous du pubis, complète le diagnostic du rétrécissement.

Cathétérisme dans les cas où l'obstacle est une déviation prostatique ou bien une saillie de la lèvre inférieure du col vésical. — Le malade dans une des positions décrites, couché ou debout, pour éviter toutes les conditions d'habitus favorables à la contraction de l'urèthre, on commence pour essayer de faire passer une sonde flexible, celle de caoutchouc, puis on conduit celle à béquille, la sonde bicoudée, celle à grande courbure fixe, celle à grande courbure et à prolongement conique terminé par une olive. Si une petite bougie passe, on conduit à sa suite une sonde dans la vessie, ou bien on fait le cathétérisme sur conducteur. Tous ces essais doivent être faits avec la prudence de main, sur laquelle nous avons tant insisté à propos des qualités que le chirurgien doit posséder pour faire le cathétérisme. Mais aucune de ces sondes n'arrive dans la vessie; on peut encore essayer une sonde coudée à laquelle on aura donné une seconde courbe, près de la première, pour relever son bec; ou bien en donne à tout le coude de la sonde une large courbure, au moyen d'un mandrin de laiton très-souple, suffisant pour imprimer à la sonde la forme voulue, mais pas assez rigide pour faire que la sonde de gomme munie du mandrin ne puisse plus, à mesure qu'elle pénètre dans le canal, se soumettre à sa direction. Il y a encore le procédé décrit page 111 : la sonde munie du mandrin est conduite jusqu'à l'obstacle, puis est poussée en maintenant fixe le mandrin. Tous ces moyens, toutes ces tentatives successives ont l'inconvénient d'irriter l'urèthre, d'en augmenter le spasme et de rendre plus difficile l'opération. Aussi après deux ou trois tentatives faites avec ces instruments flexibles qui ne fournissent à la main que des données peu nettes, il faut tout de suite arriver à l'exploration directe avec des sondes de métal. Il faut toujours prendre d'abord une sonde à grande courbure de Gély, d'un gros diamètre, cette sonde qu'Amussat appelait sonde des veillards, qui nous permet de reconnaître une déviation latérale, ou la saillie de la lèvre inférieure du col. Si la saillie de la lèvre inférieure du col est très-développée, il peut arriver que cette grosse sonde à grande courbure, qui a pour avantage de déplisser, d'écarter d'une façon si efficace les parois de l'urèthre, soit arrêtée, étant déjà rendue loin, par l'obstacle brusque à l'extrémité : alors une sonde coudée de Mercier, ou plutôt celle à petite courbure arrondie, permet d'arriver dans la vessie, car son bec suit la paroi supérieure du canal, et sa courbure glisse plus facilement sur la lèvre inférieure du col vésical.

Il est inutile de dire que toutes les tentatives avec les sondes métalliques, doivent être faites le malade dans la position couchée du cathétérisme, et que le chirurgien doit avoir la patience la plus absolue pour ne pas perdre l'habileté de main et ne faire aucune fausse manœuvre.

S'il y a des fausses routes récentes, il faudra rechercher, comme nous l'avons déjà dit, avec quel genre de sondes elles ont été faites, ce qu'indique leur position dans l'urèthre. S'il y en a d'anciennes, que l'on reconnaît par l'exploration, il faut se rappeler alors ce que nous avons dit à propos du cathétérisme dans ces cas et choisir la sonde propre à les franchir, ou même employer la *sonde invaginée*. Ici on n'emploiera les bains généraux et les sangsues au périnée que dans le but de favoriser le passage de la sonde. Si la syncope ou le chloroforme n'offrent pas de danger, en raison de l'âge du sujet et de son état général, on pourra ou provoquer la première ou employer le second.

Cathétérisme, l'obstacle étant un rétrécissement. — La rétention par rétrécissement est due, non-seulement au spasme de la région profonde de l'urèthre (portion membraneuse et col vésical), mais encore au spasme propre du rétrécissement, comme le démontre le fait de l'arrêt de l'urine dans l'urèthre immédiatement en arrière du rétrécissement. La cause occasionnelle, l'excitation générale due à une fièvre intense, à un excès alcoolique, etc., peut déterminer une irritation de l'urèthre et un état spasmodique d'un rétrécissement, même peu étroit, tel qu'il y a cependant rétention. De là, le succès complet, possible, des antiphlogistiques généraux et locaux, de là aussi la facilité inattendue du cathétérisme, qui tout de suite permet de passer une sonde assez volumineuse de 4 centimètres de diamètre, au grand étonnement du chirurgien (1). Mais, dans ce cas, le rétrécissement est large, et le spasme seul oblitère son orifice.

Il faut toujours, si les premières tentatives faites en suivant les règles d'exploration avec les petites sondes décrites (2) sont sans succès, avoir recours aux bains prolongés, et faire de nouvelles tentatives, le malade étant encore dans le bain ou au moment où il en sort; puis on applique des sangsues au périnée. Si déjà la vessie est très-distendue, si l'urine, dilatant la portion postérieure du canal, arrive jusqu'au rétrécissement sans sortir au dehors, il faut alors, sans attendre, prolonger les tentatives, provoquer au besoin la syncope qui fait cesser le spasme, pour entrer plus facilement dans le rétrécissement.

La bougie, en pénétrant dans l'orifice rétréci, ou bien fait cesser le spasme et va facilement dans la vessie, ou bien son extrémité seulement engagée reste maintenue et serrée sans pouvoir aller plus loin. Dans le premier cas, la bougie dépasse de beaucoup le rétrécissement, et l'urine

(1) Le fait suivant montre le rôle que peut jouer le spasme du rétrécissement :

Dans le courant de l'année 1863, au mois de novembre, étant interne et de garde à l'Hôtel-Dieu, je fus appelé dans le service de M. Monneret; je trouvai un malade, âgé de trente ans environ, atteint de rhumatisme articulaire généralisé avec fièvre intense et sueur abondante, qui se plaignait de ne pas pouvoir uriner. Il me dit avoir un rétrécissement qui le forçait à se sonder toutes les fois qu'il faisait un excès, et m'indique le volume de la sonde-bougie dont il se sert en pareil cas ; c'était le n° 10 filière Charrière. Devant mon collègue M. Lascano, qui m'avait accompagné, j'introduis dans l'urèthre cette sonde, qui est arrêtée bien avant le bulbe. Je la poussais légèrement, lorsqu'il sortit brusquement par le pavillon un jet de sang pur; effrayé, je retire la sonde ; mais l'urine ne s'écoulant pas, après quelques instants, j'introduis la même sonde qui passe sans difficulté, et qui est à peine serrée. La vessie se vide.

Le lendemain matin mon collègue M. Sottas, qui était l'interne du service, me dit qu'il venait de faire pisser ce même malade avec une sonde plus grosse que celle dont je m'étais servi.

(2) Voy. page 112.

sort par-dessus d'une façon à peu près continue, ou bien elle ne sort par-dessus que de temps en temps par petits jets saccadés, ou bien enfin elle ne s'écoule pas du tout spontanément par-dessus la bougie. Pour faciliter la sortie de l'urine, de temps en temps, au moment où le malade éprouve une envie très-grande d'uriner, qui provoque un effort, le chirurgien retire très-doucement la bougie jusqu'à ce que son extrémité rétrécie, seule, soit dans l'orifice du rétrécissement, et aussitôt l'urine s'échappe par un petit jet brusque qui s'arrête bientôt; puis la sonde, dont l'extrémité est dans le rétrécissement, est repoussée et laissée dans l'urèthre jusqu'à la prochaine envie d'uriner, où l'on répète la même manœuvre qui permet à une nouvelle quantité d'urine de s'écouler. On renouvelle cette manœuvre jusqu'à ce que la vessie, un peu revenue sur elle-même, sa distension ne provoque plus ces envies violentes d'uriner; on laisse la bougie en place, et, à des moments plus éloignés, on favorise de nouveau l'écoulement de l'urine en la retirant un peu. Ducamp (1) pratiquait cette manœuvre. Depuis, M. Phillips l'a mise très-heureusement en lumière. Après être restée un temps plus ou moins long dans l'urèthre, la bougie finit par y être libre, et l'urine s'écoule par-dessus sans qu'on soit obligé de la retirer du rétrécissement.

Dans le second cas, quand l'extrémité de la bougie est tenue serrée dans le rétrécissement, il faut la maintenir dans cette position, et de temps en temps chercher à la conduire plus avant par une pression très-continue. Sitôt que c'est possible on fait la manœuvre de sortie qui laisse écouler de l'urine, et l'on continue comme dans le cas précédent.

Dès qu'une très-petite quantité d'urine est évacuée, quelques gouttes, le malade éprouve un soulagement énorme, le sentiment de distension, de poids considérable, l'anxiété

(1) Ducamp, *Traité de rétention d'urine*, 1823.

générale cessent ou diminuent tellement qu'il y a sommeil.

L'urine en s'écoulant peu à peu laisse aux parois de la vessie fortement distendues, le temps de revenir sur elles-mêmes; ce qui est démontré par les envies successives d'uriner.

L'obstacle est un corps étranger dans l'urèthre. — La rétention d'urine dans la vessie peut être causée par un corps étranger contenu dans l'urèthre et qui en oblitère le calibre : ainsi un gravier, un calcul, qui s'engage dans le col, ou qui s'arrête plus loin au collet du bulbe, à la portion moyenne de la région spongieuse, au méat; un calcul qui s'est peu à peu développé dans l'urèthre. Ou bien, l'oblitération est due à un corps étranger introduit par le méat, et qui est resté dans le canal.

L'indication chirurgicale est évidemment d'extraire le gravier ou le corps étranger. Ces opérations d'extraction, en raison de la variété d'instruments et de manœuvres qu'elles nécessitent selon la nature et la forme du corps étranger, seront décrites plus loin au chapitre des opérations d'extraction des corps étrangers des voies urinaires où je renvoie le lecteur. Mais un moyen commun à tous ces faits peut favoriser la sortie de l'urine en faisant cesser le spasme de l'urèthre : c'est de conduire une bougie filiforme entre le corps étranger et l'urèthre jusque dans la vessie. Après quelques instants, on voit ordinairement l'urine s'écouler par petit jet, souvent interrompu, mais suffisant pour éviter tous les accidents de la rétention (1).

Le corps étranger peut être dans le prépuce, mais ici l'incision du prépuce faite longitudinalement en haut, permet de rétablir immédiatement le cours de l'urine.

Le corps étranger peut être un anneau métallique qui entoure la verge et étrangle le gland, ou bien il y a para-

(1) La petite bougie agit en faisant cesser le spasme de l'urèthre.

phimosis ; il va sans dire qu'il faut sectionner l'anneau et débarrasser la verge ou réduire le paraphimosis.

Contusion et déchirure traumatique de l'urèthre. — Enfin la rétention d'urine est déterminée par une contusion violente de l'urèthre, une déchirure comme cela se produit dans la chute à califourchon sur un objet anguleux. A une époque très-rapprochée de l'accident, la rétention est complète, il y a toujours une distension assez forte de la vessie; mais bientôt l'urine sort de l'urèthre par la déchirure et s'infiltre à mesure dans le tissu cellulaire. Ici, l'indication immédiate est d'inciser largement et profondément de chaque côté du raphé médian du périnée les tissus infiltrés, de façon à livrer un large passage de sortie à l'urine et à arrêter l'infiltration.

Puis on cherche à passer une sonde dans l'urèthre. Il faut se servir de préférence de sondes métalliques volumineuses qui, en écartant les parois de l'urèthre, ont moins de tendance à s'engager dans la déchirure. Quand le délabrement de l'urèthre est considérable, quel que soit l'instrument employé, il est bien difficile et souvent même impossible de passer. Si la rétention persiste, on a recours aux opérations que nous allons décrire maintenant, celles qui doivent être pratiquées pour vider la vessie quand le cathétérisme est impossible.

Enfin nous devons signaler ici au nombre des causes de la rétention d'urine dans la vessie, les vices de conformation qui oblitèrent le calibre du canal ou l'orifice du prépuce, ou tout au moins qui ne laisse qu'un passage très-étroit Les opérations pouvant rétablir le cours de l'urine, seront décrites dans le chapitre spécial aux opérations nécessitées pour les vices de conformation.

Soins consécutifs communs à tous les cathétérismes évacuateurs des rétentions. — Quelle que soit la cause physique de la rétention, une affection prostatique ou un rétrécissement, etc., quand on est parvenu à conduire une sonde dans la vessie, il y a des précautions à prendre pour se mettre à l'abri des accidents consécutifs. La vessie fortement distendue par l'accumulation de l'urine a perdu sa contractilité. Si, au moment où la sonde arrive dans la vessie, l'urine part par un jet vif, la force d'impulsion est due à l'action toute passive des parois vésicales, qui reviennent sur elles-mêmes en raison de leur élasticité, et aussi de la contraction de l'abdomen; mais bientôt l'urine ne sort plus que sous l'influence de l'effort destiné à comprimer la vessie, dont les parois flasques n'agissent plus dans les intervalles de la contraction de l'abdomen. L'urine ne s'écoule qu'en bavant, et encore seulement si l'on abaisse le pavillon de la sonde pour lui donner un niveau inférieur à celui de l'urine contenue dans la vessie. *Il ne faut pas vider immédiatement la vessie :* se guidant sur la force d'impulsion du jet, en dehors de l'effort, sitôt qu'on voit l'urine tomber simplement du pavillon de la sonde, on bouche l'orifice de ce pavillon, pour l'ouvrir quelques instants après quand la vessie aura recouvré sa contractilité; de cette façon, l'évacuation pour être complète peut demander plusieurs heures. Cette précaution met à l'abri de la syncope qui, là, peut se produire comme dans l'évacuation de la paracentèse, mais surtout préserve de l'hémorrhagie vésicale et de la suppuration interstitielle de la vessie, de cette cystite parenchymateuse, toujours très-grave. En vidant immédiatement la vessie, les parois sont d'abord à l'état de flaccidité. La couche musculaire recouvrant sa tonicité et sa contractilité revient sur elle-même plus vite que la muqueuse, qui reste flasque. Par ce retrait rapide, cette couche musculaire réduit à la dimension normale le calibre des vaisseaux qui la traversent, avant que la circulation de la muqueuse se soit appropriée au nouveau volume de l'organe : ainsi elle devient une barrière à la circulation de retour de la muqueuse; celle-ci se congestionne à mesure qu'elle se rétracte, ses vaisseaux sont gonflés, le sang s'en échappe et il forme des foyers apoplectiques dans la trame de la muqueuse en même temps qu'il suinte à la surface de la paroi vésicale ; tel est le mécanisme de l'hémorrhagie et celui de la cause de la cystite parenchymateuse observée à la suite de la rétention d'urine, quand on a vidé trop rapidement la vessie.

C'est surtout dans les cas de rétention chez les vieillards et chez le sujet dont l'affection des voies urinaires est ancienne, où les parois vésicales ont une épaisseur considérable, que l'évacuation immédiate de l'urine détermine facilement cette cystite.

PONCTIONS DE VESSIE.

Quand il est urgent d'évacuer l'urine pour éviter un accident grave, tel que la rupture de la vessie ou la rupture de l'urèthre, en raison soit de la nature de l'obstacle au passage de l'urine dans l'urèthre, qui est infranchissable, soit de l'état de distension exagérée de la vessie, il faut, par une voie artificielle, mettre la vessie en communication avec l'extérieur.

Deux genres d'opération ont ce but : 1° la *ponction* de la poche vésicale avec le trocart qui va directement dans la vessie ; 2° la *boutonnière* qui ouvre l'urèthre au niveau du bord antérieur de la prostate et permet d'arriver indirectement dans la vessie.

PONCTION SUS-PUBIENNE. — Elle se pratique au moyen d'un trocart (fig. 30 et 31) courbe dont le rayon a 10 centimètres. La canule, longue de 15 centimètres, présente à un centimètre et demi de son extrémité interne A (fig. 31) un orifice latéral qui correspond à une rainure creusée tout le long de la flamme et qui se termine, près du pavillon, à un second trou ou œil externe de la canule B (fig. 31) ; sitôt que l'extrémité du trocart, est dans une masse de liquide, on en est averti par l'écoulement au dehors de ce liquide. Enfin, immédiatement, au-dessous de son orifice latéral externe la canule présente une plaque transversale offrant deux oreilles latérales où l'on fixe des rubans assez longs pour faire le tour du corps.

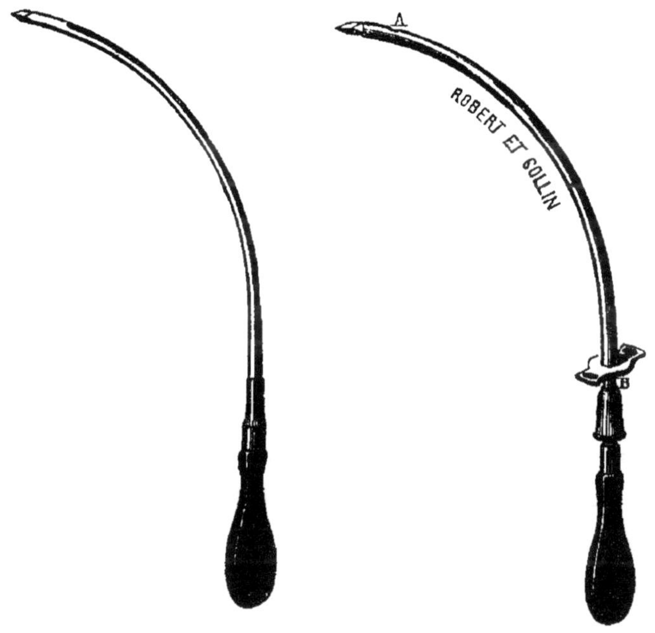

Fig. 30. — Flamme cannelée.

Fig. 31. — Trocart muni de sa canule. En A et B ouvertures latérales de la canule.

La ponction sus-pubienne est basée sur les données anatomiques suivantes : La vessie étant à l'état de vacuité ou de faible dilatation, le péritoine passe directement de la paroi abdominale sur son sommet et sa face postérieure, sans faire de cul-de-sac. Dans la rétention d'urine, bientôt la face antérieure de la vessie dépasse le niveau du pubis, et devient en rapport avec la paroi abdominale, dont tout d'abord elle est séparée près de son sommet par un cul-de-sac du péritoine. Mais la distension augmentant, le sommet de la vessie s'élevant de plus en plus vers l'ombilic, le cul-de-sac péritonéal antivésical s'élève aussi et arrive à être à une distance suffisante (1) du bord supérieur du pubis. Le trocart doit passer entre le pubis et ce cul-de-sac péritonéal. *Aussi on fait la ponction sur l'extrémité inférieure de la ligne blanche à deux centimètres du bord supérieur du pubis.*

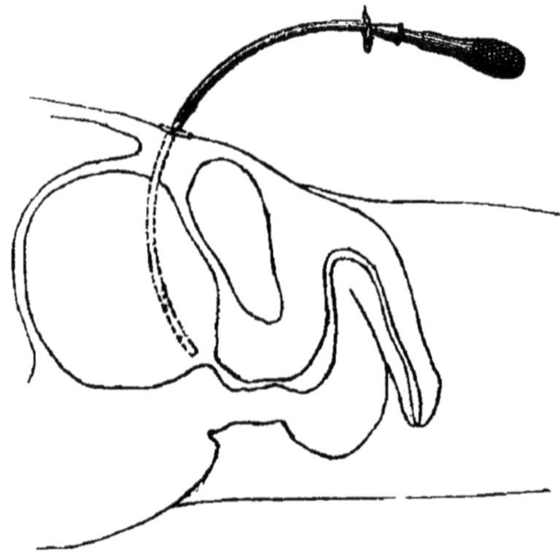

Fig. 32. — Lieu de ponction. — Position du trocart au moment du début de la ponction. Position de la canule laissée en place.

La courbe et la longueur du trocart sont telles qu'en plaçant sa concavité du côté du pubis, il suit la paroi postérieure de la cavité vésicale (fig. 32). En raison de la plus ou moins grande épaisseur de la paroi abdominale, selon les sujets, l'extrémité de la canule peut ou bien toucher et comprimer le trigone vésical, ou bien rester éloignée de la paroi postéro-inférieure de la vessie et sortir de la cavité vésicale si la vessie arrive à revenir complétement sur elle-même. Dans le premier cas, la canule est trop longue,

(1) Dans sa thèse, *Ponction de vessie hypogastrique*, 1868, M. Pouliot, d'après les expériences nombreuses qu'il a faites, arrive à la conclusion suivante : *Lorsque le sommet de la vessie répond à 12 centimètres au-dessus de la symphyse, sur une ligne allant de l'ombilic au pubis, le cul-de-sac est sur cette même ligne à 75 millimètres du pubis* (p. 112).

et l'on n'en doit introduire que la longueur suffisante, qu'on laisse en place le temps nécessaire à l'organisation des parois du conduit artificiel qui la contient, de la peau à la vessie. Dans le second cas, on fait pénétrer la canule plus avant, en faisant au niveau du lieu d'élection de la ponction une incision qui, en comprenant tout le tissu graisseux, découvre la ligne blanche.

Pour éviter de blesser la paroi postérieure de la vessie, on prendra toujours la précaution de vider le rectum, car les matières fécales y étant accumulées élèvent le trigone vésical et le rapprochent de la paroi abdominale.

Manœuvre. — Le malade, près du bord droit du lit, couché sur le dos, la tête légèrement élevée, les jambes écartées, le chirurgien se place à son côté droit, de sa main gauche il explore le pubis, et à 2 centimètres de son bord supérieur, sur la ligne médiane, fixe l'ongle de son indicateur; de la main droite il tient le trocart, le manche contre la paume, la convexité tournée en haut est suivie par l'indicateur qui s'étend vers la pointe (position de la figure 32). Le pouce et les autres doigts fermés sur l'instrument le tiennent à pleine main. La pointe placée sur la peau le long de l'ongle indicateur de la main gauche tenu fixe, le plan du trocart dans le plan médian du corps, la concavité au-dessus et vers le pubis, le chirurgien pousse directement le trocart en bas, en arrière du pubis, par un coup sec; ainsi il engage l'instrument jusqu'à ce que l'urine, sortant par l'orifice latéral du pavillon, lui annonce qu'il est dans la vessie. Alors de la main gauche il saisit le pavillon de la canule, de la main droite il tient le manche de la flamme, et maintenant fixe cette flamme, il pousse la canule sur la flamme jusqu'à ce que sa plaque s'applique contre la peau, puis il retire la flamme et l'urine sort. On laisse couler l'urine spontanément, lentement, de façon à éviter les accidents indiqués (1). Pour fixer la canule, on passe dans les orifices de la plaque des liens qui, entourant le corps, sont attachés derrière. Ainsi en place la canule (fig. 32), sa concavité du côté du pubis, son axe parallèle à celui du bassin, son extrémité arrive au point déclive de la vessie, près du trigone. La vessie en revenant sur elle-même, l'orifice de sa paroi occupé par la canule, glisse sur celle-ci sans pouvoir la quitter, même quand la vessie est tout à fait revenue sur elle-même. Mais les choses ne sont pas aussi exactes, la distance qui sépare le trigone vésical de la peau de la région hypogastrique est variable selon les sujets ; il est vrai, l'état de la vessie, à la suite de la distension forcée par la rétention, est telle, que les parois ne revenant pas sur elles-mêmes avec assez de puissance pour chasser complétement le liquide qu'elle contient, la vessie présente toujours une cavité suffisante pour que l'extrémité de la canule ne devienne pas libre dans le tissu cellulaire pré-vésical. Cependant, pour éviter cet accident, il faut conseiller au malade de ne pas faire d'effort, de ne pas chercher à vider ainsi complétement sa vessie ; et si le sujet est gras, on aura la précaution d'inciser le tissu graisseux et de découvrir la ligne blanche pour conduire plus loin la canule.

Là ne se borne pas l'opération : il faut laisser la canule en place pendant le temps nécessaire à l'organisation des parois du conduit artificiel qu'elle occupe ; il ne faut pas chercher à lui substituer immédiatement une sonde de gomme, qui, conduite par la canule, lui est toujours d'un diamètre inférieur et peut laisser épancher dans le tissu cellulaire ambiant de l'urine, comme le fait remarquer si justement Velpeau (2). La canule ne pourra être retirée que

(1) Voy. page 151.

(2) Velpeau, *Médecine opératoire*, t. IV, p. 732.

le troisième ou le quatrième jour; et s'en servant comme d'un conducteur, on pourra lui substituer une sonde de gomme. Alors l'inflammation aura suffisamment organisé la paroi du conduit de ponction pour rendre l'infiltration impossible.

Pendant ce temps, à la suite de l'évacuation de l'urine, la congestion du canal diminuée a pu permettre le cathétérisme ou l'opération nécessaire au rétablissement du calibre de l'urèthre; alors, après avoir retiré la canule, le cours de l'urine rétabli par l'urèthre, la fistule artificielle s'oblitère même dans un temps assez court. Quelquefois, malgré la ponction, le cathétérisme de l'urèthre est toujours impossible, comme dans certains cas de rétrécissement traumatique ou d'écrasement de l'urèthre ; alors, laissant la canule ou une sonde à l'hypogastre, on se sert de ce trajet de ponction pour pratiquer le cathétérisme rétrograde, comme l'a appelé M. Chassaignac, opération pratiquée déjà par Hunter. Nous la décrirons au chapitre des opérations nécessitées par les écrasements de l'urèthre.

Certains auteurs préfèrent employer un trocart droit, ainsi Huguier et Deguise. Les données anatomiques sont toujours les mêmes, le lieu d'élection pour éviter de blesser le cul-de-sac péritonéal est le même. Le trocart doit présenter les orifices latéraux de la canule près des extrémités, la rainure de la flamme et la plaque, il doit avoir une longueur de 12 centimètres. Mais la manœuvre n'est plus la même. Si avec un trocart droit on ponctionne directement en bas, comme avec le courbe, la vessie est traversée à un point inférieur de sa face antérieure rapproché du col; alors les parois vésicales, en revenant sur elles-mêmes, attirent l'extrémité de la canule derrière le pubis et peuvent la quitter, la laisser libre dans le tissu cellulaire, accident suivi à peu près sûrement de l'infiltration d'urine. La manœuvre est ainsi modifiée : le trocart tenu de la main droite, l'ongle de l'indicateur gauche au point de ponction, à 2 centimètres du pubis, l'instrument doit traverser la paroi abdominale et la poche vésicale, suivant une direction un peu oblique inclinée vers le pubis. Le trocart est tenu dans cette direction, son manche du côté du pubis, et, comme toujours, la ponction est faite par un coup sec prolongé jusqu'à ce que l'urine sorte par l'orifice latéral de la canule, près du pavillon. Ici, si l'on a affaire à un sujet gras, il ne faudra pas oublier d'inciser jusqu'à la ligne blanche, pour éviter un long trajet oblique dans la paroi abdominale, qui aurait pour résultat de gêner le mouvement de bascule de la canule, par lequel l'extrémité interne s'abaisse dans le petit bassin à mesure que la vessie se vide. La canule fixée doit être maintenue, son pavillon élevé et son extrémité interne ramenée vers le pubis. La seconde partie de l'opération est la même. L'évacuation de l'urine est surveillée de façon à empêcher la vessie de revenir trop rapidement sur elle-même, etc.

L'accident de cette opération est l'infiltration d'urine que l'on évite en prenant les précautions indiquées pour maintenir l'extrémité de la canule dans la cavité vésicale jusqu'à l'organisation des parois du trajet de ponction. La fistule consécutive, est rare, quand, par un traitement ou une opération subséquente, on a rétabli le cours normal de l'urine par l'urèthre.

Les *contre-indications* de la ponction sus-pubienne sont toutes les causes qui ont pu déterminer une adhérence du péritoine à la paroi abdominale, telles qu'une opération antérieure de hernie étranglée, une plaie pénétrante quelconque de la région inférieure de l'abdomen ; une plaie profonde de la paroi abdominale, quoique pas pénétrante, peut avoir le même résultat ; un phlegmon de la paroi abdominale, une péritonite antérieure, un phlegmon de la fosse iliaque, etc., en un mot tout ce qui peut empêcher le péritoine d'être refoulé par la vessie, tout ce qui l'oblige à rester interposé entre la vessie et la paroi abdominale. Avant de pratiquer la ponction sus-pubienne, il faut examiner et interroger avec soin le malade et les personnes qui l'ont suivi dans la vie, pour savoir s'il n'y a pas eu une péritonite antérieure, car blesser le péritoine peut être mortel.

La ponction sus-pubienne est la plus facile à pratiquer; elle a l'avantage sur les ponctions périnéale et rectale de pouvoir permettre le cathétérisme rétrograde dans le cas où le cathétérisme de l'urèthre est impossible; aussi doit-elle toujours être préférée du moment qu'il n'y a pas de contre-indication.

PONCTION RECTALE. — Le trocart est courbe et doit être plus long que celui employé pour la ponction sus-pubienne. Sa flamme présente la rainure latérale et sa canule les orifices latéraux correspondants aux extrémités de la rainure.

Données anatomiques : Immédiatement en arrière du bord postérieur de la prostate, sur la ligne médiane, entre les deux vésicules séminales, la paroi vésicale et la paroi rectale contiguës ne sont séparées que par une couche assez mince de tissu cellulaire ordinairement dense. Le cul-de-sac péritonéal vésico-rectal est à une distance des bords de la prostate toujours assez grande pour ne pas être exposé à être blessé.

Points de repère : Le doigt introduit dans le rectum suit le sillon ou plutôt la légère excavation longitudinale de la face postérieure de la prostate, de bas en haut, jusqu'à son bord postérieur; immédiatement en arrière de ce bord, sur la ligne médiane, est le point de ponction. A ce niveau, quand il y a rétention d'urine, le doigt perçoit toujours la fluctuation du liquide contenu dans la vessie.

Manuel opératoire : Le sujet sur le dos, le siége ou le bord du lit ; les cuisses et les jambes relevées et écartées, tenues par des aides (position de la taille). Le chirurgien introduit dans le rectum l'indicateur gauche, la pulpe en haut suit le sillon de la prostate, arrive au bord postérieur, perçoit sur la ligne médiane, entre les deux vésicules séminales, la fluctuation de la vessie. Puis, tenant de la main droite le trocart, la concavité en haut, il en conduit la pointe sur le doigt dans le rectum. Arrivé au bord postérieur de la prostate, immédiatement en arrière de ce bord, il dirige la pointe en haut et fait la ponction, en poussant la pointe en haut et un peu en arrière. Sitôt que l'urine s'écoule par l'orifice latéral de la canule près du pavillon, de la main gauche tenant la canule, de la droite le manche de la flamme, et maintenant fixe la flamme, il pousse la canule, puis retire la flamme, et l'urine s'écoule. Il faut, comme toujours, ne pas vider trop rapidement la vessie.

Appréciation : La ponction rectale n'offre en réalité pas plus de difficulté d'exécution que l'hypogastrique ; en ne s'écartant pas du bord postérieur de la prostate et de la ligne médiane, on est à l'abri de la blessure du cul-de-sac péritonéal vésico-rectal et des vésicules séminales, comme le prouvent les quarante faits de la pratique de Cock. Mais la canule ne peut être supportée dans l'anus; elle finit par causer un ténesme insupportable. Si l'on veut maintenir l'évacuation de l'urine par cette voie, il faut immédiatement substituer à la canule une sonde molle de gomme, qu'un bandage en T maintiendra. Hamilton conseillait de retirer la canule immédiatement après l'évacuation de l'urine; il préférait revenir à la ponction, s'il était nécessaire, plutôt que de laisser même une sonde dans la plaie. Le trajet recto-vésical peut rester fistuleux et entretenir une irritation continuelle de la vessie et du rectum. Enfin, lorsque la prostate est très-volumineuse, il peut être très-difficile d'arriver avec le doigt au bord postérieur de la prostate. Chez les enfants, la ponction rectale, en raison du peu de développement de la prostate, de la laxité du tissu cellulaire interposé entre la vessie et le rectum, ne doit pas être pratiquée.

Ponction périnéale.—C'est de beaucoup la plus anciennement employée; tout d'abord elle se pratiquait au moyen d'un long bistouri étroit. Au début, la ponction était faite sur le raphé médian au devant de l'anus, et la pointe du bistouri était dirigée vers la vessie (Tollet, 1681). Puis Dionis conseilla de faire une incision du raphé se prolongeant latéralement (comme l'incision de Frère Jacques dans la taille), et de faire la ponction latérale de façon à ouvrir la vessie en dehors de la prostate. On a substitué au bistouri étroit un long trocart depuis Junker. Dans ces dernières années, M. Voillemier a voulu remettre en honneur la ponction périnéale. Pour la pratiquer, il fait une incision dans le pli, entre le scrotum et la cuisse, suivant la branche ascendante de l'ischion et descendante du pubis; puis, contre le bord de l'os, fait la ponction avec un trocart droit, dans l'angle pubien, au-dessus et en dehors de l'urèthre; ainsi il traverse un tissu très-dense et tout le plexus veineux qui entoure la prostate et le col vésical. Il suffit d'indiquer les parties lésées pour que ce procédé soit rejeté.

La ponction périnéale, quel que soit le procédé employé, est toujours une opération grave en raison des tissus traversés; de plus, elle demande une habileté chirurgicale peu commune pour ne pas faire une fausse manœuvre complète. Dans le procédé de M. Voillemier, on sait où l'on va, les points de repère sont justes, mais on traverse forcément un riche réseau veineux dont les parois adhérentes au tissu serré ambiant rendent encore ce procédé le plus dangereux de ceux proposés. Nous croyons que la ponction périnéale doit être abandonnée, et si, par un hasard extraordinaire, on se trouvait devant un cas où les ponctions sus-pubienne et rectale fussent contre-indiquées, la première par des adhérences péritonéales antérieures, la seconde par un développement énorme de la prostate, par exemple, on ferait peut-être bien de préférer à la ponction périnéale la boutonnière, qui aurait l'avantage sur la ponction de servir consécutivement au traitement de l'obstacle uréthral.

BOUTONNIÈRES.

Toutes les fois que le chirurgien incise l'urèthre, dans sa continuité, de dehors en dedans, que le canal soit occupé ou non par une sonde ou un cathéter servant de conducteur à l'incision, on appelle l'opération : *Boutonnière*. — Ainsi cette dénomination : *Opération de la boutonnière*, est toujours vague; elle n'indique ni le siége de l'ouverture faite à l'urèthre, ni s'il y a un conducteur dans l'urèthre, ce qui la rend une opération d'une facilité banale; ni s'il faut trouver et ouvrir l'urèthre sans le conducteur, ce qui peut être, comme le dit Sédillot, l'opération la plus difficile de la chirurgie. — Enfin, cette opération a des indications très-variables : tantôt elle a pour but immédiat d'ouvrir l'urèthre en arrière d'un obstacle infranchissable, pour évacuer l'urine dans la rétention vésicale, et pour but consécutif de permettre de passer d'arrière en avant dans le bout antérieur du canal un conducteur qui servira à l'opération dirigée contre l'obstacle lui-même.

Tantôt elle est destinée à l'extraction d'un corps étranger fixé dans le canal.

Tantôt elle est indiquée par un rétrécissement offrant une masse indurée considérable.

Tantôt elle est dirigée contre un rétrécissement avec fistules ; ici la manœuvre est encore différente selon qu'on a conduit jusque dans la vessie, par une fistule, une sonde ou un cathéter, qui sert de conducteur pour trouver facilement le bout postérieur de l'urèthre.

Enfin, d'après la modification heureuse de M. Bourguet (d'Aix), elle est destinée non pas à ouvrir simplement le canal, mais encore à reséquer toute la portion indurée de l'urèthre, qu'il y ait ou non des fistules, qu'un conducteur ait été conduit par une fistule dans la vessie ou non.

On fait encore la boutonnière quand, par le cathétérisme rétrograde, on a conduit dans le bout postérieur de l'urèthre, jusqu'à l'obstacle, un conducteur.

Cette énumération des indications de cette opération et des principales conditions qui viennent modifier sa difficulté et par suite les manœuvres opératoires qu'elle nécessite, rend très-bien compte du vague très-grand que laisse à l'esprit l'expression : *boutonnière.*

Je laisse le mot tel qu'il est avec sa signification si multiple ; je décrirai successivement les différentes opérations qu'il désigne, en suivant l'énumération précédente, de façon à n'oublier aucune des manœuvres que peut fournir chaque cas particulier.

Dans l'opération de la boutonnière, il y a des règles générales, des points de repère spéciaux à chaque point du canal où l'on veut faire l'ouverture. — Mais tout est modifié selon que l'urèthre est ou non occupé par un conducteur, soit dans toute son étendue, soit dans sa portion antérieure seule, ou seulement dans sa portion postérieure, soit qu'il y ait un conducteur dans chaque portion, l'antérieure et la postérieure, l'obstacle étant alors limité par les extrémités des conducteurs.

Dans ce chapitre, qui ne traite que des opérations destinées à évacuer l'urine de la vessie dans la rétention complète, je ne vais m'occuper que de la boutonnière ayant ce but. Toutes les autres opérations de boutonnière dirigées contre l'obstacle devant être décrites bien mieux à leur place dans le chapitre des opérations spéciales aux altérations de l'urèthre.

En appréciant la ponction de vessie par le périnée, Velpeau dit (1) : « Néanmoins, comme en pareil cas, la vessie est fortement distendue, et que son conduit excréteur est presque constamment élargi derrière la coarctation, si j'étais jamais dans la nécessité d'ouvrir une voie artificielle aux urines, je me bornerais à chercher l'urèthre, à lui faire une boutonnière entre le rétrécissement et l'anus, dussé-je comprendre le sommet de la prostate dans mon incision. Cette ouverture aurait le double avantage d'offrir un passage à la sonde, qu'on voudrait introduire dans la poche urinaire, et de permettre de s'occuper immédiatement du canal malade d'arrière en avant. » — Voilà l'idée de l'opération de la boutonnière émise par le célèbre chirurgien de la Charité.

Ce passage montre aussi qu'il préférait cette opération à la ponction périnéale.

L'opération de la boutonnière, dans le cas de rétention d'urine avec obstacle infranchissable, peut être préférée à la ponction de vessie, lorsqu'on a affaire à un rétrécissement constitué par une masse indurée, ou lorsqu'on est devant une déchirure de l'urèthre de date récente, altérations qui, même après l'évacuation de l'urine, nécessitent l'ouverture du bout postérieur du canal en arrière de l'obstacle, pour rétablir le calibre de l'urèthre. — De plus, la rétention est une condition favorable au succès de l'opération, car pres-

(1) Velpeau, *Médecine opératoire*, t. IV, page 729.

que toujours, dans ces cas, l'urine s'accumule en arrière de l'obstacle, permet d'ouvrir facilement l'urèthre en ce point, et de passer immédiatement une sonde dans la vessie. — Quand le rétrécissement est en avant du collet du bulbe dans la portion spongieuse, l'exploration du périnée fait reconnaître l'urèthre distendu par l'urine; quand l'obstacle est à l'union du bulbe et de la portion membraneuse, le doigt introduit dans le rectum trouve la fluctuation de l'urine dans l'urèthre. — La présence de l'urine dans le canal se révèle surtout au moment où le malade fait des efforts pour uriner.

Pour arriver à ouvrir l'urèthre en arrière de l'obstacle, plusieurs procédés ont été proposés :

Premier procédé. — Une sonde introduite jusque contre le rétrécissement, on fait une incision sur la ligne médiane, qui découvre la sonde, et permet d'explorer directement la face antérieure du rétrécissement. On cherche à faire passer dans l'orifice du rétrécissement un stylet, sur lequel on coupe l'obstacle pour arriver au bout postérieur; l'urine sort, et le stylet maintenu dans la portion postérieure du canal, on place facilement dans tout l'urèthre une sonde à demeure, par où l'urine continue à sortir. Ce procédé peut être long et même infructueux, si l'on n'arrive pas à introduire le stylet dans le rétrécissement, car on sera obligé d'inciser sur la ligne médiane et de rechercher sans conducteur le bout postérieur de l'urèthre.

Deuxième procédé. — Il est certainement préférable d'employer immédiatement le procédé d'Amussat. Il consiste à faire une incision médiane sur le raphé périnéal, longue de 6 à 7 centimètres, qui découvre le bulbe et va ouvrir la portion membraneuse de l'urèthre.

Manuel opératoire. — Le sujet dans la position de la taille, couché sur un matelas assez résistant pour qu'il n'y ait pas enfoncement et déplacement du bassin, les jambes et les cuisses fléchies, relevées et écartées, tenues par des aides. Le chirurgien, assis, fait l'incision longitudinale qui s'arrête à 15 millimètres de l'anus, découvre l'extrémité du bulbe, puis, passant dans chaque lèvre de la plaie, au moyen d'une aiguille, un fil qui comprend dans son anse le plus de tissu possible, il confie ses fils à des aides, qui, les tenant, écartent de chaque côté les lèvres de la plaie et la rendent béante.

La plaie soigneusement épongée de temps en temps, le chirurgien explore avec le doigt indicateur gauche porté au-dessous du bulbe, recherche la sensation de fluctuation du liquide dans l'urèthre, et continue d'inciser toujours sur la ligne médiane jusqu'à l'ouverture de l'urèthre; l'urine qui s'écoule permet de trouver facilement l'orifice artificiel, et de conduire une sonde dans la vessie qu'on laisse en place. — Puis immédiatement, ou bien les troubles de la rétention dissipés, on termine l'opération destinée à rétablir le cours normal de l'urine. Un cathéter introduit dans la portion antérieure du canal jusqu'au rétrécissement, et maintenu fixe, le malade dans la position indiquée et la plaie maintenue béante au moyen des fils, on cherche par l'ouverture à conduire un stylet d'arrière en avant vers l'obstacle. Puis, se guidant sur la sonde et le stylet, on prolonge l'incision médiane et on coupe le rétrécissement; alors une sonde est facilement conduite du méat à la vessie.

Les soins consécutifs se résument à panser directement comme une plaie ordinaire, et à changer de temps en temps la sonde à demeure, par le procédé (1) indiqué page 126. Si l'état des tissus le permet, s'il ne sont pas indurés, on pourra fermer la plaie par-dessus la sonde au moyen d'une suture. — Comme nous le dirons plus loin, il est bon

(1) Cathétérisme sur conducteur.

de ne pas laisser trop longtemps la sonde à demeure, Sédillot conseille de ne pas la laisser plus de huit jours, et pendant tout ce temps de la maintenir ouverte pour que l'urine s'écoulant goutte à goutte sans s'accumuler dans la vessie, ne passe pas entre la sonde et le canal. — En général, après la sortie de la sonde, l'urine s'écoule encore pendant quelque jours par la plaie.

TROISIÈME PROCÉDÉ. — *Recherche de l'urèthre près de la prostate, ou plutôt immédiatement en avant de la prostate.* — On y arrive par le procédé de M. Demarquay. Il consiste à faire l'incision transversale au devant de l'anus, et à aller ainsi ouvrir l'urèthre. — C'est l'incision de la taille bilatérale sans conducteur dans l'urèthre.

Données anatomiques. — Quand on explore la surface rectale de la prostate, on trouve, à la partie moyenne de son bord anal, en avant du large sillon vertical qui sépare les lobes latéraux, *la saillie* légèrement en pointe qui donne à la prostate une forme analogue à celle d'un cœur de carte à jouer. Cette saillie ou bec du bord de la prostate est sur la ligne médiane, et correspond à l'urèthre qui passe immédiatement au-dessus. — C'est là le guide qui dirige l'opérateur, et permet de trouver l'urèthre.

Manuel opératoire. — Le malade dans la position décrite pour le procédé précédent. — Le rectum préalablement vidé par un lavement, les bourses maintenues relevées. Le chirurgien, assis, place l'indicateur gauche dans l'anus, la pulpe sur le bec de la prostate, et avec le pouce de la même main sur la peau en avant de l'anus, tend le périnée. — Avec la main droite munie d'un bistouri, il fait à la peau une incision convexe en haut, allant d'un ischion à l'autre, et passant à 15 millimètres au devant de l'anus; puis, la lèvre supérieure de la plaie écartée par un aide, l'indicateur gauche de l'opérateur restant toujours sur le bec de la prostate, le pouce gauche tenant la lèvre inférieure de la plaie, il explore de temps en temps le fond de la plaie pour se rendre compte de l'épaisseur des tissus qui reste encore entre le fond de la plaie et le bec de la prostate. La plaie soigneusement épongée, le chirurgien continue l'incision qui, profondément, devient de plus en plus étroite, jusqu'à ce qu'il soit au-dessus du bec de la prostate, ce qu'il reconnaît avec l'indicateur gauche qui est dans le rectum et celui de la main droite porté dans la plaie. — Alors, dirigeant le bistouri légèrement en haut, il fait une incision transversale de un centimètre qui ouvre l'urèthre. — Si le bulbe est très-développé, on le fait relever avec un crochet mousse.

Dans la rétention par obstacle en avant dans l'urèthre, l'urine est accumulée en arrière; la sensation de fluctuation qu'elle fournit est un nouveau guide très-sûr pour la ponction de l'urèthre, mais sa présence ne doit pas faire quitter le bec de la prostate.

Aussitôt l'ouverture de l'urèthre, l'urine s'écoule et permet de passer facilement une sonde dans la vessie. — Par la plaie, il sera possible de conduire, d'arrière en avant, une sonde ou un stylet jusqu'à l'obstacle, ce qui servira à l'opération de boutonnière consécutive, destinée à la cure de l'obstacle.

Il va s'en dire que la sonde, conduite par la plaie dans la vessie, il faudra surveiller l'évacuation de l'urine, afin de se mettre à l'abri des accidents que peut déterminer le retrait trop rapide de la vessie sur elle-même. — La sonde, mise par la plaie dans la vessie, doit seule livrer passage à l'urine jusqu'à ce que la surface de la plaie soit organisée; si elle occupe l'urèthre tout entier, on doit la renouveler de temps en temps, ou bien ne la laisser que pendant au moins huit jours.

CHAPITRE VII

Examen de l'urèthre avec les instruments spéciaux

Déjà nous savons ce que chaque sonde métallique ou flexible, servant d'instrument explorateur, peut fournir comme données diagnostiques des différentes affections de l'urèthre. Ainsi la déviation latérale est reconnue avec les sondes à grande courbure (1) et à petite courbure (2); de même, la saillie de la lèvre inférieure du col vésical (3). Les excavations prostatiques sont explorées avec la sonde à petite courbure et à très-petit bec (4).

L'induration d'un point de la paroi uréthrale, sans diminution de calibre appréciable à la sonde à grande courbure ou à la sonde flexible, est diagnostiquée avec la sonde coudée de Mercier (5). On reconnaît aussi avec cette sonde que tel ou tel point du canal est d'une sensibilité plus grande par la douleur produite au moment où la sonde franchit ce point.

Le rétrécissement empêche la sonde volumineuse d'aller plus loin ; ainsi est déterminée sa limite antérieure ; son diamètre est donné par celui de la plus grosse bougie qui peut le traverser (6); sa disposition antérieure est indiquée par la

(1) Voir page 65.

(2) Voir page 78 et suivantes.

(3) Voir page 64 et page 81.

(4) Voir page 85.

(5) Voir page 75.

(6) Page 119.

bougie à empreintes. Mais les sondes, quelles qu'elles soient, ne font pas connaître l'épaisseur du rétrécissement et ne donnent qu'un résultat insuffisant sur le nombre des points rétrécis de l'urèthre; un second rétrécissement est indiqué par l'arrêt de la sonde à son niveau quand le premier est plus large que lui; mais s'il est de même diamètre que le premier, la bougie ne le fait même pas soupçonner. De là, l'utilité des instruments spéciaux uniquement destinés à l'exploration de l'urèthre.

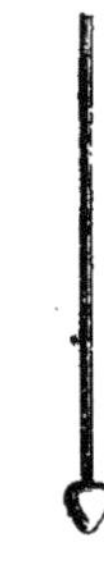

Fig. 33. — Sonde exploratrice à tête conique.

Bougie a tête conique. — Le plus simple est la bougie à *tête de Bell* que Leroy fit faire en gomme (fig. 33). Cette bougie, formée d'une tige mince en gomme, est terminée par un renflement de forme conique, le sommet du cône est sur le prolongement de la tige qui adhère au centre de la base; la circonférence du cône ne doit pas être trop émoussée; la tige, partout du même diamètre, est une sonde fine de 1 à 3 millimètres; la base du cône est de diamètre variable. Il faut avoir un jeu de sondes exploratrices à cônes de plus en plus larges, depuis 2 à 3 millimètres de diamètre jusqu'à 10 millimètres.

Mécanisme. — Cette sonde exploratrice, introduite dans l'urèthre sain, la surface latérale et la circonférence du cône sont les seules parties qui touchent et écartent successivement les parois du canal d'un bout à l'autre. Car il faut toujours la conduire jusque dans la vessie.

Si un point de l'urèthre est enflammé, la tête, en passant à son niveau, détermine une douleur, qui cesse aussitôt qu'elle est au delà : la longueur de la tige, poussée pendant la douleur, indique la longueur de la section du canal malade; toute la longueur de la sonde engagée dans le méat, au moment de la douleur, indique le niveau de la partie malade dans l'urèthre. La présence de pus ou de sang autour de la base du cône, l'instrument retiré, indique l'inflammation, l'altération au niveau du point douloureux. Ainsi est déterminé le siége de l'altération de la muqueuse uréthrale dans l'uréthrite chronique.

Si l'urèthre est rétrécie en un point, le sommet du cône pénètre d'abord, dilate l'orifice rétréci, et, si le diamètre de la base du cône n'est pas trop grand, le renflement conique terminal tout entier franchit l'obstacle. Alors les sensations transmises par la tige sont celles d'une résistance au moment où le cône s'engage dans le rétrécissement, résistance qui cesse brusquement sitôt que la base du cône est au delà de l'obstacle. En retirant la sonde, c'est la base du cône qui, la première, arrive à l'orifice postérieur de l'obstacle. La sensation de résistance débute brusquement, persiste pendant tout le passage dans la portion rétrécie de l'urèthre, et cesse aussitôt après. Si la circonférence du cône, arrêtée en arrière du rétrécissement, on marque sur la tige, au niveau du méat, en y attachant un fil, puis, continuant la sortie de l'instrument, on fait de nouveau sur la tige au niveau du méat une marque au moment où cesse la sensation de résistance, en y attachant un second fil : ainsi on détermine le niveau du rétrécissement, et son calibre, dans une longueur égale à la distance qui sépare les deux fils attachés sur la tige de la sonde, est donnée par le diamètre de la base du cône. La présence de sang à la base du cône, après la sortie, indique l'altération de la muqueuse en arrière du rétrécissement.

La sonde exploratrice ne donne pas la longueur de l'altération qui constitue le rétrécissement, elle ne donne que la longueur de la section la plus rétrécie. Dans un rétrécissement, en avant et en arrière de son orifice, la paroi de l'urèthre est altérée, et le calibre de l'urèthre est diminué.

De là, comme nous le verrons bientôt, la section qui ne porte que sur la portion la plus étroite, reconnue par la sonde exploratrice, laisse forcément en avant et en arrière un calibre trop étroit à l'urèthre.

Ainsi, on prend pour explorer un rétrécissement la bougie exploratrice dont le cône peut passer dans l'orifice rétréci.

S'il y a plusieurs rétrécissements superposés, on les reconnaît aux résistances successives pendant l'introduction, et aux mêmes résistances correspondantes aux mêmes points de l'urèthre pendant la sortie. La longueur de la portion la plus étroite de chaque rétrécissement peut toujours être déterminée. Mais, si le second rétrécissement est plus étroit que le premier, alors pour l'explorer il faut se servir d'une sonde à cône plus étroit, ou d'une sonde offrant sur son trajet plusieurs renflements coniques à volume de plus en plus petit jusqu'à celui de l'extrémité qui doit être le plus petit. Mais je préfère toujours un seul renflement, plusieurs rendent plus difficile l'examen, car on ne sait au juste quel renflement est arrêté.

La manœuvre d'introduction de la sonde exploratrice de gomme est la même que celle de la sonde droite de gomme; la verge relevée, la sonde est poussée par un mouvement continu et observé; arrivée sur l'obstacle, il faut pousser doucement pour le vaincre. Mais il arrive que la sonde, ne pouvant être dirigée en raison de sa souplesse, n'entre pas dans l'orifice du collet du bulbe et heurte contre le cul-de-sac du bulbe, comme la sonde droite de gomme. Pour la diriger, il faut passer dans sa tige un mandrin de laiton qui permet de lui donner une grande courbure et de diriger le cône dans la portion membraneuse. L'exploration est toujours la même; seulement, on fait ici la manœuvre du cathétérisme curviligne des sondes à grande courbure, pour que l'axe du cône soit toujours confondu avec l'axe du point de l'urèthre qu'il occupe.

Pour faciliter l'introduction du cône dans l'orifice du rétrécissement, on peut se servir de sonde exploratrice dont le sommet du cône est prolongé de quelques centimètres comme l'extrémité d'une bougie olivaire. Ici cette extrémité olivaire, en s'engageant dans l'orifice rétréci, a l'avantage de pouvoir faire cesser le spasme propre du rétrécissement et de rendre plus exacte l'exploration.

Beaucoup de chirurgiens préconisent comme instrument explorateur une sonde de métal, de même forme que la sonde de gomme exploratrice; la tige mince est terminée par un cône dont le centre de la base répond à la tige. L'exploration de toute la portion spongieuse de l'urèthre est faite avec cette sonde comme avec la sonde de gomme; quant à l'exploration de la région membraneuse, elle nécessite alors la manœuvre du cathétérisme rectiligne, et si le ligament suspenseur de la verge est court, la distension nécessaire de ce ligament pour faire pénétrer le cône au delà du collet du bulbe a le désavantage : 1° de compliquer l'exploration; 2° de nécessiter la compression de bas en haut de la paroi antérieure de l'urèthre du méat au collet du bulbe; 3° de fournir à la sortie une sensation de résistance déterminée par l'arrêt de la base du cône en arrière du collet du bulbe, même quand le calibre de l'urèthre n'est pas diminué.

Ainsi il faut se défier des données diagnostiques fournies par la sonde exploratrice de métal.

La contracture de la portion membraneuse de l'urèthre qui accompagne presque toujours, à un degré plus ou moins énergique, une inflammation chronique de la région profonde de l'urèthre, ou une affection du col vésical et même de la vessie, peut fournir à la main qui conduit la bougie exploratrice des résistances telles qu'on peut croire à un rétrécissement. Quand il n'y a que contraction de l'urèthre, le cône, une fois engagé dans la portion membraneuse, peut la faire cesser aussitôt, et passer ensuite sans résistance et revenir de même. Ou bien la résistance au cône se prolonge pendant son passage dans la portion membraneuse, mais n'existe plus ou n'existe que très-peu en revenant. Cette différence entre la sensation de résistance d'aller et celle de retour indique une contraction de l'urèthre. Ou bien la sensation de résistance, existant seulement au début de l'introduction du cône dans le collet du bulbe, se reproduit au retour au moment où le cône entre de la prostate dans la portion membraneuse, pour cesser immédiatement ensuite; la variation du point de l'urèthre siége de la résistance indique encore qu'il n'y a qu'une contraction.

Ce diagnostic de la contracture de l'urèthre n'est pas absolu, car la cause de la contracture peut parfaitement être une altération de la paroi uréthrale constituant un rétrécissement au début, sans diminution de calibre appréciable aux sondes employées. Comme nous l'avons dit, le diagnostic de cette altération n'est donné que par la sonde coudée. Mais, avec la bougie à tête conique, on aura toujours reconnu que la diminution du calibre de l'urèthre est spasmodique.

La contracture de l'urèthre est l'auxiliaire habituel aussi bien des rétrécissements que des autres affections de l'urèthre et des affections de vessie; il faut constamment être en garde, et ne conclure au rétrécissement qu'après la sensation nette et franche, ou après des examens répétés. Il m'est arrivé plusieurs fois de reconnaître l'importance des soins qu'il faut mettre dans cet examen de l'urèthre. Un malade arrive chez moi, me dit qu'il est atteint de rétrécissement, et m'indique une sonde très-fine comme étant la plus grosse qui puisse être introduite. J'examine, et je passe la petite bougie indiquée, qui, d'abord un peu serrée, devient très-vite libre; pour me rendre compte du siége du rétrécissement, je visse sur ma petite bougie une sonde d'un diamètre ordinaire, 6 millimètres: ainsi, à l'union des deux sondes, j'avais un changement brusque de diamètre, et le rétrécissement, en arrêtant la sonde, me permettait de reconnaître son niveau. Je pousse la sonde à la suite de la bougie fine : au niveau du collet du bulbe, il y a un léger arrêt, mais la sonde, sans effort, arrive dans la vessie. *Ainsi le cathétérisme à la suite peut faire reconnaître la contracture.*

INSTRUMENTS EXPLORATEURS DE BÉNIQUÉ. — Pour arriver à déterminer la longueur de toute la paroi de l'urèthre occupée par le rétrécissement, la sonde exploratrice de Bell ne donnant que la longueur de la partie la plus étroite, la limite antérieure du rétrécissement étant fournie par la longueur de la portion de sonde volumineuse qui peut être introduite en avant de l'obstacle, il faut déterminer la limite postérieure. Pour cela, Béniqué proposa plusieurs instruments. L'un est une sonde fine, munie assez loin de son bec d'une ampoule de baudruche qui l'entoure; distendue, l'ampoule représente une petite sphère de 8 à 10 millimètres de diamètre traversée par la sonde ; non distendue, ses parois s'aplatissent contre la sonde. La sonde offre un conduit intérieur qui, du pavillon, va se terminer à une ouverture latérale dans la surface de la sonde enveloppée par l'ampoule.

L'ampoule non distendue, on introduit la sonde jusqu'au delà de l'obstacle, là on dilate l'ampoule, on ferme le pavillon avec le doigt ou avec un fausset, puis on cherche à retirer la sonde ; bientôt arrêtée, l'ampoule reste forcément en arrière de l'altération du rétrécissement ; là on attache un fil sur la sonde au niveau du méat. L'ampoule vidée, on retire la sonde en maintenant son extrémité dans le rétrécissement ; l'ampoule étant en avant, on dilate de nouveau l'ampoule, et l'on cherche à pousser la sonde, qui s'arrête sitôt que l'ampoule est au niveau de l'obstacle. Alors, la distance qui est entre le méat et le fil donne exactement la longueur de la portion de l'urèthre envahie par le rétrécissement.

La description de l'exploration avec cet instrument nous dispense de celle avec les instruments analogues, où la petite sphère de baudruche est remplacée par un losange, dont les quatre côtés articulés en charnière peuvent, au moyen d'un stylet intérieur à la sonde, être développés, ou bien rapprochés les bords les uns contre les autres. — Il y a aussi la sonde dite dilatatrice, de Civiale. C'est une sonde exploratrice en gomme dont le cône et la portion de la tige voisine du cône sont divisés par une fente moyenne. Dans l'intérieur de la sonde est un stylet fin terminé par un renflement brusque, qui se loge dans la cavité formée par les deux moitiés du cône rapprochées. La sonde conduite en arrière du rétrécissement, en tirant sur le stylet, sa petite boule sort du cône, et, restant entre les deux moitiés de la tige, écarte d'autant plus les deux moitiés du cône que l'on attire davantage cette boule du stylet.

Instrument explorateur d'Amussat. — C'est un tube métallique droit, long de 25 centimètres, d'un diamètre variable de 3 à 4 millimètres et ouvert aux deux bouts ; mais l'orifice, interne étroit, est excentrique. — Dans ce tube est une tige métallique, terminée immédiatement au delà de l'orifice interne excentrique du tube par une plaque ronde légèrement plus large que le tube. La tige adhère à la plaque en un point excentrique, à sa circonférence. L'extrémité externe de la tige qui se prolonge au delà du tube est entourée d'un manche cannelé, muni d'une vis qui le traverse et sert en comprimant la tige à le fixer.

En imprimant à la tige un mouvement de rotation sur

elle-même, on déplace la plaque terminale qui, tantôt est appliquée sur le bout du tube, tantôt est tout à fait en saillie latérale. Sur l'extrémité externe du tube est un point qui sert de repère, indiquant le côté de l'extrémité interne où est l'orifice excentrique. Avant de se servir de l'instrument, on place la plaque contre l'extrémité du tube, puis la vis de pression du manche devant le point de repère. — Alors l'inclinaison plus ou moins grande de la vis, par rapport au point de repère, indique le déplacement plus ou moins grand de la plaque terminale et sa saillie latérale.

Mécanisme de l'exploration. — L'instrument fermé est introduit au delà d'un obstacle; on imprime au stylet un demi-tour de rotation sur lui-même, alors la plaque fait complétement saillie en dehors du calibre du tube, et la maintenant sur la paroi latérale de l'urèthre, on retire l'instrument, qui est arrêté, la plaque fixée en arrière de la saillie du rétrécissement.

En explorant successivement ainsi tous les côtés de la paroi uréthrale, on peut arriver à reconnaître le point de la circonférence uréthrale où le rétrécissement est le plus en saillie. Mais c'est surtout pour reconnaître les replis valvuleux, ou un rétrécissement valvuleux, que cet instrument est utile. La sensation fournie par la plaque accrochée dans la valvule est alors très-nette, elle indique très-bien le côté de la paroi uréthrale où elle existe. Puis, après l'exploration de la face postérieure de l'obstacle, un fil ayant été placé sur le tube au niveau du méat, pour indiquer le niveau de la face postérieure de l'obstacle, l'instrument fermé et ramené en avant, on explore, la plaque étant mise en saillie, la face antérieure de l'obstacle. Ainsi on détermine l'épaisseur de l'obstacle, qui dans les cas de rétrécissement valvuleux est toujours très-faible. Enfin, on reconnaît que la valvule est ouverte en arrière quand l'instrument est arrêté dans l'exploration d'arrière en avant, et n'est pas arrêté dans l'exploration du même point de l'urèthre d'avant en arrière ; que la valvule est ouverte en avant quand il y a arrêt dans l'exploration d'avant en arrière, et qu'il n'y a pas d'arrêt dans l'exploration du même point faite d'arrière en avant.

— La curette à bec mobile de Leroy d'Étiolles peut servir à faire cet examen. Elle a même l'avantage de se manier plus facilement en raison du mécanisme par lequel son bec est mis en saillie et est fixé dans cette position.

— La bougie à nœuds en gomme, terminée par un cône, comme la bougie exploratrice, et présentant tous les 3 à 4 centimètres des renflements olivaires, peut être utile. Les renflements donnent à leur passage au niveau de chaque obstacle la sensation de résistance. Elle indique une saillie dans l'urèthre avec diminution de calibre, mais ne détermine ni le siége ni les limites de l'altération.

Endoscope de M. Desormeaux. — Il se compose de trois pièces distinctes : 1° *Le tube ouvert aux deux bouts*, droit, d'un diamètre de 7 à 9 millimètres, destiné à être conduit dans l'urèthre, et sert à transmettre à son extrémité interne ouverte les rayons lumineux. Pour rendre son introduction possible, on le munit d'un embout mobile, arrondi, qui masque les bords minces de son orifice, et est retiré au moyen du mandrin qui le porte. Latéralement près de son extrémité externe, élargie pour s'ajuster à la seconde pièce qui constitue l'appareil réflecteur et oculaire, ce tube droit, offre une ouverture rectangulaire longitudinale, dont l'extrémité externe plus large est arrondi. C'est par cette ouverture que, le tube étant dans l'urèthre, muni du réflecteur et de l'appareil éclairant, on conduit dans le tube vers le champ d'observation situé à son orifice interne, soit des stylets pour explorer la surface vue de l'urèthre, soit une tige métallique munie à son extrémité d'un peu de coton pour enlever le sang ou les liquides qui gênent l'observation. Enfin, c'est par là qu'on conduit le stylet destiné à entrer dans l'orifice du rétrécissement.

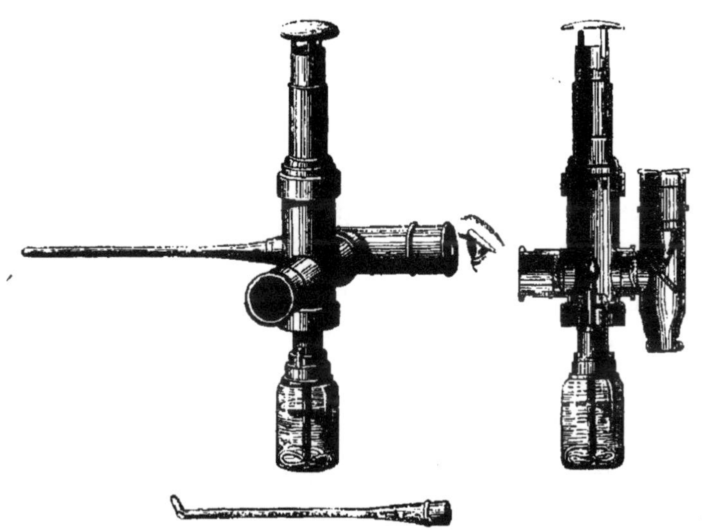

FIG. 34. — Endoscope de Desormeaux.

1° Instrument complet. — 2° Appareil producteur de la lumière et appareil réflecteur (coupe verticale). — 3° Tube coudé à fenêtre, à l'angle muni d'une plaque de verre. Sert pour voir dans la vessie.

2° *Appareil réflecteur et oculaire.* — C'est un cylindre creux assez large, terminé d'une part en se rétrécissant pour se continuer avec le tube uréthral, qui s'adapte à lui par frottement. Ainsi continus l'un à l'autre, le tube uréthral et l'appareil réflecteur, leurs axes sont absolument confondus. L'autre extrémité de cette pièce, oculaire, est fermée par une plaque offrant un trou à son centre. Latéralement à sa partie moyenne est une ouverture large et ronde, munie d'un ajutage cylindrique destiné à relier l'appareil réflecteur à l'appareil éclairant. Ces deux pièces sont unies par un frottement doux des deux tubes l'un dans l'autre, qui permet, comme nous le verrons, à l'appareil éclairant, de rester toujours vertical quelle que soit l'inclinaison de l'appareil réflecteur et du tube uréthral. Au niveau de l'orifice latéral est un miroir plan, incliné à 45 degrés sur l'axe du cylindre et du tube uréthral, placé dans ce cylindre de façon à recevoir tous les rayons lumineux qui arrivent par l'ouverture latérale, et à les diriger par réflexion vers l'extrémité du tube uréthral. Ce miroir offre à son centre un orifice étroit qui le traverse en suivant l'axe du cylindre, et est ainsi sur la même ligne que l'orifice externe ou oculaire. La partie du tube qui, entre l'orifice oculaire et le miroir, est noircie, offre un rétrécissement concentrique ou plutôt est disposée en diaphragme infundibuliforme dirigé vers l'orifice du miroir. Ainsi l'œil placé à l'orifice oculaire dans l'axe de l'appareil réflecteur et du tube uréthral, reçoit les rayons lumineux qui éclairent l'objet placé à l'orifice du tube uréthral.

3° *Appareil éclairant ou plutôt appareil producteur de lumière.* — Se compose d'un large tube transversal ou cylindre, dont une extrémité répond à l'ouverture latérale de l'appareil réflecteur; son axe, perpendiculaire à celui de l'appareil réflecteur, tombe sur le centre du miroir en faisant un angle de 45 degrés. A sa partie moyenne, ce cylindre transversal est continu avec un cylindre vertical qui lui est perpendiculaire; ce dernier, ouvert en bas, est disposé pour recevoir une lampe dont la flamme occupe l'axe du cylindre transversal, et en haut il se termine par un prolongement tubulaire destiné à recevoir la fumée de la lampe.

Dans le tube horizontal, il y a, près de son ouverture qui correspond à celle de l'appareil réflecteur, une lentille plano-convexe, dont la convexité est du côté de la flamme et dont le foyer est confondu avec le centre de la flamme; elle sert d'abord à concentrer les rayons lumineux, qui, parallèles à leur sortie de la face plane, tombent sur le miroir plan réflecteur sous l'angle de 45 degrés, pour être réfléchis de là vers l'extrémité du tube uréthral. De l'autre côté de la flamme est un miroir concave, dont le foyer est confondu avec la flamme, son action est de concentrer les rayons lumineux sur la lentille. Ainsi, tous les rayons fournis par une lumière faible, recueillis par le miroir concave et réunis par la lentille, arrivent au miroir plan et de là à l'objet placé à l'extrémité du tube uréthral en quantité suffisante pour l'éclairer, et permettre de l'observer par l'orifice oculaire.

Pour avoir une flamme petite avec le plus de lumière possible, M. Desormeaux emploie le gazogène, mélange d'alcool et d'essence de térébenthine. Enfin, à l'extrémité externe ou oculaire de l'appareil réflecteur, s'adaptent deux petites lunettes de Galilée, disposées, l'une pour les myopes, l'autre pour les presbytes.

Manœuvres. — Le malade, dans la position ordinaire donnée à la femme pour l'application du spéculum, le siége sur le bord du lit, les cuisses écartées, les pieds sur des chaises; ou mieux le malade sur un lit à spéculum. Le chirurgien conduit le tube muni de son embout jusqu'au col de la vessie : ce qu'il reconnaît à la longueur du tube introduite, au degré d'abaissement de son extrémité externe (voyez CATHÉTÉRISME RECTILIGNE); et enfin par la persistance de la résistance à son extrémité, il sait qu'il n'est pas dans la vessie, ce qu'il faut éviter; car on serait obligé d'absterger tout le liquide contenu dans le tube avant de pouvoir regarder. Puis, l'instrument préparé, l'appareil éclairant et le réflecteur tenus de la main gauche, on fixe par glissement l'extrémité rétrécie du réflecteur sur l'orifice externe du tube qui est tenu avec la main droite; puis, l'œil au trou oculaire, on voit la paroi uréthrale froncée devant l'extrémité interne du tube uréthral. On essuie, en conduisant par l'ouverture rectangulaire du tube un stylet muni à son extrémité d'un bourdonnet de coton; on explore avec l'extrémité du stylet; ou bien l'on porte un topique sur la paroi uréthrale.

En retirant lentement le tube, on maintient l'œil en observation et l'on voit à son extrémité les différents points de la paroi de l'urèthre qui viennent s'y froncer en cul de poule.

Dans ce mouvement de sortie, le tube change d'inclinaison, l'axe de son orifice doit toujours être dans l'axe du point de l'urèthre observé; la main doit même favoriser cette condition en conduisant le tube de façon à ne pas comprimer la paroi de l'urèthre avec les bords de son orifice. En un mot, c'est la manœuvre de sortie de la sonde droite qu'il faut faire. Pendant tous ces changements d'inclinaison dans l'axe du tube et de l'appareil réflecteur, l'appareil éclairant doit être maintenu avec la main gauche dans la position verticale.

La couleur normale de l'urèthre fournie par l'endoscope est d'un blanc jaunâtre plus ou moins rosée selon les sujets, elle rappelle la coloration de la peau. Sitôt que l'œil dans le mouvement de sortie du tube voit un changement de coloration, il faut s'arrêter à ce niveau, essuyer avec le bourdonnet de coton; et pour mieux voir, on imprime au tube un très-petit mouvement d'entrée, qui a pour action de montrer le segment de la muqueuse en cul de poule saillant plus ou moins dans l'orifice du tube; ainsi, on voit les changements de coloration et l'on peut arriver à distinguer les granulations muqueuses qui existent dans les uréthrites chroniques.

La façon dont le rapprochement — le cul de poule — des parois de l'urèthre se fait à l'extrémité du tube doit être très-observée. Quand les parois de l'urèthre sont saines, l'orifice du tube ayant toujours son axe confondu avec celui du point de l'urèthre où il se trouve, le froncement de la muqueuse est uniforme, et le centre du cul de poule correspond au centre de l'orifice du tube. S'il y a une altération de la paroi qui en diminue la souplesse en un point, le froncement de la muqueuse ne sera plus régulier à ce niveau, un côté du segment de la paroi s'affaissera plus que l'autre, le centre du cul de poule ne correspondra plus au centre de l'orifice du tube. Ainsi on reconnaîtra une diminution de souplesse de la paroi de l'urèthre en ce point; elle coïncide toujours avec une altération de coloration au même niveau.

Dans l'examen endoscopique de l'urèthre normal, on ne distingue jamais de replis transversaux, ce qui vient à l'appui des affirmations de M. Sappey. On ne distingue pas le verumontanum et les orifices des canaux éjaculateurs; on ne voit pas, non plus, les foramen et les foraminula de la muqueuse. En résumé, on n'arrive à reconnaître que les états pathologiques qui se manifestent par une altération dans la coloration et dans la souplesse des parois. L'endoscope peut rendre des services plus grands, en permettant, à l'extrémité du tube placée contre l'obstacle — un rétrécissement — ou autre, d'explorer directement la surface même de l'obstacle; il peut permettre de franchir, quand toutes les autres tentatives ordinaires de cathétérisme sont restées infructueuses. Mais, même avec l'endoscope dans ces cas difficiles, on n'arrive pas toujours, dès la première exploration, à trouver le passage qui, dans les rétrécissements, est souvent masqué par une petite saillie de la muqueuse.

Pour explorer un rétrécissement, l'orifice du tube contre l'obstacle, distendant la surface antérieure du rétrécissement, on explore cette surface avec un stylet conduit par l'échancrure du tube, et l'on applique l'extrémité du stylet successivement sur tous les points de la surface observée, jusqu'à ce qu'il pénètre.

Quand on a affaire à une déviation de l'urèthre, due soit à une saillie prostatique, soit à une compression de l'urèthre par une tumeur extérieure, voisine du canal, l'endoscope, en montrant, à son début, la position de la déviation de l'urèthre, peut permettre le cathétérisme.

Enfin, l'endoscope laisse voir nettement la saillie de la lèvre inférieure du col vésical; l'orifice du tube contre cette saillie, on voit une surface lisse transversale qui ne laisse aucun doute.

La manœuvre nécessaire pour l'introduction du tube dans les cas de déviation par saillie du lobe prostatique, et les mouvements spéciaux que fait le tube pour sortir de l'urèthre, indiquent au même titre que le cathétérisme rectiligne ordinaire la déviation uréthrale existante.

Appréciation. — Voir une altération pathologique entraîne forcément des progrès immenses. C'est ce qui s'est passé pour l'ophthalmoscopie, pour la laryngoscopie; ici pour l'endoscopie uréthrale les progrès sont limités, et cela tient à l'étendue du champ de vision qui est très-petit, à ce que nous ne voyons jamais, même dans ce champ de vision si étroit, une surface nette et continue de la paroi de l'urèthre, mais un segment de l'urèthre froncé en cul de poule. Ainsi l'on voit mal jusqu'à présent.

Malgré ces dimensions trop petites pour voir, ce tube de l'endoscope est gros, il a le volume des grosses sondes; de plus, il est droit; aussi son introduction détermine-t-elle forcément une distension brusque et considérable de l'urèthre (1). Or, toutes les affections de l'urèthre, même la plus

(1) Voy. CATHÉTÉRISME RECTILIGNE

simple en tant qu'altération de la paroi, l'uréthrite chronique, entraînent une contraction spasmodique du canal, plus ou moins grande. Civiale insiste avec raison sur cet état de l'urèthre, et le conseil qu'il donne à chaque instant de préparer le canal au passage des instruments métalliques n'a d'autre but que de faire disparaître ce spasme. Ainsi, il est nécessaire, pour arriver à faire l'exploration endoscopique de l'urèthre, même dans les cas d'uréthrite chronique, de faire disparaître le spasme. Mais par le passage répété des sondes et l'emploi de la bougie à tête conique, on arrive, comme nous l'avons dit plus haut, à reconnaître le siége exact de l'altération; ce qui suffit pour qu'on puisse aller y déposer les médicaments topiques indiqués.

Quant au diagnostic des altérations de la prostate, il nous est très-bien fourni par les sondes (1). L'endoscope, dans ces cas de saillie prostatique, de déviation de l'urèthre, offre d'abord une difficulté d'application réelle en raison de la direction droite de son tube, et il aurait le désavantage grave de comprimer avec force les saillies prostatiques pour ramener l'urèthre à être droit.

Pour nous, les indications réelles de l'instrument de M. Desormeaux, appliquées à l'exploration de l'urèthre, sont limitées aux cas exceptionnels de difficulté de cathétérismes impossibles, par les moyens que nous avions jusque-là. Encore là, dans la recherche de l'orifice du rétrécissement, il ne faut pas croire qu'il permet de voir l'orifice du rétrécissement; il agit en distendant la surface antérieure de l'obstacle, comme le tube de Beniqué, et permet d'explorer tous les points de la surface avec l'extrémité d'un stylet,

(1) Voy. *Données diagnostiques fournies par les sondes métalliques à grande courbure et coudée*, etc,

jusqu'à ce qu'on soit tombé dans l'orifice du rétrécissement. Lorsque l'urèthre est simplement comprimé et dévié, l'endoscope, en montrant la direction de la déviation, permet très-vite, ici, le cathétérisme.

CHAPITRE VIII

Différents procédés pour porter les topiques dans l'urèthre.

INJECTIONS.

Injection ordinaire par le méat. — Elle se fait avec une petite seringue en verre; celle dont le piston est en caoutchouc ou en cuir, et dont la canule est formée d'une extrémité renflée supportée par un collet, est préférable. Il faut toujours vérifier si la canule n'est pas écaillée. — La seringue remplie du liquide à injecter, la bulle d'air chassée; la verge tenue relevée avec la main gauche le pouce sur le gland, l'indicateur sur le frein, la canule est introduite, jusqu'à ce que l'orifice du méat soit appliqué contre le corps de la seringue par le pouce sur le gland et l'indicateur sur le frein. Puis, avec la main droite qui tient la seringue, on pousse le liquide dans l'urèthre, qui, bientôt distendu, ne permet plus l'entrée du liquide et oppose au piston une résistance très-nette. Alors on retire la seringue, et l'on comprime le méat avec le pouce et l'indicateur de la main gauche qui restent dans la même position; ainsi on peut retenir l'injection dans la cavité du canal. Sitôt que le méat est libre, le liquide sort de l'urèthre projeté à une certaine distance, comme un petit jet.

Jusqu'où va l'injection ainsi faite dans l'urèthre? Presque toujours le liquide ne pénètre pas dans la région membraneuse, il ne remplit et ne distend que la portion spongieuse du collet du bulbe au méat; puis il est chassé au dehors par l'élasticité de l'urèthre et par la contraction simultanée du bulbo-caverneux, qui rapprochent brusquement les parois du canal d'arrière en avant, et aussi par la contraction propre des parois de l'urèthre, qui, au delà de la limite antérieure du bulbo-caverneux continue à rapprocher les parois et à chasser le liquide du méat.

Quelquefois le liquide pénètre au delà du collet du bulbe. Il peut alors traverser la portion membraneuse, et, passant facilement dans la prostate, il arrive ainsi au col de la vessie et même dans la cavité vésicale. — Les faits de ce genre sont faciles à rencontrer, et dernièrement encore, j'ai pu observer ce fait de pénétration de l'injection dans la portion membraneuse. Un malade s'étant fait lui-même une injection avec une solution concentrée de nitrate d'argent, au moment de l'injection il a ressenti une douleur, profondément, au périnée, immédiatement après la sensation de pénétration du liquide dans cette région profonde ; je le vis vingt-quatre heures après, il avait une rétention d'urine consécutive, due au spasme de l'urèthre. — Ce fait montre l'importance de savoir jusqu'où va l'injection uréthrale, et de déterminer à l'avance les précautions à prendre pour empêcher le liquide d'aller dans la portion membraneuse, quand on ne veut agir que sur les parois de la portion spongieuse ; comme c'est la règle dans les cas de prescription d'injection que le malade se fait lui-même. — On a conseillé, un mouchoir ou une masse de linge appliquée contre le périnée, d'appuyer cette région sur l'angle d'une table ou le dos d'une chaise ; ce procédé de compression de l'urèthre agit sur la région bulbeuse ; alors l'injection n'envahit que la portion antérieure. Il est préférable *de contracter l'urèthre pendant l'injection*, et pour que la contraction uréthrale, qui oblitère complétement la portion membraneuse, soit persistante, *il faut conseiller au malade de faire, pendant l'injection, un effort comme pour retenir l'urine dans l'envie d'uriner.* — Ainsi le liquide de l'injection ne peut aller au delà du collet du bulbe. — Le plus souvent l'attention tendue du malade qui se donne une injection lui fait faire ce léger effort sans qu'il en ait conscience, et empêche ainsi le liquide d'aller trop loin; car ordinairement le liquide dépasse le collet du bulbe, seulement au moment où une distraction éloigne l'attention de l'injection; c'est ce qui était arrivé chez le malade dont je viens de parler.

Il résulte aussi de ce qui précède qu'il serait possible, par le méat, d'injecter du liquide jusque dans la vessie. Si on met le sujet dans une des positions décrites pour le cathétérisme, où les causes physiologiques de la contraction uréthrale dues à l'habitus n'existent pas, et qu'en même temps on obtienne de lui une docilité parfaite, l'urèthre est alors dans un état tel qu'il n'y a exactement que sa tonicité physiologique à rapprocher les parois de la portion membraneuse et du col vésical. J'ai pu plusieurs fois faire ainsi des injections vésicales.

Injection profonde. — Elle se fait avec une seringue en verre ou en buffle dont la canule très-étroite s'adapte à une sonde; la sonde d'un volume peu considérable, 3 à 4 millimètres de diamètre, est, ou bien ouverte à son extrémité interne, ou présente un œil latéral tout près de son bec. La sonde est conduite dans l'urèthre au point où l'on veut faire l'injection, au delà du collet du bulbe, puis le liquide est poussé très-doucement avec la seringue. Mais pour s'assurer de la position de la sonde, il faut la conduire dans la vessie, la retirer, laissant couler le liquide qui s'arrête brusquement, sitôt que l'œil passe le col; à partir de ce point, on peut retirer la sonde 2 à 3 centimètres dans l'urèthre avant de pousser l'injection. Tant que l'orifice interne de la sonde est dans la portion membraneuse, le liquide qui n'est pas arrêté dans la portion prostatique, par une contraction énergique du col vésical, file dans la vessie.

D'après ce fait, la contraction du col de la vessie est synergique avec celle de l'orbiculaire de l'urèthre, ainsi le sphincter vésical est en réalité constitué par toute la portion de l'urèthre qui est entourée de fibres musculaires du col de la vessie au collet du bulbe. M. Caudemont a donc raison d'appeler sphincter de la vessie toutes ces portions de l'urèthre. Cependant, la prostate en se développant vient rompre la continuité de contraction de l'urèthre; et dans les cas de dilatation de la portion prostatique ou d'excavations de la prostate ouvertes dans l'urèthre, on remarque que le col vésical et la portion membraneuse n'agissent plus synergiquement; c'est ce que j'ai observé en faisant de l'irrigation continue à la surface de la prostate ou dans ses excavations. Ainsi, il peut arriver que le liquide injecté à la surface de la prostate ne pénètre pas ou difficilement dans la vessie, ce qui est immédiatement reconnu à la résistance qu'on éprouve sitôt que quelques grammes de liquide ont été injectés, ou bien à la sortie du liquide par le méat.

Les injections conduites directement dans la région profonde de l'urèthre sont toujours faites avec un liquide médicamenteux destiné à modifier la surface muqueuse sur laquelle on le porte. Le plus souvent c'est une solution plus ou moins concentrée de nitrate d'argent (Mercier); ou un liquide formé avec deux à quatre gouttes de nitrate acide de mercure pour 30 grammes (1) d'eau distillée. Pour que ces liquides ne portent que sur les parties malades, il faut les pousser dans la sonde très-lentement; ils ne doivent pas arriver par un jet brusque dans l'urèthre; sitôt qu'il y a une

(1) Le nitrate acide de mercure dans l'eau distillée très-étendue donne un précipité pulvérulent, jaunâtre, indéfini, composé d'un mélange d'oxyde de mercure et de nitrate de mercure basique. Cette poudre suspendue dans le liquide, est injectée, c'est un topique modificateur, qui agit d'une façon très-heureuse sur la muqueuse, dans l'uréthrite chronique.

résistance à vaincre pour faire avancer le piston de la seringue, on doit s'arrêter. Si l'on n'éprouve aucune résistance, c'est que le liquide file librement dans la vessie, en passant sur les parois du col. Souvent dans les cas d'uréthrite chronique profonde, il y a en même temps cystite du col vésical, le liquide modificateur agit ainsi sur toutes les parties malades. Mais il n'en est plus de même pour la vessie elle-même, qui peut très-bien être saine. Ici il faut ou bien empêcher l'action du liquide sur la paroi vésicale, si celle-ci est saine, ou bien favoriser cette action si la muqueuse vésicale est malade.

M. Phillips, qui fait l'injection (nitrate acide de mercure 2 gouttes, eau 30 grammes) dans les cas d'uréthrite profonde sans affection de vessie, prend les précautions suivantes : la vessie contenant du liquide, soit de l'urine, soit de l'eau préalablement injectée, l'injection faite et la sonde retirée, le malade urine immédiatement ; la miction est alors très-peu ou pas douloureuse ; tandis que si le malade ne lave pas ainsi l'urèthre aussitôt l'injection, en urinant, la première miction n'ayant lieu que quelque temps après, l'injection est très-douloureuse. Cette précaution empêche aussi l'augmentation du spasme et le ténesme consécutif.

L'injection de solution plus ou moins concentrée de nitrate d'argent, dans le cas où l'urèthre seul est malade, doit être faite la vessie contenant du liquide, et le malade doit uriner aussitôt après ; mais ici il y a une douleur très-vive en urinant, et consécutivement du ténesme, des envies fréquentes d'uriner et de l'écoulement de sang après la miction. Le plus souvent ces accidents consécutifs à l'injection diminuent d'intensité aux injections suivantes, et finissent presque toujours par devenir très-peu douloureux.

Quand il y a en même temps catarrhe de vessie, on commence par laver la cavité de la vessie le mieux possible avec des injections d'eau, puis on la vide, et ramenant l'extrémité de la sonde dans la portion membraneuse, l'injection de la solution de nitrate d'argent est faite. Après l'avoir laissée pendant quelques instants dans la vessie, on pousse la sonde dans la vessie pour évacuer la solution de nitrate d'argent, et laver par des injections d'eau ; on termine en laissant la vessie pleine d'eau pour avoir une miction presque aussitôt.

Ce lavage a l'avantage d'évacuer les débris de mucus qui, sous l'influence du nitrate d'argent, sont à l'état de grumeaux assez denses.

Les accidents, après cette injection de nitrate d'argent dans la région profonde de l'urèthre, sont la douleur au moment de la miction, les envies fréquentes d'uriner, l'écoulement de sang, mais toujours assez faibles et s'arrêtant vite. Quelquefois, la rétention d'urine, par spasme de l'urèthre. Il faut conseiller au malade le repos, étendu horizontalement, pendant les vingt-quatre heures qui suivent la première injection ; les suivantes étant toujours bien moins douloureuses. Il faut toujours, après chaque injection, faire prendre en abondance des boissons émollientes, graine de lin peu chargée, orgeat, etc.

En résumé, la manœuvre de l'injection profonde est :

Conduire jusque dans la portion membraneuse ou au niveau de la prostate une sonde ouverte aux deux bouts, ou une sonde ayant un seul œil latéral tout près de son bec. Pour être à peu près sûr de la position de la sonde, la conduire d'abord dans la vessie, laisser couler l'urine et la retirer pendant l'écoulement ; au moment où l'œil pénètre dans le col l'écoulement cesse ; alors, en retirant la sonde de 3 centimètres environ à partir de ce point, l'œil est dans la portion prostatique ou dans la région membraneuse. Puis pousser très-lentement l'injection ; s'arrêter sitôt qu'il y a résistance, et dans ce cas vider l'urèthre en ouvrant la sonde. L'injection passant dans vessie, ou bien on retire la sonde pour laisser sortir le liquide par la miction qui se fait presque immédiatement après, ou bien on conduit de nouveau la sonde dans la vessie pour la vider. Enfin toutes les fois que l'injection n'a pour but que d'agir sur l'urèthre, il faut toujours, au moment où on la pratique, que la vessie soit distendue par de l'urine ou de l'eau préalablement injectée.

IRRIGATION DE L'URÈTHRE ET DE LA VESSIE.

Description de l'instrument. — L'irrigateur de l'urèthre se compose de : *une sonde* en gomme (fig. 3), ayant un diamètre de 3 millimètres au plus, les parois aussi minces que possible, de façon à réunir une grande souplesse à un calibre suffisant. A son extrémité externe, la sonde a les bords de son orifice solidement fixés à un petit entonnoir métallique (fig. 1, B), qui sert à la mettre en communication avec un siphon en caoutchouc (fig. 1, F) chargé de fournir continuellement le liquide. Sur le trajet du siphon est un robinet (fig. 1, G) qui permet de graduer ou d'arrêter l'écoulement du liquide.

2° *Un pavillon conique* (fig. 4) creux, traversé suivant son axe par la sonde (fig. 2), sur laquelle il glisse librement. L'ouverture de la base du cône présente un petit rebord saillant, destiné à retenir une rondelle de caoutchouc, dont la partie libre se rétracte sur la sonde et ferme l'espace qui existe entre la sonde et l'orifice du pavillon. De plus, ce même orifice peut recevoir à frottement l'extrémité de l'entonnoir métallique de la sonde. Ainsi, le liquide contenu dans le pavillon ne peut pas s'échapper le long de la sonde. — La face convexe du cône présente, à partir de son sommet dans les deux tiers de sa hauteur, de larges ouvertures. — La circonférence de la base du cône, saillante sous la forme d'un angle mousse, se continue sur le côté avec un tube (fig. 1, D) chargé de faire communiquer la cavité du pavillon (fig. 1, A) avec un tuyau en caoutchouc (fig. 1, E), destiné à conduire le liquide dans un vase.

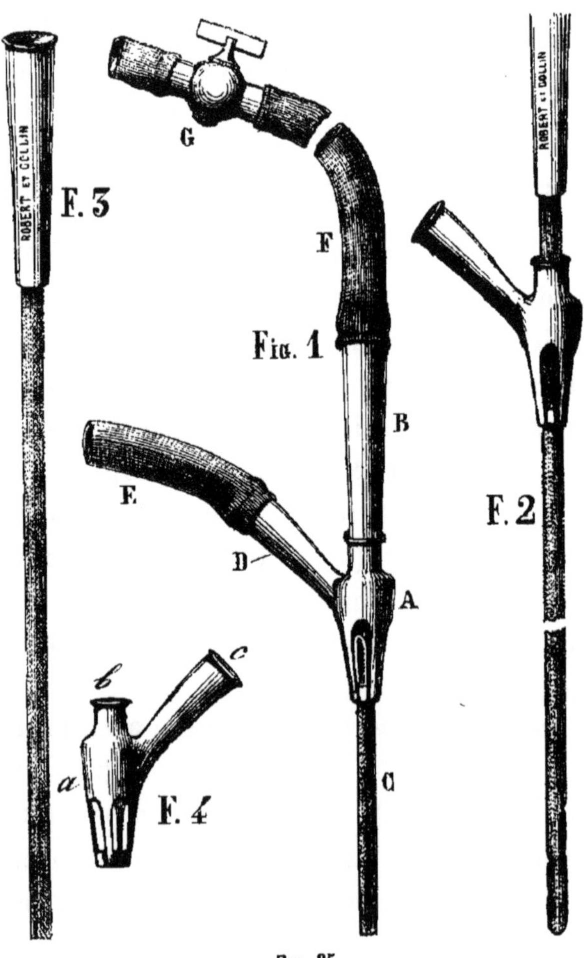

Fig. 35.

L'application de l'instrument consiste à introduire la sonde jusqu'à un niveau variable de l'urèthre, selon le point sur lequel on veut faire passer le courant, puis à pousser le pavillon dans l'urèthre jusqu'à ce que le bord saillant de la base soit recouvert par les lèvres du méat, qui, en s'appliquant sur la base du cône, maintiennent l'instrument en place pendant l'irrigation. Pour satisfaire aux dimensions variables du méat urinaire, selon les sujets, j'ai fait faire des pavillons de volume différent, que je distingue par : le n° 1, qui a 6 millimètres de diamètre à la base ; le n° 2, 7 millimètres ; le n° 3, 8 millimètres ; le n° 4, 9 millimètres. Chacun de ces pavillons peut recevoir les mêmes sondes.

IRRIGATION DE L'URÈTHRE. — L'instrument en place, la sonde ne pénétrant pas dans la vessie, le liquide sort par les yeux de la sonde, distend l'urèthre comme le fait l'injection ordinaire poussée avec la petite seringue, puis remonte jusqu'au pavillon et s'écoule par le tube en caoutchouc dans le vase placé près du fauteuil ou du lit du malade. Ainsi il passe dans l'urèthre un courant de liquide qui le distend constamment.

Lorsque l'introduction de la sonde détermine de la douleur, il suffit de laisser couler le liquide par ses yeux pendant qu'elle est conduite dans l'urèthre, pour que l'application de l'instrument ne détermine aucune douleur.

Tant que l'extrémité de la sonde ne pénètre pas dans le collet du bulbe, le liquide revient toujours librement au dehors ; quand la sonde va plus loin, il faut éviter la contraction de la portion membraneuse, qui en fermant l'urèthre conduirait le liquide dans la vessie. Pour cela, il faut mettre le sujet dans une des positions décrites pour le cathétérisme ; dans l'un de ces habitus couché ou debout, où la contraction de l'urèthre n'est pas indispensable ; on recommande au malade de ne faire aucun effort, et de laisser volontairement dans l'état de relâchement les muscles du périnée, état qui est celui qui se produit au moment où l'on prend la position pour uriner. Il faut dire au malade : *Faites comme si vous alliez uriner.* Cet état complexe, en apparence est très-simple, et chez les malades où l'irrigation continue de l'urèthre était indiquée, je l'ai obtenu. Le mécanisme du passage de l'eau dans l'urèthre, qui isole la sonde des parois du canal, finit aussi par faire cesser l'état spasmodique. La muqueuse n'étant plus excitée par le contact de la sonde, la contraction diminue peu à peu et finit par ne plus exister. C'est en tenant compte de toutes ces données, d'une part en mettant l'urèthre à l'abri de toute contraction physiologique, d'autre part laissant, de suite, sortir par les yeux de la sonde la plus grande quantité d'eau possible, pour empêcher tout contact irritant de la sonde sur la muqueuse, qu'on arrive à pousser les yeux de la sonde jusque dans la prostate, sans que le liquide, après avoir lavé la cavité de la prostate malade, cesse de couler au dehors d'une façon continue. Il passe presque toujours à travers le col dans la vessie un peu de liquide, mais c'est en somme une quantité faible, qui n'arrive à dilater la vessie et à provoquer l'envie d'uriner qu'après un temps assez long, pour que le liquide puisse passer pendant une demi-heure sur la prostate sans qu'il y ait besoin d'uriner.

Du reste, si le besoin se faisait sentir pendant l'irrigation, le malade n'aurait qu'à fermer le robinet pour arrêter le courant d'eau, et à uriner par-dessus la sonde. Du pavillon dans le méat, l'urine sort par le tube de caoutchouc. Puis on recommence immédiatement l'irrigation en ouvrant le robinet. Chez un malade — que m'adressa M. Phillips — atteint de vaste caverne prostatique, due à la fonte de tubercules, quand la vessie était vidée immédiatement avant l'irrigation, le courant d'eau dans la prostate et l'urèthre pouvait passer pendant vingt minutes sans que la vessie, qui ne pouvait guère supporter plus de 100 grammes de liquide, fût assez distendue pour provoquer l'envie d'uriner. Chez un autre malade (observation suivante), l'envie d'uriner n'était pas provoquée par l'eau passant dans la vessie, quoique l'irrigation fût prolongée à la surface de la prostate pendant plus d'une demi-heure.

La facilité avec laquelle on peut varier les propriétés du liquide, fait qu'il est possible d'obtenir des effets thérapeutiques spéciaux en plus de ceux du lavage. Le liquide froid détermine une sédation momentanée fort agréable au malade, mais est souvent suivie d'une réaction qui se manifeste par des contractions énergiques et douloureuses de l'urèthre; il peut même y avoir, au moment de la contraction, écoulement de sang; il y a aussi à craindre un spasme tel qu'il détermine la rétention. Aussi est-il préférable de se servir d'eau tiède, maintenue à la température du corps.

Dans ce fait de caverne tuberculeuse de la prostate, cité plus haut, je me trouvai bien d'une solution très-étendue d'acide phénique, 50 centigrammes par litre, portée à la température du corps. Il y avait, chez ce malade, un sentiment de pesanteur continuel au périnée, des envies très-fréquentes d'uriner toutes les demi-heures, une douleur très-vive pendant la miction. Après le lavage de la prostate, qui au début du passage du liquide chassait au dehors le pus retenu dans les excavations, il y avait une sédation des souffrances, qui durait de deux à trois heures; souvent après l'irrigation il y avait deux à trois heures sans miction, et un état de calme complet; mais l'état de la prostate était tel que, par le toucher rectal, on la trouvait d'un volume considérable, sa surface était bosselée, sur certains points il y avait une consistance molle; de plus, une sonde introduite par l'urèthre dans les excavations de la prostate était retirée les yeux pleins de pus. Ce malade se pratiqua lui-même l'irrigation, trois fois par jour pendant plus de six mois, et calmait ainsi ses souffrances. Revenant de temps en temps me voir, jusqu'au jour où la fonte tuberculeuse très-considérable, la suppuration continue et abondante, il finit par être épuisé.

L'irrigation continue de l'urèthre est indiquée surtout dans les cas d'excavation prostatique, quand l'affection est toute locale, comme après un abcès; elle permet, en empêchant la rétention du pus mêlé d'urine dans la cavité, d'obtenir la guérison.

Je tiens à citer tout au long l'observation suivante.

Suppuration de la région prostatique de l'urèthre. — Dilatation de cette portion du canal. — Probablement cavité prostatique consécutive à un abcès. — Cystite concomitante. — Douleur au col pendant la miction. — Amélioration rapide par l'irrigation de l'urèthre et de la vessie. — M. X..., âgé de vingt-cinq ans, étudiant en médecine, d'un tempérament lymphatique, d'une nature grasse, a eu plusieurs pleuro-pneumonies dans son enfance, puis fut atteint de fièvres intermittentes; il y a deux ans, piqûre anatomique qui détermina un phlegmon du bras et des abcès sous l'aisselle. De l'âge de trois à huit ans, incontinence nocturne d'urine.

Le grand-père est mort calculeux, le père a eu pendant longtemps la gravelle et est mort du diabète. Le malade rend souvent de petits grains d'acide urique. Plusieurs blennorrhagies antérieures; il y a deux ans, le malade se traita d'un écoulement chronique de l'urèthre par les bougies en cire, et le vit disparaître sous l'influence des bains de mer. Depuis cette époque, il resta toujours chez ce malade une gêne de la miction, surtout après les excès, souvent elle se faisait par un jet saccadé sans qu'il y eût cependant de douleur spasmodique.

Dans les premiers jours de novembre dernier, après une nuit d'excès, douze heures passées en chemin de fer et de nouveaux excès à l'arrivée, M. X..., fut pris d'un écoulement abondant sans douleurs pendant la miction, mais il éprouva continuellement de la pesanteur au périnée et une douleur très-vive derrière la symphyse pubienne. — Des bains et des capsules de térébenthine donnent une amélioration.

De retour à Paris, les douleurs au périnée et derrière la symphyse reparaissent plus vives; l'écoulement uréthral est très-abondant; de temps en temps une sensation semblable à celle du besoin d'uriner détermine une contraction de l'urèthre qui expulse la valeur d'une cuillerée de pus. La miction, pas trop douloureuse, se fait par un jet saccadé. Ces phénomènes locaux s'accompagnent de troubles digestifs; il y a constipation depuis plusieurs jours, la langue est sale, envies de vomir fréquentes, la tête est lourde; il y a fièvre avec exacerbation le soir. Un purgatif salin fait disparaître à peu près ces symptômes généraux.

Un soir, après l'évacuation d'une plus grande quantité de pus par l'urèthre, M. X.... fut pris d'un frisson très-fort, qui le força à se coucher immédiatement. Les jours suivants il y eut accès de fièvre le soir.

Pendant cette période, les envies d'uriner deviennent très-fréquentes, surtout la nuit; les urines présentent un dépôt de muco-pus et sont très-alcalines. La constipation l'oblige à prendre un lavement tous les jours. Il boit de la tisane de graine de lin. Chez lui les bains sont la cause d'une plus grande gêne.

Le 30 novembre 1865, je vois pour la première fois M. X...; il est pâle, a la face un peu bouffie, est inquiet et assez hypochondriaque. Il me dit que souvent il essaye de se passer des sondes pour s'examiner, que son appétit est à peu près nul, sans troubles gastriques appréciables. La marche détermine des exacerbations vives, l'écoulement qui sort du méat est tout à fait purulent. Au toucher rectal il y a augmentation de volume de la prostate, sur le lobe gauche on sent une saillie grosse comme une petite noisette parfaitement arrondie, sensible à la pression, mais d'une consistance ferme. Je passe une sonde à boule de 5 millimètres sans sentir d'obstacles dans l'urèthre, mais l'introduction est douloureuse.

Le 1er décembre, je pratique le cathétérisme avec une sonde courbe en gomme assez dense pour qu'elle puisse me permettre l'exploration de la région prostatique et du col de la vessie. L'extrémité de la sonde arrivée dans la région prostatique, il s'écoule par le pavillon un peu de muco-pus sans urine. Un peu plus loin je sens très-nettement le bec de la sonde qui butte contre un obstacle franc. Alors, abaissant le pavillon de la sonde de façon à relever son bec, l'introduction se fait brusquement, l'urine contenue dans la vessie s'écoule aussitôt ; je fais une injection d'eau tiède.

Le 2, vers midi, j'applique l'irrigateur en ne poussant la sonde que jusqu'au niveau de la prostate. Le courant continué pendant une heure et demie distend l'urèthre, produit un soulagement très-agréable et fait cesser la pesanteur au périnée. L'appareil retiré, on trouve à l'extrémité de la sonde une petite fausse membrane, large de 5 millimètres et assez épaisse. A la fin de la première miction qui suivit cette irrigation, le malade a de la douleur au moment de la contraction uréthrale et il s'écoule un peu de sang. Le soir, il y a une sensation de besoin d'uriner qui détermine une contraction de l'urèthre et l'évacuation d'un peu de pus sans urine. Pendant la nuit, il n'y a plus de contraction douloureuse à la fin de la miction.

Le 3, la pesanteur au périnée n'a pas reparu, une contraction uréthrale fait sortir une certaine quantité de pus, légère cuisson dans le canal. A cinq heures du soir le malade s'applique lui-même l'irrigateur et fait passer un courant d'eau dans l'urèthre seulement pendant trente-cinq minutes. Sensation de bien-être instantanée; à la miction qui suivit, pas de douleur.

Le 4, l'état général est très-amélioré, la face a un teint plus solide et n'a plus l'apparence bouffie; le malade me dit qu'il a pu faire une course à pied assez longue, que son appétit revient. Il n'y a plus de mouvement fébrile le soir.

A huit heures du matin, irrigation pendant trois quarts d'heure, toujours sensation de fraîcheur agréable. En sortant l'instrument on trouve des débris de fausses membranes aux yeux de la sonde; il y en a aussi dans le liquide qui a passé par l'urèthre. Le soir, élancement dans le périnée, suintement abondant de muco-pus. Nouvelle irrigation pendant trois quarts d'heure et sédation de la douleur.

Dans la nuit, M. X... est pris d'une envie d'uriner qu'il ne peut satisfaire; il fait passer un courant d'eau dans l'urèthre, mais le soulagement n'est que momentané. Alors il s'introduit une sonde-bougie qui laisse écouler un peu de liquide au moment où ses yeux sont au niveau de la prostate, puis une fois dans la vessie l'urine s'écoule. Injection d'eau froide dans la vessie. La sonde retirée, les douleurs se calment, puis le malade prend un lavement froid et la douleur cesse.

Le 5, à la première miction du matin, la contraction uréthrale de la fin est immédiatement suivie de la sortie d'un peu de sang. Irrigation de l'urèthre pendant un quart d'heure; la douleur de la fin de la miction ne reparaît pas dans la journée: le soir, nouvelle irrigation. Dans la nuit, l'envie d'uriner avec difficulté de la miction reparaît, mais moins vive que la veille.

Le 6, dès le matin, évacuation d'une certaine quantité d'urine claire et fortement alcaline. Je conseille alors à M. X... de se servir d'eau tiède, de faire passer le matin un courant de cette eau dans l'urèthre, et le soir, après quelques instants d'irrigation uréthrale, de pousser la sonde jusque dans la vessie; ce qui fut fait. La vessie reçut du liquide jusqu'à déterminer le besoin d'uriner, le malade ferma alors le robinet du siphon, et le liquide s'évacua facilement par-dessus la sonde, sous l'influence de l'effort pour uriner. Dans la nuit, il n'y eut qu'un peu de pesanteur au périnée.

Le 7, irrigation de la vessie et de l'urèthre matin et soir pendant une demi-heure. Le malade croit sa vessie parfaitement vide au moment où il retire l'instrument; mais, environ cinq minutes après, une envie d'uriner se fait sentir, et sans éprouver la moindre gêne il rend environ 250 grammes d'eau.

Le 8, il n'y a pas eu de douleur pendant la nuit. Il ne s'écoule par l'urèthre qu'une petite quantité de muco-pus, pas de douleur pendant ou à la fin de la miction. Irrigation d'une demi-heure le matin.

Dans la journée, marche très-longue, fatigue. Le soir, irrigation uréthro-vésicale avec de l'eau froide; dans la nuit, douleur au périnée; application de l'appareil pendant quelques instants avec de l'eau tiède, et les douleurs cessent.

Le 9, marche prolongée et fatigue dans la journée; irrigation matin et soir d'une demi-heure, aucune douleur pendant la nuit.

Le 10, pollution provoquée par un rêve; le passage du sperme détermine une douleur qui réveille. Pas de douleur dans la vessie. Deux irrigations. Le soir, après avoir beaucoup marché, quelques élancements au col.

Le 11, pendant les deux irrigations, aussitôt que le besoin d'uriner se fait sentir, le liquide passe entre les parois de l'urèthre presque sans effort.

Le 12, excès; le passage du sperme est douloureux; après,

il y a un léger élancement au col de la vessie ; toujours irrigation d'une demi-heure matin et soir.

Le 14, après des préoccupations très-vives et des courses à pied, les élancements ne paraissent pas et l'écoulement qui diminue tous les jours, devenu muqueux, ne s'écoule plus brusquement en quantité notable à la fois, poussé par la contraction uréthrale. Enfin, la quantité de liquide retenue dans la vessie après l'irrigation devient de moins en moins grande.

Depuis les douleurs n'ont pas reparu, l'écoulement est à peine appréciable.

J'ai revu souvent mon malade ; l'écoulement avait cessé complétement le 1er janvier.

Lorsque l'excavation est due au ramollissement d'une masse tuberculeuse, il est rare que dans ce qui reste de la prostate, il n'y ait pas des tubercules à une période plus ou moins avancée de leur évolution, qui, malgré tout traitement local, entravent tout à fait le travail de réparation de l'excavation existante. Ici l'irrigation a surtout pour but d'empêcher toute rétention de liquide putride (urine et pus mélangés) dans l'excavation, et, par suite, les accidents déterminés par cette rétention elle-même, tels que intoxication urineuse et les phlegmons des tissus circonvoisins pouvant s'ouvrir au dehors, au pourtour de l'anus, et déterminent ainsi des trajets fistuleux de l'extérieur dans les excavations prostatiques. — Ainsi, l'irrigation de l'urèthre, même dans ces cas de guérison complète impossible, permet de retarder la terminaison fatale.

L'irrigation de l'urèthre peut encore être utile dans les cas de suppuration de la région profonde de l'urèthre avec hypersécrétion de la prostate, des vésicules séminales et cystite du col. — Mais ici elle doit être surveillée avec grand soin ; il faut surtout se défier de l'eau froide, qui détermine une exacerbation des spasmes du col.

Inflammation chronique des parties profondes de l'urèthre et du col vésical datant de dix-sept mois. — Écoulement de liquide prostatique. — Douleur pendant et après la miction. — Exacerbation par la marche ou le séjour en voiture. — Disparition rapide de tous les phénomènes douloureux, sous l'influence de l'irrigation continue de l'urèthre et de la vessie. — Au mois de juillet 1864, M. X..., étudiant en médecine, d'une bonne constitution, contracta une uréthrite, qui, après une période aiguë très-courte, resta à l'état chronique.

En septembre suivant, étant en vacances, M. X... se promenait à cheval, lorsque subitement un écart de sa bête le projeta en avant et fit porter violemment son périnée sur le pommeau de la selle. Au moment de l'accident, il n'y eut aucune douleur; mais, une heure après être descendu de cheval, il eut un besoin très-pressant d'uriner, accompagné d'une sensation de chaleur intolérable à l'hypogastre et au col de la vessie, et de pesanteur au périnée. L'émission immédiate des urines fut très-douloureuse, leur conservation était impossible. Aussitôt, M. X... prit un bain frais de deux heures et demie, qui procura un prompt soulagement. A la suite de cet accident, l'écoulement augmente, et le malade prend des capsules de copahu, qui sont sans effet. Il se donne des injections au sulfate de zinc et à l'acétate de plomb : celles-ci provoquent, à plusieurs reprises, de nouvelles douleurs localisées, parfois au col de la vessie, d'autres fois s'irradiant jusque dans le bas-fond de cet organe. Ces douleurs survinrent ensuite après la marche prolongée, et bientôt se montrèrent sans qu'aucune cause pût expliquer leur apparition. En même temps les besoins d'uriner devinrent plus fréquents ; souvent ils étaient tellement impérieux que l'urine ne pouvait être retenue. Pendant un an, M. X... se soumit à un régime sévère, de façon à ne déterminer aucune excitation de la vessie et de l'urèthre; il évite toutes les marches un peu longues ; alors une course en voiture suffit pour rendre plus vives des douleurs au col de la vessie.

Au mois de juillet 1865, le malade consulte un médecin et, sur ses conseils, prend tous les jours un bain sulfureux, boit de l'infusion de bourgeons de sapin, et s'applique sur l'hypogastre un emplâtre stibié. Ce dernier détermina une éruption étendue et très-douloureuse. Mais il n'y eut aucun soulagement.

Quelque temps après, les urines, qui jusque-là n'avaient qu'un dépôt glaireux peu abondant, laissèrent déposer une matière blanchâtre, granuleuse, couleur de pus, adhérente au vase, et répandant, aussitôt la miction, un odeur ammoniacale très-prononcée.

Au commencement d'août, M. X... part pour la campagne. Là, sous l'influence des perles de térébenthine de Clertan, dix par jour, et de l'eau de goudron aux repas, il y a amélioration : les douleurs deviennent faibles et rares, le dépôt des urines devient purement muqueux. Mais, à la suite d'un voyage de douze heures en chemin de fer, pour rentrer à Paris, les douleurs vives et les flocons puriformes reparaissent. Les urines redeviennent ammoniacales.

Le 22 novembre, je vis pour la première fois M. X...; il était très-attristé par les douleurs vives et fréquentes qu'il éprouvait et par la prévision de ne pas pouvoir faire les courses qu'exige l'exercice de la médecine. Je constate un écoulement assez abondant, formé de petits grumeaux blanchâtres et d'un liquide visqueux, gluant, filant entre les doigts, rappelant tout à fait la consistance et l'aspect du liquide sécrété par les vésicules séminales. Le malade, qui n'est pas affaibli, m'affirme que s'il a eu des pollutions nocturnes, il ne s'en est jamais aperçu. La pression sur l'urèthre ne détermine aucune douleur. Au toucher rectal, je constate une augmentation de volume de la prostate assez notable, sans déformation ni douleur à la pression. L'exploration de l'urèthre, faite avec une bougie en gomme très-souple de 5 millimètres de diamètre, ne fait reconnaître aucun obstacle. Mais son introduction, quoique lente et faite avec beaucoup de ménagement, fut très-douloureuse, surtout au niveau de la prostate et du col de la vessie. La sortie de la sonde, que je sentais serrée à son extrémité, fut aussi pénible. Après cette exploration, il sortit quelques gouttes de sang.

Je conseillai un bain sulfureux tous les deux jours, des douches sur le périnée, étant dans le bain, et à l'intérieur des bols d'ergotine de 50 centigrammes, deux par jour.

Le 23, je constatai l'état des urines précédemment indiqué. Après avoir introduit dans l'urèthre une sonde-bougie, je fis une injection d'eau tiède ; après la sortie de l'eau, le contact de l'extrémité de la sonde avec la vessie détermine une vive douleur. Je conseillai de prendre tous les soirs, au moment où les douleurs sont plus vives, un lavement froid.

Les jours suivants, je continuai l'injection dans la vessie ; mais, malgré une diminution notable dans l'intensité des douleurs, l'introduction de la sonde, toujours pénible pour le malade, est souvent suivie de quelques gouttes de sang au méat ; de plus, il n'y a pas de diminution de l'écoulement. Ainsi, sous l'influence de ce traitement, je n'obtenais pas la disparition de la douleur pendant la miction, surtout au moment de la contraction uréthrale qui la termine.

Je renonçai alors à tout cathétérisme et fis supprimer l'ergotine.

Après plusieurs jours pendant lesquels M. X... fut obligé de s'absenter, je le revis le 9 décembre. Alors les phénomènes douloureux avaient complétement reparu, et la veille au soir il y avait eu, pendant une heure, des douleurs très-vives à l'hypogastre, de la pesanteur au périnée et un état tel de la vessie, que les urines ne pouvaient être retenues. Un lavement froid calma cette crise. J'appliquai l'irrigateur de l'urèthre, je laissai couler le liquide par la sonde en l'introduisant; pendant vingt minutes je fis passer dans l'urèthre un courant d'eau dégourdie et je poussai la sonde dans la vessie. Alors la vessie se détendit jusqu'à la sensation du besoin d'uriner; le robinet étant fermé aussitôt, l'écoulement se fit librement par-dessus la sonde sous l'influence d'un effort comme pour uriner. Le malade, assis dans un fauteuil, continua pendant deux heures l'irrigation.

Le soir, l'exacerbation habituelle ne parut pas, et la douleur en urinant avait diminué.

Le 10, irrigation vésicale d'une heure et demie avec de l'eau à la température de l'appartement. Le malade, qui s'applique lui-même l'irrigateur, laisse couler l'eau par la sonde pendant son introduction et sa sortie, ainsi il n'éprouve aucune douleur. Pendant tout le temps du courant d'eau, il y a une sensation de fraîcheur agréable.

La pesanteur au périnée a beaucoup diminué; il n'y a plus d'épreintes au col vésical à la fin de la miction et l'écoulement est bien moins abondant.

Le 10 décembre, M. X... me dit : « A chaque fois que la vessie se vide, elle reçoit après une plus grande quantité de liquide avant que le besoin d'uriner se fasse sentir. De plus, vers la fin de l'irrigation, la vessie ne se vide plus à chaque évacuation, et après la dernière, celle qui précède la sortie de l'instrument, il reste une certaine quantité d'eau qui est chassée naturellement au bout de cinq ou six minutes. » Les urines ne sont plus ammoniacales et elles ne présentent que le dépôt glaireux.

Les jours suivants, l'irrigation est faite pendant une heure.

Le 15, le mieux continuait, lorsque le malade se sert, à son insu, d'un irrigateur dont la sonde est oblitérée. L'eau ne passant pas, le bec de la sonde est en contact, pendant quelques minutes, avec la vessie vide : les douleurs reparaissent aussitôt au col de la vessie, surtout au moment de la contraction uréthrale de la fin des mictions qui suivent cette application de l'instrument. Tourmenté par cet état, n'ayant pas une autre sonde d'irrigateur, le malade se passe lui-même une sonde ordinaire en gomme dont le passage au niveau de la prostate et du col de la vessie est bien moins douloureux que lors des cathétérismes qui précédèrent l'irrigation, puis se fait une injection d'eau dans la vessie. Le soir de ce petit accident, une irrigation est faite et les douleurs disparaissent.

Le 18, il n'y a que très-peu de dépôt muqueux dans les urines, l'écoulement est réduit à une goutte de pus le matin, et il n'a plus les caractères du liquide prostatique. Les douleurs ont complétement disparu. Dans le but de tarir tout à fait l'écoulement, je conseille de faire chaque jour des irrigations d'une demi-heure avec une solution d'acide phénique au millième ; trois jours après, l'écoulement avait disparu. Maintenant, le malade n'éprouve aucune espèce de gêne.

Cette observation est pour nous très-importante au point de vue de l'action de l'irrigation continue de l'urèthre et de la vessie sur l'inflammation chronique de la région profonde de l'urèthre et sur l'état spasmodique si douloureux du col de la vessie. C'est ce dernier point que nous voulons faire surtout ressortir, quoiqu'il soit bien permis de croire à une guérison complète dans un temps très-rapproché. Ce fait montre aussi combien est simple l'usage de l'irrigateur.

Dans ce fait, il s'agit bien plus de l'irrigation vésico-uréthrale; mais ici l'affection primitive était bien l'uréthrite chronique profonde, qui, peu à peu, avait envahi le col vésical.

Irrigation de l'urèthre et de la vessie. — Avant de conduire la sonde jusque dans la vessie, il faut faire passer un courant d'eau dans l'urèthre, de façon à obtenir tout d'abord la sédation du canal et à prévenir ses contractions spasmodiques et douloureuses sur la sonde pendant que la vessie se remplira. Cela obtenu, et on le reconnaît au peu de sensibilité du col vésical au moment où la sonde le traverse, la sonde introduite dans la vessie, le liquide la distend jusqu'à la sensation du besoin d'uriner : alors, le malade maintient le pavillon dans le méat avec le doigt, contracte volontairement sa vessie qui chasse le liquide, entre la sonde et les parois de l'urèthre, jusque dans le pavillon, d'où il est conduit dans le vase par l'intermédiaire du tube en caoutchouc. Quelquefois l'arrivée continuelle du liquide dans la vessie gêne l'évacuation malgré la sensation du besoin d'uriner. Aussi je conseille à tous les malades de fermer immédiatement le robinet du siphon sitôt que le besoin d'uriner se fait sentir. Jusqu'à présent, dans les faits que j'ai observés, je n'ai pas vu la vessie, dilatée jusqu'à un certain degré, s'y arrêter, et chasser continuellement par l'urèthre une quantité d'urine égale à celle qu'elle reçoit par la sonde; de temps en temps, en dehors de l'évacuation intermittente, du tout ou d'une partie du liquide contenu dans la vessie, il s'écoule bien un peu de liquide entre la sonde et les parois uréthrales, mais ça n'a pas lieu d'une façon continue et cela arrive seulement quand les contractions spasmodiques du col ont diminué sous l'influence d'une irrigation prolongée, ou de plusieurs irrigations successives.

Lorsqu'au contact de la sonde avec l'urèthre il n'y a plus de douleur, l'introduction de l'irrigateur de l'urèthre et de la vessie n'est pas plus difficile que le cathétérisme avec une sonde en gomme très-molle. Quant au retour du liquide de la vessie dans l'urèthre par-dessus la sonde, il est facile en prenant les précautions indiquées; cependant il en est une dernière qui, certes, n'a en apparence qu'une valeur minime et qu'il ne faut pas négliger, car si l'on y manquait, elle pourrait faire croire à l'impossibilité du retour du liquide contenu dans la vessie : il faut dire au malade de pousser *comme pour uriner*.

Dans les observations précédentes, l'irrigation de l'urèthre et de la vessie se faisait ayant le même but que l'irrigation de l'urèthre seul. Mais elle peut avoir pour but de laver surtout la vessie. Ce procédé a l'avantage de pouvoir faire un lavage prolongé de la vessie sans que l'urèthre soit occupé par une sonde à double courant qui, toujours volumineuse et peu souple, irrite l'urèthre. Seulement, il n'est pas applicable dans tous les cas, il faut que la vessie puisse chasser librement le liquide par-dessus la sonde ; ainsi, une altération prostatique qui entrave la miction normale, comme une saillie d'un de ces lobes, rend l'application de mon instrument impossible. Si la miction ordinaire n'est altérée que par un spasme du col, en faisant d'abord passer un courant dans l'urèthre, on arrive facilement à faire le lavage de la vessie, ainsi que cela s'est passé dans la première des observations précédentes.

Ainsi on peut facilement faire l'irrigation de la vessie dans tous les cas d'affections vésicales qui ne sont pas accompagnées d'obstacles matériels au cours de l'urine dans l'urèthre.

M. Phillips m'adressa M. X..., officier de chasseurs de Vincennes. Ce malade, d'un teint jaune pâle, très-amaigri, souffrait depuis plusieurs années de la vessie, urinait très-fréquemment, toutes les demi-heures, avec douleur surtout à la fin de la miction; souvent il avait des accès de fièvre précédés de frissons violents, d'une durée quelquefois de plusieurs heures; de temps en temps, une diarrhée abondante venait encore l'affaiblir. L'urine, rendue en petite quantité à chaque miction, était d'un gris sale et contenait toujours un grand nombre de petits caillots sanguins mous; elle répandait surtout une odeur infecte, analogue à celle de la macération cadavérique, ce qui obligeait à la jeter immédiatement. L'examen de la vessie, fait par M. Phillips, et que je répétai moi-même, ne laissait aucun doute sur l'absence de calcul. Mais sur le côté droit de la vessie, à une très-faible distance du col, la sonde rencontrait une saillie très-dure, le frottement de la sonde sur cette saillie était net. Nous crûmes à une altération cancéreuse de la paroi vésicale; les reins n'offraient aucun changement de volume et étaient faciles à explorer. Il y avait de temps en temps des douleurs dans les lombes, au niveau des reins, mais sans persistance et sans continuité. Je montrai à ce malade à se servir lui-même de mon instrument, en lui faisant, chez moi, un premier lavage de sa vessie. Puis il fit passer trois fois par jour, dans la vessie, la valeur de trois quarts de litre d'une solution de 75 centigrammes d'acide phénique pour 1000 grammes d'eau; sous l'influence de ce traitement, les accès de fièvre disparurent, les envies fréquentes d'uriner devinrent moins fréquentes, et l'état général s'améliorait de jour en jour, tellement que M. Phillips, qui revit ce malade quinze jours après le début des irrigations, me manifesta son étonnement. Tous les jours, pendant trois mois, les irrigations sont continuées; mais toujours, trois heures après chacune d'elles, les urines reparaissent dans leur état primitif. Évidemment ici le lavage n'avait d'action que sur les accidents généraux, en faisant disparaître leur cause, — la rétention d'un liquide putride dans la vessie, — mais n'enrayait en rien l'affection locale. Un jour le malade, plus fatigué que d'habitude, vient me dire qu'il urinait plus difficilement et que le liquide, pendant l'irrigation, sortait plus difficilement par-dessus la sonde; je l'examinai avec la sonde coudée et trouvai la saillie du tissu induré plus proéminente immédiatement en arrière du col de la vessie. Bientôt les accidents d'intoxication reparurent et eurent pour conséquence la mort.

Dans ce fait, l'irrigateur de l'urèthre et de la vessie, pouvant être facilement manié par le malade lui-même, a certainement prolongé la vie du malade en suspendant pendant trois mois les accidents d'intoxication.

DIFFÉRENTS MOYENS POUR PORTER DES POMMADES DANS L'URÈTHRE.

Si l'on se borne à enduire une bougie ou une sonde ordinaire avec la pommade ou l'onguent que l'on veut porter sur un point de l'urèthre malade, on n'obtient pas le résultat que l'on cherche, ou tout au moins on y arrive ainsi que très-incomplétement ; le corps gras qui entoure la sonde étant retenu dans la région antérieure du canal par le frottement obligé de la surface de la sonde contre les parois de l'urèthre. Pour arriver à porter sûrement le topique, sous forme d'onguent, jusque dans la région profonde, on peut se servir d'une bougie en cire offrant sur sa surface une rainure assez profonde, soit longitudinale, soit contournant la bougie en hélice. Cette rainure remplie de l'onguent, on conduit la bougie dans l'urèthre et on la laisse en place quelques instants, assez longtemps pour que la chaleur d l'organe fasse fondre l'onguent et le répande ainsi sur la paroi de l'urèthre.

Avec cette bougie, on n'agit pas spécialement sur un point déterminé de l'urèthre ; ce que l'on obtient avec une sonde en gomme ouverte aux deux bouts : on remplit une de ces extrémités avec l'onguent, puis, cette extrémité conduite dans l'urèthre jusqu'au point voulu, on pousse dans la cavité de la sonde un mandrin du volume de cette cavité, qui, arrivant à l'extrémité de la sonde, chasse devant lui l'onguent qui sort de la sonde et devient libre dans l'urèthre au point voulu.

Nous ne parlerons pas ici des bougies médicamenteuses de Jobert de Lamballe, qui trouveront leur description au chapitre des opérations dirigées contre les rétrécissements de l'urèthre.

CAUTÉRISATION DIRECTE D'UN POINT DE L'URÈTHRE.

La cautérisation directe d'un des points du canal avec un caustique solide porté sur le point à cautériser a deux buts très-différents : ou bien la modification de la surface muqueuse malade, ou bien la destruction d'une portion circonscrite de la paroi de l'urèthre, comme dans la cautérisation des rétrécissements. Nous n'allons nous occuper ici que de la cautérisation destinée à modifier la surface muqueuse malade, réservant pour le chapitre des opérations nécessitées par les rétrécissements de l'urèthre, la cautérisation qui détruit.

La cautérisation modificatrice a surtout été préconisée par Lallemand, contre les inflammations profondes de l'urèthre avec perte séminale. Cet auteur l'employait très-fréquemment et, dans son livre si remarquable *Des pertes séminales*, il relate un grand nombre de guérisons attribuées à cette opération. Maintenant cette cautérisation est beaucoup moins pratiquée; il est cependant des cas où elle est d'une utilité réelle, elle diminue la sensibilité du col de la vessie et de la région profonde de l'urèthre, et peut certainement donner une guérison complète.

L'opération consiste à porter au niveau du col vésical un morceau de nitrate d'argent caché dans une sonde, à mettre ce nitrate d'argent à découvert, et à le promener sur la muqueuse du col, de la prostate et de la portion membraneuse; sur les parties de l'urèthre où cela est jugé nécessaire.

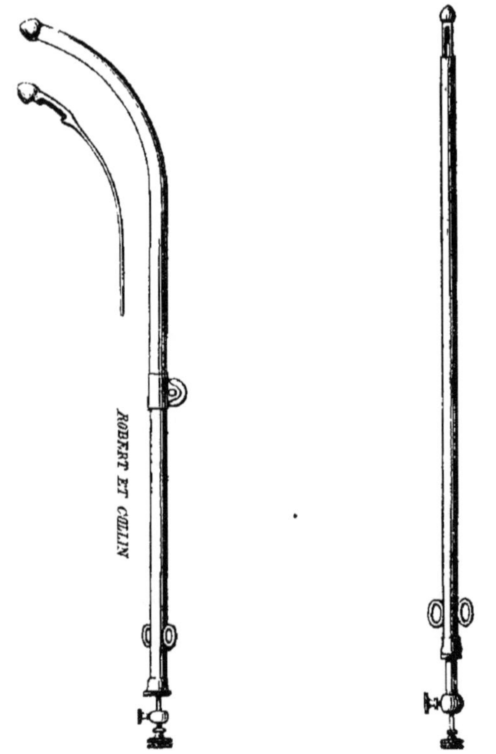

Fig. 36. — Porte-caustique courbe de Lallemand.

Fig. 37. — Porte-caustique droit de Lallemand.

Porte-caustique de Lallemand. — L'instrument ordinaire (fig. 36 et 37) est une sonde d'argent droite ou courbe, ouverte aux deux bouts, dans laquelle est un stylet d'argent terminé par un renflement en bouton pouvant s appliquer sur l'orifice interne de la sonde ; au-dessous du bouton, le stylet, volumineux dans l'étendue de 2 centimètres, est creusé d'une capule longitudinale destinée à recevoir le nitrate d'argent solide. Le stylet, placé de façon à ce que son olive terminale oblitère l'extrémité interne de la sonde, sa cupule pleine de nitrate d'argent est cachée dans la sonde, et son autre extrémité dépasse l'orifice externe de 4 centimètres et se termine par un bouton. Naturellement, en poussant sur le bouton, maintenant la sonde fixe, on fait mouvoir le stylet dans la sonde, et on met la cupule pleine de nitrate d'argent à découvert. Pour limiter la saillie de l'olive du stylet et de la cupule au delà de la sonde, entre l'orifice externe de la sonde et le bouton terminal du stylet (fig. 36 et 37), il y a sur le stylet un petit curseur mobile pouvant être fixé au point que l'on veut par une vis de pression latérale. Enfin, sur la sonde elle-même (fig. 36), il y a un curseur mobile pouvant être fixé au point voulu par une vis de pression. Ainsi la longueur de la sonde dans l'urèthre nécessaire pour mettre l'olive du stylet au niveau du point à cautériser étant déterminée, on fixe le curseur de la sonde à cette distance du bec, et l'on a un point de repère fixe.

Avec l'instrument droit, le nitrate d'argent à découvert, par un mouvement de rotation imprimé au bouton extérieur du stylet, on peut le diriger facilement sur toutes les parois de l'urèthre. Il en est de même avec l'instrument peut-être le plus en usage, celui qui, d'abord droit depuis son extrémité externe, présente, à 4 ou 5 centimètres de son extrémité, un angle obtus, puis se continue droit. Ici, le faible changement de direction ne suffit pas pour arrêter le mouvement de rotation du stylet, et rend l'instrument plus facile à introduire que le droit.

Avec les porte-caustique à grande courbure, on fait facilement sortir la cupule de la sonde en poussant le stylet, qui alors suit la direction de la sonde, mais le mouvement de rotation du stylet n'étant pas possible, la cupule reste du même côté. Ces porte-caustique ont leur cupule du côté de la convexité, et ne peuvent, par conséquent, cautériser que la face postérieure et inférieure du canal, telle que la paroi inférieure de la prostate. Mais, remplaçant le stylet dans la portion courbe de l'instrument par quelque anneau d'une chaîne Vaucanson, comme l'a fait Leroy d'Etiolles, on a un instrument courbe avec lequel on peut cautériser toutes les parois de l'urèthre.

Manœuvre. — Cautérisation du col. — Il faut d'abord déterminer la longueur de l'instrument à introduire, pour que l'olive du stylet soit au niveau du col. On introduit d'abord l'instrument; la cupule n'étant pas chargée de nitrate d'argent, jusque dans la vessie, on pousse légèrement l'olive du stylet de 3 à 4 millimètres, l'urine passe alors par-dessus le stylet; la laissant couler, on retire très-lentement l'instrument jusqu'au moment où l'urine s'arrête ; alors la verge non distendue, laissée à elle-même, on place le curseur de la sonde au niveau du méat ; l'extrémité de l'instrument étant au niveau du col vésical, ainsi est déterminée la longueur de l'instrument à introduire dans l'urèthre.

On opère avec un instrument de même forme, ou celui-là même qui vient de servir à mesurer l'urèthre. On charge la cupule de nitrate d'argent ; pour cela, on chauffe à une bougie ou à une lampe à alcool la portion du stylet où est la cupule, puis on laisse tomber, par gouttes, dans la cupule, le nitrate d'argent fondu à la lampe, comme de la cire à cacheter. L'instrument et le nitrate d'argent refroidi, on use avec un couteau par le grattage, ou avec un linge mouillé par le frottement, le nitrate d'argent qui dépasse les bords de la cupule, jusqu'à ce que l'olive du stylet puisse être amenée sans difficulté dans l'extrémité de la sonde.

Le curseur fixé sur la sonde au point voulu, le malade mis dans la position couchée du cathétérisme, on introduit l'instrument en faisant la manœuvre propre à sa courbure, jusqu'à ce que, la verge non distendue, le curseur de la sonde soit au niveau du méat; alors l'olive est au niveau du col de la vessie. Puis, maintenant le stylet fixe, on attire la sonde sur lui, ce qui découvre la cupule dans le col vésical; on imprime alors au stylet un mouvement de rotation complet, qui porte sur tout le pourtour du col le nitrate d'argent. Et, maintenant fixe le stylet, on pousse doucement la sonde vers la vessie, contre l'olive du stylet; l'instrument ainsi fermé, est retiré.

Cautérisation de la prostate. — La longueur de la sonde qui doit être introduite dans l'urèthre pour que l'olive soit au niveau du col vésical déterminée, le curseur placé au point voulu sur la sonde; on introduit l'instrument, jusqu'à ce que le curseur soit contre le méat. Alors on retire la sonde, et le curseur, éloigné d'un centimètre du méat, on découvre la cupule en maintenant fixe le stylet et en attirant la sonde, puis l'on imprime au stylet un mouvement de rotation, qui porte le nitrate d'argent contre toutes les parois. Mais avec les instruments dont la cupule peut tourner sur elle-même, si avant de les introduire on n'a pas pris la précaution de remarquer dans quelle position est la cupule, on ne sait pas quelle est la paroi la première cautérisée. Et, si l'on veut cautériser un point de la paroi seulement, il faut placer la cupule avant l'introduction dans la position *ad hoc.*

Manœuvres spéciales aux instruments à grande courbure. — Ici la cupule a une position fixe, elle ne peut être dirigée contre les différentes parois, ordinairement elle est sur la face du stylet qui correspond à la convexité; alors elle ne peut cautériser que la paroi inféro-postérieure de l'urèthre. L'instrument à grande courbure répond tout à fait à l'indication encore assez fréquente de cautérisation de la paroi inférieure de la prostate, là où sont les orifices des canaux éjaculateurs. Avec ces instruments à grande courbure, on peut commencer par fixer avec le curseur qu'il porte la longueur de l'instrument à introduire, pour que l'olive soit au niveau du col. Puis, on découvre la cupule et l'on cautérise la surface de la prostate comme avec tous les instruments. La seule différence tient à la manœuvre d'introduction et de sortie propre à leur courbure.

Mais avec ces instruments à grande courbure, quand ils sont volumineux surtout, il est possible d'opérer d'emblée sans être obligé de mesurer l'urèthre. Le plus souvent, je pourrais dire toujours, quand il y a indication de cautériser la surface de la paroi inférieure de la prostate, il y a saillie du col vésical au-dessus du plancher prostatique. Dans l'introduction de l'instrument, qui n'est qu'une sonde volumineuse à grande courbure, le bec vient heurter directement contre la saillie de la lèvre inférieure du col, et pour le faire pénétrer dans la vessie il faut élever brusquement le bec au-dessus. Il y a ici des sensations nettes, qui, une fois perçues chez un malade, font qu'on retrouve la même sensation d'arrêt au cathétérisme suivant. Se guidant alors sur cette sensation d'arrêt, l'olive étant contre le côté prostatique de la lèvre inférieure du col vésical, maintenant fixe le stylet et découvrant la cupule en tirant la sonde; on place alors le nitrate d'argent sur la face inférieure de la prostate. Naturellement on cache la cupule par la manœuvre indiquée.

Instrument de Mercier. — Cet instrument est une sonde coudée, présentant sur sa tige, du côté de la concavité, une ouverture longue de 4 centimètres commençant au sommet de l'angle du coude, dont la largeur mesure le tiers de la circonférence de la sonde (fig. 38); l'extrémité externe se termine par un cylindre de 1 centimètre et demi de diamètre, long de 3 centimètres. La face latérale de ce cylindre qui correspond au petit bec de la sonde présente une échancrure rectangulaire longue de 2 centimètres, assez large pour comprendre le tiers de la circonférence du cylindre.

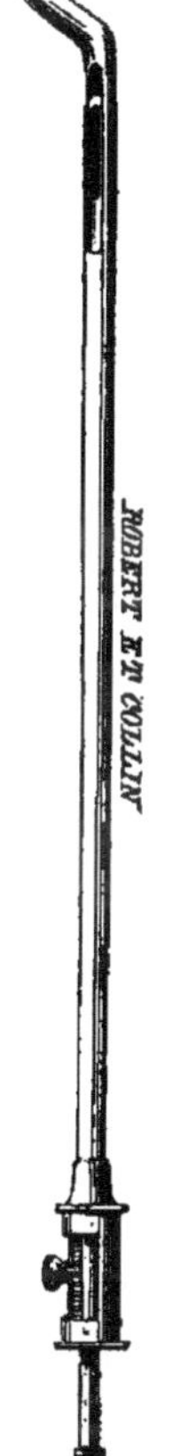

Fig. 38. — Porte-caustique de Mercier.

Dans l'axe du cylindre passe une tige d'argent qui se continue dans la sonde et y glisse à frottement doux, jusqu'au niveau du sommet de l'angle de courbure; ainsi la tige mâle remplit l'ouverture latérale de 4 centimètres de la sonde. Sur cette tige mâle, et sortant par l'échancrure du cylindre de l'extrémité externe, est une vis qui est appliquée contre le bord inférieur de l'échancrure quand l'extrémité de la tige mâle va jusqu'à l'angle de courbure de la sonde, et qui limite la sortie de la tige mâle à 2 centimètres en s'appliquant contre le bord supérieur. Cette même vis, en allant latéralement d'un des bords latéraux de l'échancrure à l'autre, limite la rotation de la tige mâle au tiers d'une circonférence. La tige mâle près de son extrémité interne, présente une cupule latérale longue de 2 centimètres, et dont le diamètre mesure le tiers de la circonférence de la tige. Placée de telle façon que la vis qui limite le mouvement de rotation de la tige mâle, est contre le bord latéral gauche de l'échancrure, la cupule correspond à l'ouverture de la sonde et est découverte; quand la vis est contre le bord latéral droit de l'échancrure, la cupule est cachée. Ainsi, il est possible de cacher ou de découvrir le nitrate d'argent, et la vis fixée sur la tige mâle, selon qu'elle répond à l'un ou à l'autre côté latéral de l'échancrure du cylindre, indique extérieurement si le nitrate d'argent est ou n'est pas à découvert. D'une autre part, selon que la vis correspond au côté inférieur de l'échancrure ou au côté supérieur, la cupule occupe les 2 centimètres de l'échancrure de la sonde à partir de l'angle du coude, ou les 2 centimètres de cette échancrure les plus éloignés du coude.

Ainsi, cet instrument a des points de repère extérieurs, la vis latérale de la tige mâle et l'échancrure du cylindre de la sonde, qui indiquent toutes les positions possibles de la cupule. — Supposons l'instrument dans l'urèthre, son bec dans la vessie contre le col, on peut, la cupule découverte près du bec de la sonde, cautériser le col en imprimant à tout l'instrument un mouvement de rotation complet sur lui-même. De même, par une rotation complète de l'instrument sur lui-même, la cupule occupant l'autre moitié de l'ouverture de la sonde, on pourrait cautériser la surface de la prostate.

Enfin, pour cautériser le plancher prostatique seul, il suffira, le bec de l'instrument accrochant la lèvre inférieure du col vésical, la tige mâle placée son extrémité retirée en avant du col de la vessie, de découvrir la cupule dans l'urèthre.

Cet instrument de M. Mercier est certainement de tous les porte-caustiques uréthraux le plus facile à manier, celui qui permet d'agir sûrement sur tel ou tel point indiqué et seulement sur ces points, dans l'étendue de 4 centimètres à partir du col. Son inconvénient réside dans son passage dans l'urèthre, ce qui est douloureux (1), en raison de l'écarte-

(1) Voyez le cathétérisme avec la sonde coudée.

ment des parois que provoque le bec. Mais il est très-diminué en se servant d'un instrument dont le bec est court.

Porte-caustique de Dick. — Le docteur Dick, de Londres, au lieu de se servir de caustique solide, préfére l'employer liquide. Pour arriver à porter le liquide sur le point voulu de l'urèthre, il modifia ainsi le porte-caustique droit de Lallemand. — L'extrémité interne, au lieu d'être ouverte, est terminée par un embout en platine, long de 2 centimètres, se vissant sur le tube en argent dont il continue la direction et se terminant par un bout arrondi ; latéralement près de cette extrémité, il présente un grand nombre de trous sur toute la circonférence. Le stylet, au lieu d'avoir à son extrémité l'olive et la cupule, est muni d'une petite éponge qui lui est solidement attachée ; le reste de l'instrument est exactement semblable à celui de Lallemand. — Pour cautériser : l'extrémité du porte-caustique étant au point voulu de l'urèthre, la petite éponge imbibée du liquide caustique, on conduit le stylet dans la sonde, et, pressant l'éponge contre les parois de l'extrémité, on chasse par les trous de l'embout de platine le liquide caustique qui est ainsi mis en contact avec les parois de l'urèthre. La cautérisation d'un point de la région profonde de l'urèthre est accompagnée d'une douleur très-vive, puis il y a un ténesme douloureux et continu du col, qui est toujours plus violent au début et à la fin de la miction ; il peut même durer après la miction pendant un temps assez long. A la fin de la miction, il s'écoule toujours du sang, goutte à goutte, pendant et après le coup de piston que provoque le ténesme. Après quelques jours le sang ne paraît plus, mais il y a une sécrétion abondante de pus assez épais, qui se termine par l'évacuation d'un liquide blanc légèrement coloré et plus clair ; enfin vers le dixième jour tout disparaît. L'accident réel ici c'est la rétention d'urine, qu'il faut, autant que possible, prévenir en passant, à la moindre gêne pour uriner, une sonde très-molle en gomme; elle n'est guère à craindre que les premiers jours.

Il faut pendant ces quelques jours proscrire toute boisson excitante, conseiller l'eau rougie, la graine de lin, l'orgeat, en abondance. Un bain prolongé si les spasmes de l'urèthre sont trop douloureux, et veiller à ce qu'il n'y ait jamais de matières fécales accumulées dans le rectum.

CHAPITRE IX

Opérations dirigées contre les rétrécissements de l'urèthre.

Les opérations dirigées contre les rétrécissements de l'urèthre ont toutes pour but de rétablir le calibre du canal, de rétablir l'émission facile de l'urine, de faire disparaître tous les troubles de la miction, tels que stagnation d'urine dans la vessie et dans l'urèthre, et consécutivement catarrhe vésical et suppuration de l'urèthre.

Trop longtemps, on a ignoré la nature des rétrécissements, leurs propriétés physiologiques, de même que la physiologie pathologique des plaies des muqueuses. Aussi a-t-on proposé et pratiqué toutes espèces d'opérations capables de rétablir immédiatement le calibre de l'urèthre, sans tenir compte du mode d'action de l'opération elle-même quelle qu'elle soit. Ainsi, on a longtemps cherché la cure du rétrécissement, en déterminant son altération au moyen d'une sonde rigide à demeure; dans le même but, on cautérisait le rétrécissement avec un caustique quelconque : toujours on ne voyait que le résultat immédiat, le rétablissement du calibre de l'urèthre, on ne se demandait même pas quelle était la nature de la cicatrice obtenue. On ignorait absolument la cause des accidents consécutifs aux opérations pratiquées sur l'urèthre; et ces terribles accidents, si bien étudiés actuellement, de l'intoxication urineuse, amenaient souvent la mort des opérés. On s'explique parfaitement comment beaucoup de chirurgiens éminents ont toujours eu une grande appréhension contre les opérations proposées successivement contre les rétrécissements de l'urèthre.

NATURE DES RÉTRÉCISSEMENTS. — On a proposé un grand nombre de classifications des rétrécissements. Tantôt, embrassant dans la description tout ce qui peut diminuer ou comprimer le calibre de l'urèthre, on a dit, comme Desault, il y a rétrécissement par une altération dont le siége est dans les parois de l'urèthre, ou en dehors des parois, ou bien par une production anormale faisant saillie dans l'urèthre; ici se trouvaient les fongosités qui jouaient un si grand rôle dans la pathologie de l'urèthre. Tantôt, se bornant à décrire les altérations de la paroi même de l'urèthre qui entraînent la diminution du calibre, on a divisé les rétrécissements d'après les manifestations physiologiques de l'altération ou d'après son aspect. De là, la longue série de rétrécissements admise par Leroy d'Étiolles : 1° les inflammatoires; 2° les fongueux; 3° les valvulaires (plis, valvules, carnosités, brides); 4° les fibreux; 5° les turgescents et érectiles; 6° les ulcéreux; 7° les végétants; 8° les variqueux; 9° les cartilagineux. Voilà, j'espère, qui doit comprendre tous les cas possibles et imaginables de rétrécissement de l'urèthre. Mais en se bornant à l'examen pur et simple de chacun des cas pathologiques que l'on rencontre dans la pratique, on trouve que cette classification a eu sa raison d'être à une époque où l'anatomie pathologique des rétrécissements de l'urèthre était inconnue. A cet époque, surtout, où la physiologie pathologique des rétrécissements de l'urèthre était tout entière fabriquée dans l'imagination des auteurs. Actuellement toutes ces catégories sont inadmissibles.

Beaucoup, comme nous le verrons, doivent être considérés comme étant des complications du rétrécissement, d'autres sont simplement des spasmes, des contractions uréthrales dues à l'excitation de la muqueuse. Quant aux productions hétéromorphes qui se produisent sur la muqueuse de l'urèthre, et qui, par leur développement, diminuent le calibre du canal, elles peuvent être une complication du rétrécissement comme les fongosités qui se produisent au niveau et en arrière de la coarctation. Ou bien elles surviennent spontanément dans l'urèthre, elles constituent alors les polypes, et entraînent à des opérations qui diffèrent complétement de celles du rétrécissement.

Hunter admet trois espèces de rétrécissements ainsi divisés : les *permanents*, qui comprennent : 1° ceux dus uniquement à une altération dans la structure de l'urèthre; 2° et ceux dus à la fois à l'altération de la paroi et au spasme; enfin, 3° il admet les rétrécissements spasmodiques dont le caractère pathognomonique est d'être *impermanent.* Voilà une classification faite bien longtemps avant les études d'anatomo-pathologie et de physiologie pathologique modernes, cependant elle se rapproche beaucoup de celles qu'imposent ces études. Elle est certainement l'origine de la division actuelle; au mot *permanent* on a substitué le mot *organique*, auquel je préférerais le mot *organisé.* Quant à cette sous-division des rétrécissements permanents avec spasme, elle n'a plus sa raison d'être, maintenant que nous savons que tout ce qui irrite la muqueuse uréthrale entraîne un spasme plus ou moins marqué de l'urèthre; et que tous les rétrécissements peuvent être, à un moment donné, sous l'influence des excitations les plus variées, le siége de spasme.

Le rétrécissement spasmodique est une des plus mauvaises dénominations. Déjà, en 1845, notre maître, M. Gosselin, écrivait que le rétrécissement spasmodique ne pouvait être admis sans une altération de l'urèthre (rétrécissement au début, blennorrhée, etc.). J'accepte tout à fait cette opinion, et le spasme de l'urèthre n'est pour moi qu'un symptôme, qu'une manifestation pathologique déterminée par une irritation, une excitation quelconque de la muqueuse uréthrale; alors, c'est ou un phénomène réflexe qui varie avec la cause locale excitante; ou bien, encore, le spasme de l'urèthre peut être dû à une altération de la moelle, comme cela se rencontre au début de l'ataxie locomotrice; et alors, il est un symptôme de cette affection.

C'est certainement la fréquence du spasme de l'urèthre dans les maladies des voies urinaires, la difficulté qu'il oppose au cathétérisme dans certains cas, qui ont dû faire admettre la locution de rétrécissement spasmodique.

On a aussi admis le rétrécissement inflammatoire; ici la diminution de calibre est due au gonflement de la muqueuse causée par l'inflammation aiguë, et aussi au spasme que provoque cette inflammation. Mais le plus souvent tous les phénomènes dus à la diminution du calibre de l'urèthre cessent avec l'état aigu, et tout rentre dans l'état primitif.

Comme on le voit, nous arrivons à n'avoir à étudier que les rétrécissements organiques, dont M. Icard donne la bonne définition suivante dans sa thèse en 1858. « Dans cette espèce de rétrécissement, un ou plusieurs points des parois du canal ont éprouvé un changement de texture, qui y a plus ou moins détruit la souplesse et l'élasticité normales, et a amené en même temps une diminution de calibre. »

Les rétrécissements organiques sont dus à deux ordres de causes qui influent d'une façon directe sur leur organisation propre.

Rétrécissements traumatiques.—Si c'est une plaie uréthrale, comme une déchirure par chute sur le périnée, par rupture violente de la corde dans la chaudepisse, par mauvaise manœuvre de cathétérisme, alors il y a une cicatrice consécutive à la suppuration de la plaie; cicatrice qui, en raison de sa nature rétractile, bridera le calibre de l'urèthre à son niveau.

L'inflammation ne se borne pas toujours dans ces cas à la plaie, elle s'étend dans le tissu spongieux et peut amener une oblitération plus ou moins étendue du corps spongieux qui est alors transformé, dans une étendue variable, en tissu fibreux rétractile. De là les rétrécissements traumatiques qui occupent toute une section du canal.

S'il y a seulement contusion de l'urèthre sans plaie de la muqueuse, alors l'inflammation consécutive peut se terminer par résolution, et tout est réparé; ou bien, il y a inflammation avec suppuration des parois de l'urèthre, alors le tissu inodulaire se forme, et il y a rétrécissement dû à l'induration et la rétraction du tissu spongieux.

Tous les chirurgiens sont d'accord sur la nature des rétrécissements traumatiques, c'est une cicatrice rétractile, peu ou pas extensible, comme toutes les cicatrices épaisses survenues consécutivement à la suppuration.

Aussi le rétrécissement traumatique, de l'avis de tous, résiste à la dilatation temporaire; il nécessite l'intervention chirurgicale directe pour rétablir le calibre de l'urèthre. Selon l'état du rétrécissement, le volume de l'induration, les complications, telles que tumeurs urineuses ou fistules urinaires, nous aurons à employer dans ces cas différentes opérations dont le but sera toujours d'arriver à rétablir autant que possible le calibre de l'urèthre et la souplesse de ses parois.

Quand le rétrécissement est dû à une altération peu considérable, sans complication, le tissu cicatriciel a ordinairement une rétractilité assez active; c'est sur cette propriété que nous baserons plus loin l'indication de l'uréthrotomie interne dans ces cas.

Rétrécissements spontanés. — La chaudepisse localisée à

l'état chronique sur un point de l'urèthre est l'origine de ce rétrécissement. Les siéges habituels de cette localisation sont, par ordre de fréquence, le commencement de la portion membraneuse près le bulbe, le bulbe, la portion moyenne de la région spongieuse, la fosse naviculaire. Au niveau du point de la muqueuse en suppuration, les tuniques de l'urèthre sont le siége d'un exsudat plastique dont l'évolution, en général très-lente, arrive à constituer l'altération propre du rétrécissement. Ainsi, il y a d'abord exsudat plastique, puis organisation de cet exsudat qui imprègne l'enveloppe fibro-élastique et musculaire de l'urèthre ; ensuite arrive l'atrophie progressive de la masse formée des tissus normaux et de l'exsudat. De là, la rétractilité (Robin), qui entraîne la diminution du calibre de l'urèthre.

Le siége de l'induration qui constitue le retrécissement spontané est, d'après le travail de M. A. Guérin (1), sous-jacent à la muqueuse. Celle-ci ne serait jamais adhérente aux couches sous-jacentes au niveau même du rétrécissement. M. Philips eut l'idée ingénieuse, pour juger cette question, d'injecter les lymphatiques de la muqueuse uréthrale présentant des rétrécissements ; il vit que, au niveau du rétrécissement, le réseau lymphatique, si riche dans les points normaux, était plus lâche, moins riche, d'où il est logique de conclure que la muqueuse elle-même a été un peu le siége d'exsudat plastique, et qu'elle peut être envahie consécutivement ; malgré cela, il n'y a aucune induration de la muqueuse appréciable à l'œil, et toujours il l'a trouvée mobile sur la masse indurée propre du rétrécissement.

Ainsi, le rétrécissement est sous-muqueux. Du méat au collet du bulbe, il est dans la paroi interne du corps spongieux. L'histologie nous apprend (Kölliker, Rouget, etc.) que

(1) *Mémoires de la Société de chirurgie.*

cette gaîne extra-muqueuse est constituée par des éléments fibreux, des fibres élastiques et des fibres musculaires lisses en assez grande quantité. L'exsudat plastique, dans une trame ainsi constituée, poursuit plus ou moins lentement son évolution, dont le résultat est l'atrophie progressive des éléments anatomiques actifs, tels que les fibres musculaires lisses, et dont l'effet est la rétraction organique et la diminution permanente du calibre de l'urèthre.

Au niveau de la portion membraneuse, ou plutôt à l'union de la portion membraneuse et du bulbe, siége fréquent du rétrécissement spontané, l'exsudat plastique se fait dans la couche musculaire qui termine en avant, en ce point, l'orbiculaire de l'urèthre, et agit, comme dans le premier cas, dans son évolution, en envahissant les éléments anatomiques actifs jusqu'à l'atrophie.

Dans le rétrécissement, le microscope montre du tissu fibreux, contenant presque toujours des fibres musculaires; M. Ollier prétend qu'il y a toujours des fibres musculaires. Il va sans dire que le volume de l'altération du rétrécissement est plus ou moins étendu, selon les différents cas; ce qui dépend, croyons-nous, de l'ancienneté de l'affection et beaucoup de la prédisposition organique propre à chaque constitution. Chez ceux que l'on est convenu d'appeler scrofuleux, les rétrécissements se produisent sous une influence légère, les exsudats plastiques sont abondants et les indurations consécutives volumineuses.

En somme, l'évolution d'un rétrécissement spontané est un travail de cicatrisation très-lent, se passant dans l'épaisseur de la couche sous-muqueuse de l'urèthre.

La lenteur du travail d'organisation du rétrécissement, l'existence dans sa masse d'éléments élastiques et musculaires pendant toute cette évolution, jusqu'à l'état fibreux complet, et l'atrophie concomitante des éléments anatomiques actifs, nous expliquent anatomiquement les variations observées dans les propriétés physiologiques des rétrécissements, aux différents moments de leur évolution.

Propriétés physiologiques des rétrécissements spontanés. — La *rétractilité* des rétrécissements de l'urèthre est incontestable; elle est progressive et continue, elle est due au travail atrophique dont nous avons déjà parlé; c'est contre elle que lutte le chirurgien, c'est elle qui amène la récidive. Variable avec le degré d'évolution du tissu fibreux du rétrécissement, elle est rapide chez les sujets où les cicatrices sont toujours épaisses et dures. De là toutes les variétés de rétractilité observée; de là, comme nous le verrons, la nécessité d'employer un traitement approprié à son énergie dans les différents cas.

L'*élasticité*, propriété toute physique, fait que le rétrécissement distendu par la sonde revient plus ou moins rapidement au calibre primitif, ou tout au moins à un calibre plus petit que celui de la sonde dilatatrice. Il est difficile de nier l'élasticité du rétrécissement, mais aussi il est difficile de distinguer ce phénomène purement physique de la contractilité, propriété physiologique manifeste. Par l'élasticité, le retrait consécutif à la distension ne dépasse jamais l'état primitif; mais même dans ces conditions-là, aux premières explorations, il est toujours difficile de dire si l'on a eu affaire à l'élasticité ou à la contractilité; il faut avoir plusieurs fois observé la limite, toujours la même, du retrait, pour croire plutôt à l'élasticité qu'à la contractilité.

La *contractilité*. — Pendant longtemps, il y a eu des opinions opposées. Déjà nous avons vu que Hunter admettait le spasme des rétrécissements. Actuellement, la contractilité ne peut guère être mise en doute : l'anatomie pathologique nous montre que le tissu normal, siége de l'exsudat plastique du rétrécissement, contient de nombreuses fibres musculaires lisses, dont l'action à l'état normal est de rapprocher les parois du canal, de resserrer son calibre ; or, ces fibres ne disparaissent que longtemps après le début de l'exsudat, quand l'atrophie des éléments anatomiques est complète. Même, M. Ollier (1) prétend que le tissu de la coarctation renferme toujours des fibres musculaires lisses.

Les faits de contractilité du rétrécissement de l'urèthre ne sont plus rares. Sédillot (2) rapporte le fait d'un rétrécissement ne laissant passer qu'une fine bougie de 1 millimètre, et qui, le malade sous l'influence du chloroforme, était facilement franchi par une sonde en caoutchouc de 4 millimètres. En 1866, nous avons publié dans la *Gazette des hôpitaux* un cas, où, après avoir franchi une seule fois avec une bougie de 1 millimètre, il nous a été ensuite impossible de pénétrer même avec la même bougie, tandis que, sous l'influence du chloroforme, une petite bougie de 2 millimètres passait facilement. Dans notre travail sur l'uréthrotomie, nous rapportons un fait de rétrécissements péniens peu étroits, où le spasme déterminait un obstacle réel au passage de la sonde. De plus, en 1867, M. Landéta démontra l'existence du spasme des rétrécissements péniens (3).

Cette propriété physiologique des rétrécissements varie avec l'état d'atrophie plus ou moins grand des fibres musculaires lisses, varie aussi avec l'excitation qui la provoque. Le rétrécissement, aussi bien que toutes les parois uréthrales, se contracte d'une façon réflexe, sous l'influence de toutes les causes excitantes de la muqueuse ; l'état inflammatoire de la muqueuse en arrière de la coarctation, la pré-

(1) Thèse de Icard.

(2) Gaujot, *De l'uréthrotomie*, 1858.

(3) Landéta, *Du siége du rétrécissement et des squames qui les accompagnent*. 1867.

sence en ce point du mélange de pus et d'urine, le passage de ce liquide sur les parois du rétrécissement sont des causes locales du spasme. Les excitations générales, telles que : excès de boissons, fièvres intenses, rendent plus active la contractilité du rétrécissement. Enfin toutes les causes de spasmes de l'urèthre, étudiées à propos du cathétérisme, agissent naturellement sur le rétrécissement, et sont autant de conditions dont il faut tenir compte à propos du traitement.

Les propriétés physiologiques des rétrécissements dominent tout leur traitement; ce sont elles qui déterminent la diminution du calibre de l'urèthre et tous les accidents qui en résultent; les altérations de l'urèthre en arrière du point rétréci, depuis l'inflammation chronique de la muqueuse et la simple dilatation de l'urèthre, jusqu'aux tumeurs urineuses, jusqu'à la rupture de l'urèthre et aux fistules urinaires consécutives. Leur variabilité selon les cas oblige à les étudier, à reconnaître toujours leurs degrés d'énergie, avant de se prononcer sur le genre de traitement à employer.

Que l'altération propre du rétrécissement occupe toute la circonférence de l'urèthre ou seulement un segment plus ou moins considérable, la rétractilité, l'élasticité et la contractilité propres du rétrécissement, agissent toujours sur la zone, siége du point rétréci, et finissent toujours, la rétractilité surtout, par tendre à l'extrême la paroi de l'urèthre.

Reybard le premier démontra qu'une plaie longitudinale faite aux parois saines de l'urèthre était suivie immédiatement de l'écartement latéral permanent des lèvres de la plaie. C'est évidemment l'élasticité des parois uréthrales due à leurs éléments anatomiques actifs, fibres élastiques et fibres musculaires lisses, qui contribuent à ce résultat. Si, au niveau d'un rétrécissement, on fait une incision longitudinale, l'écartement latéral se produit; ici les propriétés physiologiques du rétrécissement, tenant aux causes que nous avons dites, agissent dans ce sens, et tiennent les lèvres de la plaie écartées. Ce phénomène est une des bases fondamentales de l'uréthrotomie interne. Les propriétés physiologiques des rétrécissements sont ainsi utilisées pour donner à la paroi uréthrale une surface mesurée par l'écartement des lèvres de la plaie, laquelle dépend forcément de la profondeur même de l'incision. Ainsi, une incision sur la paroi de l'urèthre au niveau d'un rétrécissement augmente la circonférence du canal en ce point de tout l'écartement des lèvres de la plaie; la profondeur de l'incision étant proportionnée au degré du rétrécissement, on peut donner au canal son diamètre normal. Si Reybard avait mieux connu les propriétés physiologiques des rétrécissements de l'urèthre, il ne serait pas arrivé à proposer et même à faire ces fameuses incisions profondes allant jusqu'à la peau. Évidemment, il ne savait pas non plus quels étaient les moyens naturels de réparation des plaies simples des muqueuses, et en faisant ces grandes incisions, il voulait arriver, après la rétraction produite par la cicatrisation consécutive à la suppuration, à avoir dans l'uréthre une surface auto-plastique suffisante pour maintenir le calibre de l'urèthre.

Plaies des muqueuses. — En 1865, lors de la discussion sur l'uréthrotomie à la Société de chirurgie, ce qui paraissait le plus exorbitant à M. A. Guérin, c'était la cicatrisation de la plaie de l'uréthrotomie en vingt-quatre ou trente-six heures; c'était d'entendre dire et de lire que la plaie mise à l'abri de toute cause irritante pouvait, en un temps très-court, se couvrir d'épithélium. Un résumé très-succinct de la physiologie pathologique des plaies des muqueuses suffira, j'espère, pour convaincre M. Guérin. Pour cela, je n'aurai besoin d'aucune parole violente. Mais il m'est bien permis de me rappeler ce fameux discours. Je dois montrer ici que l'auteur se trompait et que peut-être il ignorait les travaux faits sur les plaies des muqueuses.

Avant que la physiologie des épithéliums fût connue de tous les chirurgiens, on savait que les muqueuses étaient des surfaces qui, appliquées l'une à l'autre, ne s'agglutinaient jamais, si l'on n'avait pas avivé les surfaces avant de les mettre en contact; on savait, et M. Jobert (de Lamballe) le montre clairement dans son livre, que, dans une suture destinée à oblitérer un trajet muqueux anormal ou une plaie d'une cavité muqueuse communiquant avec l'extérieur, il fallait éviter avec le plus grand soin de comprendre, dans la suture, un lambeau de muqueuse ; que même une surface muqueuse mise en contact avec une surface saignante bien avivée, empêchait l'agglutination. C'est sur ces faits expérimentaux que sont fondées les belles opérations de Jobert (de Lamballe). C'est pour remplir ces indications dans les plaies des intestins que Jély (de Nantes), mon premier maître, inventa son ingénieuse suture. C'est certainement en remplissant cette indication chirurgicale ou plutôt opératoire, que Jobert (de Lamballe) guérissait des fistules vésico-vaginales. Du reste, ne voyons-nous pas Sims, après avoir heureusement modifié les instruments destinés à cette opération, insister lui aussi sur ce fait capital dans l'opération de fistule vésico-vaginale? la suture ne doit porter sur aucun point de la surface muqueuse. C'est là la grande difficulté opératoire. Et ce fait est dû à l'épithélium des muqueuses et au liquide qui imprègne la surface muqueuse, liquide qui provient un peu de la surface même de la muqueuse par sécrétion, de l'évolution épithéliale, et surtout des glandes ouvertes sur la muqueuse. Dans ce liquide muqueux, qui varie certainement à la surface de chaque muqueuse, les cellules d'épithélium poursuivent leur évolution, se renouvellent sans cesse pour tapisser toujours la surface en la protégeant. Si vous adossez à une surface vive une muqueuse, son épithélium continue son évolution, son liquide imprègne la surface saignante, se fraye un passage pour s'écouler, et entrave ainsi la réunion au niveau du point de la suture; de là, trajet fistuleux persistant. Au bout d'un temps peu long, on voit sur la partie qui était saignante une couche épithéliale.

Si l'on fait une plaie à une muqueuse, comment se cicatrise-t-elle? Nous venons de voir l'action de la muqueuse sur une surface saignante qui lui est en contact; la plaie offre des conditions analogues. Sa surface est libre, mais, aussitôt faite, elle est recouverte par le liquide muqueux : — faisons une plaie simple et peu profonde avec un instrument bien tranchant (1), de façon à n'avoir qu'un suintement de sang vite arrêté. La surface de la plaie ainsi libre n'a été le siége d'aucune contusion, le liquide de la muqueuse baigne la plaie et, après un temps relativement court, on trouve toute la surface de la plaie recouverte d'épithélium, par conséquent organisée et protégée contre l'absorption rapide qui aurait pu se faire à sa surface libre. Cette rapidité et cette puissance d'organisation, qui étonnent toujours dans l'étude des propriétés physiologiques des épithéliums, M. Robin l'exprime ainsi (2) : « Les épithéliums doués, plus encore que les autres produits, à un haut degré de ces propriétés végétatives, c'est par des modifications de celles-ci, en plus, en moins ou aberrantes, qu'ils jouent un rôle normal et pathologique important... » Ainsi, dans ce cas de plaie qui n'a subi aucune irritation, l'organisation rapide de

(1) L'expérience est des plus simples à répéter sur les lèvres d'un chien.

(2) Ch. Robin, *Des éléments anatomiques et des épithéliums*, 1868. (Voy. l'INTRODUCTION.)

sa surface se fait sans exsudat plastique dans les tissus sous-jacents, sans travail de suppuration qui provoque toujours cette exsudation plastique.

Obtenir une semblable cicatrisation de la surface de la plaie de section du rétrécissement, c'est le but de l'uréthrotomie interne. C'est ce but que le chirurgien doit toujours avoir devant les yeux, pour qu'il ne lui arrive pas d'omettre une seule des précautions qui le favorisent. C'est ce que nous avons déjà dit et décrit dans notre travail sur l'uréthrotomie en 1865.

La plaie de la muqueuse est-elle contuse, comme une déchirure, ou bien a-t-elle été irritée par l'application de corps étrangers à sa surface, comme un tamponnement pour arrêter une hémorrhagie : l'évolution de la cicatrisation n'est plus la même, il y a suppuration, exsudat plastique dans les couches plus ou moins superficielles de la plaie; la cicatrice, avant de se recouvrir d'épithélium, est déjà épaisse, elle est formée d'un tissu rétractile qu' aura sans cesse pour action de rapprocher les bords de la plaie.

C'est évidemment à l'organisation immédiate ou très-rapide de la couche épithéliale à la surface de la plaie que sont dues les cicatrices d'uréthrotomie rapportées par M. Sedillot dans le travail de M. Gaujot (1) : Voici un de ces faits : Dans le premier, il s'agit d'un sujet mort des suites d'un traumatisme du cerveau, et chez qui l'uréthrotomie avait été pratiquée quarante jours avant la mort. « Le canal de l'urèthre, examiné avec soin, montre l'incision faite à 5 centimètres en arrière du méat urinaire, encore parfaitement reconnaissable par la saillie de ses bords et la dépression conservée entre eux ; elle a une longueur de 11 millimètres

(1) Gaujot, *Uréthrotomie interne*. Paris, 1860.

et 4 millimètres de largeur; sa profondeur est impossible à déterminer actuellement, bien qu'elle se traduise par une dépression très-sensible à la vue, seulement on reconnaît que la muqueuse qui remplace la plaie repose directement sur les mailles du tissu spongieux. La cicatrisation est complétement achevée, et le fond de l'incision est recouvert par une membrane muqueuse véritable, un peu plus pâle, et plus mince que la muqueuse normale environnante, par conséquent sans induration, ni épaississement. M. Morel a reconnu très-distinctement à sa surface, la couche épithéliale pavimenteuse régulièrement stratifiée. » Et celui présenté à la Société de chirurgie en 1865, par M. Perrin. Dans ce fait, l'uréthrotomie fut faite deux ans avant la mort, causée par des accidents du côté du cœur (1). « L'incision a été exactement limitée à la portion rétrécie : elle mesure 12 millimètres de longueur. Les lèvres de la plaie qu'elle a produite sont maintenues écartées; elles sont épaisses, fibreuses, arrondies, peu adhérentes aux parties sous-jacentes ; elles forment un relief qui circonscrit un espace losangique de 12 millimètres de long sur 6 millimètres de large. Cet espace, qui peut être augmenté d'un tiers environ en surface par des tractions transversales, est d'aspect réticulé, de couleur ardoisée ; il est tapissé par une membrane fixe, souple et bien distincte du tissu du rétrécissement. »

Tout ce que nous venons de voir de la physiologie pathologique des plaies des muqueuses, doit évidemment guider dans le choix de l'opération, selon son genre de mode d'action. Si l'on détermine l'ulcération au niveau du rétrécissement par une sonde rigide à demeure, par une cautérisation

(1) Maurice Perrin, *De la valeur clinique de l'uréthrotomie interne*, 1865.

directe du rétrécissement, la suppuration consécutive, qui est alors nécessaire, entraîne forcément un exsudat plastique dans les couches plus ou moins superficielles de la paroi de l'urèthre, et l'on aura sûrement pour résultat une plaie indurée rétractile. Si l'on emploie la dilatation forcée extemporanée, quel que soit le procédé ou l'instrument employé, on produit toujours une déchirure soit de la muqueuse et des couches profondes, soit des couches profondes seules. La réparation physiologique de la déchirure de la muqueuse et des couches profondes, est formée par une masse indurée, comme dans les cas de plaie de l'urèthre; lorsque les couches profondes seules sont déchirées, toutes les probabilités sont pour la cicatrisation avec induration, quand déjà au niveau de l'urèthre où est produite la déchirure, il y a l'altération antérieure.

Pour compléter l'étude des différents éléments ou données de physiologie pathologique qui dominent les opérations des rétrécissements de l'urèthre, j'aurai à parler de l'intoxication urineuse, consécutive à ces opérations, et des moyens de l'éviter. Cette question capitale, puisqu'il s'agit de la gravité mortelle ou non de l'opération, que déjà j'ai traitée spécialement à propos de l'uréthrotomie en 1865, est étudiée dans l'introduction.

OPÉRATIONS.

Les moyens nombreux proposés pour rétablir le calibre de l'urèthre agissent chacun d'une façon différente, les uns plus ou moins lentement, comme la dilatation temporaire progressive et la sonde à demeure; les autres brusquement, rendent de suite à l'urèthre son calibre, comme la dilatation forcée, l'uréthrotomie. En étudiant successivement chacun d'eux, nous devons, leur manœuvre déterminée, préciser leur mode d'action sur les propriétés physiologiques des rétrécissements. Puis étudier leurs indications ou leurs contre-indications.

Dilatation temporaire progressive. — Elle consiste à introduire dans l'urèthre, à des intervalles plus ou moins éloignés, toutes les vingt-quatre heures ou toutes les quarante-huit heures, une bougie en gomme ou en étain, d'un diamètre de plus en plus volumineux, en ne laissant la bougie dans l'urèthre qu'un temps court, un quart d'heure au plus.

Pour faire cette dilatation, il faut avoir un jeu complet de bougies en gomme et un de bougies en étain, de façon à avoir des volumes aussi rapprochés les uns des autres que possible. On choisit une série de sondes dont les diamètres vont en augmentant par quart de millimètre; telle que la série Beniqué.

L'introduction de la bougie se fait selon les règles décrites du cathétérisme; on la laisse dans l'urèthre jusqu'à ce qu'il se produise un léger picotement dans le canal; en tout cas, on ne doit pas laisser la sonde en place plus d'un quart d'heure.

Quand la dilatation se fait bien, tous les jours on peut passer la bougie du numéro au-dessus. Quelquefois l'absence complète de la sensation de serrement de la sonde peut permettre de franchir deux numéros en une séance; mais toujours il faut observer si la bougie est serrée. Jamais on ne doit employer la moindre force pour franchir le rétrécissement, alors on ferait une dilatation forcée qui a une action toute différente.

Si dans le cours d'une dilatation, la bougie d'un numéro supérieur ne passe pas, il faut revenir à celle de la veille; et après, essayer de suite le numéro qui a été arrêté, qui ordinairement pénètre facilement. Même il est des cas où l'on ne peut franchir un numéro de plus, qu'à la condition de commencer chaque séance par la dernière bougie introduite la veille.

Quand on est arrivé à un diamètre suffisant, 3 à 4 millimètres, il faut se servir de préférence des cathéters ou bougies d'étain ; bien conduites, elles sont mieux supportées et agissent plus que les bougies en gomme. J'ai souvent constaté ce fait que les malades rendent très-bien en disant : « la sonde en métal passe mieux que l'autre. »

La limite où doit être arrêtée la dilatation est variable avec chaque sujet, en raison du calibre de son urèthre ; rarement il est nécessaire de dépasser 8 à 9 millimètres de diamètre. Pour la fixer, on doit se guider sur la sensation produite par le frottement général des parois de l'urèthre sur la sonde, et sur le rétablissement complet des fonctions normales de l'urèthre. Elles peuvent se résumer ainsi : *miction normale :* le jet s'établit sans effort prolongé, et se continue sans variations jusqu'à la fin ; le coup de piston, répété deux ou trois fois au plus, est toujours suffisant pour vider complétement l'urèthre.

Action de la dilatation temporaire progressive. — La bougie de plus en plus volumineuse agit ainsi : 1° Son contact sur l'urèthre et le rétrécissement en émousse la sensibilité, et diminue par cela même l'énergie des contractions réflexes : ainsi, action contre l'élément spasmodique qui contribue à la diminution du calibre ; 2° chaque cathétérisme dilatateur diminue la puissance d'élasticité du rétrécissement, qui bientôt arrive à être nulle ; 3° en même temps il y a action contre la rétractilité, dont la résistance peu grande cède à chaque séance de dilatation.

Indications. — Le mode d'action de cette méthode de traitement détermine très-exactement ses indications. La dilatation temporaire peut être mise en usage seulement contre les rétrécissements, dont la sensibilité et les spasmes qui en dépendent ne sont pas excités par le passage de la sonde, dont l'organisation fibreuse, peu développée, n'offre pas une résistance absolue à ce genre de dilatation, dont le retrait consécutif au cathétérisme ne se fait pas activement, et ne ramène pas vite le rétrécissement au point où il était avant la dilatation; enfin, lorsque le cathétérisme dilatateur, sans être arrêté par une résistance physique ou une sensibilité du rétrécissement, ne détermine pas des accidents d'intoxication urineuse, ou rend plus graves ceux déjà existants.

Au point de vue clinique, les contre-indications de la dilatation temporaire progressive se divisent en celles qui sont immédiatement reconnues, et celles qui surviennent dans le cours du traitement. Les premières sont fournies par les antécédents et l'examen direct : la nature cicatricielle indiquée par un accident antérieur; le siége de l'obstacle dans la portion pénienne, dont on peut sentir au doigt le volume de l'induration ; la sensibilité exagérée de l'urèthre au passage de la sonde et les spasmes douloureux plus ou moins violents; l'existence d'accidents d'intoxication urineuse; le frisson provoqué par l'examen explorateur, sont autant de données qui doivent écarter presque absolument le traitement par la dilatation temporaire. Commencer cette méthode de traitement dans ces conditions, c'est s'exposer à être arrêté très-vite par la résistance de l'obstacle, ou, ce qui est plus grave, par les accidents généraux d'intoxication urineuse, dont on ne peut jamais mesurer la gravité.

Les secondes contre-indications, celles qui surviennent dans le cours du traitement, rien ne peut les faire prévoir avant leur apparition; sauf dans les cas, bien entendu, où l'on a tenté la dilatation temporaire, malgré une des contre-indications existantes. Ici l'on a : l'impossibilité physique de passer un numéro plus élevé; la sensibilité qui apparaît brusquement et détermine un spasme qui remet tout en question; l'apparition du frisson après le cathétérisme reparaissant toutes les fois qu'on veut passer la même bougie qui l'a une première fois provoqué. Enfin, la facilité avec laquelle un rétrécissement revient facilement à son état primitif sitôt qu'il est abandonné à lui-même.

Quelquefois, une disposition particulière du malade, générale ou locale, mais toujours momentanée, peut, en déterminant un spasme plus énergique du rétrécissement, faire croire à une résistance invincible pour la dilatation temporaire, quand il n'en est rien. Si le sujet a fait un excès, s'il est sous l'influence d'excitations génésiques; ou bien s'il est dans un état de malaise général, la sonde dilatatrice ne passe pas ou passe difficilement. Le repos et la disparition du malaise par un moyen approprié suffisent pour permettre de continuer le traitement.

Il est un fait qui s'est présenté à moi plusieurs fois; en raison de sa singularité, il pourrait embarrasser. C'est chez les sujets atteints d'un rétrécissement au début, qui viennent demander des soins, non pour une altération de la miction, mais pour l'écoulement chronique (goutte militaire). L'examen de l'urèthre avec la sonde à tête conique indique une diminution de calibre au niveau du point douloureux, point qui est ordinairement, dans ces cas, dans la portion membraneuse. Avant de m'occuper d'agir directement sur la surface de la muqueuse, siége de la suppuration, par les injections locales profondes, je fais la dilatation temporaire dans le but de faire cesser la constriction et d'arriver à ce que le liquide, urine ou pus, ne soit plus retenu dans l'urèthre. Chez ces malades, la coarctation n'existe pas en réalité en tant qu'obstacle réel à la miction, la vessie se vide bien à chaque acte de pisser, le jet est peu altéré, la seule altération de fonction est la rétention de quelques gouttes ou plutôt de très-peu d'urine en arrière du point légèrement rétréci. La dilatation temporaire a ordinairement facilement raison de cette coarctation. Mais il peut arriver que le malade vienne pour être sondé immédiatement après avoir uriné, la vessie tout à fait vide; alors, cherchant à passer le numéro plus gros que celui de la veille, on éprouve une résistance telle qu'il faut y renoncer. Quand la vessie est ainsi tout à fait vide, il y a un état de contraction de l'urèthre et de la vessie qui doit être plus énergique, c'est ce qui constitue l'obstacle; car si l'on prend la précaution que la vessie soit toujours plus ou moins dilatée par l'urine au moment du cathétérisme, on évite cet arrêt du traitement. Tout dernièrement encore, un malade qui était dans ces conditions, vint trois fois chez moi, immédiatement après avoir uriné, il oubliait ma recommandation, et trois fois j'ai éprouvé de la résistance. Le lendemain, la vessie était un peu dilatée, il n'y avait plus d'arrêt. Chez les sujets dont le rétrécissement est assez prononcé, la vessie se vide rarement, et cette cause toute physiologique de l'arrêt de la bougie dilatatrice n'existe pas.

En résumé, la dilatation temporaire progressive est un moyen d'exploration de la résistance des rétrécissements, qui peut rétablir le calibre de l'urèthre si les propriétés physiologiques du rétrécissement lui cèdent.

Dilatation par la sonde a demeure. — Ici le mode d'action de la sonde varie avec sa nature, et avec le temps qu'on la laisse dans l'urèthre. Les sondes métalliques ou de substances résistantes donnant à l'instrument une forme fixe, ont été laissées à demeure dans le but de provoquer l'ulcération, la suppuration et, par suite, la destruction du rétrécissement. Choppart dit : « Quand on a pénétré avec l'algalie (sonde métallique) jusque dans la vessie, on la laisse en place pendant quatre ou cinq jours, au bout desquels on lui substitue une sonde en gomme élastique plus grosse, et que l'on remplace par une troisième, etc.... Les sondes à demeure dans l'urèthre produisent la fonte des duretés situées dans ses parois, autant par la compression qu'elles exercent sur ces tumeurs que par l'espèce de suppuration qu'elles attirent dans ce conduit » (1).

En 1840, Mercier publia un mémoire très-concluant sur les accidents déterminés par les sondes à demeure; il montre des ulcérations produites par le contact de la sonde au niveau des courbures de l'urèthre, décrit même des fistules produites ainsi. Ce que nous savons de la physiologie des plaies de l'urèthre, doit faire rejeter d'une façon absolue l'emploi ainsi prolongé de la sonde à demeure, lors même qu'elle serait assez molle pour ne déterminer aucune compression sur les parois du canal, elle provoquerait toujours une inflammation et une suppuration de la muqueuse uréthrale dont l'effet ne peut pas être d'entraîner la résolution du tissu propre du rétrécissement. En parlant de cette méthode, M. Phillips dit, page 116 : « Chez le plus petit nombre malheureusement, le résultat reste acquis pour longtemps. »

Si par la sonde laissée dans l'urèthre on ne cherche pas la cure complète du rétrécissement, mais simplement à obtenir une dilatation plus rapide, qui doit servir à évacuer l'urine ou à passer des instruments destinés à rétablir le calibre de l'urèthre, alors on peut retirer de grands avantages de ce moyen.

Une sonde ou une bougie même molle laissée dans l'urèthre, y détermine une série de phénomènes : tout d'abord, la bougie serrée dans la coarctation devient peu à peu libre,

(1) Chopart, *Traité des maladies des voies urinaires*, p. 313, 1830.

on peut lui imprimer des mouvements de va et vient de plus en plus faciles. Ainsi l'état spasmodique cesse : la sensibilité, d'abord très-énergique, s'émousse, le spasme diminue, et le calibre s'élargit. Il suffit ordinairement d'un temps assez court pour avoir ce résultat, quelques heures. La résistance de la coarctation à la sonde à demeure dépend ici, comme dans la dilatation temporaire, de la nature du tissu propre du rétrécissement et des propriétés physiologiques qui en résultent, aussi quelquefois n'obtient-on qu'un élargissement très-faible par la bougie à demeure, comme par tout autre moyen où il n'est pas fait usage de force. Mais le plus souvent la dilatation par cessation du spasme se produit facilement. Il se passe ici le phénomène que nous avons décrit à propos du cathétérisme des rétrécissements très-étroits, quand l'extrémité de la bougie est entrée dans le rétrécissement si on la laisse dans cette position quelques instants; après, on peut la pousser plus loin. Si, cette première bougie devenue libre, il est encore nécessaire d'obtenir un calibre plus grand, on peut en placer dans l'urèthre une seconde dont le volume réponde au calibre obtenu; celle-ci agit comme la première et finit par déterminer un calibre encore plus grand.

Les choses ne se passent pas toujours avec cette simplicité : la sonde peut, comme nous venons de le dire, n'avoir aucune action dilatatrice; elle peut exciter la sensibilité de l'urèthre et provoquer des spasmes douloureux au lieu de les faire cesser; elle peut surtout, avec les spasmes, être la cause de frissons d'intoxication urineuse, même lorsqu'elle n'est dans le canal que depuis peu de temps. Le malade ne peut uriner par-dessus. Tous ces phénomènes doivent la faire retirer, ou tout au moins, comme nous le verrons plus loin, doivent hâter l'intervention chirurgicale capable de rétablir immédiatement le calibre de l'urèthre.

Si la sonde est bien supportée et produit la dilatation, il ne faut pas se laisser encourager, par ce premier résultat rapidement obtenu, à continuer le traitement par la sonde de plus en plus grosse, constamment à demeure ; car bientôt apparaît la suppuration de l'urèthre, et l'on arrive aux conditions dont nous avons parlé plus haut.

Nous arrivons à l'étude des opérations dont le but est de rétablir immédiatement le calibre de l'urèthre.

Trois genres d'opérations ont ce but : la dilatation forcée, la cautérisation, l'uréthrotomie interne.

DILATATION FORCÉE.

Mécanisme et mode d'action.—Dans cette opération, l'action dilatatrice agit brusquement sur les parois du rétrécissement. Celui-ci est formé partout d'un anneau de tissu fibreux rétractile, ou seulement dans une section plus ou moins étendue et dans le reste d'une portion saine de la paroi uréthrale qui a conservé ses propriétés de souplesse et d'extensibilité; seulement ici la souplesse et l'extensibilité de la portion saine mise en jeu violemment ne suffit pas pour fournir le calibre de l'urèthre. — La dilatation forcée n'utilise aucune des propriétés physiologiques du tissu propre du rétrécissement, son élasticité ou sa rétractilité, elle lutte au contraire directement contre elles, pour les annihiler. Dans son action, elle commence par l'élasticité de l'anneau, arrivé à la limite d'extension de l'élasticité, elle n'a plus affaire qu'à un anneau n'ayant, au moment même, aucune propriété active ; alors elle agit sur la trame organique de l'anneau du rétrécissement, exactement comme s'il était formé de fibre inerte, comme l'est un anneau de linge. Supposons un anneau de linge formé d'un tissu bien homogène, n'ayant que 4 millimètres de diamètre. Au moyen d'un dilatateur en usage, je force cet anneau pour lui donner 8 millimètres ; à mesure que l'instrument dilate, on voit les fibres du tissu s'allonger d'abord, puis quelques-unes, les moins extensibles, se rompent; çà et là, le nombre des fibres qui se rompent augmente à chaque degré de la dilatation, mais le calibre voulu n'est pas encore obtenu. La dilatation continuant, tout d'un coup il se forme une déchirure par la rupture d'un certain nombre de fibres au même niveau. Pour que la comparaison soit plus complète, on peut prendre un anneau fait en peau, on voit les mêmes faits se produire.

Au lieu d'un anneau à parois homogènes, prenons un anneau dont un segment est formé d'une couche plus épaisse de tissu de linge, ou de peau; ici l'action de la dilatation commence tout d'abord sur la portion la plus mince, la distend avant de mettre en jeu la résistance du segment épais; puis on voit pendant tout le temps de la dilatation la portion mince se distendre plus vite que l'autre, les fibres s'y rompent en plus grand nombre, et si la dilatation voulue n'est pas encore obtenue, la déchirure se produit sur cette portion mince de l'anneau. Quel que soit le procédé de dilatation, même celui qu'on a pompeusement nommé divulsion, peut-être pour faire croire qu'il n'était pas une dilatation forcée, tous exposent à l'accident formidable de la déchirure de la tunique fibro-élastique de l'urèthre et à l'ouverture des aréoles du tissu spongieux. En effet, cette opération est aveugle pour l'opérateur. Il est impossible de déterminer avant l'opération comment les choses se passeront, on ne sait et l'on ne peut pas savoir quelle est la propriété d'extension de la coarctation, quel est le degré d'organisation fibreuse du rétrécissement, si un point de sa paroi est plus mince et assez peu résistant pour se rompre complétement avant même que la distension ait provoqué le plus petit tiraillement dans les fibres du tissu fibreux du rétrécissement. La muqueuse, même dans les cas de rétrécissement spontané, là où elle n'est pas adhérente à l'altération proprement dite, ne subit pas la distension brusque sans être érodée ou même rompue; l'écoulement de sang immédiat constant, et les hémorrhagies qui arrivent quelquefois suffisent pour permettre de l'affirmer. Ainsi les résultats immédiats de la dilatation forcée sont : incertitude du genre de lésion qu'on va produire, rupture disséminée des fibres, ou déchirure de la paroi fibro-élastique de l'urèthre allant jusque dans le corps spongieux, tout au moins érosion et toujours possibilité de déchirure de la muqueuse.

Les résultats consécutifs découlent forcément de la nature même de ces lésions opératoires. Comme accidents immédiats consécutifs à la rupture complète de la paroi de l'uréthrale, l'hémorrhagie, puis la suppuration des aréoles du tissu spongieux qu'il suffit d'énoncer pour en rappeler la gravité, qui est d'exposer à une mort rapide par infection purulente; puis, si le malade survit, la cicatrisation qui se fait par une induration étendue du corps spongieux. Dans les cas où il n'y a eu que rupture disséminée des fibres de la tunique résistante du rétrécissement, avec érosion ou rupture de la muqueuse, il y a encore ici cicatrice consécutive à la suppuration. Ainsi, dans la muqueuse et dans les couches profondes, la résorption des petits foyers sanguins et le travail de cicatrisation ont toutes les chances possibles d'augmenter la masse du tissu propre du rétrécissement, et de déterminer dans la section saine de la paroi une formation nouvelle de tissus fibreux. En somme, tout ce que nous savons de la physiologie pathologique des rétrécissements de l'urèthre est contre cette méthode de traitement : la dilatation forcée.

Pour éviter les traumatismes violents, les déchirures de la tunique fibro-élastique de l'urèthre, Perrève proposa de pratiquer l'opération en plusieurs séances, laissant entre chacune trois ou quatre jours. Il est certain qu'en agissant moins brusquement on s'expose moins à la déchirure, mais en laissant trois ou quatre jours entre chaque séance, on agit à chaque fois sur un tissu enflammé; on entretient ainsi l'exsudation hyperplasique. Du reste, Mayor agissait de même en passant successivement ces cathéters.

Nous ne pouvons pas examiner successivement tous les instruments qui ont été inventés pour pratiquer cette opération. Après avoir étudié chacun des instruments dilatateurs de la collection de MM. Robert et Collin, il est possible de les classer ainsi : 1° les cathéters d'étain de Mayor; 2° les instruments composés de deux lames appliquées l'une contre l'autre, pouvant s'écarter au moyen de mécanismes puissants, variables avec chaque instrument; 3° enfin, les instruments composés d'un mandrin simple comme un stylet, ou double comme deux stylets pouvant s'adosser, sur lequel on conduit un cylindre droit et plein, terminé en cône à son extrémité.

1° CATHÉTERS DILATATEURS DE MAYOR. — Je ne parlerai pas du cathétérisme forcé avec la sonde conique de Boyer, déjà je me suis prononcé sur ce procédé qui est dangereux, même entre les mains des hommes les plus habiles. Il est vrai que, condamnant le traitement des rétrécissements par la dilatation forcée, on peut se demander pourquoi je fais la description des instruments et de leurs manœuvres; je crois que dans un livre comme celui-ci il n'est pas seulement utile de dire ce qui est bon et pourquoi cela est bon, mais il est indispensable, pour ne laisser aucun doute dans l'esprit du lecteur, de discuter de point en point les méthodes mauvaises. De l'exposition générale des bonnes et mauvaises méthodes, résulte toujours des conclusions qui satisfont mieux l'esprit.

L'appareil instrumental de Mayor se composait de six

cathéters pleins d'étain, gradués depuis 4 millimètres de diamètre jusqu'à 9 millimètres. Entre chacun il y a 1 millimètre de diamètre de différence. Ils sont cylindriques à bec arrondi et ont la grande courbure des sondes curvilignes.

Manœuvres. — C'est le cathétérisme curviligne que nous avons décrit, seulement le bec rendu à l'orifice extérieur du rétrécissement, il faut l'appuyer fortement contre lui, comprimer énergiquement jusqu'à ce qu'il s'engage. Alors très-serré on le laisse en place, puis on le pousse plus loin jusque dans la vessie, continuant la manœuvre du cathétérisme curviligne. Naturellement, pour la première séance, on prend le cathéter dont le diamètre n'est pas trop éloigné de celui du rétrécissement.

L'extrémité arrondie de l'instrument, ne pouvant faire fausse route en raison de sa forme et de son volume, agit en dilatant l'orifice rétréci, puis en le forçant. Seulement il doit arriver des cas où le tissu propre du rétrécissement très-résistant et l'orifice très-étroit, il est impossible d'engager le bec dans l'orifice malgré toutes les pressions. Si je croyais cette dilatation une méthode utile par une modification simple de l'instrumentation que j'indiquerai à propos de la troisième classe d'instruments, j'aurais facilement vaincu cette difficulté.

En raison de son diamètre, qui ne dépasse pas celui de l'urèthre, et de sa courbure qui est celle de l'urèthre, le cathéter de Mayor a cet avantage que, en place dans le canal, il ne détermine la distension d'aucun des points sains.

2° Instruments composés de deux lames appliquées l'une contre l'autre, et pouvant s'écarter par un mécanisme puissant quelconque. — *Instruments de Perrève, Holt, etc.* — Les deux lames sont écartées au moyen d'un tube cylindrique (fig. 39) plus ou moins gros que l'on glisse entre elles. Ces instruments ont la longueur de l'urèthre ou plutôt des sondes, 30 centimètres, la forme d'une sonde à bec court et à courbure peu grande (sonde de Mercier dont l'angle est arrondi).

Manœuvres. — L'introduction de l'instrument, c'est la manœuvre du cathétérisme avec la sonde coudée. Ici il faudra, pour passer, pouiller avec soin le rétrécissement sur le bec et la courbure de l'instrument. L'extrémité dans la vessie, l'urèthre est occupé par toute la portion rectiligne de l'instrument. Alors, plaçant autant que possible l'instrument dans l'axe de la portion ascendante de l'urèthre, en abaissant la verge : puis, maintenant fixe l'instrument, on pousse entre ces deux lames le tube écarteur, qui lui-même est conduit et maintenu entre les lames par un stylet ; ainsi fixé, il entre en écartant les lames et produit la dilatation forcée. On a des dilatateurs de différents volumes, en raison de la diversité des rétrécissements et du degré de dilatation que l'on veut obtenir.

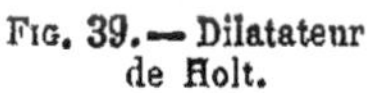

Fig. 39. — Dilatateur de Holt.

Instruments de Montain, Rigaud, etc. — Ici les deux lames sont écartées au moyen d'un mécanisme différent. Les deux lames appliquées l'une contre l'autre, l'instrument a la forme et la direction des précédents. Ces deux plaques appliquées l'une contre l'autre présentent dans leur cavité des charnières fixées à chacune d'elles ; toutes ces charnières sont de même longueur, et dirigées dans le même sens ; si l'on cherche à donner aux tiges un mouvement de va-et-vient l'une sur l'autre, on provoque immédiatement l'écartement latéral des lames, et un écartement d'autant plus considérable que le mouvement de va-et-vient est plus grand (fig. 40 et 41). Les extrémités externes des tiges plus courtes l'une

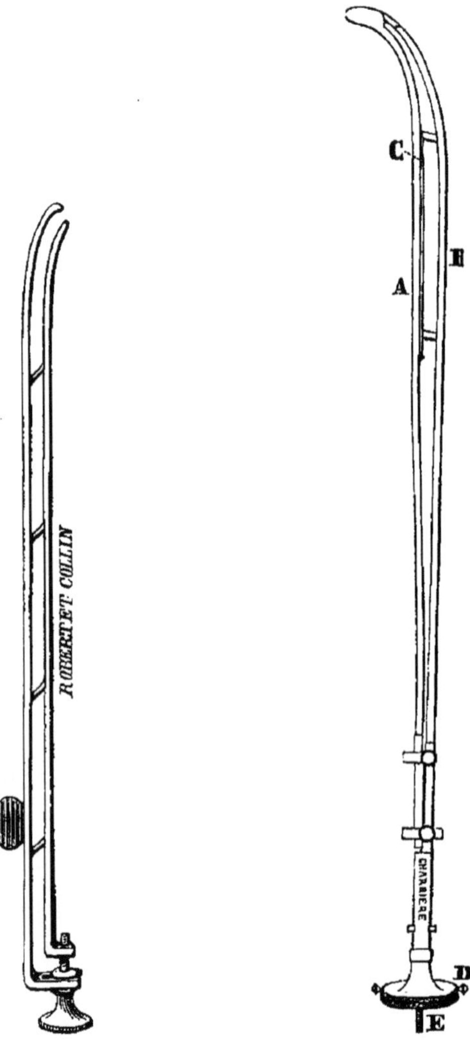

FIG. 40. — Instruments de Montain et Bigaud. — Les deux lames écartées montrent les charnières.

FIG. 41. — Instrument légèrement courbe où le mécanisme d'écartement est celui du précédent.

que l'autre, sont unies par une vis qui, en rapprochant les deux extrémités, détermine le glissement des lames l'une sur l'autre, glissement qui provoque forcément leur écartement.

Manœuvres. — L'introduction de l'instrument, la position à lui donner dans l'urèthre sont les mêmes qu'avec l'instrument précédent; il n'y a de spécial que la manœuvre de la vis qui écarte les lames. Ici encore l'urèthre est occupé par la portion droite de l'instrument. Il est un temps de cette opération souvent difficile à remplir, c'est de placer l'instrument dans l'axe de la portion ascendante, et dans l'axe du collet du bulbe, point de l'urèthre qui ne peut être dilaté au delà du diamètre de 8 à 9 millimètres, selon les cas. Le peu de longueur du ligament supérieur de la verge, fait que forcément l'instrument étant dans l'urèthre a sa direction oblique par rapport au plan de l'orifice du collet de bulbe, et ainsi comprime fortement la lèvre inférieure du col vésical et le bord supérieur du collet du bulbe. Si en pareille circonstance on écarte les lames, l'écartement au niveau du collet du bulbe n'est plus mesuré par le diamètre transversal de l'instrument dilaté, mais par la coupe oblique de l'instrument qui répond au collet du bulbe, et dont les diamètres sont beaucoup plus considérables que ceux de cet orifice, de là une distension forcée du collet du bulbe, même sain. Ce fait n'est point une exception, et même je crois pouvoir avancer qu'il est difficile, dans la grande majorité des cas, de placer assez exactement l'axe de l'instrument dans celui du collet du bulbe. Cette position oblique entraîne encore la compression violente de la lèvre inférieure du col vésical et du plancher prostatique, ce qui peut encore déterminer une lésion. Ainsi ces instruments n'agissent pas seulement sur le point rétréci de l'urèthre, mais ont l'inconvénient grave de pouvoir agir sur le collet du bulbe, même sain.

3° Instrument composé d'un mandrin simple comme un stylet ou double comme deux stylets pouvant s'adosser, et sur lequel on glisse un cylindre droit et plein terminé en cône. (fig. 42). — *Dilatateur de Voillemier.* — Ici le mandrin double a encore la forme de la sonde à petite courbure. Ce mandrin placé dans l'urèthre comme les au-

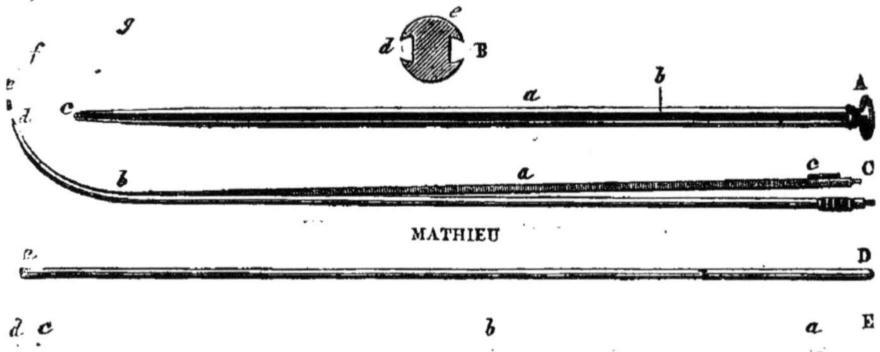

Fig. 42. — Dilatateur de Voillemier. — A. Cône dilatateur. — B. Coupe transversale du cône montrant son diamètre et ses deux rainures. — C. Double mandrin conducteur. — D. Stylet destiné à conduire la sonde ouverte aux deux bouts sur la petite bougie. — E. Sonde ouverte aux deux bouts. — F. Petite bougie conductrice de Maisonneuve.

tres instruments, c'est-à-dire autant que possible dans l'axe de la portion ascendante de l'urèthre, on conduit dessus le cylindre conique à son extrémité qui force le rétrécissement. Le promoteur de cet instrument base sa prédilection sur des considérations toutes particulières. Il prétend que l'instrument dilate uniformément le rétrécissement. Mais il oublie complétement un des éléments de la question, le rétrécissement; il oublie que l'anneau de l'urèthre qui constitue le rétrécissement n'a pas à tous ses points la même résistance, que forcément les points de cet anneau qui sont les moins résistants cèderont les premiers et seront les plus dilacérés dans la dilatation forcée, aussi bien avec l'instrument qu'il vante qu'avec les autres. Par analogie, l'auteur appuie sa méthode de dilatation forcée des rétrécissements de l'urèthre sur le succès que donne la dilatation forcée de l'anus dans la fissure. Mais c'est contre la contracture d'un muscle à fibre striée qu'on agit dans la fissure à l'anus, je ne sache pas que le rétrécissement de l'urèthre soit une contracture musculaire : c'est un anneau formé d'un tissu fibreux plus ou moins avancé dans son évolution atrophique des éléments actifs de la tunique normale de l'urèthre. Ainsi ce rapprochement est bien loin d'être heureux.

Enfin, brusquement on pousse avec force dans l'urèthre une tige droite de 7 à 8 millimètres de diamètre; et si le mandrin conducteur n'est pas exactement dans l'axe du collet du bulbe et de la portion ascendante, on agit sur le collet du bulbe et sur la paroi inférieure de la portion ascendante comme avec tous les autres instruments.

Si j'avais cru à l'application des plaies contuses de l'urèthre au traitement des rétrécissements, j'aurais voulu avoir un instrument qui ne puisse agir que sur le point rétréci; pour cela j'aurais employé un conducteur à grande courbure, pouvant occuper tout l'urèthre, sans comprimer ses parois. Sur lui j'aurais fait glisser une sonde métallique ayant la même courbure (celle de l'urèthre), terminée en cône à son extrémité pour qu'elle puisse s'engager dans l'orifice rétréci sans trop d'effort, puis cylindrique dans le reste de son étendue. Avec cet instrument je dirais : Je n'agis que sur le rétrécissement, mais jamais je n'avancerais : je dilate uniformément le rétrécissement, l'anatomie pathologique des rétrécissements le défend.

Dans ce chapitre, je n'ai pas parlé des détails généraux à toutes les opérations des rétrécissements de l'urèthre, telle que la sonde conductrice de M. Maisonneuve dont on peut munir chaque instrument, et l'usage de la sonde à demeure après l'opération. J'ai voulu simplement discuter la méthode dite *dilatation forcée*, et montrer pourquoi je la rejette.

DE LA CAUTÉRISATION.

L'étude des propriétés physiologiques des rétrécissements de l'urèthre et celle de la physiologie pathologique des plaies uréthrales font pressentir ce que nous pensons de la cautérisation des rétrécissements.

Comme nous l'avons dit, on faisait la cautérisation dans le but de détruire le rétrécissement, et l'on ne s'inquiétait pas, ou plutôt on ignorait comment était constituée la cicatrice consécutive à la chute de l'eschare, on ne voyait que le résultat immédiat.

Les instruments porte-caustiques sont à peu chose près exactement ceux que nous avons décrits à propos de la cautérisation modificatrice des parois de l'urèthre. C'est l'instrument de Lallemand (fig. 36 et 37), droit ou courbe; ou bien celui de Ducamp (fig. 43) : un tube métallique ou en gomme ouvert aux deux bouts, contenant un mandrin présentant la cupule d'argent destinée à recevoir le caustique. La manœuvre est des plus simples : le tube conduit jusque contre le rétrécissement, on pousse la cupule allongée du mandrin dans l'aire du rétrécissement, et, par un mouvement de rotation imprimé au mandrin, on met le caustique en contact avec les parois du rétrécissement. C'est ce que l'on a appelé la cautérisation latérale. Il est tout clair que pour être pratiquée il faut que le rétrécissement soit assez large pour permettre le passage de la cupule. Quand le rétrécissement est trop étroit, on pratique la cautérisation directe, en portant le caustique contre la face antérieure du rétrécissement; cherchant à détruire l'obstacle d'avant en arrière. C'est ce

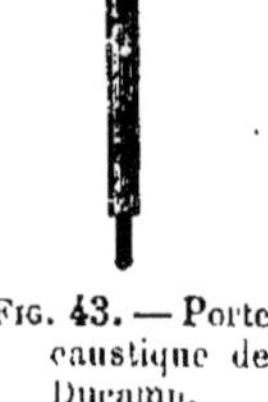

Fig. 43. — Porte-caustique de Ducamp.

dernier procédé qu'employait A. Paré, et que G. Loyseau pratiqua sur Henri IV.

Bien des caustiques furent employés : depuis ces caustiques à compositions bizarres, dont la préparation était soumise à une suite de manipulations rappelant toutes ces manipulations presque féeriques de l'ancienne pharmacopée, jusqu'aux caustiques simples. Ce sont ces derniers seuls qu'emploient les chirurgiens partisans de la cautérisation. Hunter préconisa beaucoup l'emploi du nitrate d'argent, il pratiquait avec la cautérisation directe. Le second caustique qui a été le plus employé est la potasse caustique.

La cautérisation directe se fait avec le porte-caustique de Hunter : c'est un tube ouvert aux deux bouts, dans lequel on conduit une tige à l'extrémité de laquelle est fixé un crayon de nitrate d'argent; le tube contre la paroi antérieure du rétrécissement, on la cautérise en y conduisant le crayon. Ou bien encore avec le porte-caustique de Leroy, il est légèrement coudé, comme celui de Lallemand, le mandrin est terminé par une cupule dans laquelle on peut déposer le nitrate d'argent. De plus, ce mandrin, dans la partie courbe de l'instrument, est constitué par une série de pièces réunies et formant une chaîne à la Vaucanson, ou par une lame métallique continue au mandrin plein et enroulée en spirale pour supporter la cupule. Ces dernières modifications permettent d'imprimer à tout le mandrin un mouvement de rotation.

Comment agissent ces cautérisations directes ? Lentement, car chaque application de caustique ne détruit qu'une faible quantité de tissu, aussi faut-il la renouveler plusieurs fois. Mais chaque application de caustique est suivie de phénomènes locaux importants : le premier, et peut-être le plus inattendu, est une espèce de relâchement de l'orifice rétréci qui peut laisser passer une bougie plus volumineuse que celle introduite jusque-là, qui permet à l'urine de sortir plus facilement; mais cet état est de courte durée; deux heures après, le resserrement du rétrécissement se produit, s'exagère, et il arrive même qu'il y a impossibilité d'uriner, et même il devient impossible de pratiquer le cathétérisme. Il y a des cas où, en pareille circonstance, on a été obligé de recourir à la ponction de la vessie. Un accident fréquent est l'hémorrhagie. N'ayant aucun guide pour conduire le porte-caustique, on est exposé à faire des fausses routes (1). En appréciant ce mode de cautérisation directe avec le nitrate d'argent, Ducamp étudie longuement ses accidents, qui l'ont conduit à rejeter tout à fait ce procédé.

La cautérisation directe avec la potasse a surtout été préconisée par Wathely; mais cette méthode a été vite rejetée. Ce caustique, qui agit lentement, se liquéfie et fuse, son eschare est irrégulière; il a été abandonné très-vite.

URÉTHROTOMIE INTERNE.

Dans notre travail de 1865, nous ne pouvions discuter les différents procédés d'uréthrotomie; il fallait, avec les documents si remarquables que nous avions recueillis dans les services de M. Maisonneuve et de M. le professeur Gosselin, dire tout de suite : voilà les résultats que l'on obtient par l'uréthrotomie, en employant tel procédé de section, en prenant telles précautions préparatoires et tels soins consécutifs. Nous avons insisté pour montrer que chacun des actes de l'opération que nous décrivions répondait à une indication formelle, fournie soit par les propriétés physiologiques du

(1) Ducamp, page 150.

rétrécissement, soit par les accidents dus au contact de l'urine avec une plaie fraîche de l'urèthre, soit par la physiologie pathologique des plaies des muqueuses. Bientôt, à la Société de chirurgie (1), M. Maurice Perrin, se basant sur sa pratique personnelle et sur les faits acquis, défendit énergiquement cette opération, par une argumentation scientifique des mieux suivies.

Nous servant des faits démontrés, et pour rentrer dans le cadre d'exposition suivi à propos des autres opérations de rétrécissements, nous suivrons ici une marche inverse à celle employée en 1865. Avant tout, nous devons dire sur quelle donnée physiologique est basée cette opération.

L'incision longitudinale de la paroi de l'urèthre au niveau du rétrécissement est immédiatement suivie de l'écartement des lèvres de la plaie, en raison de la contractilité, de l'élasticité propre du rétrécissement et de sa rétractilité. C'est là un fait expérimental que nous devons à Reybard. La nouvelle surface fournie à la paroi de l'urèthre, au niveau du rétrécissement, doit être assez grande pour rétablir le calibre du canal; pour cela, il faut qu'elle soit d'une profondeur qui varie avec le degré d'étroitesse du rétrécissement, et en sens contraire de sa puissance d'élasticité. Ainsi, plus la coarctation est étroite, plus l'incision doit être profonde, mais plus l'élasticité active du rétrécissement est grande, toutes choses égales d'ailleurs, moins l'incision a besoin d'être profonde pour donner un écartement suffisant; dans ce dernier cas, en effet, la force qui agit sur les lèvres de la plaie en les écartant étant grande, l'écartement est plus complet, plus net.

(1) *Gazette des hôpitaux*, 1865. (Discussion sur l'uréthrotomie à la Société de chirurgie.)

Ainsi l'uréthrotomie utilise les propriétés physiologiques du rétrécissement.

L'incision doit porter sur toute l'étendue du rétrécissement. En raison même de la disposition de la coarctation, qui, en avant et en arrière du point le plus étroit, s'élargit peu à peu pour se confondre insensiblement avec l'urèthre sain, pour que l'incision rétablisse dans toute l'étendue du rétrécissement le calibre du canal, il faut qu'elle présente dans sa profondeur la gradation de la coarctation. D'avant en arrière, elle doit commencer insensiblement au niveau de l'origine de l'altération, augmenter de profondeur jusqu'au point le plus étroit, puis diminuer pour se terminer insensiblement à la limite postérieure du rétrécissement. De là une plaie dont les angles ne sont pas profonds et ne peuvent retenir aucun liquide irritant à sa surface; de là une cicatrice de forme lozangique (fait (1) de M. Perrin), qui répond tout à fait à la surface nécessaire au rétablissement du calibre de l'urèthre.

La plaie faite, il faut : 1° éviter les accidents généraux auxquels expose cette plaie : l'intoxication urineuse; 2° obtenir la cicatrisation rapide sans suppuration.

1° Pour éviter les accidents généraux auxquels expose la plaie de l'urèthre, il suffit d'empêcher le contact de l'urine avec cette plaie fraîche. Ce but est atteint en mettant dans l'urèthre une sonde à demeure pendant le temps nécessaire à la production d'une organisation suffisante de la plaie. C'est ce que nous avons démontré d'une façon absolue en 1865, en rapprochant les deux séries d'opérations faites par notre maître, M. Gosselin; dans l'une, la sonde à demeure, après l'incision de l'urèthre, n'est pas employée, et toujours il y a un contact douloureux de l'urine avec la plaie fraîche,

(1) Présenté à la Société de chirurgie en 1865.

toujours il y a accès de fièvre débutant par un frisson violent, c'est-à-dire que toujours il y a production d'intoxication urineuse; dans la seconde série, la sonde à demeure est mise avec soin, la plaie reste à l'abri du contact de l'urine jusqu'à ce que sa surface soit suffisamment organisée; alors pas d'accès de fièvre, pas d'intoxication urineuse. Ces soins particuliers de la plaie de l'urèthre, quelle qu'elle soit, mis en pratique, antérieurement à notre travail, dès 1861, par MM. Maisonneuve et Sédillot, qui déjà avaient compris que les accidents généraux de ces plaies étaient dus à la pénétration facile dans le sang des matériaux de l'urine, sont maintenant employés par tous, même par ceux qui n'admettent pas ou ne veulent pas admettre l'intoxication urineuse. C'est ainsi que nous voyons préconiser la sonde à demeure après la dilatation forcée.

2° Pour obtenir la cicatrisation rapide sans suppuration de la plaie de l'urèthre, d'après ce que nous savons de la physiologie pathologique des plaies des muqueuses, la condition nécessaire est que la plaie soit à l'abri de toute irritation, qu'elle soit baignée par la sécrétion normale de la muqueuse. En un mot, il faut réunir toutes les conditions de production rapide des cellules épithéliales qui ici, comme le montrent les faits cités de M. Sédillot et de M. Maurice Perrin (1), tapissent immédiatement les tissus de la surface de la plaie.

Les causes possibles d'irritation de la plaie à éviter sont nombreuses : tout ce qui peut retenir à la surface de la plaie l'urine après le séjour de la sonde, peut en déterminer l'inflammation, la suppuration consécutive et vient changer la nature du résultat obtenu. Ainsi une plaie profonde à ses extrémités forme une cavité, siége de rétention d'une petite

(1) Voyez pages 236 et 237.

quantité d'urine, mais toujours suffisante pour entraîner la suppuration de la plaie.

L'hémorrhagie est l'accident qui doit être évité avec le plus de soin; il oblige à agir directement sur la plaie pour le faire cesser, et l'irritation qui en résulte est toujours suivie de suppuration. Aussi doit-on bannir tout procédé qui expose à une incision profonde, comme le conseillait Reybard.

Le contact de l'urine avec la plaie fraîche, ou tous les accidents d'intoxication urineuse qu'il cause, altèrent la surface formée de tissu dénudé et modifient défavorablement le travail de cicatrisation. Ainsi, la sonde à demeure a pour effet de favoriser la cicatrisation immédiate. Seulement elle ne doit pas elle-même devenir une cause irritante en comprimant la plaie par son volume ou sa rigidité; de là les conditions de souplesse qu'elle doit toujours avoir.

Les conditions que doit présenter la plaie aussitôt l'incision, et les précautions propres à favoriser son organisation rapide mettent à l'abri de l'infiltration urineuse ou des tumeurs urineuses qui suivaient trop souvent l'uréthrotomie par les incisions profondes. Enfin, la sonde retirée, le cathétérisme, fait trop tôt et surtout trop répété, aurait certainement toutes les chances de provoquer la suppuration de la plaie.

Voilà toutes les indications chirurgicales que le seul mot uréthrotomie doit toujours rappeler à l'opérateur. La question ainsi posée, étudions maintenant l'opération en elle-même.

INSTRUMENTS ET MANŒUVRES.

Non-seulement il est impossible de décrire chaque instrument et d'en discuter la valeur, mais il m'est même impossible de dire combien il y a eu d'uréthrotomes inventés. Ici encore, il est absolument nécessaire de classer ces instruments, d'après leur forme, leur manœuvre et leur mécanisme de section. Ainsi seulement nous pourrons arriver à nous rendre compte de la valeur de chacun d'eux.

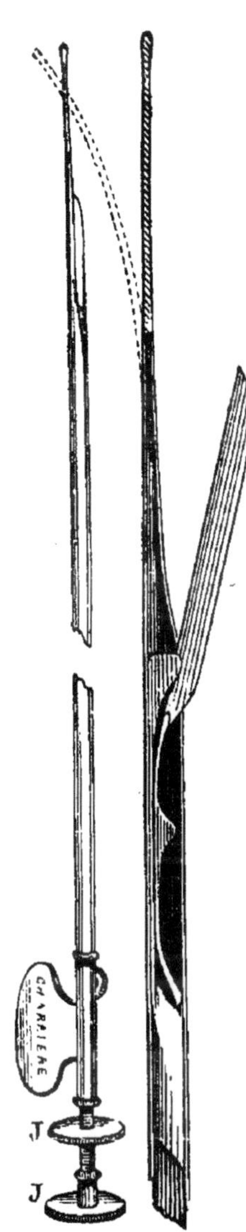

FIG. 44. — Uréthrotomes de Ricord. — Lame suivant la cannelure du stylet. — Lame relevée pour couper d'arrière en avant.

— Tout d'abord, nous avons les uréthrotomes droits : au point de vue purement manuel, ils représentent une tige rigide droite, munie à son extrémité d'une lame. Selon qu'ils sont destinés à couper d'avant en arrière et après d'arrière en avant, ou seulement d'arrière en avant, ils diffèrent par leur extrémité et le mécanisme de saillie de la lame.

URÉTHROTOMES DROITS COUPANT D'AVANT EN ARRIÈRE ET D'ARRIÈRE EN AVANT. — Les uréthrotomes de Ricord (fig. 44), Charrière (fig. 45), etc., offrent à leur extrémité, après une saillie plus ou moins longue, un prolongement droit continu à la direction du reste de l'instrument, du diamètre de 2 millimètres et demi environ, et présentant une cannelure qui sert à diriger la lame au moment où on la découvre. Depuis l'idée ingénieuse de M. Maisonneuve de se servir, comme conducteur dans l'urèthre, d'une bougie munie à son extrémité d'une armature métallique à pas de vis, tous ces instruments offrent à leur extrémité un pas de vis pour recevoir cette petite bougie. Nous ferons abstraction du mécanisme par lequel on fait sortir la lame de la saillie métallique mousse qui la cache; il varie avec chaque instrument, selon l'idée de l'inventeur.

Pour couper un rétrécissement avec l'instrument droit, on commence par l'introduire dans le rétrécissement son extrémité fine et cannelée, jusqu'à ce que la saillie métallique qui cache la lame soit arrêtée par la coarctation. On place l'axe de l'instrument exactement dans l'axe du point de l'urèthre occupé par la lame, et on le maintient dans cette position pendant tout le temps de la section. Alors on pousse la lame, qui, d'abord peu saillante au-dessus de la cannelure du stylet (2 à 3 millimètres, Ricord (fig. 44), etc.), agit peu sur l'obstacle et fait la simple scarification que les partisans de l'uréthrotomie d'arrière en avant étaient souvent obligés de pratiquer antérieurement. Dans cette position, la lame étant couchée dans la cannelure du stylet, au niveau du rétrécissement, on la relève au moyen du mécanisme spécial à l'instrument. Cette lame fait une saillie au-dessus du stylet, de 7 à 8 millimètres, ou encore plus si l'on veut; l'instrument ainsi armé, on coupe le rétrécissement en

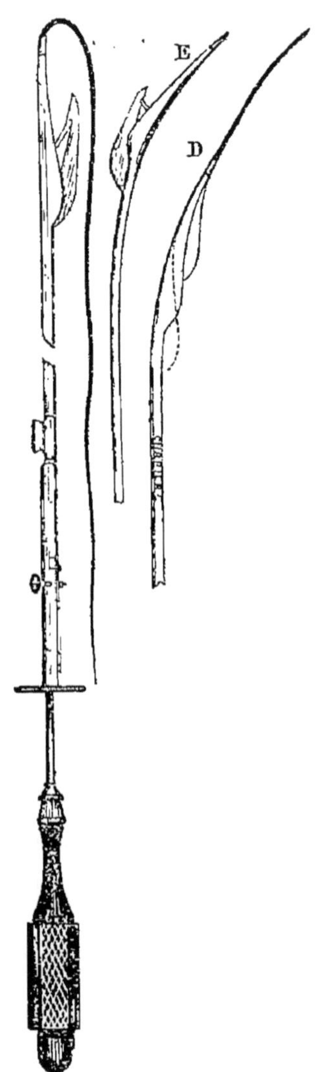

Fig. 45. — Uréthrotome de Charrière. — Droit muni de la bougie conductrice, et lame relevée pour couper d'arrière en avant. — E. Courbe avec lame sur la concavité. — D. Courbe coupant dans sa concavité, et lame dépassant la saillie mousse pour couper d'avant en arrière.

appuyant la lame sur l'obstacle, en même temps qu'on retire l'instrument. Quand on juge, d'après la longueur de l'instrument retiré, l'incision suffisamment longue, on cache la lame dans la saillie au moyen du mécanisme approprié à cela, et l'opération est faite.

Appréciation. — Maintenir l'axe de l'instrument dans celui du point de l'urèthre siége de la section, n'est pas toujours facile et peut même être impossible, surtout quand le retrécissement est à l'union des portions membraneuse et spongieuse, et que le ligament suspenseur de la verge est peu distendu. Alors, au moment de la section, le stylet conducteur est oblique dans ce point de l'urèthre; il en résulte que la lame peut, ou bien être comprimée fortement contre la paroi de l'urèthre et faire une incision profonde qui n'est plus en rapport avec sa saillie, ou bien être maintenue éloignée de la paroi de l'urèthre, malgré la pression destinée à faire la section et à l'appliquer sur la paroi de l'urèthre. Ainsi, la disposition rectiligne de l'instrument entraîne forcément l'incertitude de l'étendue et de la profondeur de l'incision, sitôt qu'on n'arrive pas à mettre l'axe de l'instrument sous celui du point de l'urèthre où l'on pratique l'incision. Quelles que soient les conditions du ligament suspenseur, ce dernier temps de l'opération est toujours très-difficile : je crois qu'il est difficile d'affirmer que l'on a bien placé l'instrument.

La profondeur de l'incision dépend de la pression de la lame sur les tissus, de la résistance des tissus et de la saillie que l'on donne à la lame. Ces trois conditions sont toujours réunies; la résistance du rétrécissement varie avec les cas, et doit être appréciée par l'opérateur; c'est sur elle qu'il se guide pour donner à la lame tel ou tel degré de saillie et pour mesurer la pression sur la lame. Coordonner toutes ces conditions dans la pratique pour faire l'incision juste nécessaire au rétablissement du calibre de l'urèthre est d'une difficulté à peu près invincible. En effet, comment apprécier la résistance du tissu à inciser? De plus, avec une saillie de lame même peu profonde, si l'on fait une pression forte sur un tissu peu résistant, on a une incision profonde ; avec une grande saillie sur un tissu résistant, il faudra une grande pression pour faire l'incision nécessaire; ainsi, jusqu'à présent le mécanisme de section des rétrécissements n'offre qu'incertitude dans les résultats. Mais, objectera-t-on, l'habileté de l'opérateur, vous n'en tenez aucun compte ! Je crois qu'un opérateur n'est habile qu'à la condition d'être guidé par ses sens; ici, il s'agit d'appréciation de consistance de tissu, tellement difficile à percevoir par l'intermédiaire des instruments qui peuvent la fournir, que je ne crois pas qu'il soit possible, même aux doigts les plus sensibles, d'arriver à une certitude; aussi pour moi, sans médire de l'habileté des autres, je crois qu'il y a toujours incertitude sur la profondeur réelle de l'incision faite avec ces instruments droits.

L'incision faite avec ces instruments n'est pas limitée au point rétréci de l'urèthre, car rien n'indique à l'opérateur, quand il fait la section, s'il est au niveau de la limite postérieure de la coarctation; rien non plus, quand il rentre la lame après l'incision, ne lui indique s'il est arrivé à la limite antérieure. Ainsi, incertitude dans la profondeur et dans la longueur de l'incision.

Enfin, l'incision, en raison du mécanisme même de sa production, présente toujours des angles profonds, qui sont, comme nous l'avons dit, une mauvaise condition pour la formation de la cicatrice souple.

Ces instruments exposent donc aux accidents de l'uréthrotomie : aux hémorrhagies, en faisant des incisions profondes qui intéressent les tissus sains ; exposent à la suppuration de la plaie par l'hémorrhagie et son traitement, par la disposition de l'incision qui est profonde, même à ses extrémités. Enfin, s'il y a plusieurs rétrécissements et que le plus loin n'ait pas été reconnu, on sera dans l'impossibilité de mettre une sonde à demeure pour préserver de l'intoxication urineuse, à moins de procéder immédiatement à une seconde opération.

Les instruments de M. Boinet et de Bonnet (de Lyon) forment une variété d'instruments qui se rapproche de celle-ci; ils consistent en une sonde droite dans laquelle passe un stylet; sur ce stylet, dans la sonde, glisse une gaîne terminée par une lame bilatérale qui est couverte, étant reçue dans une échancrure bilatérale, dans l'extrémité de la sonde. L'extrémité du stylet dans le rétrécissement, la lame cachée dans l'extrémité de la sonde, le rétrécissement arrête la sonde, puis on pousse la lame qui suit la direction du stylet, avance en coupant le rétrécissement. A mesure que la section se fait, on introduit la sonde.

Ici encore, la grande difficulté est de tenir l'instrument (sonde et stylet) dans l'axe du rétrécissement, pour ne pas couper obliquement le rétrécissement. Bonnet (de Lyon) proposa un stylet conducteur assez long pour occuper tout l'urèthre; mais en supposant que le stylet dans l'urèthre ait la courbure du canal, pour conduire la sonde droite sur ce stylet, il faudra toujours faire la manœuvre du cathétérisme rectiligne; et, arrivé contre l'obstacle, il faudra toujours placer la sonde dans l'axe du point de l'urèthre où l'on veut faire la section.

INSTRUMENTS DROITS COUPANT SEULEMENT D'ARRIÈRE EN AVANT (CIVIALE). — Ici, l'instrument est terminé par une extrémité renflée olivaire B (fig. 46), qui sert d'une part à cacher la lame, d'autre part à sentir la saillie du rétrécissement.

La manœuvre consiste à conduire l'olive au delà du rétrécissement; puis, la retirant, à sentir avec son bord antérieur la saillie de l'obstacle, alors on découvre la lame qui sort latéralement de l'olive, et par la pression de la lame sur l'obstacle et le mouvement de sortie de l'instrument, on coupe. Pendant toute la section, l'axe de l'instrument doit être dans celui du point de l'urèthre, siége de l'incision. Nous trouvons ici tous les défauts signalés à propos des uréthrotomes précédents; de plus, pour pratiquer l'opération, il faut que le rétrécissement soit assez large pour laisser passer l'olive (4 millimètres de diamètre au moins), de là la nécessité fréquente de faire une dilatation par les sondes, ou une scarification préalable. Mais la dilatation peut être impossible ou même dangereuse, comme nous le verrons à propos des indications de l'uréthrotomie interne, et la scarification est une plaie de l'urèthre qui ne peut être mise à l'abri du contact de l'urine par la sonde à de-

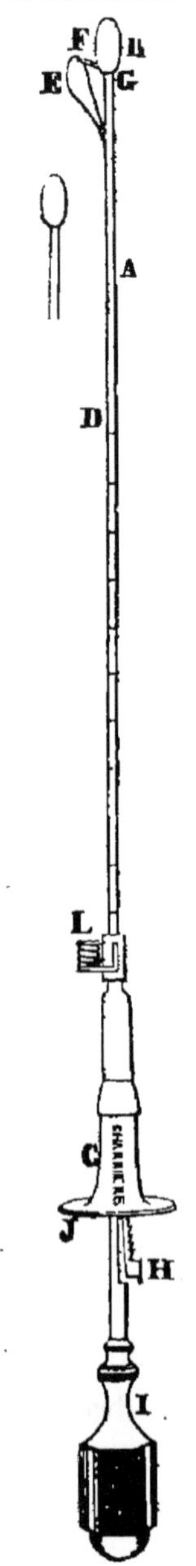

Fig. 46. — Uréthrotome de Civiale. — A. Tige. — B. Olive. — E. Lame tenue saillante par le levier F qui meut la tige mâle, muni extérieurement du manche I et de la crémaillère H. — Celle-ci se fixe sur la rondelle J, terminaison extérieure de la gaine qui porte en G l'olive et sert à maintenir fixe la lame dans la position saillante qui lui est donnée. — Pour faire rentrer la lame, on presse sur le bouton de la crémaillère en H, et l'on écarte le manche I de la virole J. — L. Curseur mobile sur la tige,

meure, et qui expose à l'intoxication urineuse. Selon nous, toutes ces raisons suffisent pour faire rejeter ce procédé d'uréthrotomie. Mais l'instrument de Civiale peut trouver son emploi dans des circonstances spéciales ; lorsqu'il y a une bride transversale sur la paroi uréthrale, dans la portion pénienne, alors la saillie de l'olive, unie à celle de la lame, distendent assez l'urèthre pour que la sortie de l'instrument sans pression sur la paroi suffise pour faire couper la bride par la lame. Mais il faut que la bride soit dans la portion pénienne, plus loin au delà du collet du bulbe, la seule présence de l'instrument droit dans un conduit courbe change toutes les conditions de section.

Uréthrotomes courbes, rigides, avec lame a l'extrémité ou près de l'extrémité, cachée dans une saillie métallique mousse, coupant d'avant en arrière et d'arrière en avant. — Ce sont les uréthrotomes droits précédents auxquels on a donné une courbure, le type est *l'instrument de Charrière* (fig. 45). On a voulu par cette courbure obvier aux inconvénients communs à tous les instruments droits, et signalés plus haut. La manœuvre est toujours d'introduire l'extrémité fine et cannelée dans le rétrécissement, jusqu'à l'arrêt de la saillie mousse par l'obstacle ; puis, maintenant l'axe de l'extrémité de l'instrument dans celui du point de l'urèthre siége de la section, on opère, comme avec les uréthrotomes droits, en poussant la lame dans la cannelure du stylet ; puis, la relevant, on retire en coupant. Avec de l'habileté, il est possible de satisfaire à l'indication opératoire, de maintenir l'extrémité de l'instrument dans l'axe de l'urèthre, mais nous trouvons malgré cela ici les autres défauts des uréthrotomes droits. On ne sait pas si l'incision intéresse toute la longueur du rétrécissement, alors elle peut être insuffisante ; ou si elle dépasse les limites de l'obstacle, alors elle intéresse les parties saines non rétrécies ; de plus, elle a toujours ses extrémités profondes. En un mot, elle expose encore aux hémorrhagies et à la rétention de l'urine sur la plaie. — Les uréthrotomes de Boinet et de Bonnet (de Lyon), et celui de Ricordi (de Milan), sont aussi avec une sonde courbe. La différence dans la manœuvre ne porte encore ici que sur la façon de conduire la sonde, ce qui tient à sa courbure; la section se fait de la même façon, en poussant la lame sur le stylet conducteur en avant du bec de la sonde. Toujours, c'est une manœuvre compliquée. Tous ces instruments, par leur mécanisme de section, ne nous donnent pas une incision aussi favorable que possible à la cicatrisation immédiate, but de l'uréthrotomie.

Uréthrotomes composés d'un cathéter cannelé dans toute sa longueur, qui conduit une lame, découverte ou couverte. — En 1865, lorsque M. Maisonneuve eut l'idée heureuse de la petite bougie conductrice, pouvant s'adapter à tous les instruments destinés aux opérations de l'urèthre, il proposa comme scarificateur des rétrécissements, un instrument composé d'un cathéter cannelé sur toute sa longueur, pouvant se visser sur la bougie, et d'une lame de forme olivaire fixée à l'extrémité d'un mandrin pouvant passer dans la cannelure du cathéter. Ainsi la lame découverte pouvait être conduite tout le long du cathéter; alors cette lame, qui devait devenir celle de son uréthrotome actuel, était peu saillante, 3 millimètres, et tranchante dans toute sa circonférence. Le cathéter cannelé avait la longueur d'une sonde, 25 à 30 centimètres, et une courbure courte; la cannelure était sur la convexité du cathéter.

La manœuvre était : introduire le cathéter à la suite de la petite sonde, jusque dans la vessie; puis, maintenant la verge abaissée et tendue, on poussait la petite lame qui coupait sur la face inférieure de l'urèthre. Ce procédé, dont le but était la scarification du rétrécissement préparatoire à l'uréthrotomie d'arrière en avant, exposait à couper des points sains de l'urèthre : 1° en raison de ce que la lame était tranchante dans tous ces points ; 2° en ce que le cathéter placé ainsi dans l'urèthre, le redressait, le comprimait en différents points ; et la lame en passant au niveau des points de la paroi inférieure comprimée par le cathéter devait forcément couper. Après la publication de ce procédé de scarification, M. Sédillot le modifia ainsi (fig. 47) : il conserva la bougie dont l'habile chirurgien de Strasbourg vante l'importance, conserva aussi le cathéter cannelé, en le faisant plus gros, et, en lui donnant une direction presque droite ou très-peu courbée, il maintint aussi la cannelure sur la concavité, donna à la lame des dimensions plus grandes, 6 à 7 centimètres de diamètre, puis plaça dans la cannelure un second mandrin destiné à porter à son extrémité une saillie métallique composée de deux plaques à bord mousse, à dimension un peu plus grande que celle de la lame coupante, et devant couvrir cette lame. Ainsi il cache et découvre à volonté la lame tranchante (fig. 47).

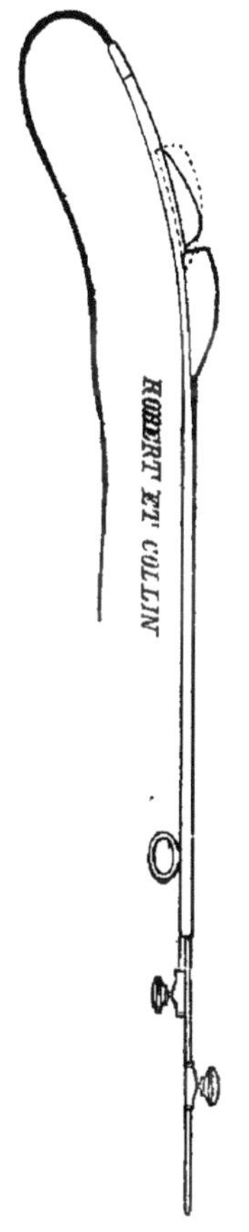

Fig. 47. — Uréthrotome de Sédillot.

La manœuvre de cet instrument se rapproche beaucoup de celle des instruments rigides droits ou courbes avec lame à l'extrémité, elle présente de réelles difficultés, c'est ce que fait parfaitement comprendre la description qu'en donne M. Gaujot (1).

(1) Gaujot, *De l'uréthrotomie interne*, p. 106, 1860.

« La bougie étant conduite dans la vessie, on visse à son extrémité libre le bout du cathéter cannelé, renfermant déjà dans sa gouttière la lame tranchante et sa gaîne superposées, dirigées en arrière vers la face postérieure de l'urèthre. On pousse la sonde devant soi, on l'engage dans le rétrécissement, dont on connaît d'avance la profondeur (1), et l'on commence alors à faire progresser la gaîne et la lame, sans les séparer, jusqu'au moment où la première arc-boute contre la stricture et en indique le siége. Ce moment de l'opération suppose de l'adresse et de l'expérience, et exige souvent des instruments de différentes grandeurs et de formes variées, surtout dans la disposition de la gaîne protectrice. Le chirurgien doit, en effet, se rendre compte des degrés de la résistance qu'il rencontre et qui provient de deux sources : le frottement du sécateur et de sa gaîne sur la sonde cannelée, la présence du rétrécissement. Si l'on méconnaît le siége de ce dernier, on est exposé à le traverser sans s'en apercevoir, et c'est dans le but de le rendre plus facile à reconnaître que nous avons des gaînes courbées à angle presque droit. »

« Nous devons cependant insister sur la nécessité d'une attention soutenue et d'une grande délicatesse de perception pour ne pas commettre d'erreur, attendu que beaucoup de rétrécissements se laissent assez aisément dilater, et qu'on serait exposé à ne pas les inciser, ou à porter la section sur des points sains du canal pris à tort pour le siége de la stricture. »

« *Incision du rétrécissement.* — « A ce moment, le chirurgien presse la tige qui supporte la lame et fait saillir celle-ci de 2 millimètres en dehors de la gaîne, qu'il pousse immédiatement après pour en couvrir la lame. Si le rétrécis-

(1) Mais s'il est étroit, on ne peut pas en déterminer la profondeur.

sement a été complétement divisé, l'instrument le traverse sans obstacle; mais si la section n'en a été que partielle, on sent de la résistance, et on la surmonte au moyen de la même manœuvre, c'est-à-dire par des incisions successives de 2 millimètres d'étendue. On est certain, en agissant ainsi, de ne point intéresser les surfaces saines de l'urèthre, et de borner réellement l'action du sécateur au tissu constituant les coarctations. Lorsque la lame et la gaîne parcourent librement l'urèthre, le canal est libre et le rétrécissement a été détruit, on retire la sonde cannelée et la bougie. »

Que d'incertitude, que de difficulté ! Il faut reconnaître le degré de résistance, il faut reconnaître si l'on est sur l'obstacle, et pour cela on a un instrument droit ou presque droit, de là toutes les difficultés déjà signalées à propos des instruments discutés précédemment. En lisant cette description de la manœuvre, on est forcément étonné de tous les détails importants, de l'habileté considérable que nécessite l'usage de cet instrument. Et encore je ne relate pas les difficultés que présente la sortie de l'instrument dont parle M. Gaujot. Il est évidemment possible avec l'uréthrotome de M. Sédillot de faire la section de l'urèthre limitée au niveau du rétrécissement. Mais la difficulté de la manœuvre, l'expérience énorme du cathétérisme qu'elle demande, rendrait l'uréthrotomie une des plus difficiles opérations de la chirurgie avec cet instrument.

Uréthrotome de Maisonneuve. — Vers la fin de 1860, M. Maisonneuve eut l'idée de la lame à sommet mousse ; c'est celle de son scarificateur, seulement son diamètre est plus considérable, elle a la forme d'un triangle dont le sommet est mousse et les pans inclinés sont tranchants. Il restait à conduire cette lame dans l'urèthre, de telle façon que toujours son diamètre répondît exactement à celui du point de l'urèthre où elle se trouvait; pour cela, il fut donné au cathéter la grande courbure générale de l'urèthre (courbure de Gély), et la cannelure fut placée dans la concavité, ainsi l'incision était faite en haut (fig. 48).

Alors, pour satisfaire à l'indication opératoire, la position déterminée de la lame aux différents points de l'urèthre, il n'était plus nécessaire que de maintenir la courbure du cathéter dans celle de l'urèthre. Une disposition générale de l'anatomie de l'urèthre rend ce temps de la manœuvre des plus faciles; c'est la mobilité de toute la face postérieure de l'urèthre, qui en aucun de ses points n'est fixée immédiatement au squelette, en opposition avec la fixité de la paroi supérieure qui, au niveau de la coubure uréthrale, est fixée solidement au pubis et ne peut s'en écarter. Ainsi le cathéter étant dans l'urèthre, sa courbure confondue avec celle de ce canal, si l'on comprime avec lui la paroi inférieure on distend la cavité uréthrale, ce qui d'une part sert de point fixe au cathéter, et de l'autre facilite la section.

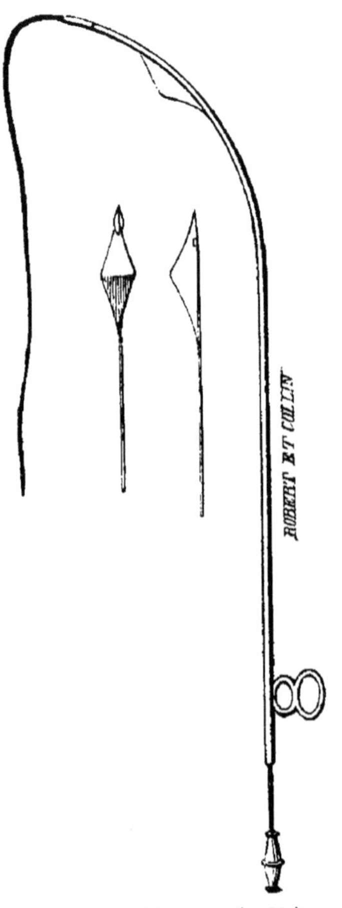

Fig. 48. — Uréthrotome de Maisonneuve. — Lame dans la concavité. — Le mandrin a la grande courbure de Gely.

Description de l'uréthrotome de M. Maisonneuve (fig. 48). — Il se compose de : 1° un cathéter. C'est un tube cannelé, de 1 à 3 millimètres de diamètre, long de 30 centimètres, pouvant offrir la courbure que l'on veut. M. Maisonneuve a adopté la grande courbure que Jély (de Nantes) donnait à ses sondes. A l'extrémité externe de ce cathéter, du côté opposé à la cannelure, est un anneau qui lui sert de manche. A l'extrémité interne est un pas de vis qui s'articule très-exactement avec celui d'un ajutage métallique qui est fixé solidement à l'extrémité d'une petite bougie. 2° Une bougie ordinaire de petit diamètre, assez souple pour s'enrouler facilement sur elle-même. A son extrémité externe est fixé l'ajutage métallique. 3° La lame tranchante, qui présente deux variétés : L'*unilatérale*, qui est la plus fréquemment employée par M. Maisonneuve, représente assez bien un triangle isocèle aplati; le sommet est mousse; les deux côtés latéraux tranchants sont légèrement excavés, de façon à rappeler la forme du soc de charrue; la base se continue avec l'extrémité d'un mandrin métallique, long de 30 centimètres, destiné à glisser dans le tube cannelé; l'extrémité externe de ce mandrin est terminée par un bouton. La *lame bilatérale*. Elle est formée de deux lames unilatérales réunies par leur base. Ainsi elle a la forme d'un losange allongé dont les sommets latéraux sont mousses et les quatre bords tranchants. Par le grand axe de l'une de ses faces, elle se continue avec l'extrémité interne du mandrin, qui est le même que pour la lame unilatérale.

Enfin, une sonde ouverte, aux deux bouts, doit être choisie : 1° d'un calibre en rapport avec le diamètre de la lame qui sert à faire la section; 2° elle doit être choisie à parois assez molles pour que, introduite dans l'urèthre, elle n'oppose aucune résistance à la muqueuse au niveau des courbures de ce canal.

Pour se soumettre aux dimensions variables du canal de l'urèthre suivant les sujets, et aux différentes indications, sur la demande de M. Maisonneuve, MM. Robert et Collin ont fabriqué les lames suivantes :

Lames bilatérales. — 1° Grande, largeur 9 millimètres; 2° moyenne, largeur 8 millimètres.

Lames unilatérales. — 1° Grande, largeur 9 millimètres; 2° moyenne, largeur 8 millimètres; 3° petite, largeu 7 millimètres.

Avec cette série de lames on peut satisfaire à toutes les indications de l'uréthrotomie.

Avec la lame double, on fait des incisions latérales.

Avec la lame simple, on peut inciser sur la paroi supérieure du canal, alors la cannelure est dans la concavité du cathéter; ou bien sur l'inférieure, alors la cannelure est sur la convexité.

Mécanisme de la section du rétrécissement. — La description des parties constituantes de l'uréthrotome fait deviner comment sont coupées les parties rétrécies de l'urèthre. C'est en poussant la lame jusqu'à l'extrémité interne de la cannelure du cathéter, préalablement introduit dans le canal.

En faisant glisser la lame sur le cathéter introduit dans un tube membraneux, en peau de gants, par exemple, voyons ce qui se passe : Si le diamètre du tube est au moins égal à celui de la lame, le sommet mousse en écarte les parois, et les élève constamment au devant du bord tranchant qui ne peut pas les atteindre. Mais, supposons que dans la continuité du tube il y ait un point où le diamètre soit plus étroit que celui de la lame. Là, l'extrémité effilée de la lame s'engage d'abord, et le sommet mousse ne pouvant plus écarter les parois, malgré la tension qu'il produit, il y a contact du bord tranchant et du rétrécissement; il suffit alors, pour pratiquer la section, de pousser la lame, et l'on voit le sommet mousse s'engager dans l'incision dont il limite la profondeur. Au delà de ce point rétréci, le tube étant dans les conditions voulues, le sommet mousse en protége les parois. Naturellement, si le tube présente plusieurs points plus étroits que la lame, la section de chacun se répétera de la même façon.

De ce mécanisme de la section du rétrécissement, il résulte que : 1° l'incision ainsi faite donne toujours au point rétréci un calibre dont la circonférence est égale à deux fois le diamètre de la lame.

2° La profondeur de l'incision varie seulement avec le degré plus ou moins étroit du rétrécissement.

Ce dernier fait est d'une importance capitale; c'est, croyons-nous, grâce à cette limite forcée de l'incision due au sommet mousse qu'on n'a plus d'accidents locaux.

L'anatomie pathologique des rétrécissements de l'urèthre nous apprend qu'en avant et en arrière du point le plus étroit de la coarctation, le calibre du rétrécissement s'élargit peu à peu, et arrive insensiblement à se confondre avec celui de l'urèthre; d'après cette disposition même du rétrécissement et ce que nous savons sur la limite forcée de l'incision, la plaie qui résulte du passage de la lame est telle que, très-superficielle à ses extrémités, elle augmente graduellement en profondeur jusqu'au niveau du point qui était le plus rétréci, que sa surface se développe complétement sous l'influence de la rétractilité propre des tissus, qu'elle donne à l'urèthre un calibre uniforme, enfin qu'elle n'offre à sa surface aucune excavation capable de retenir les liquides sécrétés par la muqueuse uréthrale ou par elle-même. — Quant à l'urine, rien ne pourra l'arrêter dans l'urèthre, à la surface de la plaie.

Manuel opératoire. — Le malade dans une des deux positions décrites pour le cathétérisme.

1er *temps.* — *Introduction de la petite bougie.* — Ici c'est bien évidemment le cathétérisme simple, avec une bougie flexible, c'est celui que le chirurgien pratique tous les jours, quand il sonde un malade, soit pour dilater un rétrécissement, soit pour évacuer l'urine. Aussi nous ne comprenons pas les objections que l'on a faites à cette bougie, qui permet d'introduire à sa suite dans l'urèthre un instrument quelconque : uréthrotome quel qu'il soit, dilatateur, sonde creuse évacuatrice; comme l'a, du reste, si bien exposé M. Maisonneuve, dans son mémoire de 1855. — On a surtout dit que la sonde se repliait en avant du rétrécissement et qu'on était exposé à la couper pendant l'opération.

Dans la *Gazette des hôpitaux* du 23 décembre 1862, M. Philips répond ainsi à cette objection : « Il n'est pas » possible de méconnaître cette position vicieuse, et si en » pareil cas le chirurgien continue l'opération, il échouera, » mais on voudra bien admettre que le reproche doit être » adressé à l'opérateur, et non à la méthode ni à l'instru» ment. »

Une fois qu'on a la certitude que la bougie pénètre dans la vessie (1), on procède au second temps.

2e *temps*. — Il consiste à placer dans l'urèthre le cathéter cannelé. Pour cela, on le visse sur l'ajutage de la bougie; puis, poussant la sonde devant lui, jusque dans la vessie où elle s'enroule, on substitue ainsi à la sonde molle et flexible un conducteur rigide à courbure, s'adaptant bien à celle de l'urèthre (courbure de Gély). C'est un cathétérisme curviligne à la suite.

On a dit que le cathéter était très-difficile à introduire : évidemment, si la petite bougie est très-serrée dans le rétrécissement, il ne la suivra pas facilement; mais nous savons que dans ces cas on obtient le plus souvent une dilatation suffisante en laissant la petite bougie pendant quelques heures dans l'urèthre.

(1) Voyez ce que nous avons dit, à ce propos, du cathétérisme avec les bougies fines de gomme.

Cependant il est des cas rares où l'introduction du cathéter devient un temps sérieux de l'opération.

Si les moyens de dilatation ordinaire, tels que la petite bougie à demeure pendant un certain temps, vingt-quatre ou trente-six heures, ou l'anesthésie par le chloroforme, ne donnent pas au rétrécissement une dimension plus grande, alors il faut procéder immédiatement à l'introduction du cathéter; pour cela, on choisit le plus fin, on l'introduit à la suite de la petite bougie, par le mouvement bien continu décrit; arrivé à l'obstacle, une pression lente et observée le fait pénétrer; mais il y est serré et ne peut plus progresser; alors on le laisse dans cette position jusqu'à ce que la détente des tissus se produise : ce dont on est averti par la mobilité de l'extrémité du cathéter; on continue tout de suite l'introduction, qui peut se faire complétement; ou bien, l'on est encore arrêté par une étreinte nouvelle de l'extrémité du cathéter, contre laquelle on agit de la même façon. En 1865, je relatai un fait où M. Maisonneuve laissa le cathéter engagé dans l'obstacle pendant un quart d'heure avant de pouvoir pénétrer. En janvier 1866, je rencontrai cette difficulté, qui ne céda qu'après un séjour d'une demi-heure de l'extrémité du cathéter dans le rétrécissement.

Si l'on a affaire à un rétrécissement sinueux, je crois que la sonde une fois introduite dans l'urèthre jusque dans la vessie, il sera toujours possible de passer le cathéter; c'est dans ce cas surtout qu'il faut une patience absolue, tous les mouvements doivent être ménagés. La confiance en l'opération, la certitude où l'on est de pouvoir donner sûrement un calibre suffisant à l'urèthre aussitôt que le cathéter pénètre jusque dans la vessie, ces résultats si remarquables doivent toujours maintenir l'opérateur dans son sang-froid absolu.

3e *temps.* — *Section du rétrécissement.* — Quelle que soit la lame dont on va se servir, quelle que soit la paroi sur laquelle on veut inciser (fig. 49) :

1° *Tant que la lame est dans l'urèthre, le cathéter doit être*

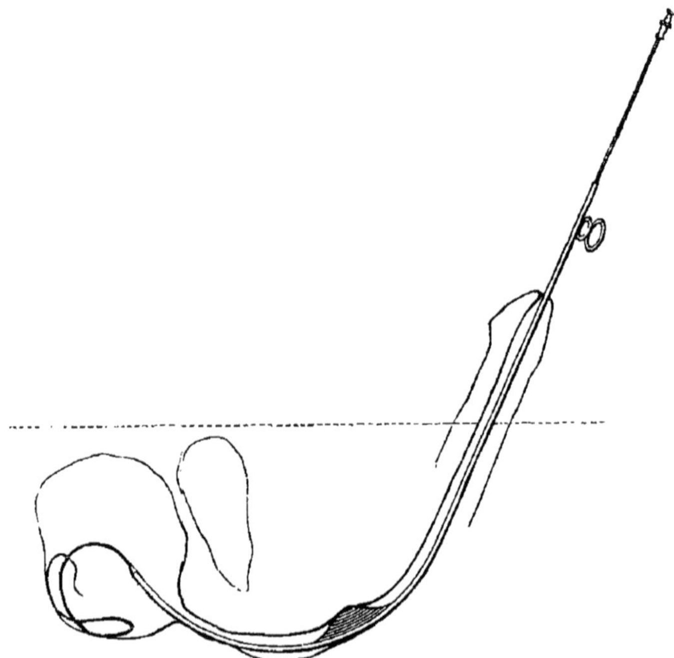

Fig. 49. — Position du cathéter dans l'urèthre pendant tout le temps que la lame est dans l'urèthre.

dans une position telle que sa courbure réponde exactement à celle de l'urèthre (fig. 49).

2° *Tant que la lame est dans l'urèthre, la verge doit toujours être tendue sur le cathéter.*

En suivant la première de ces règles, le cathéter n'exerce pas de pressions opposées sur les parois du canal, et la lame, en passant d'un bout à l'autre de l'urèthre, peut toujours en écarter les parois saines qui ne sont retenues par aucune cause.

Le cathéter occupant bien la courbure du canal, il est évident que, si on laisse la portion pénienne de l'urèthre libre, la muqueuse, qui, dans cette région, est peu adhérente à la couche sous-jacente, fera des replis au devant de la lame. Par la traction sur la verge, on tend la muqueuse uréthrale et cet accident est évité. Comme la lame peut couper en revenant aussi bien qu'en allant, la tension de la verge est maintenue jusqu'à ce que la lame soit dégagée de l'urèthre.

Voyons maintenant les précautions manuelles spéciales à l'emploi de chaque lame.

1° *Lame bilatérale.* — Les deux règles communes bien exécutées, pour faire l'opération sans blesser les parties saines du canal, il suffit de pousser la lame sans presser avec le cathéter sur une face quelconque de l'urèthre. Ainsi l'on ne peut appliquer le cathéter contre la face inférieure de l'urèthre pour distendre le canal; le point fixe manque au cathéter, aussi doit-on abandonner la lame bilatérale.

2° *Lame supérieure* (dans la concavité du cathéter). — Les deux règles (courbure du cathéter dans celle du canal, tension de la verge) étant bien exécutées, *pendant le mouvement d'aller et de retour de la lame, il faut appliquer le cathéter contre la face inférieure de l'urèthre.* Ainsi, l'on tend de haut en bas l'urèthre, et aussitôt que la lame aura coupé le rétrécissement, le cathéter, par suite de cette pression continue, s'appliquera contre toute la face postérieure du canal jusqu'au col vésical; maintenant cette position à l'instrument, on retire la lame. Cette manœuvre, qui a pour but de tendre le canal de haut en bas, est d'une grande facilité d'exécution.

3° *Lame inférieure* (sur la convexité du cathéter). — Ici, c'est l'opposé du cas précédent; on agit en sens inverse. On applique autant que possible le cathéter contre la paroi supérieure du canal. M. Philips ne se sert que de cette lame inférieure. Cependant sa manœuvre spéciale nous a paru moins facile que celle nécessitée par la lame supérieure.

— La lame, quelle qu'elle soit, doit être introduite et poussée doucement jusqu'à l'obstacle; là, on trouve quelquefois une résistance très-grande, qui ne doit être vaincue que par une pression lente et graduée sur l'extrémité du mandrin, de façon à ne pas avoir de secousse à la fin de la section.

4e *temps. — Introduction de la sonde qui doit rester à demeure.* — La section du rétrécissement assurée, par l'aller et le retour de la lame, permet d'affirmer que l'on pourra toujours introduire jusque dans la vessie une sonde dont la circonférence égale au moins le double du diamètre de la lame. Comme nous le verrons bientôt, dans la plupart des cas, après l'incision du rétrécissement, on a une dilatabilité très-grande qui laisserait passer facilement une sonde plus volumineuse.

On pourrait introduire cette sonde après avoir retiré le cathéter et la bougie; ordinairement, il est vrai, il n'y a pas de difficulté, mais quelquefois, soit par un spasme momentané de l'urèthre, soit par l'arrêt de l'extrémité de la sonde dans la plaie, on peut ne pas arriver à la faire pénétrer jusque dans la vessie, et l'on expose le malade à tous les accidents qui peuvent résulter du contact de l'urine avec une plaie fraîche de l'urèthre.

Pour éviter cet inconvénient sérieux, la lame retirée, on se sert de l'instrument lui-même pour conduire la sonde; pour agir ainsi, on enlève le petit anneau qui est à l'extrémité externe du cathéter, à sa place on fixe une extrémité d'une tige métallique droite, longue de 30 centimètres; sur cette tige d'abord, et de là sur le cathéter dans l'urèthre, on fait glisser la sonde ouverte aux deux bouts, qui arrive ainsi sans gêne jusque dans la vessie; puis, par la sonde, on retire le cathéter et la petite bougie. Ou bien, on emploie le moyen suivant : Le cathéter, retiré et dévissé, laissant la petite bougie dans l'urèthre, on le remplace, sur l'ajutage de la bougie par une tige métallique de 30 centimètres; puis, de cette tige sur la petite bougie qui sert de conducteur, on fait glisser la sonde ouverte aux deux bouts dans l'urèthre. Plus simplement, sur le cathéter dévissé on place la sonde, puis on le revisse sur la bougie et on pousse la sonde qui est ainsi conduite dans l'urèthre par la petite bougie. Si l'on éprouve de la difficulté par l'un de ces procédés, on peut toujours employer l'autre.

La sonde volumineuse rendue dans la vessie, on la fixe et l'on évacue l'urine.

En suivant exactement les manœuvres que je viens de décrire l'une après l'autre dans l'ordre où elles se succèdent pendant l'exécution de l'opération; en maniant sciemment l'uréthrotome de M. Maisonneuve, on est sûr de couper tout ce qui est plus étroit que la lame, et de respecter tout ce qui est plus large ou aussi large. Ce qui revient à dire qu'on respecte forcément les parties saines.

La description de l'opération que nous venons de donner est le résultat des très-nombreuses expériences cadavériques et des opérations sur le vivant que nous avons vu faire et que nous avons faites.

En répétant nous-même les manœuvres de l'opération sur le cadavre, il nous est arrivé, comme dans les expériences de M. Bracou (1), faites sous la direction de notre maître M. le professeur Gosselin, de trouver de légères éraillures

(1) Bracou, thèse 1863, *De l'uréthrotomie interne comme méthode de traitement des rétrécissements de l'urèthre.*

de la muqueuse : l'épithélium enlevé au niveau du collet du bulbe. Mais on sait avec quelle facilité ces éraillures se font sur le cadavre.

— De quelle lame doit-on se servir ?

Les expériences de Reybard sur les animaux, en démontrant que l'incision longitudinale sur l'urèthre sain est suivie de l'écartement des lèvres de la plaie, permet de faire à peu près indifféremment l'incision sur un point quelconque de la paroi du rétrécissement. Du reste, dans le cas de rétrécissement très-étroit et profond, je ne sais quel moyen pourrait faire diagnostiquer le côté le plus envahi par le tissu fibreux. Aussi le choix de la lame est difficilement indiqué par le rétrécissement.

M. Phillips préfère la lame inférieure, et ne se sert jamais que d'elle.

Nous employons ordinairement la lame unique et supérieure. Comme nous l'avons vu en décrivant la manœuvre spéciale à l'emploi de cette lame, pendant la section, la tension du rétrécissement par la lame même est augmentée par la pression continue du cathéter sur la paroi inférieure du canal. Ce mode d'incision est loin de ressembler à celui fourni par les instruments droits rigides avec lame à leur extrémité ; avec ces derniers, on appuie directement sur le rétrécissement un tranchant fixé à l'extrémité d'une tige rigide ; nous comprenons qu'avec une manœuvre aussi incertaine on ait pu faire en haut des incisions assez profondes pour ouvrir les corps caverneux. Avec la lame supérieure de l'instrument actuel, nous n'avons jamais vu même un écoulement de sang capable d'attirer l'attention.

La lame bilatérale fait, de chaque côté du rétrécissement, une incision ; chacune a une profondeur moitié moindre que celle qui serait faite dans le même cas avec la lame simple ; car les lames simples et les lames doubles ont le même diamètre. Il en résulte qu'après l'opération avec la lame double, on a quelquefois une dilatabilité très-insuffisante du point rétréci. C'est ce que nous avons observé chez quelques malades.

Ainsi, en raison de la facilité extrême avec laquelle on manie la lame supérieure, et de son incision plus complète, nous la préférons.

Soins préparatoires a l'uréthrotomie. — Ils sont de deux ordres : 1° Mettre l'urèthre dans des conditions telles que l'on puisse pousser le cathéter jusque dans la vessie. La position du cathétérisme, qui met le sujet dans l'impossibilité de contracter l'urèthre, doit être strictement observée; si elle ne suffit pas, il faut employer le chloroforme. Dans les cas où la contraction spasmodique du retrécissement n'est pour rien dans la production de son très-petit diamètre, on a affaire à un tissu fibreux cicatriciel complétement organisé, pour obtenir la dilatation suffisante, on usera de la bougie à demeure à laquelle on substituera, sans même la retirer, le cathéter. Car si l'on restait longtemps sans faire l'opération après la sortie de la petite bougie, on retrouverait à peu près sûrement l'orifice du rétrécissement aussi étroit qu'auparavant. Je repousse complétement la prétendue préparation à l'opération faite avec des bougies passées tous les jours dans l'urèthre, dans le but de faire disparaître la sensibilité; elle l'augmente souvent, si même elle n'occasionne pas des accidents généraux. Comme nous le verrons, quand l'uréthrotomie est indiquée, on ne gagne rien à temporiser.

2° Le second soin préparatoire consiste à mettre la vessie dans un état tel de dilatation, qu'elle ne puisse pas se contracter et chasser l'urine dans l'urèthre pendant l'opération.

Toutes les fois qu'il y a un obstacle dans l'urèthre à la

miction, la vessie, pour se vider, est obligée de se contracter avec plus d'énergie ; si l'obstacle est continu, comme le rétrécissement organique, la lutte, à chaque miction, de la vessie, contre la diminution du calibre étroit de la coarctation, fait que bientôt ses parois ne reviennent plus complétement sur elle-même; toujours il reste dans la vessie une certaine quantité d'urine. Ainsi il y a une limite à la contraction vésicale, limite qu'elle ne peut dépasser. Pour éviter que la manœuvre de section dans l'urèthre ou la présence de la petite bougie dans la vessie, n'excitent la contraction des parois vésicales, qui chasserait forcément l'urine dans l'urèthre, *il faut que, pendant l'opération, la vessie soit revenue à cet état de dilatation, limite de sa contraction ordinaire.* Pour cela, on fait pisser le malade immédiatement avant d'opérer; ou bien, si le rétrécissement n'est pa trop étroit, on vide la vessie avec une sonde de gomme. Pour éviter la compression de la vessie par la contraction abdominale de l'effort, on a la position couchée, les jambes reposant sur leur face postérieure.

Toujours dans le but d'éviter l'intoxication urineuse, M. Gosselin, dans les vingt-quatre heures qui précèdent l'opération, fait prendre au malade un litre et demi à deux litres de tisanes diurétiques (tisane de pariétaire) ; son but est de modifier la nature des urines, de les rendre moins toxiques, par leur dilatation. Dans le cas de rétrécissement peu étroit où l'augmentation de quantité de l'urine ne peut amener une gêne plus grande de la miction, cette précaution n'a aucun inconvénient. Mais si le rétrécissement est étroit, il n'en est plus de même : là l'augmentation de la quantité d'urine, par l'ingestion des boissons ordinaires abondantes, a déjà de la tendance à distendre par trop la vessie, et à amener la rétention d'une plus grande quantité d'urine, la contraction vésicale ne revenant plus, à chaque miction, à sa limite de contraction habituelle. Avec l'usage des diurétiques, on s'expose à ce que la manœuvre opératoire, qui fait disparaître brusquement la diminution de calibre de l'urèthre, qui excite en même temps les contractions réflexes de la vessie, occasionne la sortie immédiate d'une certaine quantité d'urine, la vessie revenant alors à la limite de contraction habituelle.

SOINS CONSÉCUTIFS A L'URÉTHROTOMIE. — *Sonde à demeure.* — Aussitôt l'opération, dès que la sonde est placée, le chirurgien doit évacuer l'urine retenue dans la vessie par l'insuffisance de la contraction de ses parois au moment de la miction. — Cette évacuation se fait facilement, en abaissant le pavillon de la sonde molle, entre les jambes du malade; ainsi l'urine s'écoule malgré l'absence de contractilité de la vessie, et sans la contraction des parois abdominales, qui pourraient, en agissant brusquement, faire passer de l'urine entre la sonde et les parois de l'urèthre.

La vessie, ainsi vidée complétement, reçoit l'urine qui vient des reins, se distend d'abord jusqu'à la limite de sa contraction habituelle, puis peut recevoir, en sus, la quantité d'urine ordinaire évacuée à chaque miction, avant que le besoin d'uriner se fasse sentir.

Pour éviter que ce besoin d'uriner détermine des contractions, soit de la vessie, soit des parois abdominales, toutes les demi-heures au moins, après avoir ôté le fausset qui bouche la sonde, le malade doit répéter la manœuvre faite à la fin de l'opération par le chirurgien : il abaisse le pavillon entre ses jambes; si l'urine ne sort pas, il suffit de pousser une injection d'eau à peine tiède dans la sonde, pour la déboucher et voir couler l'urine. En prenant bien ses précautions, l'urine ne peut pas être en contact avec la plaie. Mais il est toujours préférable de laisser la sonde toujours ouverte, comme le veut M. Sédillot (1). Et pour que la sonde ouverte empêche le séjour et l'accumulation dans la vessie d'un certaine quantité d'urine, on place son extrémité externe dans la position fortement abaissée entre les jambes, en engageant la verge dans un urinoire. Alors elle agit exactement comme la sonde que M. Sims met dans la vessie de la femme après l'opération de fistule vésico-vaginale.

Pendant combien de temps doit-on laisser la sonde à demeure ?

1° La sonde doit rester jusqu'à ce que la surface de la plaie soit recouverte d'une couche de lymphe plastique assez organisée pour rendre impossible l'absorption de l'urine ;

2° On doit retirer la sonde avant que son contact avec la plaie en ait déterminé la suppuration.

Dans la plupart des observations que nous avons, la sonde a été retirée vingt-quatre heures après l'opération et il n'y a pas eu de frisson après la première miction qui s'est faite librement, sauf dans un cas où du reste aucun accident n'a suivi.

M. Maisonneuve laisse volontiers la sonde pendant trente-six à quarante-huit heures, chez les sujets qui ont subi de longues tentatives de cathétérisme suivies de frissons.

Du reste, pour fixer une limite, nous dirons qu'il est préférable de laisser la sonde au moins trente-six heures ; ainsi on évite plus sûrement les conditions d'absorption de l'urine.

Le contact de la sonde avec la plaie pendant ce temps n'en détermine pas la suppuration, si elle est assez molle pour n'opposer aucune résistance aux parois du canal ; alors les causes d'irritation de la sonde à demeure, si bien dé-

(1) *Gazette des hôpitaux*, novembre 1861.

crites par M. Mercier, n'existent pas. Mais prolongé plus longtemps ce simple contact de la sonde avec la plaie pourrait en amener la suppuration et la cicatrice épaisse et rétractile consécutive.

La sonde à demeure évite aussi les douleurs si vives que cause le passage de l'urine sur la plaie fraîche. M. Civiale, qui insiste beaucoup sur l'emploi de la sonde à demeure, pendant vingt-quatre heures après l'uréthrotomie, a remarqué dans les cas où la sonde n'était pas supportée par le malade, qu'il suffisait qu'elle fût restée pendant quelques heures pour que cette douleur atroce, au moment de la miction, fût très-faible, ou même évitée.

Dans tous les cas que nous avons observés, nous n'avons jamais vu le malade ne pas pouvoir supporter la sonde à demeure; cela tient à l'instrument qui a servi à faire l'opération ; en effet, la lame parcourt tout le canal, coupe au niveau de tous les points plus étroits qu'elle. Ainsi la sonde mise à demeure, dont le volume est indiquée par le diamètre de la lame, n'est serrée par aucun point de l'urèthre. Ces conditions n'existent plus quand on se sert de l'uréthrotome de M. Maisonneuve ; et M. Civiale qui employait le sien, après avoir dit qu'il faut toujours mettre la sonde à demeure, ajoute (1) : « Mais il n'est pas toujours possible d'agir ainsi. Dans les cas de rétrécissements multiples, lorsqu'on n'est pas parvenu à les diviser tous en même temps, celui ou ceux qui n'ont pu être atteints ne permettent pas à la sonde d'arriver dans la vessie: il en est de même de quelques lésions du col vésical ou de la partie profonde de l'urèthre compliquant les coarctations. L'introduction étant forcément incomplète, on peut se borner à placer une sonde moyenne dans le canal, jusqu'au delà de

(1) Civiale, *loc. cit.*, t. I, p. 455.

l'incision, et à la fixer à demeure, de manière que le malade puisse l'enlever facilement, si elle fonctionnait mal, ou devenait insupportable. »

En se servant d'un instrument qui, après l'opération, ne donne pas la certitude que, dans toute son étendue, le canal a un calibre qui permet l'introduction d'une sonde de tel volume, on est exposé à se trouver dans l'impossibilité de placer la sonde protectrice à demeure ; cette sonde qui, comme nous l'avons vu, est un moyen sûr d'éviter le frisson et par suite les accidents si graves de l'intoxication urineuse.

En obtenant à la surface de la plaie une couche de lymphe plastique assez organisée, qui met à l'abri de l'absorption de l'urine et de l'inflammation suppurative que le contact de l'urine sur la plaie fraîche peut amener, on rend impossible l'infiltration urineuse, et les abcès péri-uréthraux consécutifs à l'inflammation de la plaie.

L'hémorrhagie immédiate, accident si fréquent après les incisions profondes, n'existe plus avec l'instrument de M. Maisonneuve ; nous avons montré que cela tenait aux limites forcées de l'incision. Si, du reste, il y avait un peu de sang, la sonde à demeure suffira pour l'arrêter; mais nous le répétons, nous n'avons pas vu une seule fois un écoument de sang suffisant pour attirer l'attention.

Les hémorrhagies consécutives sont évitées par la souplesse de la sonde à demeure.

Cathétérisme contre la rétention d'urine après la sortie de la sonde à demeure. — Plusieurs fois nous avons parlé des troubles dynamiques de la vessie, causés par le rétrécissement de l'urèthre. Cette inertie de la vessie, comme l'appelle M. Mercier, ne disparaît pas aussitôt l'obstacle détruit, et le catarrhe vésical qui l'accompagne subsiste jusqu'à ce que, par un traitement convenable, on ait donné à la vessie le pouvoir de revenir complétement sur elle-même. Cet état d'inertie vésicale persiste surtout dans les cas où le rétrécissement était très-étroit, où la rétention complète se produisait facilement.

Nous n'avons pas à parler des moyens qui peuvent faire disparaître l'inertie de la vessie, et si nous insistons sur sa persistance, c'est pour nous rendre compte d'un accident, peu commun il est vrai, mais qui effraye le malade, et pourrait embarrasser beaucoup le chirurgien, s'il n'en connaissait pas la cause : nous voulons parler de la rétention d'urine, les jours qui suivent l'opération, une fois la sonde retirée. Là, rien ne fait supposer un obstacle dans l'urèthre; si l'on explore le canal, la sonde entre facilement dans la vessie, et l'urine s'écoule aussitôt librement.

La raison de cette rétention se trouve dans la persistance de l'inertie de la paroi de la vessie (1). M. Mercier dit, page 114 : « Le plus souvent, quand on fait disparaître l'obstacle, la vessie reprend peu à peu, soit spontanément, soit par l'intervention de l'art, sa contractilité et ses fonctions. Mais il n'en est pas toujours ainsi. Dans quelques cas, la rétention persiste à divers degrés, par cela seul que l'inertie vésicale survit à l'obstacle qui lui a donné naissance. »

Dans ces conditions, il suffit que la vessie se distende un peu plus qu'à l'ordinaire, pour qu'elle ne puisse plus se contracter.

Pour éviter cette rétention consécutive, on conseille au malade d'uriner souvent et de ne pas boire plus qu'à son ordinaire; en un mot, de ne pas laisser sa vessie se distendre. Les diurétiques, que certains préconisent, les jours qui suivent l'opération, exposent à cette rétention consécutive.

(1) Mercier, *Recherches sur le traitement des maladies des organes génito-urinaires.*

Cette rétention par inertie vésicale est la seule raison qui autorise à pratiquer le cathétérisme avant le sixième ou septième jour après l'opération.

Dilatation temporaire consécutive. — Pendant ces six à sept jours de repos de l'urèthre, la cicatrice de la plaie se complète et devient assez forte pour que le passage de la sonde ne l'irrite pas. Ainsi, on prévient la suppuration de la plaie, et l'éraillure facile qui pourrait avoir pour conséquence le frisson.

La dilatation temporaire consécutive à l'uréthrotomie a pour but d'achever la dilatation du canal, et surtout de vérifier si l'incision a été suffisante. Si, avant d'arriver aux sondes de 6 millimètres à 7 millimètres 1/2 de diamètre, on est arrêté par la résistance du canal, ou par l'accès de fièvre consécutif au cathétérisme, cela indique positivement que l'incision n'a pas été assez profonde. Dans ce cas, suivant l'opinion de M. Phillips, on doit revenir à l'uréthrotomie. Alors, pour pratiquer cette seconde opération, comme l'urèthre a un calibre qui permet la miction complète sans gêne, on laisse le malade au repos pendant quelque temps, pour que disparaissent les phénomènes fébriles, et que se produisent la rétraction du rétrécissement favorable au succès de cette seconde uréthrotomie faite avec une lame plus large que la première. L'innocuité de l'uréthrotomie, faite au moyen de l'instrument de M. Maisonneuve, avec les soins préparatoires et consécutifs que nous avons décrits, est telle que dans le cas de rétrécissement dû à une épaisseur considérable de tissu fibreux, il vaut mieux répéter deux fois l'opération que d'employer, dès le début, un instrument faisant l'incision profonde. Les grandes incisions ont été la cause de trop d'accidents pour qu'elles ne soient pas abandonnées. Du reste, les cas où la seconde incision est nécessaire pour arriver à la dilatation complète du rétrécissement sont très-rares. M. Phillips, qui se sert toujours d'une lame d'un petit diamètre, nous a dit qu'il avait été rarement obligé de revenir à l'uréthrotomie avec une lame plus large.

Nous dirons deux mots seulement de la terminaison de la cure du rétrécissement. La dilatation secondaire est faite de préférence avec des cathéters d'étain jusqu'à 7 à 8 millimètres de diamètre. La persistance de la souplesse du canal, jusqu'à cette dilatation complète, est d'un bon augure pour l'avenir; bien certainement en pareil cas la récidive sera longue à se manifester, si surtout le malade ne fait pas d'excès de boisson, et s'il se passe bien exactement une sonde de temps en temps, une fois par semaine.

Dans les cas où la section a été faite dans la portion spongieuse, pour un rétrécissement pénien, il faut bien recommander au malade de ne pas coïter trop tôt, l'érection violente au moment de l'éjaculation pourrait rompre la cicatrice et amener une hémorrhagie. Nous avons vu cet accident chez un malade qui avait été opéré en 1863 par M. Maisonneuve (1), le coït qui détermina la rupture eut lieu douze jours après l'opération. Enfin il faut insister pour que le malade se passe tous les huit jours une sonde.

Résultat de l'uréthrotomie interne.—Nous n'avons plus à discuter la gravité de l'uréthrotomie interne; c'est une opération qui ne présente aucun danger, toutes les fois qu'on suivra exactement les préceptes que nous venons de décrire. Nous n'avons pas à discuter la gravité de cette opération dont nous avons déjà démontré l'innocuité complète en 1865. Du reste, tous les éléments de cette démonstration réunis aux faits de notre pratique personnelle se trouvent dans notre chapitre de l'intoxication urineuse.

Aussitôt l'opération faite, l'urine sort par un gros jet, sans

(1) Reliquet, *loc. cit.* Obs. II.

effort; les mictions sont moins fréquentes; les accidents généraux que détermine la rétention continuelle d'une certaine quantité d'urine dans la vessie et l'urèthre cesse; la sensibilité de l'urèthre qui a été un obstacle à vaincre pendant l'opération disparaît. En somme, c'est un changement radical dans l'état du malade que provoque immédiatement l'uréthrotomie. A propos des indications de cette opération, nous citerons des faits à l'appui de ces résultats immédiats.

Résultats définitifs. — Le but de l'uréthrotomie est d'obtenir la cicatrice souple, que nous avons décrite en parlant des pièces anatomiques de M. Sédilllot et de M. Perrin. Nous appuyant sur les propriétés physiologiques des rétrécissements de l'urèthre, sur la physiologie pathologique des plaies des muqueuses, nous avons vu quelles étaient les conditions générales favorables, à la production de ces cicatrices; de là est résultée l'uréthrotomie telle qu'elle doit être pratiquée, de là notre préférence pour l'instrument de M. Maisonneuve, celui à lame dans la concavité, qui seul fait une incision limitée au point rétréci, incision dont la profondeur est toujours en rapport avec le degré d'étroitesse du rétrécissement. De là enfin les soins préparatoires et consécutifs qui tous ont un but déterminé, éviter l'intoxication urineuse, favoriser la cicatrisation immédiate de la plaie.

Il est évident que l'uréthrotomie ne détruit pas le tissu même du rétrécissement, comme cela a été dit, la masse du tissu propre du rétrécissement persiste, mais l'opération en donnant une nouvelle surface à la paroi du point rétréci, agit en diminuant et même en supprimant la suppuration persistante de la muqueuse de l'urèthre en arrière de l'obstacle, en permettant à l'urine retenue continuellement en ce point de s'échapper complétement au dehors, par le coup de piston de la fin de la miction, dont l'action sur le liquide contenu dans l'urèthre n'est plus interrompu par un rétrécissement. Ainsi voilà une cause de la production du tissu fibreux dans la couche sous-jacente à la muqueuse, qui est détruite. Mais la masse fibreuse existante persiste, et continue son évolution atrophique dont la conséquence est encore de diminuer le calibre de l'urèthre. Seulement nous avons à lui opposer une surface souple qui maintient l'urèthre à un calibre suffisant. Comment agit alors le rétrécissement? Son évolution atrophique est peu marquée, et le calibre de l'urèthre persiste sans diminution notable. Ou bien la rétractibilité de la masse fibreuse, qui ne s'accroit pas, se continuant arrive à diminuer le calibre de l'urèthre, alors on n'a plus affaire qu'au rétrécissement dilatable par la dilatation temporaire progressive; c'est ce que j'ai observé plusieurs fois, entre autres chez un malade qui revint me voir un an après une uréthrotomie qui avait été faite pour un rétrécissement pénien de 2 millimètres de diamètre à peine. Le malade ne s'était pas sondé et l'obstacle était revenu à 4 millimètres, par une dilatation progressive qui a duré quinze jours, l'urèthre a facilement repris son calibre de 7 millimètres.

Enfin, le tissu du rétrécissement continue non-seulement à se rétracter, mais même à se développer, et envahit la cicatrice obtenue; c'est ce qu'on observe chez les malades qui ont des habitudes alcooliques, qu'ils continuent après l'opération, et chez ceux qui ont ces constitutions dites scrofuleuses, où la production de cicatrices épaisses indurées est inévitable. Ici, pour avoir un résultat durable, il faut, dans le premier cas, que le malade change sa vie, et dans le second, il faut modifier autant que possible la constitution du sujet.

INDICATIONS DE L'URÉTHROTOMIE INTERNE. — De ce chapitre sur les opérations dirigées contre le rétrécissement de l'urèthre, dans lequel nous avons discuté la valeur de chacune des méthodes de traitements successivement proposées, il résulte que les deux méthodes, la dilatation temporaire progressive et l'uréthrotomie interne, sont les seules qui dans l'état actuel de la science remplissent, par leur mode d'action et leurs résultats, les indications fournies par les propriétés physiologiques des rétrécissements de l'urèthre, et par la physiologie pathologique des plaies des muqueuses. Comme nous l'avons vu, la dilatation temporaire est suffisante seulement si le rétrécissement a une contractilité et une élasticité faible, et si sa rétractilité, par suite de l'organisation fibreuse avancée de son tissu propre, ne limite pas son extension. — Les indications de l'uréthrotomie interne sont donc les contre-indications de la dilatation temporaire progressive. — En effet, ces deux méthodes de traitement se complètent l'une l'autre dans la thérapeutique générale des rétrécissements de l'urèthre. Comme nous le disions plus haut, « la dilatation temporaire progressive est un moyen d'exploration de la résistance du rétrécissement qui peut rétablir le calibre de l'urèthre ». De là toutes les causes qui entravent la dilatation temporaire progressive sont des indications de l'uréthrotomie interne :

1° *La résistance physique du rétrécissement qui ne permet pas de passer une bougie d'un calibre plus élevé ;*

2° *La rapidité avec laquelle le rétrécissement revient sur lui-même, après le rétablissement du calibre de l'urèthre obtenu par la dilatation simple.* — Ici pour faire l'uréthrotomie il est bon d'attendre que le rétrécissement soit revenu complétement sur lui-même, alors l'incision sera plus complète. De plus, les propriétés physiologiques de la coarctation très-actives dans ces cas, agissant non plus en diminuant le calibre de l'urèthre, mais en maintenant écartées les lèvres de la section, rendent ici le résultat complet très-probable.

3° *La dilatation physique se fait bien, mais le cathétérisme dilatateur est suivi du frisson et de l'accès de fièvre.* — L'apparition d'un frisson est une indication formelle de l'uréthrotomie. Continuer quand même le traitement par la dilatation, c'est provoquer bénévolement la reproduction de l'accès de fièvre, c'est amener sciemment tout le cortége des accidents si terribles de l'intoxication urineuse.

4° *Toutes les fois qu'au premier examen on juge la dilatation temporaire, ou impossible, ou trop lente dans son action, il y a indications immédiates de l'uréthrotome interne.*

a. *Les rétrécissements traumatiques*, reconnus par les antécédents : pertes de sang par l'urèthre à la suite de chute sur le périnée, de tentative de cathétérisme, de rupture de la corde dans les chaudepisses dites cordées, etc., et par l'examen direct, soit avec la sonde qui fait percevoir une rudesse marquée de l'obstacle, soit avec le doigt conduit tout le long de la face inférieure de la verge qui explore le volume et la consistance de la nodosité. Ici la dilatation est très-rarement capable de rétablir le calibre de l'urèthre, et je ne crois pas m'avancer trop en conseillant de lui préférer toujours l'uréthrotomie.

b. *Les rétrécissements difficiles à franchir.* — La difficulté tient soit à l'étroitesse et à la sinuosité du trajet du rétrécissement, soit à l'étroitesse, à la sinuosité et de plus à une sensibilité exagérée de l'urèthre telle, qu'une bougie si fine et si molle qu'elle soit du moment qu'elle est dans le méat ou contre l'obstacle, occasionne un violent spasme du rétrécissement et de tout l'urèthre. Enfin, outre ces difficultés, il peut y avoir une rétention d'urine. Dans le premier cas, la difficulté n'étant vaincue, le plus souvent, qu'après des tentatives réitérées et prolongées, le chirurgien ne pense qu'à obtenir le plus vite possible une dilatation suffisante pour passer son plus petit cathéter, et à rétablir immédiatement le calibre du canal par l'uréthrotomie. En tout cas, il ne doit pas commettre l'imprudence de retirer immédiatement la bougie, il la laisse à demeure, la retirant juste le nécessaire pour la sortie de l'urine dans la miction, pour la replacer aussitôt, jusqu'à ce qu'elle soit mobile dans l'urèthre. Alors il pratique l'opération. L'observation suivante fera encore mieux saisir l'indication immédiate de l'opération.

Sydney (Philippe), âgé de quarante ans, ouvrier mineur, né à Autun, demeurant à Ygornay, entre le 12 mars 1863 à l'Hôtel-Dieu, salle Saint-Jean, n° 41, service de M. Maisonneuve.

En 1849, chaudepisse qui a duré trois mois; alors soldat, fut soigné à la Rochelle. Depuis, l'émission des urines a toujours été de plus en difficile. En 1854 vint à Paris et fut soigné par la dilatation, à l'Hôtel-Dieu, d'où il sortit urinant bien, après dix-huit jours de traitement. Un an après, la difficulté de la miction revint, et depuis, elle a toujours été en augmentant.

Après de nombreuses tentatives, le médecin de son pays n'est arrivé qu'une seule fois à passer une bougie très-fine.

N'ayant pas de ressources suffisantes, le malade vint à pied à Paris, et entra à l'Hôtel-Dieu.

A l'entrée, jet d'urine filiforme en vrille, quelquefois la miction ne se fait que goutte à goutte.

La sonde est arrêtée à un point reculé de l'urèthre.

Par le toucher rectal, on reconnaît que la prostate est un peu grosse, mais l'hypertrophie est uniforme.

Le 13 mars et les jours suivants, tous les matins, tentatives infructueuses de cathétérisme, avec toutes espèces de sondes; bains tous les jours, immédiatement après.

Le 18. Après une tentative prolongée, le malade est pris

de frisson, suivi de chaleur et de sueur. On suspend les tentatives et malgré cela, il a le 20 mars une fièvre intense, sans rémission, avec de vives douleurs dans le flanc droit qui remontent dans l'hypochondre du même côté.

Le 21. Crachats rouillés, souffle à la base du poumon droit, toujours fièvre intense. — Guérison de cette pneumonie, qui laisse le malade très-affaibli : M. Maisonneuve ne recommence les tentatives de cathétérisme que le 18 avril, et laisse au malade une petite bougie de l'uréthrotome, en lui recommandant de chercher à se la passer.

Le 21 avril, à la visite, on trouve la petite bougie introduite, et on la fixe.

Le 22. M. Maisonneuve introduit le cathéter en poussant devant lui la bougie ; puis le malade, qui craignait beaucoup l'opération, conduit lui-même la lame unilatérale supérieure, pendant que le cathéter est maintenu fixe et que la verge est tendue. Aussitôt la lame retirée, une sonde de 6 millimètres de diamètre est fixée à demeure. Le malade n'a éprouvé aucun accident, pas le plus léger frisson le jour de son opération et les suivants.

La sonde à demeure est laissée pendant trente-six heures ; après, l'urine sort librement par un gros jet.

On continue le traitement en passant des cathéters d'étain, et le malade quitte l'hôpital le 22 mai.

Le 25 décembre 1864, Sydney m'écrivit qu'il urinait toujours très-bien, et que depuis son séjour à l'Hôtel-Dieu il n'avait pas souffert.

— Dans le second cas, lorsque la sensibilité de l'urèthre est exagérée, l'indication de l'uréthrotomie est formelle ; la section du rétrécissement fait aussitôt disparaître les accidents nerveux, et rétabli la fonction ; ici il va sans dire que l'anesthésie générale est indispensable. Je ne sais pas de fait plus probant que le suivant.

Rétrécissement pénien très-étroit ; uréthrotomie pendant l'anesthésie chloroformique ; disparition immédiate des spasmes de l'urèthre et des accidents nerveux généraux causés par le contact de la bougie avec la partie antérieure de l'urèthre. Guérison. — Le 15 mai 1866, M. F... me raconte ainsi l'histoire de son affection.

Il y a huit ans, chaudepisse, d'abord traitée par les balsamiques, puis par des injections au sulfate de zinc concentré. Malgré tout, l'écoulement persiste à l'état d'une goutte le matin. Un an après le traitement par les injections, la miction devient longue et quelquefois pénible ; mais le cathétérisme avec la bougie amène un prompt soulagement.

Trois mois après, étant à la campagne, à la suite de plusieurs journées passées à la chasse, rétention d'urine complète pendant cinquante heures.

Le cathétérisme étant impossible, la rétention d'urine dure jusqu'au moment où, au sortir d'un bain de deux heures, l'urine s'écoule goutte à goutte par regorgement. Depuis cet accident, la miction, toujours pénible, se fait rarement sans douleur.

Il est traité alors par la dilatation avec les bougies. Mais déjà le passage de la bougie jusque dans la vessie, détermine toujours des spasmes de l'urèthre et même des phénomènes nerveux généraux. Son médecin se contente d'introduire la bougie dans le rétrécissement sans aller plus loin. La plus grosse bougie employée fut le n° 9.

En 1861, voyage à l'île de la Réunion. Pendant les trois mois de traversée et les cinq mois de séjour dans l'île, le malade s'introduit lui-même une bougie dans son rétrécissement ; mais, en revenant en France, la sensibilité du canal devenue trop grande, il cesse de se passer la bougie. La difficulté de la miction augmente. Bientôt l'urine ne s'écoule plus que par un petit jet saccadé, provoqué par la position accroupie et des tractions sur la verge. Après chaque miction, il s'écoule par le méat de l'urine et du muco-pus.

Les envies d'uriner deviennent fréquentes, jusqu'à vingt par nuit.

Arrivé en France, une grande faiblesse générale et les envies continuelles d'uriner retiennent le malade au lit pendant cinq mois, durant lesquels on essaye, à plusieurs reprises, de traiter le rétrécissement par la dilatation temporaire progressive; mais toujours le traitement est arrêté par de violents accès de fièvre. Plusieurs fois, il y a eu des frissons qui ont duré trois heures.

Pour faciliter le passage des bougies, le malade prend un bain de deux heures tous les deux jours. Pour combattre les accès de fièvre, le sulfate de quinine n'étant pas supporté par l'estomac, on fait des frictions sur tout le corps avec ce médicament.

Mais bientôt, malgré la suppression de toute tentative de cathétérisme, malgré le sulfate de quinine, les accès de fièvre reparaissent tous les jours.

M. F.... va habiter la campagne; la santé générale se rétablit assez vite. Les accès de fièvre disparaissent. Les envies d'uriner, toujours assez rapprochées, sont cependant moins fréquentes; mais les difficultés de la miction ne cèdent pas. Toujours la position accroupie et les tractions sur la verge sont indispensables.

Pendant les derniers temps de ce séjour à la campagne, qui dura huit mois, une fois par semaine, une petite bougie est introduite dans le rétrécissement. Plusieurs fois, cette rare introduction de la bougie a été suivie d'accès de fièvre.

L'état général tout à fait rétabli, M. F... revient à la ville, essaye de nouveau de se faire soigner par la dilatation. La bougie introduite tous les deux jours.

Après quatre séances, le contact de la bougie avec l'urèthre suffit pour amener un spasme du canal, tel, qu'il devient impossible d'entrer dans le méat. Si l'on veut persister à vouloir passer, on détermine une véritable attaque de nerfs. Après plusieurs suspensions du traitement, causées par les accidents nerveux, les accès de fièvre reparaissent et deviennent à nouveau persistants.

La santé générale s'altère encore une fois. Alors M. F... se décide enfin à renoncer à tout traitement curatif par la dilatation. De temps en temps, à de grands intervalles, il se fait introduire dans le rétrécissement le nº 3 (filière Charrière), et se borne là.

Depuis le début de la maladie, l'érection est douloureuse, et l'éjaculation est souvent accompagnée d'une sensation de déchirure très-pénible, suivie de l'écoulement d'un peu de sang.

A mon premier examen, je constate un écoulement muco-purulent très-abondant. Je parviens, presque sans tâtonnement, à conduire une bougie molle, très-fine (1 millimètre 1/2 de diamètre), jusque dans la vessie.

Malgré les antécédents, ce premier cathétérisme me fait espérer de pouvoir habituer l'urèthre au contact de la sonde, et d'obtenir du rétrécissement la dilatation nécessaire au passage du cathéter de l'uréthrotome.

Mais, les deux jours suivants, il m'est impossible de faire pénétrer la sonde dans l'urèthre au delà de 5 centimètres, et même après deux ou trois tentatives, il y a un spasme tel du canal, que l'extrémité de la sonde s'arrête aussitôt entrée dans le méat; tant les parois de l'urèthre s'appliquent l'une contre l'autre.

En même temps, le corps du malade se couvre de sueur,

sa parole devient saccadée, sa face est rouge ; ainsi, en quelques minutes, sous l'influence de trois ou quatre tentatives de cathétérisme faites avec la modération la plus grande, il y a de l'anxiété.

Le 18 et le 19. En présence de mon confrère et ami le docteur Tenneson, le malade étant chez lui, je renouvelle mes tentatives de cathétérisme ; mais il est toujours impossible de dépasser une profondeur de 5 centimètres que l'on atteint seulement à la première introduction de la sonde, et les mêmes phénomènes spasmodiques se reproduisent.

M'appuyant sur les antécédents, les accès fébriles fréquents qui imposent de ne pas continuer les tentatives de dilatation capables de les provoquer, et sur le passage facile de la bougie à mon premier examen, je me décide à donner du choroforme, et à opérer pendant le sommeil.

Le 20 mai, vers dix heures du matin, assisté de mes confrères les docteurs Tenneson et Regnard, le malade endormi à l'état de résolution, je passe une bougie d'uréthrotome de 1 millimètre 1/3 de diamètre. Quoique un peu serrée, elle pénètre assez facilement dans la vessie.

A sa suite, je conduis le plus petit des cathéters d'uréthrotome (celui de 1 millimètre 1/2 de diamètre). Arrivé à une profondeur de 5 centimètres, le cathéter très-serré ne pénétrant que par une pression lente et continue, je le laisse en cette place pendant quelques minutes, et la résistance du rétrécissement ayant cédé, je le conduis presque jusque dans la vessie. Alors je glisse dans la cannelure la lame unilatérale de 7 millimètres de diamètre.

A 1 centimètre du méat, un premier rétrécissement peu étroit et peu résistant est coupé.

A 5 centimètres, la lame est arrêtée par un tissu dense. Pour en faire la section, je suis obligé de presser avec une force continue sur le mandrin de la lame. Une fois cette section faite, il n'y a plus d'arrêt jusqu'à l'extrémité postérieure de l'urèthre. Je termine l'opération en plaçant dans le canal une sonde de 5 centimètres de diamètre, qui laisse sortir de la vessie la valeur d'un demi-verre d'urine.

La sonde fixée, quelques minutes après, le malade se réveille. L'écoulement de sang, très-minime pendant l'opération, cesse aussitôt la sonde dans l'urèthre.

Pour prévenir l'accumulation de l'urine dans la vessie, je recommande de laisser la sonde ouverte, la verge pendante dans un urinoir. Je reste une heure près du malade après l'opération. La sonde ne détermine aucune gêne, pas le moindre accident nerveux. Et, jusqu'au lendemain à une heure de l'après-midi, moment où je retire la sonde, il n'y a pas d'accident.

La première miction, sans la sonde, se fait debout et par un gros jet; mais elle occasionne une assez forte cuisson dans le canal. Aux suivantes, cette douleur disparaît.

Le 25. Cinq jours complets après l'opération, je passe, sans déterminer les spasmes d'avant, une bougie n° 16 (filière Charrière).

Les jours suivants, je continue la dilatation par les bougies en gomme, et, après une miction, j'introduis une sonde-bougie pour vider la vessie. Chaque jour, la quantité d'urine retenue dans la vessie après la miction diminue, et le 30, la contraction de la vessie suffit à chasser toute l'urine.

A partir du 31, M. F... vient chez moi tous les jours. Je continue la dilatation avec les cathéters d'étain de la série Béniqué.

Le cathétérisme est pratiqué, le malade debout, le dos contre un meuble, sans qu'il y ait aucun des accidents nerveux.

L'écoulement, dû à la suppuration de la partie de

l'urèthre, en arrière du rétrécissement, diminue beaucoup.

Le 20 juin, jour du départ de M. F..., le n° 42 de la série Béniqué passe très-facilement, et le malade s'introduit lui-même une bougie en gomme de 6 millimètres 2/3 de diamètre.

La miction est normale; l'érection complète, avec éjaculation, se fait sans aucune douleur.

Je conseille à M. F... de se passer une sonde au moins deux fois par semaine.

Au mois de juillet 1867, M. F... revient me trouver; il n'éprouvait aucune gêne pour uriner. Mais après être resté huit mois sans se sonder, il veut un jour passer le numéro qui lui avait servi la dernière fois, il y a impossibilité. Je trouve que son rétrécissement ne laisse passer que le n° 12 (filière Charrière, 4 millimètres de diamètre); je fais alors de la dilatation temporaire progressive, et après quinze jours, l'urèthre recevait facilement le n° 42 des cathéters Béniqué.

J'ai pu, ainsi, redonner le calibre qu'avait procuré l'uréthrotomie un an avant. La section du rétrécissement, en pareille circonstance, fait disparaître la sensibilité de l'urèthre, au point que la sonde à demeure est supportée sans gêne. Ce fait nous montre aussi le résultat de l'uréthrotomie, qui ici, malgré le degré de la coarctation avant l'opération, la nature et le volume de l'induration, est durable, et a donné au rétrécissement la propriété d'être dilatable.

— Dans les cas de rétrécissement difficiles à franchir, se trouvent ceux qui déterminent la rétention d'urine. En général, ici, l'indication immédiate de l'uréthrotomie, aussitôt que la bougie est arrivée dans la vessie, n'est pas formelle. L'état de distension de la vessie entraînerait la sortie de l'urine pendant l'opération. Il vaut mieux faire d'abord évacuer une certaine quantité d'urine, par le mouvement de sortie incomplet de la bougie au moment des violents besoins (1), ce qui produit immédiatement le calme du malade et préserve de l'accident de rupture de la vessie ou de l'urèthre. Il peut arriver que la vessie, revenue sur elle-même, et la cause occasionnelle de la rétention n'existant plus, on n'ait affaire qu'à un rétrécissement peu étroit. Mais si la dilatation de l'urèthre ne se fait pas à mesure que la vessie revient sur elle-même, la cause occasionnelle de la rétention n'existant plus; si, de plus, le rétrécissement est traumatique ou sinueux, aussitôt l'accident de rétention calmé, on doit faire l'uréthrotomie.

c. *L'urèthre est rompue en arrière du rétrécissement; il y a infiltration d'urine.* — Avant tout, il faut arrêter l'infiltration. Quel que soit le diamètre du rétrécissement, cause de l'accident, la sonde, que l'obstacle permet de laisser à demeure dans l'urèthre, est insuffisante et peut laisser passer l'urine entre elle et les parois. De plus, la sensibilité de l'urèthre, qu'entretient toujours le rétrécissement, expose à ce qu'elle ne soit pas supportée. Ici, il faut agir de suite pour placer à demeure une sonde molle et suffisamment grosse. J'ai pu ainsi arrêter une infiltration urineuse. Voici ce fait, il a déjà été publié dans la thèse de M. Danneville (2).

Rétrécissement au niveau du bulbe; rupture de l'urèthre; infiltration d'urines au début; uréthrotomie interne; arrêt de l'infiltration. Guérison. — M. X..., employé de commerce; eut de nombreuses chaudepisses de dix-huit à vingt-cinq ans. Toutes ont été soignées par des injections au sulfate de zinc et au nitrate d'argent, et peu à peu l'injection devint habituelle.

(1) Décrit page 149.

(2) Danneville, *Des indications de l'uréthrotomie interne*. Thèse 1867.

Dès l'âge de vingt-cinq ans, difficulté pour uriner, surtout après les excès. En 1858, étant à Bordeaux, il fut pris d'une difficulté très-grande pour uriner. Il y eut alors tuméfaction au périnée, douleur dans les reins, et plusieurs accès de fièvre violents, précédés de frissons prolongés; soigné par le passage des sondes (dilatation temporaire), il revint à son état habituel.

En 1861, étant à Nantes, la rétention d'urine devint presque complète tout à coup. Les accès de fièvre avec frissons sont très-forts et accompagnés de crampes dans les membres. Dans toute cette période de dix-huit à vingt-cinq ans, il y a eu écoulement de l'urèthre, plus ou moins abondant, suivant les excès.

En 1865 et 1866, M. X... vient plusieurs fois me consulter. Dès mon premier examen, je trouvai un rétrécissement au niveau du bulbe, ne permettant le passage que d'une sonde de 3 millimètres de diamètre. En arrière du rétrécissement, il y a une forte dilatation de l'urèthre.

A l'exploration du périnée, on trouve, au niveau du bulbe, une tumeur grosse comme le pouce, qui se réduit de moitié par la compression. Le liquide qu'elle contient passe alors dans l'urèthre et sort par le méat.

L'état de suppuration de la portion postérieure du canal, la dureté très-nette du rétrécissement à la sonde à boule, me firent conseiller de suite l'uréthrotomie; mais M. X.... refusa.

Par la dilatation temporaire, je ne pus obtenir qu'un très-faible résultat. Je ne dépassai jamais le n° 9 (filière Charrière). Mais le malade espérait toujours, en continuant à se passer une bougie, éviter toute intervention chirurgicale.

Je ne l'avais pas vu depuis plusieurs mois, lorsque le 29 mars 1867, il me fait appeler. Il était couché; fièvre violente; la veille, il avait eu un frisson prolongé pendant plus de trois heures.

Les bourses sont grosses comme les deux poings, et la tuméfaction envahit tout le périnée. A la palpation, on trouve un état œdémateux très-prononcé, et profondément une masse indurée, grosse comme un œuf, qui entoure l'urèthre. La miction, qui se fait encore par un jet, est accompagnée d'une sensation de chaleur très-vive dans les bourses. Devant cette infiltration d'urine tout au début, je pris le parti de pratiquer immédiatement l'uréthrotomie, me réservant de faire des incisions au périnée si la tuméfaction ne diminue pas quand l'urèthre sera occupé par une sonde.

L'opération faite, une grosse sonde, placée dans l'urèthre et laissée ouverte, donne continuellement passage à l'urine. Quelques heures après, la tuméfaction diminue très-sensiblement, et le malade accuse un bien-être dû à l'absence de cette distension si pénible du périnée.

La sonde est laissée en place pendant trente-huit heures, et déjà la tuméfaction du périnée a diminué de plus de moitié. Après la sortie de la sonde, les premières mictions, se font par un gros jet, et ne sont accompagnées que d'une très-légère douleur; mais à la fin de chacune d'elles, il s'écoule un peu de sang par le méat. Cet accident ne dure pas.

Le jour même de la sortie de la sonde, le soir, il y a un frisson suivi d'une sueur abondante, sueur que je favorise en faisant prendre, le plus possible, de bourrache très-chaude.

Le lendemain, pas de fièvre. L'état général est bon, et la tuméfaction du périnée circonscrite, sans œdème, n'a plus que le volume d'une noix. La miction est libre, sans douleur, et se fait par un gros jet. Le 2 avril, il y a un peu d'embarras gastrique; la langue est mauvaise (je prescris une bouteille d'eau de Sedlitz), et, les jours suivants, l'appétit revient complétement.

Le 7 avril, je passai une sonde en gomme, le n° 18. La petite tumeur du périnée diminue peu à peu, et un mois après l'opération, elle avait disparu.

Je conseille au malade de se passer lui-même, de temps en temps, une sonde n° 16 ou 17.

Le 3 novembre 1867, je revois M. X... On ne trouve plus trace au périnée de la tumeur urineuse. Seulement, on sent au niveau du bulbe une induration longue de 2 centimètres environ, sans saillie. L'écoulement a tout à fait cessé. La miction et l'acte génital sont normaux. La sonde n° 16 passe facilement.

L'opération a évidemment eu l'action la plus heureuse, puisque tout s'est dissipé sans qu'il fût nécessaire de faire une ouverture extérieure. Ainsi, si le gonflement, l'infiltration ne sont pas trop étendus, je crois qu'il n'est pas nécessaire, en pareille circonstance, de se presser de faire les incisions scrotales destinées à écouler l'urine épanchée, il vaut mieux attendre le résultat de l'uréthrotomie, et ouvrir postérieurement les foyers qui peuvent se former.

d. *Rétrécissement avec tumeur urineuse ou fistules urinaires.* — Une tumeur urineuse en arrière du rétrécissement, est un signe à peu près certain d'une altération fibreuse avancée. De plus, la nature du liquide retenu dans la poche urineuse venant constamment baigner et irriter l'orifice du rétrécissement, la dilatation temporaire n'a aucune chance de succès; l'uréthrotomie, au contraire, en permettant de vider facilement la tumeur, a ici un avantage marqué. Le fait suivant en est un exemple.

Rétrécissement très-étroit dans la portion pénienne; tumeur urineuse; très-grande gêne de la miction. Uréthrotomie; rétablisse-

ment immédiat de la miction, disparition de la tumeur urineuse. Guérison.—M. O..., âgé de vingt-neuf ans, tonnelier, entré le 6 juillet 1863 à l'Hôtel-Dieu, n° 39, service de M. Maisonneuve.

A l'âge de dix-huit ans, chaudepisse aiguë à laquelle succède un écoulement chronique continu avec exacerbation de temps en temps, sous l'influence d'excès. Il y a trois ans et demi, à la fin d'une de ces poussées inflammatoires aiguës, il fut pris d'hémorrhagie uréthrale pendant le coït; la présence du sang qui coulait assez abondamment du méat fut le signe qui l'en avertit; il n'avait éprouvé aucune espèce de douleur.

Le médecin appelé fit entourer la verge de compresses imbibées d'eau froide, et poussa lui-même une injection au tannin dans l'urèthre.

Depuis, l'écoulement chronique a toujours continué; et l'urine, au début de la miction, a toujours été précédée d'une notable quantité de muco-pus.

Quatre mois après l'hémorrhagie, la difficulté pour uriner commence, et dans peu de temps, les mictions deviennent fréquentes, l'urine ne s'écoule plus que goutte à goutte; pour qu'il y ait un petit jet, M. O... est obligé de faire des tractions sur la verge.

Il y a deux ans, décidé à se soigner, il consulte un médecin à Anvers, qui fit un grand nombre de tentatives de cathétérisme, sans pouvoir pénétrer dans la vessie; souvent à la suite d'écoulement de sang, miction très-douloureuse et plusieurs fois frisson intense, suivi de fièvre.

Remis de l'affaiblissement général, causé par cette tentative de traitement, pour uriner M..... est obligé de faire des tractions répétées sur la verge; sans elles, l'urine ne sort même pas goutte à goutte.

Il y a six mois, après une nuit d'excès, il s'aperçoit qu'il a sous la verge, à la naissance des bourses, une petite boule molle, grosse comme un petit pois. Cette petite tumeur augmente peu à peu de volume. A l'entrée du malade à l'hôpital, elle est grosse comme le pouce, indolente, fluctuante, diminuant notablement de volume par la compression.

Pendant l'érection, la verge est un peu arquée.

A la suite d'un excès de boisson, il y a deux jours, la difficulté pour uriner a subitement augmenté. Depuis quarante-huit heures les tractions sur la verge, qui étaient suivies d'un jet, ne produisent plus la sortie que de quelques gouttes. L'urine, accumulée dans la vessie, la distend. Celle-ci s'élève jusqu'à deux travers de doigt de l'ombilic. Il y a un peu d'anxiété générale. Aussitôt le malade couché, après un moment de tentative, nous parvenons à introduire jusque dans la vessie une bougie très-fine en gomme; mais l'urine ne sortant pas par dessus, toutes les dix minutes nous la retirons doucement jusqu'à ce que l'urine sorte, et dès que le petit jet est fini nous la repoussons dans la vessie; au bout de trois quarts d'heure la vessie a beaucoup diminué de volume, et bientôt elle revient à son état normal, l'urine passant par dessus la sonde.

Le 7, M. Maisonneuve pratique l'uréthrotomie avec la lame supérieure. Aussitôt la section, pendant la sortie de la lame, il sort par le méat du muco-pus épais, et la petite tumeur se vide complétement par la compression.

La sonde à demeure, placée immédiatement après, est retirée au bout de trente-six heures. Les jours suivants, il n'y a pas eu le moindre frisson, et la miction se fait facilement, sans effort, par un gros jet.

La dilatation consécutive est poussée sans aucun obstacle jusqu'à 6 millimètres 1/2.

A sa sortie, le 7 août, la tumeur urineuse a complétement disparu; on sent à sa place une induration du corps spongieux.

Le 4 octobre 1864, je revois M. O.... Pendant sept mois, après sa sortie de l'Hôtel-Dieu, tous les huit jours il s'est sondé avec une bougie de 5 millimètres de diamètre. Depuis il s'est négligé. Je le fais uriner devant moi, le jet est gros et va à 3 pieds de ses souliers. Je passe facilement une sonde de 4 millimètres 1/2 de diamètre.

A la place de la tumeur urineuse, on sent une induration peu saillante, large de 1 centimètre.

Ce même malade vient me consulter chez moi le 24 février 1868; son rétrécissement n'admet plus qu'une sonde de 3 millimètres 1/2, la miction se fait cependant bien, et aucun des accidents qui existaient ne se sont reproduits. Ainsi voilà un rétrécissement pénien avec tumeur urineuse qui, quatre années et demie après l'opération, a encore conservé les bénéfices de l'uréthrotomie. Il est à noter que le malade m'a dit qu'il ne se sondait plus depuis près de six mois.

Dans les cas de rétrécissement avec fistule urinaire, c'est encore en empêchant brusquement et complétement le passage de l'urine par les trajets fistuleux qu'on peut obtenir une guérison. J'espère démontrer un jour qu'on a trop de tendance à faire, dans ces cas, la boutonnière uréthrale, même avec le procédé de M. Bourguet (d'Aix); l'uréthrotomie interne, unie à la sonde molle à demeure et à des injections spéciales dans les trajets fistuleux, constituent un traitement que nous avons vu souvent réussir.

Voici un fait publié en 1864, par M. Maisonneuve, qui est bien concluant :

Rétrécissement infranchissable de l'urèthre. — Cathétérisme forcé sur conducteur. — Uréthrotomie interne. — Guérison. — Le 1er octobre 1864 est entré à l'Hôtel-Dieu R....., âgé de trente-neuf ans, laboureur, atteint de rétrécissement de l'urèthre avec fistule urinaire.

Cet homme nie toute blennorrhagie antérieure ; il attribue son mal à une rupture de l'urèthre produite, en septembre 1863, par le passage d'une roue de charrette.

L'exploration extérieure fait reconnaître au périnée, à gauche du raphé médian et près du scrotum, un orifice fistuleux très-étroit, par lequel, au dire du malade, l'urine s'écoule entièrement sans la moindre difficulté.

C'est à peine si, au moment de la miction, il passe de temps à autre une ou deux gouttes d'urine par le canal.

En explorant l'urèthre à l'intérieur, on reconnaît au niveau du bulbe, à 15 centimètres de profondeur, un rétrécissement dur et calleux, au niveau duquel existe une fausse route due à des cathétérismes antérieurs, et qui se dirige profondément vers la fesse droite. Quant au rétrécissement lui-même, il reste infranchissable aux bougies les plus fines, tant en gomme élastique qu'en baleine. Pendant plusieurs jours, on réitère infructueusement ces tentatives que l'on est même forcé de suspendre à cause du gonflement inflammatoire qu'elles ont provoqué dans la verge.

Le 10 octobre, lorsque ces légers accidents furent calmés, M. Maisonneuve introduisit par la fistule périnéale une bougie fine, qu'il parvint, non sans peine, à faire pénétrer jusque dans la vessie ; puis, à cette première, il en substitua une autre plus volumineuse chaque matin pendant cinq jours.

Le 15, la fistule dilatée permettant désormais l'introduction facile d'une sonde jusque dans la vessie, M. Maisonneuve procéda de la manière suivante à l'opération qu'il avait résolue, et à laquelle il donne le nom de cathétérisme forcé sur conducteur.

Premier temps. — Une curette de Récamier est introduite par la fistule jusqu'au col de la vessie ; la partie concave, creusée d'une large gouttière, est dirigée vers la symphyse pubienne et maintenue solidement par un aide.

Deuxième temps. — L'opérateur introduit ensuite dans le canal une bougie métallique volumineuse, dont l'extrémité se termine en cône allongé, à la surface duquel est creusée une cannelure large en forme de spire.

La pointe de la bougie métallique étant parvenue doucement jusqu'au rétrécissement, M. Maisonneuve détermine avec soin la direction qu'il doit suivre pour arriver à la cannelure de la curette ; puis, par un mouvement énergique de pression et de vrille, il perfore les tissus qui séparent les deux instruments, et parvient à établir ainsi une communication libre entre la partie antérieure du canal occupée par le cathéter, et la partie postérieure occupée par la curette.

Troisième temps. — Cela fait, une bougie fine aisément introduite dans le canal est poussée jusque dans la vessie, ce qui permet plus tard (le 7 octobre) d'exécuter l'uréthrotomie interne, jugée nécessaire pour achever la division du tissu inodulaire.

Ce dernier temps, qui constitue à lui seul une opération, s'effectue sans difficulté.

Ensuite, une sonde en caoutchouc fut laissée à demeure, et la fistule périnéale marcha dès lors rapidement vers la cicatrisation.

Le 16, on supprima complétement la sonde, le malade put dès lors uriner avec la plus entière liberté, et le 25 novembre, jour de sa sortie, il ne restait plus aucune trace de cette grave affection.

e. *Pour préparer l'urèthre au passage des instruments lithotriteurs.* Dans les cas de calculs vésicaux avec rétrécissement ou simplement induration de la paroi uréthrale, l'uréthrotomie doit être préférée à la dilatation ; celle-ci du reste ne donnerait jamais une dilatabilité, une souplesse assez grandes au point qui est rétréci. Par la cicatrice qui résulte de l'uréthrotomie, outre le calibre normal que la dilatation peut fournir, on a, de plus, au niveau du poin trétréci ou simplement résistant, de la souplesse et de la dilatibilité, condition indispensable pour que l'introduction et la sortie du lithotribe ne cause aucun accident (1).

f. *Il y a des accidents généraux d'intoxication urineuse plus ou moins graves, survenus spontanément ou consécutivement à des manœuvres infructueuses de traitement dans l'urèthre.* — A propos des causes qui doivent faire abandonner la dilatation temporaire, nous avons signalé le frisson survenant après le cathétérisme dilatateur. Il est arrivé que malgré cet accident, malgré sa réapparition constante, on a continué à chercher la cure du rétrécissement par le passage répété des sondes, aussi est-on arrivé à mettre le sujet dans un état des plus graves que l'uréthrotomie seule peut faire cesser. Ce serait actuellement une faute grave d'agir ainsi, ce serait ne pas comprendre, ne pas savoir ce que c'est que l'intoxication urineuse, combien elle est terrible par les altérations mortelles qu'elle détermine brusquement dans les parenchymes des organes les plus importants à la vie.

Mais les phénomènes graves de l'intoxication urineuse peuvent se développer spontanément en dehors de toutes manœuvres chirurgicales dans l'urèthre, par le fait seul de la suppuration et de la desquamation épithéliale de la partie de l'urèthre postérieure au rétrécissement et par la suppuration de la muqueuse vésicale et de sa desquamation épithéliale. Ici l'indication chirurgicale est formelle, le seul moyen de procurer la guérison est la suppression rapide de la cause des accidents. Il faut donc immédiatement faire

(1) Voyez l'observation page 17.

l'uréthrotomie interne, pour faire cesser la rétention d'urine dans l'urèthre et dans la vessie, et pour y faire des lavages destinés à évacuer tous les principes dont l'absorption continue perpétue, en les aggravant toujours, les accidents d'intoxication urineuse.

Une bien grave question a été soulevée à propos de cette indication de l'uréthrotomie interne; doit-on opérer toujours, même dans les cas où l'état général a un aspect si grave que la mort paraît certaine, quoi qu'on fasse? — Voici comment j'ai répondu à cette question en 1865 :

« L'intoxication urineuse peut déjà être assez avancée pour qu'il y ait des phlegmasies localisées dans tel ou tel point de l'économie. Ces inflammations dans les parenchymes se manifestent ordinairement par des signes spéciaux, selon l'organe malade, qui permettent de diagnostiquer, jusqu'à un certain point, le degré de la lésion. Mais, l'organe qui est le plus souvent le siége de ces phlegmasies suppurées est le rein ; et la néphrite parenchymateuse qui en est la conséquence peut exister sans signes locaux assez marqués pour la faire reconnaître.

» Il en est de même de la néphrite due à une cause locale. La difficulté de préciser à quel degré la lésion est arrivée, dans ces cas, où les signes généraux que présentent les malades sont toujours des plus inquiétants, expose à pratiquer une opération qui, tout en évacuant le liquide toxique, cause de tous les accidents, n'en est pas moins inutile ; les altérations anatomiques étant trop avancées pour que l'art puisse les empêcher d'être mortelles. Voici ce que M. Philips dit page 638 (1) : « On doit s'attendre à une termi-
» naison funeste si, après un ou deux accès de fièvre, et la
» douleur du rein persistant, la peau est chaude, âcre et sans

(1) Philips, *Traité des maladies des voies urinaires*, 1860.

» moiteur; si le pouls reste fréquent et plein, et surtout si la » langue, toujours sèche, quelquefois froide, se couvre d'un » enduit noirâtre. Ce dernier signe est constant lorsque la » néphrite doit amener la mort. » Dans une communication verbale, l'auteur m'a dit que pour lui l'enduit noirâtre sur la base de la langue était un signe annonçant une mort certaine, quoi qu'on fasse. Cette certitude de mort prochaine doit-elle arrêter d'une façon absolue le chirurgien ? Les opinions les plus divergentes peuvent très-bien se soutenir; et nous comprenons que celui qui donne aux signes que nous venons d'énumérer une valeur pronostique aussi terrible, s'arrête. Mais, quelle que soit la valeur de ces symptômes, bien certainement le seul moyen qui aurait quelque chance de faire diminuer l'intensité des accidents, c'est celui qui en supprimerait le plus rapidement possible la cause persistante. Nous avons vu avec quelle célérité et quelle certitude l'uréthrotomie que nous avons décrite donne à l'urèthre un calibre tel, que l'évacuation de l'urine altérée contenue dans la vessie est immédiate.

Je ne sais si, considérant l'opération comme la dernière chance qui reste, le chirurgien serait blâmable de la pratiquer en pareille circonstance.

Des faits (1) où l'opération a été suivie du rétablissement rapide du malade, malgré la gravité des accidents généraux existant au moment où elle a été pratiquée, engagent à faire l'uréthrotomie; après avoir prévenu les assistants de la gravité extrême de l'état du malade.

URÉTHROTOMIE EXTERNE.

C'est une boutonnière de l'urèthre, dont le but est la section de dehors en dedans du rétrécissement, et consécu-

(1) Voyez les observations 16 et 17 de notre travail sur l'uréthrotomie. 1865.

tivement le rétablissement du calibre de l'urèthre et de la miction. Mais les procédés opératoires sont, sauf quelques détails et quelques manœuvres spéciales aux cas particuliers, ceux que nous avons décrits pages 166 et suivantes, à propos de l'étude des opérations de boutonnières destinées à mettre indirectement la vessie en communication avec l'extérieure dans la rétention d'urine. Ces procédés se résument ainsi : 1° le rétrécissement est occupé par un cathéter métallique ou une bougie. Ici l'opération consiste à inciser sur la ligne médiane jusqu'à ce qu'on découvre le conducteur. C'est là l'opération qui eut une certaine vogue sous le patronage de Sims; heureusement les progrès dus à l'uréthrotomie interne sont venus diminuer les applications de cette opération.

2° Le rétrécissement est infranchissable avant de faire l'opération. Ici l'on suit les manœuvres décrites pages 166 et suivantes. Mais avant d'aller à la recherche de l'urèthre qu'aucun conducteur n'indique, il faut penser à profiter de toutes les conditions spéciales au fait particulier, en tenir compte dans le manuel opératoire pour diminuer autant que possible les difficultés de cette opération. S'il y a des fistules périnéales, on fait des tentatives pour conduire par l'une d'elles jusque dans la vessie une bougie; ce résultat obtenu, on dilate le trajet fistuleux en y plaçant des bougies de plus en plus grosses, jusqu'à ce qu'on puisse y passer un cathéter cannelé, ou une curette de Récamier comme dans le fait cité plus haut (1). Ainsi le trajet fistuleux est occupé par un conducteur allant dans la vessie et l'on a un point de repère qui permet de trouver vite le bout postérieur de l'urèthre dans l'opération de l'uréthrotomie externe. Il n'y a pas de trajet fistuleux au périnée, mais on a été obligé de

(1) Voyez page 314.

pratiquer la ponction vésicale suspubienne, pour faire cesser une rétention d'urine, le rétrécissement étant infranchissable. Il faut profiter du trajet de ponction pour faire le cathétérisme rétrograde. Par lui, la sonde est conduite dans le bout postérieur de l'urèthre jusqu'au rétrécissement, voilà encore la difficulté réelle de l'uréthrotomie externe sans conducteur vaincue.

Cathétérisme rétrograde. — La sonde métallique à employer doit avoir la grande courbure de Gély. Son calibre ne doit pas dépasser celui du trocart de la ponction; à l'extrémité de son bec est un orifice terminal; ainsi, par la sonde on pourra conduire une longue bougie en gomme ou en baleine. Le sujet couché horizontalement sur le dos, au bord droit du lit. Le chirurgien, à sa droite, place la sonde, son plan dans le plan médian du sujet, le bec vers l'orifice hypogastrique du trajet de ponction, le pavillon incliné entre les jambes. Ainsi la concavité de sonde répond au pubis. Puis il engage le bec, explorant le trajet de ponction jusqu'à ce qu'il soit dans la vessie. Là, la sonde étant toujours dans le même plan, mais le pavillon plus horizontal, on va à la recherche de l'orifice du col vésical. Pour cela, on fait suivre au bec de haut en bas la paroi antérieure de la vessie sur la ligne médiane, en même temps on explore chaque point de ce trajet, par une pression directe communiquée au bec; la résistance perçue indique qu'on est au-dessus du col vésical, contre la face postérieure du pubis, et le manque de résistance au bec bien perçu indique qu'on est probablement dans le col de la vessie. Si l'on y est, en poussant la sonde selon la direction de sa courbure, on l'engage de plus en plus dans l'urèthre, où le toucher rectal et l'exploration directe du périnée en indiquent sûrement la présence. Pour conduire le bec de la sonde jusqu'à la face postérieure du rétrécissement, on a encore un conducteur dans le bout postérieur de l'urèthre. Mais avant de procéder à l'uréthrotomie externe, le bec de la sonde étant plus ou ou moins engagé dans le bout postérieur de l'urèthre, on conduira par la sonde, dont le bec présente un seul œil terminal, une longue bougie en gomme, ou en baleine; celle-ci, conduite par la sonde d'argent, arrive jusqu'à la face postérieure de l'obstacle, peut très-bien s'engager dans le rétrécissement et arriver jusqu'au méat; alors l'uréthrotomie externe est naturellement rejetée; on laisse la bougie en place dans l'urèthre, après avoir retiré la sonde d'argent du trajet de ponction, le temps nécessaire pour obtenir une dilatation suffisante, puis on lui substitue une petite bougie munie d'une armature, et l'on fait l'uréthrotomie interne. Ainsi se trouve éloignée l'indication préalable de l'uréthrotomie externe.

M. Bourguet d'Aix « a dogmatisé des manœuvres de circonstances » (comme le dit M. Verneuil) (1). Jusqu'à lui, dans l'opération de l'uréthrotomie externe, quand on n'arrivait pas à trouver l'orifice antérieur du rétrécissement, contournant par la dissection la masse indurée de l'urèthre constituant le rétrécissement, on allait à la recherche du bout postérieur de l'urèthre; et plaçant une sonde à demeure dans le bout antérieur et le bout postérieur jusque dans la vessie, on remplaçait la portion rétrécie de l'urèthre par un trajet nouveau fait aux dépens des tissus voisins. M. Bourguet a posé en principe que toujours il fallait non-seulement contourner la masse indurée, mais la réséquer complétement. Cette pratique a surtout l'avantage de diminuer la difficulté de l'opération, en ne laissant pas le chirurgien chercher le trajet du canal dans un tissu induré;

(1) *Gazette hebdomadaire*, 1861.

quant à l'avantage qui résulte de l'extirpation de la masse indurée, il n'est pas absolument prouvé ; car on voit souvent ces indurations de rétrécissement se dissoudre et disparaître par leur section largement ouverte extérieurement, comme le fait observer très-justement M. Dudon (1).

Pour faire l'uréthrotomie sans conducteur, nous avons encore le procédé de boutonnière de M. Demarquay, qui consiste à aller ouvrir l'urèthre immédiatement en avant de la prostate. Ce procédé est décrit page 168.

Quelles que soient les manœuvres employées, quand on est arrivé à placer d'une part dans le bout antérieur de l'urèthre une bougie ou un stylet du méat à la plaie, et d'autre part une bougie ou un stylet dans le tronçon postérieur du canal de la plaie à la vessie, il reste à mettre la sonde qui doit rester à demeure dans tout le canal. Le cathétérisme sur conducteur résout la question : on prend une sonde en en gomme ouverte aux deux bouts, et d'une consistance assez molle pour qu'elle se moule sur les courbures de l'urèthre; on la conduit du méat à la plaie; puis se servant du stylet ou de la bougie qui est dans le bout postérieur comme d'un conducteur, on la conduit jusque dans la vessie.

Combien de temps doit-on laisser la sonde à demeure? La divergence des opinions est grande, et l'on ne peut guère répondre d'une façon absolue; le plus souvent après huit ou dix jours on peut retirer la sonde complétement. Mais pour éviter autant que possible des accidents, il faudra changer souvent la sonde, de façon à ce qu'elle ne soit jamais altérée dans l'urèthre. Il faut veiller avec soin à ce que la sonde ne se bouche pas, de façon à éviter le passage de l'urine entre elle et le canal.

Indications. — En poursuivant l'étude des opérations di-

(1) Dudon, *De l'uréthrotomie externe*, thèse. Paris, 1867.

rigées contre les rétrécissements, nous avons vu que tout ce qui venait entraver ou empêcher la dilatation par la méthode dite dilatation temporaire progressive, devenait une indication formelle de l'uréthrotomie interne. La même relation existe entre l'uréthrotomie interne et l'externe ou boutonnière. Ainsi toutes les fois que *le rétrécissement est franchissable*, quellesque soient les complications causées par le rétrécissement, infiltration d'urine au début (1), fistules urinaires établies, calcul arrêté en arrière du rétrécissement, on doit toujours commencer par rétablir le calibre du canal au moyen de l'uréthrotomie interne, à moins que la dilatation soit possible, ce qui est rare. Tout d'abord, dans certains cas de fistules avec masses indurées peu volumineuses, on peut croire à la possibilité de la dilatation temporaire progressive; sans paraître trop affirmatif, je puis dire qu'il est exceptionnel, même dans les conditions en apparence les plus favorables, si l'on peut arriver à obtenir le rétablissement du calibre de l'urèthre par ce moyen. Il vaut mieux avoir recours de suite à l'uréthrotomie interne.

Nous avons déjà dit comment l'uréthrotomie interne peut amener une guérison complète, dans le cas d'infiltration d'urine au début, elle permet d'évacuer au dehors toute l'urine par la sonde à demeure, arrête l'infiltration et permet d'observer comment ce début d'infiltration va se terminer, soit par l'affaissement du gonflement et l'évacuation par l'urèthre du pus et des détritus organiques produits, soit par la formation d'abcès s'ouvrant spontanément à l'extérieur, ou dont l'ouverture est faite. Alors le rétablissement du calibre de l'urèthre permettant à l'urine de suivre son cours normal, on arrive en général à l'oblitération des trajets fistuleux consécutifs avant qu'il y ait formation d'indu-

(1) Voyez l'observation page 307.

ration. Je me trouve bien dans ces cas d'injections phéniquées dans les trajets fistuleux nouvellement formés. L'uréthrotomie interne, en faisant cesser cette barrière constituée par le rétrécissement qui limite en avant la dilatation uréthrale, point de départ des trajets fistuleux ; en permettant au jet d'urine qui arrive par le bout postérieur de l'urèthre de suivre sa direction normale dans la portion antérieure de l'urèthre, largement ouverte dans l'ampoule uréthrale, diminue tout de suite la quantité d'urine pénétrant par les fistules; fort souvent il n'en sort plus qu'une très-petite quantité par le périnée. Si, consécutivement, on agit sur les trajet fistuleux et les clapiers, au moyen d'injection désinfectante et modificatrice des parois, on voit ordinairement en un bref délai, les indurations du périnée se dissoudre, et les trajets fistuleux s'oblitérer. Quelquefois il peut se former des abcès dans les trajets fistuleux après l'opération, ils sont toujours très-petits, et servent à éliminer quelques détritus organiques qui se trouvent retenus par l'oblitération trop rapide d'un orifice de fistule. Mais même dans ces cas de rétrécissements compliqués de fistules, nous n'avons pas vu l'uréthrotomie interne suivie d'accidents généraux ou locaux graves. Enfin un calcul arrêté en arrière du rétrécissement, ne nécessite pas, comme on l'a dit, l'uréthrotomie externe. Par la section interne de l'obstacle, on ouvre une voie, qui peut être insuffisante pour la sortie du calcul, mais qui est toujours assez large pour le passage d'un brise-pierre uréthral, surtout celui que nous avons présenté cette année à l'Académie de médecine, dont l'action puissante, malgré son petit volume et la facilité de sa manœuvre, permettent de broyer le calcul, d'évacuer les graviers, et de rendre libre l'urèthre, sans qu'on soit obligé d'avoir recours à l'uréthrotomie externe. On doit donc avoir recours à l'uréthrotomie externe, si le rétrécissement est franchissable, seulement quand l'uréthrotomie interne ne donne aucun résultat. Mais l'uréthrotomie externe est indiquée quand *le rétrécissement est infranchissable*, qu'il soit perméable ou non à l'urine, du moment qu'il détermine des accidents aigus ou qu'il est accompagné des fistules urinaires. Alors c'est l'uréthrotomie externe sans conducteur.

Les résultats obtenus par cette opération sont heureux, vu la gravité de l'état des sujets opérés; car il y a des accidents graves à craindre, en tête est l'intoxication purulente, qui se produit là comme dans toutes les opérations, et l'intoxication urineuse, puis l'infiltration urineuse qui peut être grave. Pour éviter ce dernier accident, il faut autant que possible pendant l'opération ne pas diviser l'aponévrose moyenne du périnée, ce qui livrerait passage à l'urine dans la loge supérieure du périnée.

CHAPITRE X

Débridement du méat

L'incision doit être faite en bas et parfaitement sur la ligne médiane; là, elle porte sur le raphé fibreux qui réunit les deux corps spongieux.

Instrument. — Civiale, depuis longtemps, a proposé un instrument fort commode, et remplissant bien les indications opératoires (fig. 50); il consiste en un petit lithotome

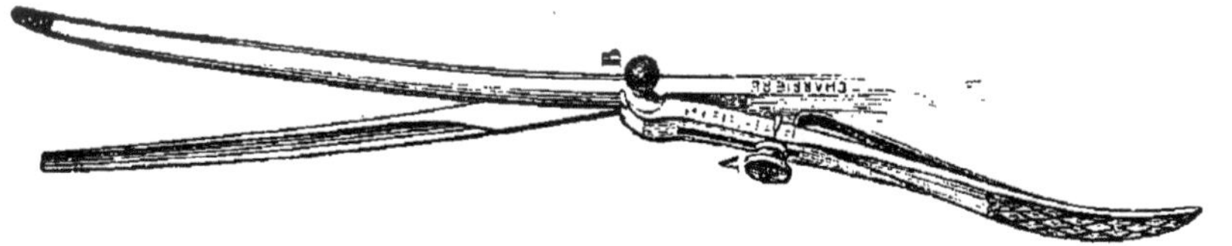

Fig. 50. — Instrument de Civiale pour débrider le méat. — A, le curseur et la graduation sont sur le levier de la lame.

droit à une seule lame. La saillie variable, à donner à la lame, peut toujours être fixée à l'avance. Un petit curseur mobile sur le levier de la lame, mais pouvant à volonté y être fixé en un point quelconque, par une vis de pression, limite le rapprochement du levier de la lame vers le manche de l'instrument. Sur ce levier est une graduation, elle sert à indiquer le point où doit être fixé le curseur, pour avoir une saillie voulue de la lame.

Manœuvre. — Le curseur placé de façon à ne permettre à la lame qu'un écartement de 10 millimètres, par exemple; la verge tenue horizontale et tendue avec la main gauche;

avec la droite, on introduit dans le méat la gaîne, la lame étant cachée. L'instrument maintenu horizontal comme la verge, tout le dos de la gaîne appliqué contre la paroi supérieure, on ouvre le lithotome (fig. 51). Ainsi la lame dans le plan

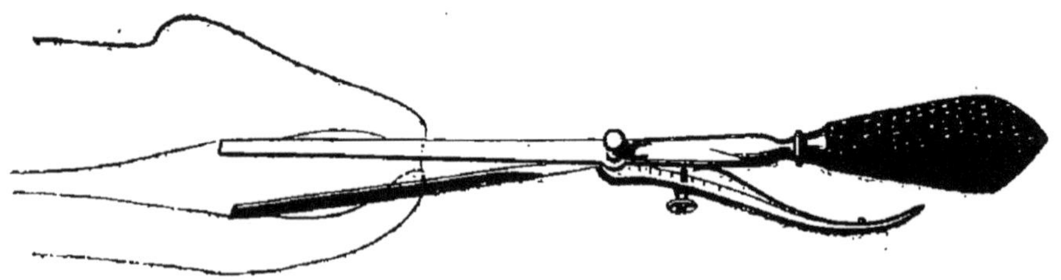

Fig. 51. — Le lithotome est représenté pendant sa sortie, la lame coupant la commissure inférieure du méat.

médian, a son tranchant dirigé en bas. Alors on sort l'instrument, le maintenant rigoureusement dans la direction horizontale de la verge. La lame saillante pendant ce mouvement complet de sortie débride le méat.

Le mécanisme de section est tel que la commissure de la plaie du débridement répond forcément au niveau de la paroi inférieure de l'urèthre. Car l'instrument ouvert dans l'urèthre, son dos tout entier contre la paroi supérieure, sa lame dilate l'urèthre, et le tranchant arrivant de plus en plus saillant au méat, le coupe jusqu'à ce que l'ouverture ait la largeur de l'écartement de la lame.

On pourrait faire le débridement d'un coup de ciseaux, ou avec un bistouri ; mais par ces procédés on est exposé à ne pas sectionner assez, ou à aller trop loin. Comme nous allons le voir en étudiant les indications de cette petite opération, on doit faire une incision telle que le liquide, urine ou pus, ne soit plus retenu en arrière du méat et puisse s'écouler spontanément au dehors à la fin de chaque miction.

Les suites de cette petite opération se bornent à un écoulement de sang, qui dure rarement plus de quelques heures et s'arrête de lui-même.

Indications. — 1° La plus commune c'est l'*atrésie du méat*, quelle qu'en soit la cause, congénitale ou acquise. Souvent pour permettre le passage des instruments lithotriteurs, ou des cathéters dilatateurs dans la cure d'un rétrécissement profond, on est obligé de pratiquer cette petite opération. On a proposé de faire la dilatation du rétrécissement du méat, par le passage successif de sondes de plus en plus grosses. Mais en raison de la nature des tissus dont est formé l'orifice de l'urèthre, qui déjà à l'état normal ne se laisse pas dilater comme les autres points du canal, cette méthode ne réussit pas à donner le calibre suffisant.

2° *La position anormale du méat sur le gland* exige encore le débridement, pour faire cesser la rétention d'une petite quantité d'urine dans la fosse naviculaire et la suppuration qui en résulte. A l'état normal le méat est placé sur le gland, sa commissure inférieure répondant au point d'attache du frein du prépuce, et ses lèvres sont comme une bifurcation du frein. Alors la face inférieure du canal de l'urèthre se termine brusquement au dehors, sans se relever immédiatement en arrière du méat. Il en résulte que les dernières gouttes d'urine poussées d'arrière en avant par le coup de piston à la fin de la miction, arrivées à l'extrémité antérieure du canal, tombent spontanément au dehors. Souvent le méat est plus élevé sur le gland. Toujours sur la ligne médiane, il est quelquefois plus près de la base de la couronne du gland que du frein, dont il est éloigné et complétement indépendant. Entre le méat et le frein, sur la ligne médiane, est un raphé fibreux plus ou moins indiqué extérieurement par une légère dépression du gland, et constitué par la réunion en ces points des deux corps spongieux. La face inférieure de l'urèthre, avant de se terminer à la commissure inférieure du méat s'élève brusquement et forme là comme une dépression ou cavité. Pour reconnaître que la commissure inférieure du méat est au-dessus de la paroi inférieure du canal, on n'a qu'à introduire, jusqu'à 2 ou 3 centimètres dans l'urèthre, un stylet dont l'extrémité est coudée comme la petite sonde exploratrice de Mercier ; puis suivant d'arrière en avant la paroi inférieure du canal avec le bec, en arrivant au méat, on est arrêté par une saillie qui est comme accrochée.

Les dernières gouttes d'urine poussées par le coup de piston, dont l'action s'épuise en arrivant à l'extrémité antérieure de l'urèthre, ne sortent plus spontanément, et la moindre cause détermine une excitation locale qui peut aller jusqu'à provoquer du spasme de l'urèthre.

Si le sujet qui présente cette petite anomalie est pris d'uréthrite, le pus est toujours retenu en arrière du méat, quelquefois il s'y accumule assez pour que la pression d'arrière en avant de la verge en fasse sortir une quantité relativement considérable. Cette rétention du pus sur ce point peut causer un gonflement assez fort du gland dans la chaudepisse aiguë, et dans l'état chronique elle perpétue une irritation locale de la muqueuse, avec écoulement continuel. Le débridement de l'urèthre, en faisant cesser la rétention soit d'urine soit de pus, guérit complétement le sujet.

DÉBRIDEMENT SPÉCIAL A CERTAINS CAS DE VICES DE CONFORMATION. — Dans les cas d'hypospadias balanique ou spongio-balanique, il est fréquent d'observer l'atrésie du méat. Cet orifice est quelquefois assez étroit pour ne laisser passer qu'un stylet très-fin. Ici le méat n'a plus ses lèvres formées par du tissu fibreux dépendant des corps spongieux ; c'est un orifice rond ou allongé transversalement, dont les lèvres et les parois contiguës de l'urèthre sont formées seulement de la muqueuse doublée d'un tissu cellulaire lâche et de la peau. Les corps spongieux n'étant pas développés, les parois de l'urèthre étant ainsi constituées se laissent facilement distendre, se dilatent en arrière du méat, et le canal finit par devenir une véritable poche, dans laquelle le sujet urine, et d'où l'urine ne s'écoule que peu à peu par l'étroit orifice extérieur. Ici le débridement, par une incision simple sans adossement consécutif des lèvres de la plaie, expose à l'infiltration d'urine, accident que j'ai vu se produire pendant mon internat.—Il s'agissait d'un enfant de cinq ans, maigre, chétif, petit; il portait à peine trois ans, il avait un hypospadias balanique, avec un orifice, pour méat, qui recevait à peine un stylet de trousse. Quand il urinait, l'urèthre très-dilaté se gonflait, arrivait au volume d'un petit œuf de poule. Pendant les efforts de la miction, l'urine sortait par un petit jet très-roide et dirigé latéralement; après la miction, le jet s'affaiblissait peu à peu et la poche uréthrale arrivait à se vider goutte à goutte. La vessie contenait constamment de l'urine, même après la miction, ce qui était facile à constater. La mère dit que l'enfant demande très-souvent à uriner; de plus, il est triste, se plaint toujours. Le débridement fut fait par une simple incision longitudinale, l'urine sortit par un gros jet. Le volume de la vessie après chaque miction diminua de plus en plus; l'état de malaise général de l'enfant cessa bientôt. Mais la poche uréthrale à parois si flasques se dilatait encore à chaque miction, et après, l'urine s'écoulait en bavant par l'ouverture élargie. Le lendemain de l'opération, l'infiltration d'urine se produisit, elle envahit bientôt le scrotum. On fit de larges ouvertures qui arrêtèrent l'accident, et le petit malade guérit.— Le cours de l'urine bien rétabli, l'enfant se développa très-vite.

Évidemment ici l'infiltration s'est faite grâce à l'écoulement continu de l'urine après la miction, et à la nature de la paroi uréthrale. Pour l'éviter, il suffira, pendant deux à trois jours, de maintenir rapprochées avec des serres-fines les lèvres de la plaie, les lèvres muqueuse et cutanée en contact.

CHAPITRE XI

Opérations pratiquées pour oblitérer les fistules urinaires.

Les fistules de l'urèthre nécessitent des opérations et des moyens de traitement très-différents, selon le siége qu'elles occupent et aussi selon les dispositions des trajets fistuleux; dispositions qui dépendent beaucoup de la cause même des fistules. Il importe absolument au praticien de bien distinguer la variété de fistules à traiter, pour employer les moyens ou l'opération qui ont le plus de chance de réussite dans le cas donné.

L'altération commune à tous les trajets fistuleux de l'urèthre, est l'induration et le gonflement des tissus traversés par le trajet fistuleux. Il n'est pas rare de voir au périnée une masse volumineuse de tissu très-dur, d'aspect rougeâtre, présentant en des points très-irréguliers les orifices extérieurs des trajets fistuleux. Ces trajets sont tapissés d'une couche épithéliale, appliquée directement sur les tissus. Dans les couches sous-jacentes, on ne trouve pas trace de couche organisée spéciale, rappelant la formation d'une véritable muqueuse. Le passage de l'urine dans ces trajets fistuleux à chaque miction suffit pour irriter les tissus sous-jacents à la couche épithéliale, insuffisamment protégés par elle, et amener l'induration circonvoisine, dont l'action est de maintenir béant le trajet fistuleux, d'en empêcher l'oblitération. L'urine retenue dans les trajets fistuleux à direction sinueuse, et dans les clapiers, en irritant perpétuellement les tissus par son contact, entraîne la suppuration et souvent la formation d'abcès qu'on est souvent obligé d'ouvrir, ce qui évidemment influe d'une façon considérable sur la production de l'induration des tissus circonvoisins. De là la persistance de ces masses indurées énormes au périnée.

Ainsi, pour obtenir l'oblitération des fistules urinaires, il faut tout d'abord supprimer ou modifier l'action de l'urine sur les parois des trajets fistuleux, et ainsi sur les tissus circonvoisins.

D'après leur siége, on distingue les fistules en *périnéales* et *péniennes*. Les premières sont ouvertes au périnée et à la face postérieure du scrotum; les secondes sont celles de la verge et de la face antérieure du scrotum. Nous ne croyons pas utile la division des *fistules scrotales*; comme nous le verrons les caractères et les dispositions propres aux fistules périnéales ou aux fistules péniennes dépendent surtout du niveau de leur origine dans l'urèthre.

FISTULES PÉRINÉALES.

Leurs causes sont :

1° Un traumatisme du périnée.

A. Une plaie par instrument tranchant ou par instrument contondant à crête plus ou moins aiguë, comme dans la chute à califourchon sur l'angle d'une planche. Il y a alors plaie pénétrante directe de l'urèthre, et immédiatement le trajet fistuleux est établi. Consécutivement, le plus souvent, les bords de cette plaie pénétrante s'élargissent, grâce au contact de l'urine qui mortifie les surfaces, ou à l'état contus des tissus qui sont éliminés. Ainsi, on voit un trajet fistuleux direct avec ou sans perte de substance, ou à direction peu oblique; en tout cas, rien, ici, n'occasionne la rétention de l'urine dans le trajet fistuleux, sauf le gonflement de la plaie qui suit l'accident. — La direction oblique du trajet peut causer l'infiltration d'urine. Dans ce traumatisme de l'urèthre comme dans tous les cas de plaie de ce canal, il faut prévenir cette complication par la sonde à demeure immédiate.

B. Il y a contusion violente du périnée, la peau est intacte ou présente des plaies qui ne communiquent pas avec l'urèthre. Mais les parois internes de l'urèthre sont rompues, il s'écoule du sang par le méat, il y a gonflement du périnée dû d'abord à l'épanchement de sang; puis arrive l'urine qui pénètre dans la plaie, dans les anfractuosités des tissus contus, provoque le gonflement énorme du périnée et des bourses, et mortifie comme toujours les tissus qu'elle baigne. Les indications immédiates, ici, sont de placer une sonde dans l'urèthre, pour arrêter l'infiltration, et d'ouvrir largement le périnée et le scrotum de chaque côté de la ligne médiane. Si une sonde occupe l'urèthre, l'infiltration est arrêtée. L'urine infiltrée s'écoule par les incisions, par où les tissus mortifiés trouvent aussi une voie d'élimination. Si l'on n'a pas pu pratiquer le cathétérisme, les ouvertures arrêtent l'infiltration en donnant de larges voies de sortie à l'urine. Consécutivement, après l'élimination des tissus sphacélés, il reste les fistules, leur trajet est en général assez direct, souvent même elles sont avec perte de substance et comme dans le premier cas, il est facile d'arriver dans l'urèthre par la fistule. Il peut cependant y avoir des anfractuosités dans les trajets fistuleux, qui deviennent l'origine d'abcès, qui surtout provoquent et entretiennent une induration considérable des tissus circonvoisins des trajets fistuleux; c'est dans le cas où la contusion n'a provoqué que la rupture des couches internes de l'urèthre sans altération de la peau. Jusqu'à présent nous n'avons aucune altération antérieure de l'urèthre, et tous les soins chirurgicaux à donner aussitôt après les phénomènes aigus consécutifs à ces traumatismes du périnée, sont naturellement dirigés contre les fistules elles-mêmes.

2° Causes spontanées.

A. *Les fistules périnéales sont consécutives à un rétrécissement de l'urèthre.* — Le rétrécissement siége alors dans le bulbe, à l'arrière du bulbe et de la portion membraneuse ou dans cette dernière portion de l'urèthre. Que le rétrécissement soit traumatique ou spontané, le mécanisme de formation des fistules est le même. Supposons le rétrécissement à l'union du bulbe et de la portion membraneuse, l'urèthre se dilate en arrière de l'obstacle, la muqueuse uréthrale enflammée par la rétention d'urine et de pus en ce point s'ulcère, se décolle d'arrière en avant pour constituer un véritable clapier, au fond duquel la couche sous-jacente de la paroi uréthrale, la couche musculaire, s'enflamme, s'ulcère, se perfore en un point, qui est plus antérieur que l'orifice de la muqueuse dans l'urèthre. Cette couche musculaire se décolle d'arrière en avant de la même façon, ainsi se fait un nouveau clapier, et un second étage au trajet fistuleux. Au delà souvent il y a décollement du muscle bulbo-caverneux qui prolonge en avant ce second clapier, où sont les origines des trajets fistuleux s'ouvrant plus tard à la face postérieure du scrotum, en même temps, ou après que les orifices fistuleux se sont ouverts au périnée. Quand le rétrécissement est dans le bulbe, il y a encore des clapiers étagés, en raison du décollement de la muqueuse après sa perforation, et du décollement du muscle bulbo-caverneux qui ici encore forme étage.

D'autres fois il y a rupture brusque de l'urèthre en arrière du rétrécissement, occasionné par une rétention d'urine; alors, au lieu de voir se former lentement des abcès urineux, qui, en s'ouvrant à l'extérieur, établissent le trajet fistuleux complet, il y a un infiltration urineuse qui se propage vite au scrotum. Mais en suivant le trajet parcouru par l'urine s'infiltrant, on voit encore les décollements successifs des différentes couches, et les trajets fistuleux consécutifs sont encore sinueux. De ces clapiers partent les trajets fistuleux multiples, qui s'ouvrent à l'extérieur, depuis les bords antérieurs et latéraux de l'anus jusqu'à la face postérieure du scrotum, et même quelquefois jusqu'à la face antérieure du scrotum quand il y a décollement de tout le muscle bulbo-caverneux. Ce mécanisme de formation des fistules urinaires causées par un rétrécissement, explique très-bien la grande difficulté que l'on éprouve, ordinairement, quand on cherche à conduire dans l'urèthre et la vessie un stylet ou une bougie par un des trajets fistuleux ouverts au périnée.

Il est tout clair que les altérations antérieures du périnée, comme celle consécutive à la cicatrisation de fistules dues à un rétrécissement ou à une cause traumatique, changent le mécanisme de formation des nouveaux trajets fistuleux provoqués par le rétrécissement existant.

Pour remplir l'indication chirurgicale commune à toutes les fistules, empêcher l'urine de passer par les trajets fistuleux, la première chose à faire est de rétablir le calibre de l'urèthre. Pour cela si le rétrécissement est franchissable nous avons l'uréthrotomie interne. Il peut arriver, grâce à une disposition spéciale (bien décrite par M. Caudemont) que présente la paroi inférieure de l'urèthre, qu'il soit utile de faire l'incision du rétrécissement sur la paroi inférieure de l'urèthre. La dilatation brusque du canal en arrière de l'obstacle fait que la lèvre inférieure du rétrécissement est en saillie très-nette au-dessus de la paroi inférieure de l'ampoule sur laquelle se trouvent les ouvertures de la muqueuse. L'urine, arrivant de la vessie dans cette portion dilatée de l'urèthre, pour pénétrer au delà du point rétréci, est obligée de passer par dessus cette saillie, dont l'action est forcément de retenir une certaine quantité d'urine dans l'ampoule uréthrale, d'où elle pénètre dans l'orifice interne de la fistule.

B. *Abcès de la prostate. — Tubercule de la prostate.* — Les abcès de la prostate s'ouvrent rarement au périnée, ils se vident spontanément le plus souvent dans l'urèthre, et quelquefois dans le rectum. Le chirurgien peut cependant intervenir lorsque les accidents de rétention d'urine et de rétention des matières fécales se continuent trop longtemps sans que le pus se fasse jour par l'urèthre ou par le rectum, alors l'ouverture est faite au périnée en suivant le procédé bien décrit par Velpeau. Si la poche de l'abcès ne s'ouvre pas consécutivement dans l'urèthre, on a une fistule qui, communiquant avec l'abcès, reste indépendante des voies urinaires.

L'abcès de la prostate peut se terminer par une fistule urétro-rectale. Le plus souvent sous l'influence de lavages fréquents de l'urèthre, au moyen de l'irrigation continue, et du rectum par des lavements fréquents, on en obtient l'oblitération. Il est à remarquer que le point qui se cicatrise le plus vite est toujours plus rapproché du rectum que de l'urèthre ; aussi persiste-t-il une excavation prostatique. C'est ce que nous avons très-bien observé dans un fait qu'il nous a été donné de soigner et de guérir.

Les fistules consécutives au ramollissement des tubercules de la prostate s'ouvrent extérieurement sur les bords latéraux et postérieurs de l'anus, en même temps qu'au périnée. Elles se produisent quand la prostate est déjà très-excavée grâce à l'évacuation par l'urèthre de la matière tuberculeuse, et sont le plus souvent occasionnées par des abcès de voisinage de la prostate, s'ouvrant spontanément d'une part à l'extérieur, et d'autre part dans la cavité prostatique. A l'examen extérieur, d'après le siége des orifices fistuleux autour de l'anus, on croirait à des fistules rectales ; du reste, on rencontre en même temps des ouvertures dans le rectum. Ici il y a deux clapiers superposés, le premier à la cavité prostatique où l'urine se mélange au pus, et au-dessous ceux qui résultent des abcès de la marge de l'anus, communiquant avec la cavité prostatique. Les délabrements matériels sont grands. La présence de pus mêlé à l'urine dans ces cavités suppurantes entraîne les accidents d'intoxication, qui, réunis à la cause commune, la tuberculisation, mettent très-vite les sujets dans un état d'affaiblissement et de maigreur, bientôt suivi d'une véritable fièvre hectique, quand des accès d'intoxication urineuse aiguë ne sont pas venus terminer plus tôt la scène morbide. Il est évident qu'il n'y a point ici d'opération capable de réparer les désordres matériels existant : se borner à empêcher la rétention d'urine et de pus dans les clapiers, et par cela même éloigner les causes de l'intoxication urineuse et putride, sont les seules indications très-heureusement remplies par l'irrigation continue de l'urèthre et de la vessie.

Opérations. — Elles sont de deux ordres, les unes agissent indirectement sur les fistules, en en détournant l'urine; ce sont les opérations destinées à rétablir le calibre de l'urèthre, l'uréthrotomie interne (1), la section de la saillie ou valvule formée par le rétrécissement au-dessus de la paroi inférieure et de l'urèthre, qui est facilement faite avec l'instrument de Civiale (2) ou avec l'uréthrotome de Maisonneuve à lame sur la convexité du cathéter. Si l'on a affaire à un rétrécissement infranchissable, on pourra faire usage du cathétérisme forcé sur conducteur, qui permet de faire l'uréthrotomie interne. Souvent ces opérations indirectes suffisent pour amener l'oblitération des trajets fistuleux : on voit les indurations du périnée diminuer peu à peu, en

(1) Voy. page 259.
(2) Voy. page 269.

même temps que le suintement de liquide par les fistules se tarit de plus en plus. Quelquefois la cicatrisation d'un orifice fistuleux se fait trop vite. Soit que son trajet, ne communiquant plus directement ou indirectement avec l'urèthre, contienne un peu de pus et d'urine, ou des filaments muco-purulents, soit qu'il y ait encore pénétration d'un peu d'urine, l'orifice extérieur étant fermé; l'induration circonvoisine, qui avait diminué jusque-là, persiste, augmente même, il se forme un petit abcès facile à reconnaître, dont l'ouverture assez largement faite pour mettre toute sa cavité à jour, suffit pour en provoquer la guérison rapide. Souvent, malgré le rétablissement du calibre de l'urèthre par les opérations appropriées, les indurations, après une certaine diminution, restent à l'état stationnaire en même temps que les trajets fistuleux persistent avec tous leurs inconvénients. De temps à autre, un abcès consécutif à l'oblitération de l'orifice d'une fistule, ou dû à une nouvelle fusée du liquide contenu dans les clapiers, demande à être ouvert pour faire cesser la douleur, et quelquefois la fièvre qu'il cause. Dans ces conditions, il est nécessaire d'intervenir directement contre les fistules.

La *sonde à demeure* a trop d'inconvénients pour être préconisée contre les fistules; son action sur les parois de l'urèthre, si bien décrite par Mercier, doit la faire rejeter. On peut pratiquer le cathétérisme avec une sonde molle, à chaque envie d'uriner, mais ce moyen seul est insuffisant.

Injections dans les fistules. — Elles peuvent être faites par l'urèthre, une petite sonde conduite jusqu'à l'orifice interne des fistules, ou bien par les orifices extérieurs, une petite canule d'argent ou une petite sonde en gomme y étant introduite.

Les injections par l'urèthre lavent les trajets fistuleux, l'eau ressortant au dehors; celles faites par un orifice au périnée ressortent par les autres orifices extérieurs, et en même temps pénètrent dans l'urèthre, d'où elles sortent par le méat. Je préfère ce dernier procédé, j'ai remarqué que le liquide, en ressortant par l'urèthre, était toujours chargé de pus et des filaments muco-purulents qui stagnent dans les trajets des fistules et les clapiers, tandis que le liquide sortant par les orifices extérieurs n'en contient presque pas en raison de l'étroitesse des fistules. Outre ce lavage dont l'action a toujours l'avantage de faire cesser la rétention dans les clapiers et trajets fistuleux de ce liquide irritant formé de pus et d'urine, il est possible d'avoir une action spéciale sur les parois des fistules en employant un liquide médicamenteux. Chaque fois que je suis appelé à pratiquer l'uréthrotomie dans le cas de rétrécissement avec fistules ; aussitôt que les suites de cette première opération sont terminées, je fais tous les jours, au moins une fois, par les orifices cutanés, des injections avec une solution de 50 centigrammes à 1 gramme d'acide phénique pour 1000 grammes d'eau distillée. Ce lavage fréquent prévient la rétention de pus et d'urine dans les clapiers, prévient aussi les abcès signalés plus haut, qui sont dus à la rétention d'un peu de pus dans un trajet fistuleux oblitéré trop tôt ; le conduit fistuleux s'oblitère mieux dans toute son étendue à la fois. Ce liquide, par son action sur les parois des trajets fistuleux, agit d'une façon heureuse, il modifie les surfaces des conduits par une cautérisation très-légère et toute superficielle, arrête l'effet irritant de l'urine, dont la conséquence est l'induration des tissus voisins. Aussi ai-je toujours été étonné de la rapidité avec laquelle disparaissent les masses indurées du périnée sous l'influence de ces injections d'eau phéniquée. Jusqu'à il y a peu de temps, je ne pouvais attribuer à ces injections, dans les trajets fistuleux, qu'une influence heureuse, mais limitée, parce que je ne les avais employées que chez des malades où je venais de rétablir le calibre de l'urèthre par l'uréthrotomie, ce qui seul suffit souvent pour provoquer l'oblitération des fistules. Mais j'ai eu à soigner le cas suivant :

M. C... vient me consulter le 20 août 1868. Après des chaudepisses rebelles datant de plusieurs années et soignées par les injections et le copahu, au mois d'octobre 1854, en faisant un effort, il ressentit une vive douleur au périnée. En janvier 1865, abcès au périnée, ouvert à l'hôpital du Midi; séjour dans cet hôpital jusqu'au mois de juillet, ayant toujours une large fistule. Plusieurs fois on a touché la plaie fistuleuse avec le fer rouge. Au mois de novembre 1855, il rentre de nouveau au Midi, où l'on continue l'emploi du fer rouge; séjour de plusieurs mois. — La plaie fistuleuse se ferme complétement après dix mois.

En 1861, écoulement abondant par l'urèthre; pendant cette affection, coït : l'éjaculation est accompagnée d'une douleur vive; aussitôt du sang s'écoule par le méat. L'hémorrhagie est arrêtée par une injection astringente. Quelque temps après, la fistule se rouvre pour se refermer au bout de trois semaines environ.

Vers le mois de février 1866, il y a gêne pour uriner, il faut faire des efforts. Bientôt un abcès se forme au périnée, et s'ouvre spontanément; puis deux autres ouvertures se font.

Le 17 juillet 1866, entrée à la maison de santé Dubois. L'uréthrotomie est faite; puis une sonde est passée tous les jours. Quelque temps après, une incision est faite au périnée. Après la cicatrisation de cette plaie, il persiste des trajets fistuleux avec un gonflement du périnée et de la portion postérieure du scrotum, qui augmente lentement, diminuant un peu par moment; mais il persiste toujours.

Le 20 août, je vois le malade dans l'état suivant : Le périnée et l'origine du scrotum forment une masse indurée grosse comme un fort œuf de poule. La tumeur est rouge, elle offre deux orifices fistuleux à sa partie moyenne. A la base de la tuméfaction, dans le pli gauche du périnée et de la cuisse, est un orifice fistuleux assez large, par où, dit le malade, s'écoule la plus grande partie de l'urine qui sort par les fistules. En arrière, assez loin sur la fesse droite, est une petite masse indurée oblongue, n'offrant pas de pertuis. En avant de la tuméfaction, presque à la partie moyenne du scrotum, est une petite induration grosse comme un fort pois. Dans ces deux derniers points, au moment de la miction, il y a peu de cuisson.

L'urèthre a partout un fort diamètre, tous les jours le malade se passe une bougie n° 24, filière Charrière (8 millimètres). La miction se fait sans effort; la plus grande partie de l'urine sort par le méat. L'examen directe de l'urèthre avec la petite sonde exploratrice, à bec très-court, de Mercier (1), fait très-bien reconnaître dans le bulbe une large ouverture de l'urèthre.

Je commence de suite à faire des injections phéniquées dans les trajets fistuleux, par les orifices du centre de la masse indurée, et par l'orifice situé au pli du périnée et de la cuisse gauche. — Le liquide poussé par un de ces trajets, ressort par les autres, et en même temps par le méat; là, le liquide est toujours chargé de pus et de filaments muco-purulents. — Ces injections, je les répète tous les jours.

Peu à peu la masse indurée diminue. La peau devient vite mobile; le 1er septembre, l'induration est grosse comme le pouce, mais les points indurés situés sur la fesse droite et celui en avant sur le scrotum sont toujours aussi gros, toujours il y a là des picotements pendant la miction.

Le 10 septembre, j'ouvre la petite induration située en avant

(1) Voy. p. 86.

sur le scrotum, en la fendant longitudinalement; dans le sang, il y a une strie blanche de pus. — Les jours suivants, l'injection poussée par les orifices fistuleux passe par ce nouvel orifice, l'induration qui l'entoure diminue très-vite, et le trajet s'oblitère.

Le 16 septembre, j'ouvre de la même façon la petite masse indurée de la face interne de la fesse droite; — les injections sortent par l'incision, ici encore l'induration diminue très-vite, et l'oblitération complète se fait. Le picotement en ces deux points, au moment de la miction, n'existe plus.

Le 20 septembre, la masse indurée du scrotum et du périnée prise entre le pouce et l'index est réduite à une épaisseur d'environ 1 centimètre. Les injections sont toujours continuées. Bientôt les deux orifices de la partie moyenne s'oblitèrent; — depuis le jour de cette oblitération, la cicatrice des orifices s'enfoncent de plus en plus au cul-de-sac dans l'ancien trajet fistuleux, ce qui indique que le trajet même est oblitéré.

Le 1er octobre, il n'y a plus d'ouvert que l'orifice placé dans le pli du périnée et de la cuisse; la tuméfaction est telle qu'il n'y a qu'une épaisseur très-faible de tissus indurés.— Je continue toujours les injections par le seul orifice persistant.

Ici l'action heureuse des injections n'est pas contestable. Le résultat déjà obtenu fait espérer la possibilité d'arriver plus loin encore.

D'après cette observation, on doit bien remarquer s'il n'y a pas de cul-de-sac fistuleux allant jusque près de la peau; il faut toujours les ouvrir, pour que le liquide injecté lave ces trajets et provoque leur oblitération complète. En tout cas, l'emploi de ces injections a toujours l'avantage de préparer très-heureusement les tissus à une opération oblitérante consécutive.

Cautérisation. — Dieffenbach commençait par dilater les trajets fistuleux. Puis une bougie en cire dans l'urèthre, il portait dans les trajets fistuleux un pinceau imbibé de teinture de cantharides concentrée. Les eschares tombées, il restait des bourgeons charnus, dont il favorisait l'agglutination par une suture. On a employé aussi la cautérisation des trajets avec le fer rouge, dans le même but.

Boutonnière. — Bonnet (de Lyon) faisait une incision comprenant tous les trajets fistuleux et les clapiers jusqu'à l'urèthre qu'il n'incisait pas. Puis il cautérisait au fer rouge la plaie.

Actuellement on complète la boutonnière et le plus souvent l'on ne fait pas de cautérisation au fer rouge ; c'est l'opération dont nous avons décrit les différents procédés page 163 et dans le chapitre précédent sur l'uréthrotomie externe.

Sutures et autoplasties. — Dans les cas de fistules périnéales consécutives à un traumatisme violent qui a entraîné une perte de substance. Une sonde dans l'urèthre, on la voit au périnée par l'orifice fistuleux très-large.

Selon la disposition des tissus voisins, on aura recours à l'un des procédés suivants : 1° On avive les bords de l'orifice. Puis, de chaque côté, on fait une incision longitudinale, destinée à permettre le rapprochement des lèvres de la fistule. Celles-ci sont rapprochées par des points de suture. Le mode de suture qui paraît la plus utile est celle dite *enchevillée*. On maintient dans l'urèthre une sonde en gomme très-molle ouverte aux deux bouts ; on prend avec grand soin toutes les précautions possibles pour éviter le passage de l'urine entre la sonde et le canal. On change la sonde au moyen du cathétérisme sur conducteur, tous les trois ou quatre jours, jusqu'à ce que les points de suture soient enlevés. Il est rare que la première opération donne une oblitération complète de la fistule. Et selon l'étendue et la disposition du trajet persistant, on cherchera à obtenir l'oblitération complète par un moyen approprié, soit la cautérisation du trajet avec le nitrate d'argent, soit une nouvelle suture.

2° L'autoplastie périnéale, en raison de l'étendue de la perte de substance qui ne permet pas une autre opération ; en raison aussi du peu d'étendue de la région anatomique sur laquelle on opère, limitée latéralement par les deux plis qui séparent le périnée des cuisses, offre des difficultés très-grandes, même souvent insurmontables. Il est difficile de dire quel est le procédé autoplastique le plus favorable. Car il varie avec la disposition de la lésion uréthrale, et les altérations des tissus circonvoisins. Earle pratiqua cette opération, il n'arriva au succès qu'après trois autoplasties successives.

Quand tous les tissus superficiels du périnée sont envahis par l'induration propre des fistules ordinaires, ou ne sont plus formés que de tissus cicatriciels, on est obligé de renoncer à toute opération. On n'a plus qu'à maintenir le calibre de l'urèthre par le passage de bougie ; ainsi l'on préserve le malade des difficultés de la miction et des altérations de la vessie qu'elles causent.

FISTULES PÉNIENNES.

Les fistules péniennes sont produites par des causes analogues à celles de la région périnéale. Une plaie par instrument tranchant, celle faite par le chirurgien pour retirer un corps étranger arrêté dans cette région de l'urèthre ; une plaie contuse qui, par le même mécanisme que pour les fistules périnéales, entraîne une perte de substance.

Enfin elles sont causées par la rupture de l'urèthre en arrière d'un rétrécissement. Ici la rupture de l'urèthre n'arrive pas souvent avec la spontanéité apparente des ruptures produites par la même cause dans la région périnéale.

Antérieurement, on observe ordinairement à la face inférieure de la verge, immédiatement en arrière de l'obstacle, une tumeur molle, grossissant assez lentement, de forme arrondie, se tendant à chaque miction, mais réductible par la pression qui chasse dans l'urèthre le liquide qu'elle contient. C'est la tumeur urineuse. Poche primitivement due à l'ulcération, à la perforation de la muqueuse et de la tunique fibreuse de l'urèthre en arrière du rétrécissement, puis à l'accumulation dans le tissu cellulaire sous-jacent d'urine et de pus, dont l'action lente et progressive sur les tissus circonvoisins a provoqué une inflammation et une condensation du tissu cellulaire suffisantes pour empêcher l'infiltration d'urine. Mais le développement continuel de la tumeur finit par provoquer en un point l'inflammation de toute la paroi y compris la peau, alors se fait l'ouverture cutanée qui établit la fistule. Quelquefois le chirurgien, n'ayant pas présentes à l'esprit les conséquences de son coup de bistouri, ouvre la poche. Cette ouverture extérieure quelle que soit sa cause, suffisante pour vider le liquide qui s'arrête dans la poche à chaque miction, la tumeur diminue peu à peu de volume, et bientôt il ne reste plus qu'un conduit fistuleux avec une dilatation plus ou moins grande de son trajet.

Le caractère important de ces fistules péniennes, quelles qu'en soient la cause et leur persistance, le chirurgien ne doit jamais oublier avec quelle difficulté l'on obtient leur oblitération. Ainsi il ne doit jamais être tenté d'ouvrir une tumeur urineuse de la région pénienne ; il ne doit pas ouvrir l'urèthre à ce niveau pour extraire un corps étranger que presque toujours (1) il peut retirer par le méat, sans faire cette

(1) Les opérations d'extraction de corps étrangers seront traitées dans la seconde partie de cet ouvrage.

perforation suivie d'une fistule persistante, comme il nous a été donné de l'observer.

A quoi tient cette persistance des fistules péniennes? Les parois de l'urèthre, simplement en contact dans la région pénienne, ne sont point maintenues rapprochées par une force continue plus ou moins active, comme dans la région membraneuse qui est entourée du sphincter uréthral. De plus, tout le liquide sécrété par la muqueuse uréthrale et les glandes ouvertes dans l'urèthre, est chassé à peu près continuellement vers la région pénienne, par une contraction semblable à celle du coup de piston, provoquée soit par un effort général, soit par l'accumulation du liquide dans la région profonde de l'urèthre dans certains cas d'hypersécrétion de l'urèthre sans état morbide réel. Quelle que soit la cause de la contraction uréthrale, elle pousse le liquide muqueux en avant vers la région pénienne ; là il y enduit les parois du canal, et arrive peu à peu au méat. Quand il y a un orifice fistuleux dans cette région, naturellement ce liquide muqueux, qui existe toujours sur les parois de l'urèthre, y pénètre facilement, et cette cause réunie à la cause commune de toutes les fistules urinaires, le passage de l'urine par le conduit fistuleux, qui ici est encore plus facile en raison de la dilatation de cette région pénienne par l'urine pendant la miction, expliquent très-bien la persistance des fistules péniennes, même chez les sujets où il n'y a aucun rétrécissement.

Opérations. — La première indication à remplir est de rétablir le calibre de l'urèthre. L'uréthrotomie interne, et la section de la lèvre inférieure du rétrécissement faisant saillie, sont facilement pratiquées dans cette région de l'urèthre.

La *sonde à demeure* que nous avons toujours rejettée, en tant que moyen unique, n'a ici aucune utilité.

Cautérisation. — Une sonde occupant l'urèthre pendant

l'application du caustique. La cautérisation du trajet fistuleux faite, soit avec le fer rouge, ou bien avec la teinture de cantharides concentrée proposée par Dieffenbach, suivie de la suture quand le trajet fistuleux est couvert de bourgeons charnus, peut être utile contre les fistules étroites.

Mais les procédés opératoires les plus en usage contre ces fistules péniennes, sont : l'*avivement direct des lèvres de la fistule* avec suture mettant en contact les surfaces saignantes. — *Suture en bourse*, alors l'avivement est circulaire; et la suture rapproche le circuit avivé en le fronçant. — *Suture entrecoupée, suture enchevillée.* Pour ces deux procédés de suture, on a soin, en faisant l'avivement, de prolonger longitudinalement la plaie en haut et en bas, de façon à ce que, la suture faite, les angles de la plaie soient bien en contact.

Toujours il faut éviter de prendre la muqueuse de l'urèthre dans les points de suture qui doivent cependant comprendre la plus grande épaisseur possible des lèvres saignantes de la plaie pour avoir le rapprochement complet. Pendant quatre ou cinq jours, tant que les points de suture sont en place, et même après, pour assurer autant que possible la réunion, on laisse à demeure dans l'urèthre une sonde molle en gomme par où doit sortir toute l'urine. Il est inutile de dire qu'on doit surveiller attentivement le travail inflammatoire de la plaie, les progrès de la réunion, pour retirer les points de suture qui serrent trop en raison du gonflement, ou qui sont inutiles, la cicatrisation étant suffisante à leur niveau.

Rarement ces procédés simples ont suffi pour oblitérer les fistules péniennes; on est ordinairement obligé d'avoir recours à l'autoplastie.

Autoplastie. — Dieffenbach dit :

1° Lorsqu'une perte de substance considérable est faite

aux dépens de la paroi inférieure et postérieure de l'urèthre, on employera la peau du scrotum ;

2° Lorsque l'ouverture occupe la partie moyenne de l'urèthre, on se servira de la peau de la verge.

3° Et lorsque, enfin, elle est à la base du gland, on mettra en œuvre la peau du prépuce.

Autoplastie aux dépens de la peau de la verge. — 1° Procédé de Dieffenbach. — Différents procédés ont été proposés par cet auteur, celui-ci a été plusieurs fois exécuté. Les bords de la fistule avivés, en en décollant un peu les lèvres cutanées, on rapproche les surfaces saignantes, ainsi obtenues, au moyen de la suture entortillée ; ayant soin que les épingles soient assez éloignées de la muqueuse de l'urèthre, et qu'il n'y ait aucun tiraillement de la paroi uréthrale. Puis de chaque côté, à 1 centimètre de la suture, on fait une incision longitudinale, dépassant en haut et en bas les limites de la suture (fig. 52). De chaque côté, on décolle la peau doublée du tissu cellulaire, en allant vers la ligne médiane. Ainsi l'on a un pont au centre duquel est la suture. Par les incisions latérales, on peut voir la sonde à demeure dans l'urèthre. Au moyen de bandelettes de diachylum peu serrées, on favorise la réunion des surfaces.

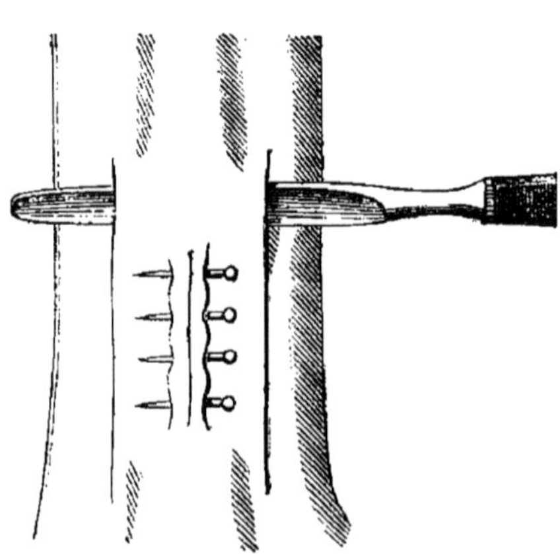

Fig. 52. — Procédé de Dieffenbach.

Dans ce procédé il n'y a pas de tiraillement possible sur la suture de l'orifice fistuleux cutané, et les liquides, pus ou mucosités sortant par l'orifice uréthral, passent facilement par les ouvertures latérales. La réunion de l'orifice fistuleux de la peau obtenue, il peut persister un trajet fistuleux par les plaies latérales, surtout s'il est passé de l'urine entre la sonde et le canal.

Il y a ici une précaution commune à toutes les opérations autoplastiques de l'urèthre : la sonde à demeure molle et largement ouverte dans la vessie, par un orifice terminal et des yeux latéraux, doit conduire au dehors toute l'urine; pour cela, il faudra, comme nous l'avons dit à propos des soins consécutifs à l'uréthrotomie, vider souvent la vessie, en abaissant le pavillon de la sonde, et recommander au malade de ne pas pousser en pissant, ce qui chasserait l'urine entre la sonde et les parois de l'urèthre. Le malade ne doit jamais attendre l'envie d'uriner pour vider sa vessie.

2° *Procédé de Nélaton.*—On commence par aviver les bords de la fistule, puis au-dessous et au-dessus des extrémités de l'avivement (fig. 53), on fait une incision transversale dépassant largement le niveau des limites latérales de la fistule, et comprenant la peau et le tissu cellulaire sous-cutané. On décolle la peau en haut et en bas en allant vers l'orifice fistuleux, qui finit par se trouver au centre d'un pont cutané longitudinal (fig. 53). Puis la suture des lèvres cutanées de la fistule est faite. Comme dans le procédé de Dieffenbach, le décollement de la peau prévient le tiraillement des lèvres de la plaie suturée, mais peut-être moins complétement. M. Nélaton ne laisse point de sonde à demeure (1), il conseille de sonder souvent le malade. Pour rapprocher les lèvres de l'orifice uréthral, et pour éviter le passage de l'urine qui vient baigner la suture, il place à travers la verge, au niveau de l'orifice de l'urèthre, une épingle à insectes maintenue par un fil de soie; il la laisse en place

(1) Nélaton, *Éléments de pathologie interne*, t. V, p. 491.

douze heures. Il répète deux ou trois jours de suite l'application de cette épingle.

D'après l'expérience de l'auteur, il ne persiste pas de trajet fistuleux par les plaies transversales, les insuccès tiennent, ici, à la réunion incomplète de la suture, grâce au contact de l'urine.

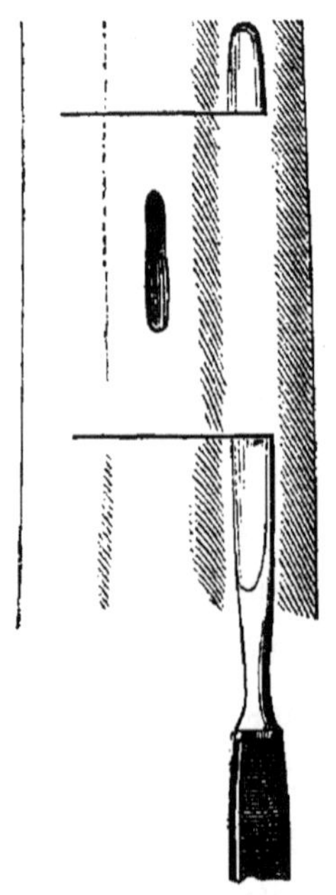

FIG. 53. — Procédé de Nélaton.

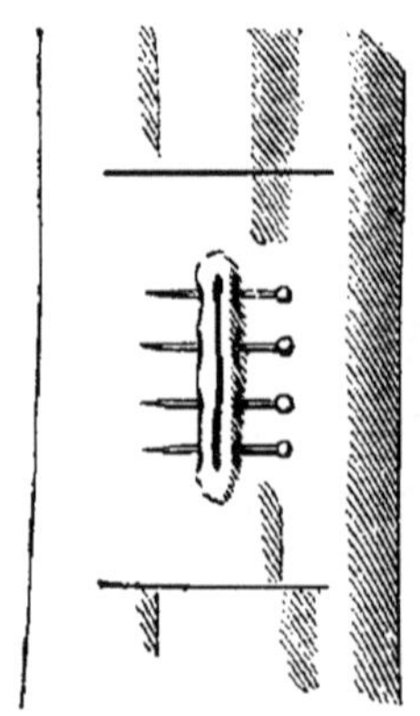

FIG. 54. — Procédé de Nélaton, Suture faite.

3° *Procédé de M. Alliot.* — Pour éviter le contact de l'urine sortant par l'orifice de la paroi uréthrale, avec la suture, Alliot pratiqua l'opération suivante. — Sur un des côtés de la fistule, au moyen de deux incisions horizontales partant de la ligne médiane au-dessus et au-dessous de la fistule et réunies par une incision verticale passant par le bord latéral correspondant de l'orifice fistuleux (fig. 55), il taille un lambeau latéral aux dépens du fourreau de la verge. Puis il avive les bords restant de la fistule, en enlevant sur le côté opposé au lambeau une portion de peau. Ainsi la lèvre cutanée opposée au lambeau est au delà de l'orifice fistuleux. Puis il amène le bord libre du lambeau par-dessus l'orifice fistuleux jusqu'au bord cutané. Il les réunit ensemble par une suture entortillée, et entoure la verge avec quelques bandelettes pour lutter contre les tiraillements possibles.

La suture ne répond plus à l'ouverture de l'urèthre. Mais on fait une perte de substance. Ce procédé n'est applicable que dans les cas où la peau du fourreau de la verge est très-ample.

Si la fistule est près du scrotum et que la peau de la verge ne permette pas l'un de ces procédés, on prend le lambeau sur le scrotum. C'est le procédé suivant.

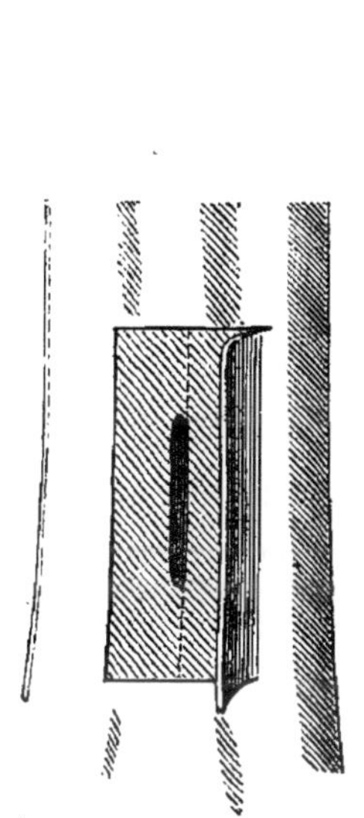

Fig. 55. — Procédé de M. Alliot. — La ligne ponctuée indique l'incision faite pour limiter le bord libre du lambeau.

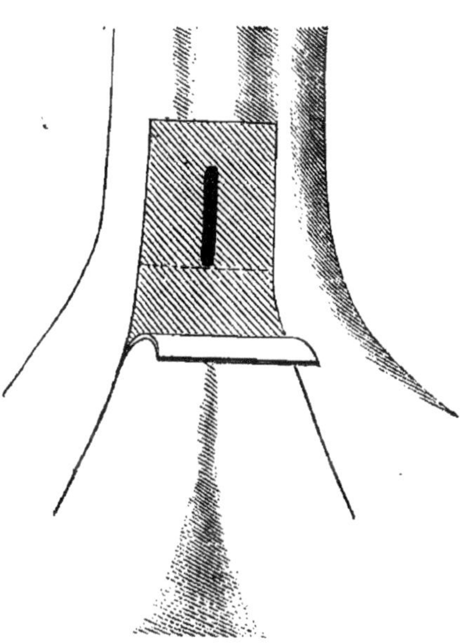

Fig. 56. — Procédé de M. Arlaud. — Lambeau scrotal. — La ligne pointée indique l'incision transversale limitant le lambeau.

Procédé de M. Arlaud. — Les incisions sont faites dans la même disposition, sauf que le lambeau est scrotal. A la limite inférieure de la fistule, on fait une incision transversale dépassant latéralement le niveau des bords de la fistule. Des extrémités de ces incisions partent de chaque côté deux incisions longitudinales allant vers le scrotum; mais arrivées au scrotum, elles doivent s'écarter l'une de l'autre. La peau du scrotum a la propriété de se rétracter beaucoup, et si les deux incisions ne limitaient pas latéralement une largeur de peau au moins double de celle que l'on veut donner au lambeau, on s'exposerait à avoir un lambeau insuffisant (fig. 56). Puis on dissèque le lambeau limité par ces trois incisions. Des angles de l'incision transversale, située au bord inférieur de la fistule indiquée par la ligne pointée figure 56, on prolonge les incisions longitudinales des lambeaux, de chaque côté de la fistule jusqu'au delà de sa limite antérieure; on réunit les extrémités de ces deux incisions par une incision transversale, puis par la dissection on enlève toute la peau limitée par ces incisions et l'orifice de la fistule. Alors attirant le bord libre du lambeau vers la lèvre cutanée de la plaie qui est au delà de l'orifice fistuleux, on les réunit l'un à l'autre au moyen de points de suture. Avec quelques bandelettes de diachylum entourant la base de la verge, on maintient doucement les surfaces saignantes en contact. Naturellement une sonde est mise à demeure dans l'urèthre. On évite le passage de l'urine entre la sonde et l'urèthre par les précautions indiquées.

M. Arlaud a obtenu par ce procédé un succès très-remarquable.

On peut ici tailler différemment le lambeau, et employer le procédé autoplastique où le lambeau a son pédicule tordu pour être appliqué sur la plaie à oblitérer. Il n'y a pas de description spéciale à donner pour ces procédés. Quoi qu'il en soit, pour éviter le contact de l'urine avec les sutures, il faudra toujours un avivement dépassant le plus possible les bords de l'orifice fistuleux.

Boutonnière périnéale avant l'autoplastie. — Comme nous l'avons déjà dit, la cause réelle des insuccès de ces autoplasties uréthrales, quel que soit le procédé employé, est le contact de l'urine et des mucosités avec la surface saignante du lambeau et surtout avec la suture. Pour l'éviter complétement, il suffit d'établir au périnée une fistule assez large pour laisser sortir toute l'urine. Afin d'être plus sûr de ce résultat, on conduit par la fistule, dans la vessie, une sonde qu'on laisse à demeure, pendant tout le temps nécessaire à la réunion complète de l'autoplastie. Puis on traite directement la fistule périnéale dont l'oblitération s'obtient alors facilement par un des moyens étudiés plus haut.

En 1834, Viguerie (de Toulouse), après avoir vu une fistule pénienne se fermer spontanément chez un individu à qui il avait pratiqué la taille, fit la boutonnière préalable deux fois et avec un certain succès (1).

En 1840, M. Ségalas, profitant de fistules périnéales concomittantes avec la fistule pénienne, conduisit par un des orifices du périnée une sonde dans la vessie, la laissa à demeure pendant tout le temps nécessaire à la cicatrisation de l'opération autoplastique faite contre la fistule pénienne et obtint un succès complet. Enfin, en 1841, Ricord (2) pratiqua la boutonnière préalable, établit complétement la déviation des urines et guérit son malade. Puis M. Ségalas fit la même opération avec le même succès (3).

(1) *Gazette médicale*, 1834. — *Bulletin de l'Académie de médecine.*

(2) *Annales de la chirurgie française*, 1841.

(3) *Mémoires de l'Académie de médecine*, 1845.

CHAPITRE XII

Opérations du phimosis.

Le phimosis est congénital; il présente des variétés, et chacune nécessite une opération spéciale.

1° L'orifice du prépuce est trop étroit dès la naissance. Ici l'ouverture peut être assez étroite pour ne recevoir qu'à peine un stylet fin, comme l'a observé plusieurs fois Civiale. A chaque miction, la poche formée par le prépuce est dilatée tendue par l'urine qui sort à l'extérieur d'abord par un jet petit et roide, puis en bavant à mesure que la paroi tendue de la poche préputiale revient sur elle-même. Ainsi il y a gêne de la miction, ce qui a toujours une grande influence sur l'état de santé générale de l'enfant, et en même temps rétention des sécrétions dues à la muqueuse du prépuce et aux glandes de Tyson, situées à la couronne du gland.

Moins étroit, l'orifice du prépuce n'entraîne aucune gêne de la miction. Mais pas assez large pour que le gland puisse être découvert, il y a encore rétention des matières sébacées.

2° L'orifice du prépuce à lèvres peu souples conserve ses dimensions de l'enfance. Mais le gland et la verge se développent, et il arrive un moment où il est impossible de découvrir le gland. C'est une variété très-fréquente de phimosis, pour laquelle les adolescents et les jeunes hommes viennent consulter le chirurgien. Outre la rétention de matières sébacées à la surface du gland, qui y entretient une irritation de la muqueuse et occasionne facilement de la balanite, il y a en même temps une excitation permanente des organes génitaux. C'est là une cause fréquente de masturbation. Quelquefois un petit corps étranger, comme une miette de pain ou autre, se trouvant dans le lit, entré spontanément ou mis volontairement entre le prépuce et le gland, provoque une véritable inflammation avec tuméfaction et suppuration abondantes, et même une ulcération du gland, comme je l'ai observé dernièrement. Assez souvent chez l'adulte cette variété de phimosis gêne l'érection en bridant le gland, dont une petite portion seulement sort du prépuce. Enfin il arrive que l'orifice du prépuce est assez large pour permettre de décalotter le gland, la verge étant revenue sur elle-même, mais est trop étroit pour que le gland puisse être découvert, la verge en érection ; c'est là une des causes fréquentes du paraphimosis chez les enfants, les adolescents et les adultes.

3° La troisième variété de phimosis congénital est la plus fréquente. Le prépuce est très-long, son orifice est assez large pour permettre de découvrir le gland, la verge flasque ou en érection. Ici le gland est constamment recouvert, sa muqueuse est maintenue fine et très-sensible, le plus souvent il est entouré de matières sébacées ; de là encore une irritation continuelle du gland et du prépuce, avec tous ses inconvénients, balanite facilement acquise, démangeaison et excitation à la masturbation. Enfin cette sensibilité de la muqueuse du gland et du prépuce qui rend plus facile l'inoculation syphilitique, est aussi une cause prédisposante de la chaudepisse. Les balanites fréquentes finissent souvent par rendre moins souples la muqueuse et l'orifice du prépuce ; et celui-ci devient vite assez étroit pour glisser difficilement sur le gland en érection.

4° Le frein, très-court, retient le prépuce à la surface du gland, surtout pendant l'érection ; sa brièveté peut être telle qu'il maintienne la verge arquée. De là une gêne considérable de l'érection; de là encore les éraillures fréquentes et même la rupture du frein pendant le coït.

Le phimosis est accidentel. — La cause est ordinairement des ulcérations de nature syphilitique ou autres du prépuce comme l'*herpes senilis*, dont les cicatrices ont rétracté le prépuce. Ici nous trouvons tous les accidents décrits à propos du phimosis congénital. Les dispositions du prépuce, par rapport au gland, sont les mêmes et, comme nous le verrons, nécessitent des opérations semblables.

Quelquefois le phimosis n'est que momentané, le gland ne peut être découvert, grâce au gonflement subit du fourreau de la verge, dû à une plaie ou à une contusion de la verge, ou bien encore à un abcès ou à un érysipèle de la verge, etc.

Une dernière forme du phimosis accidentel est l'induration éléphantiasique.

Le phimosis, par la gêne de l'érection qu'il occasionne, par l'irritation continuelle de la surface du gland, peut provoquer un état nerveux général hystériforme. M. Fleury insiste justement sur ce genre d'accident (1).

OPÉRATIONS.

Le double résultat cherché par l'opération, quelle qu'elle soit, est de faire cesser l'irritation continuelle de la muqueuse du gland, et la gêne de l'érection.

Les procédés opératoires proposés pour l'opération du phimosis sont très-nombreux. Chaque auteur veut, comme presque toujours, généraliser le procédé qu'il propose et l'appliquer à tous les cas, quelle que soit la variété de la disposition anormale du prépuce. Il en résulte un embarras

(1) Fleury, *Gazette des hôpitaux*, 1864.

réel pour le praticien qui veut faire cette opération. L'étude rapide des variétés de phimosis, que nous venons de faire, montre l'inconvénient de cette généralisation d'un seul procédé. Il est évident que, dans les cas de prépuce étroit et assez court pour brider le gland dans l'érection, si l'on enlève un anneau complet du prépuce, comme cela se fait dans la circoncision proprement dite, par cette perte de substance on s'expose à avoir, la cicatrice faite, un fourreau de verge trop court, ce qui gênera encore l'érection. De même dans le cas de prépuce très-long, à orifice étroit, si l'on se borne à dilater l'orifice, on permet de découvrir le gland, mais on ne fait pas cesser la sensibilité extrême de la muqueuse du gland, celui-ci restant toujours recouvert. Enfin le procédé opératoire qu'indique la disposition même du prépuce, peut être modifié par l'existence d'adhérences plus ou moins étendues, entre la face interne du prépuce et le gland.

Toujours, avant de commencer l'opération, il faut s'assurer si le gland et le prépuce ne sont pas adhérents. Le moyen d'exploration est simple et sûr : par l'orifice préputial, on conduit, entre le gland et le prépuce, l'extrémité d'un stylet de trousse, recourbée comme une petite sonde ; le bout du stylet rendu dans la rainure de la couronne du gland, on fait glisser la courbure du stylet sur toute la surface du gland. Ainsi l'on reconnaît et l'on délimite facilement les adhérences, même lorsque l'orifice du prépuce est assez étroit pour ne permettre que le passage du stylet.

LE PRÉPUCE EST COURT, SON ORIFICE EST ÉTROIT. — Ici l'*incicision allant du cul-de-sac du prépuce au bord libre* suffit pour découvrir le gland. La longueur peu grande du prépuce, dont les deux lambeaux tombent latéralement, maintiendra le gland découvert.

La manœuvre est des plus simples : entre le prépuce et le gland, on conduit jusqu'à la couronne du gland une sonde cannelée dont l'extrémité n'offre pas de cul-de-sac; sur la cannelure, on dirige un bistouri pointu, le tranchant en bas; arrivé à l'extrémité de la sonde, le tranchant retourné en haut, on traverse de dedans en dehors le prépuce, et on l'incise sur la ligne médiane en allant vers le bord libre.

Cette incision faite de dedans en dehors et d'arrière en avant peut être faite avec le bistouri de Blandin (fig. 57), dont la lame est masquée par une plaque mobile; ou simplement avec un bistouri droit dont la pointe recouverte d'une petite boulette de cire molle est facilement conduite entre le prépuce et le gland, jusqu'au cul-de-sac du prépuce.

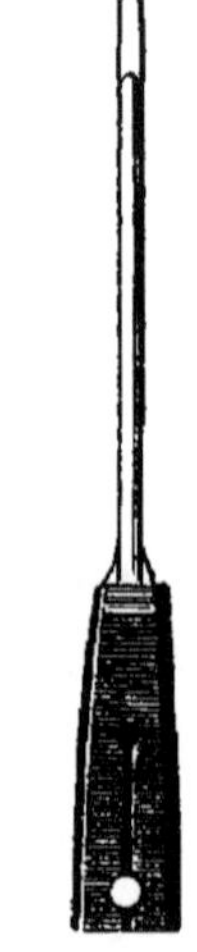

Fig. 57. — Bistouri de Blandin. La ligne pointée indique la position de la plaque mousse cachant la pointe.

Naturellement les bords de l'incision tombent de chaque côté du gland qui est découvert. S'il y a des petits vaisseaux ouverts, on en fait la torsion avec une pince à artères. Après avoir attendu un instant que le sang soit bien arrêté, et avoir bien nettoyé la plaie, on place les serres-fines en commençant par les extrémités libres de l'incision, maintenant en contact la lèvre muqueuse et la lèvre cutanée. Le pansement avec une compresse imbibée d'eau ou de glycérine suffit. La réunion par première intention est ordinairement rapide.

Après cette incision dorsale, les adhérences du prépuce au gland sont facilement mises à jour. Si elles ne sont pas trop intimes, on les détruit par la dissection.

Dilatation forcée du prépuce. — M. Nélaton a préconisé tout dernièrement ce procédé. Il trouve son application dans les cas où le prépuce est court, mais il est insuffisant lorsque le prépuce est très-long, il n'empêche pas le gland d'être constamment recouvert.

L'instrument dilatateur proposé par ce célèbre chirurgien est une pince dilatatrice à trois branches, assez semblable à celle proposée par M. Laborde, pour dilater l'ouverture trachéale dans la trachéotomie (fig. 58). Seulement l'écartement des branches, plus considérable, peut être limité et fixé à l'avance au moyen d'une vis faisant saillie entre les deux tiges à anneaux, et en arrête le rapprochement; de plus, les branches sont tout à fait à angle droit sur les deux tiges à anneaux de la pince.

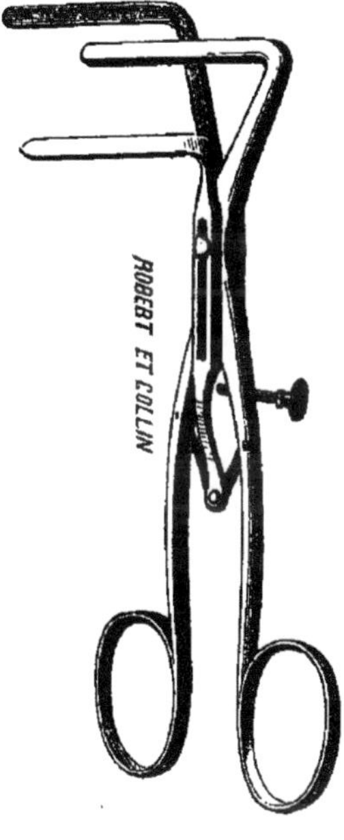

FIG. 58. — Dilatateur du prépuce de Nélaton.

L'instrument fermé, les trois branches rapprochées, on les introduit dans l'orifice du prépuce; là, on les écarte brusquement en agissant sur les anneaux, et la dilatation forcée est faite.

Cette opération rapide ne nécessite aucune suture, l'écoulement de sang provenant des déchirures produites s'arrête seul.

Outre la longueur du prépuce, l'existence d'adhérences entre le prépuce et le gland, contre-indique la dilatation forcée.

LE PRÉPUCE EST TRÈS-LONG, SON ORIFICE EST ÉTROIT OU LARGE. — Dilater l'orifice étroit par un procédé quelconque est ici insuffisant. Le prépuce trop long, recouvrant toujours le gland, doit être forcément diminué ou incisé de façon que, après la cicatrisation, le gland reste toujours découvert.

Excision d'un lambeau supérieur. — Le procédé de l'incision dorsale unique du prépuce, allant du bord libre au cul-de-sac muqueux, a l'inconvénient de laisser deux longs lambeaux latéraux pendant de chaque côté du prépuce; ce qui donne à l'extrémité de la verge un aspect singulier. Pour éviter cela, on enlève un lambeau de la portion supérieure du prépuce, au moyen d'une incision en V dont le sommet est sur le dos de la verge dans le plan médian et au niveau du cul-de-sac muqueux, et dont les extrémités écartées répondent au bord libre de l'orifice préputial. Le prépuce tendu, l'incision est faite par deux coups de ciseau convergents.

Lisfranc propose d'enlever le lambeau supérieur du prépuce par une incision demi-circulaire, dont le sommet répond à la base du gland. Le prépuce tendu, l'incision est faite avec des ciseaux courbes.

Circoncision. — Le prépuce attiré en avant du gland est tenu serré entre les mors d'une longue pince; d'un seul coup de bistouri, on coupe tout ce qui est en avant des pinces.

Ricord a modifié ou plutôt régularisé ce procédé, qui exposait à de sérieux accidents. Souvent on tirait trop sur le prépuce, et l'on en enlevait une telle longueur, que, après la cicatrisation le fourreau de la verge était trop court; de là résultait une gêne considérable de l'érection, et même des ulcérations de la cicatrice souvent tiraillée.

Procédé de Ricord. — La verge à l'état de repos, sans faire aucune traction sur le prépuce, on commence par indiquer sur la peau le lieu de l'incision. Ce qui est fait au moyen d'un trait à l'encre qui suit la légère saillie du prépuce due à la couronne du gland (fig. 59). Ainsi le trait qui entoure le prépuce est dans un plan oblique de haut en bas et d'arrière en avant.

Le prépuce est formé de la peau et de la muqueuse adossées et séparées par un tissu cellulaire très-lâche, de là le glissement très-facile de ces deux membranes l'une sur l'autre. Pour être sûr de couper la peau et la muqueuse au même

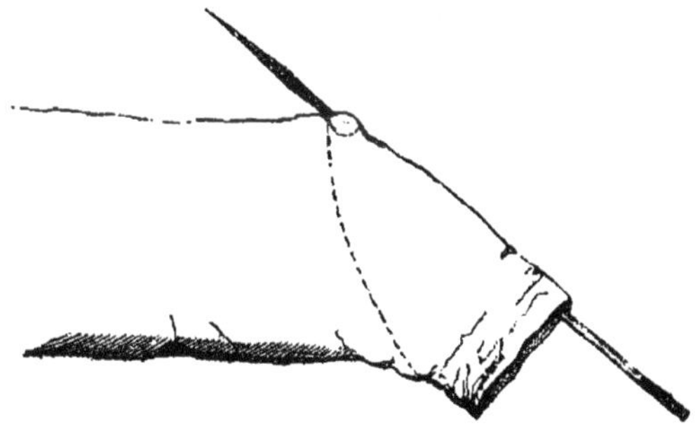

Fig. 59. — Ligne pointée indiquant le trait à l'encre. Aiguille fixant la muqueuse et la peau.

niveau, on commence par les fixer l'une à l'autre; à cette fin, on passe entre le gland et le prépuce une aiguille dont la pointe aiguë est recouverte d'une boulette de cire, arrivée au point qui répond au summum du trait à l'encre, on ap-

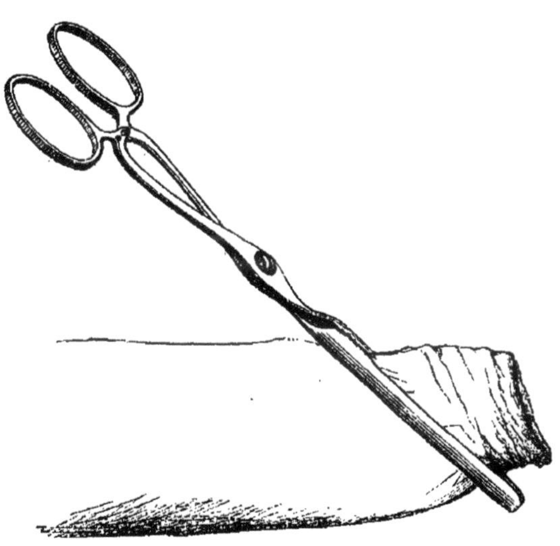

Fig. 60. — La pince de Ricord comprimant le prépuce au niveau de la ligne ponctuée.

plique la boule de cire contre la muqueuse et l'on traverse le prépuce avec l'aiguille. Puis, avec une pince à mors très-long (fig. 60), on saisit le prépuce légèrement tiré en avant, de telle façon que le bord de la pince réponde au trait d'encre. La section est faite d'un seul coup, avec un bistouri bien coupant, dont le tranchant suit le bord de la pince pendant que l'on tend le prépuce.

La pince enlevée, la peau se rétracte, la muqueuse moins que la peau, de là une plaie en apparence très-large. Si l'ouverture de la muqueuse est encore trop étroite pour que le gland soit facilement découvert, passant une des lames d'un ciseau droit entre le gland et elle, d'un seul coup on sectionne la muqueuse sur la ligne médiane, jusqu'au cul-de-sac.

Avant de réunir, on laisse la plaie à l'air quelques instants, tout en arrêtant l'écoulement de sang par la torsion des vaisseaux; rarement il est nécessaire d'avoir recours à la ligature. La plaie bien lavée et débarrassée des petits caillots, on maintient en contact la lèvre muqueuse et la lèvre cutanée, soit avec des points de suture, soit avec des serres-fines; celles-ci me paraissent plus utiles.

Dans l'application des serres-fines, il est bon de commencer par mettre d'abord la plus inférieure au niveau du frein, et la plus élevée au-dessus du gland, puis les deux latérales extrêmes. Ainsi l'on n'est pas exposé à avoir à la fin du rapprochement une longueur de muqueuse très-petite, pour une grande longueur de peau.

L'application des serres-fines peut être rendue difficile par l'induration de la muqueuse, lésion fréquente chez les sujets qui ont eu de nombreuses balanites, ou qui en ont une chronique datant de longtemps. Ici il faut avoir recours à la suture. Si l'on veut se servir des serres-fines, pour les placer on est obligé de rapprocher les lèvres de la plaie avec une pince à artères.

Comme pansement, on enduit de glycérine neutre l'extrémité de la verge, qu'on entoure d'un linge imbibé du même liquide.

L'opération est toujours suivie d'un gonflement œdémateux plus ou moins considérable s'étendant à la verge. On surveille ce gonflement inflammatoire de la plaie, qui peut obliger à enlever une serre-fine ou deux pour faire cesser la tension trop grande des tissus. Aux points où la cicatrisation paraît suffisante, on retire les serres-fines.

S'il y a hémorrhagie, alors il faut enlever les points de suture ou les serres-fines pour lier les vaisseaux qui donnent. L'hémorrhagie en nappe, rare, exigerait l'emploi d'astringents locaux.

Procédé par la ligature. — Le lieu de l'incision indiqué par le trait à l'encre, on attire le prépuce, on l'entoure de la ficelle ou de la corde de fil de fer d'un serre-nœud, au niveau du trait à l'encre, et l'on fait la section. Presque toujours la muqueuse est coupée plus en avant que la peau, et l'on est obligé de faire la section médiane de la muqueuse du prépuce sur la face supérieure du gland.

Section du frein. — Le frein peut être assez court pour

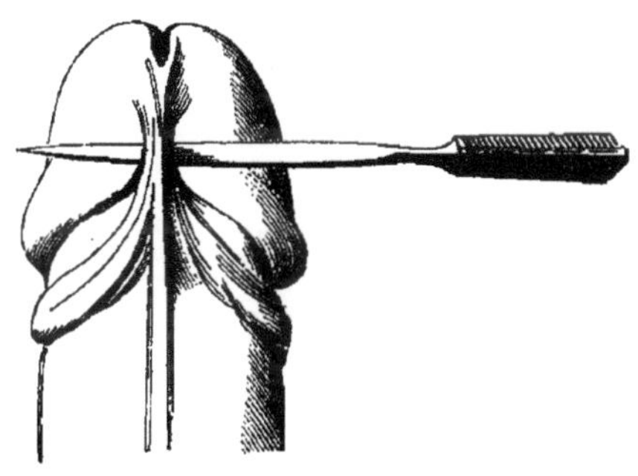

Fig. 61. — Section du frein.

empêcher le prépuce, quoique largement ouvert, de découvrir complétement le gland.

D'autres fois, sans maintenir le prépuce sur le gland, il

est assez court pour brider la verge pendant l'érection. Alors le frein est souvent errodé pendant le coït, quelquefois même il se déchire complétement. — Enfin, il est des cas où il est tellement court, la verge est tellement arquée, que le coït est impossible.

La section du frein remédie immédiatement à cette infirmité : elle est faite, le frein tendu, soit d'un coup de ciseau ; soit avec le bistouri, en coupant directement de dehors en dedans ; ou bien le frein transpercé à sa base avec le bistouri, il est ensuite coupé d'un seul coup (fig. 61).

On maintient le gland décalotté et la plaie béante, pour avoir une cicatrice aussi large que possible.

CHAPITRE XIII

Réduction du paraphimosis.

Quelle que soit la cause prédisposante du paraphimosis, congénitale comme l'étroitesse du prépuce, acquise comme les ulcères du prépuce et les cicatrices consécutives, il se produit toujours accidentellement. Le plus souvent le malade découvre le gland pour le laver, et il ne peut plus le recouvrir. Bientôt le gland se tuméfie, la constriction de la verge en arrière de la couronne du gland par le prépuce rétréci, augmente de plus en plus, et le gland très-tuméfié, rouge, est entouré par un bourrelet séreux gros comme le doigt, toujours plus volumineux au frein : c'est l'œdème de la muqueuse et de sa couche sous-jacente de tissu cellulaire lâche. En arrière de ce bourrelet est un sillon profond qui correspond au siége de l'étranglement; ce sillon est surtout bien manifeste à la face supérieure de la verge. Au delà, sur la verge, il y a toujours un peu d'œdème du tissu cellulaire; quelquefois il est assez développé pour former un second bourrelet en arrière de l'étranglement.

La réduction immédiate est absolument indiquée. Rarement le paraphimosis détermine la rétention d'urine, mais laissé à lui-même, il arrive assez vite à provoquer le sphacèle du bourrelet muqueux antérieur à l'étranglement ; de là, une plaque gangréneuse qui peut s'étendre à une large portion du fourreau de la verge.

Opérations.— La réduction consiste à faire rentrer la couronne du gland dans l'anneau d'étranglement du prépuce.

Pour favoriser cette réduction, on a d'abord les ablutions froides continues, l'application d'une vessie pleine de glace sur la verge ou le bain prolongé. — Ces moyens, en diminuant le gonflement, peuvent favoriser le succès de l'opération, mais ils sont d'une action lente et incertaine.

COMPRESSION EN MASSE AVEC LA BANDE DE CAOUTCHOUC. — Velpeau vantait (1) beaucoup la compression faite avec la bande de linge ordinaire. — Mais faite avec la *bande de caoutchouc*, elle est d'une très-grande utilité. On entoure le gland et la verge, le tout dans une seule masse, des tours de la bande de caoutchouc, depuis la racine de la verge jusqu'au gland, en serrant latéralement, de façon à allonger le gland et la verge dont tous les points doivent être recouverts de tours de bande et également comprimés. — On maintient la compression le plus longtemps possible, de dix à quinze minutes, malgré la douleur. Puis la bande rapidement enlevée, on trouve les parties revenues à un état de flaccidité relative, qui, le plus souvent, rend la réduction des plus faciles. — Dans l'application de la bande de caoutchouc, il ne faut pas avoir peur de serrer. Pour que cette compression uniforme de tout le pénis réussisse, il faut qu'elle réduise assez le gland pour que son diamètre soit plus petit que celui de l'anneau du prépuce qui étrangle.

COMPRESSION AVEC LES MAINS. — Le sujet debout, maintenu en place par des aides, ou mieux séparé de l'opérateur par une barre fixe ou un meuble qui l'empêchent d'avancer, ou bien encore assis ou couché. Le chirurgien entoure la verge, en arrière du bourrelet muqueux et de l'étranglement, avec le pouce et l'indicateur de la main gauche, qui se croisent ou sont en contact par leur extrémité, sur le dos de la verge. La verge est serrée et fortement tendue, par ces deux doigts qui attirent en avant le bourrelet muqueux et tout le prépuce. — Avec tous les doigts de la main droite,

(1) Velpeau, *Médecine opératoire*, t. IV, p. 329.

les pulpes appliquées sur le pourtour de la couronne du gland, on comprime énergiquement le gland en le malaxant et en le poussant dans l'anneau de l'étranglement fortement attiré en avant par la main gauche; et tout d'un coup le gland disparaît en arrière du bourrelet œdémateux. Pour éviter le glissement des doigts, surtout du pouce et de l'indicateur de la main gauche, il est bon de munir cette main d'un linge, qui permet de saisir plus exactement la verge au point voulu.

Après l'application de la bande de caoutchouc, la réduction par ce procédé se fait facilement et sans douleur trop vive. Mais mis en usage d'emblée, il est extrêmement douloureux; aussi est-il très-important de bien fixer le sujet pour qu'il ne cède pas à la traction sur la verge. — La douleur le ferait s'avancer malgré lui.

Débridement de l'étranglement. — Si les précédents moyens sont insuffisants, on a recours à la section de l'anneau d'étranglement. — Elle peut être pratiquée de deux façons.

A. — De dehors en dedans par une incision directe; alors, la verge tendue et tenue incurvée en bas par un aide, on incise sur la ligne médiane du dos de la verge, au niveau du sillon circulaire, couche par couche, jusqu'à cessation complète d'étranglement.

B. — Il vaut mieux avoir recours à l'incision sous-cutanée : sur le dos de la verge, dans le plan médian, à la base du bourrelet œdémateux, on fait une petite ponction de la muqueuse; par cette ouverture, on conduit à plat un ténotome à extrémité mousse, en suivant la surface des corps caverneux on l'engage sous l'étranglement, puis retournant le tranchant en haut, la section est faite par pression directe. — La section faite, on réduit le paraphimosis.

CHAPITRE XIV

Opérations dirigées contre les vices de conformation de l'urèthre.

Dans le chapitre consacré au débridement du méat, nous avons dit comment on devait intervenir dans les cas d'atrésie congénitale de cet orifice, selon que ses lèvres sont formées par le tissu même du gland, ou que ses lèvres sont simplement constituées de la peau et la muqueuse séparées par du tissu cellulaire lâche; comme cela est, toutes les fois qu'il y a en même temps hypospadias. — Nous avons dit aussi que le débridement du méat était indiqué par sa position anormale sur le gland, par exemple, quand il est éloigné du frein, et que la face inférieure de l'urèthre offre comme un cul-de-sac à son extrémité.

IMPERFORATIONS DE L'URÈTHRE.

Il existe quelquefois, avec l'imperforation de l'urèthre, un canal de dérivation; il fait communiquer la vessie avec le rectum, et l'urine sort par l'anus; ou bien l'ouraque est perméable, et l'urine sort par l'ombilic. — Ces conditions permettant de différer l'opération, donnent le temps d'étudier le genre d'oblitération du canal. Il n'en est pas ainsi quand la rétention d'urine existe; le malaise général, la douleur qu'elle cause font que l'enfant est toujours agité, qu'il ne boit pas. Il faut faire cesser le plus vite possible la distension de la vessie.

Opérations. — On commence par examiner avec le plus

grand soin la verge, et promenant le doigt sur sa face inférieure, on recherche si l'on ne trouve pas la fluctuation que donne l'urèthre plein de liquide, de façon à préciser autant que possible le siége de l'oblitération.

L'urèthre est oblitéré de deux façons : par une membrane circulaire comme un diaphragme, ou il est à l'état de cordon dans une assez grande étendue.

Diaphragme. — Le diaphragme est au méat ; alors on voit à la surface du gland une rainure longitudinale rappelant les lèvres du méat. Celles-ci sont réunies par la membrane. Il suffit de ponctionner cette membrane, puis de l'inciser jusqu'aux commissures du méat indiquées sur le gland, pour faire cesser les accidents.

Le diaphragme peut occuper l'urèthre dans sa continuité, soit en un point rapproché du méat, soit profondément.

Un procédé commode est celui dont Ebert fit usage avec succès. Il consiste à conduire jusqu'à l'oblitération, l'extrémité du bistouri à lame cachée de Blandin (fig. 57); puis la pointe découverte, en attirant la plaque protectrice, on ponctionne. — Naturellement, la verge est tenue tendue sur l'instrument. — L'apparition immédiate de l'urine indique le succès de l'opération.

Quand l'oblitération diaphragmatique est profonde, après avoir reconnu le niveau de l'oblitération avec la petite sonde d'enfant, si la pression avec le bec de cette sonde ne suffit pas pour frayer un passage à l'urine, on a recours au moyen précédent. — Ou bien on remplace le bistouri à lame cachée de Blandin par un trocart, que l'on conduit dans la portion antérieure et perméable de l'urèthre, en tenant la pointe cachée dans la canule jusqu'à ce que l'extrémité de celle-ci soit contre le diaphragme. Alors la saillie possible de la pointe, seule, suffit pour perforer.

Naturellement, s'il y a plusieurs diaphragmes complets superposés dans l'urèthre, on les détruira successivement en explorant avec soin la section de l'urèthre perméable aux instruments après chaque destruction de membrane oblitérante.

Lorsque toute une section de l'urèthre oblitéré est à l'état de cordon, sans traces de cavité intérieure, il est alors nécessaire de rétablir toute la section fermée. L'opération n'est plus ici sans difficulté; et surtout son résultat est des plus incertains, vu la difficulté de reconnaître le bout postérieur de l'urèthre. — Si l'oblitération occupe la section antérieure de l'urèthre, en général il existe la trace du méat sur le gland. A ce point, on peut, avec le bistouri de Blandin, inciser les tissus sur la ligne médiane allant le plus profondément possible. On a la chance d'ouvrir l'urèthre. Plusieurs fois, après avoir abandonné le sujet, lui ayant creusé un long trajet dans la verge, on a vu l'urine sortir tout à coup spontanément par le canal artificiel (1).

RÉTRÉCISSEMENT CONGÉNITAL.

Il peut être assez long, comprendre toute une section de l'urèthre, comme le montre une observation très-concluante de M. Phillips. Un point assez curieux de la symptomatologie des rétrécissements congénitaux, c'est qu'ordinairement ils n'occasionnent de la gêne de la miction et ainsi ne se manifestent qu'à un certain âge éloigné de la première enfance, dans l'adolescence. Ainsi le malade de M. Phillips n'eut de la gêne pour uriner qu'à partir de dix-huit ans. — L'opération ici nous est connue : c'est l'uréthrotomie interne.

(1) Des faits détaillés sont cités dans le travail de M. Guyon, *Des vices de conformation de l'urèthre chez l'homme et des moyens d'y remédier*. 1863.

Quelquefois une membrane diaphragmatique placée de champ dans l'urèthre est perforée, et n'oblitère qu'incomplétement le canal : c'est un véritable rétrécissement valvulaire. Cette disposition a été très-bien observée par Civiale dans la fosse naviculaire ; mais le diaphragme peut être bien plus loin. — Ici encore le sujet ne se plaint de son affection qu'à un certain âge, et si l'orifice de son diaphragme est suffisamment large, il arrivera sans éprouver la plus petite gêne jusqu'à l'époque où il contractera une chaudepisse. — Alors l'inflammation se localise en arrière du diaphragme, et il finit par se produire une gêne de la miction qui nécessite l'exploration de l'urèthre. Ce fait, ou plutôt un fait semblable, est fréquemment observé : c'est lorsque la valvule de la paroi supérieure de la fosse naviculaire est très-développée, après la chaudepisse aiguë, son cul-de-sac reste enflammé et fournit une suppuration continue. — L'opération consiste ici à inciser le diaphragme avec un uréthrotome, celui de Civiale est très-commode pour cette section.

VALVULES.

La plus fréquente est celle de la face supérieure de la fosse naviculaire, elle est le plus souvent inclinée de telle façon que son cul-de-sac est en avant. Ainsi l'urine en sortant l'applique contre la paroi de l'urèthre, rarement elle bride le calibre du canal. Quand son cul-de-sac s'est enflammé, à la suite d'une chaudepisse par exemple, pour faire cesser la suppuration et l'excitation entretenue par ce point enflammé, on pratique sa section ou son excision. J'use du procédé suivant : j'introduis dans l'urèthre une sonde volumineuse en gomme, qui naturellement applique la valvule contre la paroi de l'urèthre ; puis je glisse sur la paroi supérieure du canal un bistouri de Blandin, son extrémité dans le fond du cul-de-sac de la valvule, je découvre la lame, je dirige le tranchant vers la sonde en gomme, sur laquelle je coupe la valvule d'arrière en avant. Il est simple de l'inciser sur la ligne médiane, ou d'en réséquer un lambeau par deux incisions latérales convergentes en arrière.

Les valvules situées profondément dans l'urèthre, très-rares, n'ont pas la direction ordinaire à celle de la fosse naviculaire, souvent elles ont leurs culs-de-sac dirigés vers la vessie. — Aussi est-il possible de les reconnaître avec la curette de Leroy ou l'explorateur d'Amussat, puis de les couper avec l'uréthrotome de Civiale.

FISSURES DE L'URÈTHRE.

HYPOSPADIAS.

Ce vice de conformation consiste dans la brièveté du canal de l'urèthre, et la division ou l'absence de sa paroi inférieure. Ainsi le canal s'ouvre à la face inférieure de la verge, à une distance plus ou moins éloignée du gland, sous le pénis, au niveau du scrotum. — Selon que l'ouverture est sous le gland, à la portion moyenne de la verge, ou profondément au niveau du scrotum, l'hypospadias est *balanique*, *pénien*, ou *scrotal*. — Jamais l'urèthre est divisé au delà de la portion membraneuse. Cette dernière région de l'urèthre est toujours intacte. La forme scrotale profonde est toujours accompagnée d'une division médiane du scrotum, plus ou moins marquée, et rappelant la disposition des grandes lèvres de la femme.

Opérations. — Nous trouvons ici l'application de procédés autoplastiques se rapprochant beaucoup de ceux que nous avons décrits à propos des fistules accidentelles de l'urèthre.

Si l'hypospadias est balanique, en raison du siége peu reculé de l'ouverture de l'urèthre, la verge étant d'ailleurs bien conformée, il est peu utile de faire une opération; les fonctions, la miction et l'acte génital, se faisant sans aucune gêne.

Mais les chirurgiens sont en général d'avis d'intervenir contre l'hypospadias pénien.

1° PROCÉDÉ PAR PERFORATION DE LA VERGE. — Dupuytren est le premier qui pratiqua ce procédé. Il consiste à creuser dans la verge, depuis le gland jusqu'à l'ouverture de l'urèthre, un canal artificiel au moyen d'un trocart. Cela fait, ce célèbre chirurgien passait dans ce nouveau canal un fer rouge, pour empêcher la réunion immédiate. Actuellement, on place dans le nouveau canal et l'ancien, jusque dans la vessie, une sonde en gomme, par où devra s'écouler l'urine. Pour oblitérer l'ancienne ouverture de l'urèthre, on a recours à un des procédés autoplastiques décrits à propos des fistules péniennes accidentelles.

Un des succès les plus remarquables de ce procédé par perforation est celui que M. Ripoll (de Toulouse) publia en 1856 (1). Tous les chirurgiens ont constaté qu'après l'opération il se produisait constamment et assez vite un rétrécissement de la nouvelle section de l'urèthre; aussi est-il nécessaire de faire souvent usage de la sonde laissée à demeure pendant quelques jours, pour maintenir un calibre suffisant.

M. Maisonneuve ajouta au procédé par perforation une véritable autoplastie cutanée de toute une face de la paroi du nouveau canal. Après avoir perforé la verge depuis le gland

(1) *Journal de médecine de Toulouse*, 1856.

jusqu'à l'ouverture de l'urèthre, on élargit de chaque côté le trajet de ponction avec un bistouri boutonné, ou mieux encore avec un petit lithotome simple, comme celui que nous avons décrit pour le débridement du méat. Puis, sur la face inférieure de la verge, en arrière de l'orifice de l'urèthre existant, au moyen de deux incisions longitudinales, commençant de chaque côté de l'ouverture de l'urèthre et réunies en arrière par une incision transversale, on limite un lambeau rectangulaire, ayant la longueur et la largeur du conduit creusé dans la verge. Le lambeau relevé et disséqué jusque près de l'ouverture de l'urèthre; avec un stylet auquel on a fixé l'extrémité du lambeau par un fil, on invagine ce lambeau cutané dans le nouveau canal de la verge. Alors son extrémité répond à la lèvre inférieure de l'orifice externe du canal artificiel et sa face saignante à la paroi inférieure; on fixe l'extrémité du lambeau à cette lèvre du nouveau méat par la suture, ou des serres-fines. Puis on avive les bords latéraux de l'orifice ancien, en prolongeant en avant et de chaque côté les incisions longitudinales du lambeau, jusqu'au delà de la lèvre antérieure qui est avivée par une incision transversale, et là on réunit les bords du lambeau à l'avivement. On termine en maintenant rapprochées par des points de suture les lèvres de la plaie inférieure de la verge. Ainsi l'ouverture anormale de l'urèthre sous la verge est oblitérée, et toute la face inférieure du nouveau conduit creusé dans la verge est en contact avec la surface saignante du lambeau, dont le côté cutané répond à la cavité du canal. Une sonde molle étant mise à demeure, on veille à ce que l'urine ne vienne pas baigner le lambeau et les sutures. M. Maisonneuve m'a dit avoir pratiqué avec succès cette opération en 1863.

2° Procédés autoplastiques. — *Premier procédé.* — Le plus simple est l'avivement des deux lèvres latérales de la gouttière uréthrale, suivi de la suture médiane de ces deux lèvres par dessus une sonde laissée à demeure dans l'urèthre. L'avivement est ainsi fait : on fait de chaque côté de la gouttière une incision longitudinale, allant de l'orifice de l'urèthre au gland. — Au niveau de l'orifice uréthral, dont on avive la lèvre inférieure, on fait de chaque côté une incision transversale, de 1 centimètre à peu près, puis on décolle de chaque côté la peau et le tissu cellulaire sous-cutané, d'arrière en avant, dans l'étendue de 1 centimètre. Une sonde molle en gomme dans la vessie, appliquée contre la gouttière, on rapproche les deux lambeaux latéraux par-dessus la sonde, et on les maintient en contact par des points de suture. Puis on ferme l'orifice anormal de l'urèthre en réunissant par des points de suture les lèvres transversales des deux petits lambeaux latéraux à la lèvre inférieure de l'orifice uréthral avivée. Le gonflement consécutif est ici toujours très-grand ; pour éviter les tractions sur les sutures, on doit avoir recours aux incisions longitudinales sur les faces latérales de la verge. M. Bouisson, dans un cas, pour faciliter l'adossement des lambeaux latéraux inférieurs, fit au moment même de l'opération une incision longitudinale tout le long de la face dorsale de la verge, comprenant la peau et le tissu cellulaire sous-jacent.

Les succès, après ce procédé, sont rares.

Deuxième procédé. — M. Bouisson (1), pour faire l'autoplastie d'un hypospadias scrotal, prit sur le scrotum à partir de l'orifice uréthral, au moyen de deux incisions longitudinales, une de chaque côté du raphé médian, réunies en arrière par une incision transversale, un lambeau rectangulaire deux fois plus long que la fissure uréthrale. Puis fit de

(1) Bouisson, *De l'hypospadias et de son traitement chirurgical :* TRIBUT A LA CHIRURGIE.

chaque côté de la fissure une incision longitudinale allant jusqu'au gland, disséqua latéralement en décollant un peu la peau et le tissu cellulaire sous-jacent; ainsi il avait deux petits lambeaux latéraux longitudinaux. Alors l'urèthre et la gouttière uréthrale occupés par une sonde molle en gomme, il releva le lambeau scrotal sur la sonde, lui appliquant sa surface cutanée. Au niveau du gland, il plia sur lui-même ce lambeau qui se trouva ainsi doublé d'avant en arrière; puis il fixa les lambeaux latéraux de la gouttière uréthrale aux bords saignants du lambeau scrotal. Enfin, il termina en rapprochant les lèvres de la plaie scrotale.

L'opération faite par M. Bouisson n'a pas réussi, il y eut gangrène du lambeau.

DISPOSITIONS SPÉCIALES DES PARTIES ACCOMPAGNANT L'HYPOSPADIAS.

Un fait fréquent, c'est l'atrésie de l'orifice de l'urèthre dans l'hypospodias; nous avons vu comment on y peut remédier à propos du débridement du méat.

La portion antérieure de la verge est creusée d'un canal. — Quelquefois, en avant de l'ouverture anormale de l'urèthre, la portion antérieure de la verge est creusée d'un canal qui n'est oblitéré que dans une étendue plus ou moins grande. Ainsi le cas de Marestin (1) : l'urèthre se continuait dans la verge jusqu'au niveau du méat qui était seul oblitéré. Ici, l'oblitération est facilement détruite par l'incision, un stylet étant introduit d'arrière en avant par l'orifice anormal de l'urèthre, jusqu'à la face postérieure de l'oblitération. Cela fait, on n'a plus qu'à opérer la fistule congénitale, par un des procédés décrits plus haut.

Adhérence de la verge au scrotum. — Avec l'hypospadias,

(1) *Recueil périodique de la Société de médecine*, t. VIII.

il y a quelquefois adhérence de la verge au scrotum. Jean-Louis Petit en observa un fait et l'opéra; mais, malgré son opération, la verge resta courbée. M. Bouisson opéra un cas d'adhérence de la verge au scrotum, avec un entier succès. — Il procéda ainsi : le malade couché sur le dos, les jambes écartées, d'une main il saisit et releva la verge, pendant qu'un aide abaissait les testicules. Ainsi l'adhérence était tendue. Puis d'un coup de ciseau il coupa l'adhérence, jusqu'au niveau de la base de la verge. La verge séparée du scrotum, il la releva complétement vers l'abdomen; dans cette position, la plaie à angle antérieur, s'allongeant sur la face inférieure de la verge et la face antérieure du scrotum devenait rectiligne, les deux lèvres se rapprochant. L'abaissement des testicules par une légère traction rapprocha encore plus les lèvres de la plaie scrotale. Les lèvres de la plaie dans cette position, il les maintint en parfait contact par des points de suture, et la verge fut tenue relevée par des bandelettes agglutinatives, adhérentes à la peau de l'abdomen. Dans ce fait, l'opération fut suivie d'un succès complet.

Coudures de la verge. — La direction coudée ou arquée en bas de la verge, manifeste surtout pendant l'érection, peut être due à plusieurs causes. La plus fréquente et la plus facile à détruire est le frein du prépuce très-court. — La section du frein décrite permet à la verge de se redreser de suite.

Mais la verge est quelquefois coudée dans les cas d'hypospadias; ici c'est, ou bien les parois de l'urèthre trop courtes qui brident la verge, ou bien c'est l'enveloppe fibreuse des corps caverneux qui a une face inférieure trop courte. — On arrive facilement à couper la bride uréthrale par une incision transversale sous-cutanée; la verge relevée est tendue vers l'abdomen.

Après l'opération, une sonde dans l'urèthre, on maintient la verge droite et relevée le long de l'hypogastre.

Dans un cas où la section sous-cutanée de la paroi inférieure de l'urèthre était insuffisante, M. Bouisson fit la section transversale de la paroi inférieure et de la cloison des corps caverneux au moyen d'un ténotome. — La verge fortement relevée et tendue pour faciliter la section de ces tissus fibreux par simple pression.

ÉPISPADIAS.

M. Dolbeau, dans son intéressant travail (1), définit ainsi l'épispadias : « C'est un vice de conformation des organes génitaux de l'homme, caractérisé par la division plus ou moins étendue en haut de la portion spongieuse de l'urèthre. » — Cette fissure supérieure de l'urèthre s'étend plus ou moins vers la racine de la verge. Quand l'ouverture uréthrale est sous-pubienne, l'*épispadias est complet*, alors l'urèthre est divisé jusqu'à l'origine de la portion membraneuse, qui, paraît-il, est toujours intacte. Si la fissure s'arrête sur le dos de la verge en avant du pubis, l'*épispadias est incomplet* ; on l'appelle *spongo-balanique* quand la fissure s'étend au delà du gland, et *balanique* quand le gland seul est divisé.

ÉPISPADIAS INCOMPLET. — Les troubles fonctionnels sont limités à la difficulté du coït, qui est d'autant plus considérable que l'orifice de l'urèthre est plus rapproché de la racine de la verge. Car dans l'épispadias balanique il n'y a aucune gêne : les altérations de la miction sont le plus souvent insignifiantes, le jet d'urine suit la gouttière uréthrale et est suffisamment fort. Mais quand l'ouverture de l'urèthre

(1) Dolbeau, *De l'épispadias*, 1865.

est très-près du pubis, le peu de longueur de l'urèthre dans la verge fait que le sujet est obligé de s'accroupir pour uriner, car souvent le jet est modifié, il tombe de l'urine sur les parties à chaque miction, ce qui entraîne des soins spéciaux.

En discutant les résultats fournis par les opérations d'épispadias, M. Dolbeau fait observer que l'intervention chirurgicale ne peut pas apporter une amélioration sensible des fonctions physiologiques de l'organe dans ces cas d'épispadias incomplet, et il conclut à l'abstention chirurgicale.

Cependant les procédés autoplastiques qui conviendraient ici sont ceux que nous avons décrits à propos des hypospadias balanique et spongo-balanique ou pénien : — 1° la suture des lèvres de la gouttière uréthrale ; — 2° l'autoplastie avec lambeaux latéraux, fournis par le fourreau de la verge ; — 3° la perforation de la verge, avec lambeau cutané invaginé dans le nouveau conduit, d'après le procédé de M. Maisonneuve.

ÉPISPADIAS COMPLET. — Ici les troubles fonctionnels sont réels; le coït est impossible; il y a incontinence, ou bien la miction ne peut se faire qu'accroupi, le jet est altéré, l'urine se répand plus ou moins sur les parties. Souvent il y a incontinence complète d'urine, et cette infirmité atroce ne peut pas être palliée par un appareil protétique pouvant recueillir l'urine à sa sortie de l'ouverture sous-pubienne. L'odeur que le sujet porte avec lui, la souillure perpétuelle de ses vêtements, finissent toujours par le plonger dans un état d'ennui et de tristesse continu.

L'opération destinée à allonger le canal de l'urèthre doit toujours être faite ; elle permettra au moins l'usage facile de l'urinoir portatif, ou l'application d'un bandage compressif, moyens qui feront disparaître tous les inconvénients dégoûtants de l'incontinence d'urine.

Les procédés autoplastiques suivants ont été proposés et exécutés par M. Nélaton :

Premier procédé. — De chaque côté de la gouttière uréthrale, aux dépens de la peau qui recouvre les faces latérales de la verge, par une incision longitudinale faite à l'union de la muqueuse et de la peau allant du gland au pubis, et de deux incisions transversales, l'une à la base de la verge, l'autre en arrière du gland, aux extrémités de chaque incision longitudinale, on taille des lambeaux latéraux (fig. 62, *a*, *b*) qui sont immédiatement disséqués et écartés en dehors. Sur le pubis, au moyen de deux incisions verticales, une de chaque côté de la ligne médiane, réunies en haut par une transversale, on limite un lambeau rectangulaire (fig. 62, *c*), qui est disséqué de haut en bas. Sa dissection doit aller aussi bas que possible, car ce lambeau abdominal doit s'abaisser facilement sur la gouttière uréthrale.

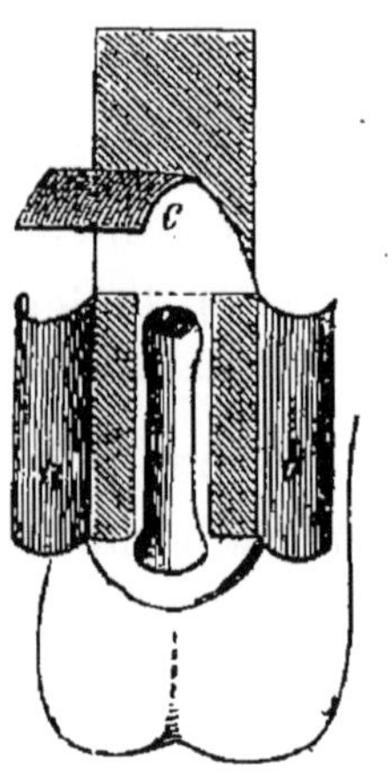

Fig. 62. — *c*. Lambeau pubien. — *a* et *b*. Lambeaux latéraux de la gouttière uréthrale.

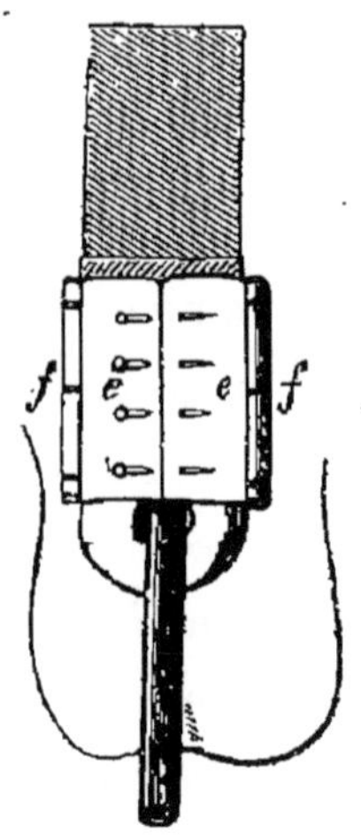

Fig. 63. — Opération faite. — *f*. Bouts de sonde sur lesquels sont noués les fils maintenant le lambeau pubien. — *e*, *e*. Suture des lambeaux de la verge.

Les lambeaux latéraux de la verge écartés, on abaisse le lambeau abdominal, sa face cutanée contre la gouttière uréthrale; ses bords se placent de chaque côté dans les angles des plaies latérales de la verge. Pour le fixer dans cette position, on met sur chacun de ses bords trois fils, dont les chefs traversant les lambeaux latéraux de la verge à leur base, sont noués sur un bout de sonde en gomme, comme dans la suture enchevillée (fig. 63, *f*). Puis on rabat de chaque côté les deux lambeaux latéraux, appliquant leurs faces saignantes sur celles du lambeau abdominal, et on les réunit sur la ligne médiane par la suture entortillée (fig. 63, *e*, *e*).

Une sonde molle en gomme est mise à demeure dans l'urèthre. Pour rendre plus facile l'opération, et surtout pour éviter les tâtonnements d'un cathétérisme fait immédiatement après l'opération, on peut opérer, la sonde étant dans l'urèthre, appliquée sur la gouttière de la verge.

Ce procédé autoplastique a l'inconvénient de causer une tension très-grande de la peau de la verge. Aussi est-on obligé, pour empêcher l'étranglement des sutures, de faire des incisions longitudinales sur les côtés de la face inférieure de la verge.— Après la guérison, la cicatrice a de la tendance à relever la verge, et à la mettre dans une position gênante. Presque toujours à la racine de la verge, près du pédicule du lambeau pubien, ils persistent de chaque côté des trajets fistuleux, dont l'oblitération consécutive peut être difficilement obtenue.

Deuxième procédé. — Ici l'on se borne à aviver, dans l'étendue de 4 à 5 millimètres de large, les bords latéraux de la gouttière uréthrale. Puis on taille le lambeau rectangulaire pubien, par deux incisions verticales, commençant en bas au niveau de l'extrémité postérieure des avivements, comme précédemment.

Le lambeau abdominal disséqué aussi bas que possible, puis rabattu sa face cutanée contre la gouttière, on fixe ses bords latéraux aux lèvres internes des avivements latéraux de la verge au moyen de la suture de Gely (fig. 64), qui doit être toujours préférée, comme le fait observer M. Dolbeau.

— On relève la verge en haut vers l'abdomen. A l'union du scrotum et de la verge, on fait une incision demi-circulaire (fig. 64, *e*) qui entoure la base de la verge; à une distance suffisante de cette première incision demi-circulaire, pour que la largeur du lambeau scrotal soit égale à la longueur du lambeau abdominal (tout en tenant compte de la

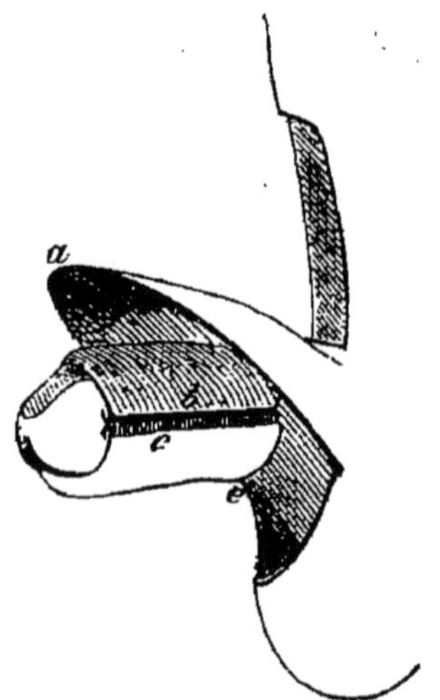

Fig. 64. — Le lambeau pubien fixé en *b*, à la lèvre muqueuse de l'avivement de la verge. — *c*. Lèvre cutanée où sera fixé le bord latéral du lambeau *a*. — *e*. Incision de la base de la verge.

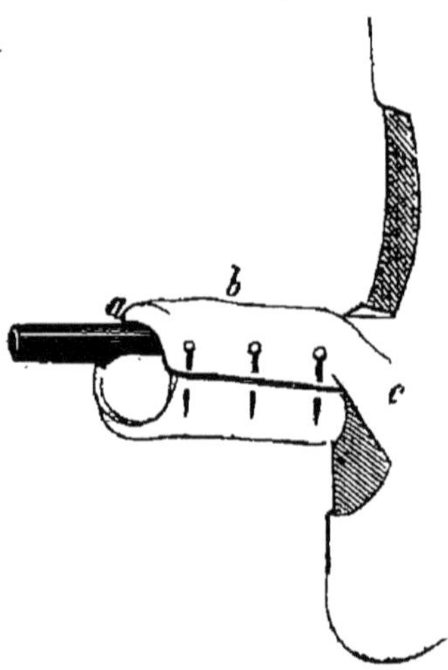

Fig. 65. — Opération faite. — *ab*. Surface cutanée du lambeau scrotal. — *c*. Un de ces pédicules.

rétraction considérable de la peau du scrotum), on fait sur le scrotum une seconde incision, allant d'un côté à l'autre du scrotum, et limitant avec la première un lambeau rectangulaire à deux pédicules latéraux, un de chaque côté de la verge (fig. 64, *a*). — On dissèque ce lambeau contenu entre les deux incisions, on passe par dessous lui la verge, et ainsi sa surface saignante vient s'appliquer sur celle du lambeau abdominal (fig. 64 et 65). — On réunit les bords latéraux du lambeau scrotal au bord cutané (fig. 65) de l'avivement de la verge au moyen de la suture entortillée.

Une sonde est mise à demeure.

Ici l'application des lambeaux l'un contre l'autre est plus exacte que dans le premier procédé; de plus, la verge est maintenue abaissée par le lambeau scrotal (fig. 65).

Le premier procédé, en raison de l'étranglement que provoque la prise des lambeaux sur la verge, les sutures cèdent et les résultats qu'il fournit sont presque toujours très-incomplets.

Le second procédé doit être préféré ; avec lui le gonflement est moindre et la verge est maintenue en bas. Les deux lambeaux s'appliquent mieux l'un sur l'autre. Un petit accident ordinaire, c'est la persistance de pertuis fistuleux à la base de la verge de chaque côté du pédicule du lambeau abdominal. — La cautérisation ou la suture après avivement en viennent à bout.

Le résultat définitif obtenu est considérable : l'usage facile d'un urinoir portatif, si l'incontinence d'urine n'a pas cessé après l'opération.

SECONDE PARTIE

OPÉRATIONS DE LA VESSIE

CHAPITRE PREMIER

De l'évacuation de l'urine par les sondes.

L'évacuation complète du liquide contenu dans la vessie, par la sonde qui occupe l'urèthre, est en apparence d'une grande simplicité. Cependant, pour arriver à ce but si fréquemment indiqué dans la thérapeutique des affections des voies urinaires, il faut, dans la manœuvre, tenir compte de l'état de la contractilité de la vessie et de la sonde employée.

Si la vessie n'a rien perdu de sa contractilité, ou est douée d'une contractilité plus énergique qu'à l'état normal, et si une sonde quelconque est placée dans l'urèthre, son œil maintenu dans la vessie le plus près possible du col, tout le liquide sera facilement évacué, poussé hors du pavillon par la contraction vésicale. La vessie, revenant complétement sur elle-même, finit par envelopper le bec de la sonde. La position de l'œil près du col est importante; s'il en était éloigné, la sonde étant très-engagée dans la vessie, la paroi vésicale pourrait s'appliquer sur lui et arrêter l'écoulement du liquide.

La position de l'œil sur le bec de la sonde à grande courbure peut entraîner une manœuvre spéciale. C'est lorsque l'œil unique est placé sur la face concave de la sonde près du bec. Dans les cas de saillie de la lèvre inférieure du col vésical, due à l'hypertrophie du lobe de Home ou une valvule de Mercier, la sonde à grande courbure, en pénétrant dans le col, a sa face antérieure appliquée contre la paroi antérieure de la vessie, et ainsi l'œil est oblitéré (1). Pour permettre au liquide de s'écouler, on est obligé, tout en maintenant le bec peu saillant dans la vessie, de l'écarter de la paroi vésicale, en élevant le pavillon par un petit mouvement direct. A la fin de l'évacuation, la vessie, revenant sur elle-même, sa paroi antérieure se rapproche de l'œil et l'oblitère. On répète à chaque arrêt du jet le mouvement direct d'élévation du pavillon, qui, à chaque fois, provoque la sortie d'un petit jet de liquide.

EVACUATION DANS LES CAS D'ATONIE DE LA VESSIE.

Ici la vessie ne se contracte pas complétement, et il s'agit d'évacuer le liquide qu'elle ne pousse plus dans la sonde.

1° *Évacuation par la sonde rigide.*— La sonde métallique, conduite dans la vessie, ses yeux maintenus près du col, occupe une position fixe par rapport à la cavité vésicale Le liquide n'étant pas chassé dans la sonde par la contraction de la vessie, pour l'évacuer avec cette sonde rigide, il faut placer le sujet dans une position telle que le niveau de l'orifice du pavillon soit plus bas que celui du col de la vessie. Dans la position couchée, le pavillon de la sonde occupe un niveau très-élevé au-dessus de celui de la vessie, et si l'on cherche à l'abaisser pour le mettre au niveau

(1) Voyez page 64, *Exploration de l'urèthre par la sonde à grande courbure.*

voulu, on engage la sonde en élevant de plus en plus son bec vers la paroi supérieure de la vessie ; alors les yeux ne sont plus près du col, ils arrivent à être au-dessus du liquide, contre la vessie. Si l'on met le sujet debout, il n'en est plus ainsi, la sonde, placée son œil près du col, conserve toujours sa même position oblique par rapport à la vessie, mais c'est la vessie qui occupe le niveau le plus élevé, et le pavillon de la sonde est plus bas. Aussi le liquide s'écoule-t-il facilement à l'extérieur.

De là : on doit toujours mettre le sujet dans la position debout, pour évacuer, par une sonde métallique, tout le liquide retenu dans une vessie atone.

Cette précaution de placer la sonde, son œil près du col, peut très-bien ne pas suffire. Lorsque les parois vésicales ont perdu tout à fait la propriété de revenir sur elle-mêmes, à mesure que le liquide s'écoule, elles restent flasques et s'appliquent l'une contre l'autre, ou bien s'appliquent sur l'œil, et il peut rester, même il reste toujours du liquide dans la vessie ; pour l'évacuer, on engage la sonde plus loin, mais dans ce mouvement d'introduction le bec s'élève dans la vessie, dont il repousse les parois. Aussi est-il à peu près impossible de bien vider la vessie avec les sondes métalliques. Naturellement, si ces conditions d'atonie de la vessie coïncident avec une saillie notable de la lèvre inférieure du col vésical, et qu'on emploie une sonde ayant un seul œil sur la concavité près du bec, on fera la manœuvre indiquée plus haut pour éloigner l'œil de la paroi antérieure de la vessie.

L'évacuation du liquide contenu dans la vessie par une sonde métallique ne doit pas être employée, à moins d'indications spéciales ; outre la difficulté du cathétérisme, avec ces sondes, leur passage fréquent dans l'urèthre irrite vite ce canal, et les précautions toutes particulières qu'elles nécessitent ne suffisent pas toujours pour faire une évacuation complète.

2° *Évacuation par les sondes flexibles.* — La position à donner au sujet est ici à peu près indifférente, car s'il est couché, la sonde occupant l'urèthre, son œil dans la vessie près du col, on pourra toujours incliner le pavillon entre les jambes et le placer à un niveau inférieur à celui du col vésical : le liquide s'écoule ainsi complétement. C'est ce qui arrive à chaque instant dans la pratique, quand on sonde un malade qui vient d'uriner, pour s'assurer si la vessie se vide bien, ou après l'uréthrotomie, pour évacuer l'urine que la vessie, devenue atone, n'a pas chassée au dehors dans la miction qui a précédé l'opération.

Il n'est point indifférent de se servir de telle ou telle sonde flexible pour pratiquer cette évacuation ; ainsi, celles qui offrent au delà de l'œil un long prolongement, comme celles à olive, ont le désavantage de faire une grande saillie dans la vessie, et peuvent, par l'éloignement de la paroi vésicale qu'elles déterminent, empêcher l'évacuation complète. Il est vrai que leur extrémité flexible peut s'infléchir, mais cela n'arrive que si les parois de la vessie ne sont pas flasques.

Je préfère de beaucoup à toutes les autres sondes celle dite à béquille (voy. fig. 22), ayant un seul œil sur la face latérale ou sur la face antérieure de son petit bec; sauf dans le cas particulier où une autre forme de sonde flexible est nécessaire pour passer dans l'urèthre. Cette sonde à béquille ne fait pas saillie dans la vessie au delà de l'œil (fig. 66); et, si la vessie a complétement perdu la propriété de revenir sur elle-même, poussée au delà du

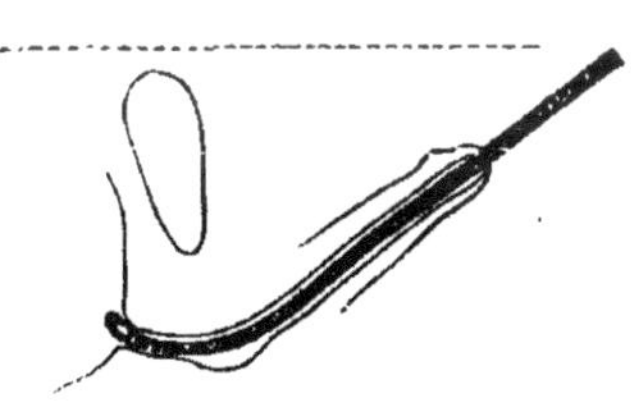

FIG. 66. — Sonde à béquille, l'œil placé dans la vessie, tout près du col.

col entre les parois flasques, on porte facilement son bec jusqu'au point le plus profond de la poche. De plus, quand on a soin de la prendre d'un volume moyen pour qu'elle ne soit pas serrée dans l'urèthre, on peut lui imprimer de légers mouvements de rotation sur elle-même, ce qui porte l'œil de tous côtés.

Les règles pour vider complétement la vessie avec cette sonde à béquille sont donc : placer l'œil près du col et abaisser le pavillon entre les jambes, si le malade est couché; si le malade est debout, la position du pavillon est naturellement suffisamment déclive. Quand on suppose que les parois de la vessie sont flasques, on pousse la sonde plus loin, s'arrêtant à chaque fois que, dans une nouvelle position du bec, il s'écoule du liquide; en même temps on imprime un léger mouvement de rotation à la sonde pour éloigner son œil de la paroi vésicale.

Une fois la manœuvre de l'évacuation complète déterminée pour le cas donné, si le malade est obligé de se sonder lui-même, soit qu'il n'urine pas du tout spontanément, soit qu'il soit utile de vider complétement la vessie une fois par jour, on lui indique minutieusement la façon dont il doit placer sa sonde dans la vessie et les mouvements qu'il doit lui imprimer à la fin de l'évacuation.

CHAPITRE II

Injections vésicales.

L'indication de faire, par une sonde occupant l'urèthre, une injection dans la vessie, se rencontre à chaque instant dans la pratique chirurgicale des maladies des voies urinaires. Dans le traitement du catarrhe de la vessie, pour évacuer le pus et les mucosités, pour modifier les parois de la vessie ou en désinfecter les cavités. Dans les cas d'atonie pour réveiller la contractilité des parois vésicales. Dans les cas de contractures, pour diminuer la sensibilité de la vessie et lui faire supporter plus de liquide, pour évacuer des caillots sanguins ou des graviers, etc.

Chacune de ces indications si dissemblables nécessite un *modus faciendi* spécial, auquel il faut se soumettre d'une façon absolue. Civiale comprenait très-bien tous les soins particuliers, à chaque cas, que nécessitent les injections vésicales. A propos de leur application au traitement du catarrhe de la vessie, il dit : « Il se présente une infinité de nuances que le praticien attentif doit s'appliquer à saisir, parce qu'elles suggèrent dans le traitement des modifications indispensables pour en assurer le succès, tandis que leur négligence expose à des mécomptes et à une foule d'accidents, qui ne manquent pas ensuite d'être mis sur le compte de la méthode curative, bien qu'elle en soit innocente (1). »

(1) Civiale, *Traité pratique sur les maladies des organes génito-urinaires*, t. III, p. 510.

Dans un chapitre précédent, nous nous sommes occupé des injections uréthro-vésicales, ou injections profondes de l'urèthre, qui rendent de si grands services dans l'uréthrite chronique profonde, accompagnée ou non de cystite du col ou de catarrhe de vessie. Là, nous avons parlé aussi de l'irrigation continue de l'urèthre et de la vessie.

Choix de la sonde. — La sonde à employer est indiquée par les difficultés de cathétérisme que peut présenter l'urèthre. De plus, par elle, l'évacuation du liquide contenu dans la vessie doit se faire complétement, aussi doit-elle remplir les conditions indiquées plus haut. Enfin elle est imposée par le but même de l'injection; ainsi dans le cas d'injection pour l'évacuation des graviers après la séance de lithotritie. Dans ce chapitre nous ne nous occuperons pas des injections faites pour évacuer les graviers; elles trouveront mieux leur place à propos de la description de la lithotritie. Les deux premières indications fournies par l'urèthre et par les conditions d'évacuation complète du liquide contenu dans la vessie, sont remplies par les sondes de gomme. La meilleure sonde de gomme pour l'évacuation complète est, comme nous l'avons vu dans le chapitre précédent, la sonde à béquille, ayant l'œil sur la face latérale du bec. Toutes les fois qu'elle répond aux difficultés de cathétérisme que présente l'urèthre, ce qui est très-fréquent, elle doit être préférée. Les autres sondes de gomme, telles que celles à prolongement conique olivaire, à courbure fixe et à prolongement olivaire, ont l'inconvénient de faire saillie dans la vessie, et outre qu'elles peuvent rendre l'évacuation incomplète, elles ont encore le désavantage d'irriter les parois vésicales par le contact obligé de leur prolongement avec elles. Toutes les fois qu'on fait l'injection dans le but de diminuer la sensibilité de la vessie : elles sont tout à fait contre-indiquées.

La sonde de gomme, à grande courbure générale, offre les avantages de celle à béquille, quand elle présente un œil près du bec, beaucoup de vieillards s'en servent eux-mêmes. Quand son passage est facile dans l'urèthre, elle doit être employée. Enfin la sonde de caoutchouc vulcanisé réunit les conditions de souplesse, de disposition de l'œil près du bec et de facile introduction dans la plupart des cas; seulement en raison de l'épaisseur de ses parois, son calibre est étroit, ce qui gêne la sortie des mucosités.

INSTRUMENTS INJECTEURS. — *Seringues.* — Le meilleur de tous les instruments injecteurs est la seringue à anneaux, dite à hydrocèle. Elle doit réunir certaines conditions; elle doit être munie de plusieurs canules de différents calibres; son piston double, de cuir, doit glisser très-exactement et très-facilement sur la surface du corps de pompe. Les mouvements de va-et-vient du piston dans le corps de pompe doivent être très-doux (fig. 67). La force la plus faible doit pouvoir les communiquer. Aussi quand le piston est poussé lentement par une impulsion continue et observée, le plus léger obstacle qui s'oppose à la sortie du liquide par la canule est tout de suite perçu par la main, qui imprime le mouvement au piston. Pour reccevoir cette sensation de résistance opposée à la marche du piston, due à un obstacle qui arrête plus ou moins la sortie du liquide de la canule, il faut prendre certaines précautions.

Le mouvement imprimé au piston doit être uniforme, et très-observé par la main qui l'imprime. Ainsi, sitôt qu'il y a un obstacle quelconque à la sortie du liquide par la canule, soit qu'un corps étranger oblitère la sonde, soit que la vessie ne se laisse plus distendre, la main qui meut le piston perçoit très-bien la résistance. Elle se traduit par un ralentissement dans la marche du piston, si la force qui le meut n'est pas accrue, ou par une impossibilité de le faire aller plus loin, si l'obstacle à la sortie du liquide de la seringue est complet. Une main exercée munie d'une bonne seringue, arrive à percevoir tous les degrés de résistance, même celui

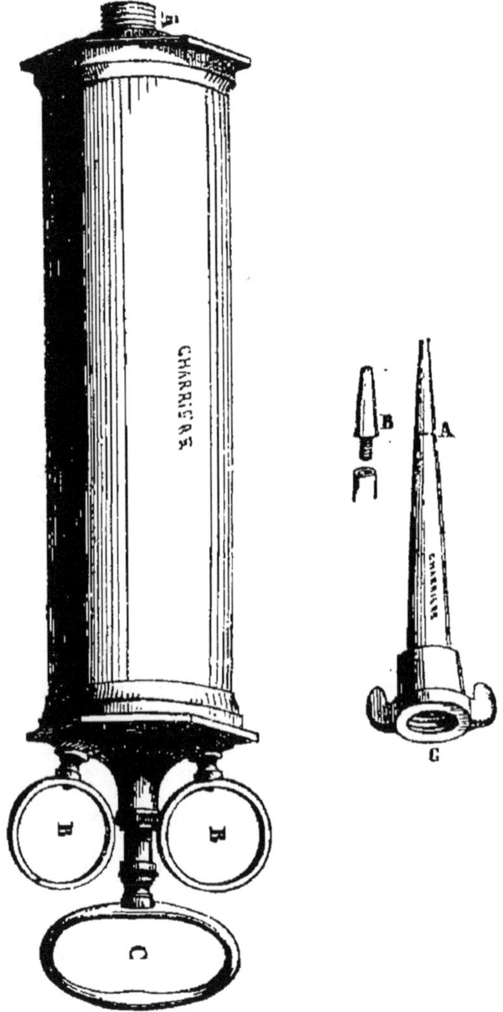

Fig. 67. — Seringue à anneaux. — Canule A, C. — B. Extrémité de diamètre différent s'adaptant en A.

qu'un très-faible obstacle oppose à l'entrée du liquide dans la vessie.

A chaque instant l'indication de l'injection vésicale impose de ne pas irriter les parois par une distension trop grande. Ce qui entraînerait la contraction réflexe de la vessie et l'évacuation immédiate du liquide par la sonde ou même par-dessus la sonde si la contraction vésicale est déjà surexcitée antérieurement par une affection.

Il est tout clair que la seringue doit toujours être maniée par le chirurgien. Ce qu'il fait, avec la main droite, deux doigts dans les anneaux B, B du corps de la seringue, et le pouce dans l'anneau C de la tige du piston (fig. 67). Civiale critiqua durement la pratique des chirurgiens qui, après avoir conduit la sonde eux-mêmes dans la vessie, font pousser le piston de la seringue par un aide, pendant qu'ils tiennent le corps de pompe et le pavillon de la sonde. Ils se privent des renseignements fournis par la résistance qui peut s'opposer à la marche du piston.

Enfin la tige du piston présente des divisions chiffrées, elles indiquent la quantité de liquide poussé dans la vessie. Cette dernière disposition est surtout utile pour les cas où l'on a intérêt à n'injecter dans la vessie qu'une quantité de liquide déterminée. Elle permet de déterminer la capacité de la vessie.

Poire de caoutchouc. — On a beaucoup vanté dans ces dernières années la poire de caoutchouc comme appareil injecteur. Et on l'a souvent mise entre les mains des malades pour qu'ils se fassent eux-mêmes l'injection dans la vessie. Cette poire de caoutchouc, pleine du liquide à injecter, sa canule dans le pavillon de la sonde, il suffit de la comprimer avec la main pour chasser le liquide dans la vessie. Mais la pression sur la poire chasse le liquide avec une violence qui est tout à fait en désaccord avec la pression que fait la main sur la poire de caoutchouc.

Ainsi la poire de caoutchouc n'indique rien à la main, et

le liquide arrivant brusquement dans la vessie peut en exciter outre mesure les parois. Les seuls cas où l'on pourrait conseiller la poire de caoutchouc comme appareil injecteur, c'est lorsqu'il y a atonie vésicale. Mais pourquoi se servir d'un instrument qui ne donne aucun renseignement, qui n'est pas un intermédiaire entre l'organe et la main qui manœuvre. Les malades arrivent à se servir très-bien de la seringue, qui doit toujours être préférée.

MANŒUVRES. — La sonde conduite dans la vessie. L'évacuation complète du liquide faite, l'œil de la sonde ramené près du col, la seringue pleine de liquide et l'air chassé ; le chirurgien tenant la seringue de la main droite, les doigts indicateur et médius chacun dans un des deux anneaux du corps de pompe, le pouce dans l'anneau de la tige du piston. Il place la canule dans le pavillon de la sonde, avec la main gauche soutient le pavillon de la sonde tout en y maintenant la canule. Puis la main droite manœuvre la seringue, pressant avec le pouce, d'une façon continue et observée, sur la tige du piston. Le liquide est chassé dans la vessie. La manœuvre de l'injection ainsi faite, on n'est pas exposé à imprimer à la seringue des mouvements qui, se continuant dans la sonde, font faire saillie au bec dans la vessie et éloignent l'œil du col ; car la force qui agit sur le piston par le pouce ne peut se communiquer à toute la seringue, le corps de la seringue étant maintenu fixe par les doigts indicateur et médius qui sont dans ses anneaux. Enfin le pouce, en agissant sur le piston, exécute son mouvement naturel d'opposition aux autres doigts de la main, conditions favorables à la perception des résistances que les obstacles à la sortie du liquide opposent à la marche du piston.

Injection dans les cas d'atonie de la vessie. — Selon l'indication que doit remplir l'injection, on fait arriver le liquide plus ou moins vite dans la vessie; on distend plus ou moins rapidement la vessie. L'indication à remplir est d'abord fournie par l'état de la vessie. Si la vessie est atone ou complétement insensible, l'injection est poussée rapidement. Le liquide arrivant par un jet vif dans la vessie, remue les mucosités, les filaments muqueux, et favorise leur évacuation par la sonde. Le choc du jet de liquide contre la paroi vésicale et la distension rapide de la vessie peuvent en exciter la sensibilité et arrivent dans certains cas à en réveiller la contractilité. Dans ces cas le mouvement rapide imprimé au piston n'est point interrompu ou entravé par une résistance quelconque, sauf quand la vessie est pleine. L'évacuation se fait en suivant la manœuvre décrite dans le chapitre précédent. Si malgré l'inclinaison du pavillon, le jet s'arrête ou diminue dans le cours de l'évacuation, c'est que l'œil est oblitéré, soit par les parois de la vessie, ce dont on s'assure en le déplaçant, soit par des mucosités, alors on le débouche en injectant dans la sonde un jet vif et court de liquide. Quelquefois, pour déboucher l'œil, ce jet court ne suffit pas, les mucosités étant trop engagées dans la sonde, alors on cherche à les attirer à l'extérieur en les aspirant dans la sonde avec la seringue. Pour cela, la seringue vide, on place sa canule dans le pavillon de la sonde, et maintenant fixe le corps de la seringue on tire sur l'anneau du piston.

Les injections simples de lavages, dans les cas d'atonie de vessie, sont faites avec de l'eau à peine tiède, dégourdie, et doivent être répétées jusqu'à ce que les dernières gouttes de liquide, qui sortent à la fin de l'évacuation soient claires.

Civiale conseille avec raison, pour réveiller la contraction vésicale, les injections d'eau froide poussées par un jet rapide dans la vessie. Il est sage de n'arriver à l'eau très-froide que progressivement. Pour faire ces injections on met à la seringue une canule de gros calibre, et l'on imprime au piston un mouvement continu et un peu rapide.

Les injections modificatrices et désinfectantes. — Dans les cas d'atonies vésicales persistantes, par suite du séjour constant d'une certaine quantité d'urine dans la vessie, le catarrhe de vessie s'établit, les urines se chargent de mucosités, de pus, et deviennent plus ou moins infectes. Les injections faites avec un liquide modificateur de la paroi vésicale, et en même temps désinfectant du contenu de la vessie, doivent être faites avec le plus grand soin ; si l'on veut prévenir l'intoxication urineuse. Quel que soit le liquide médicamenteux employé, on commence par faire des injections de lavage, puis la vessie vidée, on fait arriver le liquide spécial aussi lentement que possible, pour que tous les points de la paroi de la vessie soient mis en contact avec le liquide, et que la modification superficielle de la vessie soit complète. En même temps ce liquide médicamenteux désinfectant agit sur les mucosités et la petite quantité de liquide putride qui peut rester dans la vessie, malgré le lavage antérieur.

Cette injection spéciale, laissée pendant quelques minutes dans la vessie, puis évacuée, on fait une injection d'eau simple pour diluer le liquide médicamenteux qui reste dans la vessie et l'évacuer.

Bien des liquides ont été proposés pour remplir cette indication spéciale; celui que nous préférons est l'eau phéniquée à un millième ou à une dose moindre ou plus forte, dont nous avons donné la formule page 38.

Injection dans les cas de sensibilité exagérée de la vessie. — Ici la capacité de la vessie, toujours très-réduite en raison de l'affection existante, il importe de ne pas surexciter la sensibilité des parois, déjà exagérée, par une distension trop brusque ou trop grande. C'est dans ce cas que la résistance au mouvement très-lent et très-observé du piston, doit être immédiatement reconnue, car elle impose l'arrêt immédiat de l'injection; quelle que soit la nature du liquide injecté, eau simple ou liquide médicamenteux quelconque, toujours il faut se soumettre à toutes les précautions imposées par la sensibilité de la vessie.

CHAPITRE III

Examen de la vessie.

EXPLORATION DE LA PUISSANCE CONTRACTILE DE LA VESSIE.

En étudiant les opérations de l'urèthre, nous avons vu combien l'examen de ce canal était minutieux, combien il était nécessaire d'avoir présent à l'esprit toutes les données diagnostiques que peut fournir la sonde, ou l'instrument spécial d'exploration dont on se sert, pour arriver au diagnostic certain de l'affection. — Des précautions aussi minutieuses sont nécessaires pour arriver le plus vite possible et sûrement au diagnostic de l'état pathologique de la vessie. — Ainsi, dans la pratique des maladies de l'urèthre et de la vessie, tout, même le détail en apparence le plus insignifiant, doit être soigneusement observé ; s'il n'a pas une importance immédiate, il peut éveiller l'attention de l'observateur et, souvent, diriger son esprit vers les moyens spéciaux d'exploration capables de fournir le diagnostic définitif.

Dans les deux chapitres précédents, nous avons étudié l'évacuation de l'urine par les sondes et les injections vésicales. Chacun des phénomènes particuliers qui y sont décrits sont des éléments, des données diagnostiques de l'état pathologique de la vessie. — Ainsi la puissance exagérée du jet d'urine, s'arrêtant brusquement quand la vessie est vide, indique que la vessie est surexcitée, qu'elle se contracte avec violence ; et si, au moment de la fin de ce jet brusque, rapide et violent, il y a une douleur plus ou moins vive, nous savons alors que la vessie est très-irritable, que le contact de sa paroi avec le bec de la sonde provoque une douleur, qui excite encore la contraction vésicale. De là ces précautions spéciales à ces conditions : se servir de sondes molles de gomme, ayant l'œil près du bec; éviter le contact de la vessie et de la sonde.

Si le jet, d'abord assez énergique, diminue peu à peu pour arriver à ne plus exister, l'urine tombant en bavant du pavillon de la sonde, c'est le signe certain d'un état atonique de la vessie, qui à chaque miction, ne pouvant plus se vider, contient toujours, immédiatement après, la quantité d'urine qui s'écoule en bavant de la sonde. — Et si, dans ces conditions, on passe une sonde immédiatement après la miction, on retire de la vessie cette quantité d'urine, qui y restait.

Pour que les données diagnostiques fournies par le jet d'urine soient vraies, il faut se mettre à l'abri des causes d'erreur possibles. — Elles sont dues à la contraction des parois de l'abdomen, à l'effort. — Si, pendant que l'urine s'écoule en bavant, en raison de la perte de contractilité de la vessie, le sujet fait un effort, tout de suite le jet d'urine s'établit et dure autant que l'effort. La plus petite contraction de la paroi abdominale suffit pour produire un jet; ainsi, dans ces cas où l'urine s'écoule en bavant, comme dans les rétentions d'urine, quand le malade parle, chaque parole détermine un jet, une phrase prononcée par l'individu provoque un jet saccadé, et à saccades très-inégales.— Il serait possible, en enregistrant le jet, par les moyens en usage dans les laboratoires de physiologie, d'étudier le degré d'effort nécessité par chaque son articulé dans un médium donné.

La position du sujet entraîne aussi une modification dans

le jet qui sort de la sonde, et cela toujours en raison de la contraction de l'abdomen. — Dans l'habitus debout ordinaire, la paroi abdominale est contractée; si l'on examine le jet d'urine du sujet dans cette position, il y est toujours plus fort que dans la position où la contraction de l'abdomen n'existe pas.

Ainsi, pour que le jet d'urine sortant de la sonde ait une valeur diagnostique, il faut toujours mettre le sujet, pendant l'exploration, dans la position couchée propre au cathétérisme (1), et prendre toutes les précautions indiquées, pour éviter la contraction abdominale même dans cette position.

Nous venons de voir que l'évacuation d'urine par la sonde, immédiatement après la miction, indiquait d'une façon certaine la rétention, ou plutôt la stagnation permanente dans la vessie de la quantité d'urine ainsi évacuée. — Dans ces cas l'urine sort de la sonde de deux façons : en bavant ou par jet. — Dans le premier cas, il y a perte de contractilité de la vessie, atonie; dans le second, la perte de contractilité de la vessie n'existe pas, puisque le jet persiste jusqu'à ce que la vessie soit vidée. On observe souvent ce dernier phénomène dans les cas de valvules musculaires du col vésical. Mercier insiste sur ce signe de la saillie musculaire de la lèvre inférieure du col vésical. On le rencontre aussi quand il existe de la contracture du col de la vessie, en même temps qu'une affection du corps de la vessie, comme une altération organique siégeant au trigone, ou une pierre vésicale. Ici, la contracture du col est plus énergique que le pouvoir contractile de la vessie; et celle-ci, au lieu de perdre la faculté de revenir tout à fait sur elle-même, en raison de l'obstacle uréthral dû à la contrac-

(1) Voy. p. 41.

tion du col de la vessie, continuellement excitée et irritée par l'affection de sa paroi où la pierre conserve la propriété de revenir activement sur elle-même, sitôt que la contracture du col est annihilée par la sonde.

Ainsi, la façon dont le liquide, contenu dans la vessie après la miction, s'écoule par la sonde qui occupe l'urèthre, est une donnée diagnostique des plus importantes, en ce qu'elle fait connaître immédiatement l'état de la contractilité de la vessie. Il va sans dire que, pour pouvoir conclure, il est absolument nécessaire de faire l'évacuation par la sonde du liquide contenu dans la vessie, en se mettant à l'abri de toutes les causes d'erreur que nous venons de signaler.

Reconnaître l'état de la contractilité de la vessie est une des choses que le chirurgien doit toujours faire dès le début de l'examen, quelle que soit l'affection spéciale de la vessie à diagnostiquer. — On a proposé des instruments s'adaptant au pavillon de la sonde pour mesurer la puissance de contraction de la vessie. — Leur utilité est peu pratique; l'observation *de visu* du jet suffit grandement au praticien. Avec de l'observation attentive, on arrive à juger très-bien de la puissance contractile de la vessie, sans être obligé de se servir de ces manomètres.

EXPLORATION DU COL DE LA VESSIE.

Dans le chapitre consacré au cathétérisme avec les instruments rigides, nous avons indiqué les données diagnostiques fournies par les sondes à grande courbure (sonde Gely) et par celles à petite courbure (Mercier), pendant leur introduction dans l'urèthre. — Nous avons vu (p. 64, et fig. 8, p. 62) que la sonde à grande courbure indique sûrement une saillie de la lèvre inférieure du col vésical au-dessus du plancher prostatique, quand son bec, arrivé près du col, est brusquement arrêté par une résistance directement opposée à son extrémité. — Même le mouvement plus ou

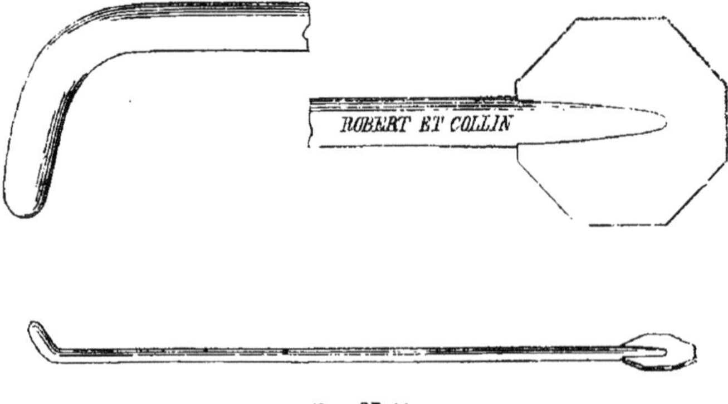

Fig. 67 *bis*.

moins grand d'élévation imprimé au bec, nécessaire pour le conduire dans le col vésical, indique la hauteur réelle de la saillie de la lèvre inférieure.

La sonde coudée de Mercier, ou plutôt le cathéter sans yeux et plein, est l'instrument explorateur par excellence du col vésical (fig. 67 *bis*) : avec, on reconnaît la disposition du col par rapport à l'urèthre et celle de cet orifice par rapport à la vessie. Au moment où cette sonde quitte le col et arrive dans la vessie, dans les conditions normales, la main perçoit sans transition brusque la liberté immédiate du bec, qui n'est plus en contact par son extrémité avec la paroi supérieure de l'urèthre, et par son talon avec la paroi inférieure. — Sitôt qu'il y a contracture du col vésical, la compression du bec de la sonde au moment de son passage en ce point le plus reculé du canal, est fort énergique et agit sur l'extrémité du bec et son talon. Aussi, au moment où la sonde pénètre dans la vessie, poussée par le mouvement contenu et bien observé de propulsion, il y a brusquement un petit soubresaut et, immédiatement, on perçoit la sensation de liberté du bec de la sonde qui est mobile en tout sens dans la vessie.

Lorsqu'il y a saillie de la lèvre inférieure du col vésical, qu'elle soit due à l'hypertrophie du lobe de Home ou à la lèvre musculaire hypertrophiée, en arrivant contre cette saillie, le bec est arrêté, et l'on perçoit très-bien la résistance qui est opposée au talon de la sonde (voy. p. 82, fig. 15, même page). Alors, si l'on pousse la sonde selon l'axe de son pavillon sans abaisser celui-ci, la résistance au talon est de plus en plus nette, jusqu'à ce que le dos du bec, déprimant la saillie transversale du col sur laquelle il est placé obliquement, la déprime et pénètre brusquement dans la vessie. Au moment où la sonde arrive dans la vessie, la main qui tient le pavillon perçoit un soubresaut très-net et, immédiatement après, reconnaît que le bec est libre. — Ce soubresaut de l'introduction de la sonde dans le col est dû à un abaissement brusque du pavillon au moment où le talon du bec passe sur la saillie transversale du col.

Pour faciliter l'introduction de la sonde dans le col vésical, quand son talon est arrivé contre l'obstacle, au lieu de pousser la sonde selon la direction du pavillon, il suffit d'abaisser nettement le pavillon en le poussant. — C'est la manœuvre qu'il faut toujours volontairement faire sitôt qu'on a reconnu l'obstacle.

A l'état normal, la lèvre inférieure du col vésical est au même niveau que le plancher prostatique et que le trigone vésical; c'est ce qui existe toujours chez les sujets jeunes. Mais il n'en est plus ainsi sitôt que le lobe de Home se développe et s'hypertrophie, et sitôt que la lèvre musculaire inférieure du col s'accentue sous l'influence des causes si bien étudiées par Mercier (1). Alors cette lèvre inférieure du col vésical s'élève au-dessus du trigone et du

(1) Mercier, *Recherches anatomiques, pathologiques et thérapeutiques sur les valvules du col vésical*. Paris, 1848.

plancher prostatique. Nous venons de donner les signes physiques de cette saillie du col au-dessus du plancher de la prostate. — Comment reconnaît-on son élévation au-dessus du trigone? — C'est encore la sonde coudée qui sert dans cette exploration. — Dans les conditions normales, quand la lèvre inférieure de l'urèthre n'est point élevée, le talon du bec de la sonde coudée qui pénètre dans la vessie suit le trigone vésical, glisse sur lui.

Si, le bec vertical et maintenu appliqué contre la lèvre supérieure du col (fig. 68), on l'incline latéralement en lui faisant suivre le pourtour du col, par le mouvement de rotation directe imprimé à son pavillon; sitôt que le bec est horizontal, ce que l'on reconnaît à la position des oreilles du pavillon, on sent le bec arrêté dans son mouvement de rotation, il est maintenu horizontal. — La même manœuvre répétée de chaque côté donne le même résultat. — Ce résultat de l'exploration indique d'une façon certaine que la lèvre inférieure du col vésical n'est pas saillante.

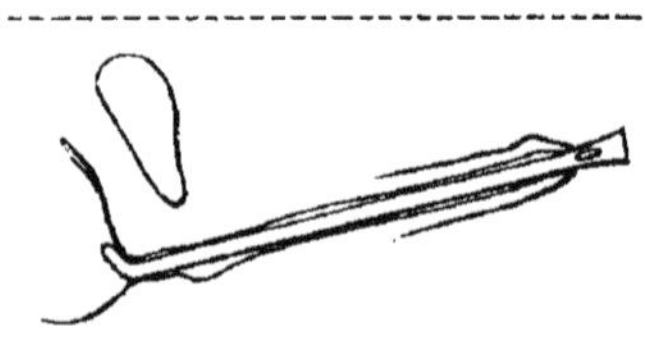

Fig. 68. — Bec, dans la vessie, contre la lèvre supérieure du col vésicale.

Si le mouvement de rotation du bec se continue plus loin, toujours sa face antérieure maintenue contre le pourtour du col vésical, le bec se dirige de plus en plus bas, il arrive à être placé verticalement en bas. Alors une traction directe sur le pavillon montre qu'il est accroché (fig. 69), qu'il est retenu par une saillie contre laquelle il est appliqué.

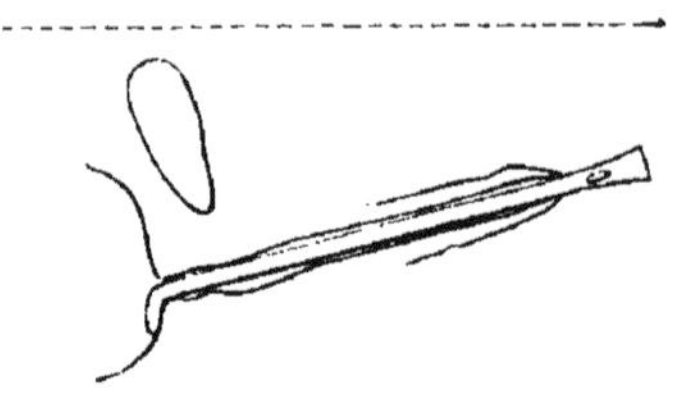

Fig. 69. — Bec de la sonde coudée accrochant la lèvre inférieure du col.

Cette résistance perçue, on continue la rotation du bec

autour du col; ainsi, par un mouvement complet de rotation imprimé au pavillon, on a appliqué le bec sur tout le pourtour du col vésical. C'est là le signe pathognomonique de la saillie de la lèvre inférieure du col vésical.

Pour qu'il y ait certitude, la manœuvre doit être minutieusement faite. — Aussitôt le bec dans la vessie, il faut le maintenir vertical contre la lèvre supérieure (fig. 68) du col vésical, et, sans le pousser dans la cavité de la vessie, on doit tout de suite lui imprimer le mouvement de rotation explorateur. Si l'on n'agit pas ainsi, le bec poussé dans la vessie, en le retournant en bas, on peut le passer derrière le bord postérieur du trigone vésical, accrocher ce bord postérieur du trigone. Et, croyant le bec arrêté par la lèvre inférieure du col vésical, on conclut à l'existence de cette affection. — C'est surtout quand on pratique la section de cette valvule musculaire que cette manœuvre d'exploration, qui est le premier temps de l'opération, doit être faite avec toute l'attention possible. Car, au lieu de couper la valvule musculaire, on couperait le bord postérieur du trigone.

Cette manœuvre d'exploration, qui consiste à porter le bec de la sonde sur tout le pourtour du col vésical, fournit encore de nombreuses et importantes données diagnostiques. — Par elle, on reconnaît les tumeurs siégeant au col de la vessie. Ici le bec vertical, maintenu contre la lèvre supérieure, on explore comme précédemment le pourtour du col vésical. Mais le bec est bientôt arrêté dans un degré d'inclinaison plus ou moins grand (fig. 70), indiqué extérieurement par la position des oreilles ou de la plaque du pavillon. — Ainsi arrêté d'un côté, et son inclinaison au point d'arrêt bien observée, on

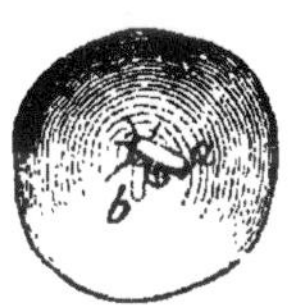

FIG. 70. — Bec de la sonde coudée limitant une tumeur du col en *a* et *b*.

ramène du côté opposé le bec, toujours maintenu contre le col, par un mouvement de rotation du pavillon en sens inverse; bientôt le bec est arrêté, on note son inclinaison. — Ainsi on a exploré les deux points limites de la tumeur du col, on connaît la position de ces deux points et la distance qui les sépare. On sait le diamètre de la tumeur au niveau du col.

Outre ces données, le contact du bec avec la tumeur détermine une sensation spéciale perçue par la main qui tient le pavillon. Ainsi, dans un fait, une sensation de rudesse et de dureté nous fit présumer que la tumeur était de nature squirrheuse, ce qui était; il est vrai que les autres symptômes étaient tous en faveur du cancer. Mais la sensation n'en est pas moins utile à percevoir et à noter.

Il arrive, et cela surtout dans le cours d'une lithotritie faite chez un vieillard, ou chez un sujet quelconque ayant la prostate volumineuse et une vessie à colonne, qu'un gravier se place sur le bord du col vésical tout près de cet orifice, mais en étant assez éloigné pour que la sonde à grande courbure, qui franchit l'orifice de la vessie, ne soit pas forcément en son contact. — Un gravier, ainsi fixé, excite le col de la vessie et même tout l'urèthre, provoque des spasmes, met le sujet dans cet état anxieux tout particulier que cause la présence d'un gravier dans l'urèthre. — A propos de la lithotritie, nous parlerons longuement de ces phénomènes. Pour reconnaître le gravier près du col vésical, qui explique l'état anxieux, on n'a qu'à faire l'exploration du pourtour du col avec le cathéter coudé de Mercier. — Le contact du bec sur le gravier produit la sensation spéciale de frottement rugueux, et le petit choc que les pierres seules fournissent à la main qui tient le pavillon. A propos des manœuvres de la lithotritie, nous dirons comment on arrive à déplacer le gravier, ou même à le saisir sur place et à le broyer.

EXAMEN DES PAROIS ET DE LA CAVITÉ DE LA VESSIE.

Ici, l'instrument d'exploration est encore la sonde coudée de Mercier. — Il est bon de se servir, autant que possible, du cathéter plein ne présentant pas, comme la sonde ordinaire, des yeux latéraux sur le bec. Ce sont ces faces latérales du bec de la sonde, portées sur les parois de la vessie, qui explorent. Les yeux modifient la sensation fournie par la sonde, et, surtout, les bords des yeux peuvent éroder la muqueuse vésicale. — Si l'emploi de la sonde avec œil au bec est nécessité, soit pour faire l'injection dans la vessie, soit pour laisser écouler le liquide contenu dans la vessie pendant l'exploration, il faut choisir un sonde ayant un seul œil placé sur la face antérieure du bec (fig. 71).

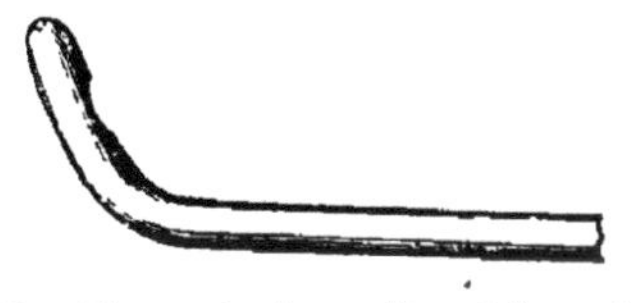

Fig. 71. — Sonde coudée. Œil sur la face antérieure du bec.

Souvent, en raison de l'état spasmodique permanent de la région profonde de l'urèthre et du col de la vessie, la sonde coudée ordinaire arrive difficilement dans la vessie. Pour éviter les tâtonnements et surtout une distension trop considérable de cette région contracturée de l'urèthre, on se servira d'une sonde à bec court, mais dont la courbure brusque est arrondie. L'angle émoussé du talon rend le cathétérisme plus facile et moins douloureux (fig. 72). M. Caudemont insiste sur cette précaution.

Enfin, la sonde à grande courbure ordinaire (Gely) peut fournir certaines données diagnostiques importantes.

Soins préliminaires. — Pour arriver à explorer les parois de la vessie avec les sondes, le premier point nécessaire est que la vessie contienne du liquide, et même le plus de liquide possible; car, plus les parois seront distendues, — bien entendu dans les limites de la capacité ordinaire de la vessie, — plus les mouvements de la sonde seront libres et plus il sera facile d'en porter le bec sur les différents points. Pour atteindre ce but, — la dilatation de la vessie, — il faut se mettre à l'abri de tout ce qui peut provoquer la contraction de la vessie. — Il est évident que la position couchée propre au cathétérisme est indispensable; par elle, toutes les causes physiologiques de compression de dehors en dedans de la vessie sont évitées. — La distension un peu forcée de la cavité vésicale par le liquide injecté immédiatement avant l'exploration doit être évitée avec le plus grand soin, car la présence de la sonde dans la vessie, le contact répété et explorateur de son bec contre la muqueuse provoqueraient immédiatement la contraction de la vessie, et l'évacuation, par-dessus la sonde, du liquide contenu.

Aussi doit-on connaître d'avance la capacité de la vessie. Pour cela, avec une sonde de gomme, on la vide, puis on y injecte de l'eau tiède, très-lentement, de façon à faire supporter le plus de liquide possible; à la première sensation du besoin d'uriner, même la plus légère, on s'arrête; on note la quantité d'eau injectée dans la vessie. Cette capacité de la vessie connue. Quand on veut faire l'exploration, on injecte dans la vessie, toujours très-lentement, non pas la quantité qui a provoqué le besoin d'uriner, mais une quantité un peu moindre. Ainsi, quand la sonde arrive dans la vessie, quand son bec est promené sur la muqueuse, la contraction est moins facilement provoquée, et, la vessie, suffisamment distendue, l'exploration se fait facilement.

Mais la présence de la sonde dans le col de la vessie et celle du bec sur la muqueuse vésicale, suffisent souvent pour provoquer la contraction de la vessie, qui se vide par-dessus la sonde. Tout cela en raison de la sensibilité exagérée du col et de la paroi vésicale. — Si le malade n'urinant pas trop souvent, la vessie peut contenir une certaine quantité d'urine, pour éviter la manœuvre de l'injection, et diminuer par cela même les temps de l'exploration, on choisira, pour introduire la sonde exploratrice et faire l'examen, le moment où la vessie sera distendue par l'urine. — Si la vessie ne se laisse plus dilater, le malade urinant très-fréquemment, alors avant de penser à explorer les parois de la vessie, on cherchera à en calmer la sensibilité. On modifiera les parois vésicales par des injections de lavage et des injections modificatrices. Celles-ci agissant sur toute la paroi vésicale, diminuent la sensibilité, et permettent une dilatation plus grande. Ainsi dans l'observation relatée, page 17, les injections d'eau phéniquée ont amené rapidement une dilatation suffisante. — Le succès de ces injections est à peu près certain, quand il y a un catarrhe ; car là les urines, fortement altérées par leur mélange avec le pus, irritent les parois de la vessie, en entretiennent la suppuration, en exagèrent la sensibilité au point d'en amener le retrait complet. Ces injections d'eau phéniquée diminuent la suppuration et la sensibilité des parois de la vessie par leur action caustique, astringente, toute superficielle.

Mais il y a des cas où ce moyen est tout à fait insuffisant. La vessie est presque constamment contracturée ; à peine si elle contient 10 grammes de liquide qu'elle se vide violemment. Le cathéter explorateur introduit dans la vessie est comme serré. Ici les moyens propres à dilater la vessie sont d'abord : l'anesthésie générale par le chloroforme, ordinairement elle permet d'injecter assez de liquide pour explorer. — Un autre moyen, qui m'a très-heureusement réussi tout dernièrement, consiste à faire passer par la vessie un courant électrique continu. La note suivante de M. le docteur Onimus en indique très-bien le mode d'action.

« Le courant constant et continu produit un effet calmant, surtout lorsqu'il est faible et qu'il n'est nullement douloureux (de dix à vingt éléments).

» Lorsqu'il s'agit d'abolir la sensibilité exagérée d'une partie douloureuse, surtout par suite d'inflammation, il faut appliquer l'électrode positif sur la partie douloureuse, et l'électrode négatif sur un point quelconque éloigné de cette partie. Dans ces conditions, en maintenant les électrodes en place, afin que le courant passe d'une manière bien constante, on constate souvent très-rapidement que la sensibilité a considérablement diminuée.

» Lorsqu'au lieu d'agir localement, on agit suivant la direction des nerfs dont les rameaux se rendent à ces parties douloureuses, il faut employer une direction centrifuge, c'est-à-dire mettre le pôle positif près des centres nerveux, et le pôle négatif près de la périphérie. »

Ici, l'appareil instrumental dont nous nous sommes servi est des plus simples, il consiste en un fausset de bois ordinaire, traversé par un mandrin métallique et une sonde ordinaire de gomme de volume moyen, présentant un seul œil sur le bec. — La sonde dans la vessie, nous injectons doucement du liquide; si peu qu'on en injecte, ce liquide rempli la sonde et la vessie. — On place le fausset, muni du mandrin, dans le pavillon de la sonde, et l'on pousse dans la sonde le mandrin qui traverse le fausset. Cela fait, on met les électrodes en place. — Ainsi le courant traverse le liquide de la sonde, par l'œil il communique avec le liquide de la vessie et agit sur ses parois. — Après avoir fait passer le courant continu pendant cinq à six minutes, nous avons toujours pu injecter 150 grammes de liquide dans une vessie qui, surexcitée par un calcul et des incrustations calcaires, n'en recevait avant qu'une dizaine de grammes. — Ainsi nous sommes arrivé à détacher des plaques calcaires adhérentes à la muqueuse et à diagnostiquer l'existence d'une pierre enchatonnée. Après l'exploration pour calmer la douleur, il suffisait de faire passer le courant de la même façon.

Cette injection vésicale qui précède l'introduction de l'instrument explorateur doit être faite de la façon la plus observée, au moyen d'une sonde molle. Le liquide doit arriver dans la vessie avec la plus grande lenteur, goutte à goutte, et l'on ne doit pas injecter la quantité de liquide qui provoque le besoin d'uriner; il faut s'arrêter avant.— Il va, sans besoin d'explication, que ces précautions si minutieuses, même dans tous leurs détails, peuvent être moins rigoureusement observées dans les cas où la vessie se laisse dilater facilement.

Toutes ces précautions préliminaires étudiées, nous arrivons à l'examen de la vessie proprement dit. Mais que le lecteur n'oublie pas que la cause fréquente de l'examen incomplet de la vessie, ou même de l'impossibilité de l'examen, est de n'avoir pas observé très-exactement toutes ces précautions préliminaires que nous venons de décrire. Elles se résument dans la position spéciale à donner au sujet, et dans la façon de faire l'injection. Leur but est de faire supporter le plus de liquide possible à la vessie, même pendant l'exploration.

Mécanisme de l'exploration. — Lorsqu'un instrument quelconque arrive à être en contact avec la paroi vésicale, la nature de la sensation, perçue par la main qui le tient, est en réalité une donnée diagnostique de l'état de la paroi vésicale. Ainsi la sensation de choc à l'extrémité perçue au moyen d'une sonde de gomme, de même la sensation de frottement plus ou moins rugueux, fournie par la même sonde, peuvent faire naître dans l'esprit de l'observateur l'idée de telle ou telle lésion de la vessie, ou l'existence d'une pierre. Mais toutes ces sensations perçues avec les sondes flexibles sont si peu nettes, en raison de la matière dont est fait l'instrument, qu'on ne doit jamais baser tout un diagnostic sur elles. Toutes ces sensations doivent éveiller l'attention du chirurgien, le diriger vers l'emploi de tel ou tel instrument réellement explorateur, capable de faire reconnaître sûrement la lésion que la sonde de gomme laisse prévoir. — En effet, les sensations fournies par une sonde de gomme, arrivant contre la paroi de la vessie, ou glissant dessus, sont celles d'une résistance brusque et plus ou moins dense à son extrémité, et celles d'un frottement plus ou moins rugueux à sa surface. Ces deux espèces de sensations sont fournies par les colonnes saillantes de la vessie, par les plaques calcaires, par un calcul fixé aux parois ou mobile dans la vessie. La netteté plus ou moins grande de la sensation, son degré d'âpreté, peuvent faire croire à des colonnes ou à un dépôt calcaire (plaque, pierre fixe ou mobile), mais ne permettent pas de préciser.

Les sondes de métal donnent des sensations plus nettes, plus précises, qui éclairent davantage l'observateur, et peuvent lui permettre de conclure. Ainsi, quand la sonde, quelle que soit sa forme, a son bec arrêté, contre la vessie ou dans la vessie, par un obstacle brusque, sur lequel il y a choc sourd, ou net et clair, selon la nature de cet obstacle, la sensation bien perçue et bien interprétée, en raison de la matière dont est faite la sonde, peut conduire à une conclusion certaine, peut faire reconnaître une tumeur des parties molles, une concrétion calcaire des parois de la vessie, un calcul. — Pour analyser et interpréter la sensation fournie par le choc de la sonde métallique contre l'obstacle, il faudra le répéter un grand nombre de fois. De même, quand le frottement rugueux de la face latérale de la sonde métallique contre un obstacle est bien perçu, il permet de reconnaître la nature du corps, tumeur ou dépôt calcaire, sur lequel est la sonde.

Toutes les fois que le chirurgien pratique le cathétérisme, nous avons vu qu'il était guidé dans cette opération par les sensations fournies par la sonde (résistance au bec ou frottement latéral) quelle qu'elle soit. L'habitude qu'il a de rechercher ces différentes sensations pendant le passage de la sonde dans l'urèthre, fait qu'il arrive vite à reconnaître les sensations analogues fournies par le bec de la sonde dans la vessie. Du reste, il devra exercer sa sensibilité dans ce sens.

Sonde de Gély. — La sonde à grande courbure de Gély, qui passe si facilement dans l'urèthre, ne peut pas servir d'instrument explorateur de la vessie. Sa large et longue courbure fait que son bec pénètre dans la vessie en s'élevant de plus en plus vers la paroi supérieure, et arrive en contact avec cette paroi supérieure avant que l'autre extrémité de la courbure ait franchi le col. Ainsi la grande courbure de la sonde peut difficilement être contenue dans la vessie, sans que le bec en comprime énergiquement la paroi supérieure. De là les données diagnostiques fournies par la sonde de Gély sont limitées aux sensations que provoquent l'arrêt brusque à son extrémité, et le frottement de sa surface sur un corps rugueux. En raison de la position que prend son bec en pénétrant dans la vessie, elle sert aussi à explorer le sommet de la vessie, et sa paroi supérieure. C'est là son indication spéciale dans l'exploration de la vessie. Mais elle ne peut rien indiquer quant à l'état des parois inférieures de la vessie et de son bas-fond.

Sonde coudée. — *Mécanisme d'exploration.* — L'instrument réellement explorateur de la paroi et de la cavité vésicale est la sonde coudée de *Mercier*. — On a varié beaucoup le type réel de cette sonde (fig. 10 *bis*, p. 403). Il y a des sondes à courbures courtes et arrondies, où l'on a remplacé le coude aigu de la sonde par une courbure arrondie (fig. 72). Cette dernière forme est d'un passage plus facile dans l'urèthre; elle doit souvent être préférée. Cette sonde à bec court, et à pavillon long et droit, indroduite, son bec est libre dans la cavité vésicale,

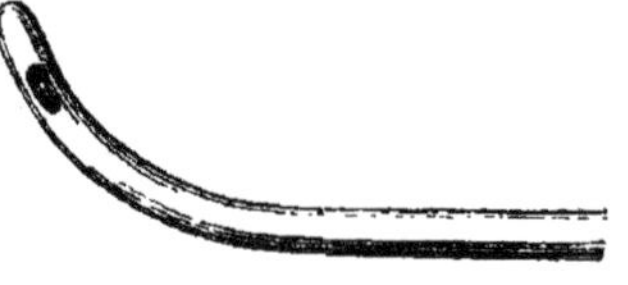

Sonde à courbure courte et arrondie.

et son pavillon droit occupe l'urèthre. — Pour mouvoir le bec dans la vessie, sans dilacérer en rien l'urèthre, nous avons deux mouvements simples, faciles à imprimer au pavillon : C'est le va-et-vient direct, selon l'axe du pavillon, il porte le bec du col de la vessie à sa paroi postérieure; et les mouvements de rotation du pavillon sur lui-même qui portent le bec à droite et à gauche, en haut et en bas, et cela à tous les degrés d'introduction du bec dans la vessie. — Ces deux mouvements, qui sont les seuls permis, combinés ensemble, permettent d'explorer la paroi inférieure de la vessie et le bas-fond, permettent de reconnaître les saillies et les cavités de la paroi vésicale, et même permettent de mesurer approximativement la dimension antéro-

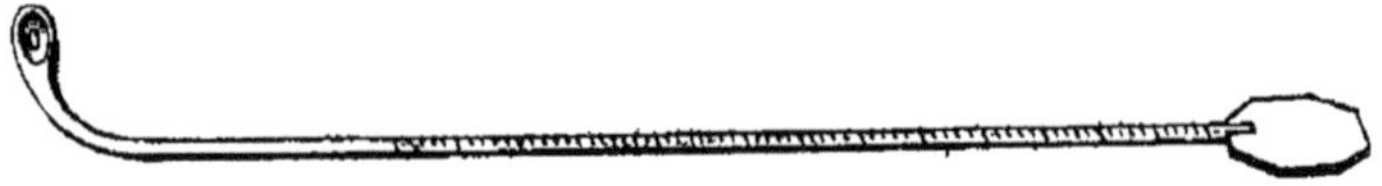

Fig. 73. — Cathéter explorateur de la cavité située en arrière du col présentant des divisions sur le pavillon.

postérieure des saillies, des calculs ou des plaques calcaires. Toutes ces qualités exploratrices tiennent à la forme de la sonde. Pour mieux explorer les cavités qui séparent les colonnes de la vessie, ou l'excavation qui existe si souvent en arrière du col vésical, Mercier a eu l'heureuse idée de faire un cathéter à petite courbure (fig. 73), présentant un bec légèrement recourbé en avant formé par une masse métallique aplatie latéralement et excavée à son centre. Ce bec a l'aspect d'une plaque terminale, et sa disposition recourbée en avant vers le pavillon fait que, arrêté par une saillie, il s'engage dessous et en arrière d'elle.

Outre la forme, l'instrument explorateur doit présenter la densité la plus grande possible. La netteté des sensations qu'il fournit tient à sa densité. — Ainsi, dans l'exploration, le cathéter coudé métallique plein doit toujours être préféré. Ceux tout de fer bien poli, terminé au pavillon par une large plaque présentant sur une de ses faces un point de repère indiquant la position du bec, sont les meilleurs instruments explorateurs de la paroi vésicale. Tous ces instruments coudés doivent être d'un diamètre faible, 5 millimètres au plus. Ainsi les frottements du pavillon sur l'urèthre, dans les différents mouvements communiqués, sont plus faciles, moins durs, les sensations fournies par le bec sont plus nettes, et l'urèthre est moins distendu.

Le long pavillon droit de ces instruments doit présenter des divisions (par demi-centimètre). Elles permettent de mesurer approximativement la dimension antéro-postérieure d'une saillie de la paroi vésicale, d'un calcul, etc. En indiquant l'étendue du mouvement de sortie ou d'entrée de la sonde pendant lequel le bec est en contact avec la saillie, avec le calcul ou la plaque, etc.

Rapport du bec de la sonde coudée et de la paroi vésicale. — C'est le premier point à déterminer dans l'exploration de la vessie. Le bec de la sonde arrivé dans cette cavité, son pavillon droit occupe l'urèthre, et le pavillon est maintenu par l'urèthre, ainsi redressé, dans une direction inclinée, fixe, toujours la même pour le même sujet, mais plus ou moins inclinée selon les sujets. A propos du cathétérisme avec la sonde coudée, nous avons vu que pour arriver dans la vessie, il faut incliner le pavillon de la sonde entre les jambes du sujet, d'autant plus que le col vésical est plus élevé. Une fois le bec au delà du col, la sonde reste dans cette inclinaison qu'il a fallu lui donner pour pratiquer le cathétérisme. La sonde étant alors poussée selon l'axe de son pavillon, dans le mouvement de va-et-vient explorateur, le bec traverse la cavité vésicale dans la direction oblique imposée par l'urèthre au pavillon. La limite du mouvement d'introduction directe de la sonde est le contact du bec avec la paroi postérieure de la vessie. Or, comme l'inclinaison de la sonde dans l'urèthre varie avec chaque sujet, le point où le bec est en contact avec la paroi postérieure de la vessie varie avec chaque sujet; et il est d'autant plus élevé sur la paroi postérieure de la poche vésicale, que l'inclinaison du pavillon est plus grande.

Chez les sujets jeunes qui n'ont pas de saillie de la lèvre inférieure du col vésical, le bec arrive dans la vessie quand le pavillon est peu abaissé, à peine s'il est incliné de 45 degrés (fig. 74); poussé dans la vessie, son talon suit la surface du trigone vésical, et est arrêté en arrière du bord postérieur du trigone contre la paroi de la vessie. Si chez ces sujets jeunes, pendant ce mouvement de propulsion en arrière ou le mouvement de sortie, on incline le bec latéralement en imprimant au pavillon une rotation sur lui-même, le bec s'applique horizontalement sur le plancher vésical et ne peut être tourné en bas.

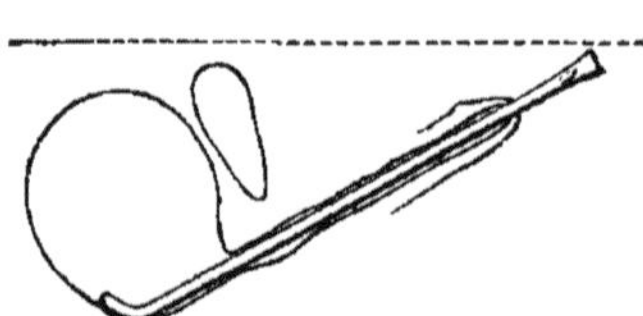

Fig. 74. — Sonde coudée dans la vessie d'un jeune sujet.

Chez les sujets plus âgés, à prostate volumineuse, ou chez ceux atteints de valvule du col, l'inclinaison de la sonde, au moment où son bec arrive dans la vessie, est plus grande; quelquefois le pavillon est horizontal entre les jambes du sujet, et même plus incliné encore. Alors le bec, poussé dans la vessie selon l'axe du pavillon, son talon reste au-dessus du trigone vésical, arrive contre la paroi postérieure de la vessie à un point élevé au-dessus du plancher (fig. 75). Dans cette position, par la rotation imprimée au pavillon, si l'on incline le bec, il n'est plus arrêté quand il est horizontal; il s'incline en bas jusqu'à ce que son extrémité heurte le plancher de la vessie (fig. 76). Alors le bec plus ou moins incliné latéralement en bas, n'est plus en contact avec le plancher par toute sa face latérale, comme chez les sujets jeunes, mais seulement par son extrémité ou une partie de sa face latérale, près de cette extrémité, selon le degré de son inclinaison.

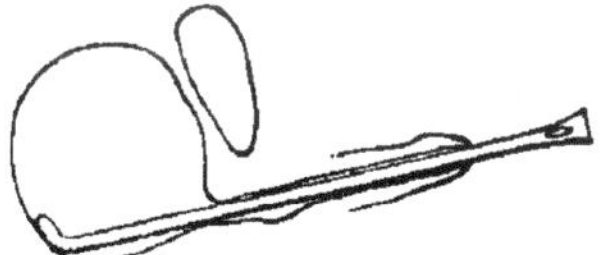

Fig. 75. — Sonde coudée dont le talon du bec ne suit pas le trigone.

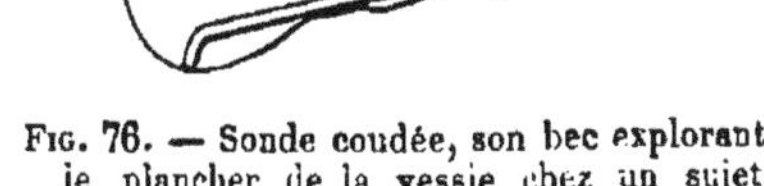

Fig. 76. — Sonde coudée, son bec explorant le plancher de la vessie chez un sujet ayant le col élevé.

Le degré d'inclinaison latérale du bec, indiqué extérieurement par la plaque du pavillon, nous montre à quelle hauteur au-dessus du plancher vésical le bec vient toucher la paroi postérieure de la vessie.

Ainsi le rapport du bec de la sonde coudée, avec la cavité et les parois de la vessie, n'est pas le même chez tous les sujets; il varie d'un sujet à l'autre avec le degré d'inclinaison de la sonde dans l'urèthre.

Chez le même sujet, le rapport entre les différents points de la paroi vésicale et le bec de la sonde peut varier, et même souvent dans l'exploration de la vessie, on en provoque les variations. Quand la vessie est vide, le bec de la sonde coudée est enveloppé par la paroi vésicale. Il est possible de déplacer un peu le bec, mais dans les mouvements limités qu'on peut lui imprimer, toujours, toute sa surface frotte sur les parois vésicales. Si la vessie est distendue, en se contractant pour se vider, les points de ses parois, ceux du plancher, et ceux des parois postérieures antérieures et latérales, ne se rapprochent pas également les uns vers les autres. En un mot, pendant la contraction, le plancher formé du trigone et de ce qu'on appelle le bas-fond de la vessie, ne remonte pas, ou fort peu, en haut vers les parois supérieures de la vessie qui s'affaissent. — Cette fixité du plancher vésical fait que le rapport du bec avec lui ne varie pas sensiblement la vessie dilatée ou vide. De là, si la vessie pleine, on constate que le talon du bec ne suit pas la surface du trigone en pénétrant dans la vessie, qu'il y a au-dessous du bec une cavité qui ne peut être explorée qu'en retournant le bec en bas, la même disposition existe, la vessie vide. C'est-à-dire que toujours le talon du bec reste au-dessus du plancher de la vessie. Pour explorer cette partie inférieure de la vessie, il faut donc toujours abaisser le plus possible le talon, ou mieux retourner le bec en bas quand l'état de dilatation de la vessie le permet. Les faces postérieure, antérieure, supérieure et latérales de la vessie, se rapprochant de plus en plus du bec, à mesure que le liquide s'écoule, il arrive un moment où le bec peut les explorer. De même si la vessie vide est dilatée par une injection lente de liquide, ses parois sont d'abord en contact avec le bec, puis elles s'en éloignent peu à peu; bientôt l'extrémité du bec seule touche les parois dans les mouvements d'exploration communiqués, puis le bec peut être tourné à droite et à gauche sans être arrêté dans son mouvement.

Ainsi le rapport du bec avec les différentes parois de la vessie varie avec le degré de dilatation de la vessie. — Ce fait, d'une grande importance, explique très-bien, ou plutôt nous indique les manœuvres et les précautions spéciales qu'il faut faire et observer pour explorer les parois, pour diagnostiquer les plaques calcaires de la paroi vésicale, ou toute autre altération d'un point de la paroi vésicale. — C'est cette variation du rapport entre le bec de la sonde et la paroi vésicale, selon l'état de distension de la vessie, qui m'a permis de conclure dans un fait de plaques calcaires que j'observai tout dernièrement.

Quand la vessie est vide, la sonde donne un frottement rugueux caractéristique des concrétions calcaires; quand la vessie est pleine, on ne peut plus retrouver ce frottement rugueux. Cette opposition dans les résultats, constante à chaque exploration, indique d'une façon certaine que les concrétions, plaques ou noyaux calcaires, sont adhérents à la paroi de la vessie, puisqu'ils se meuvent avec les points de la paroi sur lesquels ils adhèrent.

En résumé, le rapport du bec de la sonde coudée avec la cavité de la vessie et les parois de la vessie varie, d'un sujet à l'autre, avec le degré d'inclinaison du pavillon dans l'urèthre. Et chez le même sujet, le rapport du bec de la sonde coudée avec les parois supérieures, latérales, postérieures et antérieures de la vessie, varie avec le degré de dilatation de la cavité. Quant au rapport du bec avec le plancher de la vessie (paroi inférieure), il ne varie pas ou peu chez le même sujet, quel que soit le degré de dilatation de la cavité. Mais ce dernier rapport est toujours en relation directe avec le degré d'inclinaison du pavillon de l'urèthre.

Ajoutons que ce rapport de la sonde avec les parois et la cavité de la vessie n'est pas modifié par l'habitus du sujet. La sonde, arrivée dans la vessie, quelle que soit la position que prend le malade, l'inclinaison de la sonde dans l'urèthre par rapport au pubis, et les relations de son bec avec les parois vésicales sont toujours les mêmes. Ainsi la dilatation de la vessie étant toujours la même, la sonde viendra toujours toucher le même point de la paroi postérieure dans le mouvement d'introduction directe du pavillon, quelle que soit la position du sujet. Si dans les mouvements du bassin les rapports de la sonde avec l'urèthre et la vessie ne varient pas, la position du pavillon par rapport aux cuisses varie; en effet, dans la flexion du bassin, le pavillon s'abaisse entre les cuisses du malade. Ce mouvement de flexion antérieure du bassin sur les cuisses, les malades le font instinctivement pendant l'exploration de la vessie, en retirant le bassin en arrière. La sonde suit ce mouvement de recul, et en même temps son pavillon s'abaisse entre les cuisses. — Ces mouvements du bassin sont très-nuisibles à l'exploration, aussi doit-on non-seulement éviter tout ce qui peut les favoriser, mais on doit toujours mettre le sujet dans l'impossibilité de les faire. Si le malade est couché sur un lit mou, le siége enfoncé, le retrait du bassin se fait facilement. Sur un lit dur et bien horizontal, le retrait du bassin se fait moins facilement. Mais si le malade, mis dans la position couchée du cathétérisme, on élève le bassin, en plaçant son siége sur un coussin très-dur, le dos, les épaules restant sur le lit, alors les mouvements de retrait et de flexion du bassin sont à peu près impossible : c'est là une précaution qu'il faut toujours prendre.

MANŒUVRES. — *La vessie pleine.* — Elles sont l'application exacte de tout ce que nous venons de dire et consistent en ceci :

1° Placer le sujet dans la position horizontale propre au cathétérisme, et de plus mettre sous le siége un coussin dur. Partout on trouve un de ces petits tabourets qui servent de petit banc aux dames ; ou bien on roule une descente de lit. On place ce rouleau ou le tabouret transversalement sous le siége du malade.

2° *Faire l'injection vésicale;* pour cela on introduit une sonde de gomme, ayant un seul œil près du bec ; par elle on vide la vessie, et la seringue pleine d'eau, à la température du corps, on en injecte très-lentement la quantité déterminée antérieurement par l'exploration de la capacité de la vessie.

3° La sonde de gomme retirée, le cathéter coudé plein, muni de divisions sur son pavillon, est introduit. On observe attentivement à son passage dans le col s'il y a soubresaut au moment où le bec entre dans la vessie. Le bec dans la vessie et tenu dirigé en haut, on pousse le pavillon selon son axe, jusqu'à l'arrêt dû au contact du talon de la sonde avec la paroi postérieure de la vessie. Là on imprime un mouvement de rotation au pavillon, le bec s'incline dans le sens de ce mouvement, arrive à être horizontal, ou dépasse ce niveau et se dirige en bas jusqu'à ce qu'il soit arrêté par son contact avec la paroi inférieure de la vessie. Le bec étant dans cette inclinaison latérale, on imprime au pavillon le mouvement de sortie selon son axe; ainsi le bec suit d'arrière en avant la paroi inférieure de la vessie. Pour faciliter l'exploration de la face inférieure de la vessie, en même temps qu'on attire le pavillon au dehors, on lui imprime de légers mouvements de rotation, qui font que le bec suit la paroi vésicale en la comprimant à petits coups, jusqu'à la face postérieure du col de la vessie. — Cette manœuvre exploratrice est faite successivement de chaque côté. Si d'abord on incline le bec à droite, après avoir exploré de ce côté, on reconduit le bec dirigé en haut jusqu'à la face postérieure de la vessie, et en l'inclinant à gauche, on explore ce côté.

Pendant cette manœuvre d'exploration, on note le degré d'inclinaison du bec ; s'il reste horizontal, on conclut que le talon, en allant du col à la face postérieure de la vessie, est toujours en contact avec le trigone vésical. Si au contraire il est plus incliné, alors on a reconnu que le col vésical est élevé au-dessus du trigone et du bas-fond de la vessie, que le talon de la sonde ne suit pas le trigone, n'est pas en son contact en allant du col à la paroi postérieure, qu'une partie de la cavité vésicale est au-dessous du col et au-dessous du talon de la sonde. -- Enfin le degré de l'inclinaison du bec, en tenant compte de la longueur même du bec, indique l'élévation réelle du col vésical au-dessus du niveau de la paroi inférieure de la vessie. Si l'inclinaison du bec ordinaire est peu grande, va au delà de l'horizontale, mais n'arrive pas à être vertical en bas, alors pour pouvoir explorer la partie moyenne de la surface du trigone et du bas-fond, on prendra une sonde coudée à bec très-court (fig. 76 *bis*), comme celle que nous avons vue être si utile dans l'exploration de la surface de la prostate, pour diagnostiquer les excavations de cet organe.— Le bec court de cette sonde peut être dirigé tout à fait en bas, et son extrémité est portée sur toute la surface médiane du trigone.

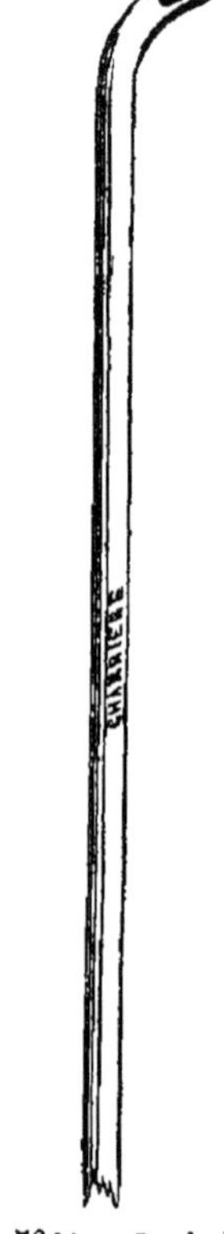

Fig. 76 *bis*.— Sonde de Mercier pour explorer la prostate (représentée dans sa grandeur).

Ainsi est déterminé le rapport du bec avec la face inférieure de la vessie. Et selon le niveau du bas-fond et du trigone au-dessous du col, on se sert d'une sonde coudée à bec plus ou moins long pour explorer directement les points inférieurs de la paroi.

Dans cette exploration du bas-fond et du trigone vésical, il arrive que le bec peut être incliné fortement d'un côté, et beaucoup moins de l'autre; par exemple du côté droit, on tourne le bec presque verticalement en bas, du côté gauche à peine au delà de la position horizontale, le bec est arrêté. — Ainsi, d'un côté, la cavité de la vessie descend plus bas au-dessous du col et de la sonde que de l'autre côté. C'est toujours une cause pathologique qui a modifié ainsi la cavité vésicale. Tantôt cela est dû à l'accumulation de matière fécale dans le rectum, ce qu'il est toujours facile de reconnaître et de faire cesser. Mais le plus souvent la déformation de la cavité vésicale est due à la forme de la prostate, au volume exagéré d'un de ces lobes par rapport à l'autre. M. Caudemont a fort bien indiqué les déformations de la cavité vésicale dues aux diverses variétés de formes que prend la prostate, dans sa thèse sur les *Engorgements de la prostate*, 1847.

Cette étude du rapport du bec de la sonde avec le trigone et le bas-fond de la vessie doit toujours être déterminée fort exactement avant de commencer la lithotritie, nous verrons que c'est là un des soins préparatoires, une des précautions préliminaires indispensables de cette opération.

Dans le mouvement de propulsion directe du pavillon, le bec dirigé en haut, son talon peut heurter ou glisser sur une altération de la vessie ou un calcul; à la moindre sensation perçue par la main, on ramène le bec près du col, et l'on renouvelle le mouvement de propulsion pour analyser la sensation perçue et en reconnaître la valeur diagnostique. Ainsi en explorant la vessie d'un malade, qui offrait par ailleurs tous les signes d'un cancer de la vessie, au moment où je poussais le pavillon, je sentais le talon, qui d'abord frappait sur un corps assez dur, mais sans choc clair, puis il glissait dessus en fournissant la sensation d'un frottement un peu âpre à la main. De même il faut analyser la sensation fournie par le contact du talon avec la face postérieure de la vessie.

Dans l'exploration latérale de la paroi inférieure de la vessie, le bec, ramené vers le col par les mouvements communiqués décrits, suit la surface de la vessie et, par les soubresauts qu'il éprouve, indique l'existence de colonnes vésicales.

La nature de la sensation donnée par le frottement du bec sur la surface de la vessie, permet de reconnaître la résistance et la rudesse de la paroi vésicale, ce qui existe toujours avec les colonnes, ou la souplesse des parois toujours si nettes chez les sujets jeunes.

Sitôt que la sensation fournie par le contact du bec avec un point de la paroi de la vessie, diffère de celle perçue jusque-là, alors il faut recommencer l'exploration du même point, et renouveler la sensation. Ainsi, brusquement, on sent une rugosité âpre, dure, tout de suite on cherche à la percevoir plusieurs fois pour arriver à reconnaître la nature du corps qui la produit. — Outre cela, en portant le bec sur toute la surface qui donne la sensation, on note sur le pavillon la division qui est au méat quand le bec est à la limite postérieure de la rugosité; puis on note de même la division qui est au méat, quand le bec, ramené en avant, quitte la surface rugueuse pour être en contact avec la paroi molle de la vessie. La distance qui sépare ces deux divisions sur le pavillon, indique à peu près la dimension antéro-postérieure de la rugosité. — Ainsi on arrive à se rendre un compte approximatif de l'étendue d'une altération de la paroi vésicale.

Souvent, dans l'exploration, le bec est arrêté dans ce

mouvement d'arrière en avant; il est comme accroché derrière un obstacle; ordinairement il suffit de le relever très-peu pour le dégager, il suit alors une surface un peu saillante, puis il reprend l'inclinaison primitive. C'est là le signe ordinaire des colonnes charnues un peu élevées au-dessus des parois vésicales; la répétition de ce signe physique indique que la vessie offre des cavités assez profondes séparées par des colonnes.

Si après un arrêt du bec maintenu comme accroché, celui-ci reste au-dessus de son inclinaison primitive pendant un assez long mouvement de sorti du pavillon, avant de reprendre l'inclinaison primitive, alors on en conclut à l'existence d'une saillie, dont l'élévation est indiquée par la différence entre les inclinaisons du bec, et dont la dimension antéro-postérieure est mesurée par la longueur du pavillon sorti du méat pendant que le bec, en contact avec la surface de la tumeur, est resté dans une inclinaison moindre. Ainsi on peut mesurer approximativement le diamètre antéro-postérieur d'une tumeur, d'un calcul, etc.

Les excavations sont fort bien reconnues avec la sonde coudée. Le bec, engagé dans l'orifice de l'excavation, accroche le bord antérieur de l'orifice quand on imprime le mouvement de sortie au pavillon, et heurte le bord postérieur quand on pousse le pavillon dans la vessie. La longueur du pavillon engagé dans le méat quand le bec va du bord antérieur au bord postérieur de l'orifice, en indique le diamètre antéro-postérieur. La position du bec, indiquée par les oreilles ou la plaque du pavillon, détermine sur quelle paroi de la vessie est l'excavation.

L'arrière-cavité de la vessie, cette large excavation si fréquente, située en arrière du bord postérieure du trigone vésical, pour être reconnue, demande une petite manœuvre spéciale. Le bec de la sonde coudée poussé du col de la vessie à la paroi postérieure, passe au-dessus du trigone au-dessus du bas-fond de l'arrière-cavité, et va jusqu'à la face postérieure de la vessie; là, incliné, il se place verticalement en bas; et attiré vers le col, il accroche bientôt le bord postérieur du trigone vésical. On reconnaît que le bec est arrêté par le bord du trigone à ce que, si on le retourne pour le ramener vers la position horizontale, en arrivant à cette dernière position, ou même avant d'y être, il se dégage, n'accroche plus rien, et peut être ramené vers le col de la vessie, en explorant la surface du trigone.

La vessie vide. — Le bec de la sonde coudée ordinaire, arrivé dans la vessie vide, est immédiatement en contact avec les faces supérieures de la vessie revenues sur elles-mêmes. Quel que soit le degré d'énergie de la contracture vésicale, il est toujours possible d'imprimer un mouvement de va-et-vient au bec, du col à la paroi postérieure contre laquelle il s'applique. Latéralement, le bec ne peut être incliné complétement; il s'applique contre la paroi de la vessie, et l'explore étant dans une position presque verticale.

Comme nous l'avons dit, si le col est élevé, si le pavillon dans l'urèthre est incliné au delà d'une certaine limite, le talon de la sonde reste, même la vessie étant vide, au-dessus du trigone et du bas-fond de la vessie. Pour explorer le plancher de la vessie, on est obligé de se servir de la sonde coudée à petit bec (fig. 16 *bis*) ou d'une sonde à petit bec et à talon courbe (fig. 72). Ces sondes, arrivées dans la vessie, leurs becs peuvent toujours être retournés verticalement en bas pour faire l'exploration du plancher vésical.

Ces sondes, à petit bec, et en particulier celle à talon coudé (fig. 16 *bis*), explorent plus complétement les parois latérales de la vessie vide que celle à long bec. Le petit bec s'engage plus facilement entre les replis des muqueuses et entre les colonnes charnues. — Comme toujours, les sensations, choc et frottement latéral qui arrivent à la main, doivent être analysés avec le plus grand soin, pour arriver à reconnaître la nature du corps qui les détermine.

Les signes fournis par l'exploration de la vessie vide n'ont une valeur absolue que quand ils sont très-tranchés. Ainsi un simple frottement âpre et rugueux ne peut faire conclure à une pierre; car il peut être produit par un dépôt calcaire, et même par des colonnes charnues très-prononcées. Mais le choc clair, net et sonore, du talon ou du bec sur un point, réuni au frottement rugueux sur le même point, permet de conclure à l'existence d'une pierre.

L'arrêt du bec accroché contre la paroi, dans une position plus ou moins inclinée latéralement, ne permet pas de conclure à l'existence d'une cavité vésicale; car ici ce signe peut être produit par la saillie d'une colonne, par un repli de la muqueuse. Mais ces replis doivent être explorés avec soin, car ils peuvent loger une pierre ou un gravier, qui est alors reconnu.

Si la vessie contracturée ne se laisse pas distendre, avant de conclure à l'existence de telle ou telle affection, on emploie les moyens propres à la dilater pour faire l'examen de la vessie dans ces nouvelles conditions. Cet examen, comparé au premier, peut fournir des données diagnostiques très-importantes. Ainsi à l'exploration de la vessie vide, on a trouvé, sur un point bien déterminé, une rugosité qui rappelle tout à fait celle de la pierre, ou même on a pu y produire le choc sonore très-net. Au contraire, la vessie étant dilatée, on ne retrouve plus ni la rugosité, ni le choc sur la face vésicale explorée. Il est évident qu'il y a un déplacement de l'altération. Les rugosités et le choc ont donné l'idée d'une pierre; les rugosités seules peuvent être dues à une pierre ou à une plaque calcaire.

Le déplacement du corps qui a fourni les signes peut se

faire de deux façons; ou bien c'est une pierre libre qui, pendant la dilatation de la vessie, a quitté la place qu'elle occupait, la vessie étant vide; ou bien la pierre ou la plaque maintenue contre la paroi vésicale, a suivi le déplacement de cette paroi pendant la dilatation de la poche. Ainsi, quand par l'exploration de la vessie dilatée on ne trouve pas une pierre dans la vessie, on est porté à croire que les rugosités et le choc perçus, la vessie vide, sont dus à un dépôt calcaire fixé à la paroi vésicale, pierre ou plaque. — Pour arriver à une plus grande précision, on répète les explorations la vessie vide, et la vessie dilatée. Si les résultats sont toujours les mêmes, si toujours au même point la vessie étant vide on trouve la rugosité et le choc, et si toujours la vessie dilatée on ne perçoit plus rien, on peut conclure. — Ainsi nous sommes arrivé à diagnostiquer l'existence d'une pierre enchatonnée. Il y a bien encore les signes fournis par le lithotribe qui sont négatifs, c'est-à-dire que la pierre ne peut pas être saisie; mais nous en parlerons quand nous traiterons de la recherche de la pierre avec les instruments lithotriteurs.

La vessie n'est pas complétement dilatée, ou revient sur elle-même. — Lorsque la vessie se dilate, ses parois supérieures s'éloignent de plus en plus du bec de la sonde coudée, en même temps les replis de la muqueuse s'effacent, et le bec de la sonde touche les points de la paroi qui lui étaient inaccessibles quand la vessie était vide. De même quand la vessie est pleine, si elle se vide, ses parois se rapprochent de plus en plus du bec, et il arrive un moment où le bec, touchant les parois supérieures de la vessie, peut les explorer. Mais si la vessie se vide complétement, alors les replis de la muqueuse se font, et le bec de la sonde n'explore plus un aussi grand nombre de points de la paroi vésicale.

Il est important d'explorer la vessie à tous ses degrés de dilatation, souvent à l'un d'eux on trouve les signes d'une altération qui était inaperçue, la vessie vide ou pleine. Ainsi une plaque calcaire peut être reconnue dans une dilatation donnée, et ne peut être explorée la vessie vide ou pleine. Il en est de même d'une altération quelconque de la paroi vésicale. Bien plus, la perception des signes de l'altération, seulement à un certain degré de dilatation, toujours parfaitement indiquée par la quantité de liquide injecté, montre que la lésion est sur la paroi de la vessie, et est adhérente si aucun des signes de mobilité n'existe.

Pratiquement, pour explorer la vessie à tous ces degrés de dilatation, on commence par la remplir; puis la sonde coudée introduite, on explore la vessie; et pendant qu'on imprime au bec les mouvements explorateurs, on laisse écouler le liquide par petite quantité à la fois, de façon à explorer pendant que le liquide sort, et pendant les intervalles de cet écoulement. Sitôt qu'une sensation perçue indique une altération, on s'y arrête, on en détermine le siége et la nature, en se soumettant aux règles décrites; c'est-à-dire en répétant plusieurs fois l'exploration pour mieux percevoir, analyser et interpréter les sensations perçues avec la sonde. Cela fait, on vide la vessie, on note la quantité de liquide qu'elle contenait. Puis pour vérifier ce résultat obtenu, on injecte dans la vessie la quantité de liquide égale à celle évacuée après l'exploration. Ainsi, on dilate la vessie au même degré que lors de l'exploration antérieure, et l'on vérifie à volonté le premier résultat obtenu pendant l'écoulement du liquide.

Naturellement, ces différents examens doivent être faits en plusieurs séances; car, dans la chirurgie des voies urinaires, il est une règle que le chirurgien ne doit jamais violer. Civiale en parlait constamment dans ses leçons : *Il ne faut jamais prolonger les manœuvres d'exploration de la vessie. Elles ne doivent pas durer plus de deux ou trois minutes. Et il ne faut pas les répéter à des intervalles trop rapprochés.*

Nous venons d'étudier le mécanisme de la manœuvre de l'exploration de la vessie avec la sonde coudée; nous nous sommes maintenu dans les généralités, sans entrer dans les détails de l'examen d'une altération spéciale. Mais si j'ai pu me faire bien comprendre du lecteur, il doit voir qu'avec ces données il lui est possible d'examiner les parois de la vessie, et d'arriver à une conclusion qui est le diagnostic. Seulement il lui reste, comme pour toutes les opérations des voies urinaires, à faire l'éducation de sa main, de sa sensibilité tactile, ce qui conduit à l'interprétation exacte des signes perçus.

Soins consécutifs a l'examen de la vessie. — L'examen de la vessie avec la sonde coudée est une véritable opération. En le faisant, il faut toujours avoir présent à l'esprit les accidents qu'il peut provoquer, afin de ne pas oublier les soins propres à prévenir ces accidents. — En tête est l'intoxication urineuse, puis vient le catarrhe de la vessie provoqué par l'examen même.

Ici, comme dans toutes les manœuvres chirurgicales, pratiquées sur les voies urinaires, l'intoxication urineuse est due à la chute de l'épithélium ou à une érosion de la surface muqueuse de la vessie ou de l'urèthre. Les soins préparatoires mettent à l'abri des érosions uréthrales; mais la présence du pavillon droit de la sonde dans l'urèthre comprime énergiquement la lèvre inférieure du col vésical, et même la déprime énergiquement, surtout si le col vésical est très-élevé. Il s'y produit presque toujours des érosions et de petites déchirures. De là l'écoulement si fréquent d'un peu de sang après l'exploration. Le contact explorateur du bec avec la paroi vésicale, surtout si la paroi est altérée, comme dans le cas de fongus vésical de quelque nature qu'il soit, ou de catarrhe de la vessie, suffit pour éroder la muqueuse. Ainsi voilà deux causes matérielles immédiates de l'intoxication urineuse aiguë. Pour peu que l'urine soit altérée le frisson se produit. Il faut agir tout de suite sur ces points lésés de la vessie, modifier la surface lésée pour empêcher l'absorption. L'injection avec la solution phéniquée agit heureusement; elle rend l'absorption impossible en modifiant les points érodés, et préserve de l'intoxication urineuse.

Chez les vieillards qui ne vident pas la vessie, mais dont les urines sont claires, les manœuvres exploratrices de la vessie suffisent souvent pour provoquer un catarrhe de vessie. Chez eux il y a toujours dans l'urèthre un obstacle au cours de l'urine; toujours le col est élevé, en raison du développement de la prostate; toujours le pavillon droit, étant dans l'urèthre, déprime fort la lèvre inférieure du col vésical et l'érode. De là du sang qui se mélange à l'urine retenue dans la vessie. Les urines deviennent promptement alcalines; leur action sur l'épithélium vésical devient délétère, et la formation du pus s'établit. Ainsi l'examen de la vessie peut provoquer un catarrhe de vessie; et en raison de l'atonie vésicale, ce catarrhe de vessie se perpétue avec la plus grande facilité. Tout au moins pour le traiter il faut pratiquer fréquemment le cathétérisme et faire des injections modificatrices fréquentes. Enfin, quand il y a catarrhe de la vessie chez un vieillard dont la vessie ne se vide plus complétement, si on le guérit, il se reproduit avec une bien grande facilité. — Pour prévenir cet accident, il faut, aussitôt l'examen, faire un lavage de la vessie, la vider complétement, et faire l'injection modificatrice avec l'eau phéniquée.

Je crains tellement ce catarrhe vésical consécutif à l'exploration de la vessie que, chez les vieillards présentant ces conditions — des urines saines et une vessie qui ne se vide pas complétement — je ne fais jamais l'examen de la vessie, même lorsqu'il m'est demandé, à moins qu'il n'y ait des signes subjectifs d'une affection de vessie qui m'obligent à formuler nettement un diagnostic. Ainsi on ne doit, dans ces conditions, faire l'examen de la vessie que lorsqu'il y a urgence.

Endoscope de M. Desormeaux. — J'ai donné, à la page 179, la description de cet instrument. Pour examiner la vessie, on se sert d'une sonde à forme coudée (Mercier), largement évasée au pavillon (fig. 34, 3°, p. 180), pour s'adapter avec l'appareil éclairant et l'oculaire. A l'angle du coude est une plaque de verre qui oblique sur l'axe du pavillon, en occupe tout le champ. — Cette sonde est beaucoup plus volumineuse que la sonde exploratrice ordinaire.

Pour examiner la vessie, on commence, au moyen de sondes ordinaires, à faire des injections de lavage. Quand le liquide évacué est clair, on remplit la vessie d'eau bien limpide; puis la sonde ordinaire retirée, on introduit la sonde endoscopique (naturellement le sujet est dans la position ordinaire donnée à la femme pour l'application du spéculum; voir page 182). Arrivé dans la vessie, on adapte l'appareil éclairant. — L'œil voit le point de la vessie qui, situé dans l'axe du pavillon, correspond à la plaque de verre. — Le champ visible est limité à la dimension de la fenêtre, ce qui permet de reconnaître la coloration de la muqueuse vésicale. — Mais, pour explorer les différents points de la paroi de la vessie, il faut porter la fenêtre de la sonde sur ces points; ainsi, on est obligé d'incliner le pavillon dans tous les sens, en haut et en bas, et surtout latéralement. Or, en raison du diamètre du pavillon occupant l'urèthre, on est exposé à distendre ce canal, et surtout le col de la vessie. — Ainsi champ visible très-petit; manœuvres exploratrices qui exposent à lacérer l'urèthre.

Pour examiner une surface donnée de la vessie, comme celle que présente une tumeur ou un calcul, il faut, par des inclinaisons imprimées au pavillon, porter la fenêtre de la sonde successivement sur chacun de ses points. — Dans cette manœuvre, il est difficile de se rendre un compte exact de la distance parcourue par l'extrémité interne de la sonde. Ainsi les dimensions indiquées par l'endoscope sont incertaines.

Le volume de la sonde endoscopique vésicale, ses mouvements d'inclinaison distendant les points fixes de l'urèthre, donnent à l'examen endoscopique de la vessie les caractères d'une opération sérieuse des voies urinaires. Il suffit, pour s'en convaicre, de se rappeler ce que nous venons de dire à propos des accidents consécutifs à l'examen de la vessie fait avec la sonde coudée ordinaire. La limite restreinte du champ visible ne suffit pas pour engager le praticien à se servir de l'endoscope dans les cas ordinaires de la pratique.

Si le champ visuel était plus grand, si l'on pouvait voir toute une étendue de la surface vésicale, grande comme une pièce de 20 sous ou plus, alors la vue de cette surface donnerait rapidement une idée exacte de l'aspect de la vessie ou d'une altération de sa paroi. Il serait inutile d'incliner autant le pavillon en tous sens, ce qui expose aux accidents, pour voir une altération et se rendre un compte assez exact de son volume et de sa nature. Je ne doute pas que ce progrès ne se réalise. Alors l'endoscope sera un instrument réellement pratique.

CHAPITRE IV

Opérations pratiquées sur le col de la vessie par l'urèthre.

Ces opérations sont : la cautérisation, — la dépression ou compression de la lèvre inférieure, — la dilatation forcée du col, — la section de la lèvre inférieure, — l'excision d'un lambeau de lèvre inférieure.

Toutes, sauf la cautérisation, ont pour but de faire cesser la saillie de la lèvre inférieure du col vésical, et par cela même de rétablir le cours de l'urine.

La cautérisation est pratiquée en vue de modifier la surface muqueuse, d'en faire cesser l'état inflammatoire chronique. Ainsi elle agit sur la cause ordinaire de la valvule musculaire; en faisant cesser l'inflammation de la muqueuse à ce niveau, elle fait disparaître les troubles de la miction. — Pages 215 et suivantes, dans la première partie de ce travail, nous avons décrit les instruments porte-caustiques et les manœuvres qu'ils nécessitent pour pratiquer avec eux la cautérisation du col vésical.

DÉPRESSION OU COMPRESSION DE LA LÈVRE INFÉRIEURE DU COL VÉSICAL.

INSTRUMENTS ET MANŒUVRES. — Tout instrument droit occupant l'urèthre peut servir à déprimer la lèvre inférieure du col vésical.

Ainsi la sonde coudée de Mercier introduite, son bec dans

la vessie, si l'on élève son pavillon en haut, la face postérieure de son extrémité interne comprime de haut en bas la lèvre inférieure du col (fig. 68). La sonde est alors un levier interfixe. Le point d'appui est au niveau du collet du bulbe : là, la sonde comprime l'urèthre de bas en haut. La compression de la paroi uréthrale en ce point est vite douloureuse, surtout quand on veut prolonger la dépression du col vésical.

La sonde coudée est d'un diamètre faible; elle agit sur un point limité de la lèvre inférieure du col en raison de son petit volume. De plus, la tige métallique, le pavillon, offrent une résistance absolue aux parties molles qu'ils compriment; car ils ne sont pourvus d'aucune élasticité. Pour suppléer à ces inconvénients, Leroy d'Étiolles père proposa d'introduire dans l'urèthre, jusque dans la vessie, une sonde en gomme droite et d'un calibre suffisant. — Pour faciliter ou même rendre possible le passage de la sonde, on lui donne une courbure convenable au moyen d'un mandrin ordinaire, qui est retiré aussitôt le cathétérisme fait. La sonde, occupant l'urèthre dans sa cavité, on conduit jusqu'à son bec une tige droite de fer, résistante, d'un diamètre suffisant. Ainsi la sonde en gomme est redressée dans l'urèthre. Pour déprimer le col, il suffit d'élever le pavillon, et l'extrémité interne de la sonde comprime de haut en bas (fig. 77). Les avantages de cet appareil simple sur la sonde coudée sont que la dépression a lieu sur une surface plus grande de la lèvre, en raison du volume de la sonde, et la compression n'est pas faite directement avec

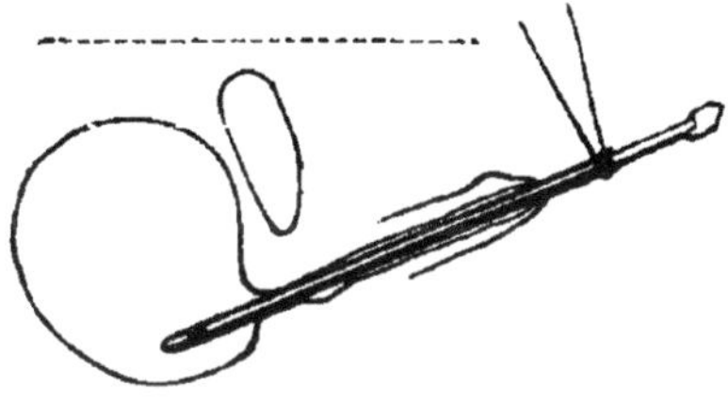

Fig. 77. — Compression de la lèvre inférieure du col, faite avec la sonde en gomme élastique munie du mandrin droit métallique. — Liens destinés à fixer le pavillon élevé, pour maintenir la compression.

le métal; les parois de la sonde diminuent la rigidité de la compression. — Pour donner plus de souplesse à la compression, Mercier propose de remplacer le mandrin métallique droit et rigide par un mandrin droit, en baleine, fait d'une tige assez mince, terminé par un renflement olivaire. Cette substance, un peu flexible, agit avec moins de raideur sur les tissus, et permet de faire supporter plus longtemps la compression.

MM. Meyrieux et Tanchou ont fait construire, par M. Charrière, un mandrin qui, placé dans une sonde, peut à volonté se redresser ou se courber pour prendre la forme d'une sonde de Gély. Cette variation dans la direction est donnée au mandrin au moyen d'une vis placée à l'extrémité externe. Ce mandrin, placé dans la sonde, imprime à celle-ci la direction qui lui est donnée. — Courbe, il permet d'introduire la sonde dans la vessie. Là, il suffit de redresser le le mandrin au moyen de la vis extérieure pour pouvoir comprimer la lèvre inférieure du col de la vessie.

Quel que soit l'instrument droit employé, une fois placé dans l'urèthre, il suffit de tenir le pavillon élevé pour comprimer la lèvre inférieure du col vésical. Pour maintenir la compression, on peut fixer un fil à l'extrémité du pavillon, l'attacher en avant de l'hypogastre à une ceinture. Il vaut mieux maintenir la compression soi-même. La main qui élève le pavillon a conscience de l'action compressive produite, la modère ou l'augmente, selon l'état de la sensibilité des parties.

Ce que nous avons déjà dit des accidents causés par la sonde à demeure, ne doit pas être oublié ici. L'action compressive énergique de cette tige droite dans l'urèthre prolongée pendant un certain temps, amènerait vite des ulcérations aux points comprimés, ou tout au moins une irritation telle de l'urèthre, que la sensibilité en serait exagérée. La dépression de la lèvre inférieure du col vésical doit toujours être extemporanée; elle ne doit pas durer plus de dix minutes à un quart d'heure à chaque séance, surtout quand on se sert de la sonde coudée ordinaire, ou de la sonde en gomme munie d'un mandrin droit métallique. Avec le mandrin en baleine, il est possible, dans quelques cas, de faire supporter la dépression du col pendant plus longtemps, quelquefois une à deux heures; mais toujours il faut surveiller l'état de la sensibilité de l'urèthre, et ne pas persister sitôt qu'il y a surexcitation.

INDICATIONS. — *Dépression de la saillie du lobe moyen de la prostate.* — Ici la compression ne doit être tentée que dans les cas où il n'y a pas une sensibilité exagérée du col ou de la région prostatique. — Alors, par elle, on peut arriver à faire cesser la rétention d'urine ou à rendre plus normal le phénomène de la miction. Leroy d'Étiolles père en cite plusieurs exemples frappants. M. Mercier insiste aussi sur les bons résultats qu'il a obtenus. Nous-même nous avons eu plusieurs fois à nous louer d'avoir fait cette compression. Mais j'insiste sur les ménagements extrêmes qu'il faut prendre dans cette opération. Il faut toujours laver la vessie après chaque compression, car il y a écoulement d'un peu de sang, afin d'empêcher l'altération des urines, provoquée par la présence du sang dans la vessie, surtout chez ces malades, qui ne vident jamais complétement leur vessie.

Contracture du col vésical. — Ce début de la valvule musculaire se traduit toujours par une élévation notable de la lèvre inférieure du col de la vessie. Quand, par les moyens convenables, on a fait cesser la cause réelle de cette contracture, telle qu'une uréthrite profonde ou un catarrhe de vessie, souvent le col vésical reste contracturé, ce qui maintient les troubles de la miction. Dans ces conditions, la dépression de la lèvre inférieure du col vésical peut amener un grand soulagement. J'ai toujours présent à la mémoire le fait suivant : M. X..., Polonais d'origine, employé au chemin de fer de l'Ouest, vient me consulter pour une gêne de la miction, consistant en envies fréquentes d'uriner. A chaque fois l'urine s'écoule par un jet faible et un peu saccadé. Quelquefois, malgré la volonté du malade, le jet s'arrête tout à fait, pour reprendre après de nouveaux efforts. M. X..., hémorrhoïdaire, est souvent constipé; enfin les urines offrent un dépôt catarrheux assez abondant. L'état général n'est pas satisfaisant; il y a diminution de l'appétit, la langue est toujours très-mauvaise le matin; le teint de la peau est un peu jaune. — Chez ce malade, les troubles de la miction sont très-forts quand il y a poussée hémorrhoïdale, et quand la constipation dure plus que d'habitude.

Avant de penser à faire un examen de l'urèthre et de la vessie, je commence par faire cesser les troubles fonctionnels digestifs. Je purge avec une bouteille d'eau de Sedlitz, puis je prescris un lavement tous les matins, et de temps en temps un verre ou deux d'eau de Pullna, selon l'état du tube digestif. Je ne change rien au régime qui existe. L'état général s'améliore de suite, et peu à peu la miction se fait mieux, il n'y a plus de douleurs; mais il y a encore le jet saccadé et de la fréquence dans les envies d'uriner. — J'agis sur la vessie par des lavages, quelques injections modificatrices d'eau phéniquée à 75 centigrammes pour 1000. — L'examen me montre qu'après chaque miction, il y a stagnation d'environ 100 grammes d'urine dans la vessie, et je trouve tous les signes de la saillie de contraction de la lèvre inférieure du col. — Je fis trois séances de dépression de la lèvre inférieure du col, de sept à huit minutes chacune, avec la sonde coudée ordinaire, à quatre jours d'intervalles. Chaque dépression est suivie d'une amélioration de la miction, qui devint normale. — Je recommandai au malade d'éviter la constipation, en employant les moyens que je lui avais indiqués, — lavement et un verre d'eau de Pullna de temps en temps, — de faire le plus d'exercice possible pour éviter les poussées hémorrhoïdales trop violentes provoquées par sa vie de bureau. — Cinq mois après le traitement, j'ai revu ce malade, qui était dans l'état satisfaisant où je l'avais mis.

Il arrive souvent que le passage de la sonde coudée dans l'urèthre, introduite dans le but d'examiner la cavité vésicale, provoque une amélioration dans la miction. Évidemment cela est dû à la dépression du col produite par la sonde. Ce fait attire toujours mon attention vers l'emploi de la compression de la lèvre inférieure du col vésical.

Quoi qu'il en soit, la dépression de la lèvre inférieure du col vésical n'est, en général, qu'un moyen palliatif pouvant donner des résultats complets dans les cas de contracture peu énergique du col vésical, mais toujours insuffisant contre les saillies notables de la lèvre inférieure du col, dues à la valvule de Mercier ou au lobe de Home.

Pour arrêter le sang provenant de la lèvre inférieure du col vésical. — Cette indication de la compression se présente à la suite des opérations de section et d'excision de la lèvre inférieure du col vésical. Le siége de l'incision ou de l'excision est tel que l'instrument droit placé dans l'urèthre porte juste sur la plaie faite. — Ici la grosse sonde en gomme, munie d'un mandrin, ou une sonde coudée volumineuse, comme la sonde évacuatrice de Mercier (1), doivent être préférées. Avec elles, on comprime une plus large surface de

(1) La sonde évacuatrice de Mercier sera décrite à propos de la lithotritie.

la lèvre inférieure; et par leurs larges cavités, il est plus facile de faire dans la vessie des injections évacuatrices, pour en retirer les caillots qui peuvent s'y accumuler. — Quand la compression hémostatique doit être prolongée, il faut se servir de la sonde en gomme, et surveiller son action compressive sur les autres points sains de l'urèthre, tels que le segment supérieur du collet du bulbe.

DILATATION FORCÉE DU COL VÉSICAL.

INSTRUMENTS ET MANŒUVRES. — *Dilatateur à poche de baudruche.* Physick (de Philadelphie) proposa, pour déprimer et dilater le col vésical, un instrument simple; il consistait dans une sonde souple en gomme, portant, à son extrémité, une poche en baudruche. — La sonde introduite dans la vessie, par son pavillon, on injecte de l'eau qui dilate la poche de baudruche. Celle-ci maintenue dilatée, la sonde étant bouchée, on attire la boule de baudruche contre le col vésical dans lequel elle pénètre, en le dilatant et en déprimant les bords.

Pour rendre plus facile la dilatation, il est bon de donner à la poche de baudruche dilatée une forme légèrement conique en avant : ainsi elle s'engage plus facilement dans le col.

Tel qu'il est, dans sa grande simplicité, l'instrument de Physick est utile pour déprimer une saillie prostatique qui gêne la miction, pour faire cesser une contracture du col, ou pour arrêter une hémorrhagie provenant du col vésical. Mais il offre un inconvénient facile à faire disparaître. Pendant toute la durée de son action sur le col, il obstrue absolument l'urèthre, et retient les liquides dans la vessie. S'il est nécessaire de le laisser appliqué un certain temps, comme dans une hémorrhagie du col, pour vider la vessie ou y faire des injections, on est obligé de cesser la compression en repoussant la poche de baudruche dans la vessie. Pour éviter cet inconvénient, au lieu de fixer la boule de baudruche à l'extrémité même de la sonde, on fixe les deux orifices de la poche de baudruche sur la continuité de la sonde, laissant, au delà, ses yeux libres. Puis on met la cavité de baudruche en communication avec l'extérieur par un long tube, comme une toute petite sonde. Par ce tube, on vide la poche de baudruche ou on la dilate.

Cet appareil, encore bien simple, exige la même manœuvre que celui de Physick, et a l'avantage de permettre l'évacuation des liquides contenus dans la vessie.

On pourrait substituer le caoutchouc à la baudruche ; il fournirait à l'instrument une action dilatatrice plus grande, en raison de l'expansion active qu'aurait la poche de caoutchouc, comprimée dans le col vésical.

Dilatateur de Mercier. — Il devait arriver, après les succès ou améliorations obtenus par la dépression de la lèvre inférieure du col vésical, et l'action heureuse de la dilatation forcée contre la fissure anale, que l'on cherchât à faire la dilatation forcée du col vésical. — M. Mercier proposa un instrument simple, ingénieux et commode. Fermé (fig. 78), il a la forme de la sonde bicoudée ; de là, la facilité de son introduction. Il se compose de deux tiges aplaties ; l'une a tout à fait la forme de la sonde bicoudée, son extrémité externe offre un anneau dans lequel passe la seconde, et sur cet anneau une vis de pression destinée à comprimer les tiges l'une contre l'autre. — Sur toute la portion droite de cette première tige et du côté opposé à son bec bicoudé, s'applique la seconde tige. Celle-ci, droite, glisse sur la première au moyen d'une mortaise qui maintient ces deux branches appliquées l'une contre l'autre. — Dans ce mouvement de glissement longitudinal des deux tiges l'une sur l'autre, la tige droite se place selon le pointillé de la figure 78. — Ainsi le bec bicoudé, et l'extrémité de la tige droite forment un angle dont le sommet est dirigé vers le pavillon. — C'est en engageant cet angle métallique dans le col vésical qu'on en pratique la dilatation forcée.

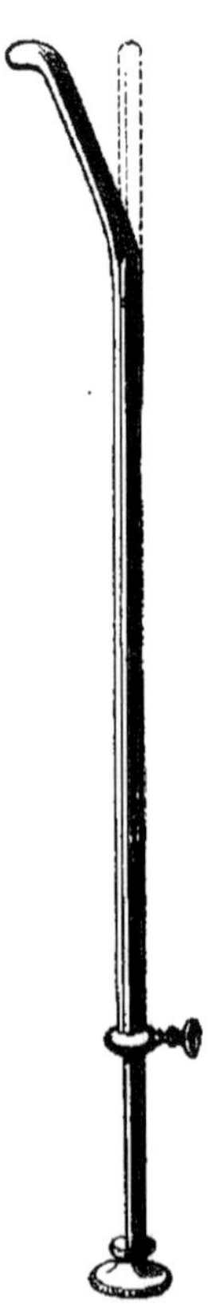
FIG. 78. — Dilatateur de Mercier. Le pointillé indique l'écartement des deux branches.

La manœuvre est facile : l'instrument fermé (l'extrémité de la tige droite répondant à l'angle obtus du premier coude de la grande tige et les deux branches fixées l'une sur l'autre par la vis de pression), on l'introduit de façon à mettre dans la vessie tout le bec jusqu'au delà de l'extrémité de la tige droite. Alors on tourne le bec en bas. L'extrémité de la tige droite doit rester contre la lèvre supérieure du col (fig. 79). On desserre la vis, et d'une main tenant fixe la branche droite, de l'autre on attire au dehors la branche bicoudée, dont le bec entre dans l'urèthre en déprimant de plus en plus la lèvre inférieure du col vésical, jusqu'à ce que le petit bec vienne accrocher cette lèvre inférieure du col. — Alors la dilatation extemporanée du col a été portée, au maximum, à 3 centimètres. Naturellement on peut toujours arrêter la dilatation à un diamètre inférieur, se guidant sur la distance qui sépare les extrémités externes des deux tiges.

Une manœuvre plus simple et permettant d'agir avec plus d'énergie, consiste : l'instrument étant introduit, tout le bec dans la vessie et dirigé en bas, à pousser la tige droite pour ouvrir l'instrument ; ainsi l'angle des deux branches a son sommet dans le col. Puis les deux tiges fixées, on tire, avec lenteur et modération, directement sur l'extrémité de l'instrument. L'angle des deux branches s'engage dans le col, la branche droite contre la lèvre supérieure, la bicoudée déprime la lèvre inférieure jusqu'à ce que son petit bec accroche cette lèvre.

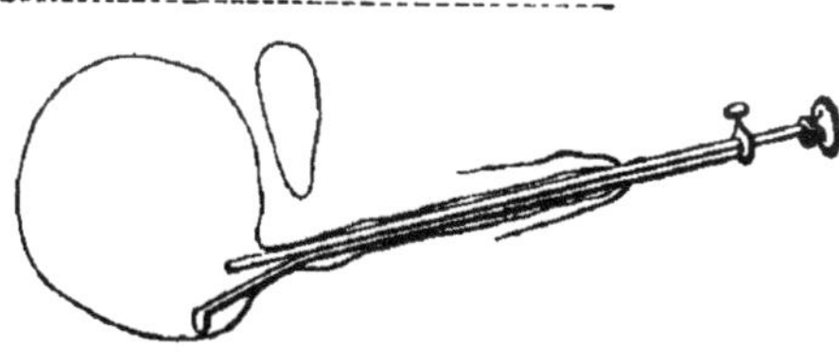

Fig. 79. — Le dilatateur de Mercier agissant sur le col.

La dilatation, au degré voulu, est maintenue pendant quelques minutes, quatre à six.

Pour fermer l'instrument, on cesse toute traction, et, dans cette position, sans porter tout l'angle des deux branches dans la vessie, on attire la branche droite sur l'autre ; une fois l'instrument fermé, on le pousse dans la vessie pour retourner le bec en haut et retirer le dilatateur.

Mercier (1) dit : « En agissant avec lenteur et modération, une dilatation, même assez forte, est peu douloureuse, et cette sensibilité ne tarde pas à disparaître. » Cet auteur cite plusieurs faits, où il appliqua cet instrument. Les résultats qu'il a obtenus, sans être complets, sont de nature à attirer vivement l'attention.

Indications. — Il y a deux états très-distincts dans la valvule de Mercier. Dans la première période, il y a surtout contracture du sphincter du col vésical, qui agit sur la lèvre inférieure en l'élevant au-dessus du plancher prostatique et au-dessus du trigone vésical. Si la contracture cesse, la lèvre inférieure peut s'abaisser et n'arrive pas à faire sou-

(1) *Recherches sur les valvules du col vésical*, p. 44.

pape contre l'orifice du col. — Dans la seconde, la valvule est constituée; la lèvre inférieure du col de la vessie, que la contracture du sphincter cesse ou non, reste toujours élevée, s'applique toujours contre l'orifice de l'urèthre; elle est devenue un obstacle passif que l'effort qui tend à chasser l'urine dans l'urèthre, applique contre l'orifice uréthral et l'oblitère. — Dans la période où la contracture est l'élément actif de l'obstacle au cours de l'urine, la dilatation forcée a des avantages; dans le second cas, elle est inutile; même, dans le premier cas, elle peut être suivie, et est suivie souvent de récidive. — Mais son application à temps peut suffire pour rétablir de nouveau le cours de l'urine.

Comme toujours il faut, après l'opération, laver la vessie pour évacuer le sang, laisser une petite sonde à demeure pour laisser l'urine s'écouler continuellement au dehors, et faire fréquemment des injections d'eau tiède dans la vessie s'il n'y a pas de sang, et d'eau froide s'il y a du sang. Après quarante-huit heures, on peut retirer la sonde, surtout quand le sang est tout à fait arrêté.

SECTION DE LA LÈVRE INFÉRIEURE DU COL VÉSICAL.

INSTRUMENTS ET MANŒUVRES. — Tous les instruments faits pour pratiquer la section de la lèvre inférieure du col vésical ont la forme de la sonde coudée ordinaire, sauf que leur tige est aplatie latéralement. Aussi leur manœuvre d'introduction est-elle exactement celle de cette sonde. — Ainsi le premier temps de l'opération nous est connu.

Sécateur à lame oblique et fixe pendant la section. — M. Mercier a conservé dans sa pratique, après les tentatives que nécessite toujours une création, deux instruments sécateurs de la lèvre inférieure du col vésical. Dans l'un, la lame se place en diagonale dans l'angle de courbure de l'instrument. — Cette lame est découverte et est mise dans cette position oblique au moyen d'un mandrin, terminé extérieurement par un bouton, et contenu, ainsi que le mécanisme approprié, dans la grande rainure longitudinale que présente la tige et le bec, jusqu'à un centimètre de l'extrémité de celui-ci. La lame cachée, pour qu'elle se place dans la position voulue, il suffit de tirer sur le bouton terminal du mandrin (fig. 80). La lame découverte au maximum, son tranchant se trouve placé, à un centimètre de l'extrémité du bec; de là, il se dirige obliquement vers la tige, où il y arrive à 2 centimètres et demi ou 3 centimètres de l'angle de courbure.

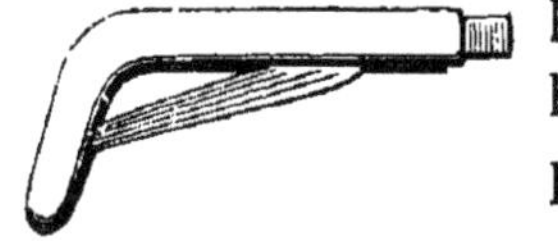

Fig. 80. — Sécateur à lame fixe en diagonale dans l'angle de courbure.

La manœuvre avec cet instrument consiste en ceci : — la vessie pleine de liquide — la lame étant cachée; — aussitôt que le bec est dans la vessie, on le maintient contre la lèvre supérieure du col, et par la manœuvre d'exploration décrite, on lui fait suivre le pourtour du col jusqu'à ce qu'il soit dirigé en bas. — Là on s'assure que le bec accroche bien la lèvre saillante. — L'instrument bien maintenu dans cette position, la valvule est dans l'angle de courbure; par la traction sur le mandrin, on découvre la lame dont le tranchant agit par compression sur la valvule. — Dans cette manœuvre de section par compression, il est rare qu'on incise la valvule; à peine si la muqueuse est coupée; les tissus se dépriment, fuient devant le tranchant. Aussi, pour avoir une section, il faut, quand la lame est découverte, pousser le bec d'un centimètre ou deux dans la vessie. Puis, comprimant la valvule, attirer directement au dehors tout l'instrument. Alors la lame agit par pression, et par un mouvement de scie. Ce sont là les meilleures conditions mécaniques pour couper. Le mouvement de sortie est arrêté au niveau de l'orifice vésical par la saillie du bec au delà du tranchant. Ainsi est limitée la section.

En raison de la nature des tissus sur lesquels on veut agir dans cette opération, cet instrument est loin d'être parfait. Malgré cette seconde manœuvre de section bien exécutée, souvent il ne fait qu'une coupure insignifiante tout à fait insuffisante. Les tissus fuient devant le tranchant.

Sécateur à lame courante. — Cet instrument, par sa disposition et son mécanisme, rappelle tout à fait le brise-pierre ordinaire. — Sa branche femelle présente, dans toute sa longueur, jusqu'à un centimètre de l'extrémité du bec, une rainure qui reçoit la branche mâle; la fenêtre étroite qui occupe la base du bec reçoit et cache la lame que porte l'extrémité de la branche mâle. — Le mouvement de va-et-vient de la branche mâle déplace la lame. Celle-ci est tantôt cachée dans le bec, tantôt fait une saillie d'un centimètre latéralement sur la tige femelle, du côté de sa courbure. Cette lame, à extrémité ovale, est tranchante sur tout son pourtour. — L'extrémité manuelle de cet instrument (tiges mâle et femelle) constitue tout un petit appareil destiné à la manœuvre de la lame. La tige femelle offre à son extrémité

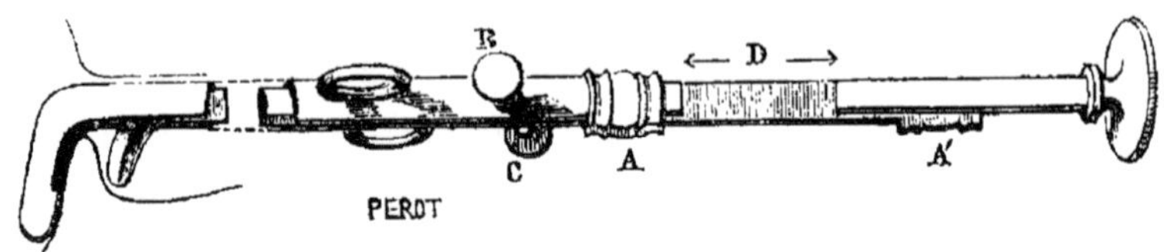

FIG. 81. — Sécateur à lame courante. Le bec est dans la vessie et la lèvre inférieure du col entre le bec et la lame. — A et A', points de repère indiquant la position de la lame. — B. vis limitant le mouvement de va-et-vient de la lame. — C, vis fixatrice. — D, échancrure de la tige mâle où fait saillie la vis, B.

une saillie A échancrée au niveau de la rainure (fig. 81). A cette échancrure répond une saillie A' de la branche mâle; *quand cette saillie de la branche mâle* A' *correspond exactement à la saillie de la branche femelle* A, *la lame est cachée dans le bec.*

Sur les faces latérales de l'extrémité de la branche femelle, de chaque côté, sont des vis de pression. — L'une, celle de droite, C, par rapport au malade, quand le bec est haut, est destinée à fixer la tige mâle, et par conséquent la lame. Ainsi pour introduire ou retirer l'instrument, la lame étant placée dans le bec, ce qui est indiqué par les repères AA'; on fixe la tige mâle avec cette vis. — La vis de gauche B correspond, par son extrémité interne, à une échancrure latérale D de la tige mâle. Cette échancrure, longue de 2 centimètres, se termine en avant et en arrière par un rebord brusque et saillant. La vis saillante dans cette échancrure, mais ne comprimant pas la branche mâle, son contact avec ces rebords, limite le mouvement de va-et-vient de la lame. Quand la vis est contre le rebord de l'échancrure le plus rapproché de l'extrémité externe de la branche mâle, la lame est cachée dans le bec. Quand elle est contre l'autre rebord, la lame est à 2 centimètres en avant du bec. — Naturellement, quand le bec est en bas, la vis de pression simple est à gauche du malade, et l'autre à droite.

Si je m'étends autant sur ces dispositions, c'est parce que bien des opérateurs ont condamné l'instrument de Mercier, n'en ayant pas compris le mécanisme. De là les singulières exécutions opératoires qui ont été faites.

Manœuvre. — La vessie vidée d'urine, puis lavée, et enfin maintenue pleine d'eau. — L'instrument ainsi préparé : la vis B de gauche, destinée à limiter les mouvements de la lame, assez serrée pour remplir son but sans comprimer la tige mâle; la lame cachée dans le bec, ce qui est indiqué par la position de la saillie de la branche mâle A' au niveau de celle A de la femelle, la vis de pression C (la droite) comprimant, fixant la tige mâle ; l'instrument est introduit. — Arrivé dans la vessie, le bec contre la lèvre supérieure, par le mouvement explorateur du col, on le place en bas, et l'on accroche la valvule. Alors la vis fixatrice de la tige mâle, qui est à gauche du malade, est desserrée; et la main gauche, tenant la tige femelle, en applique fortement le bec contre la valvule par une traction directe et une pression simultanée. La tige femelle, tenue ainsi absolument fixe, on tire sur la branche mâle jusqu'à ce qu'elle soit arrêtée par la vis contre la saillie de l'échancrure de la branche mâle. Dans ce temps de la manœuvre, la lame agit sur la valvule par son tranchant antérieur : presque toujours la section faite ainsi est insuffisante. Mais la valvule se trouve alors entre le bec et la lame. Alors la tige femelle, toujours tenue fixe, on pousse la branche mâle (fig. 81); la valvule, comprimée entre le bec et la lame est bientôt coupée, ce qui est indiqué par la résistance vaincue, et aussi par la position des points de repère des lames qui indiquent que la lame est cachée dans le bec. — On fixe tout de suite la tige mâle avec la vis de pression et l'on retire l'instrument.

Pour ne pas commettre la faute grave de couper le bord postérieur du trigone au lieu de la valvule du col, il faut toujours faire la manœuvre exploratrice du col, c'est-à-dire s'assurer que le bec est contre la lèvre supérieure, et suivre très-exactement avec lui le pourtour du col vésical pour le placer contre la face postérieure de la valvule.

M. Mercier indique une autre manœuvre plus facile, mais moins précise que celle-là. Le bec dirigé en bas étant contre la face postérieure de la valvule, on le pousse de 2 centimètres dans la vessie. Alors on attire la lame de 2 centimètres, son tranchant antérieur se trouve placé ainsi contre la valvule. Alors la tige mâle est fixée en ce point. Puis comprimant de haut en bas la valvule avec l'instrument, on attire celui-ci directement au dehors. Dans ce mouvement, la lame coupe d'arrière en avant la valvule, et progresse en avant jusqu'à ce que le bec de la branche femelle s'arrête contre l'orifice vésical. Après on prend encore la valvule entre le bec et la lame, pour couper encore, si la première section n'a pas été complète.

Cet instrument à lame courante est celui qui doit être préféré, en raison de l'énergie de son action. Il offre aussi l'avantage d'être très-solide.

M. Maisonneuve a fait construire un instrument pour couper la valvule du col vésical, dont le maniement est très-facile. La lame (fig. 82) fixée par une extrémité dans l'angle du coude, au fond de la rainure, se meut autour de ce point fixe. Ainsi elle décrit un quart de cercle, allant du corps de l'instrument au bec, ou réciproquement. Elle est mue par un mandrin contenu dans la rainure de la branche femelle. La lame couchée dans la rainure du corps de l'instrument, quand on la relève vers le bec elle prend entre elle et le bec la valvule, qu'elle coupe. — Dans ce mouvement, la lame agit d'abord sur le bord de la valvule sans comprimer sa base.

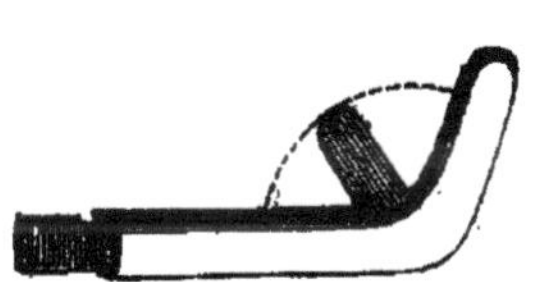

Fig. 82. — Sécateur de la lèvre inférieure du col vésical. — La lame se place en diagonale dans l'angle de courbure.

Vérification de la section. — Aussitôt la section faite, en retirant l'instrument, une fois que le bec est dans l'urèthre au niveau de la prostate, on le réintroduit dans la vessie, faisant suivre à son talon le plancher prostatique. Si l'incision est suffisante et si les lèvres de la plaie se sont écartées, on constate que l'obstacle au talon du bec est moindre que celui perçu avant l'opération, ou est nul.

Soins préparatoires. — L'opérateur ne doit jamais oublier l'intoxication urineuse, et surtout ses causes. Ici les moyens préservatifs n'ont pas la même certitude que dans le cas de l'uréthrotomie interne. La plaie est dans la vessie et dans l'urèthre, l'urine arrive facilement à son contact. Malgré ces conditions déplorables, il ne faut pas rester inactif. Immédiatement avant d'opérer, on conduit jusque dans la vessie une sonde volumineuse, et par elle on fait des injections de lavage, répétées jusqu'à ce que le liquide soit absolument clair. Alors, la vessie remplie d'eau limpide, l'opération est faite.— Ainsi la plaie faite n'est pas immédiatement baignée par de l'urine plus ou moins altérée.

Soins consécutifs. — L'instrument retiré, la première chose à faire est d'arrêter le sang et de prévenir l'intoxication urineuse. Pour cela, on place dans l'urèthre, à demeure, une sonde de gomme d'un gros volume. Laissée constamment ouverte, les liquides, sang et urines, qui arrivent dans la vessie, s'écoulent par elle. Par la sonde, on fait tout de suite de très-nombreuses injections d'eau froide, ou mieux d'eau phéniquée, assez concentrée (3 à 4 grammes pour 1000). Pour que le liquide injecté agisse bien sur la plaie, on retire un peu la sonde et l'on place un de ses yeux en avant de la plaie dans l'urèthre. — Si le sang s'écoule malgré ces premiers moyens, on a recours à l'injection d'une solution de tannin, et surtout à la compression directe de la plaie. Pour cela, il suffit de passer dans la sonde de gomme une longue tige métallique droite. Cette tige, arrivée au bec de la sonde, l'urèthre se trouve occupé par un instrument droit, on élève l'extrémité externe ou pavillon, et ainsi on comprime la plaie (fig. 77).

Ce moyen de compression est commode en ce que, pour vider la vessie ou y faire des injections, il suffit de retirer la tige droite métallique.

Quand le sang s'écoule en assez grande abondance dans la vessie, les caillots s'y forment vite, et souvent les yeux de la sonde de gomme ne les laissent pas passer facilement. Alors on se trouve bien de se servir d'une grosse sonde de métal, à grands yeux latéraux et à courbure assez courte.

C'est la sonde évacuatrice ordinaire employée pour évacuer les graviers, résultant d'une séance de lithotritie. Placée dans l'urèthre, son bec tout entier dans la vessie, en élevant son pavillon on comprime la plaie; et, pendant la compression, on peut continuer à faire les injections dans la vessie pour évacuer ses caillots.

La sonde évacuatrice de Mercier, à double courant, qui a la forme de la sonde coudée, est fort utile dans ce cas-ci (1).

Le sang arrêté, on laisse à demeure et ouverte, pendant quarante-huit heures au moins, une sonde molle de gomme, par laquelle on fait de fréquentes injections de lavage. Pendant tout ce temps le malade doit rester couché, car la position verticale favoriserait l'écoulement de sang.

La sonde retirée, la miction ne se rétablit pas immédiatement. Il s'écoule, dans les tentatives de miction, un peu d'urine; mais, dès ce moment, rarement l'évacuation est complète. Pour vider la vessie on se sert d'une sonde à béquille d'un calibre moyen. C'est celle qui a le moins de chance d'érailler la plaie, son talon mousse passant sur elle.

Indications.—Résultats.—Il nous est arrivé, déjà plusieurs fois, de nous étendre longuement sur le diagnostic de la valvule musculaire de Mercier : à propos du cathétérisme avec les instruments rigides; à propos de l'examen du col de la vessie. — Cette disposition si singulière de la lèvre inférieure du col vésical, qui se rencontre chez les hommes jeunes de vingt-cinq à quarante ans, n'est point accompagnée de l'hypertrophie prostatique. Le toucher rectal montre une prostate peu volumineuse, ayant le lobe moyen peu développé. Ce signe permet de reconnaître la valvule musculaire proprement dite de la barrière prostatique due

(1) Cette sonde sera décrite à propos de la lithotritie.

au développement du lobe moyen de la prostate et à sa saillie vers le col vésical.

L'obstacle au cours de l'urine que constitue la valvule musculaire trouble les fonctions de la vessie; celle-ci ne se vide plus, aussi il y a stagnation d'urine, et tous les accidents locaux et généraux qui en découlent peuvent se produire : le catarrhe vésical, les graviers phosphatiques, les plaques phosphatiques retenues contre les parois de la vessie. Bientôt les signes propres à ces altérations, urine ammoniacale, avec les dépôts glaireux, purulents, striés de sang, etc., et les accidents généraux de l'intoxication urineuse se produisent.

Un fait singulier existe presque toujours. L'obstacle constitué par la valvule musculaire entraîne la stagnation d'une certaine quantité d'urine dans la vessie. Et si, après la miction ordinaire, on introduit une sonde dans la vessie, le liquide stagnant s'écoule au dehors par un jet, jusqu'à la dernière goutte. Ainsi la vessie n'a pas perdu le pouvoir de se contracter; elle revient activement et complétement sur elle-même. — Les autres obstacles, au cours de l'urine dans l'urèthre entraînent presque toujours l'atonie de la vessie.

Toutes les fois que les troubles de la miction ne disparaissent pas sous l'influence de la compression de la valvule, il faut avoir recours à la section. — Quand il y a catarrhe de vessie avec des dépôts calcaires, en graviers ou en plaques, l'opération est urgente; la compression, la dilatation forcée, en raison de leur action incertaine, et surtout insuffisante, exposeraient à des accidents en ne permettant pas de vider facilement la vessie.

Immédiatement après l'opération, le cathétérisme devient plus facile. Ainsi il y a possibilité d'agir sur les altérations de la vessie. — Quelquefois la miction est rétablie immédiatement; Mercier en cite des exemples remarquables dans son livre sur les valvules du col de la vessie. Mais la miction ne s'améliore ordinairement que progressivement après l'opération. C'est quand l'état inflammatoire du col diminue et disparaît que la miction s'améliore et arrive à se faire complétement.

A mesure que la vessie revient sur elle-même, la guérison du catarrhe, aidée par les injections appropriées, se confirme. S'il y a des plaques calcaires, elles se détachent des parois vésicales qui se froncent sous elles.

Si la fonction physiologique ne se fait pas mieux, même quinze ou vingt jours après l'opération, on recherche si, après chaque miction, le liquide contenu dans la vessie sort en jet par la sonde. On examine le col pour rechercher si la lèvre inférieure est encore saillante. — Si la vessie ne se contracte plus, on cherche à réveiller sa contractilité complète par les injections d'eau froide faites violemment, comme le conseillait Civiale, ou mieux, on a recours à l'électricité. — Si la lèvre inférieure du col vésical est toujours saillante, on revient à la section, ou l'on fait de la dilatation forcée, selon le degré d'élévation de la valvule.

Les résultats fournis par cette opération ne sont pas toujours absolument complets, mais quand elle est indiquée elle fournit toujours une amélioration notable dans l'état du sujet. En lui permettant de se sonder facilement, en favorisant l'action des moyens propres à faire cesser les altérations de la vessie. Ainsi elle est efficace contre les causes immédiates des accidents généraux, et peut, selon les cas, rétablir complétement les fonctions physiologiques de la vessie et de l'urèthre.

EXCISION DE LA LÈVRE INFÉRIEURE DU COL.

Instrument. — L'instrument exciseur est dû à M. Mercier; il a tout à fait l'aspect général d'un brise-pierre ordinaire. Seulement les deux branches, la femelle et la mâle, ne sont point invaginées l'une dans l'autre ; chacune constitue la moitié du cylindre de l'instrument (fig. 83).

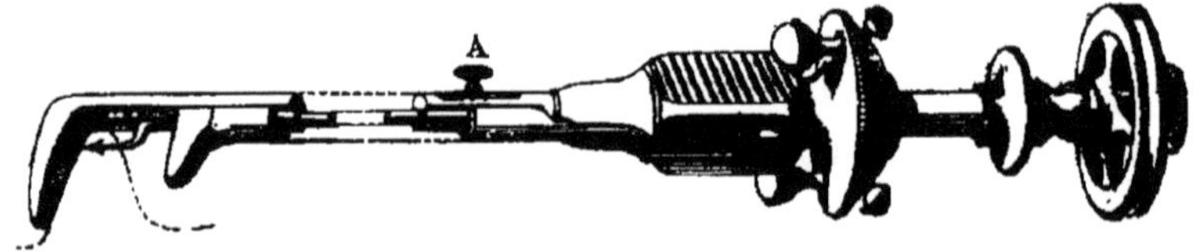

Fig. 83. — Emporte-pièce-exciseur de la lèvre inférieure du col vésical de Mercier. — La ligne ponctuée montre la lèvre du col vésical, entre les mors, fixée par la lance. — A, bouton qui sert à imprimer le mouvement de va-et-vient à la lance.

Par leur face juxtaposée, elles tiennent l'une à l'autre, et glissent très-exactement l'une sur l'autre au moyen du mécanisme suivant : sur la tige femelle, dans toute sa longueur, au milieu de la face plane, est une saillie rectangulaire offrant latéralement de chaque côté une gaîne dans toute sa longueur. Sur la tige mâle, il y a une rainure longitudinale mortaisée latéralement, qui contient très-exactement la saillie de la tige femelle. Ainsi le mouvement de va-et-vient des deux tiges l'une sur l'autre se fait très-exactement, sans le moindre jeu latéral.

Le bec femelle offre une large ouverture qui occupe tout le bec, sauf l'extrémité qui est pleine. — Les bords de cette échancrure, qui répondent au bec mâle, sont taillés brusquement dans le métal. Le bec mâle, excavé à la face qui répond au bec femelle, a des bords aigus qui s'emboîtent très-exactement dans l'orifice du bec femelle. Ces deux becs poussés l'un dans l'autre font exactement emporte-pièce.

La saillie rectangulaire de la tige femelle offre, dans toute sa longueur, une rainure médiane qui loge une tige. Près du bec, cette tige se recourbe en se dirigeant dans le milieu de l'échancrure du bec femelle, et se termine par une lance acérée. A l'autre extrémité, elle est terminée par une petite masse qui occupe une fenêtre longitudiuale, longue de 2 centimètres, faite dans la tige femelle; extérieurement, elle est munie d'un bouton A. — Le mouvement de va-et-vient imprimé au bouton meut la lance terminale qui s'éloigne du bec femelle ou s'en rapproche.

Quand l'instrument est fermé, le bec mâle dans le femelle, la lance se loge dans l'échancrure moyenne du bec mâle.

Les deux branches sont mues l'une sur l'autre, au moyen de l'écrou brisé, adapté à leur extrémité externe, ou au moyen du pignon. — Ces deux appareils mécaniques seront décrits à propos des instruments lithotriteurs.

MANŒUVRES. — L'instrument, fermé est introduit. Arrivé dans la vessie, son bec contre la lèvre supérieure du col, par le mouvement explorateur décrit, on le dirige en bas. Ainsi il accroche la saillie de la lèvre inférieure. — Ceci fait, sans éloigner le bec du col, on élève directement l'instrument vers le bord supérieur du col que l'on comprime. Puis maintenant fixe la branche femelle, on attire la branche mâle au dehors; par ce mouvement, son bec sort du bec femelle, passe par-dessus la lèvre inférieure du col et entre dans l'urèthre. Le mouvement de sortie du bec mâle de la vessie dans l'urèthre ne doit pas dépasser 2 centimètres, maximum de la distance qui doit séparer les deux becs dans ce temps de l'opération. Alors on attire la lance vers le bec mâle, en agissant sur le bouton extérieur. Cela fait, on abaisse directement l'instrument; on s'assure, par une traction directe, que le bec femelle accroche bien la lèvre inférieure du col. Alors la pression de haut en bas sur la barrière prostatique bien maintenue, on pousse énergiquement le bouton extérieur A, la lance pénètre dans la barrière prostatique et la fixe. Puis on conduit le bec mâle, qui d'abord comprime la lèvre inférieure du col vésical contre le bec femelle, puis l'écrase, en poussant le lambeau dans la fenêtre du bec femelle. Le lambeau est retenu là par la lance.

Le bec retourné, l'instrument est retiré, et dans l'échancrure, accroché à la lance, on trouve le lambeau excisé de la lèvre inférieure du col vésical.

Il est important de rapprocher très-lentement les deux becs l'un de l'autre. Ainsi on arrive à agir par écrasement. Aussitôt l'opération faite, on introduit la sonde exploratrice qui permet de reconnaître le résultat même de l'opération.

Soins préparatoires et soins consécutifs.—Ils sont exactement les mêmes que ceux décrits pour la section. — Lavage complet de la vessie. Puis la vessie pleine d'eau limpide, l'opération est faite. — Après l'opération, injection d'eau phéniquée sur la plaie et dans la vessie; évacuation continuelle du sang; compression sur la plaie par les moyens décrits. Enfin sonde à demeure, au moins pendant quarante-huit heures, jusqu'à ce que le sang soit arrêté.

Indications et résultats.— Quand la saillie de la lèvre inférieure du col vésical est bien reconnue, si le sujet est âgé, si surtout la prostate volumineuse a son lobe moyen développé, l'excision doit être préférée à l'incision simple. Celle-ci serait sans résultat, en raison de la nature des tissus constituant la barrière du col; après l'incision, il n'y aurait pas rétraction des lèvres de la plaie qui resteraient appliquées l'une contre l'autre. — Par l'excision, on a forcément une plaie dont les lèvres restent éloignées, et le passage pour l'urine ou la sonde persiste.

L'excision est indiquée quand la rétention étant complète, le malade éprouve de grandes dificultés à se sonder, ou ne peut plus le faire. — La disparition de la saillie contre laquelle la sonde de gomme vient heurter est un résultat immédiat et des plus importants,

Pour reconnaître si le liquide peut être chassé par la vessie dans l'urèthre, on peut, aussitôt après l'opération, remplir la vessie d'eau. Et le malade, maintenu couché, on lui conseille de pisser sans faire trop d'efforts, ce qui activerait l'hémorrhagie. Il ne faut pas pousser plus loin la vérification du résultat. — La miction ne se rétablit pas immédiatement, sitôt l'opération. Ce n'est que quelque temps après, quand l'état inflammatoire du col a disparu, que le liquide passe par l'urèthre.

En raison de la nature de la lésion, et de son ancienneté ordinaire, les parois vésicales sont presque toujours atones, ne reviennent plus activement sur elles-mêmes. Quand une sonde est placée dans la vessie, par elle, le liquide s'évacue en bavant.

Il est une particularité qu'il m'a été donné de bien observer chez les malades atteints de rétention d'urine due à la barrière prostatique. Quand ils poussent pour uriner, ils sentent très-bien que l'action de l'effort se porte non pas sur le col de la vessie, mais sur l'anus; ils ont beau prendre l'attitude de la miction, toujours l'effort porte sur l'anus. — Après l'opération, au début de la miction, ils éprouvent la sensation spéciale du liquide entrant dans l'urèthre ; mais dès qu'ils poussent pour y chasser le liquide, tout de suite l'effort porte sur l'anus, et la miction ne se fait pas.— C'est ce qu'il m'a été donné d'observer dans le cas suivant.

Je suis appelé, par le docteur Gaudin, près d'un homme de quarante-cinq à cinquante ans, ayant une rétention d'urine complète, datant de quarante-huit heures. Avant mon arrivée, des tentatives de cathétérisme ont été faites, et le sang s'écoule goutte à goutte par le méat. Je mets ce malade dans la position couchée propre au cathétérisme; et, en raison des antécédents (le malade a déjà eu des rétentions d'urine; depuis plusieurs mois il est obligé de se sonder lui-même), et de l'état de la prostate, qui est très-volumineuse, je me sers de la grosse sonde à grande courbure de Gely. Arrivé dans la prostate, j'observe l'obstacle direct à l'extrémité du bec. J'élève directement celui-ci, et, le portant contre la paroi supérieure du canal, il entre dans la vessie. Je vide la vessie en prenant toutes les précautions que nous avons décrites. Après, je retire la sonde de métal, et j'essaye de passer une sonde coudée de gomme, mais le bec est arrêté contre le col vésical. Je prends une sonde de gomme bicoudée, qui passe facilement. Je la laisse à demeure pendant vingt-quatre heures. Pendant ce temps, on fait des injections fréquentes dans la vessie. Le lendemain je purge le malade, qui a de l'embarras gastrique et de la constipation.

Deux jours après, l'appétit est revenu, les forces aussi. Je conseille au malade de se sonder avec une sonde bicoudée de gomme. Et pour éviter la constipation, je lui prescris de prendre tous les matins un lavement d'eau simple à peine tiède.

Deux mois après, je suis rappelé près de ce même malade. Il est encore atteint de rétention complète d'urine, et me raconte qu'il s'écoule souvent du sang, que, même avec les sondes bicoudées, il arrive très-difficilement à se sonder; il est obligé de prolonger ses tentatives, et souvent sans résultat. Je me sers encore de la grande et grosse sonde de Gely, qui passe, en faisant la même manœuvre étant arrivée près du col. Je trouve la vessie pleine de caillots grumeleux; quelques-uns sont noirs et grenus, ce qui m'indique

que ces caillots se sont accumulés depuis longtemps. Je vide la vessie en faisant des injections d'eau et des aspirations avec la seringue ordinaire. Je laisse une sonde bicoudée de gomme à demeure. En raison de la difficulté qu'éprouve le malade à se sonder lui-même, d'accord avec mon confrère le docteur Gaudin, je propose l'opération de l'excision de la lèvre inférieure du col. Cinq jours après cette rétention, l'opération est faite devant notre confrère; le lambeau retiré contient dans son épaisseur un petit corps fibreux, gros comme un pois chiche, enveloppé par la muqueuse. Immédiatement je vérifie l'opération en poussant dans l'urèthre une sonde coudée exploratrice qui arrive sans arrêt dans la vessie; il en est de même d'une sonde droite de gomme. Alors, pour arrêter le sang et vider la vessie, je me sers d'une sonde métallique (l'évacuatrice ordinaire); par elle, je fais des injections avec la solution phéniquée (4 grammes pour 1000); de temps en temps, je place les yeux de la sonde dans l'urèthre, et l'injection passe ainsi sur la plaie. Le sang continuant à couler, mais très-peu, je place cette grosse sonde dans l'urèthre pour comprimer la plaie. Par elle, on fait des injections toutes les heures, et six heures après l'opération, je la retire pour la remplacer par une sonde de gomme que je laisse quarante-huit heures.

Il n'y a pas eu le moindre accident fébrile.

Après, le malade essaye d'uriner; et dit ceci : « Il me semble qu'il pénètre du liquide dans l'urèthre au moment où je commence à essayer d'uriner, mais, tout de suite, l'effort que je fais porte sur l'anus, et il ne sort rien par l'urèthre. » J'ai fait des injections froides et brusques dans la vessie; elles n'ont rien amené. Vers le quinzième jour après l'opération, le malade a rendu quelques gouttes par l'urèthre, mais ça n'a été que passager. Je lui ai conseillé de faire usage de l'électricité. Sous l'influence des courants continus descendants, il y a eu une fois un peu d'urine évacuée spontanément, mais pendant la défécation; en dehors de ce fait, rien. Il est vrai que, après quelques séances, ce malade a cessé de venir se faire électriser.

Le résultat de l'opération, dans ce cas-ci, n'en est pas moins bon, puisque, maintenant, le malade se sonde facilement lui-même avec une sonde ordinaire.

CHAPITRE V

Lithotritie.

Je me suis imposé de faire un livre essentiellement pratique; aussi je laisse avec regret l'histoire de cette opération. J'arrive à une époque, où, cependant, il serait bien utile de faire connaître les phases accidentées qu'a traversées la lithrotritie depuis le jour où Civiale fit la première expérience sur le vivant, jusqu'à maintenant, où les hommes qui ont le plus fait pour elle, par leur génie inventif et leur énergie dans la lutte, disparaissent les uns après les autres, laissant après eux leurs découvertes : Civiale, Heurteloup, Leroy d'Étiolles (père), Amussat (père), etc.

Je ne crois pas qu'il y ait dans la chirurgie une opération qui ait été repoussée avec plus d'énergie par certains chirurgiens, et d'autre part soutenue et sans cesse perfectionnée avec plus d'ardeur et d'enthousiasme par d'autres. La cause de cette divergence est celle-ci : Les hommes qui savaient pratiquer la lithrotritie la vantaient, montraient les résultats heureux qu'ils obtenaient; mais ils ne disaient jamais complétement et exactement comment ils la faisaient. Les autres, ceux qui la condamnaient, ne sachant pas faire, avec l'habileté nécessaire, toutes les délicates manœuvres de cette opération, essayaient de la pratiquer; mais en raison de leurs mauvaises manœuvres, ils avaient des accidents graves, leurs malades mouraient en quelques jours, quelquefois en quelques heures, de là leur pessimisme absolu. Actuellement ces divergences d'opinion existent et certainement elles tiennent aux mêmes causes. La découverte de l'intoxication urineuse est venue nous montrer combien les qualités d'habileté de main de l'opérateur sont indispensables; combien une mauvaise manœuvre, en faisant une plaie à la vessie ou à l'urèthre, expose les malades aux accidents, qu'autrefois on appelait accidents consécutifs à la lithrotritie, et que maintenant nous savons être des manifestations de l'intoxication urineuse. Il suffira au lecteur de se reporter à notre introduction pour comprendre l'influence énorme qu'a la connaissance de la nature des accidents provoqués par la lithrotritie sur le succès de cette opération. Car maintenant nous savons les moyens à employer pour en préserver nos opérés, et nous pouvons, dans une certaine limite, agir efficacement quand ces accidents existent.

Nous aurions à suivre dans l'étude de la lithrotritie la même marche que celle qui nous a servi à propos de l'uréthrotomie; d'abord les soins préparatoires, puis l'opération proprement dite, les manœuvres et les soins consécutifs, enfin les accidents locaux ou généraux.

Les soins préparatoires ont pour but de permettre le passage facile des instruments dans l'urèthre, de mettre la vessie dans des conditions telles que les manœuvres se fassent librement. Mais pour bien comprendre toutes les conditions dans lesquelles doivent être l'urèthre et la vessie; pour savoir provoquer ou développer ces conditions par les soins préparatoires, il est indispensable de savoir ce que sont les manœuvres de cette opération.

MÉCANISME DE LA LITHOTRITIE.

Les manœuvres se résument à : 1° introduire l'instrument dans la vessie; 2° saisir la pierre; 3° la broyer; 4° retirer l'instrument. Ce sont là, en effet, les manœuvres nécessaires à l'acte de broyer la pierre. Puis viennent les manœuvres consécutives, c'est-à-dire l'application des moyens propres à favoriser la sortie des graviers, ce sont les manœuvres d'évacuation des graviers.

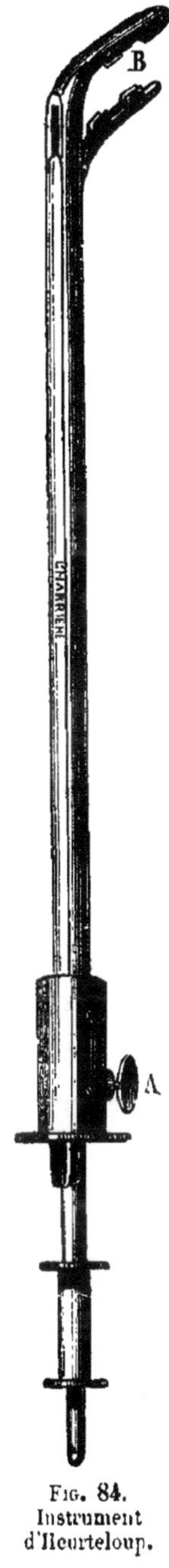

Fig. 84. Instrument d'Heurteloup.

Tous les lithrotriteurs en usage actuellement, qui ont été successivement inventés jusqu'à ce jour, pour satisfaire à la première indication opératoire — être introduits dans l'urèthre jusque dans la vessie — ont la forme d'une des sondes que nous avons décrites. La pince à trois branches, qui servit à Civiale dans la première opération sur le vivant, fermée a la forme de la sonde droite, dont Amussat venait de démontrer l'usage facile.

Le lithotribe courbe, primitif, d'Heurteloup (fig. 84), est composé de deux branches, l'une femelle creuse et cannelée, l'autre mâle, pleine, qui glisse dans la première. Chacune est terminée par un bec recourbé. Le mouvement de va-et-vient des deux branches l'une dans l'autre, peut écarter ces becs ou les rapprocher, et alors l'instrument fermé par l'application des deux becs l'un contre l'autre, a la forme de la sonde coudée dont nous avons décrit le mécanisme d'introduction dans l'urèthre.

Toutes les modifications destinées à perfectionner cet instrument primitif ont toujours respecté cette forme générale ; leur but a été de satisfaire l'indication de broyer. Toutes ont porté sur la disposition des faces des becs destinées à s'appliquer l'une contre l'autre et à saisir le calcul, et sur l'appareil placé à l'autre extrémité des branches, destiné à rapprocher avec plus ou moins de force les deux becs, de façon à écraser le calcul tenu entre eux.

Ainsi, quel que soit le lithotribe courbe employé, la manœuvre de son introduction est la même, c'est celle de la sonde coudée décrite. Il en est de même de la manœuvre destinée à prendre la pierre, car quelle que soit la disposition de la face des becs destinés à agir sur le calcul, on a toujours, l'instrument étant dans la vessie, une pince de même forme à manier.

MANŒUVRES DE PRÉHENSION.

Avant d'étudier les dispositions du bec les plus favorables au broiement, et les appareils destinés à donner une force suffisante au rapprochement de ses becs pour broyer, nous croyons utile de faire connaître par quelle manœuvre on peut saisir la pierre entre les becs, sans pincer en même temps la paroi vésicale.

Position à donner au sujet. — Le bec du lithotribe étant dans la vessie, l'urèthre occupé par sa longue tige droite, on peut, sans léser le canal, imprimer à l'instrument des mouvements de va-et-vient et des mouvements de rotation sur son axe, de façon à incliner latéralement le bec (1). Les mouvements de va-et-vient sont limités, celui de sortie, quand le bec est contre le col vésical, celui d'aller, quand le talon de l'instrument est contre la paroi vésicale postérieure. Or, quelle que soit la position que prenne le sujet, le point de la paroi vésicale où viendra toucher le talon du lithotribe dans le mouvement d'aller sera toujours le même pour le même sujet; mais il varie d'un sujet à l'autre. Cela

(1) Ce sont les mouvements explorateurs de la sonde coudée.

tient à la disposition spéciale de l'urèthre, dont la direction varie avec l'âge, ou plus exactement dépend du volume de la prostate et de la saillie plus ou moins considérable que fait la lèvre inférieure du col de la vessie. A propos de l'examen du col et de la cavité de la vessie avec la sonde coudée, nous avons vu que, toutes les fois que la prostate est grosse ou que la lèvre inférieure du col vésical est hypertrophiée, le talon de la sonde, en pénétrant dans la vessie par le mouvement d'aller direct, passe au-dessus du trigone vésical sans y toucher, et va s'arrêter contre un point plus ou moins reculé et élevé de la paroi, en arrière et au-dessus du bord postérieur du trigone. Au contraire, chez les jeunes sujets dont la prostate est petite, ou dont la lèvre inférieure du col vésical n'est pas développée, mais est dépressible, la sonde coudée, en pénétrant dans la vessie, avec le talon, glisse sur toute la surface du trigone vésical, et est arrêtée à la face postérieure, au niveau du bord postérieur du trigone.

D'un autre côté, la pierre par sa mobilité dans la vessie, occupe toujours le point de la paroi vésicale, qui est le plus bas, naturellement ce point dépend uniquement de la position qu'a le sujet, et il est toujours le même pour une position donnée. Voilà les indications que doit remplir la position à donner au sujet pendant l'opération. Elles se résument en ceci : *La position doit être telle que la pierre occupe le point postérieur de la paroi vésicale où touche le talon du lithotribe dans le mouvement direct de va-et-vient.* C'est pour satisfaire à cette indication que Heurteloup a fait faire son lit si ingénieux, avec lequel on imprime au sujet des mouvements de totalité qui déplacent la pierre et la mettent en rapport immédiat avec le bec de l'instrument. En même temps le sujet doit être dans les conditions de repos musculaire, étudié à propos du cathétérisme. De là la position couchée propre au cathétérisme. *Le sujet est couché horizontalement sur le dos, la tête légèrement relevée, la bouche ouverte; les jambes fléchies et écartées doivent reposer, non pas sur les talons, mais sur leur face postérieure.*

Dans cet habitus, la pierre, en raison de la pesanteur, se place sur le trigone vésical; de là cette position purement horizontale, est celle qui sera donnée au sujet jeune, à tous ceux qui n'ont pas la lèvre inférieure du col vésical élevée, par une cause quelconque. Mais pour ceux dont le col est dans cette dernière condition, si on les met dans cette position horizontale simple, le lithotribe passera au-dessus de la pierre et ira s'arrêter contre la paroi vésicale, au delà d'elle. Pour amener la pierre au point voulu de la vessie, il faut élever le siége au-dessus du niveau du reste du tronc; par ce mouvement on déplace le point déclive de la vessie, et l'on arrive à le faire coïncider avec celui que touche le talon du lithotribe.

Outre cette élévation pure et simple du col vésical, l'urèthre peut être le siége d'une déviation latérale qui imprime à l'instrument qui l'occupe, une déviation oblique latéralement; c'est ce qui arrive dans le cas de saillie prostatique sur l'un des côtés du col vésical. Alors le bec du lithotribe, en pénétrant dans la vessie, par le mouvement de va-et-vient direct fait, sans chercher à comprimer latéralement l'urèthre pour ramener l'instrument dans le plan médian, non-seulement passe au-dessus du trigone, le col vésical étant toujours élevé dans ce cas, mais encore va toucher un point latéral de la paroi vésicale. Ici, pour remplir l'indication posée, il faudra ajouter, à l'élévation du siége, une inclinaison latérale du côté où est dévié le bec du lithotribe, pour amener la pierre en rapport avec le bec.

Il résulte, de tout ce qui précède, que la position à donner au sujet pendant l'opération varie avec la disposition de son urèthre et surtout avec le degré d'élévation de la lèvre inférieure du col vésical au-dessus du trigone, et aussi avec la déviation latérale de ce col vésical et avec l'altération de niveau du plancher vésical due à une affectation du trigone. Cette position à donner au sujet doit toujours être déterminée à l'avance par un examen antérieur spécial que nous étudierons à propos des soins préparatoires à la lithotritie.

Mécanisme des manœuvres de préhension. — La position voulue donnée au sujet, l'instrument occupant l'urèthre, et son bec dans la vessie; sans être obligé de lui imprimer des mouvements de latéralité qui contusionnent l'urèthre et surtout le col vésical, en le poussant directement vers la paroi postérieure de la vessie, on est certain de mettre son bec en rapport immédiat avec le calcul. Pour saisir la pierre on agit ainsi :

Première manœuvre. — L'instrument dans la vessie, le bec près du col et dirigé en haut; on tient fixe la branche mâle, maintenant la concavité de son mors près du col vésical (fig. 85), et on ouvre l'instrument en poussant la bran-

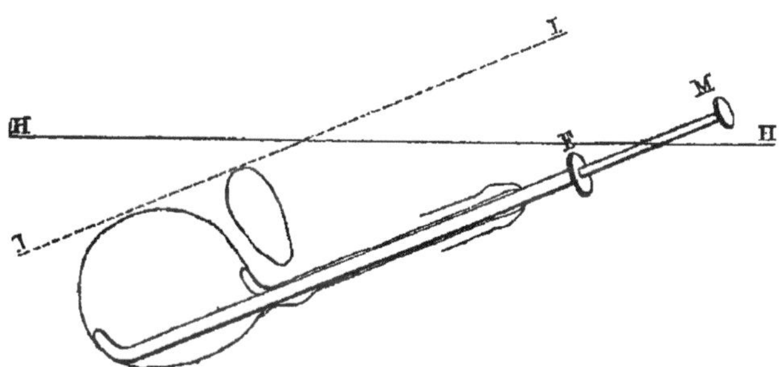

Fig. 85. — Premier temps de la première manœuvre. — Lithotribe ouvert dans la vessie. — Talon du bec femelle contre la paroi vésicale au point le plus déclive. — Bec mâle contre le col. — H, H, horizontale. — I, I, ligne de l'inclinaison donnée au sujet.

che femelle dont le talon va s'appliquer contre le point déclive de la vessie. On déprime légèrement la paroi vésicale, avec le talon, par un léger mouvement d'élévation de l'extrémité externe de l'instrument, et par cette dépression la pierre vient se placer dans la concavité de la branche femelle. Alors, maintenant cette branche femelle fixe, pour ne pas déplacer le calcul, on ferme l'instrument en pous-

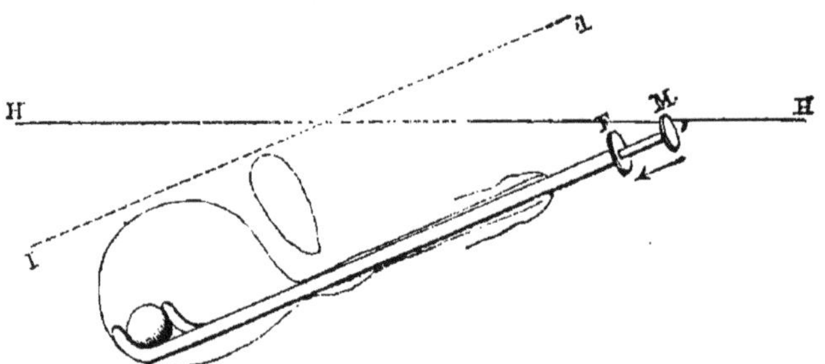

Fig. 86. — Deuxième temps de la première manœuvre. — H, H, horizontale. — I, I, Inclinaison du sujet. — La branche mâle M seule mue, son bec arrive contre la pierre et la presse contre le bec femelle.

sant la branche mâle M (fig. 86), dont le bec vient comprimer le gravier contre celui de la branche femelle.

Dans cette manœuvre, le bec est toujours resté dirigé en haut, et la pierre a été prise sans qu'on ait cherché à la sentir.

Il peut arriver qu'en ouvrant l'instrument le talon du bec femelle tombe sur la pierre, et ne la déplaçant pas, reste dessus, et la comprime contre la vessie. Dans ces conditions, que les sensations fournies par l'instrument font très-bien reconnaître (fig. 87), il faut incliner latéralement le bec par le mouvement de rotation de l'instrument sur lui-même, et par le mouvement direct pousser la branche femelle dont le bec déplace la pierre en glissant sur elle pour arriver à la vessie (fig. 88). Alors on place le bec femelle dans le plan médian (fig. 85), et l'on termine la manœuvre. Pour éviter cette petite difficulté, qui se présente surtout quand la pierre est volumineuse, au lieu de faire confondre exactement le point le plus déclive de la vessie avec celui qui répond à celui où va toucher le bec femelle du lithotriteur, on peut donner au sujet une position telle que ce point déclive de la cavité vésicale soit un peu plus rapproché du sommet de la vessie, alors la branche femelle n'est plus arrêtée par la pierre, et une dépression suffisante imprimée à la paroi vésicale amènera le calcul dans la concavité du bec. Il est clair que si l'on a mis le sujet sur le lit d'Heurteloup, le déplacement instantané que l'on peut imprimer au point déclive de la vessie vient rendre la prise de la pierre plus facile. Mais il y a toujours la difficulté pratique du transport du lit, qui oblige à faire la lithrotritie sans son secours.

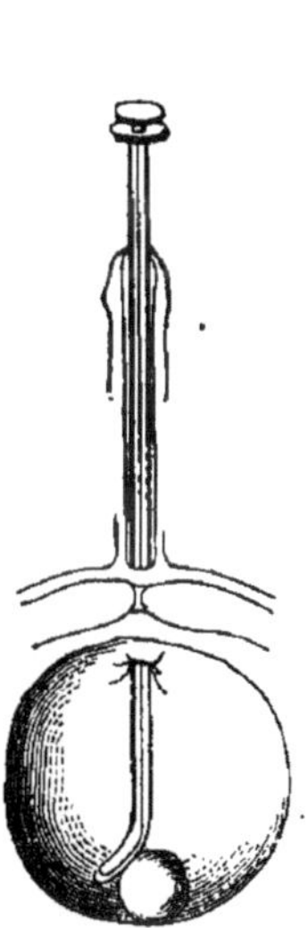

Fig. 87. — Bec incliné latéralement pour glisser sur la pierre et arriver à la paroi vésicale (ici l'instrument est fermé, mais le mouvemeut est le même l'instrument ouvert).

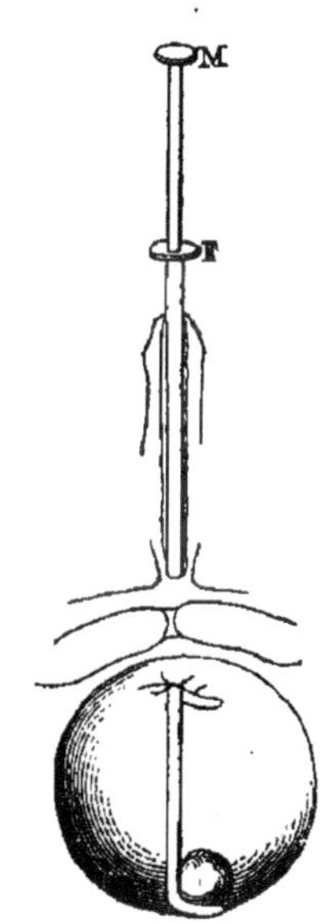

Fig. 88. — Le bec femelle incliné arrive derrière la pierre.

Deuxième manœuvre. — Sans ouvrir le lithotribe, on cherche la pierre comme dans l'exploration de la vessie avec la petite sonde coudée. Le bec contre la pierre (fig. 89); on reconnaît sa position, si elle est à droite ou à gauche de l'instrument. Par le mouvement simple de rotation on incline le bec du côté opposé à la pierre. Là, en maintenant (fig. 90) fixe la branche femelle et en tirant sur la branche mâle, on ouvre. Puis on ramène le bec de la branche femelle dans sa position primitive (dans le plan médian, et en rapport immédiat avec le calcul. On déprime la paroi vésicale avec le talon, pour faire tomber le calcul dans la cavité du

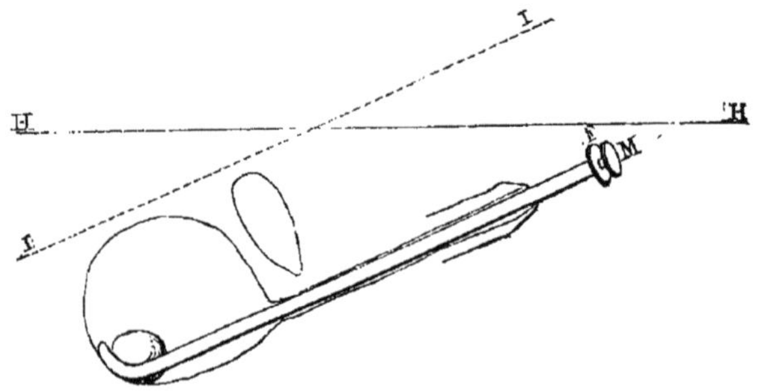

Fig. 89. — Premier temps de la seconde manœuvre. — Bec contre la pierre.

bec femelle, et l'on ferme en maintenant fixe la branche femelle et en poussant la branche mâle (fig. 86).

— Jusqu'ici nous avons toujours supposé le calcul très-mobile; mais des obstacles, quoique très-faibles, peuvent l'empêcher de tomber dans l'instrument. Déjà la seconde manœuvre par la compression de la paroi vésicale, tout près de la pierre, réussit dans des cas où la première est faite inutilement; c'est lorsque la partie la plus déclive de la paroi vésicale offre une certaine surface, alors le calcul peut rester immobile où il se trouve, malgré la dépression qui est faite à un point éloigné de lui. D'autres fois cette disposition de la vessie existant, le calcul ou plutôt le gravier est à facette, a des angles qui l'arrêtent, ou bien la vessie a des colonnes plus ou moins saillantes que séparent des

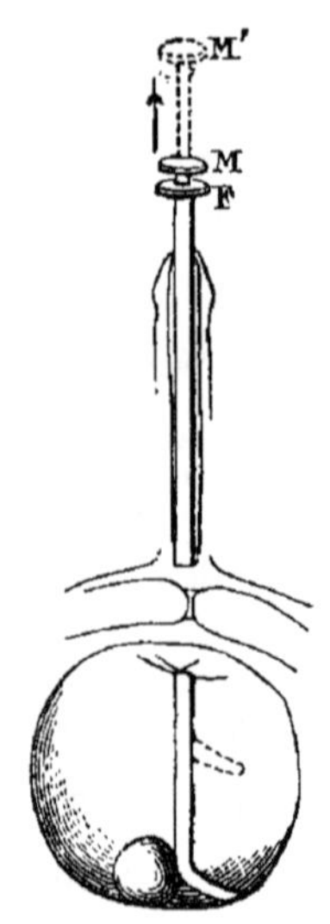

Fig. 90. — Deuxième temps de la seconde manœuvre. — Bec tourné du côté opposé à la pierre, et ouvert là en attirant la branche mâle de M en M', et en maintenant fixe le bec femelle, qui reste toujours au niveau de la pierre.

dépressions, même très-faibles. Cette dernière disposition si fréquente de la paroi vésicale, coïncidant avec le calcul à facette ou avec le gravier à surface inégale, suffit pour faire perdre aux corps étrangers la mobilité nécessaire au succès même de la seconde manœuvre. La troisième répond à ces cas.

Troisième manœuvre. — On place le bec en rapport avec le gravier; on diagnostique à quel côté du bec il répond; on ouvre l'instrument après avoir tourné le bec du côté opposé, en maintenant fixe la branche femelle et en tirant sur la mâle; jusqu'ici tout est comme dans la seconde manœuvre; puis on ramène le bec vers le gravier en pressant avec son talon sur la paroi vésicale (fig. 91) et en l'inclinant de 45 degrés ou un peu plus, de manière à le faire passer en arrière du calcul. Arrivé dans cette position inclinée, on ferme, en poussant la branche mâle et en maintenant fixe la branche femelle.

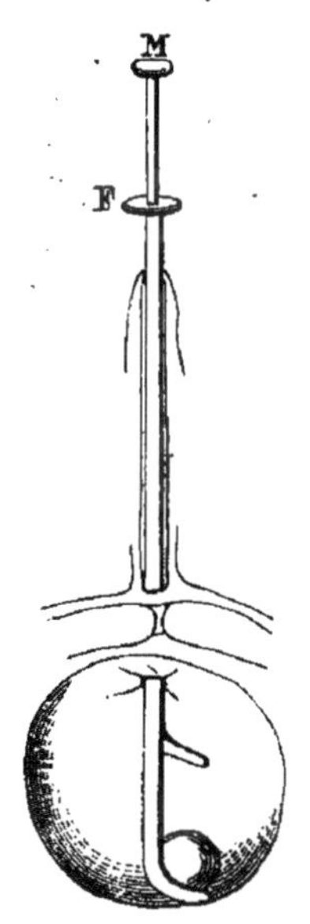

Fig. 91. — Bec femelle comprimant la paroi vésicale et passant derrière le gravier par son inclinaison latérale.

Cette manœuvre expose plus que les précédentes à pincer la paroi vésicale. Pour l'éviter on pousse avec précaution la branche mâle, de façon à ne pas fermer complétement l'instrument dans cette position si le calcul n'est pas saisi.

Ébranlement imprimé au sujet pour déplacer la pierre. — Dans ces trois premières manœuvres, lorsque l'instrument est ouvert dans la vessie, avec le talon du bec femelle on déprime la paroi vésicale. Le but de la dépression ainsi faite est de faire tomber pierre ou gravier dans le bec femelle. Quelquefois cette dépression est insuffisante; le calcul est maintenu éloigné du point le plus déclive de la vessie, c'est quand la pierre ou les graviers ont des faces et des angles, quand la vessie est à colonnes et surtout quand la vessie est peu dilatée. Dans tous les cas, la cause qui fait obstacle au déplacement de la pierre est faible, et, le plus souvent, il suffit d'imprimer un ébranlement au bassin du sujet pour faire tomber la pierre dans le bec femelle. Voici comment on procède. *L'instrument ouvert, le talon du bec femelle déprimant la paroi de la vessie, avec la main droite, l'opérateur tient l'instrument dans cette position, et avec la paume de la main gauche, il donne sur l'épine iliaque droite du malade un petit coup sec qui ébranle le bassin.* Par cet ébranlement brusque, la pierre se déplace et tombe dans le bec femelle. Souvent on entend le choc de la pierre contre le bec.

Le calcul ou le gravier peut se fixer, soit dans une petite loge, entre des colonnes, soit sur le pourtour du col vésical. Dans cette dernière position il agit comme les corps étrangers engagés dans le col vésical, il irrite et détermine des contractions spasmodiques très-douloureuses : ces conditions arrivent ordinairement dans le cours d'une lithotritie. Par le frottement du bec de l'instrument contre le pourtour du col vésical, comme dans l'exploration avec la sonde coudée, on n'arrive pas toujours à déplacer le calcul, et par cela même à faire cesser le spasme et la douleur. Il faut prendre le gravier là où il est.

Quatrième manœuvre. — On prend pour celle-ci un brise-pierre à mors plats. Par l'exploration du pourtour du col vésical, on reconnaît la position du gravier lorsque le bec est en contact avec lui (fig. 70, p. 406). On éloigne un peu le bec du calcul, par la rotation simple; là on tient fixe la branche mâle contre le col, et l'on ouvre en poussant la branche femelle (fig. 92). L'instrument ainsi ouvert, maintenant toujours le bec de la branche mâle contre le col, on le retourne vers le calcul en cherchant à le placer entre (fig. 93) le col et le gravier. Puis on ferme avec la branche femelle, maintenant fixe la mâle. Si le gravier n'est pas saisi, il est ordinairement déplacé. Il reste à aller le chercher au point le plus déclive de la cavité vésicale par une des manœuvres décrites.

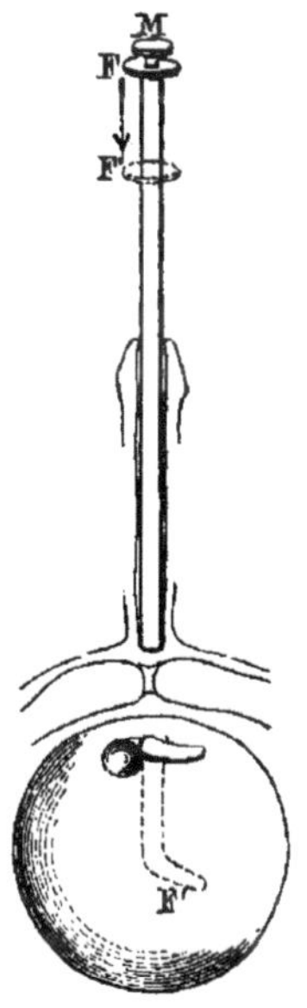

Fig. 92. — Bec tourné du côté opposé au gravier, et ouvert en poussant la branche femelle de F en F.

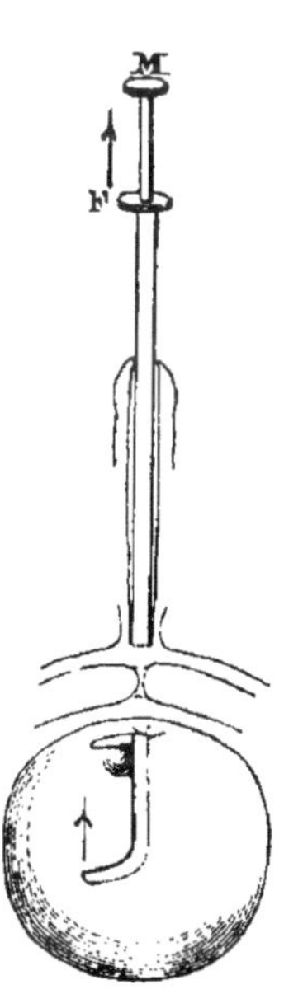

Fig. 93. — Bec mâle tourné vers le calcul, passant entre la paroi et le calcul. — Les flèches indiquent que l'instrument sera fermé en tirant la branche femelle et maintenant fixe la mâle.

La vessie n'offre pas toujours une cavité à paroi unie. Nous venons de voir comment il est possible de prendre la pierre quand les saillies d'une colonne vésicale sont peu saillantes, et les excavations qu'elles limitent peu profondes. Quelquefois ces colonnes saillantes bordent de véritables cavités; ou bien la muqueuse vésicale ayant fait hernie au travers de la tunique musculaire, il y a une seconde cavité communiquant avec la vessie par un orifice formé par les bords de l'érosion de la tunique musculaire. Ou bien encore, ce qui est plus fréquent, la portion de paroi vésicale en arrière du bord postérieur du trigone, ayant peu à peu perdu sa tonicité et sa contractilité, reste atone et, grâce aux distensions successives, forme une véritable poche ou dépression dont le fond descend au-dessous du niveau du trigone. C'est ce que l'on nomme l'arrière-cavité de la vessie. Celle-ci communique largement avec la vessie. Le niveau du fond de l'arrière-cavité, dans la position horizontale généralement donnée pour la lithrotritie, reste le plus déclive; la pierre y est toujours, et quoi qu'on fasse, si grandes que soient l'élévation du siége et l'inclinaison du tronc, on n'arrive pas à la déplacer.

D'un autre côté, le lithotribe maintenu dans la position d'inclinaison que lui donne l'urèthre, et poussé par le mouvement direct d'entrée, son bec touche la paroi postérieure de la vessie, bien au-dessus du niveau du fond de l'arrière-cavité. Pour sentir la pierre, on est obligé de retourner le bec directement en bas. C'est l'instrument étant dans cette position, qu'il faut prendre la pierre.

Cinquième manœuvre. — Une exploration antérieure indique toujours l'existence de l'arrière-cavité et la position de la pierre dans elle. On va directement à cette manœuvre.

1° L'instrument conduit jusqu'à la face postérieure de la vessie. On sent la pierre avec le talon ou plutôt l'angle de courbure; là le calcul est au-dessous. On tourne le bec pour le mettre en contact avec la pierre, il y arrive étant horizontal ou un peu plus oblique en bas. Alors on ouvre en poussant la branche femelle, qui est bientôt arrêtée par la paroi postérieure de l'arrière-cavité. Puis, la maintenant fixe, on ouvre encore avec la branche mâle. Le talon de la branche femelle étant contre la paroi postérieure de la poche, on en fait passer le bec derrière le calcul, le dirigeant directement en bas, et l'on ferme en poussant la branche mâle ou bien en poussant la branche mâle et en tirant un peu sur la branche femelle.

Lorsque, comme dans ce cas, le bec de l'instrument incliné plus ou moins en bas a sa face latérale contre le gravier, on peut, agissant en même temps et également sur les deux branches, écarter les deux becs tout en maintenant leurs côtés contre la pierre (fig. 94). Ainsi les becs suivent la surface de la pierre et se placent le bec femelle en arrière et le mâle en avant. Pour saisir, il suffit de rapprocher les deux becs.

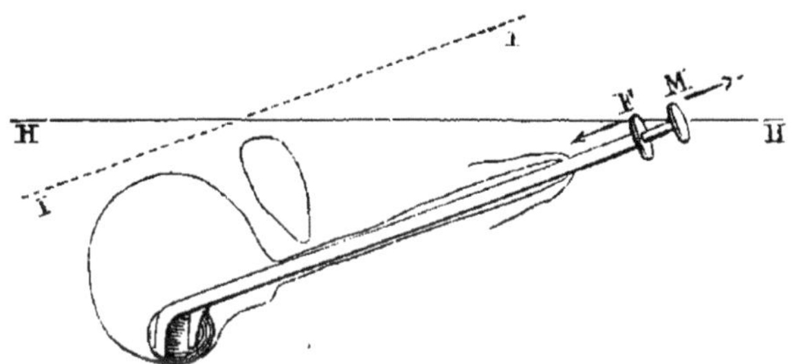

FIG. 94. — L'instrument ouvert en attirant et en poussant en même temps et également les deux branches, tout en maintenant toujours les becs contre la pierre.

2° Il arrive que la pierre ne peut être sentie qu'avec l'extrémité du bec dirigé tout à fait en bas. Ici, le bec contre le calcul, on l'élève directement en abaissant l'extrémité externe de l'instrument (fig. 95). On ouvre en écartant simultanément les deux branches, puis on abaisse autant que possible les becs ouverts en faisant suivre à la branche femelle la paroi postérieure de l'excavation. On ferme avec les deux branches simultanément. Ici encore on peut ouvrir en maintenant les becs contre la pierre jusqu'à ce qu'ils se placent, le femelle en arrière et le mâle devant.

La pierre prise, pour s'assurer qu'on ne tient pas la vessie on retourne le bec en haut.

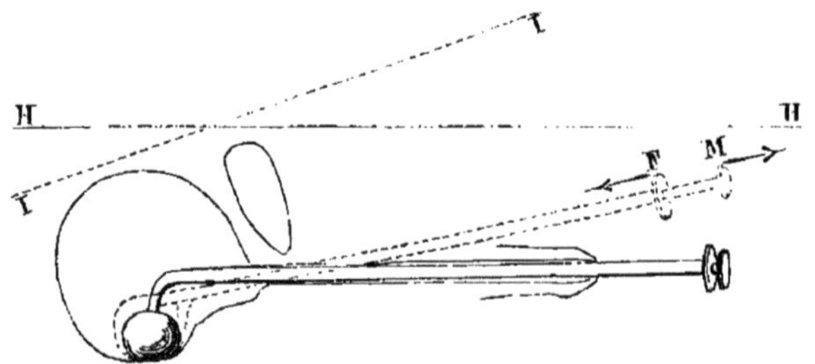

Fig. 95. — Bec sur la pierre. — Le pointillé montre la position de l'instrument quand les becs sont en avant et en arrière de la pierre. Les flèches montrent qu'on ouvre en écartant en même temps les deux becs.

Si la pierre était dans une excavation latérale de la vessie, ce qui est rare, on n'aurait qu'à appliquer ces dernières manœuvres de préhension de la pierre à la position.

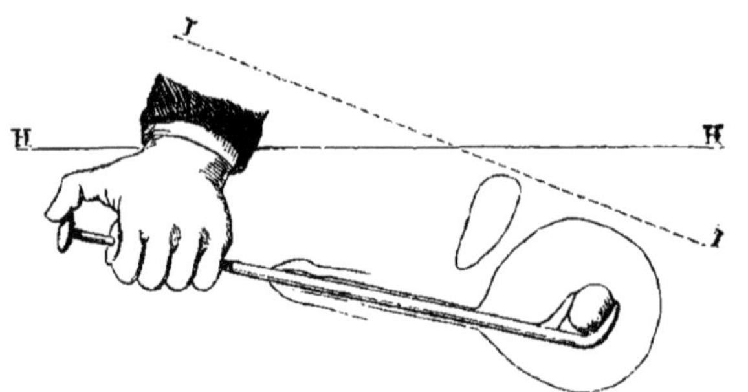

Fig. 96. — Pierre saisie et ramenée dans le centre de la cavité vésicale. — Position de la main gauche tenant la pierre.

Ces cinq premières manœuvres se terminent toutes par des précautions communes, dont le but est d'abord de ne pas pincer la paroi vésicale, et ensuite de s'assurer qu'on ne l'a pas pincée; elles consistent en ceci : « 1° *Quand on ferme le lithotribe pour prendre la pierre, on ne doit jamais, si la pierre n'est pas prise, rapprocher complétement les becs l'un de l'autre.* 2° *Sitôt que le calcul est saisi par un mouvement de sortie direct de l'instrument* (fig. 96), *on place les becs tenant la pierre dans le centre de la cavité vésicale*, POUR PROCÉDER AU BROIEMENT.

Pour éviter de prendre la muqueuse vésicale, Mercier a donné au bec une disposition spéciale (fig. 97) ; il augmente

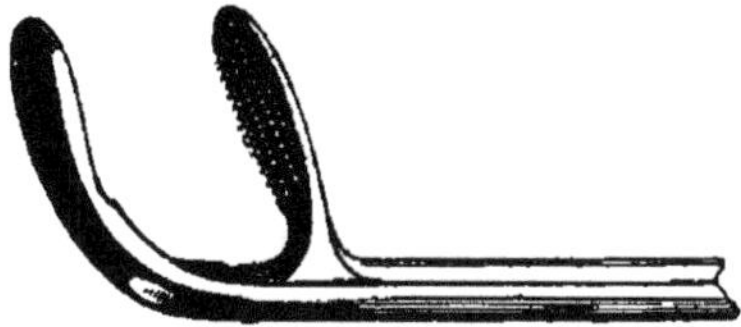

FIG. 97. — Bec de Mercier à mors plats et à bords élevés du talon.

la hauteur des bords du bec femelle, près de l'angle de courbure. Ainsi, dans la pression sur la paroi de la vessie avec le talon de la branche femelle, la muqueuse ne peut faire saillie de chaque côté du bec, près de l'angle de courbure, et être pincée quand on ferme avec la branche mâle.

Sixième manœuvre. — Le calcul est volumineux, mais de faible consistance, comme un calcul phosphatique de récidive. La vessie ne se laisse pas ou peu dilater par le liquide ; ses parois sont appliquées plus ou moins énergiquement contre la pierre. La consistance du calcul est telle que, pris entre les becs du brise-pierre, il se brisera avec facilité. Ici, pour saisir la pierre, aucune des manœuvres précédentes ne peut réussir ; la pierre n'est pas mobile, la vessie ne contenant que peu ou pas de liquide. Alors on procède ainsi : l'instrument introduit, son bec se place entre la lèvre supérieure du col vésical et la pierre. Là on tient contre le col de la vessie le bec mâle ; puis, en inclinant latéralement tout l'instrument, on pousse la branche femelle, dont le bec, en suivant la surface supérieure du calcul, glisse sur la paroi vésicale. Arrivé en arrière de la pierre, le bec femelle, qui est maintenu contre la pierre par la paroi vésicale, se dirige de lui-même en bas. Ainsi la pierre se trouve entre les deux becs du brise-pierre.

Pendant cette manœuvre l'extrémité externe des branches subit une demi-rotation complète qui est imprimée à l'instrument, bien plus par la compression que la vessie exerce sur le bec femelle en le maintenant constamment sur le calcul, que par une impulsion provoquée par les mains de l'opérateur. Ici, sitôt que les becs sont en bas, on tient la pierre entre eux et l'on brise dans la position où sont les becs. Ce premier broiement suffit pour morceler beaucoup la pierre, ce qui permet vite de retourner facilement le bec en haut. Alors, pour broyer dans la vessie ainsi pleine de gravier plus ou moins gros, il suffira d'ouvrir et de fermer l'instrument.

Qualités physiques que doit avoir le chirurgien. — Pour arriver à faire ces manœuvres avec la précision et la rapidité nécessaires, la main doit posséder absolument le mécanisme de l'instrument; elle doit arriver à reconnaître immédiatement le rapport exact du calcul avec l'instrument, sitôt qu'il y a contact.

Pour arriver à ces qualités, on commence par s'habituer à fermer le lithotribe de toutes les façons : 1° en rapprochant également les deux branches l'une de l'autre; 2° en tenant immobile la branche femelle et en ne fermant qu'avec la branche mâle; 3° inversement, en tenant immobile la branche mâle et en fermant avec la branche femelle.

Pour diagnostiquer de suite, la position du gravier par rapport au lithotribe qui le touche, tous les mouvements imprimés à l'instrument doivent être lents, continus (c'est-à-dire sans saccade) et très-observés. Ainsi, à la première sensation de contact de l'instrument avec le calcul on doit arrêter le mouvement sans qu'il y ait un soubresaut d'arrêt, et renouvelant le contact ou le choc de l'instrument contre la pierre, on reconnaît, d'après la nature de la sensation perçue par la main qui tient l'instrument : 1° si c'est une pierre ; 2° où est la pierre, si c'est le talon, l'extrémité du bec, le côté droit ou gauche du bec, ou bien le corps de l'instrument qui est en contact avec la pierre.

Tous ces détails pourront paraître singuliers aux chirurgiens qui, sans s'inquiéter, se fient au hasard, cherchent à prendre la pierre en ouvrant et en fermant le lithotribe. Ce qui m'a toujours étonné, c'est de les voir oser faire la lithotritie et surtout de les entendre juger cette opération.

BROIEMENT.

Pour faciliter le broiement, le rendre plus rapide et plus complet, sans rien modifier à la forme générale de l'instrument primitif et à son mécanisme de préhension, on a donné aux faces des becs mâle et femelle qui s'appliquent l'une contre l'autre, et qui sont en rapport avec le calcul, des dispositions très-variées selon l'indication de broiement spéciale à remplir. De plus, on a adapté aux extrémités externes des deux branches des mécanismes spéciaux, dont le but, commun à tous, est de rapprocher avec force les deux becs séparés par la pierre.

La disposition spéciale des becs et le mécanisme qui sert à rapprocher avec force les deux becs, constituent *l'appareil de broiement.*

Becs. — *Becs d'Heurteloup.* — Dans l'instrument primitif d'Heurteloup, les deux becs s'opposaient par des faces planes et rugueuses, à la façon d'une lime. Il modifia bientôt cette disposition pour adopter celle-ci : Le bec femelle est creusé longitudinalement (fig. 98) pour recevoir la saillie longitudinale correspondante du bec mâle, et les bords des becs offrent de fortes dents rectangulaires qui s'emboîtent, l'instrument fermé. La pierre tenue entre ces deux becs est en rapport, d'une part, avec la saillie médiane du bec mâle et la cavité correspondante du bec femelle, ce qui agit en porte-à-faux; d'autre part, elle est en rapport avec les dents latérales des deux becs qui s'emboîtent l'une dans l'autre et agissent aussi en porte-à-faux. C'est la disposition des becs la plus favorable au broiement multiple, et elle préserve plus que toute autre de l'engorgement des becs. C'est un des becs qui, comme nous le verrons, se combinent très-bien avec la percussion.

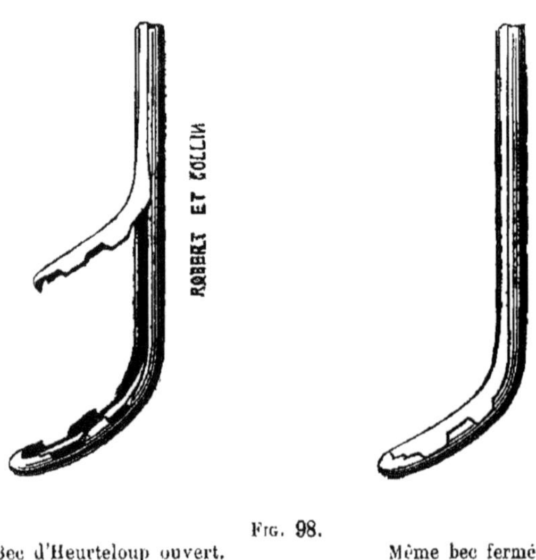

Fig. 98.
Bec d'Heurteloup ouvert. Même bec fermé.

Porte-à-faux. — Ici le bec femelle offre une large ouverture rectangulaire dans toute sa longueur (fig. 99). Les bords latéraux de cette ouverture présentent de petites dents inclinées vers le corps de l'instrument. Le bec mâle, qui a une série de fortes dents latérales, se cache en entier dans la large fenêtre du bec femelle, l'instrument fermé (fig. 100). Ce bec est destiné à la première fragmentation du calcul. Les deux mors entrant l'un dans l'autre, il n'y a pas d'engorgement possible du lithotribe.

Mais si le calcul a les couches superficielles peu denses et un noyau dur, les deux mors de ce bec peuvent entrer dans le calcul comme un couteau, s'enchatonner, et, arrivés sur le noyau, ne peuvent pas le briser, quel que soit le mécanisme employé pour les rapprocher, percussion, pignon, écrou brisé, etc. Heurteloup fait observer à juste titre l'inconvénient de ce bec qui, contre les calculs durs dans toutes leurs couches, est d'une grande utilité.

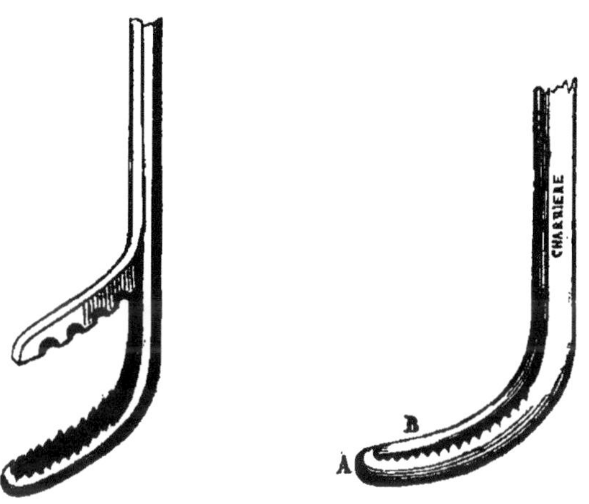

Fig. 99. — Porte-à-faux ouvert. Fig. 100. — Porte-à-faux fermé.

Bec de Civiale. — Civiale préférait la disposition suivante : Le bec femelle offre une large excavation et des bords un peu saillants qui donnent la disposition en cuiller (fig. 101) ; le bec mâle est disposé de façon à remplir cette large excavation du bec femelle. Ici l'engorgement est toujours à craindre, et cette disposition ne peut être utilisée que contre les fragments.

Bec à fenêtres multiples de Robert et Collin. — L'aspect général du bec rappelle le précédent (bec de cane) ; mais la large excavation du bec femelle présente des ouvertures multiples, et des saillies en forme de dents ; le bec mâle offre une disposition inverse, des ouvertures qui correspondent aux saillies de l'autre bec, et des saillies qui s'emboîtent dans la fenêtre du bec femelle (fig. 102).

Ces fenêtre et saillies multiples qui s'adaptent les unes aux autres, sont autant de petits porte-à-faux, qui cassent et pulvérisent. Cette disposition prévient l'engorgement du bec du lithotribe, comme nous le verrons. Ici l'appareil mécanique qui convient à ces becs, celui de Civiale et le fenêtré, c'est l'écrou brisé ; et en terminant le broiement par plusieurs petits mouvements très-rapprochés de va et vient des becs l'un contre l'autre, on vide l'instrument des graviers.

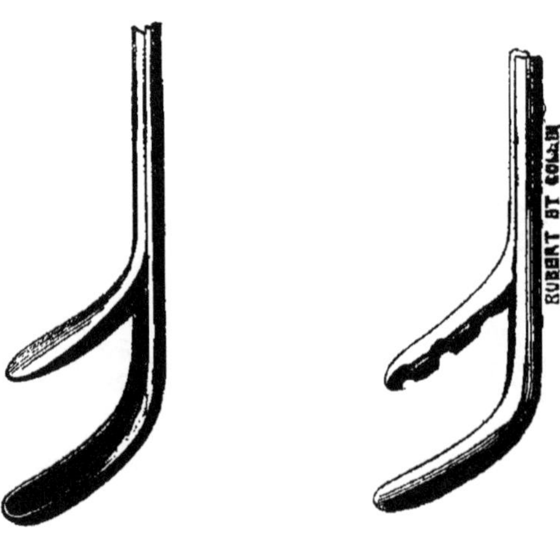

Fig. 101. — Bec de cane de Civiale. Fig. 102. — Bec fenêtré.

Becs de Mercier.— Ces becs sont plats et s'appliquent l'un contre l'autre, seulement au niveau de l'angle de courbure, les bords du bec femelle sont très-élevés, et le sommet de

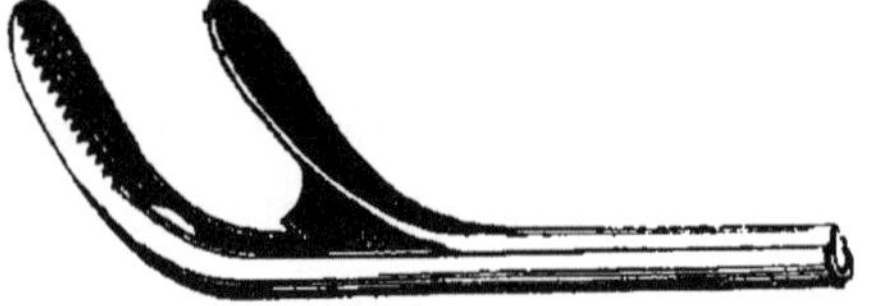

Fig. 103. — Bec de Mercier. — Ouverture du sommet de l'angle de courbure de la branche femelle. — Saillie du talon du bec mâle s'emboîtant dans l'ouverture.

l'angle a une large ouverture (fig. 103); le bec mâle offre à l'angle de courbure une saillie qui vient remplir la fenêtre correspondante de l'autre bec.

Cette disposition a pour but d'éviter de pincer la muqueuse dans la manœuvre de préhension; 2° d'empêcher l'engorgement par les graviers qui peuvent s'accumuler dans l'angle de courbure entre les becs.

Enfin il y a les becs évacuateurs. Ici on a creusé en cuiller les mors femelle et mâle; rapprochés, leurs bords en contact circonscrivent une cavité.

La longueur du bec du lithotribe à employer, quelle que soit sa disposition spéciale, est indiquée par le volume de la pierre à broyer. Avec des mors courts on ne peut pas saisir une grosse pierre, celle-ci glisse toujours entre eux. Mais sitôt que les deux becs sont assez longs pour que la pierre soit comprimée entre eux selon son diamètre, alors elle ne glisse plus et le broiement est possible. Pour rendre plus facile ce broiement, il est utile à la première séance, lors du premier morcellement, de prendre un lithotribe dont le bec soit au moins de la longueur du diamètre de la pierre.

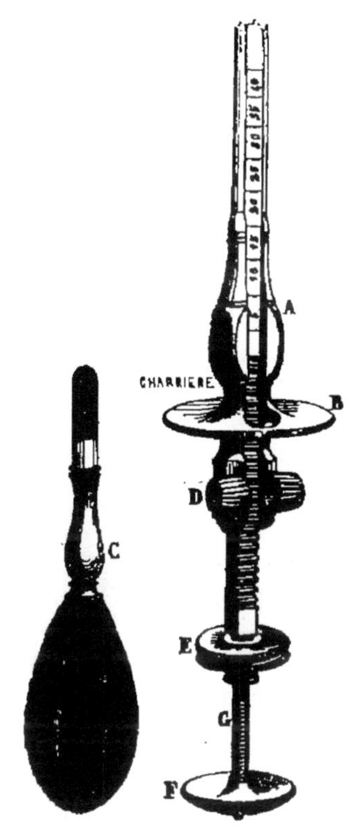

Fig. 104. — Disposition propre à la percussion. — A, masse quadrangulaire destinée à l'étau mobile ou à la main gauche. — B, virole de la branche femelle. — E, virole de la branche mâle qui s'applique sur l'extrémité de la branche femelle, l'instrument fermé. — G, pas de vis. — — F, virole de l'extrémité de la tige mâle. — C, pignon. — F, écrou du pignon.

Appareils mécaniques destinés a rapprocher avec force les deux becs. — Appareil a percussion. — Ici les branches mâle et femelle sont libres l'une sur l'autre; la branche mâle se termine par une extrémité présentant latéralement un pas de vis

G sur lequel est mobile une plaque ronde et convexe F. Une seconde virole E, éloignée de la précédente de plusieurs centimètres, est placée à la limite de la partie de la branche mâle qui s'invagine dans la femelle quand l'instrument est fermé; alors elle est en contact exactement avec l'extrémité de la branche femelle (fig. 104). L'écartement de cette virole de la branche femelle répond toujours à celui des deux becs. C'est par cette virole que l'opérateur tient la branche mâle dans la manœuvre de prise de la pierre.

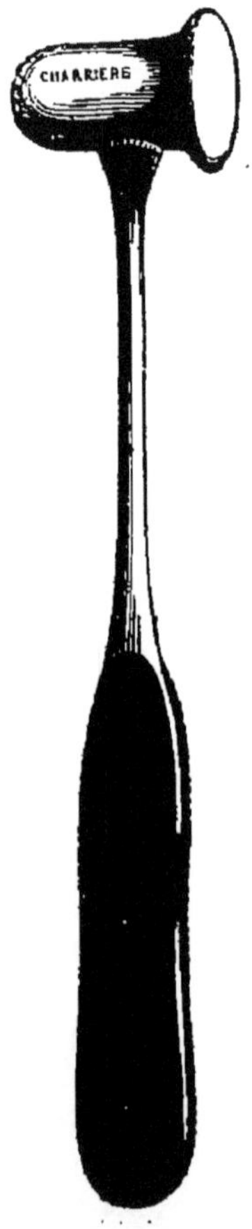

La branche femelle offre à son extrémité externe une petite masse quadrangulaire A, à facettes rugueuses, destinée à être tenue à pleine main par l'opérateur, ou à être fixée dans l'étau, puis une large virole et, tout à fait à son extrémité, une masse longue de 2 à 3 centimètres sur la face terminale de laquelle vient toucher la virole de la branche mâle quand l'instrument est fermé.

L'appareil à percussion comprend de plus le *marteau* (fig. 105), qui est composé d'une masse en fer et d'un manche non flexible en fer, garni d'une poignée en bois à surface rugueuse, pour éviter que le marteau tourne dans la main.

Fig. 105.— Marteau.

Puis il y a l'*étau* destiné à fixer la branche femelle, pour qu'elle ne fuie pas devant les coups de marteau donnés sur l'extrémité de la branche mâle. Il y a trois genres d'étau : 1° l'*étau fixe*, c'est celui que préconisait Heurteloup; il est fixé au lit sur lequel est couché le malade. La pierre saisie, on place la masse rectangulaire de la branche femelle dans l'étau que l'on serre, puis on agit avec le marteau sur la branche mâle; 2° l'*étau à mains*. Celui-ci est mobile; il est formé par deux demi-sphères, dont l'enveloppe est en fer et la masse en plomb; chacune des sections présente une échancrure semblable destinée à s'appliquer exactement sur la masse métallique quadrangulaire de la branche femelle A (fig. 104). En raison de sa consistance, le plomb s'applique bien sur les surfaces contre

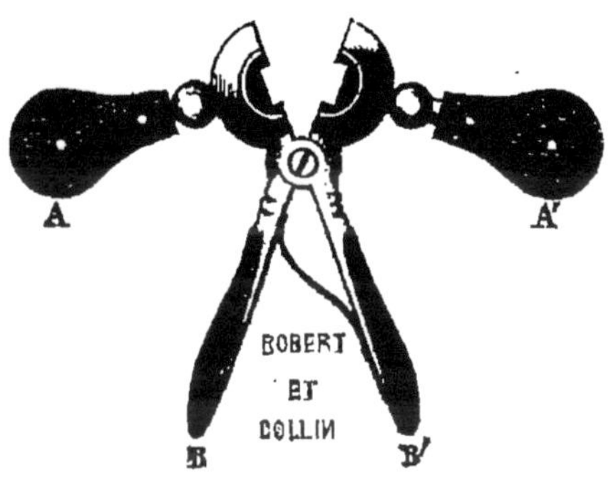

Fig. 106. — Etau à main.

lesquelles il est fortement maintenu, et contribue à rendre plus grande la fixité de la branche femelle (fig. 106). Ces deux demi-sphères sont rapprochées ou éloignées l'une de l'autre au moyen d'une charnière et des poignées BB′ y attenant; de plus, chacune d'elles présente latéralement une seconde poignée AA′.

La masse quadrangulaire du lithotribe prise dans l'étau, celui-ci est tenu par une des mains de l'opérateur en A, et de l'autre côté par un aide qui tient d'une main les poignées BB′ rapprochées, et de l'autre la poignée A′.

L'appareil mécanique de la percussion n'est pas encore complet; le bec mâle est simplement contre la pierre, aucune disposition mécanique ne le maintient contre la pierre pour l'empêcher de s'en écarter au soubresaut qui suit chaque coup de marteau.

Pour éviter ce mouvement de recul du bec mâle, qui suit l'action de la percussion sur le calcul et permet à celui-ci de sortir des mors du brise-pierre (fig. 107), Ségalas a placé sur la tige femelle un pas de vis E muni d'un volant D. Celui-ci agissant sur une rondelle de la tige mâle C, comprime fortement le bec mâle contre la pierre et limite le mouvement de recul du soubresaut. Mais à mesure que le broiement se produit les deux becs se rapprochent, et bientôt le volant n'agit plus et le mouvement de recul se produit.

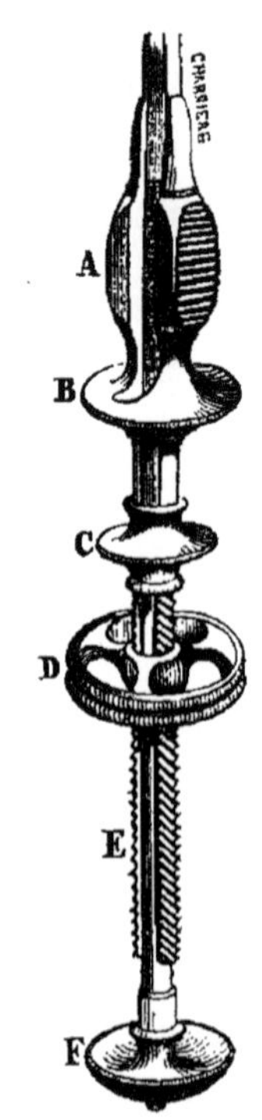

Fig. 107. — Disposition propre à la percussion. — A, masse de la branche femelle. — B, sa virole. — E, pas de vis de la branche femelle. — C, virole de la branche mâle sur laquelle agit le volant D.

Aussi faut-il faire progresser le volant à mesure que les becs se rapprochent. Ainsi à chaque coup de marteau le mouvement de recul de la branche mâle n'est plus possible.

Quand on se sert avec ce mécanisme de l'étau mobile pour fixer la branche femelle, on est obligé de faire tenir l'étau complément par un aide, et le chirurgien, la main gauche sur le volant de la branche femelle, maintient le bec mâle contre le pierre et empêche le soubresaut.

Toutes ces conditions mécaniques nécessaires au succès de la percussion (*fixité de la branche femelle, maintien du bec mâle contre le gravier pour empêcher le soubresaut*) peuvent être remplies très-avantageusement par la main gauche de l'opérateur, sans l'intervention de dispositions mécaniques spéciales surajoutées au brise-pierre simple dont nous donnons la description plus haut (fig. 104). Pour donner à la main gauche fixatrice tout l'appui et la force voulus, pour remplir très-exactement ces indications mécaniques de la percussion, le chirurgien tient la branche femelle à pleine main au-dessous de la rondelle B par la masse rectangulaire A, le dos de la main en haut, les quatre doigts dessous, le pouce libre est appliqué sur la rondelle de la branche mâle E. Ainsi cette main, qui tient la branche femelle, étant fixe, le pouce agissant sur la branche mâle en maintient le bec contre le calcul et empêche le soubresaut. Pour donner à cette main gauche toute la fixité nécessaire, le chirurgien qui est placé au côté droit du sujet et très-près de lui, applique son bras et son avant-bras contre son tronc; ainsi la main jouit d'une fixité considérable qui permet le broiement par percussion.

Toutes ces conditions mécaniques de la percussion, fixité de la branche femelle, maintien du bec mâle contre la pierre qui évite le soubresaut, font que l'impulsion et la force fournies par le coup de marteau sur l'extrémité de la tige mâle se transmettent complétement par le bec mâle à la masse du calcul. Les dispositions spéciales des becs modifient la répartition de la force du choc du marteau, chacune agit d'une façon différente sur la masse du calcul. Les becs plats font que le choc agit uniformément sur une large surface du calcul, et la force destinée à désagréger se perd dans la masse même de la pierre. Aussi ils ne sont utiles que pour écraser les débris de pierre, et n'offrent aucune puissance contre un calcul entier.

Le porte-à-faux agit sur la pierre par les dents de son bec mâle et par les bords du bec femelle. La pierre n'est plus tenue ici entre deux points d'appui qui, correspondant aux extrémités du diamètre de la pierre, peuvent transmettre de l'un à l'autre (du bec mâle au bec femelle) à travers la masse du calcul, la force fournie par le coup de marteau. Ici les points de contact du bec avec le calcul sont multiples et séparés : d'une part les dents à direction oblique, et d'autre part les bords latéraux du bec femelle. Il en résulte que la force communiquée par le marteau au bec mâle se répand dans la masse du calcul dans des directions multiples qui ne correspondent pas aux points d'appui postérieurs du bec femelle. Ce sont bien là des conditions mécaniques favorables au morcellement du calcul. Ce bec dit porte-à-faux, que l'on dit avoir été préconisé par Heurteloup, quoique cet auteur s'applique bien plus à en faire ressortir les inconvénients que les qualités (1), agit ainsi sur le calcul entier, à condition que celui-ci soit une masse consistante et homogène. S'il est formé d'un noyau dur, d'acide urique, et de couches superficielles, moins dense, de phosphate ammoniaco-magnésien ou de chaux, comme cela existe encore fréquemment, l'action de ce bec n'est plus la même, et peut donner lieu à un accident opératoire des plus sérieux, l'enchatonnement des becs.

Si le calcul est formé tout entier d'une masse peu consistante, les deux becs rapprochés par la percussion, au lieu de faire sauter des petits éclats du calcul, les dents du mors mâle et les bords du mors femelle agissant séparément sur la masse de la pierre dure, les becs entrent de suite dans la masse du calcul ; les intervalles qui séparent les dents du mors mâle se remplissent (fig. 108) ; l'action isolée de chaque dent n'existe plus, c'est toute la surface du bec mâle qui transmet la force fournie par le marteau ; de même ce ne sont plus les deux bords du mors femelle seulement, mais les faces latérales de ses bords qui sont en contact avec la masse de la pierre. A mesure que se rapprochent les

(1) Heurteloup, *De l'art de broyer les pierres dans la vessie humaine*, 1858.

deux becs, à chaque coup de marteau, ils entrent plus avant dans la masse qui, ici, finit par être plutôt coupée que cassée. S'il y a un noyau dur d'acide urique ou d'oxalate de chaux, enveloppé d'une couche épaisse peu consistante de phosphate, les becs entrent dans ces couches superficielles comme la lame d'un couteau, et s'arrêtent sur le noyau (fig. 108). Là, la force fournie par le marteau est communiquée à la masse du calcul par de larges surfaces, les dents du bec mâle et la large fenêtre du bec femelle étant engorgées. Une grande partie de cette force se perd dans les couches peu denses, et celle qui est communiquée à la masse propre du noyau n'agit plus sur lui par des points isolés. La percussion n'a plus d'action, on peut ordinairement retirer le bec mâle du calcul, mais le bec femelle reste dans la pierre. L'impossibilité de retirer l'instrument oblige à faire immédiatement la taille. Ce bec porte-à-faux expose encore plus à cet accident quand on le rapproche par simple pression, comme le fait le pignon ou l'écrou brisé, car la percussion agit par saccade, par une force brusque et instantanée à chaque coup de marteau ; ce qui détermine des ébranlements successifs et rapprochés de la masse calcaire favorables à la rupture ou au décollement des couches superficielles. Aussi les lithotribes à bec porte-à-faux doivent toujours être disposés à leur extrémité externe pour la percussion. Ce qui est compatible, comme nous le verrons, avec le pignon.

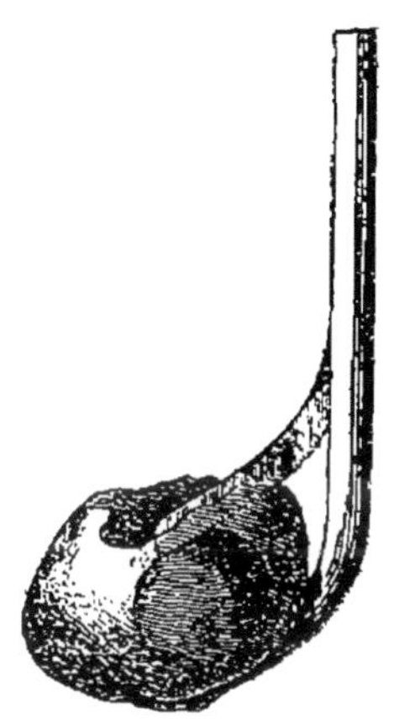

Fig. 100. — Becs du porte-à-faux enchatonnés.

Heurteloup, qui a tant fait pour la lithotritie, fit le bec décrit plus haut (fig. 98). Ici la pierre est en contact avec les dents latérales des deux becs, et avec la crête médiane du bec mâle qui correspond à la gouttière longitudinale femelle. Chaque dent, par la force que lui fournit le marteau, agit isolément sur la surface du calcul, et fait sauter des couches superficielles des éclats assez considérables. C'est un porte-à-faux multiple qui communique la force de la percussion à la masse du calcul par des points très-isolés, et dans des directions variées. Aussi jamais la force qui entre dans la masse calcaire par une des dents et la crête médiane du bec femelle ne vient s'épuiser et se perdre dans les points d'appui fournis par le bec femelle. Au contraire, la pression de la pierre contre ce bec se fait sur les dents latérales qui, à chaque coup de marteau, agissent comme celles du bec mâle. Ce bec d'Heurteloup ne ne peut pas s'engorger, en raison des larges espaces qu séparent les dents, de la crête aiguë du bec mâle qui remplit la rainure du bec femelle, et en chasse de chaque côté les graviers. La percussion, par la saccade qu'elle détermine dans les graviers tenus entre les mors, suffit pour vider le bec, si bien disposé pour favoriser l'échappement des graviers.

Ces deux becs de porte-à-faux, et ce dernier d'Heurteloup, sont ceux dont la disposition des mors répond le plus aux indications mécaniques de la percussion.

Du coup de marteau. — Pour compléter l'étude du mécanisme de la percussion, il reste à déterminer comment doit être donné le coup de marteau. Je ne saurais trop le répéter, ces détails les plus minutieux de la lithotritie, que je m'efforce de décrire tous avec grand soin, ont chacun leur importance. Il suffit d'en oublier un pour manquer l'opération et souvent pour causer des accidents. Nous avons dit comment on arrive à fixer la branche femelle, à maintenir le bec mâle constamment contre le calcul pour empêcher le soubresaut.

Quels que soient le moyen de fixité de la branche femelle

et celui qui maintient la mâle, le coup de marteau doit être donné de telle façon que la force qu'il communique au bec mâle s'épuise dans la masse du calcul. Avec l'étau fixe, la force fournie par le coup de marteau agit entièrement sur le calcul. Avec l'étau mobile ou la main, si le coup est donné avec une impulsion forte se prolongeant au delà du point sur lequel on frappe, on produit un ébranlement de tout l'instrument; l'impulsion se répartit dans toutes les pièces de l'instrument muni du calcul, et le mouvement en masse qui en résulte épuisant la force communiquée, la pierre reste intacte.

Au contraire, si la fixité existant aussi bien que possible avec la main ou l'étau mobile, on donne le coup de marteau de façon que le mouvement d'impulsion de celui-ci se termine sur l'extrémité de la tige mâle frappée; alors il n'y a pas de mouvement communiqué à tout l'instrument, et le bec mâle transmet au calcul toute la force produite. Pour arriver à ce but, le mouvement du marteau doit être fourni par la main seule, c'est-à-dire que le bras et l'avant-bras doivent rester immobiles, seul le poignet agit. Aussi doit-on tenir le bras et le coude contre le tronc, pour donner le coup de marteau.

APPAREILS MÉCANIQUES QUI AGISSENT PAR PRESSION.

Les appareils qui ont été proposés par les différents auteurs sont le *pignon*, le *volant simple*, le *levier de Guillon*, l'*écrou brisé*. Les dispositions variées données à l'écrou brisé, fait par M. Charrière, sont actuellement nombreuses.

LE PIGNON. — C'est un des appareils mécaniques les plus simples, et peut-être le plus puissant; il est constitué par un pignon C (fig. 104) et C (fig. 109), présentant une grosse poignée en bois qui tient bien dans la main, et une extrémité métallique dentée comme une roue à engrenage. La branche femelle offre une saillie creuse transversalement (D, fig. 109), destinée à recevoir l'extrémité dentelée du pignon. Quand le pignon est ainsi en place dans la branche femelle, ses dents s'engrènent dans celles que présente la branche mâle ; il suffit d'imprimer au pignon un mouvement de rotation sur lui-même pour faire mouvoir la branche mâle sur la branche femelle.

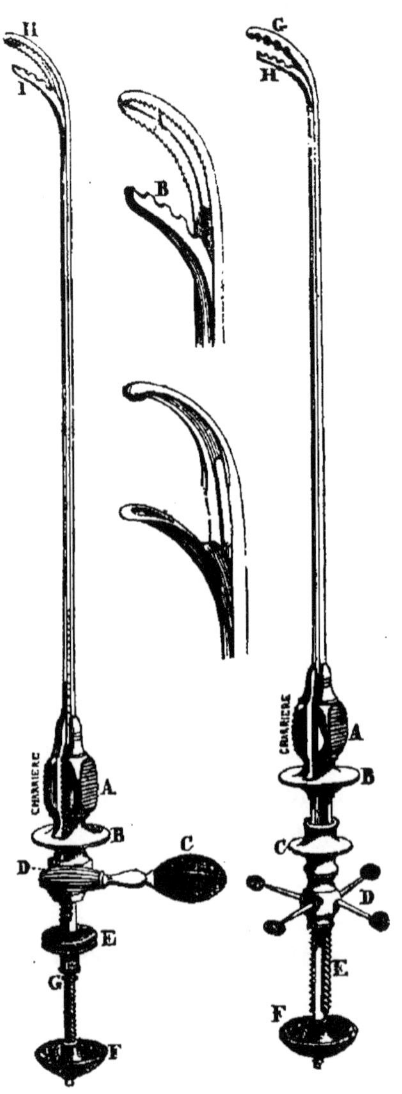

Fig. 109. — Instrument avec pignon. — Instrument avec volant simple.

Ce mécanisme simple développe une grande force. Il a une action toute spéciale sur la pierre. Quand la pierre est tenue entre les deux becs, on place le pignon et l'on agit sur lui de façon à rapprocher avec force les deux becs. Quand le pignon est tourné avec une force graduée de plus en plus forte mais continue, la pierre se trouve ainsi pressée, comprimée de plus en plus entre les deux becs. Cette façon de manœuvrer le pignon est toujours mauvaise, quel que soit le bec de l'instrument. Cette pression graduée et continue des deux becs sur la pierre agit peu sur le calcul, n'attaque pas ou peu les couches superficielles de la pierre, et il arrive que les mors n'entamant pas la pierre, se faussent. En poussant plus loin cette pression continue, on pourrait briser l'instrument.

Si le pignon, au lieu d'être tourné avec une force graduée continue de plus en plus forte, est mû d'une façon saccadée par des mouvements de rotation souvent interrompus et repris, les deux becs ont une action de broiement plus heureuse. Les saccades dans les rapprochement des becs font agir sur les couches superficielles de la pierre, qui, une fois entamée, est bientôt cassée. *Ainsi le mouvement de rotation imprimé au pignon doit être saccadé.* Il est clair que les mouvements imprimés au pignon ne doivent communiquer aucun déplacement à la totalité de l'instrument. Ces saccades imprimées au bec mâle rapprochent beaucoup l'action broyante du pignon de celle de la percussion.

Comme nous l'avons déjà dit, il y a une relation importante à connaître entre l'appareil mécanique placé à l'extrémité externe des branches du lithotribe et la disposition des becs.

Le porte-à-faux est celui dont l'action se combine le mieux avec celle du pignon. En raison des saccades imprimées au mors mâle, ses dents et les bords du mors femelle agissent sur les couches superficielles. La pierre vite entamée est bientôt cassée. Les becs plats ou à cuiller vont mal avec le pignon; un instrument ainsi disposé ne devra jamais être choisi pour faire une première séance de lithotritie; car l'action de ces becs sur la surface de la pierre intacte est nulle, en raison de la largeur des surfaces des becs qui s'appliquent sur la pierre. C'est dans ces circonstances que l'on arrive à fausser les becs, ou même à les briser si l'on persiste à vouloir agir. Quand la pierre est fragmentée, surtout si elle n'est pas très-dure, le brise-pierre à pignon et à bec plat ou à cuiller peut être employé, mais il faut toujours veiller à ne pas agir sur le pignon avec trop de force. Ici les becs plats écrasent très-bien les fragments.

Toujours les mouvements imprimés au pignon doivent être saccadés.

Il va sans dire que la disposition du pignon n'apporte aucune gêne à l'emploi de la percussion. Aussi combine-t-on heureusement la percussion et l'action par le pignon.

Manœuvre du pignon. — Quand la pierre est saisie entre les becs, les deux branches de l'instrument sont maintenues par la main gauche (fig. 96), dont les quatre doigts et la paume entourent et tiennent la branche femelle par la masse A, au-dessous de la rondelle; et dont le pouce, appliqué sur la rondelle de la branche mâle, agit sur cette branche en la poussant vers la branche femelle. C'est exactement le moyen de fixer avec la main les branches du lithotribe, que nous avons donné à propos de la préhension (fig. 96). Cela fait, la main droite place le pignon et agit sur lui en lui imprimant les mouvements de rotation saccadés.

Le pignon est certainement le plus utile de tous les appareils mécaniques placés à l'extrémité externe des branches du lithotribe; avec lui et les becs appropriés, il est possible de satisfaire à toutes les indications. Son action puissante et sa grande simplicité sont les raisons pour lesquelles tous les chirurgiens éloignés des fabricants d'instruments doivent le préférer.

MÉCANISME A LEVIER DE M. GUILLON. — La branche mâle présente sur son côté supérieur (fig. 110) une crémaillère à dents dirigées vers son extrémité externe. La branche femelle offre autour de sa rondelle un ressort circulaire qui porte à la face supérieure de cette branche un tenon ou pièce métallique rectangulaire; celui-ci traverse la rondelle au niveau de l'échancrure qui laisse passer la branche mâle. Ce tenon s'articule à charnière avec l'extrémité inférieure du levier transversal que représente la figure 110. Au-dessous de cette charnière et en avant d'elle, ce levier s'articule avec le milieu d'un second petit levier, dont l'extrémité antérieure, ayant la forme d'une dent, est dirigée en sens inverse de celle de la crémaillère de la branche mâle et dont l'autre extrémité s'applique contre le bord antérieur de l'échancrure de la rondelle.

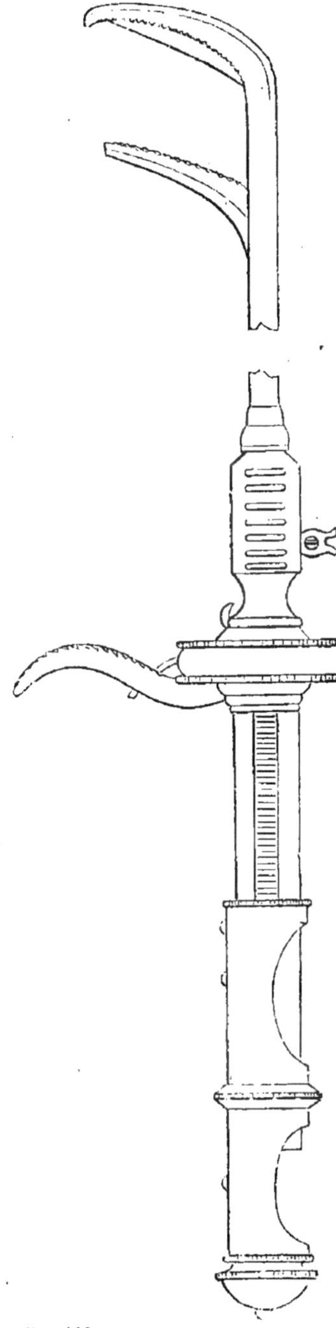

Fig. 110. — Instrument de Guillon.

Quand on presse de haut en bas sur le levier transversal, il s'abaisse de plus en plus et devient horizontal en s'appliquant sur l'extrémité externe de la branche mâle. Par ce mouvement du levier, la dent du second petit levier s'abaisse, s'engage dans une des dents de la crémaillère et pousse la branche mâle. A chaque mouvement complet d'abaissement du grand levier, la branche mâle progresse, jusqu'à ce que les deux becs soient l'un contre l'autre.

L'action de ce mécanisme est une pression intermittente avec choc, avec une sorte de percussion. Ce mécanisme a une puissance très-grande.

Sa manœuvre est : La pierre saisie, la main gauche tenant fixe la branche femelle ; de la main droite, les quatre doigts derrière la face dorsale de l'instrument et la paume sur le levier, on abaisse le levier avec la paume, en fermant la main.

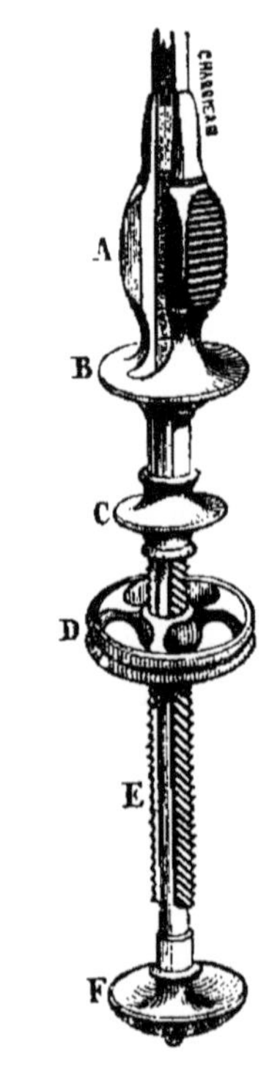

Fig. 111. — A, masse de la branche femelle. — B, sa virole. — E, pas de vis de la branche femelle. — C, virole de la branche mâle sur laquelle agit le volant D.

Le volant simple. — Ici la tige femelle se prolonge au delà de la virole B (fig. 111) et offre un pas de vis E, sur lequel se meut le volant D. La tige mâle présente une rondelle C, qui entoure la branche femelle ; le volant agit sur cette rondelle et, par elle, sur la tige mâle.

L'extrémité libre de la tige mâle offre la plaque convexe F qui y est fixée au moyen d'un pas de vis.

Voilà un appareil mécanique qui agit par pression simple. Le volant pousse la virole C, rapproche ainsi les deux becs. Ici les saccades dans la pression, dans le rapprochement du bec mâle du bec femelle, ne sont pas possibles. Quand on desserre le volant, la tige mâle n'est point entraînée dans ce mouvement de recul ; elle reste où elle est. Ainsi, avec le volant, on n'agit sur la pierre que par pression continue. C'est une action mécanique peu favorable au broiement.

Le volant simple ne se combine heureusement qu'avec

des becs peu larges et dentelés, comme le porte-à-faux, et surtout le bec dont le mors mâle dentelé se cache dans le mors femelle, celui-ci ayant des dents s'enchevêtrant avec celles du mors mâle (fig. 109). M. Ségalas, qui a adopté le volant, a aussi adopté ce bec.

L'action par pression continue du volant entraîne assez souvent une déviation des becs l'un sur l'autre. Si la pierre, serrée par le volant entre les deux becs, se déplace tant soit peu, glisse en raison de la disposition de sa surface ou de la densité de ses différentes couches; par ce mouvement, la pierre agit sur les becs, les dévie l'un de l'autre; les deux becs ne se correspondent plus. Et si l'on continue la pression, leur déviation augmente. Sitôt qu'il y a déviation des becs, l'action broyante est nulle. Voilà certes un inconvénient des plus sérieux, car si on poursuit la pression avec le volant, on fausse toujours les becs, et même on peut les casser. Cette déviation des becs sur la pierre est indiquée par une diminution dans la résistance qui s'oppose à la marche du volant, et à ce que, si l'on desserre le volant, il est impossible avec la main d'ouvrir l'instrument; les deux becs semblent pris dans la pierre. Pour rendre la branche mâle mobile, il faut placer un levier entre la virole B de la branche femelle et la virole C de la branche mâle, et, avec, chercher à les séparer. Il est plus simple de se servir d'un instrument ayant un second petit volant sur le pas de vis de la branche femelle, entre les viroles B et C. Quand les becs sont déviés, pour les dégager, il suffit d'agir avec ce second volant sur la virole C, pour mobiliser la branche mâle. J'ai fait mettre ce second volant aux instruments dont je me sers.

Dans cette disposition mécanique, le volant, comme nous l'avons déjà dit, se combine fort bien avec la percussion. Le pouce de la main gauche, qui tient l'instrument fig. 96, appliqué sur le grand volant, en agissant avec peu de force, maintient le bec mâle contre la pierre et empêche les soubresauts.

Manœuvre du volant simple. — La pierre saisie, les deux branches tenues et maintenues fixes avec la main gauche, avec la droite on agit sur le volant. Ici, en raison même de l'indépendance du volant, il n'y a pas de manœuvre spéciale ; quand la force nécessaire pour mouvoir le volant devient brusquement plus faible, sans que les becs se rapprochent facilement et complétement, de suite il faut desserrer le volant et voir si la branche mâle est mobile.

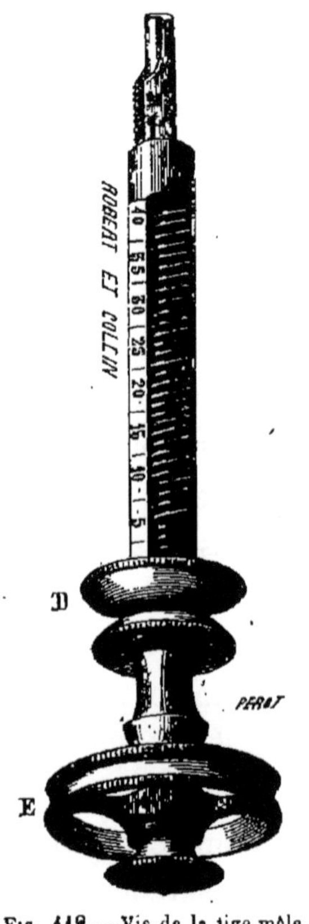

Fig. 112.— Vis de la tige mâle.

Écrou brisé. — Ce mécanisme est le plus compliqué, mais sa manœuvre est facile. Ici la tige mâle présente une vis munie du volant E (fig. 112). La pièce formée du volant et de la vis à mouvement de rotation indépendant, est traversée dans toute sa longueur par l'axe métallique de la branche mâle. Celle-ci, à son extrémité externe, offre un écrou fixe qui maintient la vis en place. Sur les faces latérales, la vis est découverte; en haut et en bas, elle est recouverte par deux plaques métalliques longitudinales attenantes à la branche mâle. Sur la plaque supérieure sont les divisions qui indiquent l'écartement des mors.

La branche femelle présente, dans son intérieur et latéralement, deux ressorts (B, fig. 113) ayant chacun à l'extrémité terminale une petite masse offrant à sa face interne des filets de vis semblables à ceux de la tige mâle. L'action des ressorts est d'écarter ces petites masses et d'éloigner ainsi leurs filets de vis de ceux de la vis de la tige femelle, quand l'écrou est ouvert.

La pièce C (fig. 113) se place de telle façon que sa cavité recouvre les masses des ressorts. La cavité de cette pièce C est disposée ainsi : large dans un diamètre, elle est étroite dans celui qui est perpendiculaire. Il en résulte que, quand on imprime à cette pièce un mouvement de rotation, tantôt les deux petites masses des ressorts sont dans le grand diamètre, alors elles sont éloignées l'une de l'autre ; tantôt elles sont dans le petit diamètre, alors elles sont rapprochées. Et là, leur filet de vis s'engrènent dans la vis de la branche mâle. Ainsi, selon la position donnée à la pièce C, l'écrou est fermé ou ouvert, et la branche mâle est mobile ou tenue, alors elle ne peut être mue qu'avec la vis.

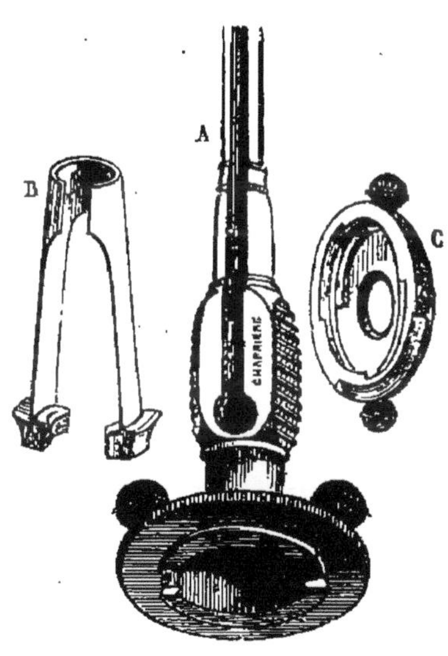

Fig. 113. — Écrou brisé.

On a beaucoup modifié la disposition de cet écrou brisé dû à M. Charrière, mais le résultat mécanique est toujours le même. Ainsi MM. Robert et Collin ont placé les ressorts latéraux extérieurement (fig. 114); faisant saillie, B, latéralement en dehors des faces de la masse rectangulaire de la branche femelle, quand l'écrou est ouvert; et ils ferment l'écrou au moyen de deux petits leviers qui, en suivant les faces latérales de la masse rectangulaire, chassent les ressorts vers le centre de l'instrument, et en engrènent les filets de vis dans ceux de la vis de la branche mâle. Ces deux petits leviers latéraux, tenant de la même pièce, se continuent avec un anneau A. Par le mouvement d'abaissement de l'anneau, on ferme l'écrou; en le relevant, on l'ouvre.

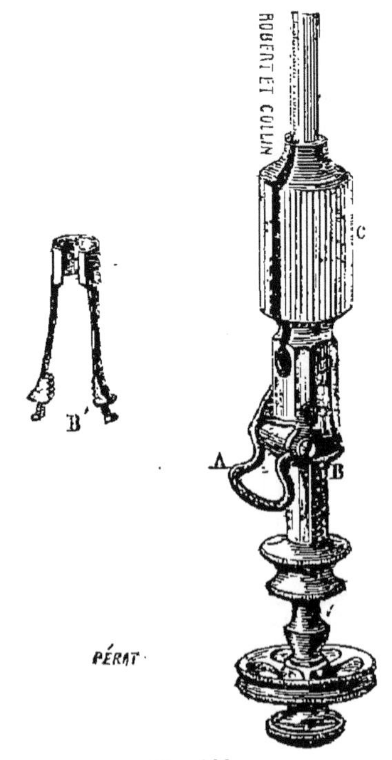

Fig. 114.

Manœuvre de l'écrou brisé. — La pierre saisie, la main gauche maintenant les deux branches du lithotribe leurs becs sur la pierre, avec la main droite on arme l'écrou. Ce temps, quelquefois, ne se fait pas immédiatement; c'est lorsque les filets de vis de l'écrou brisé ne tombent pas exactement dans les pas de la vis de la tige mâle. Alors il suffit de déplacer très-peu la tige mâle pour que l'écrou brisé puisse se fermer. Cela fait, la main gauche tenant fixe la branche femelle par sa masse (fig. 113), ou par le cylindre C (fig. 114), la droite tourne le volant de la vis de la branche mâle. Celui-ci, mû d'une façon continue, la pression des deux becs sur la pierre est continue, conditions défavorables au broiement. Il faut imprimer au volant des mouvements courts et saccadés; c'est-à-dire, sitôt que la résistance au mouvement de la vis est forte, on arrête pour desserrer un peu et faire un nouveau mouvement vif de pression. Ces saccades successives du volant impriment au mors des mouvements rapides et courts de va-et-vient qui augmentent de beaucoup leur pouvoir broyant. Il y a ainsi une percussion simultanée à la compression de la pierre.

N'oublions pas que la tige mâle traverse la vis, et que, au delà d'elle, après le volant, est l'extrémité de la tige mâle, munie d'un écrou fixe, ce qui permet de faire au besoin une véritable percussion, l'écrou brisé étant ouvert.

Becs. — Tous les becs ont été combinés avec l'écrou brisé et bien à tort, car ce mécanisme, agit en somme beaucoup plus par pression que par percussion, malgré la manœuvre que nous venons de décrire. Le bec porte-à-faux perd une grande partie de ses propriétés avec l'écrou brisé, et les becs à cuiller s'engorgent souvent, malgré les mouvements rapides, courts et brusques de va-et-vient que l'écrou brisé permet d'imprimer au mors mâle à la fin de chaque broiement. Le bec qui correspond tout à fait à l'action de l'écrou brisé et celui à mors présentant des fenêtres multiples de MM. Robert et Collin. Chaque dent de ses mors agit d'une façon indépendante comme autant de petits porte-à-faux; et les mouvements de va-et-vient rapides, courts et brusques, faits à la fin du broiement, suffisent toujours pour vider complètement les becs des graviers. Ainsi pas d'engorgement des becs.

Les becs plats de Mercier sont bien combinés avec l'écrou brisé. En raison des surfaces bien planes et rugueuses qui s'opposent, les petits mouvements de va-et-vient préservent de tout engorgement des becs.

ÉVACUATIONS DE GRAVIERS.

Aussitôt la séance du broiement faite, on procède à l'évacuation des graviers. C'est un des temps importants de l'opération. Cette évacuation, aussi complète que possible, diminue d'autant la quantité de gravier qui sort par l'urèthre pendant les mictions, préserve de l'irritation de l'urèthre causée par le passage des graviers et diminue les chances de l'arrêt des graviers dans l'urèthre.

La *sonde évacuatrice ordinaire* est une sonde métallique du volume le plus gros possible, à courbure peu grande, se rapprochant des sondes à courbe courte arrondie, présentant près du bec deux grands yeux latéraux à bords mousses. Placée dans l'urèthre, son bec arrive dans la vessie et, en raison de sa faible courbure, se place à peu près au point déclive. La vessie chasse le liquide qu'elle contient par la sonde et se vide. Alors, avec la seringue à anneaux munie d'une large canule, on fait, par la sonde, des injections d'eau tiède. Le liquide, poussé avec une certaine force, arrive rapidement dans la vessie, remue les graviers, distend la vessie et en provoque la contraction. Sitôt que la résistance s'oppose au piston et que le malade dit qu'il a envie d'uriner, on retire la seringue, et, par le pavillon de la sonde brusquement libre, sortent avec force le liquide et les graviers. On répète l'injection évacuatrice jusqu'à ce que le liquide rendu soit clair et non chargé de gravier.

Quelle position faut-il donner au sujet pour faire cette évacuation avec la sonde ordinaire? Quand la vessie se contracte bien, on peut conserver au sujet la position dans laquelle il a été mis pour faire le broiement. Mais si la vessie se contracte mal, si pour le broiement on a été obligé d'élever beaucoup le siége, alors la sonde placée dans l'urèthre a, dans cette position du sujet, une direction inclinée telle que son pavillon est très-élevé au-dessus du bec. La vessie se contractant mal, le liquide, chassé dans la sonde avec peu de force, n'entraîne pas au dehors les graviers. On a proposé, pour faciliter la sortie des graviers, de mettre le sujet dans la position horizontale ordinaire. Mais là encore le pavillon est élevé. Il vaut mieux mettre le *sujet debout* ou à genou sur son lit, dans cette position le pavillon est déclive par rapport au bec, et les graviers sortent plus facilement.

Il peut arriver qu'un gros gravier irrégulier, anguleux, s'engage dans un œil de la sonde, s'arrête contre les bords de l'œil et y reste fixé. Après les injections faites, en retirant la sonde, le gravier est entraîné vers le col, qu'il érode ou déchire. La présence du gravier dans l'œil de la sonde est indiquée par la résistance qui s'oppose à la sortie de la sonde et par la douleur qu'éprouve le sujet. De là cette règle absolue : *Après les injections évacuatrices des graviers, la sonde doit être retirée de la vessie et de l'urèthre avec précaution. A la moindre résistance, on doit s'arrêter.*

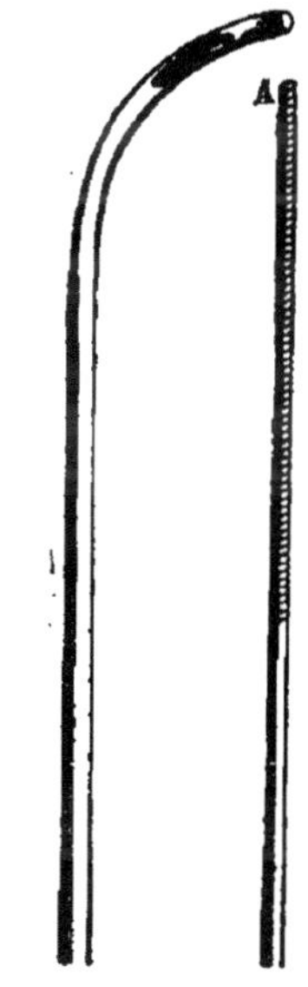

Fig. 115. — Sonde et mandrin de Leroy (d'Etiolles).

Avant de retirer la sonde, il faut débarrasser l'œil du gravier. Pour cela, on fait des injections poussées avec violence. Si elles ne réussissent pas, on introduit dans la sonde un mandrin en baleine qui chasse le gravier.

Leroy (d'Étiolles) père a proposé (fig. 115) un mandrin métallique A, formé d'une tige pleine dans une longueur égale à celle du pavillon de la sonde, et au delà formé d'une lame d'acier enroulée en hélice, jusqu'à l'extrémité qui est faite d'une petite masse d'acier cylindrique taillée en lime sur le champ de son extrémité. Ce mandrin a exactement le diamètre de la capacité de la sonde, dans laquelle il glisse facilement. La portion formée de la lame métallique contournée en hélice permet à ce mandrin de suivre la courbure de la sonde. Ainsi la petite masse terminale arrive aux yeux de la sonde. Si dans l'un d'eux est engagé un gravier, on pousse le mandrin jusqu'à ce que son extrémité soit contre lui. Et là on imprime au mandrin un mouvement de rotation sur lui-même, tout en le poussant. Ainsi l'extrémité taillée en lime broie la portion du gravier engagé dans la sonde et dégage l'œil.

Sonde évacuatrice de Mercier. — Elle (fig. 116) a la forme de la sonde coudée. Elle est à double courant; le conduit d'aller commence en B et arrive en A sur le bec; le conduit de sortie CD, le plus large possible, est droit; il s'ouvre au talon de courbure en C. L'ouverture extérieure du conduit d'aller peut être bouchée avec la pièce E. Pour introduire cette sonde dans la vessie, on place dans le conduit CD un mandrin en baleine qui oblitère l'orifice C et masque ses bords, qui ne peuvent plus blesser l'urèthre. Ce mandrin est muni d'une vis de pression qui s'engage dans une échancrure de l'orifice D et permet de fixer le mandrin sur la sonde. L'ouverture du conduit de sortie peut être aussi dans l'angle de courbure. Cette sonde placée dans l'urèthre, le sujet étant dans la position propre au broiement, le bec se place au point le plus déclive, et l'orifice du conduit évacuateur se trouve dans les graviers. Par le conduit AB on pousse avec assez de force, au moyen de la seringue à anneaux, des injections qui établissent un courant vers le conduit évacuateur CD. Ces injections doivent être continues; cependant, de temps en temps, il est bon de boucher l'orifice B et de laisser la vessie se vider complétement

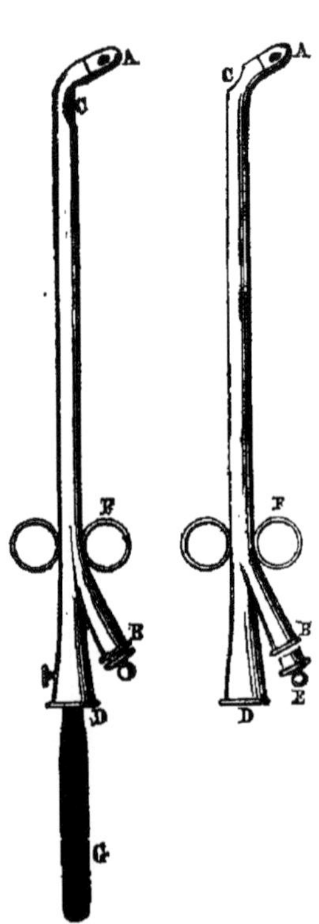

Fig. 116. — Sonde évacuatrice de Mercier.

par le large conduit évacuateur. Ainsi les graviers contenus dans la vessie se réunissent autour du bec de la sonde et sont plus facilement évacués par une nouvelle injection.

Cette sonde évacuatrice, dont la disposition est très-rationnelle, a l'inconvénient d'être trop volumineuse.

Évacuateur-aspiroteur. — Cet instrument est dû à M. Cloves. Il se compose (fig. 117) d'une sonde évacuatrice ordinaire, ayant un seul grand œil latéral sur le bec et présentant un pavillon prolongé au delà des oreilles et muni d'une gaîne en bois. Ce prolongement du pavillon s'invagine par frottement dans l'orifice d'un large réservoir cylindrique en verre, et fait dans ce réservoir une saillie de plusieurs centimètres, quatre à cinq. A l'autre extrémité du cylindre en verre est une large ouverture, un goulot sur laquelle est fixée une poire en caoutchouc.

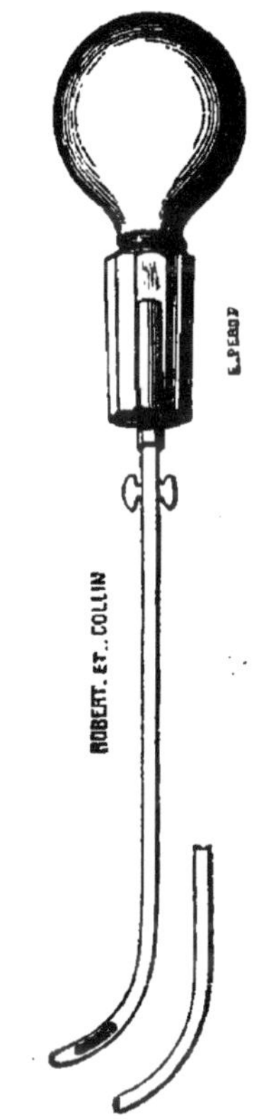

Fig. 117. — Évacuateur-aspirateur de M. Cloves.

Le mécanisme de cet instrument est : La sonde dans la vessie, la poire en caoutchouc et le réservoir en verre pleins de liquide, une compression faite sur la poire chasse le liquide dans la vessie ; mais sitôt qu'on cesse la compression, la poire libre reprend rapidement son volume, aspire avec force le liquide chargé de graviers. Ceux-ci sortent avec le flot du liquide par l'orifice du pavillon de la sonde, et là, en raison de leur densité, tombent de chaque côté de la sonde et s'accumulent autour dans le réservoir. La poire de caoutchouc comprimée de nouveau, le liquide est chassé dans la vessie, mais les graviers restent dans le réservoir. Ainsi on peut faire une suite d'injections suivies d'aspirations, les graviers attirés à chaque aspiration s'accumulent, avec ceux déjà évacués, autour de la sonde dans le réservoir.

Mais chaque compression de la poire en caoutchouc dilate la vessie de tout le liquide chassé, et chaque aspiration évacue brusquement de la vessie exactement la quantité de liquide injecté par la compression de la poire. Naturellement, si l'instrument est placé la vessie étant vide, à chaque aspiration la vessie sera complétement vidée, et l'action aspiratrice de la poire agira sur la muqueuse vésicale. D'un autre côté, si la vessie est pleine, distendue au moment où on met l'aspirateur en place, le liquide, injecté brusquement par la compression de la poire en caoutchouc, distendra outre mesure les parois vésicales, ce qui déterminera une douleur vive et les accidents consécutifs, irritabilité de la vessie, catarrhe, etc. De là les précautions spéciales qu'il faut prendre. *La capacité de la vessie étant connue* (l'étude de l'état de la vessie et de l'urèthre, étant toujours faite avant la lithotritie), *on injecte dans la vessie une quantité de liquide telle qu'on peut en injecter en plus* 100 *à* 150 *grammes, sans provoquer la distension des parois.* Cette quantité de liquide ainsi injectée dans la vessie ne diminuera pas, après chaque aspiration, elle restera dans la vessie, la distendra suffisamment et évitera ainsi l'action de l'aspiration sur la muqueuse. Mais il faudra mesurer la compression faite sur la poire pour ne pas injecter dans la vessie une trop grande quantité de liquide, ce qui en distendrait trop les parois et provoquerait les accidents indiqués.

Enfin l'aspiration peut engager dans l'œil de la sonde un gravier trop gros et l'y fixer. Aussi faut-il toujours, quand on retire l'instrument, après avoir enlevé l'appareil aspirateur (la poire et le réservoir), passer dans la sonde un mandrin en baleine par chasser les graviers fixés dans l'œil.

La sonde évacuatrice ordinaire a ici des inconvénients,

En raison de sa courbure, son bec ne tombe pas exactement au point le plus déclive de la vessie. En raison de son œil latéral, quand le bec est contre la vessie, les bords de cet œil sont fort près de la muqueuse. De là l'action de l'aspiration sur la muqueuse. J'en dirai autant pour la sonde offrant un seul œil terminal.

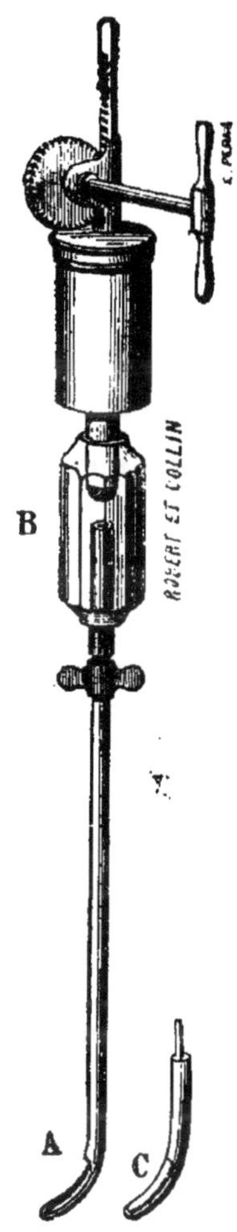

Fig. 118. — Evacuateur-aspirateur avec corps de pompe. La sonde est coudée, son bec est creusé en cuiller.

Une sonde (fig. 118) ayant la forme d'une branche femelle de lithotribe à cuiller, représentant ainsi une curette creusée dans la face antérieure du bec, et un long tube droit s'ouvrant au fond de cette curette dans l'angle de courbure, est la sonde qui se combine bien avec l'appareil aspirateur. Placée dans l'urèthre, le sujet dans la position propre à la lithotritie, son bec tombe au point le plus déclive de la paroi vésicale. Sa forme favorise l'arrivée des graviers vers l'orifice. Avec cette sonde, il faut, pendant l'aspiration, remuer de temps en temps le bec pour déplacer les trop gros graviers qui viennent facilement se placer sur son orifice.

Pour introduire cette sonde, on y pousse un mandrin en baleine, dont l'extrémité remplit la cuiller. De même, avant de la retirer, on y place ce mandrin en baleine C (fig. 118), qui chasse les graviers engagés dans l'œil et vide la cuiller.

Pour mieux mesurer la quantité de liquide injectée, et aussi pour avoir un appareil plus durable, MM. Robert et

Collin ont remplacé la poire de caoutchouc par un corps de pompe, ayant une extrémité ou large canule s'invaginant dans l'extrémité supérieure du réservoir en verre. Cette large canule a son orifice muni d'une toile métallique destinée à empêcher les graviers de pénétrer dans le corps de pompe. Ce corps de pompe, très-large, contient un piston de cuir, muni d'une tige à crémaillère. Pour manœuvrer le piston, il y a, sur l'extrémité supérieure du corps de pompe, une roue à dents, mue par une manivelle transversale, et s'engrenant dans la crémaillère du piston. Chaque tour imprimé à la roue fait aller le piston du haut en bas du corps de pompe. La tige à crémaillère est graduée, ce qui indique la quantité de liquide injectée. L'injection est faite en tournant dans un sens, et l'aspiration en tournant rapidement dans l'autre sens.

Manœuvre. — Je crois la sonde coudée à cuiller toujours préférable. Le sujet dans la position qui, pour lui, est propre à la lithotritie, cette sonde, munie de son mandrin, est introduite, son bec se place au point le plus déclive de la vessie, au milieu des graviers. On vide la vessie et l'on y injecte avec une seringue ordinaire la quantité de liquide déterminée (assez pour que la vessie puisse encore en recevoir de 100 à 150 grammes). Puis, l'appareil aspirateur — le réservoir et le corps de pompe ou la poire de caoutchouc — plein de liquide, on le place sur la sonde et l'on fait l'aspiration, en ayant soin de n'injecter que la quantité de liquide que peut supporter la vessie sans être surdistendue. De temps en temps, ou même à chaque aspiration, on remue le bec pour déplacer les gros graviers de la cuiller. L'évacuation faite, on retire l'appareil aspirateur, on place dans la sonde le mandrin et on la retire.

Nous venons d'étudier le mécanisme complet de la lithotritie. Le chirurgien qui veut arriver à pratiquer cette opération doit le posséder jusque dans ses plus petits détails. Pour atteindre ce but, exécuter souvent ce mécanisme opératoire sur le cadavre est de la plus grande utilité. Je dirai même que c'est indispensable; sans cela, je crois impossible à un chirurgien, si habile qu'il soit, d'arriver à pratiquer d'emblée sur le vivant cette opération. Il se présente dans le cours de la lithotritie, ou même pendant la séance, tant d'incidents qui viennent attirer l'attention de l'opérateur, que, s'il n'a pas dans les doigts tous les détails mécaniques de l'opération, il s'embrouille, ne sait plus ce qu'il fait, va à tort et à travers, et cela toujours au détriment du succès de l'opération.

OPÉRATION.

La lithotritie comprend : 1° les soins préparatoires exigés soit par l'état général du sujet, soit par l'état local de la vessie et de l'urèthre; 2° la séance avec ses soins préparatoires propres et ses soins consécutifs immédiats; 3° l'étude des accidents qui surviennent après la séance. Ils sont de deux ordres, les accidents généraux et les accidents locaux; et les soins consécutifs capables de prévenir ces accidents. Nous allons suivre dans la description de cette opération cette marche naturelle, elle aura l'avantage de présenter chaque fait dans l'ordre où il se produit dans la pratique.

Soins préparatoires généraux. — *Etat moral du sujet.* — Civiale, dans son *Traité de la lithotritie*, insiste sur ces soins préparatoires, même dans leurs plus petits détails; il en donne une longue et intéressante description. D'après lui, tout doit être minutieusement étudié chez l'individu auquel on veut faire la lithotritie, depuis son état moral jusqu'au fait le plus circonstancié de l'état local de son urèthre et de sa vessie.

Avant tout il faut s'occuper du moral du sujet, il faut arriver à captiver sa confiance, non-seulement en sa faveur (de soi l'opérateur), mais il faut qu'il ne soit pas effrayé par l'opération. Ces deux questions, en apparence si éloignées de l'opération chirurgicale elle-même, tiennent leur importance de ce fait déjà étudié plusieurs fois dans ce livre : sous l'influence de la crainte, l'urèthre se contracte, ses spasmes s'exagèrent, et le passage de l'instrument est plus difficile, son frottement sur les parois de l'urèthre est plus grand. Ce sont là, comme nous l'avons dit, des conditions défavorables même au cathétérisme simple, fait avec les sondes à grande courbure.

La crainte peut même provoquer l'évacuation, par-dessus l'instrument, du liquide contenu dans la vessie.

Bien des moyens ont été proposés pour faire disparaître cette crainte, pour faire que le sujet ait confiance. (Des auteurs ont prétendu que le meilleur était de rendre le malade témoin d'une séance de lithotritie. Je crois peu à la réussite habituelle de ce procédé. Chez les sujets bien déterminés, voyant juste, observant bien, il peut réussir, mais les individus ayant ces qualités sont rares.

Les manœuvres de la lithotritie nécessitent une préparation antérieure toute locale de l'urèthre et de la vessie. C'est en donnant ces soins préparatoires, en passant les sondes molles destinées à faire cesser les spasmes de l'urèthre, en introduisant la sonde coudée, ou le lithotribe explorateur pour diagnostiquer le volume et la densité de la pierre, qu'on arrive à provoquer la confiance, à faire cesser cet état de crainte involontaire qui fait que l'individu se contracte malgré lui, sitôt que l'instrument lithotriteur est arrivé dans la vessie, ou même quand il passe dans l'urèthre.

Etat général de l'organisme. — Les affections chroniques

des voies urinaires, en raison de la nature des lésions des parois de l'urèthre et de celles de la vessie, de la suppuration, du mélange du pus et de l'urine qui provoque la décomposition de l'urine, son alcalinité et son dépôt glaireux, dit catarrhal; en raison de l'action de l'urine altérée sur l'épithélium de la vessie et sur celui de l'urèthre, réunissent les conditions de l'intoxication urineuse chronique, spontanée. Chez les calculeux, le début de ces accidents généraux d'intoxication urineuse remonte toujours au premier accident provoqué par la pierre : tantôt c'est après une course en voiture, tantôt après avoir monté à cheval, d'autres fois c'est après une chute, etc., que pour la première il y a eu des douleurs à la vessie. Presque toujours, à cette époque, elles ont lieu à la fin de la miction; ce sont des épreintes douloureuses, qui durent plus ou moins, et s'accompagnent de l'évacuation par l'urèthre de quelques gouttes de sang pur; souvent la quantité de sang ainsi évacuée est assez grande. Cet accident primitif de la pierre disparaît le plus souvent par le repos, l'usage des émollients généraux et de quelque boisson de même nature, seuls moyens que les malades emploient d'eux-mêmes.

Ce véritable accès de contracture douloureuse de la vessie et de l'urèthre se répète plus ou moins. Chez quelques-uns il est rare et n'arrive qu'après un des exercices cités, pour cesser vite sous l'influence des moyens les plus simples. Chez le plus grand nombre, après ces premiers accès de contracture, la vessie reste, quoi qu'on fasse, plus irritable; souvent il y a du sang à la fin de la miction. La douleur à ce moment de la miction existe presque constamment. Sous l'influence de la moindre cause les douleurs se ravivent. Le mouvement communiqué au corps par la voiture ou le cheval n'est plus nécessaire, une petite marche ou un refroidissement suffisent pour réveiller la contracture douloureuse de la vessie. Les envies d'uriner se rapprochent et deviennent impérieuses. Ainsi la douleur devient continuelle en raison de la fréquence des mictions; à peine si entre chacune d'elles il y a un repos complet. Ajoutons à cela le prurit de l'extrémité de la verge. Il accompagne la contracture de la vessie, il est plus ou moins agaçant et plus ou moins persistant. Je l'ai vu tellement continu que le malade était obligé de se frotter continuellement le gland avec la main.

La continuité ou la fréquence de la douleur entraîne l'absence de sommeil, et des moments de surexcitation générale séparés par de courts intervalles d'accablement. Cet état de douleur amène vite une altération générale de la santé, et des fatigues considérables. De plus, il s'accompagne toujours de l'écoulement de sang par l'urèthre; ce sang, qui est dû à l'action de la vessie sur la pierre, est toujours retenu en partie dans la vessie, aussi les urines sont-elles bientôt catarrhales; alors les phénomènes d'intoxication spontanée se produisent, il y a quelquefois des frissons, mais toujours il y a une très-grande sensibilité au froid. Les refroidissements sont presque toujours suivis d'une aggravation dans l'état général; souvent ils provoquent le frisson. Les fonctions digestives s'altèrent et la langue devient fuligineuse, la bouche mauvaise. Beaucoup de gaz s'échappent par la bouche et par l'anus. Si leur évacuation n'est pas suffisante, le ventre se distend facilement. L'appétit est nul. La viande ne peut être mâchée et avalée, la salive manque; le malade fait encore un bol alimentaire, mais c'est une boulette sèche, qui ne s'imbibe pas de salive et ne s'enveloppe pas de l'enduit muqueux propre à faciliter son glissement dans le pharynx et l'œsophage. La déglutition de cette boulette sèche n'est pas possible, et le malade la crache après l'avoir promenée longtemps dans sa bouche, espérant toujours arriver à pouvoir l'avaler. Les aliments doivent toujours avoir une forme aussi liquide que possible, c'est le seul moyen d'arriver à nourrir ces malades.

Quelquefois il y a des vomissements. Souvent ils sont bilieux.

La constipation est fréquente, les matières ont la forme de crottes dures, et ordinairement sont d'une couleur verte foncée. S'il y a diarrhée, les selles sont petites, bilieuses; elles se produisent en même temps que la miction, et à ce moment elles sont souvent involontaires.

Ajoutons à cela des douleurs de reins, rarement continues, quelquefois des crampes fugaces dans les membres inférieurs, et enfin le mouvement fébrile continue avec exacerbations fréquentes, nous aurons un tableau complet de l'état morbide général d'un calculeux arrivé à la dernière période de la douleur. L'affaiblissement général complet arrive alors bien vite. Avant de songer à faire une séance de lithotritie, il faut rétablir cet état général. Pratiquer l'opération quand il y a encore des troubles gastriques, c'est s'exposer à provoquer les accidents aigus de l'intoxication urineuse.

Selon les degrés d'altération des fonctions générales, on obtient plus ou moins vite et plus ou moins facilement leur rétablissement. Cependant il arrive que, malgré les phénomènes généraux peu intenses, il y a une telle persistance dans l'altération des fonctions qu'aucun des moyens propres à ramener l'état satisfaisant ne réussit. Dans ces cas, ordinairement, les fonctions digestives sont altérées depuis longtemps, les mictions, sans être très-douloureuses, sont fréquentes, et surtout, les urines ont ordinairement une odeur ammoniacale ou une odeur fétide rappelant la putréfaction; elles ont toujours un dépôt muco-purulent, et quelquefois on voit du pus presque pur, surtout quand on examine l'urine aussitôt son évacuation. En même temps, l'état saburral de la bouche est persistant, quoi qu'on fasse. Dans ces conditions, il y a probablement une altération organique des reins, et par aucun moyen on ne peut rétablir l'état général. C'est là une contre-indication formelle de la lithotritie.

La première indication à remplir dans ces soins préparatoires généraux est de rétablir les fonctions digestives; pour cela, on aura recours aux purgatifs salins. Selon les conditions individuelles, on donnera de l'eau de Sedlitz ou de l'eau de Pullna. Le purgatif doit toujours être accompagné de boissons abondantes, afin de maintenir les urines aqueuses, même pendant les évacuations alvines. Ainsi on évite une recrudescence dans les spasmes de la vessie et de l'urèthre et dans la douleur. On donne du bouillon aux herbes ou un thé léger.

Presque toujours après le purgatif, il y a un soulagement notable; mais pour qu'il se maintienne, il faut tout de suite régulariser les garderobes. Dans ce but, on introduit dans la nourriture des aliments laxatifs, comme pruneaux, chicorée sauvage, etc. Ou bien on a recours au lavement quotidien, plus ou moins laxatif, tel que huileux ou salé, etc.

La seconde indication, postérieure à la première mais tout aussi importante, est de relever les forces du sujet. La nourriture doit être donnée sous la forme la plus agréable, autant que possible sous une forme liquide, sitôt qu'il y a sécheresse de la bouche. Les aliments les plus faciles à digérer doivent toujours être préférés. La viande crue, filet de bœuf, dégraissée, pilée, passée, puis jetée en grumeaux dans du bouillon de bœuf chaud, constitue un potage que je fais prendre volontiers aux sujets débilités par les accidents chroniques de l'intoxication urineuse. C'est là une forme d'aliment qui est facilement acceptée par les malades.

Le quinquina joue un grand rôle dans la reconstitution des sujets, sous forme d'extrait, de macération ou même de vin; il est agréablement pris par les malades, et rarement il provoque de l'acuité dans les douleurs spasmodiques de la vessie et de l'urèthre. Presque toujours les malades font usage en même temps de boissons émollientes légèrement acidulées; ils ne peuvent pas abandonner ces boissons, qui calment un peu les douleurs. Quand l'estomac ne supporte plus ces boissons, en raison de leur abondance, d'après le conseil de Civiale, il faut faire donner de fréquents petits lavements de 200 grammes, répétés de trois à cinq fois par jour; ainsi, on obtient une dilution suffisante des urines.

Tous ces moyens, qui s'adressent directement à l'état général du sujet, sont insuffisants si, par des soins locaux, on n'arrive pas à faire cesser les contractions douloureuses de la vessie et de l'urèthre, si le sang persiste à s'écouler à la fin de la miction, si les urines sont toujours altérées.

Soins préparatoires locaux. — Sous le titre : *Accidents généraux fébriles consécutifs à la lithotritie*, tous les auteurs des traités des maladies des voies urinaires ont décrit les accidents que nous avons vu n'être que le résultat de l'intoxication urineuse. Pour éviter ces accidents, Civiale avait reconnu qu'il fallait faire disparaître l'état spasmodique de l'urèthre, faire disparaître, autant que possible, toutes les causes de difficulté du cathétérisme. L'urèthre étant libre, ou ses obstacles étant bien reconnus, les instruments propres à la lithotritie doivent être introduits dans l'urèthre jusqu'à la vessie et retirés sans qu'il y ait jamais le moindre arrêt, le moindre tâtonnement. Ainsi, toutes les chances d'érosion de la muqueuse sont éloignées.

Préparation de l'urèthre. Son examen. — Le premier but à atteindre est de faire cesser les spasmes du canal; pour cela, on a recours à l'introduction successive de bougies en cire, conduites jusqu'au point du canal facilement perméable, et maintenues en place pendant quelques minutes, cinq à dix. Ainsi on habitue l'urèthre au contact des corps étrangers, on émousse sa sensibilité; à chaque introduction de la bougie en cire faite avec tout le ménagement possible, on pénètre plus loin dans le canal, et l'on finit par entrer dans la vessie.

Après les bougies en cire, on emploie les bougies en gomme. On arrive ainsi graduellement à pouvoir se servir de la sonde coudée exploratrice, qui permet d'examiner la cavité vésicale et donne les premiers renseignements sur le volume et la densité de la pierre.

Par ce passage successif de bougies, depuis celle en cire jusqu'à la sonde coudée en métal, non-seulement on agit heureusement contre les spasmes, mais on explore l'urèthre. Tous les jours, en raison du progrès fait, on acquiert une nouvelle donnée diagnostique de l'état de l'urèthre et des obstacles qu'il présente.

De dehors en dedans, le premier obstacle qui se présente est ou bien une atrésie réelle du méat, ou son étroitesse relative n'entraînant aucune altération de la miction, mais suffisante pour gêner l'introduction et la sortie du lithotribe. Il ne faut jamais hésiter à pratiquer le débridement du méat (1). Il doit être fait le plus tôt possible, afin que la cicatrisation soit complète quand on commencera les séances de lithotritie. Ainsi cette petite opération doit être pratiquée dès le début de la préparation de l'urèthre. Mais à cette époque, on n'a pas souvent captivé la confiance du sujet. A chaque fois qu'on passe la bougie molle dans l'urèthre, le malade a encore de la crainte. Lui proposer le débridement du méat, et surtout lui faire accepter, est une grande affaire.

(1) Voy. p. 326, première partie.

Cela seul peut lui faire renoncer à tout traitement. Civiale conseille avec raison, dans le cas de sujet pusillanime, de faire le débridement du méat sans prévenir le malade. L'instrument qu'il a proposé facilite l'exécution rapide et sûre de cette petite opération.

Le débridement du méat doit être fait toutes les fois que cet orifice est trop étroit pour laisser passer facilement les instruments. Mais il n'est pas absolument sans danger; quelquefois il peut y avoir un écoulement de sang qui se prolonge et devient une véritable hémorrhagie par sa durée; cela est rare. Pour arrêter le sang, sur une grosse bougie introduite assez loin dans le canal, on comprime la plaie au moyen d'un bandage circulaire mis autour de l'extrémité de la verge. Le danger réel est dû à l'altération de l'urine et à son contact avec la plaie. Souvent chez les calculeux il y a du catarrhe de vessie; l'urine est purulente, ammoniacale, et son passage sur cette plaie fraîche devient une cause d'intoxication urineuse. Ces conditions sont les seules qui doivent faire différer le débridement du méat. Alors il faut attendre que l'on ait modifié l'état des urines par les injections vésicales appropriées, ou que l'urèthre puisse supporter une sonde d'un assez gros calibre à demeure, pour éviter le contact de l'urine altérée avec la plaie. Enfin il faut, en employant les précautions décrites au chapitre qui traite de cette opération, se mettre à l'abri de tous les accidents.

Le passage des bougies, depuis les plus petites jusqu'aux plus grosses, peut être arrêté par un rétrécissement organisé; le diagnostic une fois fait, il faut de suite procéder à l'uréthrotomie interne. La dilatation temporaire progressive, toujours très-longue, a ici peu de chances de succès; l'existence du rétrécissement est une cause surajoutée d'irritation et de spasme de l'urèthre. Le canal, dans ces cas, est ordinairement beaucoup plus contracturé; il supporte difficilement le passage des bougies, même en cire, qui suffit quelquefois pour amener des accidents d'intoxication. Il est même permis d'avancer ceci : toutes les fois que les spasmes de l'urèthre ne cèdent pas par le passage des bougies molles et l'emploi simultané de boissons adoucissantes, il faut rechercher s'il n'y a pas un rétrécissement organisé. A propos de l'uréthrotomie, nous avons dit comment l'état spasmodique de l'urèthre disparaissait immédiatement après la section du rétrécissement; aussi doit-on de suite avoir recours à cette opération.

Sans qu'il y ait diminution réelle du calibre de l'urèthre, un de ses points peut avoir perdu de son élasticité, en raison de l'existence d'un rétrécissement à son début d'organisation. Nous avons vu, à propos du cathétérisme avec les sondes coudées, que le bec de ces sondes, en passant dans l'urèthre, le distendait d'une façon déterminée, et en certains points plus que dans les autres, pour arriver dans la vessie. Nous avons dit que l'induration d'un point de la paroi de l'urèthre, avec perte de la souplesse normale, était reconnue avec la sonde coudée; son bec s'arrête au niveau de l'induration, ou bien, s'il la franchit, son passage y provoque de la douleur; ce qui est observé au même point à l'introduction de la sonde et à sa sortie. Ainsi, après avoir passé les bougies molles et même les grosses sondes métalliques à grandes courbures, il faut introduire avec soin une sonde coudée, examiner l'urèthre avec, noter le point du canal où le bec de la sonde est arrêté et celui où il cause de la douleur. La persistance de ces phénomènes au même point, à chaque passage de la sonde coudée dans l'urèthre, surtout quand il y a un peu de sang après le cathétérisme, doit faire intervenir directement contre cet obstacle. Le seul moyen à employer est la section de l'urèthre au niveau de l'induration, l'uréthrotomie interne. Il va sans dire que, si le cathétérisme avec la sonde coudée, fournissant ces signes physiques, est de plus suivi d'accès de fièvre, l'uréthrotomie est encore bien plus indiquée.

Le point qui a perdu sa souplesse peut être dans la verge, à sa partie moyenne, ou plus près du méat. Dans cette région du canal, il est facile d'incurver la verge sur le bec de la sonde, et de faire passer celui-ci dans la section du canal peu souple, exactement comme on le fait passer dans le méat ou dans le collet du bulbe. Cela, en effet, peut permettre de faire la lithotritie, à la condition que l'opérateur n'oublie jamais l'altération de l'urèthre, et fasse toujours à l'introduction et à la sortie de l'instrument, la manœuvre convenable pour faire passer le bec dans ce point peu souple de l'urèthre. Mais la facilité avec laquelle les graviers s'arrêtent en arrière du point induré du canal doivent décider le chirurgien à faire l'uréthrotomie.

La région profonde de l'urèthre doit être examinée avec soin. Si, par suite de l'hypertrophie régulière de la prostate, cette partie du canal est plus longue, et le col de la vessie plus élevé, on remarquera le degré d'inclinaison qu'on est obligé de donner au pavillon de la sonde coudée, pour faire progresser son bec dans cette région de l'urèthre et le faire arriver dans la vessie.

Si l'urèthre est dévié par l'hypertrophie d'un lobe latéral de la prostate, il faut étudier avec soin cette déviation, non-seulement avec la sonde coudée, mais encore avec la sonde à grande courbure. Il faut bien déterminer la petite manœuvre par laquelle le bec de la sonde coudée passe facilement, sans arrêt ni compression contre la paroi de l'urèthre; de même la manœuvre propre à la sortie de la sonde doit être bien déterminée. De plus, il faut que l'opérateur sache bien à quel degré de l'introduction ou de la sortie de la sonde il doit faire la manœuvre propre à franchir la déviation (1). L'opérateur doit avoir toutes ces manœuvres dans la main pour les exécuter sans tâtonnement ni hésitation. Alors l'introduction et la sortie du lithotriteur, non-seulement sont moins douloureuses, mais provoquent moins ou même pas d'accidents.

La même étude antérieure doit être faite avec la sonde à grande courbure. On doit savoir la manœuvre par laquelle elle franchit facilement la déviation uréthrale, pour agir avec plus de certitude et moins de danger, quand on voudra repousser dans la vessie un gravier engagé dans l'urèthre ou arrêté derrière la saillie prostatique.

Enfin, dans le cas de barrière prostatique ou de saillie musculaire de la lèvre inférieure du col de la vessie, la sonde à grande courbure et la sonde coudée demandent à être dirigée chacune d'une façon spéciale pour franchir cet obstacle au cathétérisme. La manœuvre convenable à chacune pour franchir le col de vessie dans le cas donné, doit être déterminée à l'avance.

En résumé, avant de faire la première séance de lithotritie, on doit avoir examiné minutieusement l'urèthre, on doit en connaître la disposition exacte, et l'opérateur doit avoir dans la main les manœuvres de cathétérisme spéciales, qui permettent à chaque instrument courbe ou coudé de franchir l'urèthre sans arrêt et sans compression sur ses parois.

Cette étude de l'urèthre a encore une autre importance pratique. Un accident assez fréquent dans le cours d'une lithotritie est l'arrêt des graviers dans l'urèthre. Quand le gravier est dans la région profonde, au delà du collet du bulbe, il est de règle de chercher à le repousser dans la vessie; mais l'existence de la déviation latérale de l'urè-

(1) Voy. *Cathétérisme avec la sonde coudée*, p. 68 et suiv.

thre, ou de la saillie de la lèvre inférieure du col sont des obstacles au refoulement des graviers dans la vessie.

L'existence de ces dispositions de l'urèthre suffit pour que l'opérateur s'arrête dans ses tentatives de refoulement, ou même elle l'empêche de les essayer. Dans ce cas, comme nous le verrons, il est souvent préférable de faire l'extraction du gravier.

Préparation de la vessie. Son examen. — Les spasmes de l'urèthre sont dus à l'excitation causée par la pierre, et pendant le cathétérisme ou la séance de lithotritie à l'état de crainte dans lequel est le sujet. Les cathétérismes antérieurs avec les instruments mous ou flexibles agissent heureusement contre la crainte, diminuent la pusillanimité du sujet, arrive à lui donner la confiance, ou plutôt ce que les malades appellent du courage. Sitôt qu'on arrive dans la vessie avec une bougie suffisamment grosse, on la remplace par une sonde de même forme. Par celle-ci on fait de suite des injections de lavage dans la vessie, ou des injections modificatrices, selon l'indication fournie par l'état des urines, et la sensibilité des parois vésicales.

Jamais ces injections ne doivent être faites avec violence, le liquide doit toujours arriver dans la vessie le plus lentement possible, et la distension vésicale produite ne doit pas être continuée sitôt qu'il se produit la première sensation du besoin d'uriner.

L'injection forcée qui a été proposée est des plus dangereuses, tout au moins elle surexcite la sensibilité de la vessie, et recule d'autant le but à atteindre.

Les injections modificatrices faites avec les précautions que nous avons indiquées (lavages simples avant et après), et avec toute la lenteur possible, ont l'avantage d'agir sur les parois de la vessie, elles en diminuent la sensibilité, et par cela permettent une distension plus grande de l'organe. Par elle, on arrive à diminuer ou même à supprimer l'état catarrhal des urines. C'est là un grand point de gagné, car une des causes principales de l'irritation de l'urèthre et de ses spasmes, c'est le passage fréquent dans ce canal d'urines altérées, ammoniacales, chargées de glaires, qui irritent la muqueuse et provoquent les contractions spasmodiques du canal.

Il est très-utile, en faisant chaque injection vésicale, de remarquer la quantité de liquide supportée par la vessie. Ainsi, on évite facilement la trop grande distension, et on reconnaît les progrès obtenus dans la dilation de la vessie.

Je dois rappeler ici l'emploi des courants continus, qui, dans un cas, m'ont donné le résultat si remarquable de pouvoir porter immédiatement la dilatation de la vessie de 10 ou 20 grammes de liquide à 250 grammes (voy. p. 411). Ce fait, si caractéristique, ne doit pas être oublié.

Pour faciliter la disparition de l'état spasmodique de l'urèthre et de la vessie, il est nécessaire que les urines soient peu chargées, aussi faut-il faire prendre des boissons adoucissantes, telles que eau de lin, etc. Mais il y a une limite : on ne doit pas augmenter par trop la quantité de l'urine, on provoquerait les envies fréquentes d'uriner, causes de l'absence de sommeil et de l'excitation générale et locale chez ces malades. Civiale conseille de fréquents petits lavements (100 grammes) avec deux à trois gouttes de laudanum ; deux lavements par jour : c'est un moyen utile.

Tous ces troubles dans la contraction de l'urèthre et de la vessie, dus à l'excitation locale provoquée par la présence de l'urine altérée, peuvent être, momentanément, presque complétement suspendus par l'anesthésie générale. Pendant le sommeil anesthésique, les spasmes cessent, l'introduction des instruments métalliques se fait sans difficulté ; et la vessie dilatée, l'examen complet peut être exécuté.

En France, nous n'usons pas assez de l'anesthésie générale dans les opérations des voies urinaires. Notre crainte tient à ce que plusieurs auteurs qui se sont occupés de l'action des anesthésiques généraux, sont arrivés à montrer que leur emploi paraît être plus dangereux chez les malades atteints d'une affection chronique des voies urinaires. Cependant, quand les phénomènes généraux d'intoxication ont disparu sous l'influence des moyens appropriés, que l'état général est bon, nous croyons que les anesthésiques doivent être administrés. Ici ils rendent un immense service, ils permettent de faire de suite l'examen complet de l'urèthre et de la vessie, de diagnostiquer l'existence de la pierre, son volume, sa dureté probable, le nombre des pierres, le rapport entre la cavité de la vessie et l'urèthre, etc., en un mot de faire le diagnostic complet.

Malgré tous les soins antérieurs, toute cette préparation, il arrive souvent que pendant la séance de lithotritie, la vessie se contracte, surexcitée par les manœuvres, et chasse le liquide par-dessus l'instrument. L'anesthésie générale préserve heureusement de cet accident opératoire.

Sitôt que l'état de l'urèthre et celui de la vessie le permettent, on fait l'examen complet en suivant les règles de l'exploration de la vessie et de l'urèthre décrites plus haut. Le rectum vidé antérieurement, on injecte la quantité de liquide qui peut être supportée. D'abord on se sert de la sonde coudée; elle permet, pendant qu'on lui imprime les mouvements explorateurs, de laisser écouler graduellement le liquide. Manœuvre utile en ce qu'une pierre éloignée de la sonde peut être ramenée vers elle par les parois vésicales revenant sur elles-mêmes. Puis, pour mieux diagnostiquer la densité de la pierre, pour bien explorer les cavités qui séparent les colonnes charnues, et surtout la cavité profonde qui existe si souvent immédiatement en arrière de la lèvre inférieure du col, on se servira du cathéter métallique plein, dont le bec aplati latéralement est un peu incurvé en avant (voy. page 415).

Avec la sonde coudée et le cathéter métallique plein, on reconnaît la pierre au frottement de cet instrument sur elle et à la percussion du talon ou du bec sur elle.

On remarque attentivement la position du pavillon de l'instrument et de son bec par rapport à la pierre. Si en arrivant dans la vessie, la sonde ayant le bec en haut, le talon et le pavillon glissent sur la pierre avant d'arriver à la paroi postérieure de la vessie, il est tout clair que, dans la position où est le sujet, le point le plus déclive de la cavité vésicale est en avant de celui où le bec touche la paroi postérieure de la vessie. Voilà l'indication d'élever le siége du malade déterminée. Au moyen de coussins durs de plus en plus épais, on élève le bassin jusqu'à ce que la pierre se place sur le côté du bec appliqué contre la paroi postérieure de la vessie.

De même, si la pierre est dans une dépression latérale de la vessie, ce qu'on reconnaît très-bien avec le bec de la sonde coudée ou celui du cathéter métallique. On élèvera le côté où la pierre se trouve, pour la ramener vers le bec de l'instrument. Ainsi la position dans laquelle il faudra mettre le sujet pour chaque séance de lithotritie est déterminée.

Enfin, on reconnaît si la pierre est dans l'arrière-cavité de la vessie, ou dans une cavité latérale. Ce qui, quand on fera la séance de lithotritie, permet de faire tout de suite et avec succès la manœuvre convenable, sans fatiguer le malade par des tâtonnements.

Toutes ces données diagnostiques fournies par la sonde coudée et le cathéter métallique plein ne sont pas encore suffisantes, il faut faire un examen avec le lithotribe explorateur. Cet instrument, d'un petit diamètre, a un bec à mors plats et courts. En raison de son bec, il passe aussi facilement dans l'urèthre que la sonde coudée. Son faible diamètre fait que, étant dans le canal, il y est plus libre et peut y être facilement manœuvré, sans en distendre les parois. Le sujet étant mis dans la position indiquée par l'examen avec la sonde coudée, le lithotribe explorateur introduit dans la vessie distendue au degré voulu, on cherche et on saisit la pierre en faisant les manœuvres de préhension directe. Un des diamètres de la pierre est donné par la distance qui sépare les extrémités externes des deux branches, la pierre étant tenue entre les mors. Si, la pierre fixée dans l'instrument, on peut imprimer à celui-ci de courts mouvements de rotation incomplète, on a la certitude que la pierre est mobile dans la vessie. Si, la pierre tenue dans les mors, on explore la vessie, et qu'on perçoive le choc et le frottement caractéristiques, on en conclut qu'il y a plus d'une pierre. Avec la sonde coudée on peut reconnaître qu'il y a plusieurs pierres quand son bec frotte en même temps par ses deux faces latérales sur des corps durs; mais la sensation peut tromper : avec le lithotribe, il n'y a plus de doute.

Ainsi sont complétés les soins préparatoires à donner aux malades à qui l'on veut pratiquer la lithotritie.

Résumé des soins préparatoires a la lithotritie. Leurs résultats pratiques. — Faire cesser tous les troubles fonctionnels généraux, c'est supprimer une des causes principales des accidents d'intoxication consécutifs à la séance de lithotritie. Rétablir l'état moral et agir directement contre les spasmes de l'urèthre et de la vessie, les faire disparaître, c'est obtenir la docilité complète du malade. Conditions aussi favorables que possible à l'exécution des manœuvres et au succès de l'opération; la cause principale des érosions de l'urèthre et de la vessie et des fausses ou inutiles manœuvres n'existant plus. Donner à l'urèthre son calibre et sa souplesse normale, c'est rendre plus facile et moins douloureux le passage des instruments dans le canal; c'est aussi mettre le sujet à l'abri des accidents d'intoxication en éloignant une des causes d'érosion de l'urèthre. Étudier la disposition de l'urèthre et les manœuvres par lesquelles les instruments lithotriteurs franchissent sans arrêt ni tâtonnements la déviation du canal, c'est encore supprimer une des causes de l'érosion et des accidents consécutifs. Faire cesser l'altération des urines, c'est toujours supprimer une des causes de l'intoxication urineuse. Enfin, par l'étude du rapport qui existe entre le bec de l'instrument et la cavité de la vessie, on détermine à l'avance la position à donner au sujet pour faire la séance de lithotritie. L'examen des parois de la vessie, en en indiquant l'uniformité ou l'existence d'une cavité dans laquelle est la pierre, nous indique par quelle manœuvre on arrivera à saisir la pierre, ce qui diminue d'autant les tâtonnements.

Choix de l'instrument. — Le volume et la nature de la pierre guident dans le choix du brise-pierre. Pour entamer une pierre dure, on prend le porte-à-faux avec pignon, disposition qui permet la percussion. Pour broyer les fragments de cette pierre dure, morcelée avec le porte-à-faux, on se sert avec avantage du bec à fenêtres multiples muni de l'écrou brisé. Pour une pierre molle, on se servira du bec plat ou à cuiller; mais ici je préfère le bec à fenêtres multiples muni de l'écrou brisé.

Le volume de la pierre rend nécessaire l'emploi d'un bec long, surtout quand il s'agit d'entamer la pierre. Pour que la pierre ne glisse pas entre les mors du bec, il faut qu'elle soit saisie selon un de ses axes. Aussi est-il toujours utile que les mors aient la longueur de l'axe de la pierre, ou un peu moins. Mais ils ne doivent jamais être d'une longueur qui ne dépasse pas celle de la moitié de l'axe de la pierre.

Contre-indications et indications de lithotritie fournies par les soins préparatoires. — Dans le cours de l'application des soins préparatoires à la lithotritie, chaque obstacle à vaincre est momentanément une contre-indication de la lithotritie ; une fois vaincu, l'indication de la lithotritie s'affirme d'autant. Ce que nous avons à dire ici n'est donc que le corollaire de l'étude des soins préparatoires.

Si l'état général physique du malade est tel qu'on ne puisse par aucun moyen rétablir les fonctions digestives, faire cesser le mouvement fébrile avec exacerbations fréquentes, c'est là une contre-indication à la lithotritie ; car faire l'opération serait s'exposer à voir survenir, sitôt la première séance, les phénomènes généraux graves de l'intoxication urineuse aiguë. Quand, avec ce mauvais état général, les urines persistent à être ammoniacales et purulentes malgré tout ; quand l'urine, sans avoir séjourné dans la vessie, est rendue altérée, il est certain que les uretères, les calices ou bassinets sont malades, et peut-être les reins; en pareil cas, la lithotritie ne doit jamais être faite. La taille même, en débarrassant brusquement la vessie des corps étrangers, cause primitive des altérations, peut être insuffisante et ne pas faire cesser l'altération des urines si les reins sont pris, et même si les altérations des uretères, des calices et des bassinets sont anciennes.

Le mauvais état moral persistant du sujet n'est pas une contre-indication formelle de la lithotritie, de même que les spasmes de l'urèthre et de la vessie dus à cet état moral, la crainte. Quand, sans autres complications, ces conditions existent, on n'a qu'à employer l'anesthésie générale à chaque séance. Ainsi on est facilement maître de la situation.

Si les spasmes de l'urèthre et de la vessie sont dus aux altérations des parois de la vessie et de l'urèthre, causées par la pierre et les urines altérées, il peut arriver que, quelles que soient la patience et les précautions prises pour les faire disparaître, on n'y réussisse pas. Ordinairement, dans ces cas, non-seulement on ne fait pas disparaître les spasmes, mais le passage de la sonde molle dans l'urèthre, ou simplement son introduction incomplète, suffit pour les rendre plus forts et pour provoquer des accidents généraux d'intoxication urineuse. Voilà encore des conditions où la lithotritie est impossible; chercher à vaincre quand même l'obstacle pourrait entraîner les conséquences les plus graves; là encore la taille est le seul moyen qui reste entre les mains du chirurgien. Ajoutons que cet état spasmodique persistant de l'urèthre et de la vessie coïncide presque toujours avec l'altération des urines et un état général mauvais. Mais, même si ces phénomènes généraux n'existaient pas, il faudrait encore renoncer à la lithotritie. En faisant usage de l'anesthésie générale, on pourrait faire la séance sans trop de difficultés, mais après, les spasmes croîtraient et deviendraient de plus en plus violents. Les fragments, en raison des spasmes, franchiraient difficilement l'urèthre; ils s'y arrêteraient, surexciteraient de nouveau le spasme du canal et détermineraient l'état général douloureux et les phénomènes que nous décrirons à propos des accidents de la lithotritie.

Les autres contre-indications à la lithotritie résultant des soins préparatoires, sont fournies par l'examen des parois de la vessie et de la pierre.

La paralysie de la vessie ou son atonie n'est point une contre-indication formelle au broiement, grâce à l'évacuateur-aspirateur.

L'état de suppuration persistant de la vessie, surtout quand il y a en même temps des cavités vésicales, doit faire renoncer à la lithotritie, à moins qu'on n'ait affaire à une pierre petite facilement broyable et dont on peut de suite évacuer les fragments.

Quand la pierre est très-grosse et dure, quelles que soient les bonnes conditions générales et locales du sujet, il faut encore renoncer à la lithotritie. Ici le trop grand nombre de séances nécessaires au broiement complet, l'irritation provoquée par ces séances successives et la longueur du raitement, finissent par provoquer l'état spasmodique et la suppuration de la vessie.

Quand la pierre est logée dans une cavité dont elle ne sort pas, il y a souvent impossibilité de la saisir.

Enfin quand il existe des plaques calcaires adhérentes à la muqueuse vésicale, si par la dilatation progressive de la vessie elles ne se décollent pas, il faut avoir recours à la taille.

Nous venons de passer en revue les conditions les plus défavorables à la lithotritie, celles qui s'opposent à l'emploi de cette opération. Ce sont heureusement les plus rares. Les cas où les soins préparatoires sont facilement remplis, en raison du degré peu avancé des lésions de l'urèthre et de la vessie, sont les plus fréquents. Il ne faudrait pas croire que toutes les fois qu'on pratique la lithotritie, on soit obligé de s'arrêter à chacun des soins préparatoires décrits. Le fait où tous ces soins seraient nécessaires, où l'on aurait à vaincre toutes les difficultés énumérées avant de faire la séance de broiement, serait tellement grave qu'on ne penserait même pas à la lithotritie.

Les cas où la lithotritie est possible sont : 1° ceux où l'opération est praticable immédiatement. C'est lorsque dès la première visite, le chirurgien constate la liberté complète de l'urèthre, une excitation faible de la vessie sans altération des urines. Ce sont les cas où, dès les premières manifestations de douleur à la vessie, de trouble dans la miction, ou à la suite des premiers accès de spasmes douloureux de la vessie et de l'urèthre provoqués par des mouvements communiqués au corps, le malade vient consulter. J'ai été assez heureux pour faire plusieurs opérations dans ces conditions; après trois ou quatre jours de repos du malade, pendant lesquels on passe des sondes, on fait des injections dans la vessie, on diagnostique le volume et la nature de la pierre, on arrive de suite à faire le broiement. Dans ces conditions, la lithotritie est une opération merveilleuse dont le succès certain est complet. Si tous les malades, à leur première douleur de vessie, aussitôt qu'ils ont ressenti pour la première fois cette douleur lancinante caractéristique qui provoque des envies fréquentes d'uriner, qui devient vive pendant et surtout à la fin de la miction, à ce moment où il s'écoule du sang pur ou presque pur par l'urèthre, avaient le bon esprit d'aller de suite se mettre entre les mains d'un chirurgien habitué à examiner la vessie et à faire la lithotritie, ils s'éviteraient bien des souffrances, bien des ennuis, bien des traitements plus ou moins douloureux, et n'arriveraient pas à ces états graves qui rendent la guérison plus difficile à obtenir.

2° Dans tous les cas où les soins préparatoires rétablissent graduellement l'état général et l'état local du sujet, l'amènent sans entraves sérieuses, sans arrêt causé par des accidents inquiétants aux conditions favorables à la lithotritie, on doit faire cette opération. C'est ici où l'habileté chirurgicale n'est point indifférente; tel chirurgien réussira à broyer une pierre, à guérir son malade, là où tel autre, dont l'habileté n'est pas suffisante, aura les accidents les plus graves.

SÉANCE DE LITHOTRITIE.

Une heure avant la séance, le rectum doit être vidé au moyen d'un lavement d'eau tiède. Si la vessie, sous l'influence d'un sentiment de crainte persistant du sujet, est facilement surexcitée par l'injection faite avec toute la lenteur possible ou par l'arrivée de l'instrument lithotriteur dans son col et dans sa cavité, on prévient le malade de ne pas uriner avant la séance. La vessie, naturellement distendue par l'urine, supporte mieux les manœuvres de broiement. Ces conditions ne sont pas les plus ordinaires; en dehors d'elles, il vaut toujours mieux avoir recours à l'injection directe.

Si l'on se sert de l'anesthésie générale, il faut toujours qu'elle soit entière. Le malade doit être maintenu dans l'état complet de résolution pendant tout le temps de la séance.

Le sujet, couché sur le bord droit d'un lit choisi aussi dur que possible et assez élevé pour que le chirurgien ne soit pas obligé de se pencher, et mis dans la position propre au cathétérisme, les jambes écartées et appuyées sur leurs faces postérieures et non sur les talons, le siége élevé simplement ou élevé et incliné latéralement, en un mot, dans la position qui a été déterminée dans les examens préparatoires; les mains placées de façon qu'elles ne gênent pas ou ne viennent pas gêner l'opérateur, et de manière qu'elles ne saisissent pas les objets extérieurs, draps, matelas, etc., ce qui faciliterait la production et la durée de l'effort; le chirurgien se place à la droite du malade, celui-ci étant sur le bord droit du lit et le plus près possible de l'opérateur. Le chirurgien prend alors cette position si favorable au cathétérisme. A la droite de l'opérateur et un peu en arrière de lui, à la portée de sa main, sur une table, sont placés une sonde de gomme enduite d'un corps gras, celle dont la forme passe facilement dans l'urèthre et ayant un œil près du bec, les instruments lithotriteurs tout graissés, le marteau à percussion, les sondes évacuatrices toutes graissées, la seringue à hydrocèle pleine d'eau tiède et munie d'un bout de canule très-étroit.

La seringue doit être assez grande pour contenir au moins la quantité de liquide qui doit être injectée dans la vessie, afin de ne pas faire la dilatation de cette poche en deux fois. Enfin, sur la table doit être une cuvette pleine d'eau tiède. Sur le lit, entre les jambes du malade, au-dessous de la verge, est placée une cuvette vide. Enfin, sur le lit ou sur les cuisses du malade, on a soin de placer des linges secs; sur eux le chirurgien s'essuie les mains quand elles sont enduites de l'huile ou du corps gras dont sont recouverts les instruments. Les doigts gras perdent beaucoup de leur sensibilité tactile et peuvent glisser sur l'instrument au lieu de le saisir pour lui imprimer le mouvement voulu.

Premier temps : Injection d'eau tiède. — La sonde en gomme introduite dans la vessie, on l'attire à l'extérieur pour placer son œil tout près du col pendant que l'urine s'écoule. La vessie vide, le chirurgien lui-même, tenant la seringue de la main droite par les anneaux, deux doigts dans ceux du corps de pompe et le pouce dans celui du piston, en place la canule dans le pavillon de la sonde, l'y fixe et l'y maintient avec la main gauche; puis le mouvement lent et observé est imprimé au piston (1). Ainsi la vessie est dilatée lentement et d'une façon continue, sans secousse, ce qui en provoquerait la contraction. Quand la quantité de liquide (antérieurement déterminée) que peut supporter la vessie est injectée, on arrête l'injection, et sans enlever la seringue de la sonde, on retire celle-ci de l'urèthre.

Deuxième temps : Manœuvres de préhension et de broiement. — Le chirurgien prend l'instrument lithotriteur dont il a déterminé l'indication; puis, placé au côté droit du sujet, vis-à-vis du bassin, il exécute l'introduction du litho-

(1) Voy. p. 390 et suiv.

triteur en se soumettant aux règles du cathétérisme fait avec les instruments coudés et en faisant très-exactement les manœuvres spéciales au cas donné, manœuvres déterminées antérieurement par l'étude préalable de l'urèthre. Arrivé dans la vessie, le chirurgien fait tout de suite la manœuvre de préhension qu'il juge la plus convenable, celle qui, en raison de la forme du calcul et de l'état de la paroi vésicale, doit conduire plus sûrement à la prise du calcul.

Pour faire les manœuvres de préhension et de broiement, le chirurgien, placé le plus près possible du sujet, avec la main gauche tient à pleine main la branche femelle, les quatre doigts et la paume entourant la masse quadrangulaire de la branche femelle au-dessous de la virole, le dos de la main tourné en haut et le pouce restant libre pour fixer la branche mâle quand la pierre est saisie (fig. 96). Cette main gauche communique à l'instrument les mouvements de totalité qu'exige la manœuvre ou sert à mouvoir la branche femelle sur la mâle tenue fixe, ou sert à maintenir fixe la branche femelle pendant que la branche mâle est mue seule. Tous ces mouvements communiqués et ces temps de fixité doivent être exécutés de la façon la plus exacte, tout doit être observé. Pour arriver à la précision, il faut d'abord que l'opérateur mette sa main gauche à l'abri des mouvements de totalité qui lui sont imprimés par un déplacement du tronc ou par les mouvements de totalité de tout le membre supérieur, bras et avant-bras. Alors la main n'agit plus intelligemment, la force de l'impulsion qu'elle doit à l'action des muscles de l'épaule, du bras et de l'avant-bras n'est plus mesurée, n'est plus observée, et toujours le mouvement communiqué à l'instrument manque de l'exactitude voulue. Les articulations du poignet et du coude seules doivent être en jeu dans les mouvements de la main gauche.

Aussi le chirurgien doit-il tenir le bras et le coude appliqués contre son tronc.

La main droite agit sur la branche mâle qu'elle tient par son extrémité. Comme pour la main gauche ses mouvements ne doivent lui être fournis que par les articulations du poignet et du coude, jamais l'articulation de l'épaule ne doit être active.

Ainsi seulement le chirurgien arrive à faire exactement les manœuvres de préhension de la pierre.

La première manœuvre de préhension exécutée ne réussit pas toujours, malgré le choix qu'on en a fait d'après l'étude antérieure de la pierre et de la vessie. Dans le cas d'insuccès, ce que l'on reconnaît à ce que les deux mors se rapprochent sans arrêt, il faut franchement recommencer toute la manœuvre de préhension; ou si l'on en essaye une autre, faire cette nouvelle complétement depuis son premier temps. Si l'on passe d'une manœuvre à l'autre, en les enchevêtrant, bientôt on ne sait plus où l'on est; on ne sait plus le rapport exact du bec avec la pierre; il n'y a plus de guide, les sensations étant confuses.

Quand la manœuvre de préhension ne réussit pas, en en exécutant le dernier temps, le rapprochement des becs, jamais on ne doit mettre ceux-ci en contact, jamais on ne doit fermer complétement l'instrument. Les becs doivent rester distants d'un demi-centimètre. Ce degré de rapprochement des becs est indiqué extérieurement par les divisions placées sur la tige mâle.

La pierre prise, la branche mâle maintenue fixe par le pouce de la main gauche appliqué sur la virole, et la pierre placée dans le centre de la cavité vésicale (fig. 96), on fait le broiement. Quel que soit le mécanisme de broiement employé, la main gauche doit maintenir fixe la branche femelle pendant tout ce temps, la main droite seule manœuvre l'écrou brisé, le pignon ou le marteau, d'après les règles posées dans le chapitre du mécanisme de la lithotritie.

Le broiement fait, on ressaisit les fragments et l'on broie encore.

Le broiement ne doit pas durer pendant plus de cinq à six minutes; et selon la susceptibilité des sujets, on doit le cesser avant. Alors on ferme complétement le lithotribe, exécutant très-exactement les précautions spéciales à chaque forme de bec, pour vider les mors; et l'on retire l'instrument en se soumettant toujours aux manœuvres que l'examen antérieur de l'urèthre a indiquées.

Quand une pierre a été morcelée avec le porte-à-faux, il est indiqué de réduire au volume le plus petit possible les fragments, pour rendre leur sortie par les instruments évacuateurs ou par l'urèthre plus facile. Comme nous l'avons dit en étudiant le mécanisme de la lithotritie, le bec à fenêtres multiples muni de l'écrou brisé répond très-exactement à cette indication. Mais si, avec ce bec on saisit toujours les gros morceaux de la pierre, on fait bien des petits graviers, mais on en obtient qui, sans être volumineux, sont cependant trop gros pour sortir par la sonde, tout étant assez petits pour s'engager dans l'urèthre, et trop gros pour le franchir. C'est contre ces derniers graviers que les dernières manœuvres de préhension de la séance doivent être dirigées. Pour ne prendre que ces graviers moyens, en faisant la manœuvre de préhension, on écarte les mors d'un centimètre et demi au plus. Et au moment de la dépression de la paroi vésicale avec le dos du mors femelle, on imprime au bassin le petit mouvement saccadé, par le coup sec donné sur l'épine iliaque droite du malade. Cette secousse générale imprimé au bassin agit heureusement, réunie à la dépression de la paroi vésicale, pour faire tomber les fragments recherchés dans le mors femelle.

Troisième temps : Évacuation des graviers. — Aussitôt le broiement, sans déplacer le malade, on introduit la sonde évacuatrice ordinaire; par elle s'écoule le liquide contenu dans la vessie. On fait alors des injections brusques et rapides dans la vessie, sitôt que l'envie d'uriner est violente on retire la seringue et le liquide évacué avec force entraîne au dehors des graviers. On répète ces injections évacuatrices plusieurs fois, jusqu'à ce qu'il n'y ait plus de graviers évacués.

Si la vessie est indolente, se contracte mal; après l'introduction de la sonde évacuatrice, on mettra le malade debout, ou à genoux sur son lit, et dans cette position on fera les injections évacuatrices.

Pour retirer la sonde, on doit toujours agir avec la plus grande prudence, on l'attire doucement dans l'urèthre; si dans les yeux des graviers sont engagés, l'arrivée de ceux-ci contre le col provoque de la douleur, et une sensation d'obstacle que perçoit la main. Alors la sonde ramenée dans la vessie, on pousse violemment et brusquement de courtes injections par la sonde. Si ça ne suffit pas, pour débarrasser les yeux, on pousse dans la sonde un gros mandrin en baleine, avec lequel on agit directement sur le gravier engagé dans l'œil; ou enfin on se sert du mandrin broyeur de Leroy (d'Étiolles). Mais il est rare que l'injection ne suffise pas.

Quand on se sert de l'évacuateur aspirateur, en raison de la forme de sa sonde, on laisse toujours le malade dans la position qu'il avait pendant le broiement.

Bien des auteurs ont proposé et même font l'extraction des graviers de la vessie avec le brise-pierre à curette; l'usage de cet instrument demande des précautions spéciales. Dans la manœuvre de préhension, il ne faut pas écarter les mors de plus d'un centimètre, pour que de gros morceaux de pierre ne viennent pas se placer entre eux, ce qui obligerait à en faire le broiement avec des mors peu faits pour cela. Outre cette difficulté, pour charger la curette de la branche femelle, en faisant la dépression de la paroi vésicale avec son dos, on lui imprime un léger mouvement de curette; enfin, le bec étant plein de gravier, on le retire pour le vider et le réintroduire de nouveau. C'est là l'inconvénient réel de ce genre d'évacuation des graviers, il oblige à de nombreuses introductions et sorties du brise-pierre évacuateur pour extraire en somme peu de graviers. L'évacuateur aspirateur est de beaucoup préférable.

SOINS IMMÉDIATS APRÈS LA SÉANCE.

L'évacuation des graviers faite, la séance de lithotritie est terminée. Avant de retirer la sonde évacuatrice, on fait par elle dans la vessie, une injection lente d'un liquide légèrement modificateur; comme une solution phéniquée au millième, ou même à 75 centigrammes pour mille grammes, suivie immédiatement d'une injection de lavage. Il est bon de ne pas vider complétement la vessie après cette dernière injection. En laissant la vessie un peu dilatée, on en prévient l'excitation immédiate par les morceaux de pierre qui y restent.

Les manœuvres de la lithotritie, faites avec toute l'habileté désirable, provoquent toujours la chute d'un peu d'épithélium vésicale. De plus, si le col vésical est élevé, l'instrument en comprime énergiquement la lèvre inférieure, ce qui souvent érode le col, et provoque l'écoulement d'un peu de sang. Par l'injection modificatrice, on agit sur tous ces points dénudés, et on prévient les accidents d'intoxication urineuse.

Autant que possible, après la séance de lithotritie, le malade doit rester au repos : la position horizontale est la meilleure. Quelques auteurs, immédiatement après la séance, font mettre le malade dans un bain. Je préfère de beaucoup le repos simple, avec application d'un cataplasme tiède sur le bas-ventre, et l'usage de boissons adoucissantes. Ainsi on n'expose pas le malade au refroidissement qui peut suivre le bain.

Ces soins consécutifs immédiats sont destinés à prévenir l'excitation de la vessie et ses contractions violentes qui chassent avec force les graviers dans l'urèthre et les y accumulent. Ils agissent aussi contre les spasmes du col vésical qui peuvent amener une rétention d'urine.

Le rôle du chirurgien n'est pas terminé, après avoir fait la séance et donné les soins immédiats ; il doit être à la première alerte près du malade, toujours prêt à intervenir pour faire cesser l'accident qui existe. Tantôt il s'agit de faire cesser la rétention d'urine. Tantôt il doit immédiatement débarrasser l'urèthre d'un gravier qui y est arrêté. Tantôt il doit diriger lui-même les soins propres à faire cesser les phénomènes de l'intoxication urineuse. Enfin, il doit constamment observer son malade pour choisir le moment de calme le plus propice à la prochaine séance.

Dans les cas simples, quand le malade est venu demander l'opération, n'ayant aucune complication provoquée par le calcul, que la vessie est peu irritable, que l'urèthre est libre, après la séance l'intervention du chirurgien est exceptionnelle, les graviers sont évacués facilement, sans douleur et sans arrêt dans l'urèthre, il n'y a aucun trouble de la miction, et les phénomènes d'intoxication sont prévenus par les injections modificatrices des soins immédiats, car de plus les urines ne sont pas altérées.

Pour bien comprendre l'importance et la valeur des soins

consécutifs à la lithotritie, il faut auparavant connaître les accidents contre lesquels ils sont dirigés. Ainsi nous décrirons chaque soin consécutif, immédiatement après l'accident qui le nécessite.

Durée de la séance. Choix du moment pour faire la séance. — La durée de la séance de lithotritie doit toujours être courte, même dans les cas où la tolérance de la vessie et de l'urèthre est la plus grande. Elle ne doit jamais dépasser cinq à six minutes, ce qui est déjà énorme. Rarement on doit prolonger les manœuvres de préhension et de broiement pendant plus de trois minutes. Ici il faut se guider sur les antécédents de l'état général du sujet et sur ceux de son état local. Si le moindre écart de régime, une marche courte ou une secousse brusque suffisaient pour provoquer chez le malade les contractions spasmodiques de la vessie sur la pierre et les phénomènes généraux fébriles et gastriques, il faudrait agir avec la plus grande prudence, faire la séance très-courte, car une excitation trop prolongée, en raison de la susceptibilité individuelle, provoquerait vite ces phénomènes morbides généraux et locaux que souvent on a tant de peine à faire disparaître par les soins préparatoires, ce qui retarderait d'autant la prochaine séance.

Civiale fait observer avec juste raison que les séances sont souvent de mieux en mieux supportées; mais, pour cela, il faut que les séances ne produisent jamais l'exaspération générale et locale des phénomènes morbides; il faut aussi que la séance soit faite au moment opportun, lorsque l'excitation plus ou moins forte provoquée par la séance précédente a complétement disparu, et que l'état général et l'état local sont satisfaisants. Je crois que faire la séance de lithotritie à jour fixe est une mauvaise façon de procéder, car, alors, on peut agir au moment où il y a un peu de malaise général, ce qui suffit pour provoquer plus facilement les accidents.

Accidents opératoires. — Une séance de lithotritie trop prolongée est un véritable accident opératoire, qui dépend, comme la plupart des autres, de l'habileté plus ou moins grande du chirurgien. Elle provoque l'excitation de la vessie et de l'urèthre et peut être la cause d'une cystite du col et même de la prostatite. Ce sont là des complications graves qui peuvent se présenter. Un accident opératoire des plus fréquents, surtout quand le chirurgien n'est pas habitué aux manœuvres de la lithotritie, est de pincer la paroi vésicale. Nous avons vu comment le mécanisme des manœuvres de la lithotritie met à l'abri de cet accident ; ici encore il peut se produire la cystite suppurée, accident toujours très-grave. Immédiatement, une injection modificatrice énergique doit être faite pour prévenir les accidents d'intoxication.

Un des accidents opératoires les plus graves est un instrument cassé ou faussé. Si un bec se casse, il peut ou bien se détacher et tomber dans la vessie, ou rester encore adhérent à l'instrument ; dans l'un et l'autre cas, la cassure est inégale, offre des saillies qui déchirent les parois de la vessie et celles de l'urèthre quand on cherche à retirer l'instrument. Il peut être impossible de retirer l'instrument, même en s'exposant à déchirer l'urèthre.

A notre avis, cet accident opératoire doit être très-rare quand le chirurgien connaît bien la façon dont il doit manier chaque mécanisme destiné à rapprocher les mors ; quand il mesure la force à employer, à ce que peut donner l'instrument, en raison de la disposition de son bec et de son mécanisme. Du reste, nous nous sommes étendu longuement sur les précautions propres à éviter cet accident, en étudiant le mécanisme de la lithotritie. Quand un instrument est assez faussé pour ne pas pouvoir être retiré, ou bien quand il est cassé, qu'un morceau reste dans la vessie, la taille doit être pratiquée immédiatement, avant que l'inflammation et la suppuration se produisent.

C'est le seul moyen qui reste. Mais, je le répète, quand on a étudié réellement la lithotritie, c'est un accident qui ne peut se produire qu'à la condition de se servir d'un mauvais instrument.

ACCIDENTS DE LA LITHOTRITIE ET SOINS CONSÉCUTIFS.

Écoulement du sang. — Chez les vieillards dont le col vésical est élevé, la présence de l'instrument dans l'urèthre et la dépression du col qui en résulte suffisent pour provoquer l'écoulement d'un peu de sang après la séance de lithotritie; mais jamais cet écoulement de sang n'est abondant; il s'arrête vite et n'offre rien d'inquiétant. Si les manœuvres de la lithotritie sont bien faites, il ne peut y avoir écoulement de sang abondant que s'il existe des altérations organiques de l'urèthre ou de la vessie, quand la pierre a provoqué la production d'ulcérations, de fongosités molles à la surface de la vessie, ou bien quand la pierre coexiste avec une affection cancéreuse de la vessie. Le plus souvent, dans ce dernier cas, la pierre est consécutive à l'affection, alors elle est due à l'altération des urines, elle est formée de phosphates, et ordinairement ce sont des graviers ou des dépôts en plaques qu'on rencontre. Mais, dans ces conditions, la lithotritie est faite en connaissance de l'état des parties. L'écoulement de sang est prévu.

Ce sont les lavages faits par l'irrigation continue et les injections astringentes qui, ici, font cesser l'accident.

Lorsque l'écoulement de sang est dû simplement à la dépression que l'instrument fait subir au col vésical, s'il se prolonge, il ne faut pas manquer de faire des injections de lavage fréquentes et même des injections modificatrices, au moyen d'une sonde molle en gomme. On doit toujours craindre l'altération des urines causée par le mélange du sang avec elles.

Douleur. — Après la séance de lithotritie, les premières mictions sont douloureuses, et cela plus ou moins, selon les cas. Les boissons délayantes et les soins locaux immédiats dont nous avons parlé agissent contre. Quand il n'y a pas de spasmes, la douleur seule n'est point un accident sérieux; elle cesse vite, et ne peut être considérée comme un accident de la lithotritie.

Spasmes de la vessie et de l'urèthre. — Les spasmes de la vessie provoqués par la séance de lithotritie ont des inconvénients nombreux ; aussi doit-on faire tout pour les faire cesser. Ils sont facilement la cause d'accidents ou de complications plus graves. Les soins immédiats décrits agissent contre eux. S'ils persistent, ils occasionnent des envies fréquentes d'uriner, ils chassent avec trop de violence les graviers dans l'urèthre. Enfin la vessie se contractant énergiquement sur les graviers, sa muqueuse s'érode, ses parois se surexcitent davantage, ses contractions deviennent de plus en plus énergiques. Il y a écoulement de stries de sang ou de sang pur avec l'urine. Les érosions de la muqueuse vésicale peuvent devenir l'origine d'ulcérations, où la cystite parenchymateuse est provoquée. Il faut agir énergiquement contre ces spasmes de la vessie ; au début, ils ne sont rien, mais, plus ils durent, plus ils aggravent la position du malade. En outre, ils sont douloureux et rendent le repos impossible. Le spasme du corps de la vessie n'existe pas seul ; l'urèthre, s'il n'est pas excité par la séance de lithotritie, est bientôt irrité par le passage si fréquent de l'urine, et son état spasmodique s'accentue de plus en plus. Il faut agir par des bains prolongés, en prenant tous les soins possibles pour éviter le refroidissement. Les petits lavements laudanisés doivent être souvent répétés. L'injection modificatrice de la vessie doit être faite avec toutes les précautions indiquées, en se servant d'une petite sonde molle en gomme, et en poussant aussi lentement que possible le liquide. On pourra faire usage de l'électricité à courant continu, comme nous l'avons décrit.

Rétention d'urine. — Elle se présente assez souvent; elle détermine vite une anxiété très-grande, en raison de l'inquiétude énorme qu'elle provoque chez le malade, bien plus que par la douleur qu'elle cause. Car, dès le début, le malade s'inquiète, se remue, répète souvent l'effort pour uriner et arrive vite à se mettre dans une agitation morale d'apparence grave. Sans plus tarder, le chirurgien doit intervenir. Le plus souvent il suffit de passer une petite sonde de gomme; la vessie vidée une première fois, la rétention ne se reproduit pas. C'est là le cas le plus commun; alors la rétention est due aux spasmes du col et de l'urèthre, provoqués par les manœuvres, et que la contraction vésicale et l'effort ne peuvent vaincre. Mais la cause n'étant pas persistante, les spasmes cessent vite. Il est rare qu'on soit obligé d'intervenir à nouveau pour faire uriner le malade. Quand il y a eu érosion de l'urèthre dans la région profonde, l'inflammation consécutive entretient l'excitation et l'état spasmodique, la rétention peut durer, surtout si la vessie a des contractions peu énergiques. Enfin, la présence d'un gravier dans l'urèthre détermine la rétention par les spasmes qu'il provoque. Dans ce dernier cas, la rétention peut ne pas être complète; c'est lorsque la vessie se contractant avec énergie, arrive à vaincre les spasmes de l'urèthre. Mais l'urine ne s'écoule qu'en petite quantité à la fois par un petit jet court et saccadé; et, à chaque instant, le malade fait des efforts de miction qui ne donnent que ce petit jet d'urine.

On cherche à conduire dans la vessie une petite sonde de gomme; par elle, la vessie se vide, l'anxiété de la rétention cesse; et, de plus, la sonde occupant tout l'urèthre agit heureusement contre les spasmes du canal, les atténue souvent assez pour que le gravier sorte spontanément. Quand la petite sonde de gomme, ou même une petite bougie, ne peut pas être conduite jusque dans la vessie, de suite on extrait le gravier.

Intoxication urineuse. — Surveiller l'état général du sujet, se tenir prêt à intervenir immédiatement, à agir énergiquement contre les phénomènes d'intoxication urineuse aiguë qui peuvent se produire, ce sont les soins consécutifs les plus importants de la séance de lithotritie. L'attention du chirurgien doit être éveillée surtout par les antécédents. Si le sujet, avant toute intervention chirurgicale, était sujet aux accès aigus d'intoxication, frissons violents suivis de chaleur et sueur, avec persistance des troubles gastriques ou apparition de suppuration localisée, comme abcès, furoncles, etc.; chez ces malades, il faut redoubler d'attention. Tous les soins immédiats après la séance, qui ont pour but d'éviter le contact de l'urine avec les points dénudés de la muqueuse, doivent être exécutés de la façon la plus scrupuleuse. Quand le frisson se produit, il faut de suite agir en suivant la ligne de conduite que nous avons décrite dans notre introduction. Exciter le plus possible la circulation périphérique en faisant prendre de l'alcool sous forme de rhum, eau-de-vie, vin de quinquina au madère, au malaga, etc. On ne doit point être arrêté par les vomissements, par les selles involontaires, qui, lorsqu'elles arrivent, font donner le nom de cholériforme à l'accès d'intoxication. Puis, quand la chaleur succède au frisson, on couvre chaudement le malade, sans lui mettre une masse lourde de couvertures; on lui place des boules d'eau chaude sur les côtés et aux pieds; et chaque dix minutes, on lui fait prendre une petite tasse de tisane de bourrache très-chargée et chaude. La sueur doit être aussi abondante que possible ; quand le calme général est arrivé, on s'empresse de donner des toniques, comme bouillon, vin pur, etc.

Si, malgré l'évacuation produite par la sueur, les troubles gastriques persistent, on doit craindre un nouvel accès de fièvre, et pour l'éviter, au plus tôt, il faut donner un purgatif salin dont la dose sera proportionnée à l'état des forces et à la susceptibilité individuelle.

Après la disparition de tous les phénomènes d'intoxication, quand le mouvement fébrile continue, qui existe toujours entre les accès, a cessé ; quand les troubles gastriques ont disparu ; dès que, en un mot, l'état général est bon, on use largement des toniques, vin, extrait mou de quinquina en bol avant le repas, bouillon de bœuf bien dégraissé en boisson, et même mets solides, viande rôtie, etc., dès que l'appétit apparaît.

Nous n'avons point à décrire ici tous les accidents qui sont dus à l'intoxication urineuse. Nous nous sommes étendu sur cette question dans l'introduction. Nous avons dit comment, après l'accès aigu de l'intoxication, apparaissent les suppurations localisées dans les points les plus différents de l'organisme : parenchymes des organes importants à la vie, articulations, muscles, tissus cellulaires, etc. Chacune de ces localisations de la suppuration évacuatrice du principe toxique était autrefois considérée comme un des accidents particulier de la lithotritie. Nous croyons que cette interprétation des faits n'est plus possible.

Pendant que ces soins généraux sont donnés au malade, le chirurgien doit rechercher la cause immédiate de l'intoxication.

Après la séance de lithotritie, quand les soins préparatoires nécessaires au cas particulier ont été pris, les manœuvres sont faites sans produire de délabrement sérieux. Tout se borne à des érosions épithéliales, à un peu de dépression du col vésical s'il est élevé, et les soins consécutifs immédiats à la séance suffisent pour préserver de l'intoxication. Mais si l'étude de l'urèthre et de la vessie a été insuffisante, incomplète, les manœuvres se font péniblement, avec hésitation, tâtonnement, soit pour conduire l'instrument dans l'urèthre, soit pour prendre la pierre, soit pour retirer l'instrument. Alors des érosions profondes de la muqueuse et même des plaies sont faites. Les injections modificatrices après la séance ne suffisent plus. L'urine se trouve en contact avec des plaies fraîches et l'intoxication se produit.

Mais en raison des soins préparatoires minutieux que le chirurgien doit toujours prendre, cet accident immédiat d'intoxication sitôt la séance ne se présente pas.

L'intoxication apparaît après un autre accident, après la rétention due à un état spasmodique persistant de l'urèthre, après l'arrêt d'un gravier dans l'urèthre; c'est ce dernier accident tout local qui provoque les accès aigus d'intoxication les plus nets. Ici le gravier érode toujours plus ou moins la muqueuse uréthrale, le plus souvent il a des angles aigus qui déchirent la muqueuse. De là le véritable ténesme dans lequel est l'urèthre; l'urine arrive jusqu'au gravier, baigne la plaie et sort du méat par jet saccadé ou par gouttes, quand il n'y a pas rétention complète. Si la rétention est complète en raison du spasme énergique de tout l'urèthre, l'accès d'intoxication ne se produit qu'après; quand le gravier est enlevé et l'urèthre libre, l'urine s'écoulant librement, passe sur les plaies.

Un point du canal où s'arrêtent fréquemment les graviers est la partie moyenne de la région pénienne. En effet là l'urèthre est relativement étroit, c'est le sommet de l'infundibulum qui termine en avant la dilatation du bulbe. Le jet d'urine et la contraction du muscle bulbo-caverneux poussent vers ce point les graviers. Civiale a remarqué que toujours l'arrêt d'un gravier en ce point de l'urèthre occasionnait des accidents fébriles graves. La richesse du réseau veineux en ce point du canal, les larges communications de ce réseau avec le système veineux du corps spongieux expliquent très-bien la facilité avec laquelle les plaies, à ce niveau de l'urèthre, sont la cause facile des accidents d'intoxication urineuse.

En tout cas, quel que soit l'accident local qui trouble la miction, même s'il s'accompagne des phénomènes généraux de l'intoxication urineuse, on ne doit pas l'abandonner pendant qu'on agit contre l'intoxication. En même temps qu'on fait tout pour provoquer et obtenir l'évacuation abondante par la sueur, on fait la manœuvre chirurgicale propre à débarrasser l'urèthre de l'obstacle à la miction, contracture, gravier arrêté dans le canal ou seulement engagé dans le col.

Nous devrions, à cette place, parler de l'arrêt des graviers dans l'urèthre et de leur engagement dans le col vésical. Ce serait suivre l'ordre dans lequel les accidents se présentent, ordre de description que nous avons constamment suivi jusqu'ici. Mais la présence d'un gravier dans l'urèthre ou engagé dans le col vésical, selon ses conditions de volume et de forme, selon le point de l'urèthre où il est arrêté, et aussi selon les conditions pathologiques du canal, nécessitent des manœuvres tout à fait différentes et l'emploi d'instruments variés. Nous croyons qu'il vaut mieux réunir dans un chapitre spécial toutes ces manœuvres opératoires.

Orchite. — Dans le cours de la lithotritie, de même que consécutivement au cathétérisme simple ou sous l'influence des manœuvres nécessitées pour les opérations pratiquées sur l'urèthre, l'orchite se produit assez souvent. D'une façon générale, les auteurs assimilent cette orchite, qui apparaît pendant le traitement d'une affection de l'urèthre et de la vessie, à celle qui est due à la chaudepisse, et ils conseillent pour l'une et l'autre le même traitement. Selon nous, cette similitude est loin d'être complète.

Il serait difficile de distinguer plusieurs variétés d'orchite blennorrhagique. Quand celle-ci se produit, quoi qu'on fasse, le gonflement très-douloureux du cordon et de l'épididyme suit sa progression et diminue ensuite pour laisser après lui une induration plus ou moins étendue de l'épididyme. Dans l'orchite qui se produit sous l'influence des manœuvres opératoires faites dans les voies urinaires, nous ne trouvons plus cette régularité dans les phénomènes morbides. Tantôt l'engorgement du cordon et de l'épididyme est passager, il est presque indolent, la pression n'y détermine pas cette douleur violente qu'elle provoque dans le cas d'orchite blennorrhagique, il n'y a qu'un sentiment de pesanteur avec une douleur sourde. Le plus souvent concurremment il y a de la constipation et un peu d'embarras gastrique avec perte d'appétit. J'ai plusieurs fois observé ces faits, entre autres chez un malade atteint d'un rétrécissement que je traitais par la dilatation temporaire progressive. Deux fois je vis le cordon et l'épididyme droits se gonfler brusquement du jour au lendemain, et offrir cette tuméfaction molle un peu sensible à la pression. En même temps il y avait diminution de l'appétit et les garderobes étaient difficiles. Aux deux fois il a suffi de cesser tout cathétérisme, de faire porter un suspensoir et de purger le malade, pour faire disparaître en deux ou trois jours tout le gonflement et tout l'état douloureux du cordon ou du testicule.

Chez un malade qui depuis un mois rendait coup sur coup

un grand nombre de graviers à facettes et d'un fort volume, à la suite de l'arrêt d'un gravier dans la région profonde de l'urèthre, ce qui avait provoqué du ténesme douloureux de l'urèthre, et la sortie d'un peu de sang par le méat, surtout à la fin de chacune des fréquentes mictions, j'observai très-bien ce gonflement douloureux du cordon et de l'épididyme; la pression n'y déterminait pas la douleur violente qu'elle provoque dans l'orchite blennorrhagique. Je ne trouvais pas non plus l'induration caractéristique du canal déférent et de l'épididyme. Tout le cordon et tout l'épididyme en masse, vaisseaux et canaux excréteurs du sperme, formaient la tuméfaction, sans qu'on distinguât de grandes différences dans la consistance des différents organes. En même temps, il y avait des troubles gastriques et de la constipation. Là encore, sous l'influence du repos de deux jours au lit et d'un purgatif salin, tout a disparu. Ce dernier malade, homme intelligent, qui avait une certaine teinte des connaissances médicales, assez pour s'observer avec soin et justesse, me dit que, quand il est constipé, ce gonflement du cordon et de l'épididyme se produit, mais qu'il disparaît quand les garderobes se rétablissent.

Évidemment il y a ici un engorgement des veines du cordon provoqué par les causes que nous venons d'indiquer. Il est permis de considérer cet état comme le premier degré de l'orchite réelle, avec induration du canal déférent de l'épididyme. Aussi doit-on suspendre toute manœuvre dans l'urèthre, ou débarrasser immédiatement la région profonde du canal de la cause d'irritation locale, comme un gravier, pour éviter l'orchite réelle.

Quand le canal déférent s'indure ainsi que l'épididyme, la douleur est plus violente, le gonflement envahit la tunique vaginale, le testicule paraît volumineux, la pression y est très-douloureuse. Alors on a sous les yeux tout le cortége des symptômes de l'orchite blennorrhagique. Mais la marche de l'affection n'est pas aussi régulière. Quelquefois il suffit du repos, de maintenir le testicule soulevé et couvert d'un cataplasme froid, et de faire cesser les troubles gastriques pour voir en peu de temps, trois ou quatre jours, tout le gonflement disparaître, surtout quand on cesse toute manœuvre dans l'urèthre et qu'il n'y a pas une cause préexistante d'irritation dans la région profonde du canal.

D'autres fois, la douleur et le gonflement sont tels, que ces moyens simples ne suffisent plus, il faut ponctionner avec une lancette la tunique vaginale, en évacuer le liquide, pour faire cesser la distension et la douleur. Le repos doit être prolongé plus longtemps, et même on peut être obligé d'avoir recours aux sangsues; mais c'est là un moyen qu'en raison de l'affection du sujet il ne faut pas employer trop facilement. Il faut toujours tenir compte de l'état des forces.

Lorsque le gonflement maximum persiste, et que la douleur devient très-violente, on a recours à la ponction de la tunique vaginale faite avec la lancette, comme l'a conseillé Velpeau. L'évacuation du liquide qui distend la cavité vaginale est suivie d'un grand soulagement.

La terminaison par suppuration, si rare dans les cas d'orchite blennorrhagique, se présente ici quelquefois; l'ouverture des points suppurés doit être faite dès que la présence du pus est constatée. Civiale fait observer que la ponction de la tunique vaginale évacue quelquefois, au lieu de sérosité limpide, un liquide louche tachant le linge, et même un liquide purulent. Cette formation du pus n'a rien qui puisse étonner, vu la facilité avec laquelle les foyers purulents se forment chez ces malades.

Presque constamment, dans le cas qui nous occupe, l'orchite est accompagnée des troubles gastriques décrits, et contre lesquels on doit toujours agir.

Gonflement œdémateux du prépuce. — Cet accident, en général sans aucune gravité, se présente quelquefois. Le prépuce est tuméfié au point d'empêcher de découvrir le gland, et cela dans le courant des séances. L'existence d'un prépuce long, surtout d'un prépuce long et étroit, ne laissant pas ou difficilement découvrir le gland, sont les conditions favorables à la production de cet accident. Quelquefois ce gonflement simplement œdémateux devient inflammatoire, et des abcès peuvent se former dans le prépuce. Mais c'est un cas tout à fait exceptionnel. Quand il se produit, il faut le plus vite possible évacuer le pus.

Le repos, la verge relevée contre l'abdomen, et une légère compression faite méthodiquement du gland à la racine de la verge avec une bande ordinaire, suffisent pour ramener, dans un temps court, les parties à leur état normal.

Gonflement inflammatoire du gland et du prépuce. — Cet accident, sans être grave, est de beaucoup plus sérieux que le précédent. Ici la cause ordinaire est l'étroitesse du méat, et par suite l'irritation du méat par le passage plus difficile des graviers et des instruments. Le gland rouge, luisant, est gonflé ; il a perdu de sa souplesse ; le frein du prépuce, très-gonflé, forme comme un bourrelet induré, qui se continue avec l'œdème plus ou moins dur du prépuce. L'état du gland et celui du prépuce font que l'étranglement du paraphimosis se produit.

Le repos, la verge relevée sur l'abdomen, l'application de cataplasmes émollients, les bains locaux prolongés, sont les moyens thérapeutiques qui suffisent presque toujours pour rétablir le tout. Mais il faut surveiller l'étranglement du gland, et s'il se produit, on doit agir immédiatement et faire la réduction du paraphimosis.

Une fois l'accident passé, avant de reprendre les séances de lithotritie, on fera le débridement du méat qui, du reste, aurait dû être fait avant de faire la première séance.

La formation de petits foyers purulents dans le prépuce n'est pas rare dans cet accident. Comme toujours, on les ouvre le plus vite possible. Et même quand le gonflement du frein persiste, avant que la suppuration arrive, on peut y faire des mouchetures qui peuvent prévenir la suppuration. Mais il y a ici un soin consécutif, il faut empêcher l'urine d'arriver sur ces petites plaies fraîches, car elle produirait facilement la mortification du tissu cellulaire comme dans l'infiltration urineuse.

Cystite. — Dans le cours de la lithotritie, il peut arriver que la vessie, surexcitée par les manœuvres ou par les graviers, se contracture sur les débris de la pierre. De là une surexcitation continuelle qui ne fait que s'accroître, et se manifeste par des douleurs violentes à l'hypogastre, dans le périnée et à l'anus. A chaque instant, l'urine mêlée de strie sanguine et de pus est chassée par l'urèthre, ce qui s'accompagne toujours d'une acuité dans les douleurs. De là, une très-grande anxiété générale, de l'agitation, la privation absolue de repos, et une fièvre continue avec exacerbation débutant quelquefois par le frisson.

La sortie des selles par l'anus provoque une acuité de la douleur comme la miction. Le passage d'une sonde molle dans l'urèthre est très-douloureux. C'est l'état de souffrance le plus pénible que l'on puisse se figurer. Au toucher rectal, on perçoit une chaleur anormale, la pression sur la prostate et la vessie provoque des douleurs excessives, la muqueuse rectale est absolument sèche.

Le chirurgien doit intervenir immédiatement, car bientôt les parois vésicales très-enflammées suppurent abondamment, et en même temps il se forme de petits abcès interstitiels dans l'épaisseur des parois. C'est cette cystite parenchymateuse qui cause sûrement la mort.

La première chose à faire est de voir si cet état général si grave n'est pas dû seulement à la présence d'un gravier engagé dans le col vésical ou dans l'urèthre, ou fixé tout près du col dans la vessie; c'est là la seule chance heureuse qui reste, car la présence d'un gravier en un de ces points provoque un état d'anxiété général qui se rapproche assez de celui dû à la contracture de la vessie.

Quand on a la certitude que c'est la vessie elle-même qui est irritée et contracturée, on usera des émollients généraux, les bains prolongés, les cataplasmes sur le ventre, les lavements laudanisés répétés, etc.; on pourra tenter une injection modificatrice agissant sur la paroi vésicale. Si dans un temps court on n'obtient aucune amélioration par ces moyens, immédiatement il faut faire la taille, pour débarrasser la vessie des graviers, cause permanente des accidents; heureux quand on arrive assez à temps pour que les abcès interstitiels ne soient pas encore formés.

On a souvent rencontré des ulcérations de la vessie dans ces cas, et on leur a donné une grande importance. Mais ces ulcérations de la vessie se rencontrent souvent chez les calculeux qui n'ont été soumis à aucune opération, et qui n'offraient pas les phénomènes généraux que nous venons de décrire. Sûrement les ulcérations de la vessie peuvent être une cause prédisposante à la cystite apparaissant dans le cours de l'opération, mais elles ne constituent pas à elles seules ce terrible accident.

Chez les sujets qui vident incomplétement leur vessie, ou qui ne peuvent uriner sans la sonde, la cystite, provoquée par les manœuvres de la lithotritie, se présente sous une forme toute différente. Il y a altération persistante des urines, elles contiennent beaucoup de pus; la douleur à l'hypogastre existe moins, elle n'est plus suraiguë et lancinante, elle est pongitive et s'accompagne de chaleur, de même au périnée et à l'anus.

Au toucher rectal, on trouve une chaleur plus grande, de la sensibilité à la pression sur la vessie et la prostate, et de plus, la sécheresse de la muqueuse. En même temps, l'état fébrile général persiste. Enfin, le passage de la sonde dans le col de la vessie est de plus en plus douloureux.

Si par des lavages de la vessie, des injections modificatrices et les émollients généraux, on ne parvient pas à faire cesser les accidents, ici encore il faut avoir recours le plus vite possible à la taille.

Dans ces cas de cystite suraiguë provoquée, on a beaucoup conseillé la saignée générale.

Chez les sujets robustes, ce moyen pourra rendre de grands services.

Néphrite. — Comme nous l'avons dit déjà plusieurs fois, la néphrite suppurée parenchymateuse peut être due à l'intoxication urineuse au même titre que les abcès qui apparaissent dans les autres parenchymes de l'organisme, ou dans des muscles, dans les tissus cellulaires, dans les articulations. Quand on voit persister l'état fébrile avec des exacerbations plus ou moins tranchées, les troubles gastriques, langue saburrale avec enduit noir à la base, bouche sèche, l'absence absolue d'appétit, et enfin une constipation alternant avec des selles bilieuses liquides; quand surtout il se produit de fréquents vomissements bilieux; quand tout ce cortége symptomatique ne cède pas aux moyens que nous avons indiqués pour combattre l'intoxication urineuse chronique ; si surtout, en même temps, les urines sont toujours altérées, même lorsqu'elles n'ont pas séjourné dans la vessie, il est très-probable qu'il y a néphrite suppurée; je dis qu'il y a probabilité de néphrite suppurée, parce que j'ai vu des malades atteints de rétrécissement de l'urèthre avec catarrhe de vessie qui offraient tout ce cortége grave des phénomènes généraux, être guéris par le rétablissement immédiat du calibre de l'urèthre, l'évacuation des liquides putrides retenus dans l'urèthre et dans la vessie, et par les lavages et les injections modificatrices consécutifs. Ainsi, en raison de ces données, le chirurgien ne peut être affirmatif; car il pourrait arriver que, en débarrassant brusquement la vessie des causes qui irritent les voies urinaires, on fasse cesser tous les accidents. Aussi, dans ces cas désespérés, sitôt qu'on voit l'état général grave persister, doit-on intervenir par la taille. Il est vrai que les conditions sont des plus mauvaises. Mais c'est la seule chance de salut.

En effet, ici il y a toujours un doute, la suppuration des reins existe-t-elle ou non? l'altération persistante des urines est-elle due à une altération des cônes des reins, à un abcès des reins ouverts dans les calices et le bassinet, ou bien y a-t-il simplement inflammation de la muqueuse des uretères, des bassinets et des calices, ce qui suffit pour entretenir l'altération permanente des urines? Dans le premier cas, la taille est impuissante; dans le second, en permettant l'évacuation facile et continue des liquides altérés, en supprimant la cause de toute l'irritation, la pierre, elle peut être suivie de succès.

De l'arrêt des graviers dans l'urèthre. — Après la séance de lithotritie, les graviers de petit volume qui n'ont pas été entraînés au dehors par les injections évacuatrices sont évacués naturellement pendant la miction. Cette évacuation spontanée des graviers se fait le plus souvent avec la plus grande facilité; et si l'un d'eux s'arrête dans le canal et y reste après la miction qui l'y a fait entrer, à la miction suivante il est entraîné au dehors par le premier flot d'urine. Le malade, éprouvant une certaine gêne dans l'urèthre, s'empresse de boire pour pisser le plus vite possible et faire sortir le gravier. Ce sont là les conditions ordinaires; même bien souvent les personnes peu habituées à observer ces évacuations spontanées des graviers sont étonnées de la quantité rendue et aussi du volume de quelques-uns.

Cependant les causes d'arrêt des graviers dans l'urèthre sont nombreuses; elles sont dues à certaines particularités de la disposition normale de l'urèthre, aux altérations de ses parois, à l'excitation de la vessie et de l'urèthre qui, se contractant énergiquement, deviennent facilement le siége de spasmes, et, d'autre part, à la forme et au volume des graviers. Étudions chacune de ces causes.

Causes de l'arrêt des graviers. — 1° Le diamètre variable de l'urèthre. Ce canal est loin de ressembler aux canaux excréteurs ordinaires; il est loin d'offrir dans toute sa longueur le même calibre. Certains de ces points, le collet du bulbe et le méat, ont un diamètre qui ne dépasse guère huit millimètres; de plus, les tissus qui constituent ces orifices sont inextensibles. A propos du cathétérisme, nous avons insisté sur les propriétés spéciales de ces deux points de l'urèthre, et nous avons dit comment il était nécessaire de manœuvrer pour franchir ces deux points du canal avec les sondes. Ils constituent des obstacles au cathétérisme, et de même ils sont la cause de l'arrêt des graviers en arrière d'eux. Du col de la vessie au collet du bulbe, l'urèthre présente un calibre considérable; la prostate seule offre des parois peu extensibles, mais le col vésical et la portion membraneuse peuvent être beaucoup distendus. Immédiatement en avant de cette portion membraneuse se trouve l'anneau étroit et inextensible du collet du bulbe. Cette disposition suffit pour expliquer l'arrêt des graviers dans la région membraneuse. Nous verrons que le pouvoir contractile de cette portion de l'urèthre, son état spasmodique facile à développer, en s'ajoutant à la cause toute passive des différences de diamètre, expliquent très-bien comment les graviers s'arrêtent souvent dans la région profonde de l'urèthre.

Le méat succède immédiatement à la fosse naviculaire, il la limite brusquement en avant, ses lèvres sont peu extensibles, enfin souvent son diamètre est anormalement étroit. Voilà une disposition qui explique très-bien l'arrêt des graviers en arrière du méat dans la fosse naviculaire. Nous avons dit, dans les soins préparatoires, qu'il fallait débrider le méat sitôt qu'il n'avait pas un diamètre assez large pour laisser passer facilement les instruments. Nous avons vu aussi que le méat étroit pouvait occasionner le gonflement du gland et du frein. Enfin cet orifice n'est pas toujours normalement placé sur le gland, sa commissure inférieure n'est pas toujours la terminaison de la paroi inférieure de l'urèthre; souvent, à cette extrémité antérieure, la paroi inférieure du canal se relève brusquement en haut, forme un cul-de-sac inférieur, immédiatement en arrière du méat; qui, dans ces cas, a une position élevée sur le gland, sa commissure inférieure étant éloignée du frein. Nous avons insisté sur cette disposition de l'extrémité antérieure de l'urèthre (p. 328), à propos du débridement du méat. Là nous disions que ce cul-de-sac antérieur de la paroi inférieure de l'urèthre était souvent le siége d'une inflammation chronique, d'une goutte militaire que le débridement guérissait. Ce cul-de-sac est facilement le siége de l'arrêt des graviers en arrière du méat. Ainsi, même quand cette ouverture est large, si elle a cette position anormale sur le gland, qui entraîne le cul-de-sac antérieur de la paroi inférieure de l'urèthre, il faut en faire le débridement pour prévenir l'arrêt des graviers.

Il est un troisième point de l'urèthre normal ou les graviers peuvent s'arrêter. *C'est la partie moyenne de la région spongieuse.* Le point d'arrêt des graviers n'est plus aussi net et aussi tranché ; cela tient à ce que, en arrière de cette partie rétrécie, l'urèthre n'est point brusquement très-dilatable. En effet, à partir de cette large dilatation de l'urèthre, la cavité du bulbe, qui succède immédiatement et brusquement au collet du bulbe, l'urèthre va en se rétrécissant graduellement de plus en plus, jusqu'à la partie moyenne du pénis. Cette disposition rappelle assez bien un entonnoir, comparaison sur laquelle Civiale insiste dans sa troisième lettre sur la lithotritie. Après cet entonnoir, l'urèthre conserve un diamètre relativement étroit jusqu'à la fosse naviculaire. C'est dans cette partie de la région pénienne que s'arrêtent les graviers, et surtout en arrière du sommet de l'entonnoir. Cette disposition de la continuité du bulbe avec la région pénienne explique très-bien comment un gravier arrivé dans le bulbe, poussé en avant par le flot d'urine, s'engage de plus en plus dans l'entonnoir, et finit par s'arrêter quand le diamètre est trop étroit. L'arrêt des graviers dans cette région pénienne a toujours été considéré comme un accident sérieux, non en raison de la difficulté qu'on a d'aller chercher ou broyer le gravier, mais en raison des accidents généraux qui apparaissent vite et persistent même quand le canal est libre. Civiale dit à ce sujet : « Le séjour de ces corps étrangers ne peut se prolonger là sans donner lieu aux accidents les plus graves. On observe ordinairement des accès de fièvres prolongés, des mouvements nerveux, la rétention d'urine, les crevasses de l'urèthre, les infiltrations d'urine, etc... » Dans son traité de la lithotritie, il insiste de nouveau sur les accidents généraux provoqués par l'arrêt des graviers en ce point de l'urèthre.

Les faits que nous avons observés corroborent tout à fait

ce dire de Civiale. Dans celui relaté page 17 et suivantes, nous voyons les accidents de l'intoxication urineuse les plus violents et les plus nets être provoqués par l'arrêt d'un gravier dans la région spongieuse.

C'est dans ces cas que l'on comprend combien il est important d'intervenir le plus vite possible pour débarrasser l'urèthre, et surtout combien la connaissance exacte de la nature de ces accidents généraux, permettant de les faire cesser par l'emploi de moyens sûrs, donne de force et de sûreté au chirurgien en face de ces accès de fièvres intenses si souvent chalériformes, comme on les a appelés.

2° La vessie, très-excitée, se contractant avec trop d'énergie, chasse avec violence l'urine et les graviers dans l'urèthre. Ceux-ci arrivent ensemble dans le canal, forment de véritables petites masses qui s'arrêtent en un des points d'élection. Ici, c'est encore par les soins préparatoires dirigés contre la sensibilité de la vessie et par les soins consécutifs immédiats, en faisant très-convenablement les injections évacuatrices pour laisser le moins de graviers possible dans la vessie, en calmant l'excitation de la vessie par le repos, les cataplasmes sur l'hypochondre, les lavements laudanisés, les bains, etc., qu'on arrive à prévenir l'arrêt des graviers dans ce cas.

3° L'urèthre se contracte violemment, il est le siége de spasmes. Nous avons dit combien il importait de faire disparaître l'état spasmodique de l'urèthre avant de faire la lithotritie. Mais sous l'influence de la séance ou d'accidents opératoires plus ou moins importants, l'urèthre, très-irrité, se contracte, ses spasmes se développent à la moindre cause. Alors après chaque miction, le passage seul de l'urine suffit pour amener un spasme plus ou moins douloureux et plus ou moins prolongé; un gravier même très-petit, engagé dans le [illegible] dans l'urèthre, suffit pour provoquer cet état spasmodique complet, qui peut déterminer la rétention complète.

Ainsi, dans ce cas, le gravier, quoique d'un petit volume, est arrêté dans le canal. Les points de l'urèthre qui contiennent dans leurs parois le plus de fibres musculaires sont justement ceux où les petits graviers s'arrêtent, ainsi la région membraneuse. Là, le gravier surexcite de plus en plus les spasmes et, quoique petit, arrive à déterminer la rétention d'urine.

Quand, pour une cause ou une autre, un gravier s'arrête dans l'urèthre en un point quelconque, il surexcite la sensibilité du canal au point qu'il occupe et provoque vite un état spasmodique local, et même général de tout l'urèthre. Ainsi, lorsqu'un gravier s'arrête à la partie moyenne du pénis, il y a d'abord un spasme de toute cette partie de l'urèthre; la verge se ratatine et, quoique d'un très-petit volume, elle est dure; puis la région profonde se contracte et le spasme se généralise.

4° L'existence d'une grosse prostate entraîne des modifications considérables dans la disposition de la région profonde de l'urèthre. Dans le cas d'hypertrophie générale symétrique, la région profonde du canal est allongée, sa courbure est plus longue, le col vésical est plus élevé en arrière du pubis; ces conditions favorisent l'arrêt des graviers dans cette partie de l'urèthre. Si l'hypertrophie de la prostate n'est pas uniforme, alors il y a saillie latérale d'un des lobes et déviation de l'urèthre; c'est là une disposition très-favorable à l'arrêt des graviers. Pour peu que ceux-ci soient anguleux, ils restent facilement en arrière de la saillie prostatique, là, ils surexcitent la sensibilité de l'urèthre et en provoquent l'état spasmodique. Souvent ils y sont la cause de suppuration quand ils séjournent longtemps. Enfin, dans ces cas d'hypertrophie de la prostate, l'urèthre présente souvent au niveau de cet organe une véritable dilatation à parois qui ne se rapprochent pas, qui ne peuvent plus se mettre en contact. Cette cavité est limitée en avant par la portion membraneuse, qui, dans ces cas, se contracte énergiquement pour fermer l'urèthre à son niveau. C'est là une cause d'excitation permanente, et, à la moindre occasion, les spasmes de la région membraneuse apparaissent.

5° L'existence antérieure d'un rétrécissement de l'urèthre. Quand, avant de commencer la lithotritie, on a été obligé de rétablir le calibre de l'urèthre, il faut s'attendre à ce que des graviers s'arrêteront dans le canal, et redoubler d'attention pour prévenir l'accident, ou le faire cesser le plus vite possible s'il se produit.

Le rétrécissement modifie complétement les dimensions des diamètres des différents points de l'urèthre. Si le rétrécissement est à l'union de la portion membraneuse et du bulbe ou au niveau du bulbe, en arrière de lui l'urèthre est dilaté. Là, les parois ont perdu plus ou moins la propriété de revenir sur elles-mêmes, de se rapprocher et de se mettre en contact. En avant du rétrécissement, l'urèthre n'étant plus distendu par le flot d'urine, son calibre a un peu diminué, mais surtout l'extensibilité, n'étant plus en jeu depuis plus ou moins longtemps, est beaucoup moindre. Par l'opération dirigée contre le rétrécissement, l'uréthrotomie interne, seul moyen à employer dans ces cas, on rétablit le calibre de l'urèthre au niveau du rétrécissement. Mais on ne fait pas cesser immédiatement la dilatation de la portion postérieure de l'urèthre, et l'on ne redonne pas aux parois de l'extrémité antérieure leur extensibilité normale. Alors les graviers, s'engageant dans l'urèthre, franchissent facilement le bout postérieur du canal et le point où était le rétrécissement, pour s'arrêter dans la région antérieure à la partie moyenne du pénis. C'est ce qui arrivait avec la plus grande facilité dans le fait relaté page 17.

Si, en arrière du siége du rétrécissement, l'urèthre présente de véritables dépressions latérales ou vacuoles, dans ces conditions, les graviers s'arrêtent dans le bout postérieur de l'urèthre, mais c'est l'exception dans le cas de rétrécissement au-dessous du pubis.

Si le rétrécissement est pénien, l'urèthre, dilaté en arrière présente toujours une dépression ou vacuole considérable de la paroi inférieure de l'urèthre, immédiatement en arrière du rétrécissement; c'est alors là que s'arrêtent les graviers. Je me rappelle toujours un malade opéré en 1863 à l'Hôtel-Dieu par M. Maisonneuve. La lithotritie était faite après la section du rétrécissement pénien; à la suite de chaque séance, il s'arrêtait des graviers dans la dilatation uréthrale, et il fallait toujours intervenir et pour les extraire.

6° Les vacuoles ou cavités prostatiques logent facilement les graviers; aussi, quand, par l'examen minutieux de l'urèthre, antérieur à la lithotritie, on a reconnu cette lésion, on doit constamment surveiller le malade et même examiner de temps en temps la cavité prostatique pour voir si elle ne contient pas de gravier. Ici, un gravier dans la cavité prostatique ne provoque pas immédiatement l'état symptomatique décrit; souvent il n'y a pas de gêne pour uriner, il ne se développe pas de spasmes, à peine s'il y a de la pesanteur et une douleur peu intense au périnée. C'est là une des origines de ces calculs uréthraux volumineux dont la présence dans l'urèthre ne détermine que de très-faibles accidents, ce qui est tout à fait en opposition avec ce qui s'observe le plus souvent dans le cas qui nous occupe, l'arrêt des graviers dans l'urèthre après la séance de lithotritie.

Dans les cas d'arrêt de graviers dans les vacuoles de

l'urèthre en arrière du siége d'un rétrécissement antérieur, la même indolence s'observe, et quelquefois le gravier peut séjourner longtemps dans la vacuole sans se manifester par les signes subjectifs ordinaires.

7° La forme des graviers a naturellement une grande importance; les angles aigus, les petites pointes sont très-favorables à l'arrêt des graviers; toutes choses égales d'ailleurs, un gravier à bords très-exigus, offrant des pointes, s'arrêtera toujours plus facilement que le petit calcul arrondi des graveleux.

Cependant il n'est pas rare de voir des petits calculs arrondis, gros comme un pois chiche, s'arrêter dans l'urèthre même quand il n'y a aucun rétrécissement. Il suffit d'une excitation générale antérieure due à un dîner, une marche, un voyage en chemin de fer, pour provoquer un état spasmodique de l'urèthre suffisant, quoique très-faible, pour arrêter le gravier arrondi. Du reste, cette simple prédisposition au spasme suffit pour que le gravier, en contact avec l'urèthre, en détermine la contracture, et même la rétention d'urine. Dernièrement j'observais un fait de ce genre chez un homme de soixante-huit ans; un gravier gros comme un pois chiche était arrêté dans la région profonde de l'urèthre, la région membraneuse et le col vésical étaient contracturés; il y avait rétention d'urine. Avec la grande grosse sonde de Gély, je repoussais sans difficulté le gravier et vidais de suite la vessie.

Le gravier, étant d'une forme irrégulière et d'un volume trop gros pour franchir le col vésical, peut s'engager facilement dans celui-ci. C'est là un accident fréquent qui détermine tout le cortége symptomatique dû à la présence d'un gravier arrêté dans la région profonde de l'urèthre.

Enfin la forme anguleuse du gravier peut favoriser sa fixité tout près du col dans la vessie, etcela chez les vieillards où il y a saillie de la lèvre inférieure du col vésical et la disposition à colonnes des parois de la vessie.

Toutes ces causes d'arrêt des graviers dans l'urèthre peuvent se combiner; mais une qui apparaît toujours sous l'influence même de la présence d'un gravier, quand elle n'existait pas antérieurement, c'est l'état spasmodique de l'urèthre.

Phénomènes morbides locaux et généraux causés par un gravier arrêté dans l'urèthre. — Le siége de l'arrêt du gravier dans l'urèthre a une certaine influence sur les phénomènes locaux et généraux. Par ordre de fréquence, les graviers s'arrêtent plus souvent dans la région profonde de l'urèthre. Là, il se produit un spasme d'autant plus énergique et douloureux que le gravier y est depuis plus longtemps. Les mictions fréquentes se terminent toujours par un spasme très-douloureux, plus ou moins long, durant quelquefois assez pour qu'il n'y ait aucun repos entre chaque miction. L'urine s'écoule en petite quantité par de petits jets successifs, et à la fin, pendant le spasme douloureux, il s'écoule du sang pur par le méat. Il peut y avoir rétention d'urine ; alors, tout le cortége symptomatique de cet accident se produit.

La douleur au périnée est facilement exaspérée par le palper. Le toucher rectal fait reconnaître un état de contraction plus ou moins énergique du sphincter anal; la pression de bas en haut sur l'urèthre provoque une douleur aiguë et exaspère le spasme de l'urèthre. Souvent on sent le gravier à travers la paroi recto-uréthrale.

Le malade ne peut s'asseoir, ou, s'il le fait, il prend les précautions suivantes: il commence par s'appuyer avec la main sur le siége; puis, avec une lenteur pleine de précautions, il s'assied doucement sur une seule fesse, prenant bien soin de rester immobile en s'appuyant, sur le dos ou le bord du siége, avec le bras qui est du côté de la fesse sur laquelle il est assis. Cette façon d'être assis donne au malade une attitude toute spéciale et très-caractéristique. Rarement il reste longtemps dans cette position; bientôt, en raison du spasme douloureux, il se lève, marche à petits pas, se servant le moins possible de ses cuisses. Il serre les cuisses l'une contre l'autre, comme pour comprimer le périnée. La position couchée est celle qu'il préfère; étendu sur le dos, il reste immobile tant que la douleur provoquée par les spasmes n'est pas trop violente.

Lorsqu'un gravier est engagé dans le col ou appliqué contre, tous ces phénomènes locaux si douloureux se produisent, et ce n'est que l'examen direct avec la sonde métal-que qui peut faire reconnaître si le gravier est dans l'urèthre ou simplement engagé dans le col.

Le gravier non engagé dans le col, mais fixé tout près de lui dans la vessie, provoque encore tous ces symptômes; toujours, dans ce cas, avant d'avoir exploré, on croit à un gravier arrêté dans l'urèthre ou engagé dans le col. Aussi, ce n'est que lorsqu'on a conduit jusque dans la vessie la grosse sonde à grande courbure de Gély sans avoir perçu le moindre frottement rugueux, que l'idée vient au chirurgien que la cause de tous ces troubles pourrait bien être un gravier fixé tout près du col dans la vessie. Car, là, il est assez loin du col pour que la sonde, en entrant dans la vessie, ne soit pas en son contact.

Ce spasme permanent de la région profonde de l'urèthre, de tous les muscles chargés de maintenir l'urèthre fermé, ou de rapprocher avec énergie les parois de l'urèthre pour expulser les dernières gouttes d'urine à la fin de la miction, provoque un gonflement de la verge. Celle-ci maintenue relevée sur la ligne médiane, semble être en demi-érection; son extrémité, le gland et le méat surtout, sont très-douloureux;

le malade ne peut y supporter le contact des draps ou des vêtements. Pour calmer cette douleur prurigienne du méat, il frotte constamment le gland avec la main.

L'anxiété générale arrive bientôt à son comble, quelquefois il y a comme du délire. Le facies est agité, il est sous l'influence d'une véritable torpeur. Par instant, cette agitation, sans cesse excitée par les douleurs vives qui se renouvellent pendant et après chacune de ces mictions si rapprochées, semble céder sous le poids d'un accablement énorme; il semble qu'il y a repos, mais ce calme est bien vite troublé.

Il va sans dire que la défécation est très-douloureuse.

En même temps, à un moment plus ou moins rapproché du début de l'accident, les phénomènes de l'intoxication urineuse apparaissent, commençant par le frisson ou tout au moins par un refroidissement très-notable.

En raison des susceptibilités individuelles, en raison de l'état de surexcitation plus ou moins grand, de la susceptibilité de l'urèthre et de la vessie, les manifestations symptomatiques de la présence d'un gravier dans la région profonde du canal, varient beaucoup. Rarement, d'emblée, on voit apparaître l'état si alarmant que nous venons de décrire; c'est peu à peu que tous ces symptômes apparaissent, à mesure que la sensibilité de l'urèthre se développe, et en raison de l'excitation incessante produite par le gravier.

Il va sans dire que le chirurgien doit intervenir au plus vite; de suite il doit débarrasser l'urèthre (1), et même il doit agir contre les phénomènes d'intoxication qui existent.

Si le gravier est arrêté à la partie moyenne de la région spongieuse, l'état local est un peu différent: presque toujours la verge se rétracte; petite, elle est dure et roide; le

(1) Dans le chapitre suivant, nous décrivons les moyens chirurgicaux propres à débarrasser l'urèthre.

plus léger mouvement qui lui est imprimé provoque de la douleur. Le contact des draps ou des vêtements sur elle est impossible. Les mictions fréquentes exaspèrent cet état douloureux. Souvent le malade fait de violents efforts pour chasser l'urine; d'abord, il espère pousser au dehors le gravier, puis les efforts sont provoqués par la rétention d'urine. Car souvent les efforts faits pour chasser l'urine et pousser le calcul accumulent en arrière du premier gros gravier des plus petits qui finissent par oblitérer complétement le canal. Bientôt le malade cherche à éviter tout mouvement; pour cela, couché sur le dos, il se maintient dans une immobilité qui frappe l'observateur. L'état douloureux finit par altérer la face qui s'étire. A peine si le malade parle.

Presque toujours les phénomènes d'intoxication apparaissent; après le frisson violent, suivi de chaleur et de sueur et souvent accompagné de vomissements bilieux, persiste un état fébrile continu. C'est dans ces cas d'arrêt des graviers dans la région spongieuse que l'on voit les phénomènes d'intoxication urineuse les plus intenses et les plus graves.

Là, encore, l'intervention immédiate du chirurgien est nécessaire pour débarrasser l'urèthre et pour agir contre l'intoxication urineuse.

Il est rare que l'arrêt d'un gravier en arrière du méat cause des accidents se rapprochant de ceux que nous venons de décrire, en raison du débridement antérieur du méat et de la cavité de la fosse naviculaire, qui permettent toujours à l'urine de sortir malgré la présence du gravier.

Dans le cas de gravier retenu dans une vacuole de l'urèthre, soit en arrière du siége d'un rétrécissement antérieur, soit dans une cavité prostatique, toutes ces manifestations douloureuses ne se produisent pas. Il n'y a qu'une légère excitation avec envies un peu fréquentes d'uriner. Le gravier ainsi logé provoque peu les spasmes de l'urèthre.

Il séjourne dans le canal exactement comme les calculs uréthraux qui y sont depuis longtemps sans que leur présence soit révélée par les accidents douloureux et graves que cause le gravier arrêté dans l'urèthre après une séance de lithotritie.

Soins propres a prévenir l'arrêt du gravier dans l'urèthre. — Ils consistent : 1° à éviter tout ce qui peut surexciter la vessie ou l'urèthre, comme une séance de lithotritie trop prolongée, et des manœuvres faites avec violence. De plus, il faut autant que possible broyer la pierre ou ses morceaux, de façon à n'avoir après la séance, que des graviers de petit volume. Pour cela, dans les manœuvres de préhension, en limitant l'écartement des mors, on ne prendra que des morceaux de pierre moyens, et en les broyant, on aura plus sûrement que de petits graviers. Le bec fenêtré de MM. Robert et Collin, grâce à la largeur de ses mors et à son mode d'action, broie en de nombreux graviers les morceaux de pierre, au lieu de les diviser simplement en deux ou trois morceaux comme le font les becs à mors peu larges. Aussi doit-on toujours le préférer quand la pierre a été divisée une première fois.

2° A exécuter minutieusement certains soins consécutifs à la séance. Ainsi faire l'évacuation des graviers par la sonde de la façon la plus complète possible. Puis, quand en raison de l'état de surexcitation de l'urèthre et de la vessie, ou s'il existe une autre cause de l'arrêt des graviers dans l'urèthre, on conseillera au malade de ne jamais pisser debout ou à genoux, mais de pisser couché sur le côté ou sur le dos. Alors les graviers sont moins facilement poussés dans l'urèthre, le point déclive de la vessie ne correspondant pas au col vésical.

On a conseillé de mettre une sonde à demeure ; il faudra la choisir aussi molle que possible et d'un calibre moyen, alors on doit l'ouvrir souvent, avant que l'envie d'uriner se fasse sentir, pour éviter le passage des graviers entre la sonde et les parois de l'urèthre.

Mettre une sonde très-volumineuse pour empêcher les graviers de passer par dessus, expose à provoquer une excitation trop grande de l'urèthre.

Enfin, on peut prendre la précaution de sonder le malade avec une sonde de gomme, toutes les fois que l'envie d'uriner se fait sentir.

INFLUENCE DES ACCIDENTS SUR LES INDICATIONS DE LA LITHOTRITIE ET LA MARCHE DE CETTE OPÉRATION. — D'une façon générale, la présence d'un des accidents décrits doit faire suspendre toutes manœuvres de lithotritie jusqu'à ce que les parties locales et l'état général soient revenus normaux. Alors on peut faire une nouvelle séance. Il y a cependant une exception à cette règle générale. C'est lorsqu'un gravier, s'engageant facilement dans le col vésical, vient provoquer le spasme douloureux de l'urèthre, les troubles de la miction et même la rétention d'urine. Comme nous le verrons, on commence par le repousser dans la vessie avec la grosse sonde à grande courbure de Gely. Mais si, à la première miction, il se replace de nouveau dans le col; alors, après l'avoir repoussé, il faut faire une séance de lithotritie; par elle on a grande chance d'agir sur le gravier et de supprimer ainsi la cause de l'accident.

D'autres accidents doivent immédiatement faire renoncer à la lithotritie et imposent de faire la taille le plus vite possible. Ce sont la cystite et les probabilités de néphrite. Ainsi, dès que les signes de la cystite persistent, avant que la suppuration se produise et pour l'éviter, il faut faire la taille. La cause persistante de l'accident enlevée, on a grande chance de voir le malade se rétablir.

Comme nous l'avons dit, le diagnostic certain de l'existence d'une néphrite parenchymateuse suppurée est bien difficile à faire. N'a-t-on devant soi qu'une suppuration de la surface des cônes des reins, des bassinets ou des uretères, ou une suppuration du parenchyme du rein? Si le tissu même des reins n'est pas envahi, la taille, en enlevant brusquement les morceaux de pierre qui surexcitent la vessie, qui entretiennent dans les voies urinaires supérieures l'excitation cause de la suppuration, peut être suivie du rétablissement complet du malade.

CHAPITRE VI

Opérations nécessitées par un gravier ou un calcul dans l'urèthre.

Dans le chapitre précédent, nous venons d'étudier les accidents généraux et locaux causés par l'arrêt d'un gravier dans l'urèthre pendant le cours de la lithotritie. Nous avons dit aussi, qu'un petit calcul de graveleux arrêté dans l'urèthre pouvait provoquer les mêmes phénomènes généraux et locaux, grâce à son volume propre, et dans certaines conditions de sensibilité exagérée de l'urèthre. Dans ces cas, l'intervention chirurgicale immédiate est absolument nécessaire, en raison des troubles considérables de la miction et de l'intoxication urineuse qui se produit vite.

Lorsqu'on a affaire à un calcul uréthral ancien, quel que soit son siége, l'urèthre est habitué à la présence de ce corps étranger. De temps en temps, en raison de l'inflammation et de la suppuration locales que le calcul provoque, il y a bien, sous l'influence d'une des nombreuses causes d'excitation de l'urèthre, aggravation dans les troubles de la miction et des accidents d'intoxication; mais les moyens généraux, les émollients, suffisent le plus souvent pour ramener la miction à ce qu'elle était; et quelques soins directs contre les accidents fébriles ou les troubles gastriques, mettent le malade dans son état ordinaire. Outre ces différences entre les accidents provoqués, le calcul uréthral s'est accru dans l'urèthre, son volume est bien plus considérable que celui du gravier accidentel. En se développant il dilate les parois du canal, il finit par être comme dans une loge quand celle-ci n'existait pas; ou bien il se développe en longueur, alors il occupe tout un segment de l'urèthre. Le plus souvent, dans ce dernier cas, il offre une ou deux rigoles latérales qui servent de conduits à l'urine.

En raison de toutes ces particularités, l'opération nécessitée par le calcul uréthral peut être différente de celle faite pour débarrasser l'urèthre des graviers accidentels. Dans ces deux cas, les conditions sont dissemblables; de là, les moyens chirurgicaux propres à chacun que nous allons étudier successivement.

GRAVIER ARRÊTÉ DANS L'URÈTHRE PENDANT LE COURS DE LA LITHOTRITIE.

A ce cas, nous devons joindre celui où un petit calcul de graveleux engagé dans l'urèthre, s'y arrête et provoque les accidents locaux et généraux que nous avons décrits.

Déjà nous avons vu qu'il y a une certaine différence dans les phénomènes subjectifs provoqués par un gravier dans l'urèthre, selon qu'il occupe la région profonde de ce canal, du col vésical au collet du bulbe, ou qu'il se trouve dans la partie spongieuse. Les moyens à employer pour débarrasser l'urèthre dans chacun de ces deux cas sont plus dissemblables encore que ne le sont les accidents décrits. Chacun de ces deux cas entraîne une indication chirurgicale spéciale. Quand le gravier est dans la région profonde, entre le collet du bulbe et la vessie, ou seulement engagé dans le col, on doit toujours chercher à le refouler dans la vessie. Quand il est dans la portion spongieuse, du collet du bulbe au méat, on ne doit jamais chercher à le repousser dans la vessie;

toujours il faut le retirer par le méat. Même si le gravier est dans le bulbe, tout près du collet du bulbe, on ne doit pas chercher à le refouler dans la vessie. En effet, il y a impossibilité; le gravier, dans le cul-de-sac du bulbe, n'est pas devant l'orifice de la région membraneuse; de plus, cette portion membraneuse, toujours plus ou moins excitée dans ces cas, ne se laisserait pas dilater, même si le gravier pouvait être poussé directement dans le collet du bulbe.

Avant tout, il est donc nécessaire de savoir exactement le point de l'urèthre occupé par le gravier.

LE GRAVIER EST ARRÊTÉ DANS LA RÉGION ANTÉRIEURE, DU BULBE AU MÉAT. — *Le gravier est dans la fosse naviculaire.* — Ici, en écartant les lèvres du méat, on peut l'apercevoir. Si l'on presse le gland d'arrière en avant, avec la main, on sent un corps dur bien délimité, souvent mobile sous le doigt jusqu'à ce qu'il soit contre le méat, dont il écarte les lèvres; et là on le voit. Cette petite exploration avec la main provoque toujours un peu de douleur. Naturellement, si l'on porte sur le gravier une tige métallique, on perçoit toutes les sensations nettes provoquées par le contact du métal avec la pierre.

Opération. — Si le méat est étroit, on le débride.

Si le méat, d'un diamètre normal, a une position élevée sur le gland; alors la paroi inférieure de l'urèthre, au lieu de se terminer brusquement à la commissure inférieure du méat, se relève à son extrémité antérieure et fait le cul-de-sac dont nous avons parlé; c'est là une cause d'arrêt du gravier. Il faut débrider le méat pour mettre sa commissure inférieure au niveau de la paroi inférieure du canal. Alors le gravier est facilement extrait, et la récidive de l'accident est prévenue.

Pour retirer le gravier de la fosse naviculaire, on peut le saisir avec des pinces à dissection ordinaires, dont on passe avec précaution les mors entre l'urèthre et lui; saisi, on l'attire au dehors lentement, s'assurant par des mouvements d'inclinaisons latérales qu'on n'a pas saisi la muqueuse, et cherchant toujours à mettre le plus petit diamètre du gravier dans le méat.

On peut se servir aussi du crochet; passé en arrière du gravier comme une curette, il sert à attirer le gravier et au moyen d'un mouvement de bascule, il le fait sortir du méat.

Enfin si le gravier est anguleux ou trop gros, on le broie sur place, soit avec le brise-pierre uréthral que nous avons fait construire (1), soit avec un petit brise-pierre uréthral ordinaire si le gravier n'est pas dur; la préhension n'offre ici aucune difficulté. Le bec femelle est placé en arrière du gravier comme le crochet, et l'instrument ramené dans l'axe de l'urèthre, les lèvres du méat étant écartées, on pousse le bec mâle. Le gravier saisi, on fait le broiement.

Dans le cas où la paroi inférieure de l'urèthre offre ce cul-de-sac immédiatement en arrière du méat, on voit quelquefois des graviers tout petits s'y arrêter; ils peuvent devenir l'origine du gonflement inflammatoire du gland et du frein. Pour les reconnaître, il faut explorer ce cul-de-sac avec l'extrémité d'un stylet de trousse recourbée en forme de petite sonde coudée. Du reste, c'est là le moyen que nous avons donné pour explorer cette disposition anormale de l'extrémité antérieure de la paroi inférieure de l'urèthre. Le gravier reconnu, on le déplace avec le stylet et on le saisit avec des pinces, ou bien il est poussé au dehors à la première miction par le flot d'urine; ou bien encore par une petite sonde conduite jusqu'à la partie moyenne de la verge, on fait une injection dont le liquide, revenant avec force vers le méat, entraîne le gravier.

(1) Voy. pag. 587.

LE GRAVIER EST A LA PARTIE MOYENNE DU PÉNIS. — Ici il occupe des niveaux différents dans l'urèthre. Tantôt il est dans cette partie de l'urèthre recouverte par les bourses; tantôt plus en avant, il est tout à fait dans la partie libre du pénis. Au point de vue des manœuvres opératoires, le point occupé par le gravier dans cette portion mobile de l'urèthre importe peu et n'entraîne aucune particularité.

Exploration. — Les doigts, portés tout le long de la verge sur sa paroi inférieure, du méat au bulbe, font reconnaître la saillie dure et sensible au toucher, due au gravier. Si dans l'urèthre on introduit une tige métallique, soit un brise-pierre uréthral, soit une sonde, en arrivant à cette tumeur, on a les sensations fournies par le contact du métal et de la pierre, le choc et le frottement. Alors il n'y a plus de doute possible, c'est un gravier.

OPÉRATIONS. — *Petite bougie à demeure dans l'urèthre.* — Cette petite bougie, occupant tout l'urèthre, agit heureusement contre les spasmes, elle les calme et même les fait cesser complétement; c'est un fait que l'on observe fréquemment dans la pratique de la chirurgie des voies urinaires. Ici cette action peut amener la sortie spontanée du gravier. Les spasmes cessant, le gravier n'est plus comprimé et n'est plus maintenu immobile par l'urèthre, et le flot d'urine arrivant par-dessus la bougie peut le déplacer, mettre son diamètre le plus faible dans le champ du calibre de l'urèthre et le pousser en avant jusqu'à sa sortie du méat. Ainsi, on cherche, en passant sur le côté du gravier, à conduire jusque dans la vessie une petite bougie; si petite qu'elle soit, elle peut toujours agir heureusement contre les spasmes de l'urèthre. Dès que la bougie occupe tout l'urèthre, on voit malgré le gravier, l'urine sortir facilement par-dessus; les douleurs causées par les spasmes diminuent vite, et sans inconvénient on peut laisser la petite bougie à demeure un certain temps, jusqu'à ce qu'on ait constaté un déplacement notable du gravier. Alors on la retire, et, le plus souvent, le gravier est évacué spontanément.

Il va sans dire que, s'il y a rétention d'urine, si le gravier érode l'urèthre et qu'il s'écoule du sang par le méat ; s'il y a des accidents généraux d'intoxication inquiétants, il devient urgent de débarrasser immédiatement le canal, et l'on ne doit point attendre que le gravier se déplace facilement dans l'urèthre.

L'indication réelle de la petite bougie à demeure, c'est dans le cas du petit calcul de graveleux, arrêté dans la région spongieuse. Là, l'urèthre n'est point déchiré par les angles du calcul qui est rond ou à facettes avec bords très-arrondis.

Curette de Leroy d'Étiolles. — Cet auteur a fait construire un instrument formé d'une tige droite aplatie, ayant une extrémité mobile arrondie, creusée en petit godet sur sa face latérale et articulée à charnière avec la longue tige. Cette charnière est mue au moyen d'un mandrin contenu dans la longue tige, et terminé extérieurement par un bouton. Le mouvement de va-et-vient imprimé au bouton agit sur la charnière, place l'extrémité mobile dans l'axe de la tige, ou perpendiculairement à celle-ci.

La manœuvre consiste, la curette relevée dans l'axe de la tige, à conduire entre l'urèthre et le gravier l'extrémité de cet instrument. Quand le gravier est dépassé, en agissant sur le bouton extérieur, on place la curette transversalement, puis, par un mouvement de sortie, on l'applique contre la face postérieure du gravier. Enfin, par des tractions très-observées, on cherche à attirer le gravier au dehors.

Pour peu que le gravier ait des bords anguleux, surtout s'il est un peu gros, on déchire forcément l'urèthre, ce qui est toujours grave, et en ce point de l'urèthre, la région spongieuse, plus qu'ailleurs.

Si le gravier est petit, alors il n'est retenu dans l'urèthre que par ses saillies aiguës qui s'accrochent à la muqueuse uréthrale. La curette déplace bien le gravier, mais celui-ci roule sur elle et échappe facilement.

En résumé, la curette de Leroy n'est point un instrument capable de rendre de bons services. Il est incertain, expose à l'insuccès et oblige souvent à faire de nombreux tâtonnements, ce qui est toujours très-mauvais.

On a donné à la tige de cet instrument une courbure assez large, pour rendre plus facile l'introduction de l'extrémité à curette mobile dans la région profonde de l'urèthre. Ici, les inconvénients que nous venons de signaler sont encore plus grands. Aller chercher un gravier dans la région profonde de l'urèthre avec cet instrument courbe à curette mobile terminale, c'est faire une manœuvre chirurgicale très-peu certaine de réussir, surtout en raison des spasmes de la région membraneuse qui arrête le gravier et le dégage de la curette.

Brise-pierre à mors femelle mobile. — Cette insuffisance si complète de la curette de Leroy y a bien vite fait ajouter sur la tige une branche mâle dont l'extrémité arrive comprimer le gravier contre la curette. Alors on a un instrument ayant la disposition générale d'un brise-pierre ordinaire, seulement le mors femelle est mobile. Tels sont l'instrument de M. Dubowisky et un brise-pierre uréthral fait par M. Mathieu. Ce dernier instrument, bien moins compliqué, est tout simplement un brise-pierre de petite dimension, dont le mors femelle mobile peut se placer dans l'axe de la tige B (fig. 119) ou se relever C pour s'opposer au mors mâle, qui lui est fixe. Par un mouvement de va-et-vient imprimé à la virole A, on élève ou abaisse le bec mâle.

La manœuvre consiste d'abord en celle de la curette de Leroy d'Étiolles. Puis, le mors femelle placé transversalement derrière le gravier, on pousse la tige mâle, qui arrive sur le gravier et le comprime contre le mors femelle. La seule précaution spéciale à prendre est celle-ci : quand on ferme l'instrument en poussant la branche mâle, comme le bec de cette branche est saillant transversalement dans l'urèthre, pour ne pas accrocher la muqueuse il faut : 1° que l'urèthre soit tendu sur l'instrument; 2° que l'instrument soit dans l'axe de l'urèthre. Nous nous étendrons sur cette manœuvre à propos des véritables brise-pierres uréthraux. En effet, avec cet instrument, on ne peut briser sur place un gravier dur. La charnière du mors femelle enlève toute solidité à l'instrument. Même, si ce mécanisme était assez solide pour résister à la pression du broiement, on hésiterait encore à se servir de cet instrument tant il inspire peu de confiance. Il ne peut avoir la prétention de broyer, il ne peut servir qu'à retirer entier le gravier saisi. Ainsi, il n'offre pas des avantages sérieux sur la pince de Hunter, ou toute autre pince uréthrale, sauf que, avec lui, on saisit plus facilement le gravier, dès que la branche femelle passe facilement entre lui et la paroi de l'urèthre.

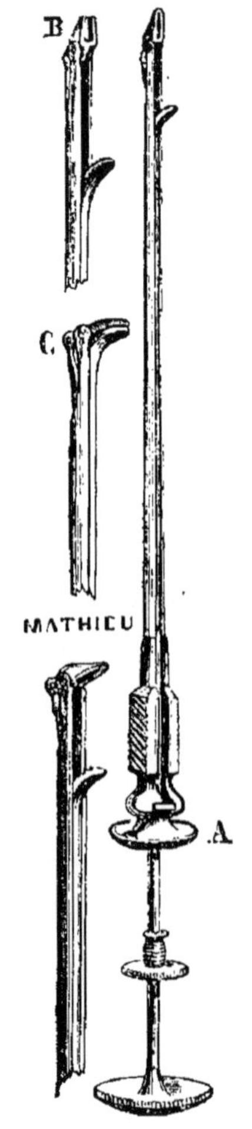

Fig. 119. — A, virole de la branche femelle; elle est mobile. En l'attirant, on élève le mors mobile B. En la poussant, on place le mors B transversalement. C, bec fermé.

Pince de Hunter. — Primitivement, elle se composait simplement d'un tube extérieur ou gaîne, contenant une tige terminée d'une part par deux ressorts s'écartant et disposés en cuiller à leur extrémité, et d'autre part par un bouton. Cette tige, plus longue que la gaîne, peut aller et venir dans celle-ci. Par ce mouvement de va-et-vient, on rentre les deux ressorts dans la gaîne, ce qui les rapproche et fait pince ; ou l'on sort les ressorts de la gaîne, alors ceux-ci s'écartent et la pince s'ouvre. Naturellement le degré de rapprochement du bouton extérieur de la tige de l'extrémité extérieure de la gaîne indique le degré de saillie des mors de la pince et leur degré d'écartement. Il va sans dire que, si l'on maintient fixe la tige centrale en imprimant le mouvement de va-et-vient à la gaîne, on ouvre ou l'on ferme la pince ; et ici la pince est ouverte et fermée sur place sans le moindre mouvement de déplacement.

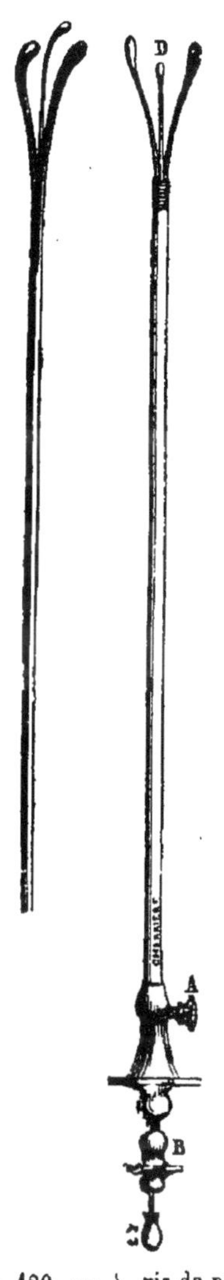

Fig. 120. — A, vis de pression pour fixer la tige dans la gaîne. — B. virole de la tige. — CD, stylet central. — Mors recourbé latéralement.

Actuellement, on se sert de la pince (fig. 120) composée de la gaîne extérieure portant en A une vis de pression. La tige centrale primitive est un tube B terminé par les deux ressorts qui s'écartent et ont leurs extrémités disposées en cuiller. Dans le tube est un stylet CD qui sert, les mors étant écartés, à explorer l'espace compris entre eux et à reconnaître si le gravier y est. En dévissant le bouton C terminal externe du stylet, on peut le retirer. La vis de pression A sert à fixer à volonté le tube B.

Quand la pince est fermée, l'extrémité de la gaîne et celle B du tube sont éloignées au maximum; toute cette partie du tube qui fait saillie au delà de la gaîne porte des divisions qui servent à indiquer, à peu près, la saillie des mors et leur degré d'écartement.

On a beaucoup modifié les mors; on leur a donné une forme en cuiller plus ou moins prononcée. On a dévié (fig. 120) les deux mors pour en faire une pince un peu latérale; enfin, on a mis trois mors (fig. 121), et l'on a donné à ces trois mors des dispositions variées. Tantôt ils sont à cuiller, alors ils sont disposés de telle façon que, la pince fermée, un des mors s'imbrique sur les deux autres; ainsi est évitée une saillie rugueuse. Ou bien les mors présentent à leur extrémité une petite masse triangulaire dont le sommet est en dedans. Ces petites masses, la pince fermée, s'appliquent l'une contre l'autre, et l'extrémité de l'instrument est encore arrondie.

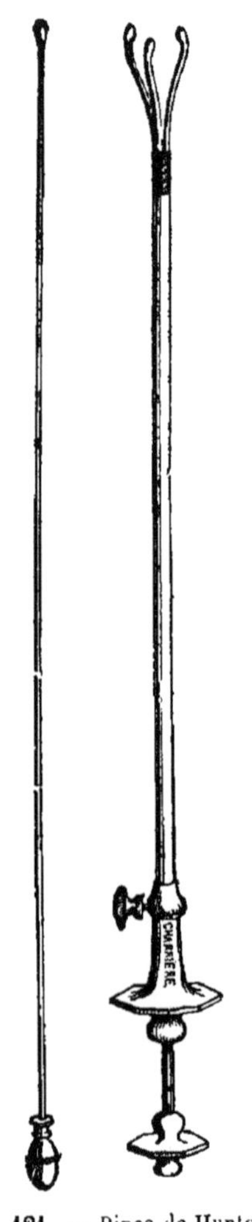

Fig. 121. — Pince de Hunter à trois mors. — Le stylet est retiré.

Manœuvres de la pince de Hunter. — On commence par faire fixer le gravier par un aide qui comprime l'urèthre au-dessous. Puis, de la main gauche, le chirurgien relève la verge; avec la droite, il introduit la pince fermée jusqu'à ce qu'il arrive sur le gravier, ce qu'il reconnaît au contact du métal avec la pierre. Là, la main gauche de l'opérateur laisse la verge. Puis, l'extrémité de la pince toujours maintenue contre le gravier, le chirurgien ouvre la pince ; pour cela, tenant fixe la tige B (fig. 120), il attire la gaîne. Ainsi les mors en s'ouvrant restent toujours au même niveau, à la surface du gravier. A mesure que la pince s'ouvre, on a soin de tirer sur le bouton C de façon à éloigner le stylet des mors de la pince. Celle-ci ouverte, on lui imprime un mouvement de propulsion et de légère rotation. Ainsi on fait passer ses mors entre les parois de l'urèthre et le gravier. Pour savoir si le gravier est entre les mors, on pousse le bouton C et l'on explore ; si on sent le contact du stylet avec la pierre avant que l'extrémité du stylet soit au niveau de l'extrémité des mors, alors on ferme la pince en poussant la gaîne et maintenant fixe la tige B. Le gravier saisi, on serre la vis A. On explore à nouveau avec le stylet pour s'assurer de la présence du gravier entre les mors de la pince ; puis, par des tractions très-observées, on attire le tout à l'extérieur. Si la muqueuse de l'urèthre est prise dans la pince, outre la douleur, il y a une sensation particulière d'arrêt. Alors on ouvre la pince en attirant la gaîne, et l'on pousse complétement le stylet qui chasse le gravier d'entre les mors. Et l'on recommence toute la manœuvre.

Le stylet complique certainement la manœuvre ; il la rend plus minutieuse, mais il permet de savoir si, oui ou non, le gravier est entre les mors, ce qui empêche de fermer la pince à faux. Il permet de chasser sûrement le gravier des mors quand la muqueuse a été pincée, ce qui évite les manœuvres toujours incertaines faites pour débarrasser les mors de la pince simple.

Outre toutes ces difficultés de manœuvre, le gravier est retiré entier ; en raison de son volume et de sa disposition anguleuse, on est toujours exposé à éroder plus ou moins, et même à déchirer l'urèthre. La pince de Hunter n'est plus le meilleur instrument pratique pour retirer les graviers arrêtés dans la région spongieuse de l'urèthre.

Anse métallique. — C'est un instrument que l'on peut faire soi-même et que l'on trouve partout. On prend un fil de fer ien souple et malléable, comme celui qui sert dans le petit serre-nœud de trousse de M. Maisonneuve. On en fait une anse à deux chefs longs de 20 centimètres; puis on tord les les deux chefs l'un sur l'autre jusqu'à ce que l'anse soit converti en un anneau allongé d'un centimètre de large au plus. Le gravier fixé par un aide, le chirurgien avec la main gauche tenant le gland tend la verge, et avec la droite il engage dans l'urèthre l'anneau métallique. Arrivé sur le gravier, il applique l'anse sur la paroi de l'urèthre et cherche à glisser l'anneau en arrière du gravier; ce qui s'obtient presque toujours quand, au moment où l'on pousse l'anneau, on infléchit la verge au niveau du gravier. Le gravier dans l'anneau, par des tractions très-observées, on l'attire au dehors. Pour pouvoir fixer le gravier dans l'anneau, on peut, au lieu de tordre l'un sur l'autre les deux chefs de l'anse métallique, engager ces deux chefs dans un tube, comme une gaîne de pince de Hunter. Alors, le gravier dans l'anse, on attire les chefs du fil, on les fixe au dehors, et ainsi, on tient le gravier serré contre l'extrémité du tube.

Avec cet instrument comme avec les précédents, il y a l'inconvénient très-sérieux de retirer le gravier entier, et d'éroder, ou même de déchirer l'urèthre.

Pince uréthrale à anneaux.—Cet instrument fait par MM. Robert et Collin, a tout à fait l'aspect de la longue pince à spéculum, seulement ses deux branches sont plus minces; ainsi, son diamètre ne dépasse pas 6 millimètres 2/3 au niveau de l'articulation des deux branches, point le plus olumineux (fig. 122). Une des branches est formée d'une seule pièce depuis l'anneau jusqu'à son mors. Seulement celui-ci est incliné un peu en dehors de l'axe de sa branche, dans une longueur d'environ 2 centimètres. Au point où cette inclinaison commence est l'articulation de cette branche fixe avec le levier terminal de l'autre branche. En effet, celle-ci, brisée, s'articule avec l'extrémité antérieure de la courte portion d'un levier dont le long bras constitue le second mors de la pince. Dès qu'on écarte les anneaux, la branche brisée, agissant sur le court bras du levier, en fait basculer le bras terminal ou mors, qui s'écarte ainsi du mors de la branche fixe. L'écartement des deux anneaux, nécessaire pour ouvrir complétement la pince, est tel qu'il n'y a pas augmentation du diamètre de l'instrument. De plus, les becs ne peuvent s'éloigner que d'un centimètre et demi, au plus.

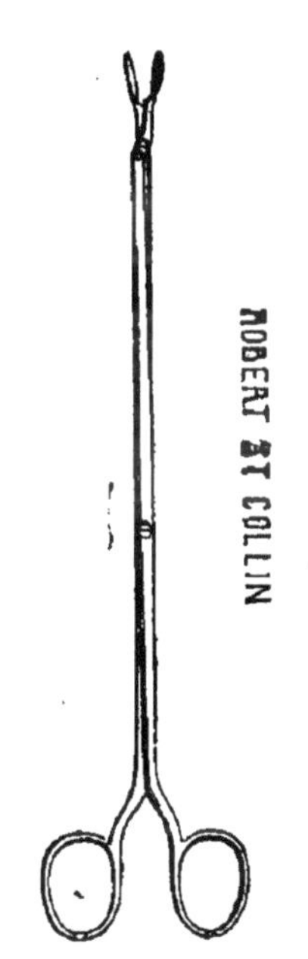

Fig. 122. — Pince uréthrale à anneaux.

Les points importants à bien retenir dans le mécanisme de cette pince, sont qu'une branche est fixe et qu'on peut l'ouvrir et la fermer avec une seule main. Ce sont là deux qualités qui doivent la faire préférer à la pince de Hunter. On fera bien d'y ajouter le tenon ou la crémaillère des pinces à pansement de trousse; ainsi, quand on aura saisi le gravier, on pourra le fixer tout de suite dans l'instrument, et pendant la manœuvre d'extraction, la main ne sera plus obligée d'agir par pression en même temps qu'elle attire le gravier au dehors.

On peut donner aux becs toutes les dispositions désirables sans que le mécanisme même de l'instrument soit gêné;

ainsi, les becs peuvent être à cuiller, et plus ou moins concaves; on peut les incliner latéralement, ce qui rendra plus facile non pas la prise du gravier, mais celle des corps étrangers longs et cylindriques engagés dans l'urèthre; comme une sonde.

Manœuvres de la pince uréthrale. — La verge tendue avec la main gauche, le chirurgien introduit la pince dans l'urèthre, ayant soin de bien remarquer la position de la branche fixe, si elle est supérieure ou inférieure. L'extrémité de la pince contre le gravier, on porte alors la main gauche en arrière du gravier que l'on fixe. Puis on ouvre la pince, on glisse le bec fixe entre l'urèthre et le gravier, et l'on ferme. La résistance perçue indique si on tient le gravier; alors on fixe les deux branches l'une sur l'autre, et, par les tractions observées, on extrait le gravier.

Toujours on retire le gravier entier; toujours on est très-exposé à éroder l'urèthre et même à le déchirer, si le gravier est anguleux.

Nous verrons, à propos de l'extraction des corps étrangers de l'urèthre, combien cette pince à anneaux est commode pour retirer les sondes engagées dans le canal.

Brise-pierre uréthral de Civiale. — Il a tout à fait la forme et la disposition des brise-pierres ordinaires (fig. 123), sauf qu'il est plus petit. Fermé, son bec fait une saillie latérale de 5 à 6 millimètres sur la tige. La main droite seule doit le manier, l'ouvrir et le fermer; pour cela, avec le pouce et l'index placés au-dessus de la virole de la branche femelle, on tient cette branche par sa masse quadrangulaire, avec les autres doigts on agit sur la branche mâle. Il faut s'exercer à ouvrir et fermer cet instrument de toutes les façons : tenant fixe la branche femelle et poussant la branche mâle; et réciproquement, tenant la branche mâle fixe et attirant la branche femelle.

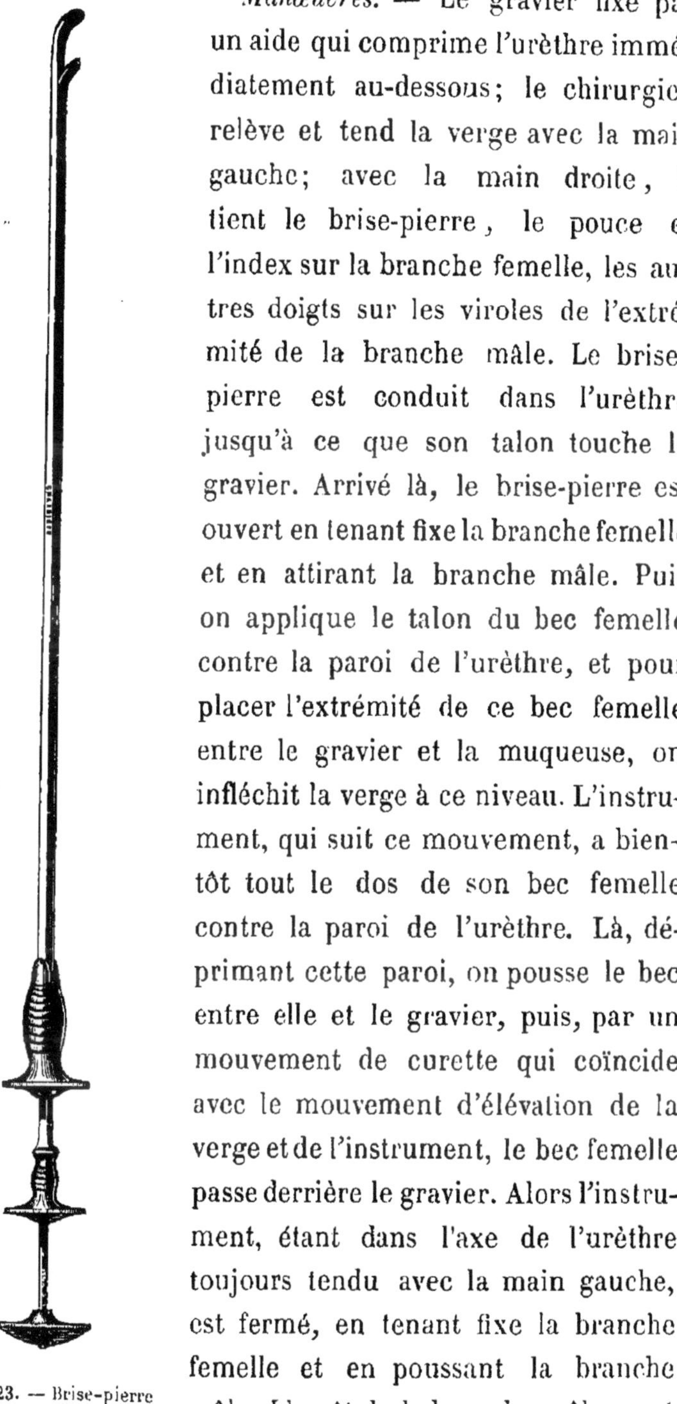

FIG. 123. — Brise-pierre uréthral de Civiale.

Manœuvres. — Le gravier fixé par un aide qui comprime l'urèthre immédiatement au-dessous; le chirurgien relève et tend la verge avec la main gauche; avec la main droite, il tient le brise-pierre, le pouce et l'index sur la branche femelle, les autres doigts sur les viroles de l'extrémité de la branche mâle. Le brise-pierre est conduit dans l'urèthre jusqu'à ce que son talon touche le gravier. Arrivé là, le brise-pierre est ouvert en tenant fixe la branche femelle et en attirant la branche mâle. Puis on applique le talon du bec femelle contre la paroi de l'urèthre, et pour placer l'extrémité de ce bec femelle entre le gravier et la muqueuse, on infléchit la verge à ce niveau. L'instrument, qui suit ce mouvement, a bientôt tout le dos de son bec femelle contre la paroi de l'urèthre. Là, déprimant cette paroi, on pousse le bec entre elle et le gravier, puis, par un mouvement de curette qui coïncide avec le mouvement d'élévation de la verge et de l'instrument, le bec femelle passe derrière le gravier. Alors l'instrument, étant dans l'axe de l'urèthre toujours tendu avec la main gauche, est fermé, en tenant fixe la branche femelle et en poussant la branche mâle. L'arrêt de la branche mâle avant que l'instrument soit fermé, indique que le gravier est saisi. Par une légère traction on reconnaît de suite si l'on a pincé la muqueuse. Avec cet instrument, en raison de la saillie que fait le bec mâle, on pince facilement la muqueuse, surtout si l'on n'a pas soin, pendant qu'on rapproche les becs, de bien placer l'instrument dans l'axe de l'urèthre, de bien tendre la verge et par cela même le canal.

J'ai pu, avec ce brise-pierre, retirer des graviers arrêtés à la partie moyenne de la région spongieuse. Mais la manœuvre est des plus délicates; et, si l'on a affaire à un gravier dur, le broiement sur place n'est pas toujours possible; on est alors obligé de retirer le gravier entier : condition des érosions ou déchirures de l'urèthre.

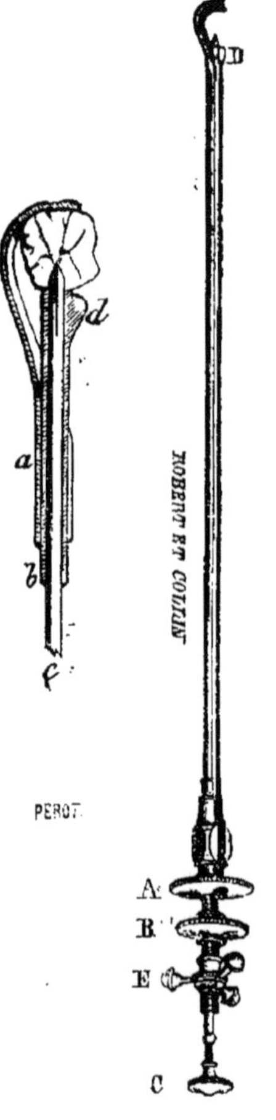

Fig. 124. — Brise-pierre uréthral de l'auteur.

Brise-pierre uréthral de l'auteur. — Cet instrument, construit sur mes indications par MM. Robert et Collin, se compose (fig. 124) de : 1° Une branche femelle A, *a*, terminée par un bec recourbé comme une curette ordinaire. L'extrémité du bec dépasse peu l'axe de l'instrument. L'autre extrémité, manuelle, présente en A une virole et, au delà, un pas de vis sur lequel se meut le volant E. Cette branche femelle creuse est cannelée dans toute sa longueur.

2° Une branche mâle BD, *bd*. C'est un tube qui glisse dans la branche femelle. En B, il est muni d'une virole qui sert à lui imprimer les mouvements de va-et-vient dans la branche femelle. Sur cette virole agit le volant E. L'extrémité D, *d* de ce tube est terminée par un orifice circulaire et dentelé; de plus, il offre une saillie mousse qui glisse dans la cannelure de la branche femelle et écarte les tissus des dents de l'extrémité. L'autre extrémité de cette branche mâle tubulaire présente près de son orifice, sur sa paroi interne, un pas de vis qui répond à celui du perforateur.

3° Un perforateur C, *c*. Il occupe la cavité de la branche mâle, se termine d'une part par une pointe quadrangulaire et de l'autre en C par un bouton. En avant de ce bouton il y a un pas de vis qui correspond à celui de la branche mâle.

Mécanisme du broiement. — Le gravier ou le petit calcul dans la curette, pris entre le bec de la branche femelle et l'extrémité de la branche mâle, y est serré énergiquement au moyen du volant E qui agit sur la virole B. L'axe de compression correspond exactement à celui de l'instrument. Alors on conduit le perforateur; sa pointe quadrangulaire agit par rotation sur le gravier, elle le dégrade, le perfore dans l'axe même où ce gravier est comprimé. C'est à cette perforation dans l'axe de compression qu'est due la très-grande puissance de broiement de cet instrument à aspect si grêle.

Mécanisme de préhension. — Nous avons vu combien la préhension du gravier était d'une exécution délicate avec le brise-pierre uréthral décrit précédemment. Avec celui-ci, il n'en est plus ainsi, et cela tient à ce que : 1° le bec femelle, l'extrémité de la curette, n'est point en saillie latérale sur l'axe de l'instrument. Il en résulte que le passage de ce bec en arrière du gravier se fait plus facilement, on n'est pas obligé d'infléchir autant la verge pour incliner l'instrument; et de plus, le gravier, étant assez volumineux pour être arrêté dans l'urèthre, remplit forcément la curette et même en dépasse le bec. Celui-ci reste ainsi écarté de la paroi de l'urèthre qui ne peut être prise entre le gravier et lui; 2° le bec de la branche mâle n'est point en saillie latérale comme celui du brise-pierre ordinaire. Ce bec, au lieu d'offrir une face rugueuse et des angles, est muni d'une saillie mousse qui domine ses dents acérées et écarte les parois de l'urèthre. Ainsi ce temps si délicat, qui consiste à fermer l'instrument, est devenu très-simple; car on peut imprimer tous les mouvemeuts de va-et-vient à la branche mâle sans être exposé à accrocher l'urèthre.

Nous verrons, à propos des cas où le gravier est dans la région profonde, combien ce brise-pierre est plus facile à manier et expose moins que tout autre à blesser les parois du canal. Dans le cas où le gravier est en arrière du méat, la manœuvre est tellement simple que j'ai cru pouvoir ne pas la décrire; passer la curette en arrière du gravier, c'est la manœuvre du crochet; puis broyer.

Manœuvres. — Dans le cas qui nous occupe, le gravier est à la partie moyenne de la région spongieuse. L'urèthre comprimé très-exactement au-dessous du gravier par un aide; de la main gauche, l'opérateur tient la verge au-dessous du gland, il la relève, la tend, et par cela même tend l'urèthre. Le brise-pierre est tenu avec la main droite, comme le précédent : le pouce et l'index sur la masse de la branche femelle; les autres doigts, le médius et l'annulaire sur la virole B de la branche mâle, et le petit doigt sur l'extrémité de l'instrument, sur le bouton C du perforateur. Le brise-pierre ouvert, l'extrémité dentelée de la branche mâle maintenue cachée dans la branche femelle, la pointe du perforateur non saillante sur l'orifice dentelé de la branche mâle, on introduit l'instrument. Arrivé sur le gravier (fig. 125), on reconnaît le contact du métal et de la pierre; alors on applique la convexité de la curette contre la paroi de l'urèthre (fig. 126), que l'on comprime, on infléchit la verge pour incliner l'instrument, on fait suivre au bec la surface du gravier pour le passer entre la paroi uréthrale et le gravier ; puis on termine par le mouvement de curette qui se fait en relevant la verge et l'instrument pour ramener celui-ci dans l'axe de l'urèthre. Alors, le gravier est dans la curette, et il y est saisi en poussant la branche mâle, tenant fixe la femelle ; un léger

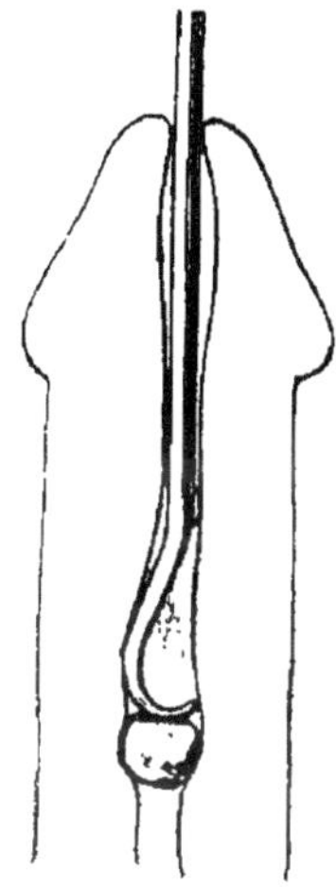

Fig. 125. — Le dos du bec est contre le gravier.

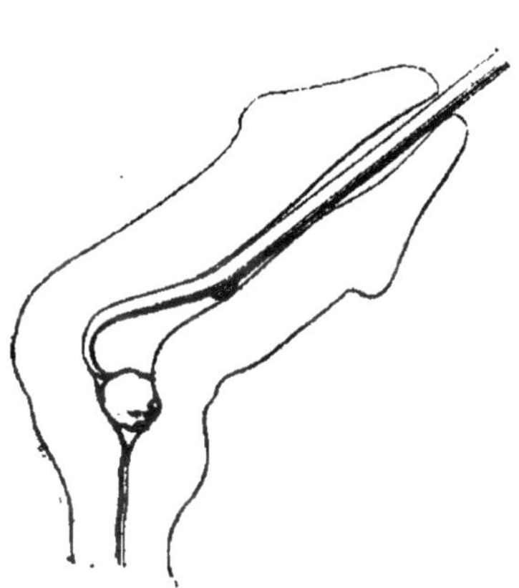

Fig. 126. — La verge infléchie, le brise-pierre incliné, le dos du bec déprime la paroi de l'urèthre et l'extrémité du bec passe entre cette paroi et le gravier.

mouvement de traction fait reconnaître que l'urèthre n'a pas été pincé ; puis on fait le broiement (fig. 127). Pour cela, on comprime énergiquement avec le volant, puis on agit avec le perforateur. Si le gravier n'est pas brisé de suite, après avoir agi avec le perforateur, on le retire pour ne faire que de la pression avec le volant qui pousse énergiquement l'orifice dentelé de la branche mâle contre le gravier, puis on manœuvre de nouveau le perforateur. Cette succession des compressions et des perforations dans l'axe même de la compression, faites sans force déployée par le chirurgien et sans aucune espèce de déplacement imprimé au gravier tenu dans le brise-pierre, broie la pierre sur place avec la plus grande facilité. Au moment où le gravier se brise, s'il est dur, on entend un bruit sec, un vrai claquement, et la branche mâle est plus mobile, le volant est mû sans résistance.

Pour retirer l'instrument, on attire la branche mâle dans la branche femelle, on vide la curette en inclinant l'instrument et la verge de façon à diriger la concavité de la curette en bas (comme dans la fig. 126); en même temps on attire l'instrument. Puis, la verge relevée ainsi que le brise-pierre, on sort celui-ci de l'urèthre, observant bien si un gravier retenu dans la curette n'érode pas la muqueuse.

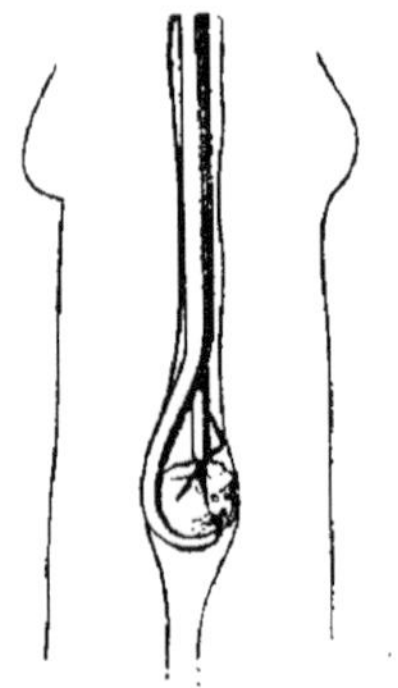

Fig. 127. — Le gravier saisi. Broiement.

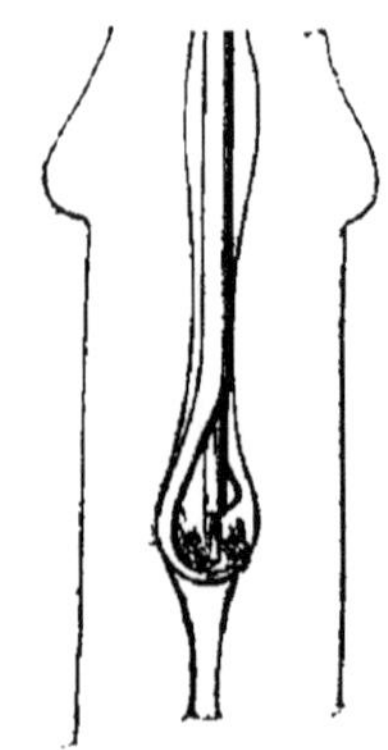

Fig. 128. — Le liquide injecté par la branche mâle heurte le bec de la curette.

Le gravier étant assez gros pour être retenu dans le canal, ses morceaux seront facilement évacués à la première miction. Quand on a affaire à un gravier mou dont les fragments ne se séparent pas nettement, ou même toutes les fois qu'on veut dissocier les morceaux, on peut, sitôt le broiement, enlever le perforateur et faire, par la cavité de la branche mâle, une injection. Le liquide heurte (fig. 128) contre le bec de la curette, revient en avant et disjoint les morceaux du gravier.

En raison de la disposition du bec de la branche mâle, qui ne peut accrocher le canal comme celui du brise-pierre ordinaire, on peut introduire la curette seule, dénuée de cette branche mâle. Alors, la manœuvrant comme la curette ordinaire, on passe son bec en arrière du gravier. Cela fait, on conduit la branche mâle, munie du perforateur, dans la branche femelle, et on saisit le gravier pour le broyer comme nous l'avons dit.

Ainsi, avec ce brise-pierre, la prise du gravier est facile ; de plus, il a l'avantage sur tous les instruments proposés pour extraire les graviers arrêtés dans l'urèthre de broyer sur place le gravier, quelle que soit sa dureté, et cela sans qu'il y ait le plus léger déplacement imprimé au gravier, ce qui met à l'abri des érosions et des déchirures de l'urèthre, qui sont inévitables quand on retire le gravier entier.

Soins consécutifs a l'extraction du gravier de la région spongieuse. — Nous avons déjà dit que la présence d'un gravier arrêté dans cette région de l'urèthre cause sûrement des phénomènes d'intoxication urineuse; toujours l'urèthre est érodé par le gravier, et là, le réseau veineux, muqueux et sous-muqueux, très-riche communique facilement avec la circulation générale. Il s'écoule du sang par l'urèthre même avant qu'on soit intervenu chirurgicalement. Ce sang noir, épais, visqueux, se prend en masse sans se coaguler. Cet écoulement sanguin se continue même après l'évacuation des graviers, et il ne s'arrête que lorsque, de visqueux et noirâtre, le sang devient rouge, plus fluide et se coagule normalement. Ce changement dans l'état du sang n'arrive que lorsque les phénomènes d'intoxication ont été enrayés, quand l'état général est rétabli.

Nous avons dit antérieurement avec quels soins minutieux il fallait agir contre les accidents d'intoxication.

Il serait rationnel de mettre une sonde à demeure dans l'urèthre aussitôt les graviers sortis. Mais ici l'excitation locale est telle qu'à peine si le malade peut supporter la sonde qu'on introduit pour s'assurer de l'état de liberté complet de l'urèthre. Les accidents d'intoxication ne peuvent guère être évités; si le malade pisse par-dessus le gravier, l'urine baigne les érosions, les plaies faites. S'il y a rétention, l'urine arrive dans l'urèthre jusqu'au gravier, filtre plus ou moins vers l'extérieur pour s'échapper goutte à goutte. Là encore les plaies ou érosions sont en contact avec l'urine. De plus, dans les cas de rétention, au moment même où l'on débarrasse l'urèthre, immédiatement l'urine sort malgré tout, entraînant les morceaux de pierre et baignant les plaies.

On se borne localement à faire des injections de temps en temps dans la vessie, avec de l'eau phéniquée, si les urines sont altérées; puis on fait boire beaucoup pour rendre les urines aussi peu chargées que possible, et cela même pendant les sudations et les évacuations alvines abondantes nécessaires pour faire cesser les phénomènes d'intoxication urineuse.

Le gravier est dans la cavité du bulbe. — Très-rarement, dans le cours d'une lithotritie, un gravier s'arrête dans le bulbe; poussé en avant par le flot d'urine, il s'engage de plus en plus dans cet infundibulum constitué par le rétrécissement graduel de l'urèthre d'arrière en avant, du bulbe à la partie moyenne du pénis. Mais en essayant de prendre le gravier à la partie moyenne de la région spongieuse, on peut le pousser en arrière; alors, en raison du diamètre de plus en plus large du canal à ce niveau, il tombe dans le bulbe.

Examen. — Comme nous l'avons déjà dit, quand un gravier a franchi le collet du bulbe, on ne doit jamais chercher à le repousser dans la vessie. Il est donc très-important de diagnostiquer quel est le point exact de l'urèthre occupé par le gravier pour ne pas se livrer à des manœuvres inutiles.

Quand le gravier a été refoulé d'avant en arrière, de la

partie rétrécie de la région spongieuse vers le bulbe, il n'y a pas de doute possible; la fausse manœuvre qui l'a refoulé n'a pas pu le faire entrer dans la région membraneuse; le gravier est dans le bulbe, où l'on va immédiatement le saisir.

Mais comment reconnaît-on que le gravier est dans le bulbe quand il s'y est arrêté? On prend une grosse sonde à grande courbure de Gély, et se soumettant très-exactement à toutes les règles décrites du cathétérisme curviligne, on introduit cette sonde dans la verge jusqu'au cul-de-sac du bulbe pour bien percevoir l'arrêt de l'extrémité de la sonde contre ce cul-de-sac. Si le gravier est dans le bulbe, le bec de la sonde, en arrivant près du cul-de-sac, le touche, et l'arrêt du bec se fait sur le gravier. Pour vérifier l'exactitude de la donnée diagnostique fournie par cette exploration, on retire cette sonde puis on la réintroduit. Mais cette fois, au lieu d'aller reconnaître le cul-de-sac du bulbe, on fait suivre au bec la paroi supérieure du canal, et le bec entre dans le collet du bulbe, laissant au-dessous de lui le cul-de-sac du bulbe. Pendant l'introduction de la sonde du collet du bulbe à la vessie, on sent le frottement de sa face inférieure sur le gravier, et ce frottement a commencé au moment où le bec entre dans le collet du bulbe. Ou bien, si le cul-de-sac du bulbe est grand ou le gravier petit, la sonde, en pénétrant dans le collet du bulbe et pendant toute son introduction, ne donne aucune sensation de frottement sur la pierre. Cette seconde exploration vérifie la première et la confirme.

Si le cul-de-sac du bulbe est peu large on peut ne pas pouvoir faire cette seconde exploration vérificatrice. Le bec de la sonde. quoique conduit contre la paroi supérieure de l'urèthre, heurte contre le gravier et ne peut entrer dans le collet du bulbe. C'est là encore un signe positif de l'arrêt du gravier dans le bulbe.

Cet examen peut être fait avec la sonde coudée, en faisant avec elle les manœuvres décrites du cathéterisme. Son bec arrivé dans le cul-de-sac du bulbe est contre le gravier. Son bec engagé dans le collet du bulbe, le gravier frotte sur la sonde avant l'introduction complète du bec dans le collet du bulbe, ou bien le gravier n'est plus en contact avec la sonde. Le mécanisme d'exploration est le même avec cette sonde qu'avec la sonde à grande courbure.

En résumé, les manœuvres d'exploration qui font reconnaître la présence d'un gravier dans le bulbe sont les mêmes que celles faites dans le cathétérisme pour rechercher l'orifice du collet du bulbe et y introduire le bec de la sonde.

Le doigt porté contre le périnée détermine par la pression de la douleur et peut sentir le gravier.

Manœuvres d'extraction, de broiement. — Ici, le gravier ne peut pas être repoussé au delà du cul-de-sac du bulbe. Ainsi il n'est plus nécessaire de comprimer l'urèthre immédiatement en arrière de lui.

Tous les instruments que nous venons de décrire à propos des cas où le gravier est à la partie moyenne de la région spongieuse, peuvent être employés. La curette de Leroy d'Étiolles est toujours un instrument insuffisant, surtout ici où le gravier libre dans la cavité du bulbe échappe plus facilement du petit crochet. Avec le brise-pierre à mors femelle mobile on saisit facilement le gravier, mais il est retiré entier ce qui expose à éroder ou même à déchirer l'urèthre.

Il en est de même de la pince de Hunter, de la pince si ingénieuse de MM. Robert et Collin.

Dans ce cas-ci on doit toujours broyer le calcul sur place. Si le gravier a été refoulé de la partie moyenne de la région spongieuse, c'est souvent parce que, volumineux, il ne permettait pas de passer le bec ou la curette du brise-pierre entre lui et la paroi de l'urèthre. Aussi prendre le gravier dans la région du bulbe et le retirer entier est souvent impossible.

Quand on trouve le gravier dans le bulbe avant qu'il n'ait été poussé et engagé dans la partie étroite de la région spongieuse, ils n'y a pas encore d'érosion de cette partie de l'urèthre; prendre le gravier pour le retirer entier c'est s'exposer à éroder, à déchirer l'urèthre justement dans cette région où les plaies, en contact avec l'urine, sont si sûrement la cause de l'intoxication urineuse.

La manœuvre avec notre brise-pierre uréthral est ici fort simple. Le brise-pierre tenu de la main droite, comme nous l'avons dit (p. 589); le perforateur non saillant sur l'orifice dentelé de la branche mâle, cette branche maintenue dans la femelle, la curette libre; la verge tendue, l'urèthre droit du méat au bulbe, on introduit l'instrument. Arrivé dans le bulbe on sent le gravier. Alors, déprimant la paroi latérale du canal avec le dos de la curette, on passe le bec entre le gravier et le canal jusqu'à ce que le dos du bec soit contre le fond du cul-de-sac du bulbe. Là, par un petit mouvement de rotation, on place le bec derrière le gravier qui, du reste, peut se placer de lui-même dans la curette, même sans ce mouvement de rotation du bec. Alors on pousse la branche femelle; le gravier saisi, on le déplace pour s'assurer qu'on n'a pas pincé la muqueuse, et l'on broie sur place comme nous l'avons décrit page 590.

Si, au moment où l'on pousse la branche mâle pour saisir le gravier, celui-ci échappe, alors, quand le bec a été passé derrière le gravier et que celui-ci est dans la curette, on comprime légèrement le gravier contre la paroi latérale du canal, et pendant, on pousse la branche mâle qui saisit le gravier contre le bec.

Durant toute la manœuvre de préhension la verge doit être bien tendue par la main gauche. La tension est interrompue seulement quand, le gravier saisi, on s'est assuré qu'on n'a pas pincé la muqueuse.

Le broiement fait, on attire la branche mâle dans la femelle, on applique le dos de la curette contre la paroi de l'urèthre, et l'on incline le plus possible le brise-pierre de façon à mettre la concavité de la curette en bas pour la vider. Puis on retire l'instrument, observant avec soin si un gravier attiré par le bec de la curette n'érode pas la muqueuse. Le flot d'urine, aux mictions qui suivent, suffit presque toujours pour chasser les morceaux du gravier au dehors.

Le gravier est arrêté dans la région profonde de l'urèthre. — Ici on rencontre les conditions les plus variées. Nous avons dit, à propos des accidents consécutifs à la lithotritie, quels étaient les phénomènes subjectifs provoqués par un gravier arrêté dans la région profonde de l'urèthre, qu'il soit logé complétement dans l'urèthre, ou engagé seulement dans le col, ou même qu'il soit fixé tout près du col dans la vessie. Le volume du gravier importe peu; qu'il soit gros ou petit; du moment qu'il est arrêté dans ces points, il provoque le plus souvent les mêmes accidents généraux et locaux; spasmes douloureux de l'urèthre avec gonflement de la verge, souvent les douleurs qui accompagnent le spasme se font sentir à l'anus, quelquefois elles sont continuelles, et s'exaspèrent à chaque fois que l'urèthre se contracte comme à la fin de la miction; alors à ce moment il s'écoule du méat par gouttes du sang pur. Les mictions sont fréquentes, toujours douloureuses, surtout à la fin; le ténesme produit se continue plus ou moins longtemps après. Quelquefois il y a rétention d'urine.

Examen. — Devant ces accidents, la première indication chirurgicale à remplir est de reconnaître la présence du gravier dans la région profonde de l'urèthre. Pour cela, le malade mis très-exactement dans la position couchée propre au cathétérisme, on introduit la *grosse sonde de Gély*. La manœuvre du cathétérisme doit être faite avec le plus grand soin ; le bec de la sonde dans le collet du bulbe, on pousse la sonde très-doucement pour vaincre plus facilement les spasmes, et aussi pour sentir tout de suite le contact du bec avec le gravier. Ce contact reconnu, on continue à pousser la sonde, observant très-exactement le mouvement de propulsion et d'abaissement du pavillon propre au cathétérisme curviligne. Le gravier poussé en arrière par le bec de la sonde est peu à peu refoulé jusque dans la vessie.

Si le gravier n'est qu'engagé dans le col, il en est facilement déplacé et repoussé dans la vessie.

Sitôt que le gravier est arrivé dans la vessie, les accidents douloureux s'apaisent, et le malade parle tout de suite du soulagement immédiat qu'il éprouve. La grosse sonde de Gély est le meilleur instrument pour refouler le gravier dans la vessie. Civiale conseille la sonde coudée, mais elle est d'une introduction très-difficile, et même souvent impossible, en raison de l'état spasmodique de l'urèthre.

Sans s'inquiéter du volume du gravier, du point de la région profonde du canal qu'il occupe, du moment qu'il se laisse déplacer et refouler, on continue à le pousser jusque dans la vessie. C'est ainsi que les choses se passent le plus souvent. Dans ces conditions, l'arrêt d'un gravier dans la région profonde de l'urèthre n'est point un accident sérieux. Mais il n'en est plus ainsi dès que le gravier ne peut pas être refoulé dans la vessie. Il est alors absolument nécessaire de l'extraire par le méat. Aussi avant d'essayer une des manœuvres d'extraction, doit-on reconnaître avec soin toutes les conditions de fixité du gravier dans cette région de l'urèthre, et le point exact qu'il occupe.

D'abord quelles sont les données diagnostiques fournies par la grosse sonde de Gély quand elle ne peut repousser le gravier dans la vessie? 1° Le bec s'arrête directement contre le gravier et ne peut aller plus loin. Si l'on cherche à faire passer le bec de la sonde sur les parties latérales du gravier, en le dirigeant sur les parois de l'urèthre, par les manœuvres décrites au chapitre du cathétérisme curviligne, on ne peut y arriver; toujours le gravier fait obstacle : dans ce cas, on aura tout de suite recours au broiement sur place.

2° La grosse sonde de Gély, au lieu d'être arrêtée le bec contre le gravier, glisse sur lui, progresse et arrive jusque dans la vessie. Pendant tout le temps de cette introduction, la sonde frotte sur le gravier depuis son premier contact avec le gravier jusqu'à son arrivée dans la vessie, et transmet à la main les sensations nettes et caractéristiques de ce frottement. Ici, le gravier est très-probablement peu volumineux pour être ainsi appliqué contre les parois de l'urèthre par la sonde. A moins qu'il ne soit dans une excavation de l'urèthre, ou une dépression due à une déviation du canal, comme le cul-de-sac qui existe en avant de la lèvre inférieure du col vésical faisant saillie au-dessus du plancher prostatique.

3° La grosse sonde de Gély, conduite dans l'urèthre, arrive dans la vessie sans avoir fourni à la main la sensation produite par son frottement sur le gravier. Alors la sonde occupant l'urèthre, on explore avec la main le périnée comprimant les parties sur la sonde ; de même on pratique le toucher rectal, et d'avant en arrière de l'anus au bord postérieur de la prostate, on explore avec le doigt la partie antérieure du rectum, comprimant les tissus sur la sonde. Cette exploration exécutée avec soin, si le gravier est dans l'urèthre, la pression faite au point qu'il occupe est douloureuse et permet de sentir le gravier à travers les tissus. Si l'on ne trouve rien malgré le soin que l'on a mis à explorer tous les points de l'urèthre sur la sonde, alors on fait l'examen du pourtour du col vésical avec le cathéter coudé. Il fait reconnaître la présence d'un gravier fixé dans la vessie, tout près du col.

Lorsque la sonde à grande courbure de Gély frotte sur le gravier avant d'arriver dans la vessie, il n'est pas inutile de pratiquer avec la main l'exploration directe de l'urèthre contre la sonde. Par cet examen du périnée et le toucher rectal, on arrive à déterminer le siége du gravier, et approximativement son volume.

Dans tous ces cas où le gravier ne peut pas être repoussé dans la vessie avec la grosse sonde à grande courbure, il faut tout de suite en faire l'extraction par le méat. Les moyens chirurgicaux qui ont été proposés et employés sont nombreux; ils sont plus ou moins simples, plus ou moins faciles à exécuter. Chacun d'eux agit d'une façon spéciale et répond à des conditions toutes particulières. Nous venons de voir comment on arrive à diagnostiquer la présence d'un gravier dans la région profonde de l'urèthre, à en déterminer approximativement le volume. Il nous reste à faire connaître les causes qui s'opposent au refoulement du gravier dans la vessie.

Causes qui empêchent le refoulement du gravier dans la vessie. — Ces causes sont de deux ordres : celles dues au gravier et celles dues à l'urèthre.

Les premières, celles qui sont dues au gravier, sont : Le gravier est volumineux, ou bien, sans être gros, il a une forme anguleuse; ses angles ou bords s'accrochent dans la muqueuse et l'immobilisent. Dans ces cas, la sonde à grande courbure arrive, son bec contre le gravier; celui-ci fait obstacle directement à la propulsion de l'instrument.

Le gravier est petit mais anguleux, il reste fixé à la muqueuse, il excite les spasmes de l'urèthre; dans ce cas, la grosse sonde le comprime contre la paroi du canal, et, frottant sur lui, arrive dans la vessie. S'il n'y a pas d'obstacles s'opposant au refoulement du gravier dans la vessie, dépendant de l'urèthre, le frottement de la sonde sur le gravier indique sûrement que le gravier est petit.

Les causes dues à l'urèthre capables d'arrêter en arrière les graviers et d'en empêcher le refoulement dans la vessie, sont : L'état spasmodique de l'urèthre qui arrête la sonde. C'est une complication commune à tous les cas d'arrêt de gravier dans la région profonde du canal ; mais les spasmes sont plus ou moins énergiques ; dans quelques cas, ils sont tels que la sonde, en déplaçant le gravier, les surexcite et les exaspère au point qu'il n'est plus possible de pousser le gravier dans la vessie.

L'urèthre est dévié. Il présente une saillie considérable de la lèvre inférieure du col vésical, au-dessus du plancher prostatique. Ainsi dans les cas de valvules musculaires du col ou dans ceux de barrière prostatique, quand le lobe de Home est très-développé. Ou bien l'urèthre est dévié latéralement au niveau de la prostate, un des lobes fait saillie ; alors, dans le refoulement, le gravier est arrêté contre la face antérieure de ce lobe, en raison de la difficulté de le pousser très-exactement dans la direction de la déviation. Presque toujours quand il y a saillie d'un des lobes latéraux de la prostate, la lèvre inférieure du col vésical est très-élevée et constitue un nouvel obstacle au mouvement rétrograde du gravier.

Enfin il y a une excavation de l'urèthre, soit au niveau de la prostate, soit en avant d'elle ; dans ce second cas, il y avait antérieurement un rétrécissement.

Toutes ces causes, tenant à l'urèthre, qui s'opposent au refoulement du gravier dans la vessie, sont connues lorsque le gravier s'arrête. Avant de pratiquer la première séance de lithotritie, on a étudié l'urèthre ; on sait s'il est dévié latéralement au niveau de la prostate, si la lèvre inférieure du col est saillante, s'il y a une excavation. Aussi quand ces dispositions de l'urèthre existent, s'il s'agit de choisir le moyen chirurgical le plus convenable pour débarrasser l'urèthre du gravier, on se borne à essayer une seule fois le refoulement avec toutes les précautions nécessaires, bien moins dans le but de le réussir que dans celui d'explorer l'urèthre et de savoir où est le gravier, pour arriver tout de suite au moyen d'extraction.

OPÉRATIONS D'EXTRACTION ET DE BROIEMENT. — *Petite bougie à demeure.* — Quand on a reconnu que le gravier est peu volumineux, si l'urèthre n'offre aucune des altérations de direction énumérées plus haut, une des causes qui retient le gravier, c'est le spasme de cette région profonde de l'urèthre. Nous avons vu qu'une petite bougie occupant tout le canal et maintenue à demeure agit très-heureusement contre ces spasmes. Dans le cas qui nous occupe, par cette action toute particulière, elle fait que le flot d'urine, passant par-dessus elle, déplace le gravier et l'entraîne au delà du collet du bulbe, et même au dehors. Si la petite bougie à demeure ne provoque pas cette évacuation spontanée du gravier, elle agit toujours heureusement en facilitant l'évacuation de l'urine et en faisant cesser la rétention qui existe assez souvent dans ces cas.

Le gravier s'engage dans un des yeux de la sonde. — Pour faire l'examen de la région profonde de l'urèthre, nous avons dit qu'on se servait de la grosse sonde à grande courbure de Gély. Quelquefois le gravier, en contact avec la paroi latérale de cette sonde qui frotte sur lui, s'engage dans un des yeux de la sonde et tombe dans la cavité de celle-ci. Alors le frottement perçu jusqu'à ce moment cesse, et, la sonde arrivant dans la vessie, le gravier est entraîné au dehors du pavillon par le flot de liquide.

Injections. — Dans les cas de petits graviers arrêtés dans la région profonde de l'urèthre, on peut avantageusement essayer le mode d'injection fait par Mercier. Cet auteur se sert pour cela de sa sonde évacuatrice (fig. 116), celle dont l'orifice interne du conduit d'évacuation est au sommet de l'angle de courbure. Il conduit cette sonde jusque dans la région profonde de l'urèthre; s'il sent le gravier, il s'arrête immédiatement. Puis, tenant la sonde fixe en ce point, il retire le mandrin de baleine et fait par le grand pavillon de la sonde une injection brusque et abondante avec une seringue à canule très-large. Le liquide est poussé brusquement par un jet court. Aussitôt l'injection faite, il retire la seringue du pavillon; alors le liquide injecté, après avoir écarté brusquement les parois de la région profonde de l'urèthre, revient rapidement au dehors. Ainsi on arrive à déplacer le gravier, qui, mobile, est entraîné au dehors par le liquide. On répète plusieurs fois l'injection du liquide. Le mécanisme de l'évacuation du gravier est exactement le même que celui de la sortie d'un corps étranger du conduit auditif externe, provoquée par l'injection à grande eau dans ce conduit.

On peut remplacer la sonde évacuatrice de Mercier par le tube droit de Béniqué, qui sert à faciliter le cathétérisme des rétrécissements. Dans ce tube, on place un mandrin de baleine qui masque son orifice, puis conduit jusqu'au gravier, on en retire le mandrin et l'on fait l'injection.

La sonde évacuatrice ordinaire, volumineuse et ayant de grands yeux latéraux, peut servir aussi à faire cette injection; conduite dans la région profonde de l'urèthre, ses yeux maintenus dans cette région, on fait l'injection brusque et abondante, le liquide en revenant peut entraîner le gravier au dehors. Mais, en raison de la présence du bec de la sonde dans le col vésical, l'injection pénètre facilement dans la vessie. Alors le liquide entraîne le gravier dans cette cavité.

Curette de Leroy d'Étiolles et brise-pierre à branche femelle mobile. — La curette de Leroy d'Étiolles à tige droite ou courbe est toujours un instrument très-peu sûr. La curette relevée en arrière du gravier ne suffit pas. Celui-ci glisse facilement sur elle et s'en dégage. Le brise-pierre à bec femelle mobile offre l'avantage de saisir le gravier. Mais dans le second temps, la préhension, quand on pousse la branche mâle, le bec de cette branche fixe et saillant accroche forcément l'urèthre; car, en raison de l'état spasmodique, les parois de l'urèthre s'appliquent sur l'instrument. Enfin le gravier saisi est retiré entier, ce qui, comme nous l'avons souvent répété, détermine des érosions et même des déchirures de l'urèthre.

Pince de Hunter.—Pince à anneau de MM. Robert et Collin.— Ces instruments droits sont introduits dans l'urèthre jusque sur le gravier, par le cathétérisme rectiligne. La manœuvre à faire pour saisir le gravier est exactement celle que nous avons décrite à propos des graviers arrêtés dans la portion spongieuse. Ici, on n'a pas besoin de fixer le gravier. S'il fuit d'abord devant l'instrument, bientôt il s'arrête fixé contre l'obstacle qui empêche son refoulement dans la vessie. Mais avec ces instruments on pince presque forcément les parois de l'urèthre, et l'on retire le gravier entier.

Brise-pierre uréthral. — Le brise-pierre uréthral ordinaire a, dans ce cas particulier de gravier arrêté dans la région profonde de l'urèthre, le désavantage d'avoir son bec mâle saillant latéralement. Ici, où les parois du canal s'appliquent contre l'instrument, on est toujours exposé à blesser la muqueuse et à la pincer quand on ferme avec la branche mâle pour saisir le gravier. En raison du petit volume du gravier, de sa forme à facettes et à bords anguleux, on peut difficilement faire la manœuvre de préhension que nous décrirons à propos des calculs uréthraux; ouvrir l'instrument, les deux becs appliqués sur la surface du gravier.

Avec notre brise-pierre uréthral (fig. 124) on n'éprouve plus ces difficultés dans la manœuvre de préhension. On l'introduit dans l'urèthre jusqu'au gravier, le tenant de la main droite comme nous l'avons dit page 590 et en faisant le cathétérisme rectiligne.

Pendant cette introduction on maintient le dos de la curette en bas. Le bec dirigé en haut suit très-exactement la paroi supérieure de l'urèthre. Ainsi il s'engage facilement dans le collet du bulbe. Continuant à conduire la curette dans la région profonde du canal, quand on perçoit la sensation fournie par le contact du gravier avec le métal, on s'arrête; alors on applique le dos de la curette sur une des parois latérales de l'urèthre; on incline l'extrémité externe de l'instrument du côté opposé; pour que le bec se rapproche de la paroi latérale du canal. On fait suivre au bec cette paroi latérale pour le passer derrière le calcul, ce qui se fait en ramenant le brise-pierre dans l'axe du point de l'urèthre occupé par le gravier. Pour s'assurer que le gravier est dans la curette on attire légèrement l'instrument et l'on sent le gravier accroché par le bec de l'instrument. Alors la branche mâle saisit le gravier qui est brisé sur place.

Au moment où l'on fait la manœuvre destinée à passer le bec de la curette en arrière du gravier, on peut, imprimant une rotation à l'instrument, le placer la concavité de sa curette en haut; alors, le gravier est tenu entre la curette et la paroi inférieure de l'urèthre (fig. 129).

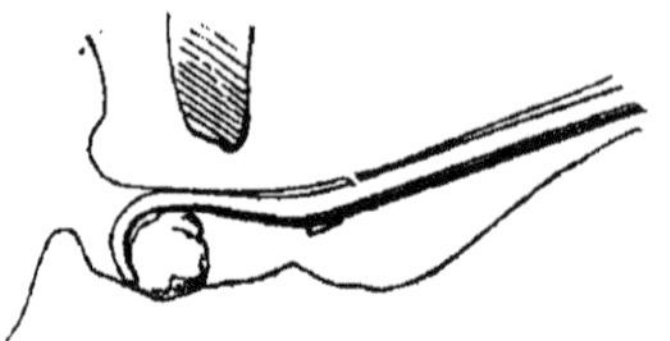

Fig. 129. — Gravier dans la curette.

Cette dernière manœuvre est utile si le gravier est arrondi ou s'il est trop volumineux pour être saisi par son centre

Quand on conduit la branche mâle sur lui, il ne peut sortir de la curette, il est forcément pris, comprimé et cassé sur place.

Nous avons vu que pour passer le bec de la curette en arrière du gravier on incline le brise-pierre latéralement. Le mouvement de cet instrument, engagé dans la région profonde de l'urèthre, est possible grâce à son diamètre très-faible, qui fait qu'il peut occuper une direction plus ou moins oblique dans l'orifice du collet du bulbe sans distendre les bords de cet orifice.

Enfin, on peut introduire dans l'urèthre la branche femelle seule, démunie de la branche mâle. Passer le bec de la curette en arrière du gravier, puis conduire la branche mâle, ce qui rend bien plus facile la manœuvre de préhension.

Le gravier cassé sur place, on enlève la branche mâle. La branche femelle seule reste dans l'urèthre; pour la retirer, on commence par appliquer le dos de la curette entre la paroi latérale de l'urèthre pendant qu'on incline sa tige du côté opposé et qu'on l'attire à l'extérieur jusqu'à ce qu'elle ait franchi le collet du bulbe. Ainsi, on vide la curette et l'on n'est pas exposé à entraîner un gravier qui éroderait le canal.

Les morceaux du gravier sont entraînés par le flot d'urine.

Boutonnière. —S'il est impossible de débarrasser l'urèthre par la voie naturelle, en raison surtout des spasmes considérables ou des autres causes qui gênent et même empêchent les manœuvres de préhension, il importe de faire cesser au plus vite l'anxiété générale, les troubles considérables de la miction et les spasmes douloureux de l'urèthre. Laisser le gravier quand tous ces accidents persistent, c'est s'exposer non-seulement à voir apparaître et se maintenir les accidents d'intoxication urineuse, mais à voir l'urèthre s'éroder et se déchirer sur le gravier; alors, il y a, ou bien immédiatement infiltration d'urine, ou bien il se produit une inflammation au niveau des lésions de l'urèthre, et autour du gravier, il se forme des abcès circonvoisins qui s'ouvrent d'une part dans le canal, et d'autre part à l'extérieur. Cette dernière ouverture se fait à une époque souvent éloignée; alors, il persiste une tumeur urineuse à parois plus ou moins résistantes, pouvant se rompre sous l'influence d'une trop grande distension par les liquides, urine et pus qui s'y accumulent. Ainsi se forment des fistules urinaires.

Pour éviter tous ces accidents locaux graves, toutes les fois que le gravier ne peut pas être retiré par les voies naturelles, il faut, s'il provoque les accidents locaux et généraux décrits, ouvrir l'urèthre de dehors en dedans, au niveau du gravier, et retirer celui-ci.

Nous verrons, à propos des opérations nécessitées pour les calculs uréthraux, les précautions spéciales que l'on doit prendre en pratiquant cette opération dite la boutonnière.

CALCULS URÉTHRAUX.

Les opérations nécessitées par un calcul uréthral sont de deux ordres : Celles dirigées contre l'obstacle qui retient le calcul et celles faites dans le but direct de débarrasser l'urèthre, l'extraction par la voie naturelle, le broiement sur place, enfin la boutonnière. Cette dernière opération peut en même temps être dirigée contre l'obstacle qui a retenu le gravier primitif dans l'urèthre. Ainsi, elle rétablit le calibre du canal.

Ici il ne s'agit pas d'un gravier, d'un morceau de pierre plus ou moins gros, plus ou moins irrégulier arrêté dans l'urèthre dans le cours de la lithotritie; il s'agit de calcul développé dans l'urèthre, dont le volume, plus ou moins fort, n'est point en rapport avec le calibre du canal. L'origine de ce calcul est un petit gravier vésical ou prostatique, ou un autre corps étranger. Ce noyau, quel qu'il soit, arrêté dans le canal par un obstacle, un rétrécissement ou une cavité latérale, se couvre de couche calcaire et devient un calcul.

Pour arriver à choisir les moyens opératoires propres à débarrasser l'urèthre, il faut savoir quel est l'obstacle qui retient le calcul; puis, se rendre un compte exact du calcul, de son volume et de sa forme, de ses rapports avec l'urèthre, savoir le point qu'il occupe, s'il est logé dans une cavité latérale ou simplement dans le canal dilaté uniformément; s'il est possible de passer un instrument entre lui et la paroi du canal.

Cette étude faite avec soin, toutes les conditions du calcul étant connues, on procède à l'opération.

Calcul entre le prépuce et le gland. — Ici, l'indication chirurgicale est des plus simples : il faut élargir l'orifice préputial, et en même temps faire la circoncision pour que le gland reste constamment découvert. Ainsi, on enlève facilement le gravier; et la muqueuse du gland maintenue éloignée de celle du prépuce, on guérit vite l'inflammation causée par le gravier. Selon les conditions d'étroitesse et de longueur du prépuce on emploiera tel ou tel des procédés de circoncision décrits page 355 et suivantes.

Calcul dans la fosse naviculaire. — La palpation fait facilement reconnaître l'existence et le siége du calcul. En conduisant par le méat une tige métallique, on arrive à la certitude.

Si l'orifice de l'urèthre est étroit, la première chose à faire c'est le débridement par le procédé décrit. Puis, si malgré cela, l'ouverture est encore trop petite, si le calcul, saisi avec des pinces, est trop gros pour sortir, on le broie sur place.

Notre brise-pierre est d'un emploi heureux en pareille circonstance; mais il est insuffisant quand le calcul est très-volumineux. Le plus souvent les calculs uréthraux arrêtés dans ce point du canal, sont à forme oblongue, et présentent latéralement une ou même deux dépressions longitudinales. L'exploration entière fait reconnaître cette particularité de forme; alors on place le brise-pierre de façon à saisir le calcul par son petit axe. Le volume très-faible de l'instrument et la facilité avec laquelle on peut le conduire entre la paroi du canal et le calcul en raison de sa forme en curette, permettent d'exécuter facilement cette manœuvre.

Mais, si le plus petit diamètre du calcul est assez grand pour qu'il ne puisse pas faire saillie dans la curette de l'instrument, alors il faut se servir d'un brise-pierre ordinaire, à bec long d'un centimètre et demi ou plus, dont les mors étroits, s'invaginant l'un dans l'autre, offrent latéralement des dents qui s'emboîtent. C'est un petit porte-à-faux dont le mors mâle creux n'est pas fenêtré (fig. 109, H, G). C'est la disposition des mors préconisés par Ségalas.

La verge est tenue au-dessous du gland par la main gauche qui fixe le gravier et dont le pouce et l'index écartent les lèvres du méat. L'instrument fermé, tenu et manœuvré par la main droite seule (voy. page 590), on place l'extrémité du bec sur le gravier; ainsi, l'axe du brise-pierre est perpendiculaire à celui de la verge. On ouvre le bec faisant suivre à l'extrémité des mors la surface du calcul, et en même temps on pousse les mors entre le calcul et la muqueuse, ayant soin d'engager le plus possible le mors femelle (fig. 130), ce qui se fait en relevant le brise-pierre dans l'axe de l'urèthre. Le gravier saisi est cassé sur place.

Cette manœuvre rappelle tout à fait celle décrite à la page 495 (fig. 95), pour prendre un calcul dans le bas-fond de la vessie.

CALCUL DANS LA RÉGION SPONGIEUSE. — Ici, on trouve les dispositions les plus variées, soit du calcul, soit de l'urèthre. Aussi doit-on faire un examen antérieur des plus minutieux, pour choisir le mode opératoire le plus convenable au cas donné.

La présence du calcul dans cette partie de l'urèthre, du méat au bulbe, n'est point difficile à constater; une bougie, même de gomme, conduite dans le canal, donne à la main une sensation de frottement caractéristique. L'exploration avec les doigts de la face inférieure de la verge permet de sentir un corps dur, que l'on délimite plus ou moins selon que la consistance des tissus est normale ou indurée, quand il existe de l'inflammation, une tumeur urineuse ou des fistules uréthrales. Le rétrécissement de l'urèthre en avant du calcul est facilement constaté, quand on ne peut arriver sur la pierre qu'avec une sonde de petit calibre.

Dans les cas de fistules avec rétrécissement, le moyen opératoire qui doit être choisi est la boutonnière. Par elle, on débarrasse l'urèthre et l'on sectionne le rétrécissement. Faire l'uréthrotomie interne, puis le broiement du gravier, pourrait évidemment être suivi de succès. Mais, ici, il y a incertitude sur le volume du gravier tant que le rétrécissement existe, et, comme nous le dirons, il faut procéder au broiement du calcul et à l'évacuation des graviers aussitôt après l'uréthrotomie, pour mettre la sonde à demeure. De plus, dans ces cas de fistules ou de tumeur urineuse, il y a des anfractuosités latérales du canal, où les morceaux du calcul peuvent facilement se loger et où il peut être difficile d'aller les chercher. Ce serait laisser des épines perpétuelles entretenant la suppuration, provoquant des abcès, s'opposant à l'oblitération des fistules, et pouvant devenir l'origine de nouveaux calculs.

Si, en arrière du rétrécissement, les parois du canal sont souples et permettent au doigt du chirurgien de bien délimiter le calcul, alors le mode d'extraction à employer est indiqué par le calcul lui-même. Il faut qu'il ne soit pas trop volumineux. Quand on peut passer dans le rétrécissement une sonde de métal, une main sur le calcul observe attentivement si la sonde le déplace. Cette mobilité permet de supposer qu'on pourra prendre facilement le gravier pour le broyer. Ainsi, dans ces conditions, on doit toujours tenter le broiement et l'extraction des graviers par les voies naturelles. Si des difficultés inattendues se présentaient, il serait toujours temps de faire la boutonnière séance tenante.

S'il n'y a pas de rétrécissement, le choix de l'opération dépend uniquement du calcul. Dans cette région de l'urèthre, les calculs, surtout quand ils sont anciens, prennent une forme en rapport avec celle du conduit dans lequel ils sont. Ils sont allongés, offrent toujours une rigole latérale dans toute leur longueur; c'est par là que passe l'urine, c'est aussi par là que passe la bougie conduite jusque dans la vessie. M. Gosselin a retiré de l'urèthre un de ces calculs allongés; il avait plusieurs centimètres de long, son diamètre était en rapport avec celui du canal, et il présentait la rigole longitudinale dont nous parlons. Si, entre les parois du canal et le calcul, on peut glisser une petite sonde, on doit toujours essayer le broiement sur place; ici, notre petit brise-pierre est facilement manié, en raison du diamètre du calcul. On extrait avec des pinces, celle de Hunter, ou mieux, celle à anneau décrite page 584, les graviers; ou bien encore une petite sonde est conduite contre le fragment postérieur du calcul et, par elle, on pousse avec force des injections dont le liquide, en revenant, déplace les graviers et les amène au méat.

Enfin, dans le cas où le calcul, plus volumineux, allongé ou arrondi, est retenu et comme logé dans une dilatation de l'urèthre, si aucune altération des parois du canal ne s'oppose au broiement sur place, on doit le faire. Mais, ici, il faut se servir du brise-pierre uréthral à bec assez long, dont nous avons parlé à propos des calculs de la fosse naviculaire. La manœuvre est la même.

Un aide comprime l'urèthre au-dessous du calcul pour fixer celui-ci. L'opérateur de la main gauche tient la verge au-dessous du gland; avec la main droite, il conduit l'instrument jusque sur le calcul; arrivé là, la verge est inclinée à angle droit, et le brise-pierre horizontal, l'extrémité de son bec est placée contre le calcul. Sans rien changer à cette position, et la verge tendue sur l'instrument (fig. 130,) le bec

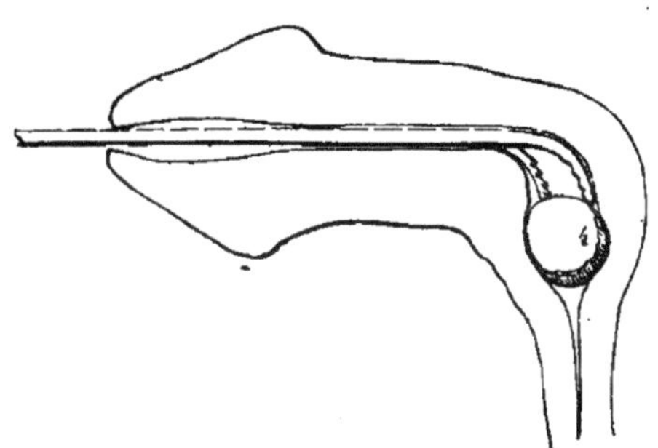

FIG. 130. — Manœuvre pour prendre un calcul dans la région spongieuse.

est ouvert en maintenant toujours l'extrémité des mors contre le calcul pendant qu'ils s'introduisent entre la muqueuse et le calcul qui est saisi et broyé.

Pour casser les fragments, si c'est nécessaire, on se servira de notre brise-pierre à curette.

La mobilité de la région antérieure de l'urèthre, jusqu'au

collet du bulbe, permet d'aller saisir et broyer un calcul jusque dans la cavité du bulbe par cette manœuvre.

Après l'extraction des derniers morceaux du calcul, il est bon de mettre une sonde molle à demeure. Ainsi on évite le contact de l'urine avec les petites plaies ou érosions de la muqueuse, qu'il est impossible de ne pas produire pendant les manœuvres de broiement.

CALCUL DE LA RÉGION PROFONDE DE L'URÈTHRE. — L'examen antérieur doit être fait avec la plus scrupuleuse attention. Avant tout, il ne faut pas confondre un calcul vésical offrant un prolongement dans l'urèthre avec le calcul uréthral proprement dit. Dans le premier cas, ou bien la sonde, en arrivant au col vésical, déplace la pierre, la refoule dans la vessie avant que le liquide s'échappe par son pavillon ; ou bien la sonde pénètre dans la vessie en passant contre la pierre sans pouvoir la déplacer, alors elle est toujours en contact avec la pierre même pendant l'écoulement du liquide. Dans ce second cas de calcul uréthral, la sonde frotte par sa face latérale sur la pierre tant que le bec est dans la vessie, mais le frottement sur la pierre commence avant l'arrivée du bec au col, et ne cesse qu'après la sortie du bec de la vessie. Si cet examen est fait avec une petite sonde coudée à petit bec, ces différentes sensations sont plus nettes. Pendant l'introduction, on sent d'abord le contact du bec avec la pierre, puis il n'y a plus que le frottement de la pierre sur le pavillon. Si, à ce moment, on imprime au bec des mouvements de latéralité, on sent qu'il ne touche que des parties molles avant d'arriver dans la vessie. De même, pendant la sortie de cette petite sonde coudée, on perçoit le frottement de la pierre sur le pavillon jusqu'à ce que le bec, sorti de la vessie, arrive sur le calcul.

Cette petite sonde coudée à bec court, qui sert à explorer la surface de la prostate (voy. p. 86), permet de reconnaître un calcul logé dans une excavation de la prostate. En maintenant son bec contre la surface du calcul, pendant qu'on attire ou qu'on pousse le pavillon, on a une idée du diamètre antéro-postérieur du calcul; en somme, on explore l'excavation de la prostate comme le bas-fond de la vessie.

Par le toucher rectal on sent nettement le calcul dans la région membraneuse; dans le cas de calcul dans une excavation de la prostate, on peut percevoir la sensation de dureté due au calcul. Mais ces données diagnostiques ne sont pas assez nettes pour permettre de conclure sans l'exploration directe par l'urèthre.

L'existence de fistules avec induration des parois de l'urèthre rend encore l'examen par le rectum plus insuffisant.

Cependant, le doigt dans le rectum, comprimant la région membraneuse de l'urèthre ou la prostate, perçoit très-bien le frottement rugueux de deux pierres l'une sur l'autre.

Ce procédé d'examen éclaire beaucoup quand il existe un rétrécissement de l'urèthre en avant du calcul, et qu'il est impossible d'arriver jusqu'à celui-ci avec la sonde exploratrice.

Quand l'urèthre est libre, on peut toujours tenter le broiement. Si le calcul n'est pas trop volumineux, on se servira de notre brise-pierre et l'on fera la manœuvre décrite page 605. Si le calcul est volumineux, ou s'il est logé dans une cavité prostatique, on se servira du brise-pierre uréthral, présentant le bec de Ségalas. Ici, les manœuvres de préhension sont tout à fait semblables à certaines, décrites à propos de la lithotritie vésicale. Le brise-pierre, outre les dimensions très-faibles du bec, doit avoir un petit diamètre. Les manœuvres exigent des inclinaisons latérales de l'instrument, et, s'il était d'un fort diamètre, on distendrait par trop le collet du bulbe.

Pour prendre le calcul non logé dans une excavation, on commence par placer entre lui et la paroi de l'urèthre le bec du brise-pierre. Puis, appliquant le bec contre le calcul, on ouvre, en écartant ensemble les mors, maintenant exactement leurs bords contre le calcul (fig. 131). Arrivés en avant

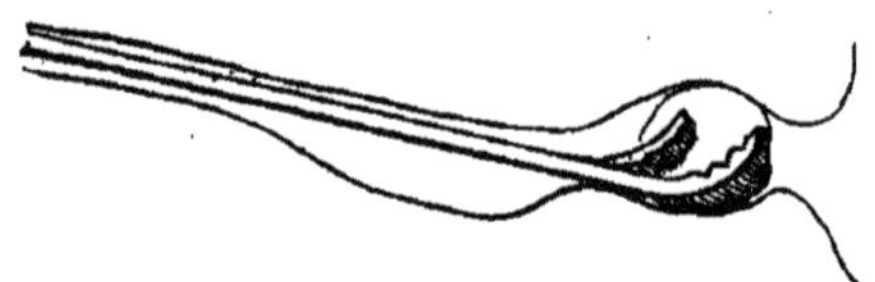

Fig. 131. — Brise-pierre s'ouvrant, ses mors maintenus contre la pierre.

et arrière du calcul, les mors s'inclinent latéralement, se placent en avant et en arrière du calcul qui est saisi. Alors on fait le broiment.

Pour prendre le calcul dans une excavation, on exécute la manœuvre décrite page 476 (fig. 94). Le bec retourné en bas, on écarte les mors en les maintenant en contact avec la pierre, jusqu'à ce qu'ils se placent l'un en avant, l'autre en arrière d'elle ; alors on fait le broiement.

S'il y a un rétrécissement en avant du calcul, naturellement on commencera par faire l'uréthrotomie interne; aussitôt on explore le calcul, et l'on fait tout de suite le broiement.

Dans les cas où il y a rétrécissement compliqué de fistule, le plus sûr moyen est de faire tout de suite la boutonnière ; par elle, on ouvre largement les clapiers fistuleux, on incise le rétrécissement et l'on enlève le calcul.

Boutonnière. — Dans le cas où le calcul est dans la région antérieure du canal, cette opération est des plus faciles ; elle consiste à inciser de dehors en dedans et sur la ligne médiane, la paroi inférieure de l'urèthre, au niveau du gravier.

On est guidé par le cathéter placé dans l'urèthre jusqu'au calcul, et par le calcul lui-même. L'incision doit être faite de telle façon que ses lèvres soient planes et que le trajet de la plaie soit direct. Ainsi le liquide venant du canal s'écoule facilement au dehors, et l'on évite une des causes de l'infiltration d'urine. Naturellement on prend tous les soins consécutifs nécessaires pour préserver des accidents et favoriser la cicatrisation complète de la plaie. On place une sonde molle à demeure par laquelle doit s'écouler toute l'urine, et cela jusqu'à ce que la plaie soit organisée; puis on traite la plaie comme une fistule.

Dans le cas où le calcul est dans la région profonde de l'urèthre, on ouvre l'urèthre au niveau de la portion membraneuse, exactement comme si l'on faisait l'incision de la taille médiane ou bilatérale, et l'on va chercher le calcul avec des pinces conduites sur le doigt indicateur dans la plaie, la pulpe sur la pierre.

S'il existe un rétrécissement avec fistule, on préfère toujours l'incision médiane qui ouvre tous les clapiers fistuleux.

CHAPITRE VII

De la lithotritie chez les enfants.

Les chirurgiens qui ont combattu la lithotritie ont toujours insisté sur les mauvais résultats que cette opération donne chez les très-jeunes sujets, comparés aux succès nombreux que la taille donne chez eux.

Civiale, dans son *Traité de la lithotritie* (page 266 et suivantes), cherche à faire adopter cette opération chez les enfants; mais, malgré tout son désir de convaincre le lecteur, malgré les faits heureux qu'il cite, on sent les réticences qu'il est obligé de laisser voir. Ainsi il dit : « Après avoir nié la possibilité d'appliquer la lithotritie aux enfants, on se jeta dans l'extrême opposé. Ce qu'il y a de certain, c'est que la lithotritie est applicable chez eux. *Mais, d'un autre côté, on ne saurait contester que dans le jeune âge elle présente et exige des soins particuliers.* »

Ce sont ces difficultés et ces soins spéciaux que nous avons à étudier ici. Cela fait, il nous sera facile de dire les cas dans lesquels la lithotritie est possible chez les enfants.

Les instruments doivent avoir des dimensions proportionnées au calibre de l'urèthre. En raison des progrès considérables réalisés dans la fabrication des lithotribes, ce n'est point là une difficulté. Quoique d'un diamètre petit, l'instrument a une solidité telle que l'on peut sans crainte attaquer les calculs uriques, et à plus forte raison les phosphatiques. De plus, chez les enfants, la pierre est généralement d'un petit volume.

En tant que manœuvres spéciales à faire chez les enfants, il n'y en a pas : ce que nous avons dit du mécanisme de la lithotritie, dans le chapitre précédent, s'applique à cette opération faite chez les enfants. Toutes les manœuvres sont les mêmes : le sujet, mis dans la position voulue, c'est-à-dire celle dans laquelle, *la pierre occupe le point de la paroi postérieure de la vessie où touche le lithotribe dans le mouvement direct de va-et-vient* (voy. p. 465 et suiv.). La préhension, le broiement et l'évacuation des graviers sont exécutés comme nous l'avons décrit.

Chez l'adulte ou le vieillard, l'élévation plus ou moins grande du siége, l'inclinaison plus ou moins considérable du tronc à donner à l'opéré, tient surtout, comme nous l'avons dit souvent, au degré d'élévation de la lèvre inférieure du col vésical au-dessus du trigone. Comme cette position de la lèvre inférieure du col, par rapport au plancher de la vessie, est due, le plus souvent, au développement de la prostate, nous avons fait remarquer que chez les sujets jeunes, dont la prostate n'est pas développée, le col de la vessie étant sur le même plan que le trigone, chez eux la position horizontale est celle qui convient pour l'opération. Il ne faudrait pas conclure de là, qu'on doit mettre les enfants dans cette position horizontale, et qu'il est inutile de faire l'examen antérieur pour déterminer la position qui convient au sujet particulier.

Chez le nouveau-né, la vessie tout entière est au-dessus du pubis ; il en résulte que l'urèthre est très-incurvé et qu'il embrasse la symphyse pubienne. Cette courbure exagérée de l'urèthre chez l'enfant diminue avec l'âge. A mesure que le bassin se développe, s'élargit, la vessie descend en arrière du pubis, où elle finit par se loger complétement ; puisqu'après la puberté, vers l'âge de treize à quinze ans, il faut qu'elle soit assez dilatée pour que son sommet dépasse le bord supérieur du pubis. Mais il n'est pas rare de voir comme un arrêt de développement dans la constitution générale des enfants, qui souffrent depuis longtemps de la pierre. Aussi ne faut-il pas, d'après l'âge seul du sujet, en conclure la position de la vessie derrière le pubis et la courbure de l'urèthre.

Pendant toute cette période du développement de l'individu, le col vésical correspond successivement, de haut en bas, aux différents points de la face postérieure du pubis.

De cette particularité anatomique, il résulte que l'examen antérieur, fait avant toute lithotritie, conduit à placer le sujet sur un siége d'autant plus élevé et le corps d'autant plus incliné qu'on a à opérer un sujet plus jeune, exactemen comme s'il s'agissait d'un vieillard à grosse prostate.

L'exagération de la courbure de l'urèthre, en raison de la souplesse des tissus et de la dépression possible de la face inférieure de ce canal, ne constitue pas un obstacle matériel à l'introduction des instruments.

Une des premières difficultés à vaincre chez les enfants, c'est d'obtenir une docilité suffisante. Les cris, les mouvements, se font chez eux avec des efforts considérables qui agissent sur la vessie et chassent facilement le liquide qu'elle contient, par-dessus l'instrument.

Attacher l'enfant est un mauvais moyen qui effraye et provoque les cris et les efforts. Il est préférable, comme le dit Civiale, de faire tenir le petit malade par trois aides, un de chaque côté, qui tiennent les cuisses écartées et fixent le bassin, et un troisième chargé de tenir le tronc et la tête pour éviter que l'enfant ne s'asseoie brusquement; ce qui pourrait occasionner les accidents les plus graves, l'instrument étant dans la vessie.

Accidents de la lithotritie spéciaux aux enfants. — *Chez eux, des graviers relativement volumineux s'engagent fa-*

cilement dans l'urèthre et s'y arrêtent. La fréquence de cet accident chez les enfants, la facilité avec laquelle il se produit et se renouvelle, quelles que soient les précautions prises, font qu'il est indispensable d'étudier et de bien connaître les causes qui, chez eux, rendent si facile l'entrée des graviers dans l'urèthre.

Si nous observons l'acte de la miction chez les enfants, nous voyons le jet s'établir et se compléter immédiatement, pour se maintenir au même degré de force jusqu'à sa fin. Et il est suivi de la contraction dite *coup de piston*, qui, faite très-vite, une ou deux fois, suffit pour vider la vessie et chasser les dernières gouttes d'urine de l'urèthre.

Ainsi, chez eux, le corps de la vessie, en se contractant au moment de l'effort initial de la miction, dilate tout de suite et complétement le col, où l'urine pénètre en remplissant l'urèthre, qui lui aussi se dilate uniformément et n'offre aucun obstacle au cours du liquide. Ainsi, chez l'enfant, la vessie, en se contractant sans effort, sans lutte, dilate le col vésical. Puis, poursuivant sa contraction uniforme, jusqu'à ce qu'elle soit revenue complétement sur elle-même, elle maintient le col vésical dilaté et chasse par l'urèthre, d'une façon régulière, le liquide qu'elle contient, jusqu'à ce qu'elle soit vide. Dans l'acte du coup de piston, la contraction débute par la vessie, et d'arrière en avant, rapprochant très-exactement les parois de l'urèthre, elle vide complétement la vessie et l'urèthre.

Cette régularité de fonction de la miction, cette action si complète de la contraction de la paroi vésicale sur le col pour le dilater complétement, ne s'observe plus dès que la prostate est développée. Ce corps musculo-glandulaire, d'une consistance assez dure, enclavé dans les parois de l'urèthre tout près du col vésical, interrompt la souplesse continue des parois de l'urèthre et agit sur le col vésical en le déplaçant par rapport à la cavité de la vessie et en en diminuant la souplesse. Aussi, à mesure que la prostate se développe, nous voyons la miction se modifier, l'effort initial est plus long et se prolonge pendant le jet, qui n'acquiert pas tout de suite son maximum de force. A la fin de l'évacuation de l'urine, le jet, au lieu de se terminer presque brusquement comme chez l'enfant, diminue peu à peu d'ampleur et de volume, pour se terminer en tombant presque sur les pieds. Le dernier temps de la miction, toujours assez long, comprend plusieurs coups de piston. Pour vider complétement l'urèthre, la continuité de contraction de la vessie à l'extrémité de l'urèthre n'est plus aussi exacte que chez l'enfant. La prostate interrompt cette continuité, car à son niveau les parois de l'urèthre ne se rapprochent plus avec la même facilité. Alors nous voyons agir sur cette région prostatique de l'urèthre les muscles extrinsèques de ce canal. Les muscles de Winslow et les bords internes du releveur de l'anus, qui, en comprimant latéralement la prostate, rapprochent les faces latérales de la région prostatique de l'urèthre pour chasser le liquide en avant de cette région.

Ainsi, la prostate est un véritable obstacle au cours normal et facile de l'urine dans l'urèthre. A mesure qu'elle se développe, elle modifie et altère de plus en plus la miction, jusqu'à la supprimer complétement, jusqu'à la rétention complète.

Comme tous les obstacles au cours de l'urine dans l'urèthre, elle modifie la puissance contractile de la vessie. Celle-ci perd peu à peu la propriété de se contracter complétement, de revenir tout à fait sur elle-même. D'abord, à la fin de la miction, la contraction de la vessie est affaiblie, ce qui correspond à la diminution si caractéristique dans la force du jet, et cependant elle se vide complétement. Puis la prostate se développant et le col vésical perdant encore de sa souplesse, la vessie ne se contracte plus assez pour se vider : alors il y a stagnation d'urine. Le premier degré de diminution dans la puissance contractile de la vessie, quand cette poche musculaire finit sa rétraction avec une énergie suffisante pour se vider, mais assez faible pour qu'elle ne puisse pas s'exciter en s'érodant sur les corps étrangers, les calculs ou débris de calculs qu'elle contient, est l'état de la fonction de miction le plus favorable à l'opération de la lithotritie. C'est justement ce qui n'existe pas chez l'enfant.

Si les fonctions physiologiques de la prostate ne sont pas très-bien connues, nous voyons qu'elle a une utilité chirurgicale très-considérable. Car, c'est grâce aux modifications dans les propriétés contractiles de la vessie et de l'urèthre dues à sa présence seule, que nous pouvons, après chaque séance de lithotritie, laisser des morceaux de pierre dans la vessie sans provoquer ces spasmes de la vessie, qui se produisent avec tant de facilité chez l'enfant.

Ce que nous disons est tellement vrai, que dans les cas de sujets adultes, où la prostate est à peine ou pas développée, comme cela se voit surtout chez les individus qui portent une pierre depuis leur enfance, nous voyons l'accident si redouté chez les enfants se produire chez eux avec la même facilité et se renouveler avec la même persistance. Nous reviendrons sur ces faits dans le chapitre qui traitera des indications de la taille.

C'est aussi grâce à cette diminution dans l'énergie de la contractilité de la vessie à la fin de la miction, que nous voyons les pierres être plus facilement supportées sans accidents chez les adultes et les vieillards que chez les enfants. C'est chez ces derniers surtout qu'on voit ces états spasmodiques de la vessie et de l'urèthre, accompagnés de ces douleurs vives allant de l'anus au gland, et de ces chatouillements atroces qui forcent le petit malade à se malaxer la verge. Souvent, sous l'influence de ces douleurs, il y a des efforts qui provoquent la sortie spontanée et involontaire des matières fécales et même la chute du rectum. Il y a aussi un éréthisme nerveux qui met tout l'individu dans un état d'impressionnabilité exagérée.

Enfin, chez l'adulte et le vieillard, on voit bien de temps en temps, sous l'influence d'une excitation générale, d'un mouvement brusque ou de trépidations répétées, comme ce qui est provoqué par la voiture, des accès de douleurs spasmodiques; mais ils sont calmés le plus souvent par le repos et les moyens émollients généralement employés. Il y a toujours plusieurs accès de spasmes calmés, avant que le spasme douloureux ne soit continu. Chez les enfants, dès le premier accès de douleur spasmodique, on arrive difficilement à rétablir le calme, et s'il se produit, il est toujours de peu de durée; les plus légères causes suffisent pour réveiller tous les symptômes douloureux. Outre la contractilité énergique de la vessie, ces douleurs sont encore dues à la facilité avec laquelle la pierre est poussée sur le col vésical, point peut-être le plus sensible des voies urinaires. En effet, chez l'enfant, le col placé sur le même plan que le trigone n'ayant point sa lèvre inférieure élevée au-dessus de ce plancher de la vessie (voy. le chapitre *Examen de la vessie*), celle-ci, en se contractant énergiquement, pousse avec violence la pierre contre le col : de là ces douleurs excessives, de là aussi une cause de plus à l'engagement facile de graviers dans l'urèthre.

C'est pour éviter ce contact irritant de la pierre avec le col de la vessie, que souvent les petits calculeux prennent et gardent avec la plus grande précaution des habitus en apparence bizarres. Ainsi nous en voyons qui, le siége et les jambes sur leur lit, restent et dorment le tronc pendant sur le bord du lit, les épaules et la tête sur une chaise ou même à terre. D'autres fois ils se couchent invariablement sur le même côté et restent là, immobiles. Ils se mettent dans la position où la pesanteur éloigne la pierre du col vésical. Ce contact si facile de la pierre avec le col chez les enfants est dû au non-développement de la prostate.

En résumé, cet accident, l'introduction des graviers dans l'urèthre, et leur arrêt et accumulation dans ce canal, qui compliquent si malheureusement la lithotritie chez les enfants, est dû :

1° A la contractilité énergique et complète de la vessie, et à la surexcitation facile de cette contractilité sous l'influence des manœuvres opératoires.

2° A la très-grande dilatabilité du col vésical; et celui-ci, en raison de sa souplesse générale et de l'action complète des parois de la vessie sur tous ses points, est dilaté d'autant plus et avec d'autant plus d'énergie que la vessie se contracte avec plus de force.

3° A la position du col par rapport à la cavité de la vessie, celui-ci étant le point de la paroi de cette poche vers lequel et contre lequel les corps étrangers sont portés à la fin de toutes les contractions évacuatrices de la vessie.

Comme nous l'avons vu, toutes ces conditions défavorables à la lithotritie sont dues à l'absence ou plutôt au non-développement de la prostate. Et comme nous l'avons dit, même chez les jeunes hommes ou chez les adultes dont la prostate n'est pas développée, on voit se produire avec la plus grande facilité ces accidents.

Il va sans dire que l'habileté de l'opérateur a ici, comme dans toutes lithotrities, son importance. Le chirurgien habile, sachant bien faire toutes les manœuvres délicates de cette opération, réussira sans accidents, là où d'autres provoqueraient dès la première séance l'excitation de la contractilité de la vessie.

Quand un gravier est engagé et arrêté dans l'urèthre, le chirurgien doit intervenir en suivant les préceptes indiqués page 572. Il faut éviter l'accumulation des graviers les uns derrière les autres ; il faut faire tout pour que l'état douloureux décrit page 565 ne se produise pas. Ainsi, sitôt que le gravier n'avance plus vers le méat, à chaque miction, poussé par le jet d'urine, on doit en débarrasser le canal.

On a, ces derniers temps, dans le but de faciliter la sortie des graviers, agi directement sur les spasmes et la contractilité de l'urèthre au moyen d'injections sous-cutanées de chlorhydrate de morphine faites au périnée. L'idée est ingénieuse et au premier abord satisfait l'esprit. En effet, cette injection, faite au périnée, agit bien sur les fibres musculaires de l'urèthre, fait cesser les spasmes de ce canal et évidemment doit favoriser la sortie des premiers graviers engagés. Mais elle n'a aucune action sur la contractilité de la vessie, qui reste avec son même degré d'énergie, et qui chasse d'autant plus facilement les graviers dans l'urèthre que ce canal se laisse plus facilement dilater, en raison de l'état de paralysie momentanée de ces fibres musculaires. On doit craindre que les graviers s'engagent en quantité dans l'urèthre, s'entassent les uns derrière les autres.

Ainsi, en agissant sur les spasmes de l'urèthre, il faudrait agir aussi sur la contractilité de la vessie pour éviter l'accumulation brusque des graviers dans l'urèthre.

La péritonite. — M. Giraldès (1) insiste sur la fréquence

(1) *Leçons cliniques sur les maladies chirurgicales des enfants*, professées par M. Giraldès, et publiées par MM. Bourneville et Bourgeois (p 565). Paris, 1869.

de cet accident chez les enfants; cela tient à la connexion intime et étendue du péritoine avec la vessie. A cet âge, la vessie n'étant pas encore descendue dans le petit bassin au niveau qu'elle doit occuper, a toute sa face postérieure tapissée par le péritoine, qui descend au-dessous du bord postérieur du trigone.

Tout dernièrement, j'ai suivi dans le service de M. le professeur Richet un petit calculeux âgé de quinze ans, mais en portant à peine huit ou neuf. Il avait des crises douloureuses très-fréquentes. A chacune, l'état spasmodique provoquait des efforts énormes et la chute du rectum; celui-ci rentrait dès que le calme se produisait.

Voici la description du cul-de-sac péritonéal, telle que me l'a remise M. Hybord, interne du service, qui a fait l'autopsie (1) : « Le péritoine qui tapisse les intestins et la paroi abdominale n'offre aucune altération; celui qui tapisse la vessie, qui forme le cul-de-sac recto-vésical et remonte sur le rectum a une coloration marquée. Dans ces points, il est plus rougeâtre; il est injecté, et cette injection siége surtout dans le tissu sous-péritonéal. Sa surface est lisse, sans trace de fausses membranes, et sa transparence n'est nullement troublée. Au niveau, ou plutôt sur toute la face antérieure et latérale du rectum, le péritoine offre une injection plus marquée que dans les autres points : là on observe des stries rougeâtres, arborescentes, qui subsistent encore aujourd'hui, après un assez long séjour de la pièce dans l'alcool presque pur. Je dois dire toutefois que le péritoine ne me paraît pas épaissi à ce niveau.

» Le cul-de-sac vésico-rectal est singulièrement exagéré : non-seulement le péritoine recouvre les vésicules séminales et la prostate, mais il descend à 3 centimètres et demi au-

(1) J'ai examiné la pièce avec M. Hybord.

dessous de celle-ci. En arrière, sur la face antérieure du rectum, il descend jusqu'à un centimètre et demi de l'anus. Si l'on porte le doigt dans le cul-de-sac, on trouve qu'il n'est pas éloigné de la surface cutanée du périnée de plus d'un centimètre. »

Ici le péritoine tapisse toute la face postérieure de la vessie; et ce profond cul-de-sac offre les traces d'une inflammation chronique ancienne, dont la cause primitive est évidemment le calcul vésical. Ainsi, on comprend avec quelle facilité on peut provoquer une péritonite en faisant la lithotritie.

INDICATIONS ET CONTRE-INDICATIONS DE LA LITHOTRITIE CHEZ LES ENFANTS. — De la facilité avec laquelle les accidents sérieux dont nous venons de parler se produisent chez les enfants, il ne faudrait pas en conclure que la lithotritie ne peut pas ou plutôt ne doit pas être pratiquée sur eux. L'âge de l'enfant, s'il a dépassé douze à treize ans, et s'il est développé en raison de son âge, est une condition favorable à cette opération. On a remarqué que les succès sont plus nombreux à cet âge; mais j'insiste sur la nécessité du développement suffisant du sujet, car il n'est pas rare de voir des enfants de quatorze ans et plus, ayant un calcul et en souffrant depuis longtemps, porter un âge beaucoup moindre; il semble qu'il y ait eu chez eux un arrêt complet de la croissance générale et du développement des organes.

Toutes les fois qu'il existe des crises spasmodiques et douloureuses de la vessie et de l'urèthre, quel que soit le volume de la pierre, surtout quand ces crises sont fréquentes, se répètent à la fin de chaque miction ou sont provoquées par le mouvement imprimé à tout le corps, comme la marche, alors: la lithotritie, même le malade étant chloroformisé, est contre-indiquée, à moins qu'on ait la certitude d'extraire toute la pierre en une seule séance. Car, dans ces cas, au réveil, après l'opération, les douleurs deviennent bien plus grandes ; et la vessie irritée pousse de gros fragments dans le col et même dans l'urèthre. Quand ces phénomènes spasmodiques douloureux ne sont pas développés, surtout si l'enfant bien développé a douze à treize ans au moins, la lithotritie peut être avantageusement faite, même si la pierre est assez grosse pour exiger plusieurs séances.

CHAPITRE VIII

De la lithotritie chez la femme.

A propos de l'examen de la vessie, nous n'avons point décrit les manœuvres et les soins spéciaux nécessaires pour se rendre un compte exact de la disposition de la vessie chez la femme. Ce que nous avons à dire ici à propos de la lithotritie chez la femme vient combler cette lacune volontaire, faite pour éviter une répétition.

La disposition toute spéciale de l'urèthre de la femme n'entraîne aucune difficulté dans l'introduction des instruments lithotriteurs; pour s'en convaincre, il suffit de se reporter à ce que nous avons dit page 131 et suivantes. Le seul temps du cathétérisme avec l'instrument coudé, qui, dans certains cas, arrête l'opérateur, c'est l'introduction du bec dans le méat. Celui-ci peut être étroit : alors on doit faire avec soin la petite manœuvre, qui consiste à placer l'extrémité du bec dans l'orifice, puis à pousser directement le bec dans l'urèthre avant d'abaisser la tige pour introduire le coude. C'est exactement la manœuvre décrite page 72, par laquelle on fait franchir à la sonde coudée le collet du bulbe chez l'homme.

Comme nous le savons, l'urèthre chez la femme est très-dilatable dans toute sa continuité, et n'offre pas d'obstacle permanent au passage du lithotribe. Mais, en raison même de sa constitution, ce canal est fréquemment le siége de spasmes énergiques; surtout lorsqu'il y a une irritation constante de la vessie, comme dans le cas qui nous occupe.

On doit alors faire usage des moyens propres à calmer ces spasmes, que nous avons décrits à propos du cathétérisme chez l'homme.

N'oublions pas qu'il y a une grande variété dans les degrés d'étroitesse du méat de la femme, et que, même dans les cas où cet orifice semble résistant, on peut, en agissant lentement et progressivement, le dilater considérablement, jusqu'à pouvoir y introduire un doigt et même des instruments plus gros.

En raison de la disposition particulière de la vessie et de ses rapports médiats avec l'utérus et le vagin, les manœuvres de préhension de la pierre sont plus difficiles que chez l'homme.

Chez la femme, la vessie n'a pas de plancher; son trigone n'est pas immobilisé comme chez l'homme; cette paroi inférieure de sa cavité n'est pas soutenue; l'instrument porté sur elle la déprime facilement; et, dans la contraction vésicale, elle se déplace et se rapproche du col. Ainsi, la vessie de la femme se contracte d'une façon plus uniforme. C'est grâce à cette propriété que nous voyons chez ce sexe des spasmes si douloureux de la vessie, lorsqu'une cause morbide en irrite les parois, arrive à en exciter la sensibilité, et par suite détermine la contracture douloureuse de la couche musculaire. Ces spasmes de la vessie coïncident toujours avec les spasmes douloureux de l'urèthre, et cela à un bien plus haut degré que chez l'homme. Ce qui tient à ce que le spasme de la vessie se continue sans entrave dans l'urèthre, grâce à la continuité de la couche musculaire de la vessie avec celle de ce canal, qui dans toute son étendue a des parois homogènes. Ainsi s'expliquent très-bien ces spasmes douloureux, ces mictions fréquentes et si pénibles qu'on observe dans les cas de catarrhe de vessie de la femme, et toutes les fois que les urines altérées, mélangées de pus, irritent d'une façon constante la vessie et l'urèthre. C'est aussi la cause des douleurs, causées par la pierre, chez les petites filles et chez les femmes dont la vessie, restée globuleuse et à sa place derrière le pubis, se contracte avec énergie et pousse la pierre contre le col.

Ainsi la cause des spasmes vésico-uréthraux chez la femme et chez le petit garçon est la même.

Le résultat, de cet état d'irritation de la vessie par la pierre, est de rendre l'introduction des instruments lithotriteurs très-douloureuse et de rendre difficile ou même impossible l'injection de liquide dans la vessie ; celui-ci étant chassé par-dessus l'instrument. Ces conditions se présentent assez fréquemment pour que, à l'origine de la lithotritie, des auteurs aient écrit : que c'était là ce qui rendait cette opération impossible chez la femme.

Ainsi, les soins préparatoires décrits, propres à rendre moins douloureux le cathétérisme et à dilater la vessie, doivent être employés (1).

Chez l'homme, nous avons vu que le rectum plein de matières fécales fait saillie dans la vessie en en soulevant le plancher et le bas-fond ; de là la règle de faire prendre un lavement une heure avant la séance. Chez la femme, c'est l'utérus qui déforme la cavité vésicale. Pour diminuer autant que possible la saillie de l'utérus dans la vessie, il faudra toujours vider le rectum ; mais, malgré cette précaution, on n'arrive pas à faire que la cavité de la vessie soit globuleuse. De là, l'étude antérieure de la cavité vésicale qu'il faut toujours faire. Le plus souvent, la saillie de l'utérus est médiane. Alors, comme le dit Civiale, il y a deux bas-fonds latéraux dans lesquels il faut aller chercher la pierre ou les fragments.

(1) Voy. p. 408 et suiv., et p. 516 et suiv.

En raison des déplacements fréquents et variés de la matrice, celle-ci peut relever la paroi vésicale latéralement. Il en résulte ou bien un seul bas-fond latéral du côté opposé à l'utérus, ou un grand bas-fond d'un côté et un petit de l'autre.

Enfin, chez les vieilles femmes qui ont eu des enfants, la paroi inférieure de la vessie, immédiatement en arrière du col, présente une dépression plus ou moins grande, quelquefois très-considérable, faisant saillie dans le vagin. La pierre se place naturellement dans le fond de cette dépression, où il faut la prendre.

On éprouve ici de sérieuses difficultés, surtout quand il s'agit de petits fragments. On conseille généralement l'introduction du doigt dans le vagin, pour déplacer la pierre et la pousser entre les becs de l'instrument. Il me semble incommode pour le chirurgien de tenir son instrument ouvert d'une main, pendant que de l'autre il agit sur la pierre à travers la paroi vaginale. Cependant cela peut être utile.

En résumé, les difficultés manuelles de la lithotritie propre à la femme sont dues :

1° A l'existence des spasmes vésico-uréthraux, ou à la facilité avec laquelle ces spasmes se produisent chez les jeunes filles et chez les femmes dont la vessie placée derrière le pubis se contracte, car, alors, toutes ses parois se rapprochent du col;

2° Chez les femmes dont la vessie se dilate facilement : à la déformation de la cavité vésicale due à la saillie de l'utérus;

3° Chez les vieilles femmes qui ont eu des enfants : à la dépression de la paroi inférieure de la vessie dans le vagin; à une cystocèle vaginale plus ou moins développée.

Les deux dernières causes des difficultés manuelles de la lithotritie chez la femme ne seront jamais des contre-indications à cette opération, quoiqu'elles s'opposent un peu à la sortie spontanée des graviers. Mais dans ces cas il est toujours facile de dilater le canal de l'urèthre, et alors les fragments même gros sortent spontanément ou sont retirés saisis avec de petites tenettes.

Il n'en est pas ainsi des spasmes vésico-uréthraux existants : quand la pierre est petite, qu'on peut l'extraire en une séance, la lithotritie peut alors se faire. Mais s'il faut plusieurs séances, on doit craindre de voir s'accroître la contraction vésico-uréthrale sur les fragments restant dans la vessie, cause de la cystite parenchymateuse, comme nous l'avons déjà dit.

L'arrêt des fragments dans l'urèthre de la femme est rare; mais en tout cas, ici, l'intervention chirurgicale pour débarrasser le canal est des plus faciles.

CHAPITRE IX

Opérations nécessitées par les corps étrangers

Il y a deux grandes classes de corps étrangers pouvant troubler la fonction de miction :

1° Ceux qui agissent par compression, étant appliqués aux parties naturelles (comme le dit Morand);

2° Ceux qui sont dans l'urèthre ou dans la vessie.

CORPS ÉTRANGERS AGISSANT PAR COMPRESSION.

Ce sont : les anneaux, les liens qui entourent la verge ; les corps étrangers introduits dans le rectum, qui compriment l'urèthre et la vessie; les corps étrangers qui, dans le vagin, compriment l'urèthre de la femme.

LIENS OU ANNEAUX AUTOUR DE LA VERGE. — Les faits d'anneaux métalliques plus ou moins larges et plus ou moins épais, ou de liens autour de la verge, ne sont point rares; Morand cite même un cas où la verge et les bourses avaient été passées dans un briquet. Le plus souvent, le mobile qui a poussé le malade à se placer la verge dans un anneau est des plus honteux. D'autres fois, c'est le résultat de l'ignorance et pour satisfaire à de grossiers préjugés. Je me rappelle fort bien, au début de mes études, avoir vu, à Nantes, de malheureux Bas-Bretons qui, ayant la chaude-pisse et croyant avant tout au venin, s'étaient de bonne foi placé un anneau autour de la verge pour empêcher le venin de monter.

Le mécanisme d'étranglement de la verge par l'anneau métallique ou autre est exactement le même que celui du paraphimosis : toute la section de la verge qui est en avant de l'anneau se gonfle la première, devient souvent très-volumineuse; celle qui est en arrière se gonfle aussi, mais plus lentement. Bientôt le corps étranger est entre deux bourrelets des plus turgescents, et, s'il est étroit, il se trouve complétement caché au fond d'un sillon circulaire. Il en est ainsi quand c'est un anneau de rideau, une bague, l'anneau d'une clef, etc.

Ces phénomènes d'étranglement, outre la gêne de miction ou même la rétention qu'ils déterminent, provoquent la gangrène, qui commence par la peau du prépuce et envahit peu à peu les tissus profonds, étant précédée d'un phlegmon de la verge.

Ici il n'y a aucune raison pour temporiser. Le diagnostic se fait *de visu*. Et si, le sujet ne donnant pas des renseignements nets, il y a des doutes sur la matière dont est fait l'anneau étroit caché par les bourrelets d'étranglement, pour avoir une certitude il suffira de porter un stylet dans le fond du sillon.

L'indication est ici de couper l'anneau. S'il est flexible, une seule section, avec l'écartement des deux extrémités, suffira; si au contraire il est rigide, ce qui est le plus fréquent, il faut faire deux sections, une à chaque extrémité d'un même diamètre.

Le moyen de section est imposé par les dimensions de l'anneau et la résistance de sa matière. Lorsqu'il est étroit, le premier point est de le découvrir. Pour cela, on est souvent obligé de faire des mouchetures sur les bourrelets, puis on saisit l'anneau avec une forte pince coupante, et on le sectionne. Lorsque l'anneau métallique est large, ou assez étroit mais épais, comme celui d'une grosse clef, il faut se servir d'une scie à métal, et le chirurgien fera bien d'avoir recours à un ouvrier habile. C'est ce que M. Chassaignac fit à Lariboisière : c'était un véritable tube de cuivre, long de 3 centimètres environ et épais, qui entourait et étranglait la verge. M. Mathieu et un de ses ouvriers, par deux traits de scie, divisèrent ce tube en deux segments latéraux (1).

CORPS ÉTRANGERS DANS LE RECTUM. — Ils proviennent, soit de l'intestin, et en tête comme fréquence se trouve l'accumulation de matière fécale; soit de l'extérieur, et alors ils sont introduits volontairement dans l'anus.

L'*accumulation de matière fécale* dans l'ampoule rectale se rencontre souvent chez les vieillards; elle peut être telle que, comprimant l'urèthre, elle détermine la rétention d'urine. Dans les asiles de vieillards, ces faits ne sont pas rares. De là ce que nous avons dit, à propos des opérations nécessitées par la rétention d'urine, qu'il faut toujours s'assurer de la vacuité du rectum par le toucher.

Pour vider le rectum, le meilleur instrument est encore la cuiller ordinaire conduite sur le doigt. Elle doit avoir la dimension qui lui permet de passer facilement dans l'anus, ce qui varie selon les sujets. Bien entendu qu'on agit ainsi seulement dans les cas où tous les autres moyens, tels que purgatifs et lavements, ne suffisent pas pour faire sortir toutes les matières accumulées.

Corps étrangers introduits dans le rectum. — Il y a ici une grande variété; depuis la fameuse queue de cochon dont nous voyons citer des observations par beaucoup d'auteurs, jusqu'à la choppe, le verre tubulé, l'étui des voleurs, la cheville, etc., Morand (2) cite le fait d'une navette de tisserand.

Il importe de savoir très-exactement la forme du corps étranger et de quelle matière il est constitué. Le toucher

(1) Ce tube était l'extrémité inférieure d'un robinet de bain.

(2) *Mémoires de l'Académie de chirurgie*, t. III.

rectal et l'application du *speculum ani* donnent beaucoup de renseignements; mais il faut toujours faire décrire au malade la forme exacte de l'objet introduit.

La queue de cochon est toujours introduite le gros bout le premier, pour que ses poils soient appliqués contre elle pendant l'introduction. Aussi la traction directe, faite pour l'extraire, agit-elle en en rebroussant les poils qui accrochent la muqueuse. Pour éviter et annuler la résistance produite par les poils, il faut glisser par-dessus le corps étranger un tube ayant au moins son calibre. On y arrive facilement, en attachant fortement à l'extrémité externe de la queue de cochon une ficelle qui sert de conducteur au tube, et sur laquelle on tire pendant qu'on pousse le tube dans le rectum. La circonférence du tube rebrousse complétement les poils, et la queue de cochon est facilement retirée du tube, dès qu'elle y est complétement invaginée. Toutes les fois qu'un corps étranger présente des saillies aiguës dirigées en sens inverse de son introduction, comme celles de l'hameçon, du crochet à broder, etc., on met à profit ce mécanisme d'extraction.

Les corps étrangers en bois ont toujours une forme allongée et ordinairement légèrement conique. Si le bois n'est pas d'une grande dureté, comme du buis ou de l'ébène, on peut se servir avec succès de pinces érignes très-fortes, qu'on introduira et placera sur l'extrémité inférieure du corps étranger, exactement comme s'il s'agissait de saisir un polype. Une fois les pinces bien fixées, on fait les tractions exactement comme dans l'application du forceps.

Si le corps étranger est de bois très-dur ou de métal, alors il faut bien se renseigner sur sa forme. Si c'est un cône peu allongé à large base; si c'est un corps oblong plus petit à ses extrémités qu'à son centre, comme un fuseau, une navette; ou si c'est un cylindre.

L'instrument d'extraction le plus généralement employé et le plus commode dans ces cas, est la tenette de la taille, conduite dans le rectum, sur le doigt indicateur gauche, jusqu'au corps étranger, qui est ordinairement facilement saisi. Avec le doigt on s'assure, autant que possible, qu'on ne pince pas la muqueuse. Seulement, dans cette préhension, il faut tenir compte de la forme du corps à extraire : s'il est oblong, il faut le prendre au niveau de son renflement, car pris plus en avant, la tenette glisse sur lui et le repousse plus loin; si c'est la grosse extrémité d'un corps plus ou moins conique qui est la plus avant dans le rectum, il faudra saisir justement cette extrémité supérieure.

Comme nous l'avons dit, on a eu à retirer du rectum des corps étrangers de verre. Morand (1) rapporte un fait où il s'agissait d'une fiole. Depuis, il y a eu plusieurs observations de choppe, de verre de lampe, etc. Ici les tenettes ou le petit forceps doivent être employés avec de grands ménagements pour éviter de casser le verre, et les plaies que les fragments feraient forcément. La préhension doit toujours être faite au point le plus convenable, point indiqué par la forme du corps étranger. Dans le fait de Morand, on rechercha une main assez petite pour être introduite dans le rectum. On fit venir d'abord une sage-femme, quoiqu'il s'agissait de soulager un moine, mais sa main fut trop grosse. Ce fut un enfant qui introduisit sa main dans l'anus, saisit la fiole et la retira. Je doute fort qu'on ait de nouveau reccurs à ce moyen.

Quand la forme du corps étranger est bien cylindrique, s'il s'agit de la choppe ou du verre de lampe, on pourra se servir du moyen suivant : On passe autour du cylindre, le plus loin possible de son extrémité la plus externe, l'anse

(1) *Loc. cit.*

d'une forte ficelle; puis, au moyen d'un porte-nœud ou serre-nœud, on fixe les deux chefs par un double nœud sur le corps étranger, de façon que celui-ci soit entouré transversalement et soit assez serré par la ficelle. Alors, d'une main, on tire sur les deux chefs de la ficelle, pendant que les doigts de l'autre main dans le rectum facilitent la sortie de l'objet, en déprimant tout autour de lui la paroi rectale. Si la traction, pratiquée ainsi d'un seul côté, fait basculer le corps étranger, on applique sur lui une nouvelle anse de ficelle, qu'on fixe de la même façon que la première, mais en faisant le double nœud des deux chefs au point tout à fait opposé à celui de la première anse. Alors on réunit tous les chefs, et, en les tenant solidement dans la main, on fait la traction.

Les soins consécutifs ont pour but de calmer le plus vite possible ou même d'empêcher l'inflammation. On fera de fréquentes injections de lavage dans le rectum, pour éviter tout arrêt de matière fécale et pour entraîner les mucosités purulentes. On pourra même faire des injections prolongées ou très-répétées, en maintenant dans le rectum une sonde de gomme poussée plus ou moins avant. Ces soins seront encore plus assidus s'il y a des plaies du rectum, dans le but d'éviter l'infiltration fécale, qui est, comme on sait, si terrible. En pareil cas, je crois qu'il serait bon d'agir directement, sur toute la surface de la plaie, par une cautérisation superficielle au fer rouge, pour oblitérer la voie de pénétration des liquides fécaux dans le tissu cellulaire.

Il y a quelque temps, je fus appelé pour un malade atteint de rétention d'urine. A l'examen extérieur, je trouve un gonflement érysipélateux des deux fesses, mais surtout de la gauche, envahissant le périnée et les bourses, qui étaient très-tendues. Les draps portaient des traces de matières fécales, et le malade me dit qu'il ne pouvait retenir ses garderobes. Au toucher rectal, je trouve une large et profonde plaie située du côté gauche et un peu en avant, remontant à 5 centimètres dans le rectum, comprenant le sphincter anal et un peu la peau. Après cet examen, je cathétérise facilement le malade, avec une sonde à béquille de moyen calibre, sans rencontrer le plus petit obstacle dans l'urèthre. La vessie vidée, je réexaminai l'anus et l'énorme gonflement des parties : il s'agissait d'une infiltration fécale; je fis de nombreuses incisions. Le docteur Buisson, qui m'avait fait appeler, et moi-même, nous interrogeâmes ensemble et séparément le malade sans pouvoir lui faire dire l'origine de la plaie, qu'il attribuait à la mauvaise direction qu'il aurait donnée à la canule du clysopompe en se donnant un lavement.

Certainement, si dès le début, aussitôt la plaie faite, on avait fait la cautérisation que nous conseillons plus haut, on aurait pu éviter ces terribles accidents d'infiltrations fécales qui ont tué ce malheureux.

Corps étrangers dans le vagin. — Le plus fréquent est le pessaire oublié depuis longtemps dans le vagin. L'inflammation des tissus, leur gonflement, finissent par déterminer des troubles de miction.

Comme toujours, il faut connaître la forme du pessaire et de quoi il est fait : de gomme, de bois, d'ivoire, de métal. Les vieux pessaires de gomme sont souvent assez ramollis, pour qu'avec les doigts on puisse les retirer par morceaux. Aussi sont-ils toujours plus faciles à extraire que les autres.

Si le pessaire est à tige, celle-ci est dans la vulve. Pour faire l'extraction, il faut incliner fortement cette tige latéralement, afin d'arriver à placer le bourrelet du pessaire proprement dit de champ au-dessus de la vulve. Alors on l'accroche avec le doigt ou avec un crochet mousse passé dans son trou central. Mais, même lorsqu'il s'agit de retirer un pessaire à tige fixe qu'on vient de placer, on éprouve de la difficulté; aussi, dans le cas qui nous occupe, quand le pessaire est depuis longtemps dans le vagin, quand les tissus végétants l'entourent, est-il le plus souvent impossible d'incliner assez la tige pour faire cette manœuvre.

Quelle que soit la matière dont est fait le pessaire, la première indication est de couper sa tige tout près du bourrelet. Ce qui est facile avec une pince incisive plus ou moins forte, selon qu'il s'agit de bois, d'ivoire ou de métal.

Pour faire basculer le pessaire, la tige étant coupée, on introduit l'indicateur droit dans l'anus; on sent très-bien la saillie qu'y fait le pessaire; on accroche cette saillie avec le doigt et l'on tire à soi pour l'abaisser. En même temps l'indicateur gauche dans le vagin suit le mouvement de bascule du pessaire, jusqu'à ce qu'il soit de champ devant la vulve : alors ce doigt introduit dans le trou central du pessaire l'accroche et le tire en dehors. Si le pessaire est à cupule, la manœuvre est exactement la même.

Pour les autres corps étrangers accidentels qu'on trouve dans le vagin, tels que : étuis, éponges, etc., on a recours, soit au spéculum et aux pinces, soit au toucher et aux tenettes de la taille, comme nous l'avons décrit à propos des corps étrangers du rectum.

CORPS ÉTRANGERS DANS L'URÈTHRE OU DANS LA VESSIE.

Les corps étrangers, autres que les calculs, trouvés dans la vessie ou l'urèthre, proviennent de l'extérieur, ayant été introduits par les voies naturelles, ce qui est le plus fréquent; ou bien ils ont pénétré dans la vessie par suite de la communication de cette cavité avec les parties voisines. Dans ce second cas, ce sont le plus souvent des poils, des débris de fœtus inclus provenant d'un kyste ovarique ouvert dans la vessie (Civiale); des débris alimentaires quand il y a des fistules intestino-vésicales; des balles de plomb ou autres projectiles; ou un pessaire qui, grâce à la formation d'un abcès s'ouvrant dans la vessie, arrivent à être dans cette cavité. Morand cite le fait d'un morceau de linge qui pénétra ainsi dans la vessie. Enfin, on trouve dans la vessie des vers et des productions vermiformes dont M. Rayer a fait une intéressante étude. Sur un nombre de 420 cas compulsés par M. Denucé (1), 374 fois le corps étranger a été introduit par les voies naturelles. La seconde catégorie ne comprend que 46 cas.

Le plus grand nombre des corps étrangers trouvé dans la vessie ou l'urèthre ont été introduits par les individus eux-mêmes pour satisfaire leurs vices. Dans cette catégorie, nous trouvons à peu près tous les objets possibles dont le volume et la forme permettent leur entrée dans l'urèthre, depuis les noyaux de cerise, les tuyaux de pipe, les manches de porte-plume, jusqu'aux épingles à cheveux, aux tiges de fer et même aux tiges de verre. Je ne puis ici en faire l'énumération, sur laquelle, du reste, nous reviendrons tout à l'heure à propos des opérations d'extraction propres à chacun de ces corps étrangers. M. Denucé, dans son mémoire, fait remarquer avec juste raison, que l'objet introduit est toujours un de ceux que l'individu a le plus souvent sous la main. Aussi, dans les cas, peu rares, où il est difficile de savoir exactement quel est l'objet introduit, doit-on chercher parmi ceux dont l'individu se sert dans son métier.

Enfin, on trouve dans la vessie et l'urèthre des sondes ou morceaux de sonde de gomme, de gutta-percha, de métal; des morceaux d'instruments tels qu'un bec de brise-pierre.

(1) Corps étranger de l'urèthre et de la vessie (*Journal de médecine de Bordeaux*, 1856).

Ce dernier cas est en somme bien rare relativement au nombre considérable d'opérations de lithotritie pratiquées.

Diagnostic. — Pour choisir le meilleur procédé d'extraction convenant aux cas particuliers, il faut être renseigné très-exactement : 1° sur la nature du corps étranger. C'est-à-dire qu'il faut savoir sa forme, son volume, la matière dont il est fait ; s'il est d'une seule pièce, ou de plusieurs pièces pouvant se séparer facilement ou intimement unies, etc. ; 2° sur le siége précis qu'occupe le corps étranger.

Dans les trois groupes que nous avons admis : 1° corps étrangers tombés spontanément dans la vessie par suite d'un abcès ou d'un kyste ouvert dans la vessie, d'une fistule intestino-vésicale ou vésico-vaginale, etc. ; 2° les débris d'instruments ou un instrument de chirurgie ; 3° les corps étrangers divers introduits par l'individu lui-même, — les antécédents sont absolument différents. Dans le premier, il y a une affection antérieure au voisinage de la vessie qui trouble plus ou moins la miction depuis un certain temps. Au moment où le corps étranger tombe dans la vessie, il y a toujours, si elle n'existe pas longtemps avant, une altération considérable de l'urine. Dans le cas d'ouverture spontanée d'un abcès dans la vessie, c'est l'évacuation d'une quantité notable et quelquefois abondante de pus pur. Si c'est un kyste qui s'ouvre dans la vessie, il y a expulsion abondante du liquide du kyste, en même temps que celui-ci diminue subitement. Ici il faut examiner attentivement le liquide et surtout les différentes particules solides qu'il contient. Si l'on y trouve des poils, des petits morceaux d'os ou des fragmens de surface cutanée ou muqueuse, on voit que les corps étrangers retenus dans la vessie, en raison de leur volume, sont des débris provenant d'un fœtus inclus. Alors on pourra y rencontrer des os, des dents, des paquets de poils, etc. Si, au contraire, ce sont des débris vermiformes, on doit rechercher s'il n'y en a pas une pelote. Enfin, l'évacuation de pus peut être accompagnée et suivie de la sortie de débris fécaux avec l'urine. Ainsi encore se trouve indiquée la nature des corps étrangers. Dans le cas d'abcès ouvert spontanément dans la vessie, la cause primitive de cet abcès voisin de la cavité vésicale étant un corps étranger connu du malade, la nature du corps étranger trouvé dans la vessie est déterminée : ainsi pour les balles et autres projectiles, etc., sauf pour les aiguilles enfoncées dans les tissus, car elles peuvent arriver dans la vessie sans provoquer d'abcès. Mais celles-ci, étant dans la vessie, se recouvrent de calcaire sur toutes leurs surfaces, excepté sur leurs extrémités pointues ; elles perdent ainsi leur poli, et par cela même, ne pouvant plus pérégriner dans les tissus en les écartant sans les irriter, elles restent dans la vessie, ou elles deviennent l'origine d'un calcul.

Lorsqu'il s'agit d'instruments de chirurgie ou de morceaux d'instruments, sonde de gomme ou de métal, etc., si c'est au médecin qu'est arrivé l'accident, tous les renseignements nécessaires sont exactement connus ; si c'est le malade lui-même, ce qui est bien plus fréquent, qui a laissé échapper une sonde ou qui l'a brisée dans l'urèthre ou la vessie (à moins qu'il soit dans un état complet de troubles intellectuels étranger tout à fait à son affection des voies urinaires, ce qui m'est arrivé), il donne des renseignements très-exacts sur le corps étranger : si c'est une sonde de gomme ou de métal, ou s'il n'y en a seulement qu'un morceau. En effet, le sujet n'est point ici sous l'impression de la honte et de la crainte naturelle plus ou moins vive, qui existe toujours chez ceux qui ont introduit les corps étrangers dans le but de satisfaire de vils désirs.

Dans les cas qui se rangent dans le troisième groupe, les antécédents si utiles au diagnostic précis du corps étranger sont souvent très-difficiles à avoir. Le malheureux, victime de sa honteuse passion, avoue difficilement les détails importants que seul il connaît. Il se présente quelquefois au chirurgien, se bornant à dire qu'il souffre en urinant; il n'ose pas dire la cause de la gêne qu'il éprouve, et ce n'est que lorsqu'on pratique le cathétérisme et l'exploration directe de l'urèthre et de la vessie avec la sonde; lorsque le chirurgien rencontre un obstacle insolite dans l'urèthre ou un corps de même sorte dans la vessie, que, poussé par les questions, il finit par dire qu'il s'agit d'un corps étranger. Ce premier point acquis, on est souvent loin de l'aveu complet, indispensable. Alors, pour vaincre les difficultés, en permettant au malade de faire une réponse simple et courte, il faut passer en revue tous les corps étrangers pouvant être introduits, commençant par ceux que le malade a journellement sous la main en raison de son métier ou de ses habitudes, et en se guidant aussi, dans cette énumération, sur la sensation fournie par la sonde et sur les résultats donnés par la palpation, le toucher rectal ou le toucher vaginal. Toutes ces conditions de forme, de composition et de matière du corps étranger fournies par les antécédents, on a à les contrôler par l'examen direct, et à déterminer en même temps le siége précis où se trouve cet objet connu, et la position dans laquelle il est par rapport aux parties.

L'examen de l'urèthre se fait d'abord par la palpation, en explorant attentivement toute la paroi inférieure du méat au bulbe; on sent très-bien à travers cette paroi le corps étranger. On reconnaît ainsi si c'est un corps oblong ou une tige. De même, le toucher rectal, surtout chez les sujets qui n'ont pas une grosse prostate, permet de sentir lè corps étranger dans la région profonde de l'urèthre. Mais ici la palpation seule ne fournit pas des renseignements aussi précis qu'au niveau de la région pénienne; cependant il peut faire reconnaître que le corps étranger, allongé comme une sonde, a encore son extrémité dans l'urèthre. Le toucher rectal est bien rarement utile lorsque le corps étranger est dans la vessie, si ce n'est dans les cas où celui-ci, déprimant fortement le bas-fond, fait une saillie anguleuse dans le rectum.

Chez la femme, le toucher vaginal est des plus utiles; par lui, on peut explorer très-nettement non-seulement l'urèthre, mais aussi la vessie; on peut y sentir très-bien le corps étranger. Ainsi, on a des données diagnostiques plus positives, et même on peut, par ce toucher vaginal, faciliter beaucoup la manœuvre d'extraction.

L'exploration directe dans l'urèthre et la vessie doit être faite avec la plus grande attention, tenant compte des données fournies par les antécédents et la palpation. Les sensations fournies par la sonde métallique qui frotte ou frappe sur le corps sont des plus variables, depuis le contact et le choc métallique, quand il s'agit d'un objet de métal; jusqu'au frottement et au choc mal défini, difficile à différencier du choc de la sonde contre les tissus naturels, qui est donné par le contact de l'instrument métallique sur une sonde de gomme, un haricot, un morceau de cuir ou d'étoffe.

La sensibilité tactile très-développée, si utile dans la pratique ordinaire des opérations des voies urinaires, cathétérisme, lithotritie, etc., est ici des plus indispensables aux chirurgiens. En relisant les observations de corps étrangers, on est convaincu qu'on a fait souvent la taille là où l'extraction par les voies naturelles aurait été possible pour une main bien douée et habile.

La sonde à grande courbure et volumineuse, et les sondes coudées à bec de différentes longueurs, sont les instruments explorateurs à employer; quant à leur manœuvre, je renvoie à ce que j'ai dit à propos des graviers arrêtés dans l'urèthre et des calculs uréthraux, page 573 et suivantes, et à propos de l'exploration de la vessie.

Le corps étranger bien connu, le siége qu'il occupe et la position qu'il a par rapport à l'urèthre et la vessie bien déterminés, on a toutes les indications nécessaires au choix du procédé d'extraction qu'on doit employer.

OPÉRATIONS D'EXTRACTION.

Nous avons à étudier successivement l'extraction des corps étrangers arrêtés dans l'urèthre, et celle de ceux qui sont dans la vessie. Enfin, nous devons décrire l'extraction des corps étrangers de la vessie et de l'urèthre chez la femme. Ici l'organisation toute spéciale des parties, la facilité avec laquelle l'urèthre et la vessie sont explorés facilement avec le doigt, entraînent des manœuvres et des moyens tout spéciaux.

Dans chacun de ces chapitres, nous avons à décrire l'extraction des corps étrangers les plus divers; parler successivement des moyens et des manœuvres propres à chacun, outre les longueurs énormes que cela entraînerait, ce serait s'exposer à de fréquentes et inutiles répétitions. Aussi ai-je dû chercher à classer les corps étrangers; réunissant dans le même groupe ceux qui nécessitent des procédés d'extraction analogues.

Ainsi, le *premier groupe* comprend : les *corps étrangers, arrondis ou oblongs* pouvant être morcelés, cassés, coupés, si leur volume ne permet pas de les retirer entiers : pois-chiches, haricots, fèves, pépins d'oranges; noyaux de cerises, de prunes, petite bille de terre, caillou, morceau de porcelaine, petite balle de plomb.

Deuxième groupe : les *corps étrangers, longs, souples, pou-*

vant être pliés et coupés : sondes de gomme, de corde à boyaux; cordon de cuir (Denucé), rouleau de papier, rouleau de cuir, etc. Ces deux derniers corps étrangers peuvent se déformer en se déroulant; de plus, ils s'imbibent : de là une augmentation de volume à noter.

Troisième groupe : les *corps étrangers, longs, rigides, mais pouvant être coupés ou cassés :* bout de bois, tuyaux de pipe de terre, fragments d'os; ou un corps étranger qui, primitivement mou et flexible, est devenu cassable après son incrustation dans la vessie ou l'urèthre : comme un cordon de cuir, les fragments de chaume, un bout de sonde de gomme, etc.

Quatrième groupe : les *corps longs, rigides, ne pouvant être ni coupés ni cassés :* tige de fer, tige de verre, etc.

Cinquième groupe : les *corps étrangers longs, rigides, mais assez malléables pour être pliés, pointus à une ou à leurs deux extrémités, ou bien offrant une ou des saillies aiguës, obliques, pouvant accrocher les parties :* les épis de blé, d'orge, de seigle; les épingles à cheveux doubles et simples; les crochets à broderie, etc.

Il est évident que les procédés d'extraction propres à chacun de ces corps étrangers dépendent surtout de la matière dont ils sont faits, car selon qu'on peut les couper, les casser, les plier, les procédés d'extraction à employer seront différents.

EXTRACTION DES CORPS ÉTRANGERS DE L'URÈTHRE DE L'HOMME. — *Premier groupe.* Les corps étrangers sont arrondis ou oblongs. Ils sont tout à fait assimilables, au point de vue de l'extraction, aux graviers et aux petits calculs arrêtés dans l'urèthre; leur volume est en général tel qu'on peut toujours les saisir. Cependant certains d'entre eux peuvent, en raison de leur augmentation de volume due à l'imbibition, remplir tout à fait le calibre du canal. Mais alors ce sont des corps assez mous pour être comprimés entre les mors d'une pince, et même morcelés ainsi, comme les pois, les haricots, les fèves.

Les manœuvres d'extraction étant ici exactement celles que nous avons décrites page 573 et suivantes, nous renvoyons à ce chapitre. Nous croyons que, comme pour les graviers, notre brise-pierre uréthral est le meilleur instrument à employer, sa manœuvre permettant de saisir facilement le corps étranger; de plus, il a un pouvoir broyant assez énergique pour morceler les corps les plus durs, tel qu'un petit caillou.

Lorsque le corps étranger est dans la région profonde, on pourra : ou bien le saisir là où il est, ou bien le refouler dans la vessie pour l'y prendre avec un brise-pierre ordinaire, comme nous le dirons tout à l'heure. Si l'on cherche à saisir le corps étranger dans l'urèthre, pour l'empêcher d'être repoussé dans la vessie, on sera obligé de faire comprimer le col vésical par un aide; qui, plaçant son doigt dans le rectum, comprimera l'urèthre de bas en haut et d'arrière en avant, agissant le plus possible sur le col vésical. Il est tout clair que, si un des obstacles décrits à propos des graviers (page 600) arrêtent, en arrière, le corps étranger et l'empêchent d'aller dans la vessie, la compression du col vésical est inutile.

Ici, comme pour les graviers et les petits calculs, quand ils sont dans la région profonde du canal, la facilité avec laquelle on peut les saisir dans la vessie, fait qu'il est préférable de les y pousser pour les y prendre, plutôt que de chercher à les extraire tout de suite de l'urèthre.

Deuxième, troisième et quatrième groupes.— Corps étrangers longs, flexibles ou rigides. Quelle que soit la matière dont est constitué un corps long, du moment qu'il occupe l'urèthre ou qu'il a encore une extrémité dans la région profonde de ce canal, le reste étant dans la vessie, la manœuvre d'extraction est la même. L'instrument employé ici jusqu'à ces derniers temps était la pince à gaîne de Hunter (fig. 120 et 121, p. 580). Mais la pince uréthrale à anneaux lui est de beaucoup préférable (fig. 122, p. 584). La pince de Hunter exige les deux mains pour être manœuvrée. La pince uréthrale, dont la manœuvre est la même que celle de la pince à pansement ordinaire, n'exige qu'une main. Et depuis qu'on a mis à cette pince uréthrale le tenon fixateur, le corps une fois saisi et le tenon fixateur placé, l'opérateur n'a plus besoin de s'occuper de maintenir la pince fermée sur le corps étranger pendant qu'il l'extrait.

Manœuvres.—Elle est ici des plus simples : on commence par faire fixer le corps étranger ; pour cela, un aide comprime l'urèthre sur lui à un point assez éloigné de son extrémité antérieure. Si le corps est engagé dans la région profonde de l'urèthre, ou même saillant dans la vessie, mais ayant encore son extrémité antérieure dans l'urèthre, l'aide place le doigt indicateur dans le rectum et fait une compression de bas en haut et d'arrière en avant, agissant le plus possible sur le col de la vessie et la région prostatique. Alors le chirurgien, tenant la verge au-dessous du gland avec la main gauche, exactement comme pour le cathétérisme ordinaire ; la pince, tenue par ses anneaux avec la main droite et placée son bec fixe en bas (l'anneau de ce bec étant aussi en bas) (1), est introduite en faisant la manœuvre du cathétérisme rectiligne (voy. p. 90). Arrivé sur le corps étranger, on perçoit le contact de l'instrument avec lui, puis on va au delà de son extrémité antérieure, en portant le bec de la pince entre lui et la paroi de l'urèthre. Là on ouvre la pince et on lui imprime un léger mouvement de

(1) On reconnaît extérieurement cette branche du bec fixe à ce qu'elle porte le tenon (fig. 132).

rotation en même temps qu'on incline les becs écartés vers le corps étranger, qui se trouve ainsi entre les mors. On ferme la pince, une légère traction fait reconnaître si l'on saisit la muqueuse. On fixe les deux branches l'une sur l'autre avec le tenon. Le corps étranger tenu ainsi (fig. 132), les tractions sont faites lentement, doucement, évitant d'accrocher l'urèthre avec l'extrémité antérieure du corps étranrge.

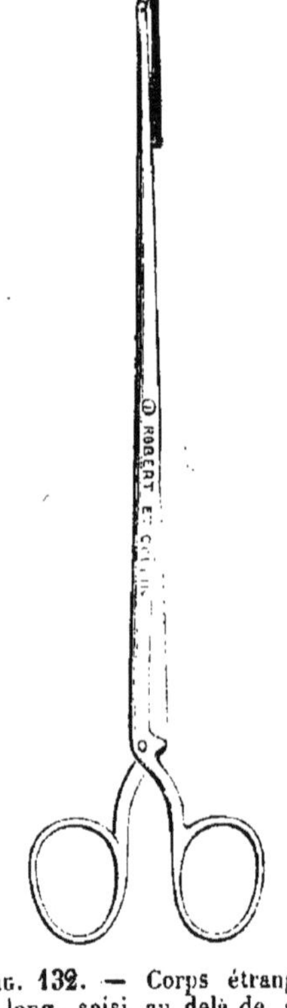

Fig. 132. — Corps étranger long, saisi au delà de son extrémité antérieure par la pince uréthrale.

Si, en raison des rugosités, des saillies de l'extrémité du corps étranger, on éprouve de la difficulté à faire l'extraction du corps pris comme nous venons de le dire, alors on ouvre légèrement la pince, et, en saisissant à chaque instant le corps étranger, comme pour ne pas le quitter, on retire les mors peu à peu pour les placer juste sur l'extrémité; qui, ainsi cachée ou dominée par les becs de la pince, n'accroche plus l'urèthre.

Je crois qu'il est plus facile d'arriver à placer les becs sur l'extrémité d'une tige longue, à extraire, en commençant à la saisir par son corps, que de placer d'emblée ces becs sur cette extrémité.

Naturellement, les tractions doivent être faites en raison de la direction droite ou courbe que présente la tige. Ainsi, dans le cas de sonde rigide, il faudra faire le mouvement de sortie propre à la courbure de la sonde.

Il peut arriver que le corps étranger ait un volume plus

grand que celui qu'il avait au moment de son introduction; ainsi, un linge plié en long ou roulé, un morceau de papier roulé comme une allumette, ou enfin un morceau de cuir fin roulé de la même façon, ce qui a été observé par Foucher (1). Dans ces cas, non-seulement la forme change, mais le volume du corps étranger augmente considérablement, grâce à l'imbibition. Si le corps, très-ramolli, se laisse enlever par morceau, on peut l'extraire ainsi. Mais, dans le cas de cuir, il peut devenir nécessaire de faire la boutonnière, ce à quoi Foucher fut obligé. La déformation et l'accroissement de volume du corps étranger, quel qu'il soit, se produisent toutes les fois que celui-ci séjourne longtemps dans l'urèthre : 1° par son imbibition, s'il n'est pas métallique, 2° et surtout, quelle que soit la matière dont il est constitué, par le dépôt à sa surface d'une couche plus ou moins épaisse de calcaire, ce qui peut rendre impossible l'extraction par la voie naturelle.

Cinquième groupe. — Ici les corps sont longs et présentent des inégalités ou des pointes qui accrochent la muqueuse quand on les attire vers l'extérieur. C'est le mécanisme de la queue de cochon introduite dans le rectum : quand on tire dessus pour l'extraire, les poils se rebroussent et accrochent les parois; de là aussi la facilité avec laquelle ces corps étrangers s'engagent et pénètrent facilement jusque dans la vessie.

Comme on peut le voir d'après l'énumération que nous donnons plus haut, ils sont tous rigides, mais ils sont faits des matières les plus diverses : ainsi les uns peuvent être cassés ou coupés; les autres peuvent être pliés et coupés; d'autres, comme le crochet à broderie de métal, doivent être retirés entiers.

(1) *Bulletin de thérapeutique*. Il s'agissait d'un morceau de cuir verni.

Epis de blé ou autres. — Il pénètre avec une très-grande facilité dans la vessie, et cela en raison de son mode d'introduction dans l'urèthre et de la position de ses glumes et barbes par rapport aux parois du canal. L'épi est mis dans l'urèthre, sa base, son extrémité mousse en avant. Dès que son premier rang de glumes est entré, la traction pour le retirer est douloureuse, les extrémités de ces premières glumes s'écartant accrochent la paroi de l'urèthre. L'épi introduit complétement dans l'urèthre, chaque glume, chaque barbe s'opposent de cette façon à sa sortie du canal. Alors toutes les manœuvres : compression d'arrière en avant de l'urèthre, mouvements imprimés à la verge, capables de déplacer l'épi, toutes elles agissent, quoi qu'on fasse, contre le but qu'on se propose, elles engagent de plus en plus l'épi dans l'urèthre. Aussi est-il fort rare de rencontrer l'épi dans l'urèthre; dans tous les faits que j'ai compulsés, il était dans la vessie.

En réfléchissant à l'organisation complexe de ce corps étranger, à la disposition de ces glumes et barbes et à la position de ces glumes et barbes par rapport aux parois de l'urèthre, on reconnaît tout de suite les difficultés de son extraction. Aussi, je crois qu'il est plus simple de laisser l'épi se rendre dans la vessie : là, comme nous le dirons, il est facile de le briser, de le couper.

Dans le cas où l'épi n'est pas arrivé dans la vessie, en raison d'obstacles à sa marche ascendante dans l'urèthre, on ne peut l'extraire que morceau par morceau au moyen de la pince uréthrale. Je ne sais si la boutonnière ne serait pas préférable à toutes ces manœuvres.

Les crochets de broderie. — Quand ils sont introduits, l'extrémité opposée à celle qui porte le crochet la première, ils rentrent dans la catégorie des tiges simples, et sont extraits par les manœuvres décrites. Lorsque le crochet est engagé le premier, alors toute traction faite sur la tige enfonce le crochet dans les tissus. Que l'objet soit de métal, d'ivoire ou de bois, les moyens d'extraction sont les mêmes. Tous les praticiens ont été appelés à retirer un de ces crochets enfoncés dans la main, et, pour y arriver, chacun sait que la manœuvre la plus simple est de conduire le long de la tige, et du côté où est le crochet, un instrument métallique coupant à son extrémité pour sectionner les tissus accrochés; puis, maintenant la pointe du croc contre l'instrument pour qu'elle ne soit plus en rapport avec les tissus, le crochet est retiré.

Dans les conditions toutes spéciales qui nous occupent, il faut commencer par savoir : 1° si toute l'extrémité du crochet est engagée dans les parties molles, comme dans ce cas si commun où l'on a à le retirer de la main; 2° si le crochet seul est dans la paroi de l'urèthre, l'extrémité mousse de la tige qui le surmonte étant libre.

Dans le premier cas, l'instrument est plutôt petit et métallique; la moindre traction faite sur lui fait reconnaître qu'il accroche les parties, et si l'on cherche à le pousser dans la direction de l'urèthre, comme pour l'introduire plus avant, on est arrêté par une résistance très-nette. Ce dernier signe indique d'une façon certaine que l'extrémité entière du corps étranger est engagée dans les tissus. Pour l'extraire, il faut procéder exactement comme dans le cas si vulgaire que nous citons. Si l'extrémité antérieure du corps étranger est restée en dehors du méat, on la tient fixe, et, l'urèthre tendu, on glisse sur la tige une petite gouge bien tranchante, mais ayant ses angles émoussés. Arrivée sur la paroi de l'urèthre, on tire sur le crochet pendant qu'on pousse avec précaution la gouge qui coupe les tissus tout près du crochet, et, si besoin est, tout autour du crochet. Puis le crochet et la gouge, maintenus l'un contre l'autre, sont retirés ensemble. Si toute la tige du crochet est dans l'urèthre, on saisit son extrémité antérieure avec la pince uréthrale, et l'on agit comme dans le cas précédent.

Dans le second cas, la tige du corps étranger, plus volumineuse, grosse comme un tuyau de plume, est le plus souvent de bois ou d'ivoire. Son extrémité arrondie, sur laquelle est latéralement le crochet, est du même diamètre que la tige : aussi n'entre-t-elle pas dans les tissus; le crochet seul s'enfonce dans la paroi de l'urèthre quand on tire sur la tige. Si, au contraire, on pousse le corps étranger dans la direction de l'urèthre, comme pour l'introduire plus avant, aucune résistance s'oppose à ce mouvement. Ainsi, on reconnaît très-sûrement que l'extrémité entière du corps étranger n'est pas engagée dans les tissus. Pour extraire le corps étranger, son extrémité la plus externe tenue fixe, l'urèthre étant bien tendu, on glisse sur lui, soit une sonde ouverte aux deux bouts qui l'entoure complétement, soit une longue tige aplatie de métal ou de gomme. Arrivé au crochet, on pousse le corps étranger pour dégager son crochet, et, pendant ce mouvement d'introduction, on conduit assez vite, pour la faire glisser au delà du crochet, la sonde ou la longue tige. Alors le crochet caché dans la sonde ou isolé de l'urèthre par la tige aplatie, on retire le tout.

Les épingles simples. — Celles qu'on a rencontrées le plus souvent dans l'urèthre sont les épingles à cheveux, les simples et les doubles. Elles sont faites en général d'un métal assez souple, pouvant être plié ou coupé assez facilement.

Les épingles simples à cheveux sont de beaucoup les plus faciles à extraire. Toujours elles sont introduites la tête en avant; il en résulte que toutes les pressions faites d'arrière en avant sur la tête, dans le but de les faire sortir, engagent la pointe dans les tissus. Dans le procédé d'extraction *par ponction des parois de l'urèthre* avec l'épingle, on a mis ce fait à profit. On agit ainsi : l'épingle sentie à travers les parois de l'urèthre par la palpation ou par le toucher rectal, on place un doigt sur sa tête, qu'on cherche à pousser d'arrière en avant; avec l'autre main appliquée sur l'épingle, on reconnaît la pointe. Alors on plie l'urèthre devant la pointe, et l'on déprime les tissus autour d'elle pour les lui faire traverser. L'épingle saillante en dehors des tissus, on l'attire jusqu'à ce que sa tête s'arrête contre la paroi de l'urèthre. Alors, on pousse la tête de l'épingle vers le méat, si elle est suffisamment longue pour arriver à cet orifice externe du canal; dans le cas contraire, on va saisir la tête avec la pince uréthrale, et l'on retire l'épingle par l'urèthre.

Il y a aussi les procédés d'extraction directe sans ponction des parois de l'urèthre. On a proposé bien des moyens : ainsi la grosse bougie emplastique poussée sur l'épingle pour en dégager la pointe, qui entre et se fixe dans la cire molle. En retirant la bougie emplastique, on retire l'épingle qui est piquée dedans. Mais c'est là un moyen incertain, qui expose à porter plus loin le corps étranger, s'il ne réussit pas.

Je crois qu'il est bien plus simple de se servir de la pince uréthrale de MM. Robert et Collin. L'épingle maintenue en place par un aide, on arrive sur elle avec cette pince, avec laquelle on la saisit par son corps en faisant la petite manœuvre décrite plus haut; puis, sans que les mors de la pince quittent l'épingle, on les rapproche de plus en plus de la pointe. Pour dégager celle-ci des tissus, on repousse un peu l'épingle, et l'on arrive à la tenir par sa pointe; alors on la retire. J'ai plusieurs fois fait cette manœuvre sur le cadavre.

Afin de faciliter cette manœuvre, on se servira avantageusement de la pince de MM. Robert et Collin, munie du petit curseur basculeur, tel que je l'ai fait faire (fig. 133). Alors, quand on tient l'épingle près de sa pointe, en dégageant celle-ci des tissus, on pousse le curseur, qui en applique la pointe contre la tige de la pince. Et l'extraction est terminée facilement.

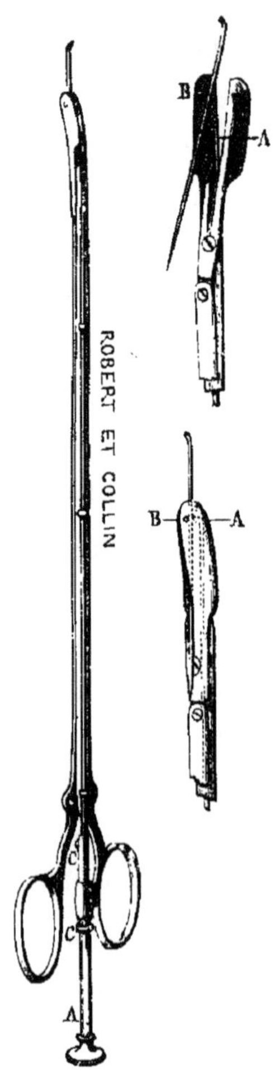

Fig. 133. — Instrument de l'auteur. — Pince fermée. La tige du basculeur est le long de la branche à bec fixe. Une des petites figures montre, les becs étant écartés, l'extrémité A du basculeur, et la petite saillie B, point fixe autour duquel tourne l'épingle pour s'appliquer le long de l'instrument. L'autre petite figure montre la pince fermée et les pointillés indiquent, entre le point fixe B et le basculeur A, la position de l'épingle appliquée contre l'instrument. — C, C, saillies qui limitent le mouvement de va-et-vient du basculeur.

Les *épingles doubles* sont bien plus difficiles à extraire; et j'ai vu ouvrir l'urèthre en avant des bourses pour retirer une épingle double qui occupait la région pénienne, malgré la ténacité avec laquelle persistent à l'état fistuleux les ouvertures faites dans cette région du canal (voy. p. 346).

Comme pour les épingles simples, il y a deux modes d'extraction : celui par ponction des parois de l'urèthre, et l'extraction par la voie naturelle.

1° *Procédé par ponction.* — Ces épingles doubles étant toujours introduites l'anse la première, leurs pointes accrochent et pénètrent dans les tissus dès qu'on fait sur l'anse une pression d'arrière en avant. Si, en même temps qu'on fait cette pression sur l'anse, on plie la verge et l'on déprime énergiquement les tissus au niveau des pointes, on arrive à ce que celles-ci traversent les tissus et sortent au dehors. Alors on attire en même temps les deux branches jusqu'à ce que l'anse soit contre la paroi de l'urèthre qui sépare les deux ponctions. On coupe une des branches au ras de la peau avec une pince coupante; puis, tenant la branche qui reste, on l'abaisse pour retirer l'anse, à laquelle on fait suivre le trajet de ponction.

2° *Extraction par la voie naturelle.* — Ce qui rend ce mode d'extraction difficile, ce sont les deux pointes qui, maintenues écartées par l'élasticité propre à ces épingles, pénètrent isolément dans les tissus. Pour faire cesser cette force qui maintient écartées les deux pointes, qui fait aussi qu'on saisit et déplace difficilement une des pointes, même en laissant l'autre libre, la première chose à faire est de transformer l'épingle double en deux épingles simples, en la coupant au niveau de l'anse. Pour cela, on se servira du petit instrument que j'ai fait construire par MM. Robert et Collin. C'est tout simplement un petit brise-pierre uréthral fait comme tous les brise-pierre vésicaux, dont le bec mâle fait cisaille emporte-pièce avec le bec femelle (fig. 134).

La manœuvre pour saisir l'anse est des plus faciles. Pour

la bien connaître, il suffit de se reporter à ce que nous avons dit à propos de la lithotritie uréthrale. La section faite, on extrait chacune des épingles simples avec la pince (fig. 133) en suivant les préceptes décrits.

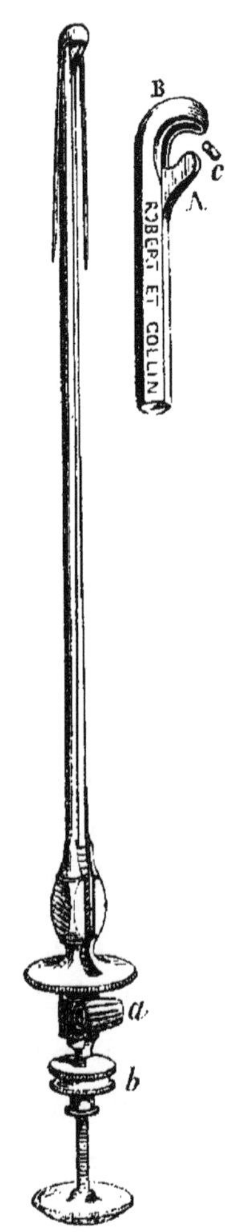

Fig. 134. — Instrument de l'auteur. — L'instrument complet fermé tient l'anse de l'épingle — B. Bec femelle dans lequel entre, à frottement exact, le bec mâle A, lequel, ayant son extrémité arrondie et mousse, a ses bords très-aigus. Ceux-ci, en entrant dans le bec femelle, font emporte-pièce. De là la section C de l'épingle qui reste dans le bec femelle.

Nous venons de décrire, à propos des principaux types de corps étrangers engagés dans l'urèthre, les différentes manœuvres d'extraction par les voies naturelles; sauf dans les procédés par ponction, propres aux épingles, les parois de l'urèthre n'ont point été lésées; et encore ici cette simple ponction, guérissant toujours très-rapidement sans être suivie d'accidents ou de fistule, peut-elle n'être pas prise en considération en tant que plaie de l'urèthre.

Boutonnière. — Lorsqu'aucun de ces moyens ne peut réussir, ne pouvant pas être appliqué, alors il faut faire la boutonnière. Pour cela, on conduit une sonde d'argent jusque sur le corps étranger; son bec servant de conducteur, on fait sur lui et longitudinalement l'incision de la paroi de l'urèthre. Cette incision doit toujours avoir les plus petites dimensions possibles. Par elle, au moyen de pinces, on extrait le corps étranger.

EXTRACTION DES CORPS ÉTRANGERS INTRODUITS DANS LA VESSIE.

Premier groupe. — Corps étrangers, arrondis ou oblongs, pouvant être morcelés, cassés ou coupés. Les brise-pierres à becs ordinaires répondent à presque tous les cas, sauf lorsqu'il s'agit d'un corps qui ne peut être comprimé ou cassé comme une balle de plomb : alors on ne peut morceler la balle de plomb qu'avec le sécateur que nous décrivons plus loin, page 663.

Les manœuvres de préhension du corps étranger arrondi ou oblong, dans la vessie, sont les mêmes que celles décrites à propos de la lithotritie (voy. p. 465 et suivantes).

La faible densité de la matière dont est fait le corps étranger, comme un morceau de bois, un haricot très-sec non encore imbibé, etc., fait qu'il flotte dans l'eau qui remplit la vessie, et, ne tombant pas au point le plus déclive de la cavité vésicale, il ne peut être saisi. Pour remédier à cette particularité, au lieu de remplir la vessie d'eau, on y injectera de l'air; ou bien on pourra encore faire la manœuvre de préhension à sec : L'instrument ouvert dans la vessie vide, le bec femelle déprimant la paroi vésicale postérieure, on imprimera une secousse au bassin en percutant avec la paume de la main gauche sur l'épine iliaque droite du malade (voy. p. 473).

Lorsque le corps étranger a été morcelé, les fragments sont retirés par les injections évacuatrices faites comme nous l'avons dit page 502, ou sortent entraînés par l'urine.

Deuxième groupe. — Les corps étrangers longs, souples, peuvent être pliés, coupés. Sondes et bougies de gomme, lien de cuir, etc.; rouleau de papier, de cuir. Comme nous l'avons déjà dit, ces corps, d'une matière souple, peuvent s'imbiber : de là augmentation de leur volume. Certains, comme les deux derniers, peuvent se déformer en se déroulant : de là leur volume considérable, bien différent de celui qu'ils avaient au moment de leur introduction.

Sonde de gomme. — Quand elle est d'un petit diamètre, il suffit de la saisir dans la vessie avec un petit brise-pierre à bec plat. Bien fixée, on l'attire dans l'urèthre, où elle pénètre appliquée de chaque côté du bec du brise-pierre, et doublée. Mais dès que la sonde a un certain diamètre, cette manœuvre n'est plus possible : alors elle fait de chaque côté du bec du brise-pierre une saillie telle qu'on ne peut pas l'attirer dans l'urèthre. Si l'on a la chance de saisir la sonde par son extrémité, alors elle peut être retirée. Nous verrons plus loin comment il est possible d'arriver à saisir un corps droit, rigide, par son extrémité. Cette manœuvre, quoique plus difficile quand il s'agit d'un corps long et flexible, peut cependant être tentée.

Lorsque la sonde de gomme est d'un volume ordinaire, on peut se servir avec avantage de l'instrument de M. Mercier (fig. 135). Il a la disposition générale du brise-pierre. Le bec femelle A, creusé en gouttière, a ses deux bords latéraux saillants. La face postérieure et le talon T de ce bec sont largement fenêtrés. Le bec mâle, disposé en crochet B à son extrémité, offre à sa base un renflement en gorge de pigeon qui va en diminuant jusqu'au crochet. Une sonde

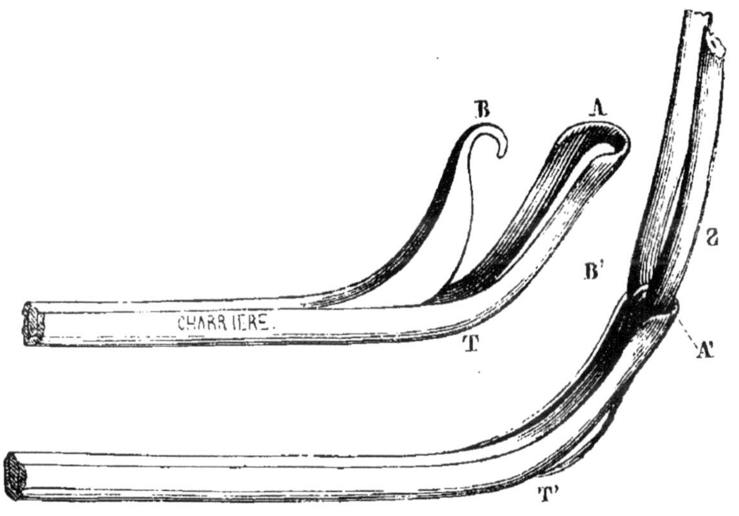

Fig. 135. — Instrument de Mercier pour retirer les sondes de gomme.

prise entre les deux becs est poussée par le renflement du bec mâle jusque dans le crochet; là elle se plie, B', et ses deux chefs S se placent entre le crochet et les bords de la gouttière A' du bec femelle. Cela fait, on attire l'instrument dans l'urèthre, qui amène après lui la sonde pliée et doublée. Il faudrait que la sonde de gomme fût bien grosse pour ne pas pouvoir être extraite avec cet instrument fort ingénieux et facile à manier.

Ce que nous venons de dire s'applique aux liens de cuir et aux rouleaux de papier ou de cuir, bien entendu quand ces derniers ne se sont pas défaits.

Si la sonde est trop volumineuse pour que doublée elle puisse franchir l'urèthre, ou s'il s'agit d'un corps long qui s'est imbibé et déformé, ou incrusté; alors, avant de faire l'extraction, il faut le morceler, le couper en fragments avec l'instrument de M. Caudemont (fig. 136).

Cet instrument ressemble beaucoup au brise-pierre dit porte à faux. Le bec femelle présente la même grande fenêtre rectangulaire; seulement, les deux bords du bec n'offrent pas de dents : l'un d'eux est une arête tranchante

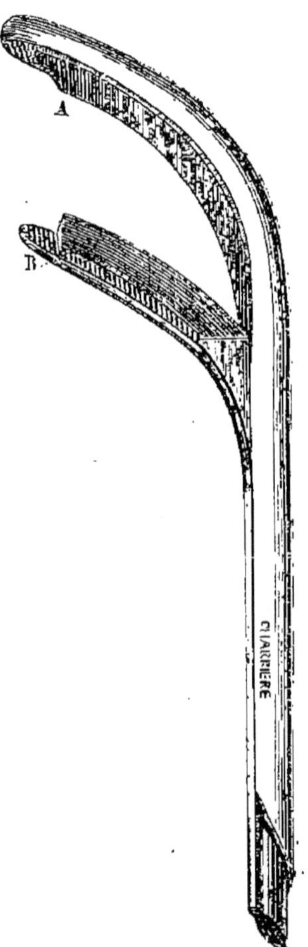

FIG. 136. — Sécateur de Caudemont. — B, bec mâle montrant sa portion rugueuse, comprenant l'extrémité du bec et tout un côté, c'est-à-dire tout ce qui n'est pas affecté au tranchant. — A, bec femelle; son pourtour rugueux et le tranchant.

sur laquelle la lame du bec mâle vient faire ciseau, et le reste du pourtour de la fenêtre rectangulaire est rugueux.

Le bec mâle présente sur son côté une lame tranchante correspondant au bord tranchant du bec femelle. Le reste de la surface du bec mâle est plate et rugueuse pour s'appliquer sur la partie non tranchante du bec femelle. La sonde saisie avec cet instrument comme avec un brise-pierre ordinaire, serrée entre les deux becs, est coupée; un de ces fragments tombe libre dans la vessie, l'autre se trouve tenu entre les becs par leurs bords rugueux qui s'appliquent l'un à l'autre. Ce fragment de sonde, saisi exactement par son extrémité, peut être attiré dans l'urèthre et extrait.

Ainsi, à chaque section, on retire un fragment de sonde.

Si le corps étranger, long et flexible, est trop gros pour qu'un de ses fragments, même tenu par son extrémité, puisse franchir l'urèthre, on est obligé de se borner à le morceler le plus possible, jusqu'à ce que les fragments soient assez petits pour être entraînés au dehors par le jet d'urine ou par les injections évacuatrices.

Troisième groupe. — Corps étrangers longs, rigides, pouvant être coupés ou cassés. Bouts de bois, fragments d'os, tuyaux de pipe de terre, fragments de chaume, etc.

Selon que le corps étranger peut être coupé ou cassé, on emploiera le sécateur de M. Caudemont ou le brise-pierre ordinaire; dans ce second cas, c'est une véritable lithotritie.

Chaque fois qu'on coupe le corps étranger, un des fragments, comme dans le cas précédent, reste tenu par son extrémité entre les mors. Naturellement, on cherche à extraire ce fragment. Pour cela, on attire le bec dans l'urèthre, et, au moment où il s'y engage, le corps étranger ainsi tenu par son extrémité s'applique transversalement contre le col vésical; alors plus on attire l'instrument et plus le col vésical tend à repousser en arrière le corps étranger et à le placer dans l'axe du bec. Pour faciliter ce mouvement, lorsque le bec est arrêté dans le col par la saillie latérale du corps étranger, on écarte légèrement les deux mors suffisamment pour permettre au corps étranger de se retourner, mais sans le dessaisir, pour qu'il ne puisse pas sortir de l'instrument.

Ici encore on pourra couper la tige de bois ou autre en morceaux assez petits pour être évacués.

On pourra aussi chercher à retirer la tige entière en faisant les manœuvres spéciales au quatrième groupe.

Quatrième groupe. — Les corps étrangers, longs, rigides, ne peuvent être ni cassés ni coupés. Tiges de fer, tiges de verre, etc.

Pour extraire par l'urèthre ces corps étrangers, il faut que, saisis, ils soient placés dans l'axe du bec de l'instrument employé. De là les manœuvres propres à prendre la tige par son extrémité avec le brise-pierre à mors plat, et à la placer dans l'axe du bec qui la tient; de là aussi les instruments spéciaux offrant chacun un mécanisme qui fait basculer la tige pour la mettre dans l'axe du bec.

Brise-pierre à mors plats.—M. Caudemont, dans la *Gazette des hôpitaux*, 1849, a décrit longuement les manœuvres qu'exige l'extraction de ces corps étrangers longs et rigides, faite avec le brise-pierre ordinaire à mors plats.

Le corps étranger saisi avec ce brise-pierre, on attire le bec vers le col comme pour l'y engager, et cela en tenant l'instrument avec deux doigts placés de chaque côté de la masse de la branche femelle, pendant que le pouce est appliqué sur l'extrémité de la branche mâle. Pendant ce temps, le corps étranger, pris en un point de sa continuité, s'applique transversalement de chaque côté sur le col vésical et sur la paroi antéro-inférieure de la vessie. De là la résistance, l'arrêt très-net perçu par la main qui tient et attire le brise-pierre. M. Caudemont a très-justement observé les faits suivants : Si le corps étranger, la tige, est tenu par son milieu, ses deux moitiés placées de chaque côté du bec et appliquées également sur les parties latérales du col vésical opposent à la sortie du brise-pierre de la vessie, à l'entrée de son bec dans l'urèthre, une résistance égale de chaque côté. Aussi, pendant la traction directe faite sur l'extrémité externe du brise-pierre, l'instrument n'éprouve-t-il aucun mouvement de rotation sur lui-même; la rainure de la branche femelle reste placée directement en haut.

Si la tige, au lieu d'être saisie par son milieu, l'est en un point plus près d'une extrémité que de l'autre, au moment où l'on attire le brise-pierre au dehors, les deux parties de la tige qui s'appliquent de chaque côté du col n'étant pas égales, la résistance opposée à la sortie du brise-pierre sera plus grande du côté de la longue portion de la tige et plus faible du côté de la petite portion. Cette différence dans les résistances est indiquée à l'extérieur par ce fait remarquable : *pendant la traction faite sur le brise-pierre, celui-ci subit un léger mouvement de rotation dans lequel la cannelure de la branche femelle se tourne du côté où la portion de tige saillante est la plus courte,* le bec s'inclinant de ce côté sur le pourtour du col vésical.

Ainsi, quand on a saisi avec le brise-pierre à bec plat une tige droite et rigide contenue dans la vessie, on peut savoir de quel côté du bec du brise-pierre est la plus courte saillie de la tige.

C'est là un fait d'une grande importance. Naturellement, la facilité avec laquelle se produit la rotation du brise-pierre sur lui-même pendant qu'on l'attire, et le degré plus ou moins grand de la rotation produite, indiquent approximativement la longueur de la courte saillie de la tige.

Supposons maintenant qu'avec le brise-pierre à mors

plat, on ait saisi une tige, et qu'on sache de quel côté du bec est la plus courte portion : comment fera-t-on pour aller saisir la tige par son extrémité la plus rapprochée du bec? Le bec ramené dans le plan médian, tenant toujours la tige, on le pousse directement jusque contre la paroi inférieure de la vessie. Là on ouvre le brise-pierre en agissant sur la branche mâle seule; ainsi ouvert, on incline les becs du côté de la courte portion de la tige, maintenant autant que possible la face antérieure du mors femelle contre le corps étranger; puis on ferme le brise-pierre, ses becs étant inclinés vers l'extrémité du corps étranger, en tenant fixe la branche femelle et en poussant la branche mâle. Alors on fait à nouveau la traction de l'instrument, ramenant le bec et le corps étranger vers le col, et l'on observe le mouvement de rotation que la traction imprime au brise-pierre. Dès que la tige est tenue par son extrémité, au moment où le bec du brise-pierre arrive dans le col vésical, celui-ci s'incline du côté opposé à la tige, pendant que celle-ci, poussée par le col, se redresse et se place dans l'axe du bec. Il va sans dire que, pour faire cette manœuvre, il ne faut pas fermer avec force le brise-pierre au moment où le corps étranger se redresse dans l'axe du bec, pour que ce mouvement soit possible.

Instrument de MM. Robert et Collin (fig. 137). — Il a la disposition générale des brise-pierres. Sur le côté de la masse de la branche femelle est une vis de pression destinée à fixer les branches dans la position voulue. Le mécanisme qui fait basculer le corps étranger, pour le placer dans l'axe du bec, est dans la disposition des mors. Le mors femelle, assez large, offrant une face postérieure, un dos rectangulaire, présente d'un côté un bord saillant empiétant sur la tige, très-élevé au niveau du talon, et allant en diminuant de plus en plus jusqu'à l'extrémité du bec, où il n'est plus en saillie. La crête droite et lisse de ce bord est très-inclinée sur la direction de la tige de l'instrument. L'autre bord du mors femelle, échancré, a une saillie brusque tout près de l'extrémité du mors.

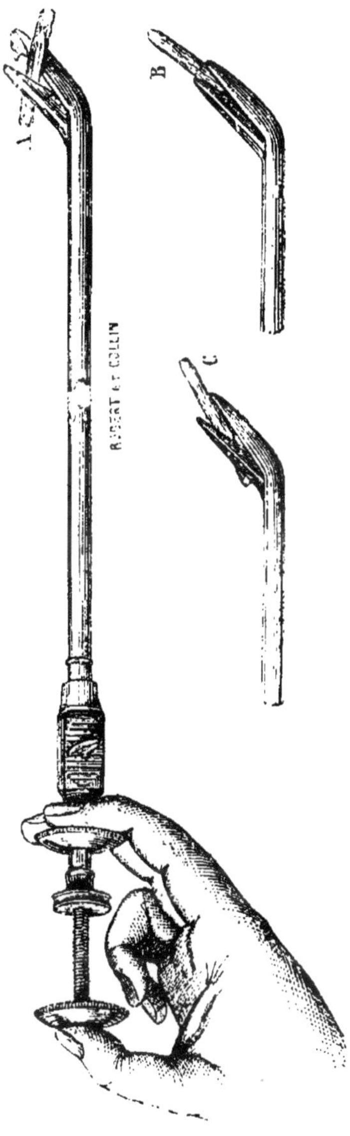

Fig. 137. — Instrument de MM. Robert et Collin.

Le mors mâle, plus étroit que le femelle, a un dos rectangulaire comme lui. D'un côté, celui qui correspond au bord incliné du bec femelle présente une véritable surface triangulaire, dont la base est en bas et le sommet en haut. Le bord libre de cette face latérale, quand on rapproche les deux mors, glisse le long de la face interne du bord incliné du bec femelle, poussant devant lui le corps étranger (fig. 137, A, C et B) placé entre les mors, jusqu'à l'extrémité du bec de l'instrument. De l'autre côté, ce mors mâle n'offre aucune saillie. Aussi ce côté, en se rapprochant du bord femelle échancré, quand il arrive à la face interne de la saillie qui est à l'extrémité du bec femelle, limite en avant une ouverture rectangulaire, qui est complétée en arrière par le bord du talon du mors femelle.

La tige droite, placée entre les mors qu'on rapproche, est d'un côté chassée vers l'extrémité du bec, et de l'autre prise dans l'ouverture rectangulaire que limitent les bords des deux mors de ce côté (fig. 137, C). De là, mouvement de bascule imprimé au corps étranger.

Pour reconnaître si l'extrémité de la tige se trouve entre les mors, ou bien en saillie latérale et oblique C au-dessous du talon, on n'a qu'à attirer l'instrument vers l'urèthre; quand il y a saillie, on sent très-bien la résistance. Alors, pour saisir le corps étranger tout à fait par son extrémité, on peut : 1° écartant légèrement les mors, appliquer l'extrémité du corps étranger et le talon de l'instrument contre la paroi vésicale : ainsi on pousse en avant la tige, dont l'extrémité arrive à se placer entre les becs; 2° ou bien on fait la manœuvre décrite à propos du brise-pierre plat ordinaire : on porte le bec tenant le corps étranger sur le fond de la vessie; là on ouvre le bec, et l'on incline les mors du côté de leur échancrure pour prendre la tige plus près de son extrémité.

Une fois la tige saisie et redressée dans l'axe du bec, on fixe les deux branches de l'instrument avec la vis de pression.

Instrument de Leroy (d'Étiolles) père (fig. 138). — Il a la forme générale d'un brise-pierre. Ses deux mors sont creusés longitudinalement en gouttière. Sur un côté du mors mâle, et tout près de son extrémité, est une saillie de plusieurs millimètres. Quand on rapproche les mors, cette saillie fait que, de son côté, le reste des mors est séparé par une échancrure. De l'autre côté du bec, sur le mors femelle, est un petit curseur qui se meut tout le long du mors jusqu'à son extrémité. De plus, il fait une saillie assez considérable sur le bord du mors femelle pour que, l'instrument fermé, il corresponde au bord correspondant du mors mâle.

Ce curseur est à l'extrémité d'un fil de fer qui occupe toute la longueur de la branche femelle, et se termine à l'extérieur par un bouton A. Si l'on pousse ce bouton, le curseur est conduit jusqu'à l'extrémité du bec; si on l'attire, on place le curseur dans l'angle du bec près du talon.

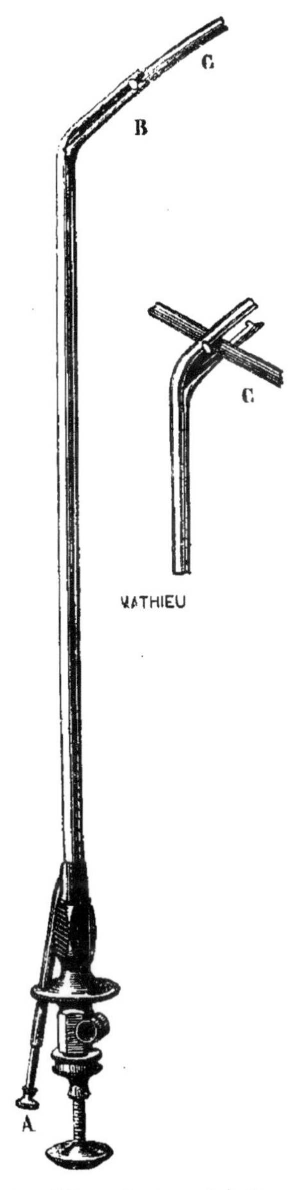

Fig. 138. — Instrument de Leroy (d'Etiolles).

Le curseur dans l'angle à la base du bec femelle, on saisit le corps étranger : alors on pousse le bouton, et le curseur, se dirigeant vers l'extrémité du bec, chasse devant lui (fig. 138, C) le corps étranger jusqu'à l'extrémité du bec. Mais un peu avant d'arriver à cette extrémité du bec, le corps étranger est arrêté par la saillie latérale, placée du côté opposé au curseur, à l'extrémité du mors mâle; alors, poussé d'un côté et retenu de l'autre, il bascule et se place dans l'axe du bec; si son extrémité, qui est en bas, ne dépasse pas le talon de l'instrument. Pour placer cette extrémité entre les mors, on procédera comme avec l'instrument précédent, soit en allant prendre le corps étranger plus près de son extrémité, soit en le poussant entre les mors, l'extrémité saillante étant appliquée contre la paroi vésicale, et les mors n'étant pas rapprochés avec force.

Cinquième groupe. — Corps étrangers longs, rigides, mais assez malléables pour être pliés, pointus à une ou à leurs deux extrémités, ou bien offrant des saillies latérales aiguës et obliques pouvant accrocher les parties. — Les épis, les épingles à cheveux simples ou doubles, etc.

Les corps étrangers de ce groupe qui peuvent être coupés ou broyés sont, grâce à cela, facilement extraits par petits morceaux au moyen du sécateur ou du brise-pierre. Ainsi, pour les épis, on doit toujours les couper.

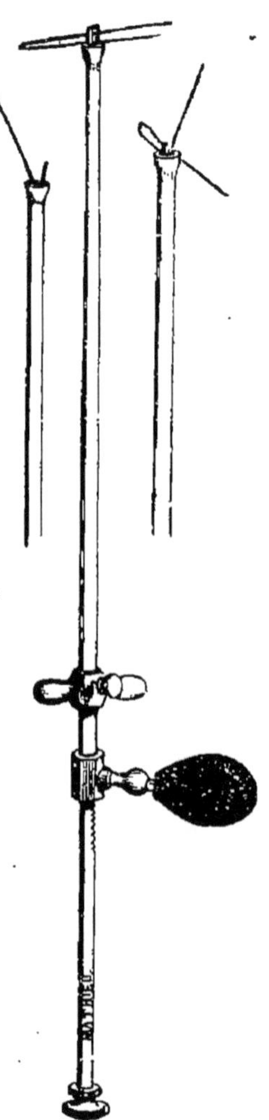

FIG. 139. — Instrument de Courty.

Les épingles simples à cheveux peuvent être retirées avec un des deux instruments que nous venons de décrire; ou bien, grâce à ce qu'elles sont assez flexibles pour être pliées, on peut les retirer avec l'instrument de Courty (fig. 139), qui se compose d'un tube résistant, dont une de ses extrémités, terminée brusquement, a des bords très-forts. A l'autre extrémité est la disposition de la branche femelle d'un brise-pierre à pignon. Dans ce tube se meut une tige d'acier droite et très-solide, présentant à une extrémité un fort crochet, et à l'autre, sur une de ses faces, les dents crémaillères du pignon.

L'instrument introduit dans la vessie, on cherche avec le crochet l'épingle. Quand on la tient, on attire la tige mâle. Alors l'épingle s'applique transversalement contre l'extrémité du tube (fig. 139), puis on manœuvre le pignon, qui, en attirant avec force le crochet dans le tube, invagine l'épingle dans le tube.

Il y a un instrument de Courty courbe; son mécanisme est exactement celui du droit; il a l'avantage de saisir plus facilement l'épingle.

Ces instruments de Courty servent à extraire les épingles doubles, qu'ils invaginent comme les simples.

Instrument basculeur de M. Mathieu (fig. 140). — Il a la forme générale de l'instrument droit de Courty; comme lui, il se compose d'un tube et d'une tige à crochet A mue dans le tube au moyen du pignon; seulement, le tube, à son extrémité interne, manque de parois latérales d'un côté. Il en résulte que la tige (épingle, passe-lacet ou autre) attirées contre l'extrémité du tube, ne rencontrent plus qu'un bord, et le crochet, continuant à être attiré, fait basculer la tige, dont une extrémité se loge dans l'échancrure latérale de l'instrument, et l'autre dépassant le tube est placée dans sa direction (fig. 140).

EXTRACTION DES CORPS ÉTRANGERS DE LA VESSIE CHEZ LA FEMME.

Tous les procédés d'extraction par les voies naturelles, que nous venons de décrire pour retirer les corps étrangers de la vessie de l'homme, sont applicables chez la femme; et ici les doigts dans le vagin peuvent rendre la manœuvre d'extraction plus facile.

Il y a un instrument d'une manœuvre très-facile qui ne peut être employé que chez la femme (et chez l'homme après la taille), pour extraire les corps étrangers longs rigides et assez gros, comme un étui, un bout de bois, etc.;

c'est la pince de Leroy (d'Étiolles) père (fig. 141). Sa forme

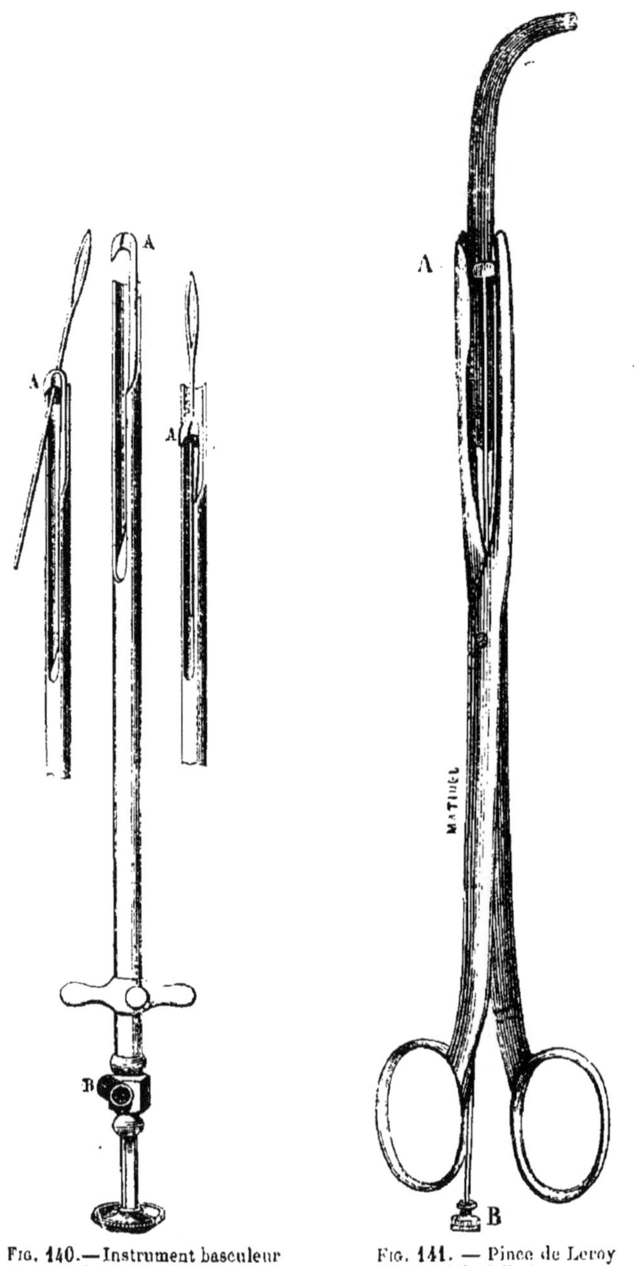

Fig. 140. — Instrument basculeur de M. Mathieu.

Fig. 141. — Pince de Leroy (d'Etiolles).

générale est celle de la pince à pansement ordinaire. Ses mors longs sont concaves et se rapprochent bords à bords, leur concavité se correspondant. D'un côté, et tout près de leurs extrémités, les mors offrent chacun une saillie qui s'applique l'une à l'autre en s'imbriquant quand la pince est fermée. De l'autre côté, sur le bord d'un des mors, est un curseur assez saillant A, mû tout le long de ce mors, depuis sa base jusqu'à son extrémité, au moyen de la tige qui est appliquée contre la branche du mors sur lequel il est, et qui se termine par un bouton B.

En raison de la dilatabilité de l'urèthre de la femme ou de la dilatation existante, due aux manœuvres d'introduction du corps étranger, la pince fermée, son curseur placé à la base des mors, est facilement introduite. Le corps saisi est transversal au mors; alors on pousse le curseur qui chasse devant lui le corps étranger jusqu'à l'extrémité de la pince; mais là, arrêté de l'autre côté des mors par leurs saillies, il bascule et se place, une extrémité entre les mors de la pince; l'autre dépasse la pince, mais est dans sa direction. Alors le corps étranger est extrait.

EXTRACTION DES CORPS ÉTRANGERS PAR LA BOUTONNIÈRE OU LA TAILLE (1).

La cause la plus fréquente de l'impossibilité de l'extraction du corps étranger par la voie naturelle, c'est son incrustation. Elle augmente son volume, rend sa surface rugueuse ou même constitue une véritable pierre, le corps étranger n'étant plus que le noyau. Aussi, avant de procéder aux manœuvres d'extraction par l'urèthre, est-il indispensable de savoir si le corps étranger est depuis longtemps dans l'urèthre ou la vessie, car sa couche d'incrustation est toujours en raison de la longueur du séjour du corps étranger

(1) Pour les manœuvres d'extraction après la taille, voyez page 718.

et de l'altération des urines. Ces temps derniers, j'ai été obligé de faire la taille pour une sonde de gomme qui était depuis huit jours seulement dans la vessie. Mais il y avait catarrhe, les urines étaient fortement alcalines, et déjà la couche d'incrustation était très-notable.

Une autre circonstance oblige le chirurgien à prendre le bistouri, c'est lorsque le corps étranger s'est déformé ou a augmenté considérablement de volume par imbibition, comme dans le cas de Foucher, où il s'agissait d'une plaque de cuir roulée sur elle-même, qui dans la vessie s'était imbibée et déroulée.

Quand on fera la boutonnière uréthrale, on prendra toujours la précaution de placer dans l'urèthre une sonde de métal, son bec contre le corps étranger; ainsi elle servira de conducteur.

CHAPITRE X

Tailles périnéales

Toutes les fois que le chirurgien fait communiquer artificiellement la cavité vésicale avec l'extérieur, pour en extraire des calculs ou autres corps étrangers, *il pratique la taille.*

On peut, de l'extérieur, pénétrer jusqu'à la cavité vésicale par des voies différentes; pour distinguer ces tailles les unes des autres, on donne à chacune le nom de la région anatomique siége de l'incision. Ainsi : *taille périnéale, taille hypogastrique, taille rectale.* — Mais, pour suivre chacun de ces trajets, on peut se servir de procédés différents. De là encore des variétés de taille que l'on distingue par le nom du procédé spécial employé, ou par le nom de l'auteur qui l'a préconisé. Ainsi la taille périnéale est *médiane, latéralisée, bilatérale* ou *médio-bilatérale.* Civiale, à la fin de sa carrière, faisait une incision médiane à la peau et faisait la section bilatérale du col vésical et de la prostate.

Le plus souvent, quand un chirurgien trouve une modification heureuse au procédé employé avant lui, son nom, au lieu d'être attaché seulement à la modification, est donné à la taille, à toute l'opération pratiquée en observant le détail de manœuvre qu'il a décrit. De là le nombre si considérable des tailles décrites par les différents auteurs. Vouloir faire l'historique complet de toutes, ce serait s'exposer à des redites continuelles, et, surtout, ce serait sortir tout à fait du cadre de ce livre et s'éloigner de son but.

Le premier point important à bien connaître pour le chirurgien, c'est la disposition anatomique exacte des parties qu'il doit traverser pour arriver à la vessie. Les points de repères qu'il doit rencontrer pour se guider ; les tissus qu'il doit ou ne doit pas couper, ou qu'il doit couper plus ou moins.

Cela bien su, le trajet de l'opération étant bien déterminé, la description des moyens et procédés opératoires devient simple et surtout facile à bien saisir.

Le périnée est cette région anatomique limitée extérieurement, en arrière : par une ligne droite qui, allant d'un ischion à l'autre, passe immédiatement en avant de l'anus ; de chaque côté, par les plis qui la séparent de la cuisse, et en avant par le scrotum.

La peau fine est pourvue de plus ou moins de poils ; elle présente un raphé médian qui, en arrière, s'arrête à la marge de l'anus et se continue en avant avec celui du scrotum.

La forme générale de cette région est celle d'un triangle isocèle dont la base est en arrière, immédiatement en avant de l'anus, et le sommet au pubis (le scrotum étant relevé). Ce triangle est divisé en deux autres, parfaitement symétriques, par le raphé cutané médian.

La peau fine de cette région, adhérente au niveau des plis latéraux du haut des cuisses, est lâche et mobile sur les tissus sous-jacents dans l'aire de la région, et cela d'autant plus qu'on se rapproche davantage du scrotum. Le tissu cellulaire sous-cutané est chargé de graisse chez les sujets obèses. Au-dessous est l'aponévrose superficielle du périnée, dédoublement inférieur de l'aponévrose moyenne, qui se réfléchit sur les bords postérieurs et les faces inférieures des muscles transverses superficiels du périnée, puis se dirige en avant, devenant de plus en plus lâche lorsqu'elle arrive au scrotum.

Cette aponévrose superficielle du périnée limite, en avant de l'anus, par sa réflexion en arrière des muscles transverses, et en bas par son plan, la loge inférieure du périnée qui, largement ouverte en avant au niveau du scrotum, est fermée ou plutôt très-bien limitée en haut par l'aponévrose moyenne du périnée ou ligament de Carcassonne.

Comme on le sait, ce ligament ou aponévrose s'insère à tout le pourtour osseux du périnée formé par l'arcade pubienne et les bords internes des ischions.

Dans cette loge inférieure du périnée (fig. 142) se trouve

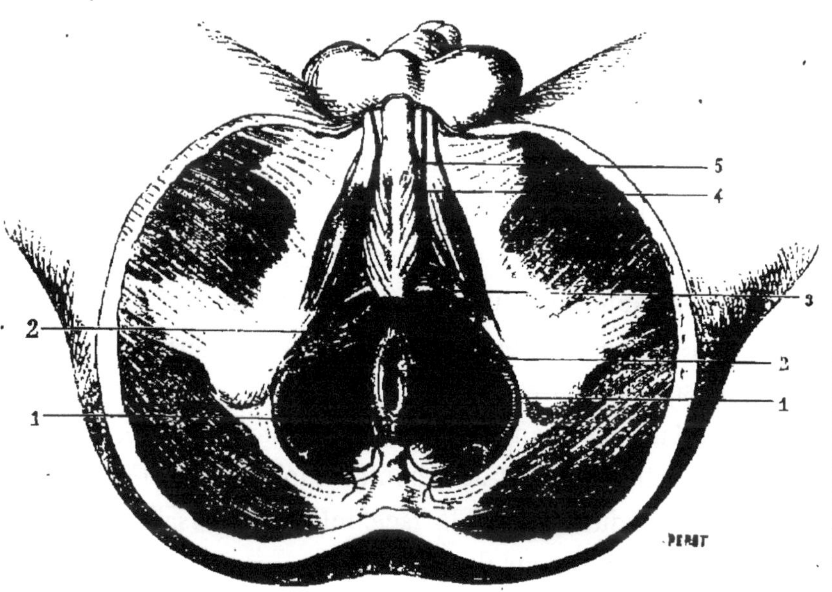

Fig. 142. — 1-1, artères honteuses. — 2-2, artères superficielles. — 3, artère bulbeuse ou transverse. — 4, 5, artère dorsale.

le bulbe, doublé des deux muscles bulbo-caverneux; il occupe le plan médian et sépare cette loge inférieure du périnée en deux espaces triangulaires latéraux. En arrière, sur la ligne médiane, le bulbe reçoit l'insertion du faisceau antérieur du muscle sphincter de l'anus dont, presque toujours, quelques fibres se continuent avec celles des bulbo-caverneux en s'inclinant latéralement pour prendre la direction des fibres de ces muscles.

Ces deux espaces triangulaires latéraux de la loge inférieure du périnée qui sont remplis par un tissu cellulo-graisseux, plus ou moins abondant, selon les sujets, sont limités : en arrière, à leur base, par les muscles transverses superficiels, qui vont de l'ischion au segment antérieur du sphincter de l'anus ; en dehors par les ischions sur lesquels s'insèrent les racines des corps caverneux doublés des muscles ischio-caverneux ; en dedans par le bulbe et le faisceau antérieur du sphincter anal. Il y a ici un point anatomique sur lequel nous devons insister. Le bulbe revêtu de ces deux muscles bulbo-caverneux présente un raphé médian linéaire, formé par l'insertion interne et postérieure des fibres des muscles bulbo-caverneux. Ce raphé très-visible, même sur le vivant, cesse en arrière juste au point où les fibres du sphincter de l'anus viennent s'insérer sur le bulbe ; le faisceau antérieur du sphincter étant unique. Ainsi, on peut distinguer les fibres du sphincter de l'anus de celles des muscles bulbo-caverneux.

C'est dans ces triangles latéraux que sont les artères périnéales ; elles viennent de la honteuse interne (fig. 142, 1-1), qui est appliquée contre la face interne de l'ischion, tout près du bord inférieur de cet os.

La première est la *périnéale superficielle* (fig. 142, 2-2) qui se sépare de la honteuse au niveau de l'ischion, immédiatement en arrière du muscle transverse superficiel du périnée, passe au-dessous de lui, entre lui et la peau, se dirige obliquement en avant et en dedans, sans s'éloigner beaucoup du bord externe du périnée, c'est-à-dire de l'ischion, et va se terminer dans le scrotum.

Dès son origine, en arrière du muscle transverse superficiel du périnée, elle donne un petit rameau qui va à l'anus, c'est l'hémorrhoïdale inférieure; plus loin, elle fournit de tout petits rameaux aux muscles du périnée, mais son tronc reste toujours rapproché de l'ischion.

Artère bulbeuse ou artère transverse du périnée (fig. 142, 3). — Elle naît de la honteuse, en avant du muscle transverse superficiel; se dirige plus transversalement en dedans et en avant que l'artère superficielle, vers le bulbe, dans lequel elle pénètre par sa face latérale, en avant de son extrémité postérieure.

Si l'on observe attentivement la position des artères dans le périnée, elles laissent en dedans, entre elles et le plan médian, un espace triangulaire assez grand, où normalement l'instrument tranchant ne rencontre pas d'artère. Les deux espaces triangulaires, ne contenant pas d'artère, séparés par le bulbe et le faisceau antérieur du sphincter anal, réunis, constituent l'aire opératoire de la taille, dans la loge inférieure du périnée.

Les incisions à la peau doivent être faites dans cet *aire opératoire*. Pour avoir bien à l'esprit le lieu où ces incisions peuvent être faites, il y a un point de repère important à bien retenir. Si du centre de l'anus on mène une ligne au point de l'ischion le plus rapproché de cet orifice, ce point de l'ischion est toujours en avant de la tubérosité près de l'extrémité postérieure des ischio-caverneux, et si sur le milieu de cette ligne on élève une perpendiculaire, on a ainsi une ligne qui coupe obliquement le raphé médian du périnée au niveau du bulbe, et qui toujours est en dedans des artères normales du périnée (fig. 142, et fig. 172, p. 721). C'est là le lieu d'élection de l'incision dans la taille latéralisée. Cette ligne correspond assez bien au diamètre oblique de la prostate. C'est en combinant les deux incisions latérales qu'on est arrivé à faire l'incision semilunaire à convexité supérieure de la taille bilatérale.

Les anomalies artérielles au périnée, sans être fréquentes, ne sont pas rares. Le plus souvent elles consistent en ce que l'artère superficielle du périnée et l'artère bulbeuse ou transverse naissent de la honteuse interne par un tronc commun. Alors la bifurcation artérielle qui donne naissance à ces deux artères peut se faire au niveau du transverse superficiel ou un peu en avant de lui. Dans ces deux cas, l'artère transverse ou bulbeuse se rendant au bulbe, empiète sur, ou même traverse l'aire opératoire que nous venons de décrire. Alors elle est comprise dans l'incision faite selon les règles. C'est là la cause principale de l'hémorrhagie artérielle après la taille.

L'aponévrose moyenne du périnée, dont nous avons déjà parlé, n'est point un simple plan fibreux, c'est plutôt une cloison assez épaisse, formée de faisceaux fibreux entremêlés de fibres musculaires dépendantes du sphincter uréthral, et traversée par de nombreuses veines. De là son aspect rougeâtre et la difficulté que l'on a à la débarrasser du sang qui gêne sa dissection. Insérée à l'arcade pubienne et aux bords internes des ischions, elle se termine au niveau des bords postérieurs des transverses superficiels du périnée, où elle se dédouble pour donner naissance en bas à l'aponévrose superficielle.

Sur la ligne médiane, à 12 millimètres environ au-dessous du pubis, elle offre un orifice assez large, qui entoure l'urèthre, au niveau du collet du bulbe, et qui loge, pour ainsi dire, la partie du bulbe qui se prolonge en s'appliquant contre la face inférieure de l'urèthre. Le rapport de cette partie libre du bulbe avec l'aponévrose moyenne du périnée est important à étudier. Il n'y a aucun lien résistant allant de l'orifice de l'aponévrose moyenne au bulbe. Le bulbe est logé dans l'orifice aponévrotique, mais n'y est point adhérent. Il est maintenu en place dans cette ouverture aponévrotique par le faisceau antérieur du sphincter de l'anus, qui est inséré au bulbe en avant de son extrémité postérieure arrondie. Il en résulte que, quand on coupe ce faisceau musculaire du sphincter anal, il est très-facile de relever le bulbe et de le maintenir relevé pour découvrir la face inférieure de la portion membraneuse de l'urèthre. Cette disposition anatomique permet d'arriver à l'urèthre en évitant sûrement le bulbe. De là la règle que j'enseigne depuis mon premier cours de médecine opératoire : *Quelle que soit la taille périnéale que l'on pratique, l'incision de la peau et des tissus sous-cutanés faite, on doit reconnaître le bulbe doublé des muscles bulbo-caverneux, suivre le raphé médian de ces deux muscles d'avant en arrière, reconnaître le faisceau du sphincter anal, couper transversalement ce faisceau musculaire, relever le bulbe et ponctionner l'urèthre.* Et ceci, quelle que soit la taille périnéale pratiquée. La partie libre du bulbe logée dans l'aponévrose moyenne a un développement qui varie selon les sujets ; son développement, toutes causes égales d'ailleurs, est proportionnel à l'âge.

La face supérieure de l'aponévrose moyenne est le plancher de l'étage supérieur du périnée, où se trouve la portion profonde et fixe de l'urèthre, qui s'étend du collet du bulbe à la vessie. Cet espace périnéal supérieur est limité en arrière par le rectum, en haut par le releveur de l'anus, doublé de l'aponévrose pelvienne ; dont les deux faisceaux internes s'appliquent contre les faces latérales de la prostate, et peuvent agir en en rapprochant les lobes latéraux pour fermer l'urèthre, dans l'effort et le coup de piston.

De l'aponévrose moyenne du périnée partent des lames supérieures, ce sont elles qui forment la coque fibreuse de la prostate, qui se prolongent sur les vésicules séminales et en constituent la tunique fibreuse, et isolent ces organes du tissu cellulaire ambiant. Celui-ci communique largement avec le tissu cellulaire sous-péritonéal, au niveau de la partie supérieure de la face postérieure de la prostate, entre celle-ci et le rectum. Au-dessous de la face postérieure de la prostate, près de son bord antérieur, et sur la ligne médiane, au niveau du bec prostatique, les tissus contigus à la prostate sont très-serrés, il y a adhérence entre le rectum et la prostate. C'est à ce niveau que l'urèthre et le rectum sont le plus rapprochés. En effet, en avant, l'urèthre continuant sa courbe s'écarte du rectum, et l'écartement de ces deux organes donne le périnée. De même, en arrière, l'urèthre, en s'élevant pour se terminer au col vésical, s'écarte du rectum.

Les artères de l'étage supérieur du périnée n'ont point d'importance pour le cas chirurgical spécial qui nous occupe, si ce n'est le petit rameau de la vésico-prostatique, qui a normalement un demi-millimètre de diamètre (Jarjavay) et qui entoure complétement, mais extérieurement, le col vésical. Les conditions d'anomalies de ce rameau, quand il est plus développé et placé dans l'épaisseur du col, peuvent être cause de sa section dans l'opération de la taille.

Région profonde de l'urèthre. — Intéressée dans toutes les opérations de taille périnéale, nous devons l'étudier ici au point de vue chirurgical. Elle commence au collet du bulbe et comprend la région membraneuse, la région prostatique et le col vésical.

Sa direction est oblique de bas en haut et d'avant en arrière. Ainsi, le niveau du col vésical est plus élevé que celui du collet du bulbe. Ce dernier point de l'urèthre, placé à 12 millimètres environ, au-dessous du pubis, sommet de la courbe générale de l'urèthre, est fixe. Il n'en est pas ainsi du col de la vessie qui, selon l'âge et selon le développement plus ou moins grand de la prostate, est à un niveau plus ou moins élevé.

Chez le nouveau-né, la vessie, même dans son état de vacuité, est tout entière au-dessus du pubis, l'urèthre contourne l'arcade pubienne, et le col vésical est très-élevé. Mais le petit bassin se développant, la vessie descend de plus en plus et finit par se placer complétement contre la face postérieure du pubis. Son sommet ne dépasse le bord supérieur du pubis que quand elle est dilatée. A cette époque de la vie, chez l'enfant et chez l'adolescent, jusqu'à un âge variable, le col de la vessie est peu au-dessus du collet du bulbe; au moins la paroi inférieure et le col vésical, très-souple chez ces jeunes sujets, se déprime facilement; de là le redressement facile de leur courbure uréthrale. Nous avons déjà parlé de ces conditions de la région profonde de l'urèthre, spéciales au jeune âge, à propos du cathétérisme, et à propos de la position dans laquelle on doit mettre le sujet auquel on veut faire la lithotritie.

Mais à mesure que la prostate se développe, les conditions de souplesse, la longueur, la direction de la région profonde de l'urèthre sont modifiées. Comme le développement de la prostate ne se fait pas régulièrement avec l'âge, mais varie pour ainsi dire chez chaque individu, il en résulte qu'il est impossible de dire d'une façon précise : A tel âge, le col de la vessie est à tel niveau au-dessus du collet du bulbe. Les auteurs ont cherché à déterminer exactement le niveau du col de la vessie par rapport au pubis. Ici il y a de nouvelles causes de variations à ajouter à celles dont nous venons de parler. D'abord, le col vésical n'est pas à la même distance de la face postérieure du pubis chez tous les sujets. De plus, l'état du pubis est très-varié ; il est plus ou moins incliné, plus ou moins haut suivant la conformation générale du bassin. Enfin, la position du col vésical varie selon que la vessie est vide, ou plus ou moins dilatée. Dans les cas de rétention d'urine, où la vessie est très-distendue, quelle que soit la cause mécanique de la rétention, j'ai toujours remarqué que le col était plus élevé que d'habitude. M. Sappey (1) discute toutes ces causes des variations de position du col vésical (page 9).

Au point de vue chirurgical, il eût été très-heureux d'avoir une donnée exacte. Cherchons à déterminer la position du col de la vessie par rapport au pubis dans les deux habitus vertical et horizontal.

Le sujet étant debout, si, au niveau du bord inférieur du pubis, on fait passer un plan horizontal, l'orifice de l'urèthre dans la vessie est au-dessus de ce plan et à un niveau plus ou moins élevé que les causes d'élévation du col vésical dont nous venons de parler : grosse prostate, pubis haut et fortement incliné sur l'horizon, etc..., peuvent augmenter.

Si le sujet est placé couché horizontalement, sur le dos, le plan horizontal qui passe au niveau du bord inférieur du pubis, laisse toujours au-dessous de lui le col vésical, comme le montrent les coupes faites sur les cadavres congelés, et représentées dans le travail de Jarjavay (2). Mais cette position du col au-dessous du plan horizontal varie.

La longueur totale de la région profonde de l'urèthre est en moyenne de 3 centimètres, celle de la région membraneuse a de 10 à 15 millimètres, et celle de la région prostatique a 15 à 20 millimètres. Mais, dans les cas de prostate volumineuse avec développement du lobe médian, cette région profonde est réellement plus longue : de là l'indication de se servir, dans la taille, d'un cathéter à bec plus long que ceux que les fabricants font ordinairement.

Le diamètre de la région membraneuse est étroit; mais

(1) Sappey, *Recherches sur la conformation et la structure de l'urèthre de l'homme*, 1854.

(2) Jarjavay, *Recherches anatomiques sur l'urèthre de l'homme*, 1854.

au delà de son union avec le tissu spongieux du bulbe, dans sa continuité, elle est dilatable. Le degré de dilatabilité, une fois la tonicité musculaire du sphincter uréthral vaincue, peut aller assez loin.

A la région prostatique, l'urèthre se dilate et prend la forme d'une cavité ellipsoïde (Sappey). Mais ici les parois sont denses et sont d'autant moins extensibles que la prostate est plus développée.

Le col de la vessie, qui a 4 à 6 millimètres de diamètre, peut être facilement dilaté du double sans que ses fibres musculaires soient distendues.

Jarjavay, dans sa description de l'orbiculaire uréthral, en décrit très-exactement la continuité de disposition des fibres musculaires du collet du bulbe au col vésical.

Toutes les fibres de l'orbiculaire uréthral s'insèrent en haut sur la paroi inférieure du corps fibro-spongieux qui adhère à l'arcade pubienne; de là elles se dirigent obliquement en bas et en dedans pour s'entrecroiser avec celles du côté opposé, sur la ligne médiane au-dessus du canal; puis elles contournent les parois latérales de l'urèthre. A la région membraneuse, au-dessous du canal, elles s'entrecroisent de nouveau sur la ligne médiane, pour se continuer au delà de la paroi uréthrale proprement dite, où elles forment, pour la plupart, des faisceaux latéraux qui entrent dans la formation des muscles transverses uréthraux, transverses profonds du périnée. Les plus postérieures se dirigent en arrière vers les fibres longitudinales du rectum. Quelques-unes des plus antérieures vont se confondre avec les muscles bulbo-caverneux. C'est entre les fibres de cette portion membraneuse, avant leur entrecroisement au-dessous de l'urèthre, que se trouvent placées les glandes de Cooper.

Au niveau de la prostate, les fibres musculaires de l'orbiculaire après leur entrecroisement sur la ligne médiane au-dessus de l'urèthre, comme celles de la portion membraneuse, descendent de chaque côté de l'urèthre. Mais arrivées au lobe prostatique, les fibres musculaires, forment trois groupes. Les plus internes, sous-muqueuses, continuent à contourner complétement l'urèthre, et se terminent de chaque côté sur les bords du verumontanum : ce sont les intra-glandulaires. Les moyennes, ou interglandulaires, se divisent en faisceaux qui pénètrent entre les lobules de la glande. Les externes forment un faisceau qui s'applique contre le tissu glandulaire et se continue sur les faces latérales et postérieures de la prostate jusque vers la dépression médiane de la prostate. Au delà du bord postérieur de la prostate, l'orbiculaire de l'urèthre forme un faisceau blanchâtre, dense : c'est le sphincter du col vésical.

Ainsi, la partie glandulaire de la prostate est contenue dans l'orbiculaire de l'urèthre.

Chez l'enfant nouveau-né, la prostate est représentée par deux petits lobes latéraux, parfaitement indépendants. Alors la paroi inférieure de la région profonde de l'urèthre est souple dans toute son étendue. Cet état, qui permet la dilatation uniforme de toute cette région de l'urèthre, et la dépression de toute sa face postérieure, persiste pendant les années de la première enfance et de la première jeunesse ; puis il diminue ensuite, à partir de la puberté, à mesure que les lobes prostatiques se développent, deviennent plus denses et envahissent une plus grande étendue de la paroi postérieure et des parois latérales de l'urèthre. Chez les sujets âgés, la prostate arrive quelquefois à un développement considérable et elle n'est plus symétrique. Déjà nous en avons parlé, à propos des obstacles au cathétérisme.

La diminution de souplesse des parois de l'urèthre, que détermine forcément le développement de la prostate, empêche de pousser la dilatation de cette région profonde aussi loin que le voudrait l'opérateur, désireux d'éviter de porter l'instrument tranchant sur ces tissus ; et cela pour les raisons que nous donnerons bientôt.

En raison de la consistance des tissus, quand la prostate est développée, l'écartement des lèvres de l'incision ne se fait pas, et alors le diamètre du passage obtenu n'est jamais en rapport avec l'incision faite ; il est toujours moindre.

Cette consistance des tissus s'accompagne toujours d'une friabilité plus ou moins grande. Ainsi, quand on a incisé la prostate de dedans en dehors, si pour avoir un trajet plus large, on dilate avec force, souvent les tissus se déchirent à partir du fond de l'incision, et cela jusqu'à la surface externe de la prostate. Cet accident opératoire de la taille s'est produit plus d'une fois.

Par son développement, la prostate modifie la longueur et la direction de la région profonde de l'urèthre. Ainsi elle l'allonge, elle augmente sa courbure et par cela élève le col vésical. Ce sont ces raisons anatomiques qui doivent faire choisir un cathéter à bec long.

Un point qui a préoccupé vivement tous les auteurs qui ont écrit sur la taille, c'est l'étendue que l'on peut donner à l'incision faite de dedans en dehors sur la paroi uréthrale, sans jamais dépasser l'épaisseur des tissus de cette paroi. C'est ce que l'on a cherché à déterminer en étudiant les rayons de la prostate. Pour M. Sappey, ces rayons ont près au col vésical : le transverse 15 millimètres, le médian inférieur 17 millimètres, et l'oblique en bas et en dehors 22 millimètres. Cet auteur donne des chiffres inférieurs à ceux de Senn, et ainsi il se trouve plus dans la moyenne. Mais, plus en avant, les rayons prostatiques sont plus petits; il en résulte que pour ne pas sortir des parois de l'urèthre, il faut, au niveau du bec prostatique, faire une incision plus petite qu'au niveau du col vésical.

En raison de la consistance et de la nature des tissus, et aussi peut-être de la manœuvre faite avec les lithotomes, il est un fait qui m'a toujours frappé : c'est que la profondeur de l'incision faite n'est point en rapport exact avec le degré d'écartement donné à la lame ou aux lames du lithotome. J'ai constaté le fait bien souvent *de visu*, sur le cadavre. Sur le vivant, on est toujours étonné d'avoir un trajet qui semble petit. Ce serait un argument en faveur des grands écartements à donner aux lames des lithotomes; mais nous verrons bientôt pourquoi il ne faut pas se laisser aller à cette pratique.

Les canaux éjaculateurs, qui s'ouvrent obliquement de chaque côté du verumontanum, traversent la prostate d'avant en arrière pour arriver aux vésicules séminales. Ainsi, l'incision parfaitement médiane peut les éviter, et ils ne sont jamais intéressés dans les cas d'incisions latérales ou bilatérales.

Veines. — Depuis que l'étude des intoxications chirurgicales a fait faire de si remarquables progrès, en déterminant la nature et les causes des accidents d'infection consécutifs aux opérations, le chirurgien est obligé de tenir un grand compte dans son choix de méthode opératoire, de l'état du système veineux de la région sur laquelle il doit agir.

Ici, dans cette région profonde de l'urèthre et autour d'elle, nous trouvons un système veineux très-développé et présentant les dispositions anatomiques les plus favorables à l'introduction des liquides septiques (urine, pus) dans le sang sitôt qu'il est ouvert. Il y a un plexus veineux sous-muqueux très-riche, surtout au niveau de la prostate et du col de la vessie et, comme le dit M. Sappey : « Le développement de ce plexus veineux est en raison directe de l'âge (1). De ce plexus sous-muqueux partent des troncs plus ou

(1) *Loc. cit.*, page 83.

moins petits qui traversent les parois de l'urèthre et vont s'ouvrir dans le plexus veineux formé des gros troncs qui entourent la prostate et le col vésical. Ce plexus veineux prostatique, ou plutôt de la région profonde de l'urèthre, communique largement avec les veines honteuses internes, les hémorrhoïdales et les veines obturatrices, et par là avec le tronc hypogastrique.

Avec l'âge, le réseau veineux sous-muqueux se développe au niveau de la prostate et du col vésical. Souvent, alors, il communique avec le plexus externe, non plus par des troncs petits et à paroi libre, mais par de véritables sinus, les parois du tronc veineux étant devenues adhérentes au tissu prostatique. Enfin, les gros troncs du plexus externe présentent souvent cette disposition en sinus, et cela surtout autour du col vésical, en arrière du pubis. Voilà certes les conditions physiques les plus favorables à l'entrée des liquides septiques (urines, pus) dans le torrent de la circulation. C'est là la raison pour laquelle la taille est une opération dont la gravité augmente avec l'âge du sujet. C'est pour éviter, autant que possible, d'ouvrir le plexus veineux sous-muqueux et les sinus prostatiques, que maintenant on cherche à inciser le moins profondément possible les parois du col vésical et de l'urèthre, et qu'on a proposé, dans ces derniers temps, de ne faire qu'une dilatation (Dolbeau).

Nerfs. — Les nerfs du périnée, placés en dehors de l'aire opératoire de la taille délimitée par les artères périnéales, en raison de leur position, ne sont point lésés et ne peuvent pas l'être. Ils suivent les divisions de l'artère honteuse, et sont toujours placés en dehors de ces artères.

TAILLE MÉDIANE.

Dans cette taille, comme son nom l'indique, on fait un trajet médian allant de la peau à la vessie.

INSTRUMENTS. — *Bistouri.* — Pour moi, il n'est point indifférent de se servir du premier bistouri de trousse venu, droit ou convexe, à lame plus ou moins longue. Pour qu'il y ait plus de sûreté dans les sections, on doit prendre un bistouri ayant un manche long, suffisamment gros, pour que l'on ait l'instrument en main ; de plus, la lame doit être fixe. Pour faire la taille, contrairement à plusieurs de mes confrères, je me sers d'un bistouri à lame courte à dos convexe ayant un tranchant droit, une pointe acérée mais trapue (fig. 143). Cette forme de lame, qui est sans nécessité pour l'incision de la peau et des parties molles, est très-utile et fort commode pour ponctionner l'urèthre. On glisse facilement sa pointe sur l'ongle de l'indicateur gauche placé dans la cannelure du cathéter. Et sa pointe trapue ne se casse pas sur le cathéter, pour peu qu'on y fasse attention. Enfin, l'épaisseur de son dos fait que l'ongle de l'indicateur, en suivant le dos du bistouri jusqu'à la pointe, se place plus facilement dans la plaie uréthrale, pour servir de conducteur au lithotome.

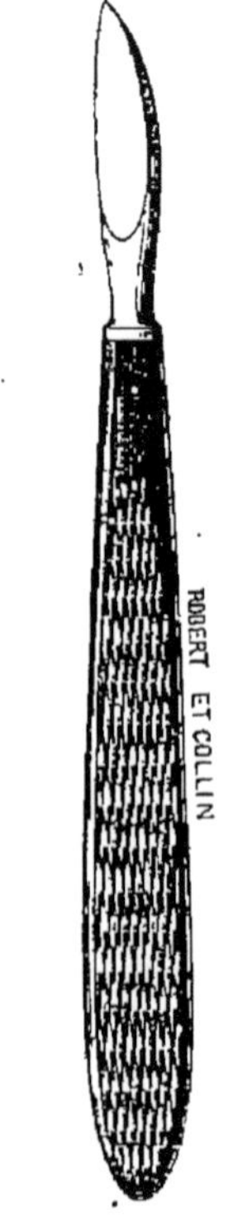

FIG. 143. — Bistouri pour la taille.

Cathéter. — Fait en fer, sa tige arrondie porte une plaque terminale transversale. Cette plaque, au lieu d'avoir son bord supérieur arrondi (fig. 144), doit l'avoir échancré, de façon à bien recevoir la pulpe du pouce. A l'autre extrémité de la tige arrondie, le cathéter, en se continuant, présente une large cannelure qui occupe toute la convexité de la courbe jusqu'au bec, qui se termine par une extrémité arrondie. L'échancrure de la cannelure doit être aussi large et aussi profonde que possible. Ses bords ne doivent pas se replier en dedans, ce qui pourrait retenir l'extrémité du lithotome, quand on veut éloigner l'un de l'autre ces deux instruments dans la vessie.

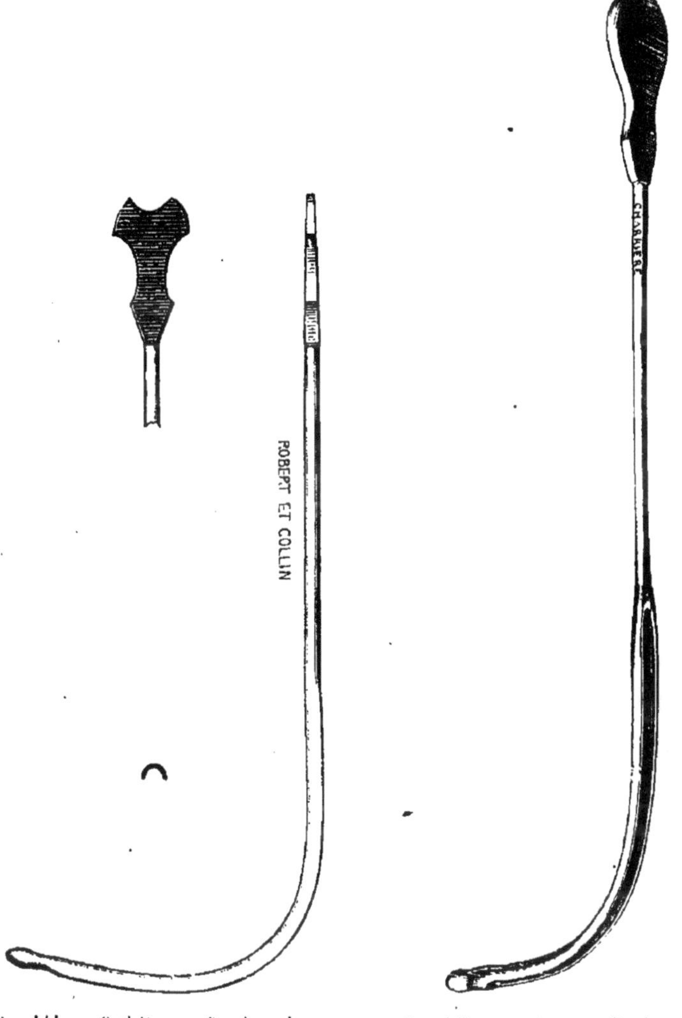

Fig. 144. — Cathéter. — Courbure brusque. — Bec long. La section transversale montre comment doivent être les bords de la cannelure. La plaque terminale est échancrée pour recevoir la pulpe du pouce.

Fig. 145. — Cathéter ordinaire.

La courbure du cathéter doit être un peu brusque (fig. 144). Alors le cathéter, en place dans l'urèthre et appliqué fortement sur la paroi inférieure du canal, fait une saillie plus forte. Enfin, son bec doit être long pour que, sa courbure étant dans celle du canal, l'extrémité du bec soit dans la vessie. Le cathéter représenté (fig. 145), outre une courbure trop régulière et trop ouverte, est surtout mauvais parce que son bec est court; il expose l'opérateur à ne pas entrer dans la vessie.

Il va sans dire qu'on doit avoir des cathéters de différents volumes pour les sujets plus ou moins jeunes.

Lithotome simple (fig. 146). — C'est l'instrument de Frère Côme. Il se compose de deux pièces principales : 1° une tige droite aplatie latéralement, légèrement courbée à son extrémité mousse ou bec, et portant à son autre extrémité un manche de bois, assez volumineux et à surface rugueuse pour être bien en main. Cette tige droite, dans toute sa continuité, à partir de 4 centimètres environ du manche, présente une longue fenêtre ou gaîne ouverte qui existe jusqu'à 1 centimètre du bec. C'est dans cette gaîne que se cache la lame.

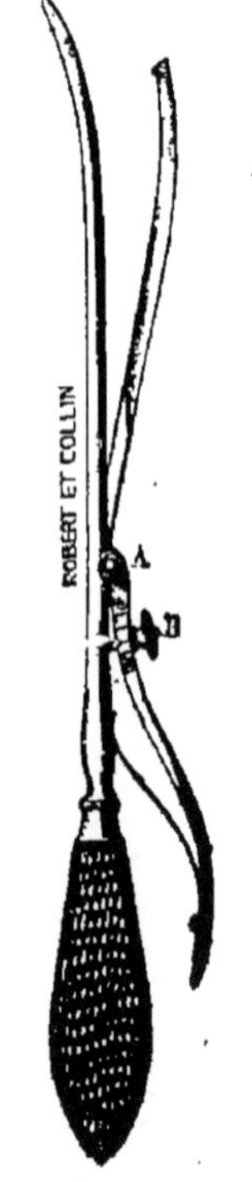

Fig. 146. — Cathéter simple.

A l'extrémité antérieure de la gaîne, les deux plaques latérales de l'échancrure font une saillie arrondie. Le centre de chacune de ces saillies est perforé et offre un pas de vis, pour recevoir la vis d'articulation de la lame avec la tige en A.

La pièce qui constitue la lame est un levier coudé, articulé en A avec la tige au niveau du coude. L'un des bras du levier est la lame; l'autre est une tige qui, la lame étant cachée, est maintenue à son plus grand degré d'écartement du manche de bois par un ressort. Plus on rapproche ce bras externe de la lame du corps de l'instrument, plus la lame sort de sa gaîne et plus grand est l'écartement entre la lame et la gaîne. De là la vis mobile B sur le bras de la lame et faisant saillie vers le corps de l'instrument. Cette vis limite l'écartement de lame : placée au niveau d'un des chiffres gravé sur le bord externe du bras de la lame, la limite de l'écartement de lame est juste du nombre de millimètres indiqués par ce chiffre. Pour que la saillie de la lame cesse aussitôt que l'opérateur le désire, le bras externe de la lame est maintenu éloigné du manche de bois par un ressort. Aussitôt que la main ne rapproche plus le bras externe de la lame du manche, le ressort agit, écarte les deux manches, celui de la tige et celui de la lame et cache immédiatement la lame dans sa gaîne.

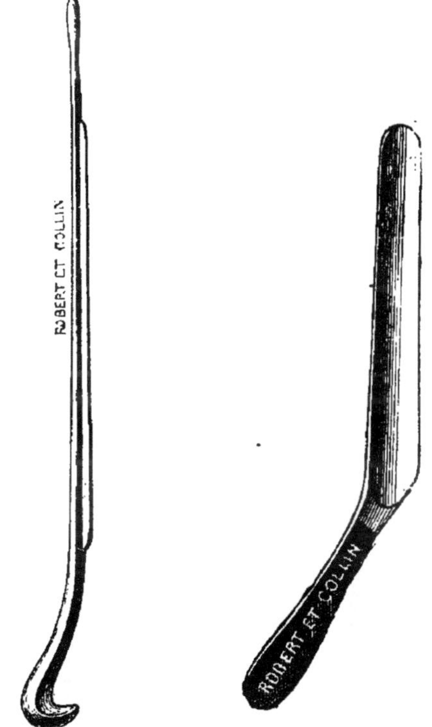

Fig. 147.— Bouton à crête et à curette.

Fig. 148. — Gorgeret à bords mousses.

Le bouton à crête et à curette (fig. 147). — C'est une tige droite, arrondie d'un côté, et présentant sur l'autre une crête longitudinale d'un demi-centimètre de haut. A une extrémité est un bouton mousse, à l'autre est une curette. C'est sur la crête de cet instrument que les tenettes sont conduites dans la vessie.

Gorgeret à bord mousse (fig. 148).— La large concavité longitudinale du gorgeret est assez grande pour s'appliquer sur le doigt indicateur ; et alors le gorgeret entoure la moitié de la surface de ce doigt. A l'extrémité antérieure du gorgeret est un manche à direction oblique sur celle de l'instrument.

Tenettes. — Ce sont des pinces à anneaux, dont les bran-

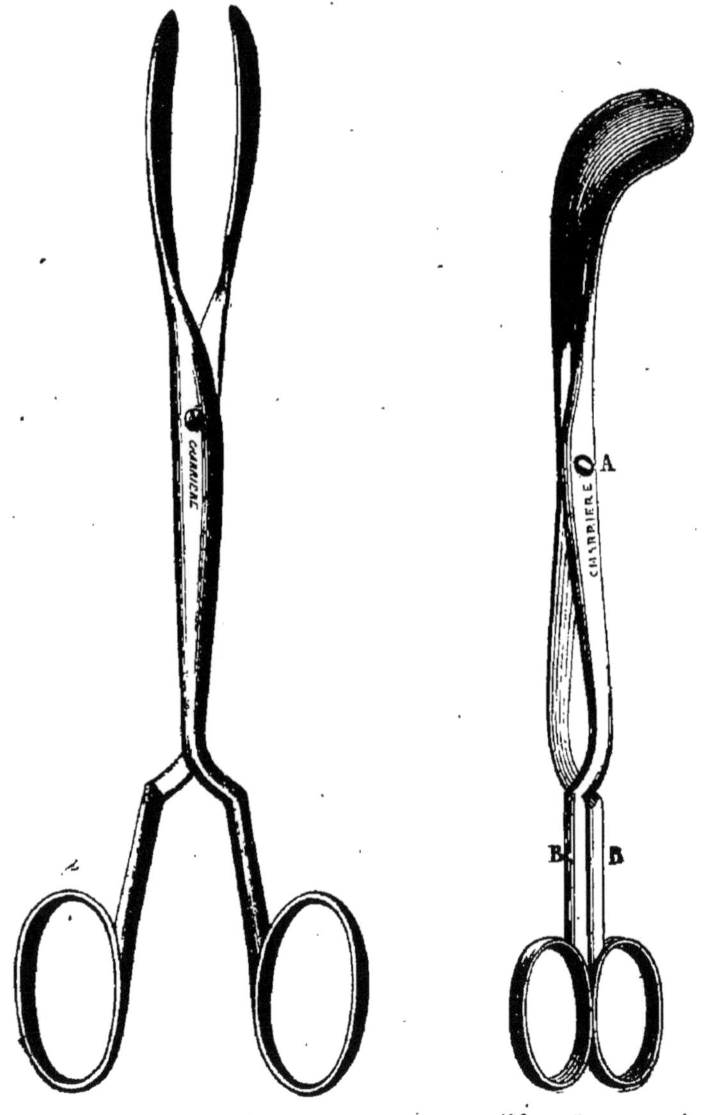

FIG. 149. — Tenettes droites.

FIG. 150. — Tenettes courbes.

ches des anneaux, longues de plus d'un décimètre, sont

incurvées l'une sur l'autre afin de diminuer, autant que possible, l'écartement des branches quand on ouvre la tenette; et dont les mors sont deux valves allongées et concaves en forme de cuiller. La concavité des valves présente des aspérités, mais leur convexité et leurs bords sont polis. Ces deux valves des tenettes restent éloignées l'une de l'autre, même à leur extrémité, lorsque les deux anneaux sont complétement rapprochés, l'instrument étant fermé. On doit avoir des tenettes de différentes grandeurs, à valves droites (fig. 149) et valves courbes (fig. 150).

Entraves. — Dans la position (1) à donner au sujet auquel on fait la taille, pour rendre plus facile le maintien de l'écartement des membres inférieurs et pour obtenir plus sûrement l'immobilité de l'opéré, on le couche sur le dos, les bras appliqués le long du tronc, les jambes et les cuisses fléchies, les mains touchant les talons, et l'on fixe les mains aux chevilles. Pour cela, jusqu'à ces dernières années, on se servait d'une longue bande avec laquelle, le malade ayant son talon dans sa main, on faisait un huit de chiffre autour de la cheville et du poignet. Ce moyen de fixité des membres inférieurs aux supérieurs a des inconvénients. Il est long à exécuter, et surtout il est long à défaire. Maintenant que l'emploi du chloroforme peut nécessiter un changement brusque dans la position de l'opéré, il est important de pouvoir attacher rapidement les poignets aux chevilles et de même de les détacher instantanément. Pour ces raisons, je me sers toujours d'entraves (voy. fig. 151, p. 699). Elles se composent de deux bracelets en cuir garni : 1° un bracelet simple se fixant autour du poignet au moyen d'une lanière et d'une boucle. Sur la face externe de ce bracelet est fixé un anneau de fer muni d'un mousqueton. En plaçant ce

(1) Position décrite page 701.

bracelet on doit mettre le mousqueton du côté de la face interne du poignet.

2° Un bracelet qui se fixe autour des chevilles au moyen d'une lanière et d'une boucle. Mais ici le bracelet est muni d'un sous-pied pour l'empêcher de remonter le long de la jambe.

Ce bracelet a, fixé sur sa face externe, un anneau de fer dans lequel on met le mousqueton. Les bracelets des membres droits et ceux des membres gauches, sont deux appareils d'entraves symétriques. Ainsi, on ne peut pas mettre au membre droit ceux faits pour le gauche. Pour éviter un embarras, ceux de droite sont marqués d'un D, et ceux de gauche d'un G. La figure 151 montre les entraves en place.

Table. — Le choix de la table sur laquelle on va faire l'opération a son importance. Elle doit être rectangulaire, large de 60 à 75 centimètres, autant que possible. Alors les aides sont plus près du tronc de l'opéré, se fatiguent moins et exécutent plus sûrement leurs manœuvres, surtout celui qui tient le cathéter.

La table doit être assez longue pour que le malade puisse y être couché. On ne doit la recouvrir que d'un drap ou de couvertures. Mais il ne doit pas y avoir de matelas : car sur un matelas le bassin serait insuffisamment fixé, le malade pouvant retirer le siége en se cambrant plus facilement les reins.

La table doit avoir des pieds solides et reposant par des surfaces larges sur le sol. Elle ne doit pas vaciller.

La table ne doit être ni trop basse ni trop haute, elle doit être telle que l'opérateur, étant assis, ait ses mains juste à l'élévation qui lui est commode pour opérer.

La table de cuisine remplit souvent très-bien toutes ces indications.

MANŒUVRES OPÉRATOIRES. — La table recouverte d'un drap

est placée perpendiculairement devant une fenêtre. On doit pouvoir circuler librement autour d'elle. Entre la table et la fenêtre, on met la chaise, que le chirurgien a dû choisir lui-même, pour qu'elle soit de la hauteur qui lui convient.

Sur une petite table placée à droite de la place du chirurgien, près de la fenêtre, sont rangés les instruments les uns à côté des autres dans l'ordre de leur emploi. Le lithotome doit être préparé, le degré d'écartement de la lame bien fixé. Il doit y avoir tous ceux que nous venons de décrire, et, en plus, l'instrument spécial pour ponctionner l'urèthre et y conduire le lithotome que je vais faire connaître; ceux destinés à casser la pierre, si l'on prévoit la chose nécessaire. Nous décrirons ces derniers à propos du *broiement après la taille*. Il doit y avoir aussi des seringues à hydrocèle, à canules larges, pleines d'eau. Enfin, à gauche, il doit y avoir une cuvette pleine d'eau sur une petite table.

Un peu en avant du pied gauche de la table, par conséquent à la droite du chirurgien, on met un seau plein d'eau. Il sert à plonger et à nettoyer rapidement les tenettes que l'on retire de la vessie, pour les débarrasser du sang et des fragments de la pierre, si celle-ci s'est brisée.

Le sujet, couché sur la table, la tête sur un oreiller, un aide donne le chloroforme. Pendant cela, on place les bracelets, en ayant soin de mettre à la face interne du poignet l'anneau et le mousqueton, et à la face externe des chevilles l'anneau de fer.

L'insensibilité étant complète, l'opérateur faisant la manœuvre du cathétérisme curviligne, introduit le cathéter jusque dans la vessie. Aussitôt cela fait, les aides, prenant le sujet par les cuisses et le tronc, fléchissant les jambes et les cuisses, placent le siége sur le bord même de la table, devant la fenêtre; et ils mettent les mousquetons des bracelets des bras dans les anneaux des bracelets des chevilles. Puis, chaque aide prend la place qu'il doit garder pendant l'opération, place que le chirurgien a eu soin d'indiquer à l'avance à chacun d'eux.

LES AIDES. — 1° *Celui qui donne le chloroforme.* Il doit maintenir le sujet dans l'anesthésie complète, et surveiller les effets du chloroforme; il ne doit faire que cela. S'il se produit des troubles graves de la respiration ou de la circulation, il prévient aussitôt le chirurgien, et les aides qui tiennent les membres inférieurs. Ceux-ci doivent aussitôt, chacun de leur côté, défaire la boucle du bracelet du poignet; alors on étend le sujet et l'on s'occupe de l'accident dû au chloroforme.

2° *Les aides qui tiennent les membres inférieurs.* — Les bracelets du poignet étant fixés à ceux des pieds, ils se placent

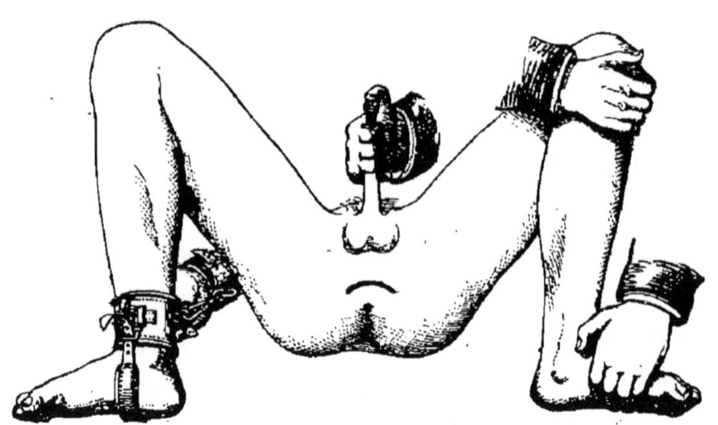

FIG. 151. — Position du siége, les membres inférieurs maintenus écartés. D'un côté, on voit comment le membre doit être tenu par l'aide ; de l'autre, on voit les entraves en place. Le cathéter est tenu par la main droite de l'aide. Enfin, la ligne de l'incision cutanée de la taille bilatérale.

de chaque côté, contre l'extrémité de la table en arrière des membres inférieurs qu'ils écartent et maintiennent à un degré égal d'écartement. Pour cela, celui du côté gauche du sujet, saisit avec la main droite le genou (fig. 151) qu'il applique contre lui, avec la main gauche il tient le pied. Celui de droite est dans une position exactement symétrique.

3° *L'aide à qui est confié le cathéter.* — Il doit tenir le cathéter sa tige exactement verticale, pour que sa courbure occupe celle de l'urèthre et que son long bec soit saillant dans la vessie. En même temps la verge doit être maintenue tendue sur le cathéter. Le cathéter, étant dans cette position, en l'abaissant en totalité directement, on déprime toute la paroi inférieure de l'urèthre que l'on rend saillante ; au contraire, en élevant en totalité le cathéter, on applique sa concavité contre la paroi supérieure de l'urèthre, et le canal n'est plus saillant. Ce mouvement d'élévation et celui d'abaissement en totalité du cathéter, l'un et l'autre doivent être faits instantanément par l'aide, au moment où l'opérateur le lui demande.

Pour exécuter cette manœuvre qui est appelée *tenir le cathéter*, l'aide, placé à gauche du sujet, derrière celui qui tient le membre inférieur, doit, le pouce de la main droite mis sur l'extrémité du pavillon, avec l'index, le médius et l'annulaire, tirer la verge et la comprimer sur la tige du cathéter. Le petit doigt, appliqué sur le dos de la verge, la comprime de ce côté pour la mieux fixer et aussi aider à maintenir verticale la tige du cathéter (fig. 151). On peut appliquer sur le dos de la verge l'annulaire et le petit doigt, ce qui même donne plus de force et de fixité. Le cathéter ainsi tenu, dans le plan médian, l'urèthre est tendu sur lui. Alors il suffit d'abaisser directement la main pour tendre la paroi inférieure de l'urèthre et rendre ce canal saillant, ou d'élever la main pour appliquer la concavité du cathéter contre la paroi supérieure de l'urèthre, et faire cesser la saillie. L'aide doit faire cette manœuvre avec la plus grande exactitude; car, s'il abaisse le pavillon en avant, il ne peut plus tendre l'urèthre; s'il l'abaisse vers le ventre, le bec du cathéter quitte la vessie, et la tension du canal devient inégale. Enfin, s'il incline le cathéter latéralement, la saillie n'est plus médiane et peut faire dévier l'opérateur. En résumé, comme tous les auteurs qui ont parlé de cette manœuvre, nous dirons que, pour l'exécuter, le chirurgien doit choisir un aide expérimenté.

Si les bourses sont pendantes, l'aide qui tient le cathéter peut les maintenir relevées avec la main gauche.

Pour tenir le cathéter avec la main gauche, l'aide est obligé de se mettre à droite du sujet, dans la position symétrique à celle que nous venons de décrire.

Position du sujet. — Ainsi le sujet, les membres supérieurs attachés aux inférieurs par les entraves, les cuisses écartées pour les aides, est couché sur le dos, le siége mis sur le bord du bout de la table. La position du tronc sur la table doit être horizontale.

Place du chirurgien. — Il s'assied en face du périnée. Il vérifie la position du sujet : le siége doit être tout à fait sur le bord de la table; si le bassin est incliné en avant par le retrait du siége dû à la cambrure des reins, il place sous le sacrum quelques serviettes pliées pour élever le bassin. Enfin, il indique aux aides le degré d'écartement qu'ils doivent donner aux cuisses.

Incision. — Pour la taille médiane ordinaire, on fait à la peau une incision longitudinale sur le raphé du périnée, qui commence à 5 centimètres en avant de l'anus et qui se termine à 1 centimètre de la muqueuse de cet orifice. Pour que la section de la peau et des tissus sous-cutanés jusqu'au bulbe soit bien médiane, le chirurgien place, de chaque côté du raphé médian du périnée, le pouce et les doigts de la main gauche, celle-ci étant en pronation, la pomme tournée vers le scrotum, de façon à tendre également les lèvres de la plaie. Le bistouri est tenu comme une plume à écrire, ou comme un pinceau.

On coupe tous les tissus sous-cutanés dans toute la longueur de l'incision, jusqu'à ce qu'on découvre les muscles bulbo-caverneux. Alors on reconnaît le raphé médian de ces muscles, on le découvre en arrière jusqu'à son extrémité postérieure. Là, on voit l'insertion au bulbe du faisceau antérieur du sphincter anal. Avec une sonde cannelée ou l'extrémité de ciseaux fermés, on dénude grossièrement à droite et à gauche ce faisceau musculaire, puis on le coupe avec les ciseaux ou avec le bistouri. Alors on porte l'indicateur de la main gauche dans le fond de la plaie, et on dit à l'aide de faire saillir l'urèthre. Avec le doigt dans la plaie, on relève le bulbe et l'on sent le cathéter.

Ponction de l'urèthre. — Pour la faire, on place l'ongle de l'indicateur gauche, l'ongle seul, dans la cannelure du cathéter, la pulpe du doigt étant fortement appliquée contre le rebord droit de cette cannelure du cathéter (fig. 152). Le bistouri tenu comme une plume et le tranchant en bas, on conduit sur l'ongle sa pointe qui tombe dans le cathéter. On sent le contact de la pointe du bistouri avec le fer du cathéter, contact que l'aide, qui tient le cathéter, annonce presque toujours. Alors, par une pression verticale simple, on débride l'urèthre. L'urèthre ouvert, on laisse la lame du bistouri contre le cathéter. On conduit sur le plat de la lame du bistouri l'ongle de l'indi-

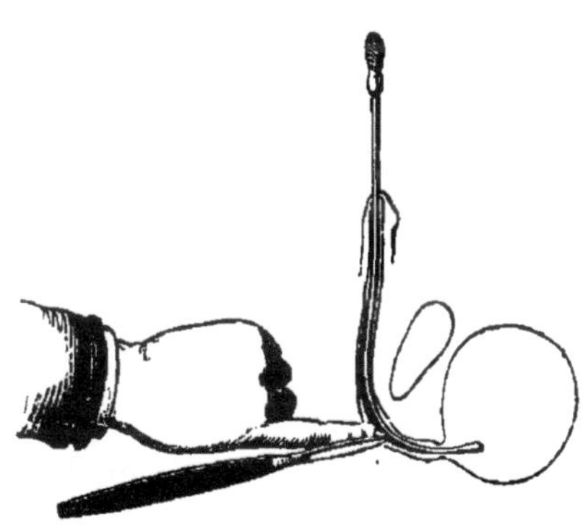

Fig. 152. — Bistouri conduit sur l'ongle de l'indicateur de la main gauche, placé dans la canelure du cathéter.

cateur de la main gauche pour le placer dans l'incision faite et y conduire, sur lui, le lithotome.

Cette partie de l'opération, la ponction de l'urèthre, qui commence quand on place l'ongle dans le cathéter, et finit quand on a conduit l'extrémité du lithotome dans le cathéter, présente des difficultés manuelles assez grandes pour que des chirurgiens, habiles à faire d'autres opérations, soient arrêtés, soient obligés de recommencer plusieurs fois cette ponction de l'urèthre, avant d'arriver à mettre l'extrémité du lithotome dans le cathéter.

Le chirurgien, dont l'ongle de l'indicateur gauche est court, est forcé de placer la pulpe de son doigt dans la cannelure du cathéter, qui est ainsi masquée. Et alors, quand il conduit la pointe du bistouri sur son ongle, il tombe en dehors du cathéter. S'il tombe dans le cathéter, ne pouvant pas mettre l'ongle dans l'incision de l'urèthre pour y conduire le lithotome, il est exposé à être obligé de recommencer à ponctionner avec le bistouri jusqu'à ce qu'il ait introduit le lithotome. *Ainsi, il faut que le chirurgien ait l'ongle de son indicateur gauche assez long*. Mais alors un chirurgien peu expérimenté s'expose, s'il se sert d'un bistouri droit, à se piquer l'ongle sur lequel il en conduit la pointe; de là des arrêts, des soubresauts, et il lui arrive de conduire le bistouri en dehors du cathéter. J'ai bien souvent constaté ces deux causes de la difficulté de la ponction de l'urèthre, dans mes cours.

Pour éviter la piqûre de l'ongle, on doit se servir du bistouri que nous avons décrit; on le conduit en inclinant un peu et latéralement la lame, de façon à appliquer la partie convexe de son dos et voisine de sa pointe sur l'ongle.

Enfin, il y a une règle : quand le lithotome n'est pas conduit sur le cathéter, au lieu de tâtonner, il faut reprendre le bistouri et refaire la ponction. Ceux qui n'ont pas d'ongles, feront bien de se servir de l'instrument suivant, avec lequel on incise l'urèthre, et sur lequel on conduit jusque dans l'incision de l'urèthre et dans la cannelure du cathéter, le lithotome.

Ce conducteur du lithotome (fig. 153) présente une tige droite rectangulaire, terminée d'une part par un croissant à extrémité arrondie; l'autre extrémité se continue avec le manche qui est d'un volume suffisant.

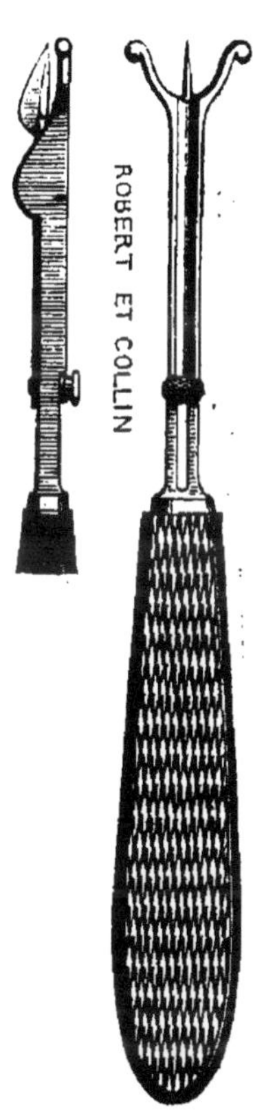

FIG. 153.— Instrument pour ponctionner l'urèthre et conduire le lithotome dans le cathéter.

La face supérieure a une cannelure profonde qui est ouverte au milieu du croissant. En arrière de la cannelure est un curseur qui, mobile d'avant en arrière et d'arrière en avant, sert à pousser ou à attirer la lame.

Sur la face inférieure, et appliquée contre elle, est une pièce longitudinale terminée en avant par une lame, dont le dos s'applique contre la tige. En arrière, cette pièce de la lame est fixée au curseur mobile de la face supérieure. Enfin, en arrière du croissant, cette face inférieure a deux saillies latérales qui masquent le tranchant de la lame. Quand on pousse en avant le curseur de la face supérieure, la lame s'avance dans l'axe de la tige occupant le milieu entre les deux branches du croissant. Ainsi la lame se trouve dans la continuité de la cannelure.

La manœuvre de cet instrument (1) est des plus simples.

(1) M. le docteur Manrique m'a fait connaître un instrument conducteur du bistouri et du lithotome dû à M. le docteur Frédéric Rubio. C'est une tige

La lame étant cachée, on le conduit sur le doigt indicateur gauche, dont la pulpe est placée sur le cathéter au-dessous du bulbe; on place les becs du croissant de chaque côté du

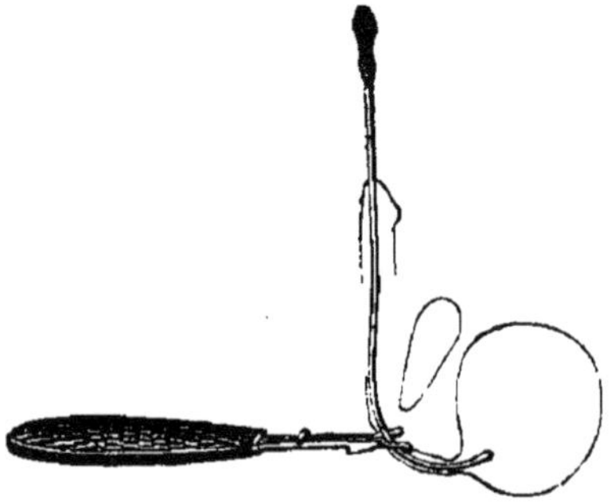

Fig. 154. — Conducteur. Le croissant placé sur le cathéter au lieu de ponction de l'urèthre.

cathéter (fig. 154), on comprime sur le cathéter. Puis la lame poussée en avant ponctionne forcément l'urèthre, qui ensuite est incisé par pression directe comme avec le bistouri.

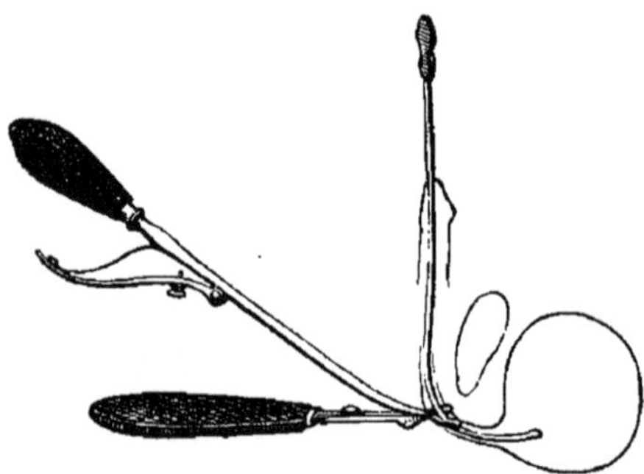

Fig. 155. — Lithotome conduit sur la cannelure et la lame du conducteur jusque dans le cathéter.

Alors, tenant fixe l'instrument, sans retirer la lame qui est saillante dans la cannelure du cathéter, on conduit le

courbe, cannelée sur sa convexité, terminée par un croissant. Le croissant appliqué sur le cathéter, le bistouri conduit dans la cannelure ponctionne sûrement l'urèthre. Mais, le bistouri retiré, le lithotome conduit sur la cannelure ne tombe pas aussi facilement dans la plaie de l'urèthre. C'est cet instrument de M. le docteur Frédéric Rubio qui m'a donné l'idée de faire faire par MM. Robert et Collin celui qui est représenté figure 153.

lithotome d'abord dans la cannelure (fig. 155), puis sur la lame du conducteur jusque contre le cathéter.

Introduction du lithotome. — On vérifie le degré d'écartement de la lame du lithotome en l'ouvrant. Puis, tenant cet instrument (fig. 156 et 157), la concavité de sa légère courbure dirigée en haut, son extrémité conduite sur l'ongle indicateur (fig. 156), ou sur la cannelure et la lame de l'in-

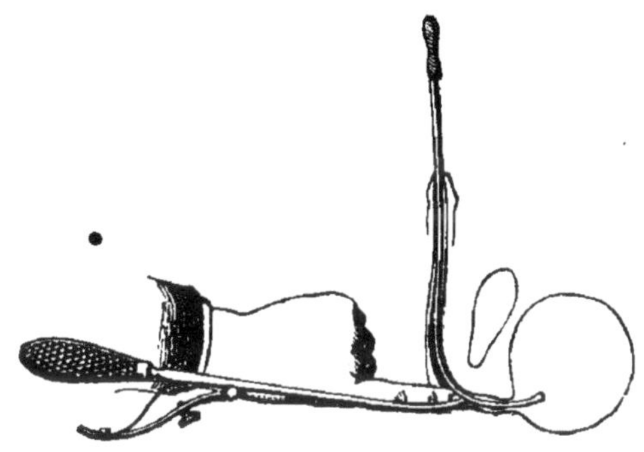

Fig. 156. — Lithotome conduit sur l'ongle dans l'incision de l'urèthre.

strument conducteur (fig. 155) arrive à toucher le cathéter. Alors l'opérateur, de la main gauche, prend le pavillon du cathéter, et tenant avec la main droite le lithotome, il s'assure du contact de ces deux instruments. Puis le lithotome

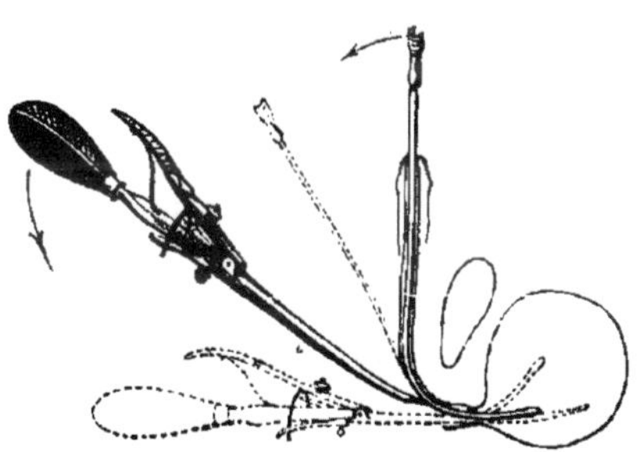

Fig. 157. — Introduction du lithotome. Mouvement d'abaissement du cathéter.

est introduit en le poussant dans la cannelure du cathéter, en même temps qu'on abaisse le pavillon de celui-ci comme pour introduire son bec dans la vessie (fig. 157). Dans cette manœuvre, on ne pousse pas directement le lithotome, on incline un peu en bas son manche pour suivre la direction de l'urèthre et la cannelure du cathéter, dans laquelle doit être appliquée l'extrémité du lithotome jusqu'à son introduction complète. Alors on dégage le lithotome de la cannelure du cathéter, et l'on retire le cathéter.

Cette manœuvre de l'introduction du lithotome ne présente aucune difficulté chez les enfants et les sujets maigres, dont la prostate n'est pas très-volumineuse. Mais chez les sujets obèses, ayant une grosse prostate, elle doit être faite avec la plus grande attention. C'est dans ces cas qu'un cathéter à courbure régulière et à bec court peut tromper l'opérateur : car l'instrument en position, tenu par l'aide, a son bec en deçà du col vésical dans l'urèthre. Et quand on abaisse son pavillon pour faire saillir le bec dans la vessie, celui-ci peut, au lieu de s'acheminer vers la vessie, s'appliquer contre la paroi supérieure de l'urèthre. Et l'opérateur, croyant être dans la vessie, retire le cathéter sans que le lithotome soit dans la vessie. C'est une des fausses manœuvres qui trouble le plus le chirurgien, surtout s'il ne s'en aperçoit pas avant de faire la section avec le lithotome : car, celle-ci faite, il ne peut pas pénétrer dans la vessie.

Il est donc très-important de se servir du cathéter à long bec. De plus, il faut constater que le lithotome est dans la vessie avant de faire sa manœuvre de section.

On reconnaît que le lithotome est dans la vessie à la mobilité de son extrémité, à la liberté de son mouvement de va-et-vient direct, à son contact avec la pierre. De plus, presque toujours, quand on retire le cathéter, il s'écoule par la plaie un peu d'urine ou l'eau que contenait la vessie. Enfin, dès qu'on commence la section, le liquide contenu dans la vessie s'écoule par la plaie.

Section avec le lithotome.—Le chirurgien se lève; recule sa chaise; recommande aux aides de tenir les deux cuisses bien également écartées; vérifie la position horizontale du bassin reposant sur le sacrum; tenant le manche du lithotome avec les deux mains, il en applique le dos contre le bord inférieur du pubis sur la ligne médiane. Et, la tige du lithotome maintenue exactement horizontale (fig. 158), le plan d'ouverture de la lame dans le plan médian du corps; la lame étant écartée : il fait la section en attirant directement et horizontalement au dehors l'instrument, par un mouvement continu. Il perçoit de suite la résistance due à la section du col vésical et de la prostate. Cette résistance vaincue, il ferme le lithotome et le retire : car il est inutile d'inciser les parties molles antérieures qui sont très-dilatables.

Il est très-important de maintenir pendant toute la section : 1° la position du bassin; 2° la position horizontale de

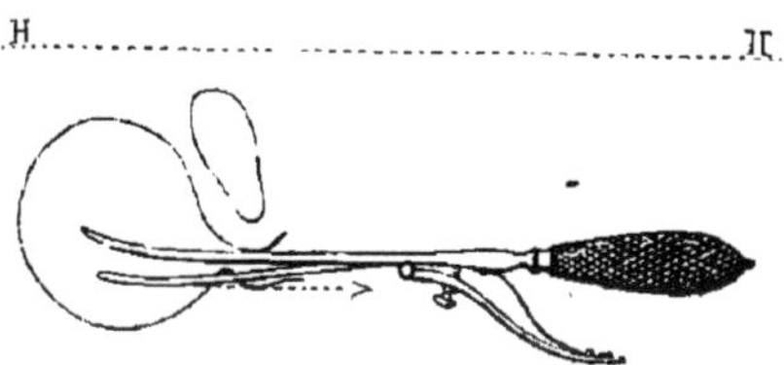

FIG. 158. — Degré de l'incision, le lithotome tenu horizontal.

la tige du lithotome. Si l'opérateur élève le manche du lithotome (fig. 159), en attirant directement à lui l'instrument, il fait une incision très-profonde, qui n'est plus en rapport avec l'écartement de la lame. Ainsi il peut ouvrir le

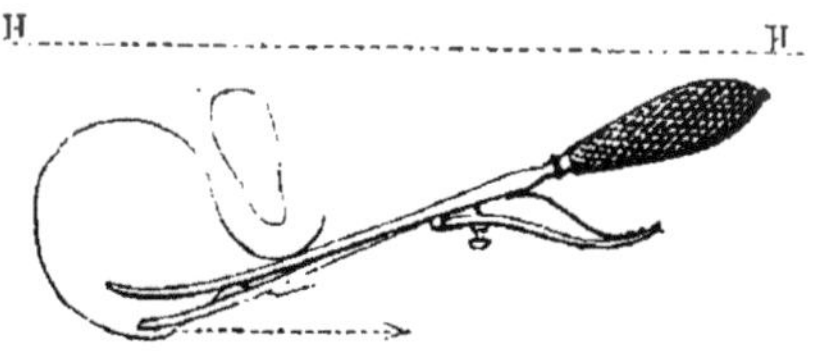

FIG. 159. — Le lithotome étant tenu incliné, son manche élevé pendant la section, fait une incision très-profonde.

rectum. De même, si tenant son instrument horizontal, le sujet se cambre et incline le bassin en avant, il fera une incision plus profonde qu'il ne croit.

La manœuvre de section étant exactement faite, quand on introduit le doigt dans la plaie jusque dans la vessie, on éprouve presque toujours cette impression : que l'incision n'est point en rapport avec l'écartement de la lame, qu'elle est plus petite. Cela tient à la quantité d'écartement de la lame, perdue par l'application du dos du lithotome contre le pubis, et à la résistance que les tissus du col et de la prostate opposent à la section. Enfin, quand la prostate est grosse, l'incision, quoique d'une profondeur parfaitement en rapport avec l'écartement de la lame, paraît plus petite au doigt, parce que l'écartement de ses lèvres se fait mal en raison de la consistance des tissus.

Extraction de la pierre. — Aussitôt le lithotome retiré, l'opérateur introduit son indicateur gauche dans la plaie.

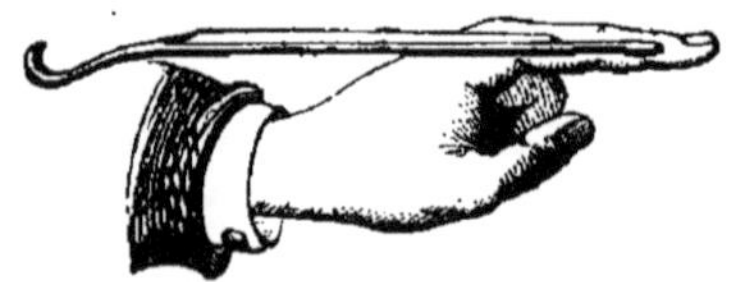

Fig. 160. — Bouton à crête conduit sur le doigt qui est dans la plaie.

Presque toujours l'extrémité de son doigt arrive dans la vessie, sauf chez les sujets très-gros. Sur ce doigt (fig. 160), il conduit le bouton à crête jusque dans la vessie.

Manœuvre des tenettes droites. — La tige du bouton placé dans la plaie, la crête en haut et son extrémité mousse dans la vessie ; sur sa crête, on conduit la tenette (fig. 161) jusque dans la vessie ; alors on retire le bouton.

Dans les cas les plus fréquents, la pierre est appliquée contre la paroi inférieure de la vessie ; pour l'y saisir, on fait la manœuvre suivante. Les tenettes mises horizontales, on les ouvre en écartant latéralement les anneaux. Les valves, en

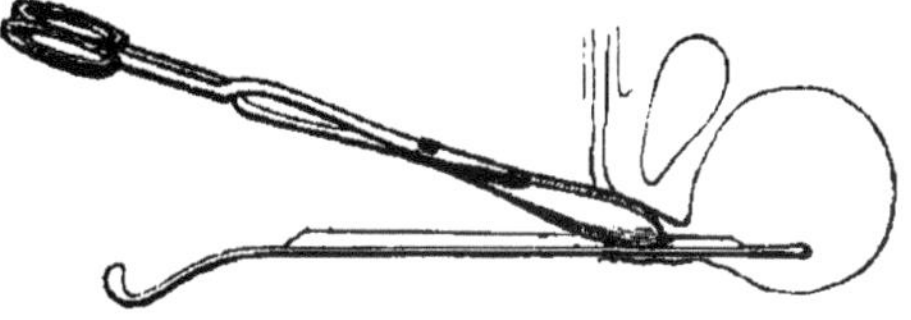

Fig. 161. — Tenettes droites conduites sur la crête du bouton, ses valves de chaque côté de la crête.

s'écartant, appliquent leur dos contre les parois latérales de la vessie (fig. 162). Alors, maintenant les tenettes ouvertes, on imprime un mouvement de rotation d'un quart de cercle aux anneaux, qui sont ainsi placés dans le plan ver-

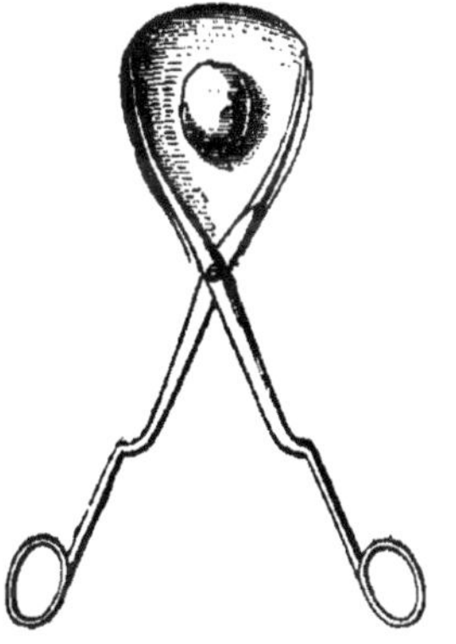

Fig. 162. — Tenettes droites ouvertes horizontalement.

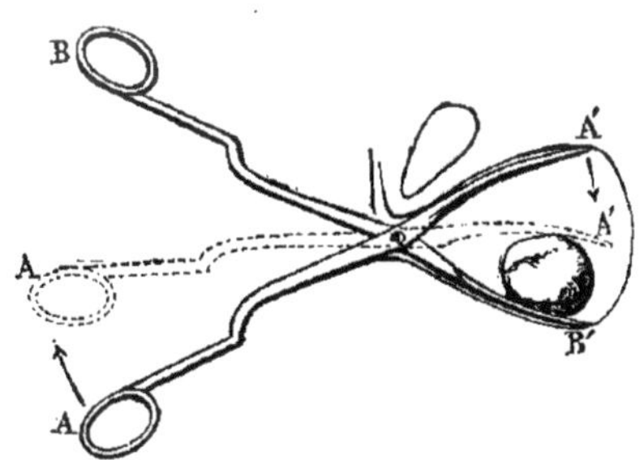

Fig. 163. — Tenettes ouvertes dans le plan vertical. — A A, mouvement d'élévation de l'anneau inférieur pour abaisser la valve supérieure A' A'.

tical. Dans ce mouvement, les valves ont cheminé, leur dos appliqué sur la paroi vésicale; l'une, celle qui correspond à l'anneau supérieur, est contre la paroi inférieure de la vessie; l'autre, qui répond à l'anneau inférieur, est en haut (fig. 163). Par ce mouvement de rotation des tenettes ouvertes, on a fait passer une des valves entre la paroi inférieure de la vessie et la pierre. Pour saisir celle-ci, on élève l'anneau inférieur A (fig. 163), tenant fixe l'anneau supérieur B, pour abaisser la valve supérieure A' sur la pierre.

Si l'on rapproche également les deux anneaux, la valve inférieure B′ de l'anneau supérieur B s'écarte de la paroi inférieure de la vessie et déplace la pierre qui quitte cette valve.

Cette manœuvre de préhension de la pierre se résume ainsi : Les tenettes conduites sur la crête du bouton dans la vessie, on les ouvre horizontalement. Maintenues ouvertes, on place les anneaux dans un plan vertical, en imprimant un quart de tour. Enfin, on élève l'anneau inférieur tenant fixe l'anneau supérieur. Quand cette manœuvre de préhension ne réussit pas, parce que la pierre a glissé entre les valves, on la recommence complétement, en plaçant les tenettes dans la position horizontale (fig. 162). Si la pierre ne peut être prise par ce moyen, on explore la vessie avec la tenette fermée, et quand les valves sont sur la pierre, on les ouvre en leur faisant suivre la surface de la pierre de façon à en placer une de chaque côté, comme dans la figure 166.

La pierre, solidement tenue, on reconnaît que la vessie n'est pas pincée en imprimant de légers mouvements de rotation et de traction aux tenettes. Puis on fait l'extraction en faisant des tractions directes, avec dépressions latérales, comme pour le forceps. Tout, ici, doit être très-observé pour reconnaître de suite l'obstacle qui s'oppose à la sortie de la pierre.

Ces obstacles sont reconnus : 1° à ce que la pierre saisie, les anneaux de la tenette sont très-écartés. Alors, ou bien la pierre est trop grosse pour sortir par l'ouverture faite, et il faut en faire le concassement; ou bien la pierre ayant une forme allongée est saisie par son grand diamètre. Pour distinguer ces deux cas, on a d'abord les données fournies par l'examen antérieur à l'opération, et surtout, on a l'examen direct immédiat, que l'on fait en introduisant le doigt indicateur gauche dans la plaie, sur le côté des tenettes. Si la pierre est prise par son grand diamètre avec le doigt, on la fait basculer dans les tenettes, qu'à ce moment on ne tient pas serrées.

2° A ce que la pierre, attirée contre le col vésical, y est arrêtée, quoique l'écartement des anneaux soit peu considérable. Ici la pierre est prise par son petit diamètre, mais elle est placée transversalement aux tenettes. L'indicateur gauche, introduit dans la plaie, place facilement la pierre dans une position longitudinale.

Dernièrement, en faisant la taille par dilatation chez une femme, pour un calcul d'oxalate de chaux, gros comme un fort œuf de pigeon, mais très-allongé, ayant saisi la pierre par son grand diamètre, je l'ai fait basculer; puis elle était saillante de chaque côté des valves, alors en la poussant d'un côté avec le doigt je l'ai mise longitudinalement dans les tenettes.

En explorant la vessie avec les tenettes droites, il arrive qu'on reconnaît la place occupée par la pierre sans pouvoir la saisir : celle-ci est logé dans le bas-fond ou bien tout à fait sur le côté; ou bien elle est en haut retenue par la paroi supérieure de la vessie, contractée sur elle; ou enfin elle est enchatonnée. Alors les tenettes droites sont insuffisantes, on ne peut pas les incliner assez dans la plaie pour que les valves prennent la pierre. On se sert des tenettes courbes.

Manœuvre des tenettes courbes.— En raison de la courbure de leurs valves, l'introduction des tenettes courbes sur la crête du bouton occupant la plaie rappelle tout à fait le mouvement imprimé au pavillon de la sonde à grande courbure pour faire franchir à son bec la région profonde de l'urèthre. Les tenettes tenues verticales, les valves en avant, on applique les dos de celles-ci de chaque côté de la crête du bouton (fig. 164), et l'on pousse directement en avant dans la plaie les valves, jusqu'à ce que le corps des tenettes touche le périnée. Là, sans que les bords des dos des valves quittent le bouton, on abaisse les anneaux en même temps qu'on pousse les tenettes, qui arrivent dans la vessie où elles sont dans la position de la figure 165, le bouton étant retiré.

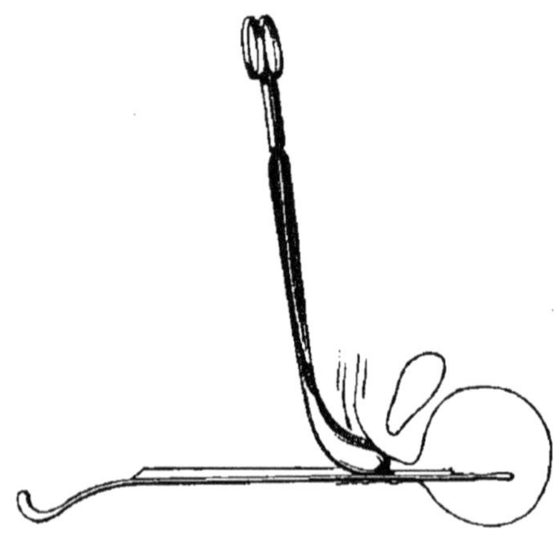

Fig. 164. — Introduction des tenettes courbes.

Aussitôt, avec les tenettes fermées, on explore la vessie. Quand leur bec est sur a pierre, on ouvre

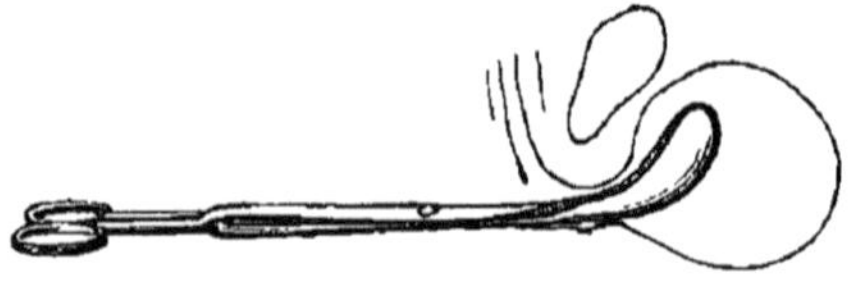

Fig. 165.

lentement les tenettes, faisant suivre aux valves la surface de la pierre pour en placer une de chaque côté, comme le

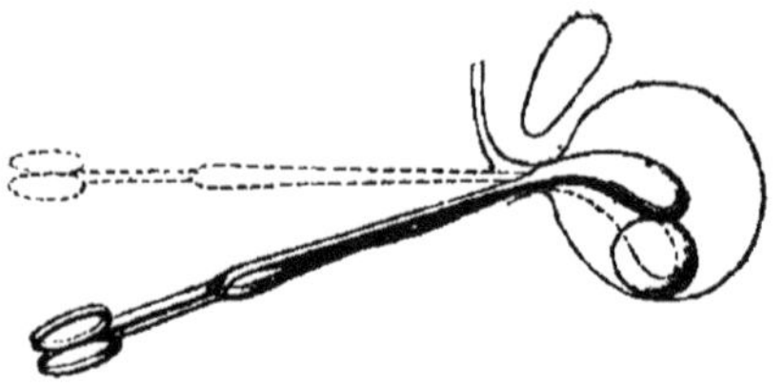

Fig. 166.

montre la figure 166. La pierre saisie, on la retire de l'endroit écarté où elle est. Ce mouvement, étant libre, fait reconnaître que la paroi vésicale n'est pas pincée. Puis on retourne le bec en haut et dans le plan médian (figure 167).

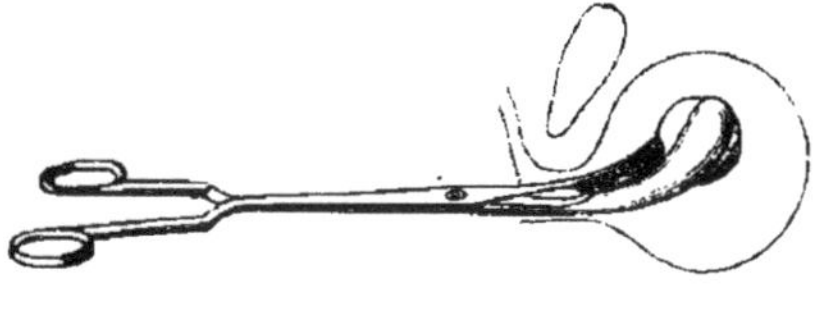

FIG. 167.

L'extraction est une manœuvre semblable à celle du forceps. On commence par attirer directement la tenette jusqu'à ce que ses valves soient contre la lèvre supérieure du col; puis (fig. 168) on élève les anneaux en même temps qu'on fait traction. Pour exécuter ce mouvement, tenant les anneaux avec la main droite, on saisit la tenette au delà de son articulation, en avant du périnée, avec la main gauche; ainsi on a un point fixe autour duquel se fait le mouvement de bascule.

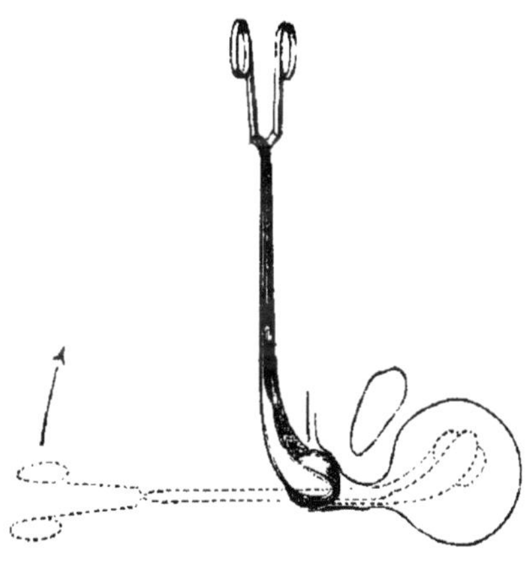

FIG. 168. — Extraction de la pierre avec les tenettes courbes.

Si la pierre est prise par son grand diamètre, avant de commencer les tractions on la fait basculer entre les valves avec le doigt indicateur, comme dans le cas des tenettes droites.

Pour la facilité de l'exposition et la clarté des desseins de ces manœuvres d'extraction, nous avons supposé la vessie dilatée, mais cette condition n'existe jamais. Au moment de la section faite avec le lithotome, tout le liquide contenu dans la vessie s'écoule à l'extérieur, et les parois vésicales s'appliquent sur la pierre. Ainsi toutes les manœuvres de prises de la pierre avec les tenettes droites ou courbes se font dans la vessie vide de liquide. De là l'importance des précautions que nous avons décrites pour ne pas pincer la vessie, précautions faciles à exécuter, grâce à la disposition des tenettes qui, étant fermées, ont leur valves écartées l'une de l'autre de 4 à 5 millimètres.

Lorsque les parois de la vessie sont presque à l'état de flaccidité, en raison de leur grande distension antérieure, la manœuvre de la tenette droite (page 710, fig. 162 et 163) ne réussit pas ; il faut toujours prendre la pierre là où elle est. Pour ne pas pincer la vessie, il faut suivre exactement la surface de la pierre avec les tenettes. Mais cet état de la vessie, connu avant l'opération, est exceptionnel. Le plus souvent les parois vésicales, plus ou moins surexcitées par la pierre, se contractent sur elle, et quelquefois avec une énergie considérable. Dans ces cas, la manœuvre des tenettes droites réussit souvent, mais quand on la manque, la pierre peut, étant déplacée, quitter la paroi inférieure de la vessie, et rester appliquée contre la paroi supérieure qui se contracte sur elle. Ainsi, après avoir senti la pierre en bas, on ne l'y trouve plus, mais on la trouve en haut. C'est ce qui m'est arrivé chez un sujet où la pierre était enchatonnée en bas, en arrière du col ; je la déplaçais et je la retrouvais tout à fait en haut, en arrière du pubis. Pour la prendre dans cette singulière position, j'ai été obligé de me servir des tenettes courbes.

L'extraction de la pierre est rarement faite du premier coup, il y a toujours quelques tâtonnements qui nécessitent l'introduction répétée des tenettes. Dans toutes ces manœuvres on doit se soumettre à la règle opératoire, *de toujours conduire la tenette sur la crête du bouton, celui-ci étant introduit dans la vessie sur le dogit indicateur gauche mis dans la plaie.*

Dans ces manœuvres de prises et d'extraction, il arrive que des fragments se détachent de la pierre, ou que celle-ci se casse. Alors on extrait les morceaux, soit avec les tenettes s'ils sont d'un assez gros volume, soit avec la curette, s'ils sont petits.

Manœuvre de la curette. — Pour introduire la curette dans la vessie, il faut d'abord mettre le gorgeret dans la plaie, ce qui se fait en le conduisant sur le doigt indicateur gauche placé dans la plaie (fig. 169). Sur la paroi inférieure de la plaie,

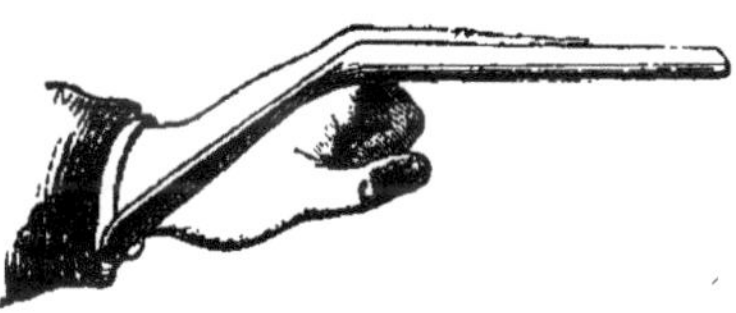

Fig. 169.

on applique ce gorgeret, dans lequel on conduit la curette (fig. 170). Le gorgeret retiré, la curette est dans la vessie ;

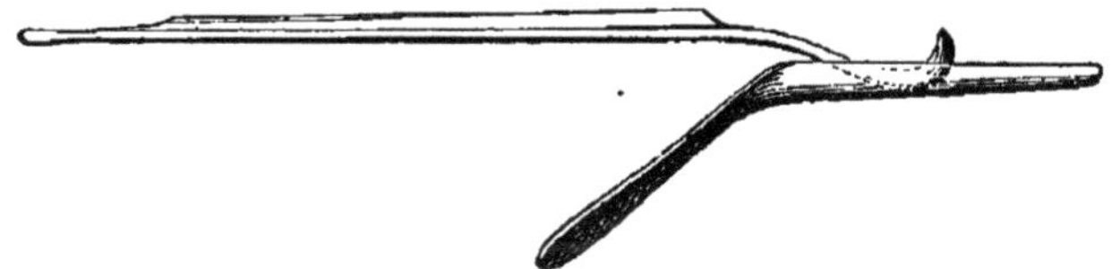

Fig. 170. — Introduction de la curette.

avec son dos on en explore les parois, et l'on prend les fragments dans sa cavité ; puis on les extrait, ayant bien soin, pendant le trajet de sortie, de mettre la cavité de la curette en haut, position indiquée par celle de la crête de l'instrument.

Enfin, le bouton conduit sur le doigt, on explore avec lui tous les points de la vessie.

Dans toutes ces manœuvres, qui nécessitent les introductions répétées du bouton à crête, des tenettes, du gorgeret, de la curette, le chirurgien doit, en retirant chaque instrument, le secouer immédiatement dans le seau d'eau qu'il a à sa droite. Ainsi il débarrasse les instruments du sang ou des morceaux de pierre qui peuvent y adhérer. C'est le meilleur moyen de vider les tenettes ou la curette contenant des fragments de pierre.

Injections à grande eau. — Pour retirer les petits fragments de pierre, évacuer les caillots de sang, en un mot, pour laver la vessie, on introduit par la plaie la grosse sonde évacuatrice de la lithotritie; et par elle, avec une seringue à hydrocèle démunie du petit bout de sa canule, on pousse l'eau dans la vessie, qui ordinairement revient par dessus la sonde, entre elle et la plaie. On réitère cette injection plusieurs fois, jusqu'à ce que l'eau qui ressort soit claire.

Mais l'injection poussée dans la vessie ne revient pas toute par-dessus la sonde; et, le plus souvent, dès que le pavillon de la sonde est libre, il en sort un jet de liquide. D'autres fois, la vessie se distend sans que le liquide revienne par la plaie; alors, arrivé à la distension de la vessie, il faut laisser sortir le liquide par la sonde, comme dans l'opération de la lithotritie. Quelquefois, aux premières injections, le liquide revient par dessus la sonde, et aux suivantes la vessie se distend et retient toute l'injection qui est évacuée par la sonde. Ce fait de la distension possible de la vessie prouve que le col vésical n'a pas été assez incisé pour qu'il ne puisse plus agir. Dans ces derniers temps, je fus appelé à faire deux tailles pour retirer de la vessie, dans l'une, que je fis devant M. le professeur Gosselin, un bout de sonde de gomme incrusté, de 14 centimètres; dans l'autre, faite en province, une sonde de gomme entière. Dans ces deux cas, je ne fis au col qu'une incision médiane très-petite, et les deux fois, en faisant l'injection de lavage par la grosse sonde, je constatai que le liquide était retenu dans la vessie et ne pouvait s'évacuer que par la sonde.

Nous reviendrons sur ces faits à propos des dimensions qu'on doit donner aux incisions.

Pour faciliter le retour du liquide par la plaie, et rendre plus complète l'évacuation des petits fragments de pierre et des caillots, on peut se servir de l'instrument d'Alph. Amussat. En deux mots (fig. 171), c'est un lithotome à trois lames B, B', B'', dont les lames sont des tiges rondes qui, avec celle de l'instrument, constituent un dilatateur à quatre branches. La tige est un tube terminé en A par un bouton terminal, à la base duquel sont des orifices récurrents. Par l'ouverture extérieure O, on injecte le liquide qui arrive en jets récurrents dans la vessie et sort à l'extérieur par la plaie dilatée.

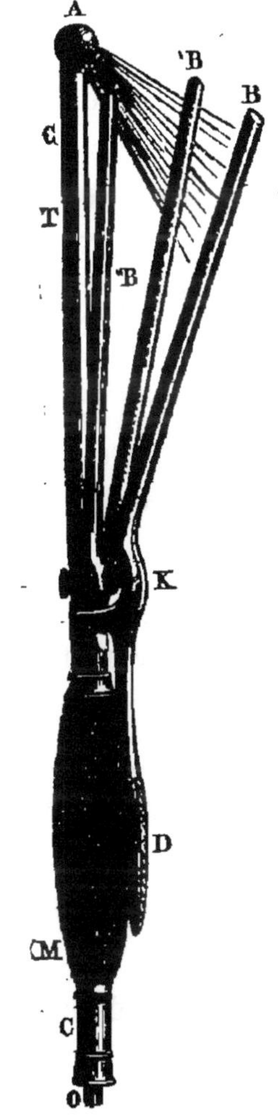

Fig. 171. — Instrument d'Amussat.

Extraction des corps étrangers. — Nous avons dit (page 674) dans quels cas on est obligé de faire la taille pour extraire un corps étranger introduit dans la vessie. L'instrument dont on doit se servir est indiqué par la forme et le volume du corps étranger. Ainsi, dans le cas de petite bille, de noyaux de fruits, etc., de corps ronds ou oblongs, surtout quand ils sont incrustés, les petites tenettes sont utiles. Mais pour les corps longs, comme un bout de bois, une tige de fer ou de verre, on doit se servir de la pince de Leroy (d'Étiolles), dont la manœuvre est décrite page 672. Elle est facilement introduite sur le doigt ou le gorgeret placé dans la plaie.

Pour les épingles simples, on se servira de préférence de notre pince décrite page 659. Elle est plus commode que le basculeur (page 672) ou que l'instrument invagineur (page 671). Avec elle on saisit plus facilement l'épingle, qu'il est toujours difficile de placer dans le crochet de ces instruments.

Quand il s'agit d'une sonde, ou d'un bout de sonde de gomme, la pince de Leroy (d'Étiolles) peut rendre des services. Mais, avec elle, il faut prendre la sonde près d'une de ses extrémités pour la faire bien basculer. Dans les deux cas que je rappelle plus haut, je me suis servi avec succès, une fois de la pince droite à spéculum, et l'autre fois de la pince à polype du nez qui est courbe. Ces pinces sont facilement introduites dans la vessie, conduites sur le doigt indicateur gauche placé dans la plaie. Puis, avec elle, fermée, on explore la vessie et l'on reconnaît la sonde au contact et au frottement de l'extrémité de la pince sur elle. On saisit la sonde là où on la touche. On attire la pince et la sonde, avec la plus grande attention, vers le col de la vessie, pour bien reconnaître si l'on n'a pas pincé la vessie.

Là, la sonde étant saisie avec énergie, on introduit le doigt indicateur gauche dans la plaie, le long des pinces. Avec lui, pendant que la main droite attire au dehors la pince, on pousse la sonde de façon à la plier au niveau des mors. Ainsi la sonde est extraite en double.

L'extraction faite, on fait les injections à grande eau.

TAILLE LATÉRALISÉE.

Ici, le trajet suivi pour aller du périnée à la vessie est dans un des triangles latéraux de l'espace que nous avons appelé l'*aire opératoire des tailles périnéales*, et l'incision du col vésical est faite dans la direction du grand rayon oblique et inférieur de la prostate. Ainsi, la taille latéralisée ne diffère de la taille médiane qu'en ce que l'incision de la peau et des tissus sous-cutanés jusqu'à l'urèthre, et l'incision de l'urèthre jusqu'à son col, est faite selon une direction oblique en bas et en dehors au lieu d'être faite sur la ligne médiane.

Les instruments employés dans cette taille latéralisée sont les mêmes que ceux dont on se sert pour la taille médiane; et les manœuvres que nous venons de décrire avec détails pour la taille médiane sont exactement les mêmes pour la taille latéralisée, sauf la direction de l'incision de la peau et des tissus sous-cutanés jusqu'à l'urèthre, et celle de l'incision faite avec le lithotome. Mais la position à donner au malade, les places que doivent occuper les aides et leurs fonctions, la ponction de l'urèthre, l'extraction de la pierre, tous ces temps de l'opération et toutes les manœuvres que chacun nécessite sont exactement les mêmes, que l'on fasse la taille latérale ou la taille médiane.

Manœuvres spéciales de la taille latéralisée. — *Incision de la peau et des tissus sous-cutanés.* — Le sujet, dans la position propre aux tailles périnéales; les aides à leur place; le cathéter tenu exactement dans le plan médian du corps et sa tige verticale, comme nous l'avons dit (1); l'opérateur, assis devant le périnée, commence par déterminer le lieu de l'incision. Pour mettre en application ce que nous avons dit page 680, du centre de l'anus au point de l'ischion le plus rapproché de cet orifice il mène une ligne et, sur le milieu de cette ligne, il élève une perpen-

(1) La taille latéralisée peut indifféremment être pratiquée dans un des triangles latéraux du périnée ou dans l'autre. L'opérateur droitier opère dans le triangle qui est à sa main, celui du côté gauche du sujet. L'opérateur gaucher opérera dans le triangle de droite.

diculaire (fig. 172). Cette dernière, qui monte obliquement vers le raphé médian du périnée, est toujours en dedans des artères du périnée : c'est là la ligne que l'on doit strictement suivre en faisant l'incision. Pour la pratiquer, l'opérateur la commence en haut, un peu au delà du raphé médian, et la continue jusqu'à son intersection avec la plus courte ligne menée de l'anus à l'ischion, s'il juge cette longueur nécessaire.

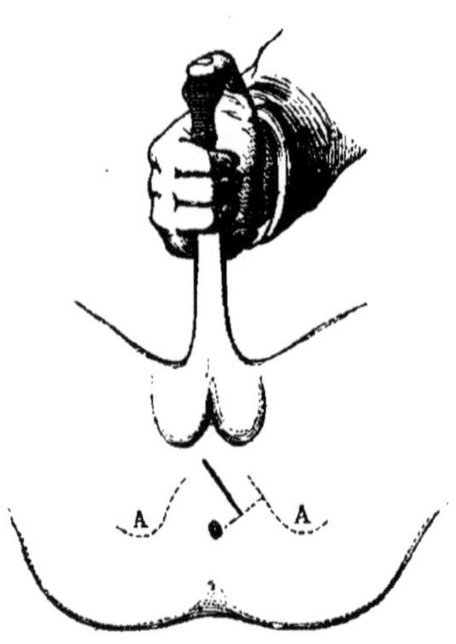

Fig. 172. — Incision de la taille latéralisée. Le cathéter tenu par l'aide.

L'incision des couches sous-cutanées doit être faite exactement dans la direction de celle de la peau ; aussi le chirurgien doit-il, avec le pouce et les doigts de la main gauche placés en supination au devant du périnée, écarter également les lèvres de la plaie. Les tissus sous-cutanés incisés, l'opérateur recherche, sur la ligne médiane du périnée, les muscles bulbo-caverneux, leur raphé médian, suit en bas ce raphé jusqu'à ce qu'il découvre le faisceau antérieur du sphincter de l'anus qu'il coupe. Puis il fait la ponction de l'urèthre et conduit le lithotome dans la vessie, exactement comme dans la taille médiane.

Incision avec le lithotome. — L'opérateur, debout, ayant vérifié la position du bassin, l'écartement de chaque cuisse étant égal, prend avec les deux mains le manche du lithotome, applique le dos de la tige de cet instrument contre la branche descendante du pubis qui correspond à l'extrémité supérieure de l'incision de la peau. Puis, la tige du lithotome maintenue horizontale et le plan d'ouverture de la lame dans la direction oblique de l'incision de la peau, il écarte la lame ; et, maintenant la tige du lithotome exactement horizontale et appliquée contre la branche descendante du pubis, il attire l'instrument à l'extérieur, jusqu'à ce que la résistance produite par la section du col de la vessie et de la prostate ait cessé. Alors il laisse la lame se cacher et retire l'instrument.

Puis, le doigt indicateur gauche dans la plaie, il fait l'extraction.

TAILLE BILATÉRALE.

Dans cette taille bilatérale, le trajet du périnée à la vessie, but de l'opération, est fait dans les deux triangles latéraux du périnée, c'est-à-dire dans toute la largeur de l'aire opératoire des tailles périnéales. L'idée première de cette opération est évidemment de réunir les deux tailles latéralisées, une de chaque côté sur le même sujet. Alors les incisions latérales sur le col vésical et la prostate sont faites suivant les deux grands rayons obliques inférieurs de la prostate. Pour arriver à faire en même temps ces deux incisions obliques en bas, on se sert du lithotome double construit par Charrière sur les indications de Dupuytren.

Lithotome double (fig. 173). — Son manche, son levier des lames muni de la vis mobile destiné à fixer l'écartement des lames et le ressort qui maintient écarté ce levier, ont la même disposition que les pièces analogues du lithotome simple. De là, pour ouvrir ou fermer l'instrument, la manœuvre est la même. La tige du lithotome double, aplatie, présente une très-large courbure générale, à concavité du côté du levier des lames. Cette courbure est continue jusqu'à son extrémité qui est une pointe mousse. Cette face concave est lisse ; l'autre, la face convexe, présente une crête médiane formée par la réunion de deux plans latéraux obliques. C'est sur ces plans que se placent les lames quand l'instrument est fermé; elles s'y appliquent exactement et de telle façon que leurs tranchants sont masqués par les bords mousses de la tige.

Les lames, comme celle du lithotome simple, ont deux parties : la lame proprement dite, et son levier oblique. Ici, chaque lame a son plan oblique en bas et en dehors, et son tranchant est au bord externe. De plus, sur son plat elle a exactement la même courbure que la tige du lithotome, sur laquelle sa face concave doit s'appliquer exactement. Le levier de chaque lame est oblique en dehors par rapport à la direction de la portion tranchante. Près de leurs extrémités externes, ces leviers ont chacun un trou à parois lisses. Dans ces trous se meuvent les branches de la fourche qui est fixée par son sommet au levier du manche de l'instrument. Au point où les leviers commencent, les lames s'articulent avec la tige, grâce aux vis A, A'.

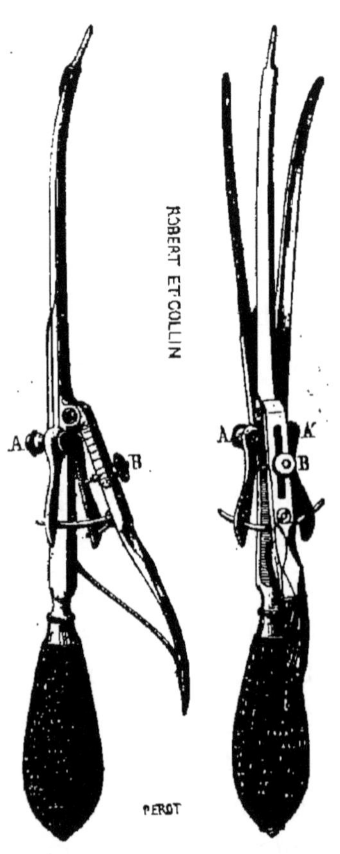

Fig. 173. — Lithotome double.

Sur la face supérieure du grand levier, en avant des divisions de graduation qui indiquent l'écartement des lames, est fixée une pièce métallique formée de deux tiges qui, partant de ce point en s'écartant comme les branches d'une fourche, se placent de chaque côté de l'instrument, en passant dans les trous des leviers de chaque lame.

Quand on rapproche le grand levier du manche, les branches et le sommet de sa fourche se rapprochent de plus en plus de l'axe de l'instrument, et, comme ces branches de la fourche passent dans les leviers des lames, dans ce mouvement elles rapprochent ces leviers de la tige, *ce qui écarte les lames.*

Manœuvres spéciales de la taille bilatérale. — Le sujet dans la position propre aux tailles périnéales; les membres inférieurs écartés par les aides; et le cathéter tenu exactement dans le plan médian (voyez page 699 et suivantes); le chirurgien, assis devant le périnée, fait à la peau une incision demi-circulaire, allant d'un ischion à l'autre et passant à 1 centimètre en avant de l'anus (fig. 151, page 699). La peau et les tissus sous-cutanés incisés, il découvre les muscles bulbo-caverneux, suit en arrière le raphé médian de ses muscles, reconnaît le faisceau antérieur du sphincter anal qu'il coupe, puis relève le bulbe, fait la ponction de l'urèthre et introduit le lithotome. Ici, en raison de sa courbure, le lithotome double est introduit, le levier des lames tourné en haut. Étant dans cette position, en arrivant dans la vessie (voy. figure 157, page 706), avant de faire la section, on le retourne pour que sa concavité réponde à la paroi inférieure de la région profonde de l'urèthre, et que les plans d'ouverture des lames se confondent avec les rayons obliques inférieurs de la prostate.

Alors le chirurgien, debout, après avoir vérifié la position du bassin et l'écartement des cuisses, tenant le manche du lithotome avec les deux mains, la tige de l'instrument étant exactement dans le plan médian, le manche et la partie externe de la tige étant d'abord horizontale, et les lames ouvertes : il attire l'instrument directement à lui; puis, inclinant le manche en bas, il continue la section jusqu'à ce que la résistance de la section du col et de la prostate soit vaincue, et il ferme l'instrument pour le retirer.

Le doigt indicateur gauche introduit dans la plaie, il fait les manœuvres d'extraction.

Pendant le temps de l'opération qui consiste à inciser la peau et les tissus jusqu'à l'urèthre, M. Nélaton conseille de placer le doigt indicateur gauche dans le rectum, la pulpe appliquée contre le bec prostatique et le cathéter. Ainsi, ce doigt dirige le bistouri, pendant qu'avec le pouce de cette main gauche on saisit la lèvre anale de la plaie pour l'écarter.

Cette façon de faire n'est point absolument utile, quand on découvre avec soin l'insertion du faisceau antérieur du sphincter anal au bulbe. Car ce point de repère montre que l'opérateur n'est pas immédiatement contre le rectum. Tout en se servant du doigt indicateur gauche dans l'anus comme d'un conducteur, on doit toujours rechercher l'insertion du faisceau du sphincter anal, afin d'éviter de couper le bulbe.

ACCIDENTS OPÉRATOIRES DES TAILLES PÉRINÉALES. — Ils sont les mêmes dans les trois tailles périnéales : 1° *La difficulté ou même l'impossibilité qu'éprouve le chirurgien de faire la ponction de l'urèthre ou de placer le bec du lithotome dans la rainure du cathéter.* — Nous avons dit (page 704) comment, même sans avoir l'habitude d'opérer, on peut vaincre cette difficulté.

2° Le lithotome arrivé dans la vessie, on éprouve de la difficulté à lui faire quitter la rainure du cathéter. Ceci ne se produit qu'avec le lithotome simple dont la tige est assez peu grosse pour se loger dans la rainure du cathéter. Alors il faut, tenant le lithotome fixe, continuer à introduire la courbure du cathéter dans la vessie; pendant ce mouvement du cathéter, il y a un moment où l'on sent le lithotome libre. Pour éviter ce temps d'arrêt on se servira du cathéter ayant la cannelure faite comme le montre la figure 144, c'est-à-dire ses bords n'étant pas saillants en dedans.

3° *La section avec le lithotome est faite sans que cet instrument soit dans la vessie.* — Alors le doigt indicateur gauche ne peut arriver dans le col vésical pour y conduire le bouton à crête. Il n'y a pas, je crois, d'accident opératoire qui puisse troubler autant le sang-froid de l'opérateur; si j'en juge par ce qui se passe chez l'élève, à qui il arrive, en opérant sur le cadavre. Ici, le fait étant bien reconnu, on cherche à introduire le cathéter dans la vessie en faisant suivre exactement à son bec la paroi supérieure de l'urèthre. Ou bien, par la plaie, on cherchera à mettre dans le col vésical une sonde cannelée, toujours en suivant la paroi supérieure de l'urèthre; puis sur le cathéter ou sur la sonde cannelée on introduit le lithotome.

Nous avons dit (page 707) comment on reconnaît que le lithotome est dans la vessie. Nous avons dit aussi pourquoi il est important de se servir d'un cathéter ayant un long bec.

4° *Déchirure de la prostate.* — Elle se produit au moment de l'extraction de la pierre, quand on veut forcer pour distendre l'ouverture faite. Lorsque la prostate est dure, son tissu étant plus friable, cette déchirure qui, comme nous l'avons dit, se fait du fond de la section à la coque fibreuse de la prostate, se produit même sous l'influence de tractions peu fortes. Cet accident opératoire a des conséquences graves. Il est la cause immédiate d'un clapier profond, qui retient le pus et l'urine; de là l'infection purulente, la formation d'abcès circonvoisins sous le péritoine et au périnée.

Pour éviter la déchirure de la prostate, dès que la traction nécessaire pour extraire la pierre devient forte, on doit : concasser la pierre pour en retirer les morceaux, ou bien faire d'autres sections sur le pourtour du col et de la prostate avec le lithotome simple ou avec un bistouri boutonné, pour élargir la voie de sortie. A propos des dimensions que l'on doit donner aux incisions du col et de la prostate, nous reviendrons sur ce cas.

5° *Le rectum a été ouvert.* — Cet accident opératoire est possible dans la taille médiane et dans la taille bilatérale. Dans la latéralisée il est impossible. Si le chirurgien s'en aperçoit et constate l'ouverture du rectum en y passant un stylet, il doit tout de suite sectionner tous les tissus compris entre l'ouverture faite au rectum, l'anus et la plaie. C'est l'opération de la fistule à l'anus. Pour éviter l'hémorrhagie il se servira de la ligature extemporanée. Le plus souvent cet accident n'est reconnu qu'après l'opération. Quand le malade rend un vent, il sent passer le gaz par la plaie. Aussitôt le chirurgien doit faire la section que nous venons d'indiquer.

C'est pour éviter cet accident que l'on doit toujours donner un lavement, une heure avant l'opération, afin de faire la taille, le rectum étant vide.

6° *Hémorrhagie.*— Nous avons déjà parlé plusieurs fois de l'aire opératoire des tailles périnéales et de ses limites latérales. Si l'incision dépasse ces limites, on est exposé à couper les artères transverses du périnée et même la honteuse interne. Pour arriver à cette dernière, il faut réellement que l'opérateur le veuille ou qu'il soit bien inexpérimenté, car ce vaisseau est caché derrière la branche montante de l'ischion. Quelquefois, c'est un rameau des périnéales superficielles ou des hémorrhoïdales inférieures qui est coupé.

Mais, en raison des manœuvres faites et des dimensions des incisions que nous étudierons bientôt, la véritable cause de l'hémorrhagie artérielle est une disposition anomale des artères du périnée et de celle qui entoure le col de la vessie. Dans le premier cas, c'est l'artère transverse du périnée, qui, en raison de son origine anomale (1), passe dans l'aire opératoire et est alors inévitablement coupée, sauf dans le cas de la taille médiane. Dans le second, l'artère qui entoure le col de la vessie, normalement très-petite et située en dehors autour du col, est plus grosse et est dans l'épaisseur des parois du col vésical, quelquefois très-près de la muqueuse. Alors elle est inévitablement coupée, quelle que soit la taille périnéale faite. L'hémorrhagie veineuse peut se produire. Le plus souvent elle vient de l'incision du col et de la prostate, qui forcément intéresse le plexus prostatique et les veines du col, très-développées chez certains vieillards à grosses prostates. Les veines superficielles, que l'on rencontre toujours devant le bistouri en faisant l'incision des tissus jusqu'à la ponction de l'urèthre, ne pouvant pas toujours être écartées, sont souvent forcément sectionnées ; l'écoulement de sang immédiat qui en résulte cesse vite. Enfin le sang veineux peut venir du bulbe qui a été intéressé.

Pendant l'opération, l'incision de la peau, celle des tissus sous-cutanés, la ponction de l'urèthre, ne donnent ordinairement que très-peu de sang. A peine s'il est nécessaire d'éponger pour reconnaître le faisceau antérieur du sphincter anal, et cela quand on a été obligé de couper une veine. Si dans ce premier temps de l'opération on coupe une artériole, il suffit de la tordre pour arrêter son jet.

Après la ponction de l'urèthre et l'incision avec le lithotome, pendant les manœuvres d'extraction, l'écoulement de sang est notable sans être abondant. Mais ordinairement il est arrêté, et cela complétement, par les injections à grande eau. Si, malgré ces injections, le sang continue à couler, ou si l'eau, en revenant de la vessie, est constamment teinte de

(1) Voyez page 681.

sang et chargée de caillots, il faut, de suite, rechercher la cause de l'hémorrhagie. La couleur rutilante du sang indique que le sang vient d'une artère. Dans ce cas, on commence par examiner *de visu* et le plus avant possible, la partie externe de la plaie, en épongeant avec soin. Si on voit le jet de sang, on saisit l'artère avec des pinces à ligature profonde, ou bien on se sert du ténaculum pour placer la ligature. Si l'on ne voit pas le point d'où sort le sang, on introduit le doigt indicateur gauche dans la plaie, avec sa pulpe on comprime successivement tous les points du trajet de la plaie. Quand le doigt est sur le vaisseau, l'hémorrhagie s'arrête; alors on cherche à sentir le jet de l'artère ou son battement contre la pulpe du doigt. En faisant une compression de plus en plus faible et très-observée, la sensation due au choc du jet ou au battement artériel est bien perçue. Sur le doigt, on conduit une pince à ligature profonde, avec laquelle on saisit les tissus là où on sent l'artère. La pince fixée et le doigt étant retiré, si le sang ne s'écoule plus, c'est que l'artère est tenue. Alors on place la ligature. Lorsque le sang est noir, d'aspect veineux, il peut se faire cependant qu'il vienne d'une artère, et cela dans le cas où l'hémorrhagie est due à l'artère du col vésical. Ici on ne peut pas faire la ligature. Il faut agir comme pour l'hémorrhagie veineuse. On fait des injections froides et un peu astringentes. Bégin conseille l'injection froide continue. On applique des linges trempés dans l'eau froide sur le haut des cuisses et le bassin.

Lorsque tous ces moyens sont insuffisants pour arrêter le sang, avant de faire le tamponnement avec la canule à chemise, il faut reconnaître avec soin si le sang vient bien de la plaie et non de la paroi de la vessie. Il y a ici difficulté, seulement lorsque le sang vient de la partie profonde de la plaie près du col. Car de là, il tombe et s'accumule dans la vessie, en même temps qu'une partie de sa quantité coule à l'extérieur. L'hémorrhagie provenant des parois de la vessie, se produisant immédiatement après la taille, est fort rare, et ne s'explique guère que par l'existence de fongosités érodées par les tenettes dans les manœuvres d'extraction. L'existence de ces fongosités est connue, grâce à leurs fragments qui sont retirés avec les tenettes, ou qui sortent avec l'eau des injections. Enfin l'hémorrhagie vésicale peut être due aux manœuvres faites pour concasser la pierre après la taille.

En dehors de ces causes spéciales, les fongosités et les manœuvres de broiement, je ne sache pas que l'hémorrhagie vésicale ait été causée par la taille.

Tamponnement. — Afin que l'urine puisse constamment s'écouler à l'extérieur, il faut se servir de la canule à chemise, qui, dans la plaie, remplace la sonde en gomme. Cette canule (fig. 174) en métal, est droite, son extrémité arrondie, percée au centre, a deux grands yeux latéraux. Au-dessous de ces yeux, à un centimètre, est une large rainure circulaire A, sur laquelle on attache le linge ou chemise. De cette rainure à son pavillon, elle doit être longue de 8 à 10 centimètres. Enfin, de chaque côté du pavillon, sont deux oreilles ou anneaux, qui servent chacun à attacher les liens fixateurs. Pour faire la chemise, on prend une compresse de linge fin, qu'on perce à son centre. On passe le bec de la canule dans ce trou du linge, puis on attache solidement sur la rainure de la canule le pourtour du trou. Alors, toute la canule, sauf son bec, est au centre de la chemise.

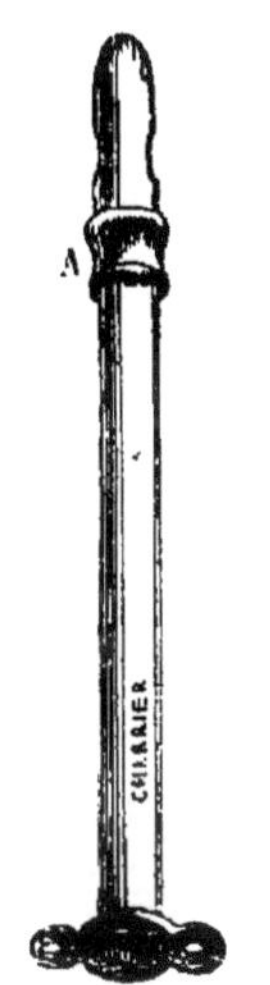

FIG. 174. — Canule à chemise.

Pour faire le tamponnement, on place la canule garnie de sa chemise dans la plaie, de façon que tout son bec soit dans la vessie, puis, entre la canule et la chemise, on tamponne un à un les bourdonnets de charpie d'une longue queue de cerf-volant. Pour bien comprimer l'extrémité profonde de la plaie au niveau du col et empêcher le sang d'aller dans la vessie, avant de placer les bourdonnets de charpie, on pousse latéralement la chemise tout autour de la canule, de façon à avoir un cul-de-sac circulaire faisant saillie dans la vessie. On remplit ce cul-de-sac de bourdonnets de charpie; ainsi on a un tampon intra-vésical, qu'on attire contre et dans le col de la vessie. Avant de continuer à bourrer la chemise de charpie, on s'assure que le sang ne coule pas dans la vessie en faisant des injections par la canule. On termine en plaçant un à un chaque bourdonnet de charpie, de façon à comprimer tous les points de la plaie. Alors on attache les liens des oreilles du pavillon à la ceinture, comme ceux qui fixent la sonde à demeure dans la plaie (voy. page 734). Par la canule on fait de temps en temps une injection d'eau, ou d'eau phéniquée ; ainsi on maintient l'écoulement constant de l'urine et on voit si le sang s'accumule dans la vessie.

Le tamponnement et la canule doivent rester plusieurs jours en place, jusqu'à ce qu'il y ait organisation de la plaie. Quand la suppuration est établie, on retire peu à peu les bourdonnets, jusqu'à ce que la chemise se décolle d'elle-même de la plaie.

Pour faciliter les garderobes et éviter les efforts de défécation, on aura soin, quand l'envie d'aller à la selle arrivera, de donner, par une sonde à gomme introduite de 15 à 20 centimètres dans l'anus, un lavement d'eau tiède.

Soins préparatoires. — Maintenant que nous connaissons les manœuvres des tailles périnéales et leurs accidents opératoires, nous devons étudier les moyens préventifs qui peuvent favoriser les manœuvres et qui peuvent mettre à l'abri même de ces accidents. Ce sont les soins préparatoires. Le premier de tous est de *faire un diagnostic précis.* Il faut avoir la certitude qu'il y a une pierre, pour cela l'examen de la vessie et celui de la pierre doivent être complets. Il ne faut pas se borner à percevoir seulement le choc et le frottement de la sonde métallique sur la pierre. Il faut, avec un lithotribe à bec plat, saisir la pierre; ainsi on a la certitude de son existence et l'on connaît la longueur d'un de ses diamètres. Pour arriver à cela, on doit, au besoin, chloroformiser le sujet ou faire une application de courants électriques continus pour dilater la vessie. Malgré ces conditions d'anesthésie du sujet et de dilatation de la vessie, il peut arriver qu'on ne puisse pas saisir la pierre, c'est qu'elle est enchatonnée. Mais dans ce cas l'introduction du lithotribe n'est pas inutile, elle permet de mesurer la surface libre de la pierre. Cet instrument en acier donne à la main des sensations de choc et de frottement plus nettes que la sonde coudée ordinaire, et la nature du choc et du frottement indique mieux la consistance des couches superficielles de la pierre, ce qui laisse présumer sa consistance générale.

Nous reviendrons sur cet examen complet à propos des indications de la taille et du choix de tel ou tel procédé.

Diminuer la sensibilité de la vessie. — Chez les calculeux qui ont de fréquents accès de spasmes douloureux provoqués, par un mouvement, une secousse imprimée au bassin, ou par l'envie d'uriner et l'émission de quelques gouttes d'urine ; comme cela se voit assez souvent chez les enfants, qui se maintiennent immobiles dans une position fixe pour éviter que leur pierre soit ou tombe contre le col de la vessie, et quelquefois chez les adultes. Dans ces cas, il est important de diminuer autant que possible la sensibilité de la vessie. Les moyens à employer doivent être immédiats, c'est-à-dire appliqués au moment même de l'opération, car, en raison de l'irritation existante des parois de la vessie et de la persistance de la cause de cette irritation, la pierre, les moyens les plus actifs contre la sensibilité de la vessie et de l'urèthre n'ont qu'une action de courte durée. La pierre, par son contact et son frottement sur la vessie et le col, en réveille incessamment la sensibilité et les spasmes, qui, comme on le sait, se propagent souvent au rectum et à l'anus, de là la cause de ces émissions involontaires de matières fécales.

Le premier des moyens est l'emploi du chloroforme pour l'opération. Mais, quoique le sujet soit dans l'état de résolution anesthésique, il n'est pas rare de voir les manœuvres de la taille et surtout celle de l'extraction de la pierre, provoquer un spasme énergique de la vessie et du rectum, tout à fait semblable à ceux que l'on a observés avant l'opération. Ainsi il y a, selon les antécédents, évacuation spontanée de matière fécale, saillie du rectum. Et la contraction énergique de la vessie sur la pierre gêne beaucoup la manœuvre des tenettes.

Dans un cas de ce genre, je n'hésiterais pas à agir sur la contractibilité des fibres musculaires de la vessie avec l'électricité à courant continu, qui, comme nous le dirons, agit en suspendant, séance tenante, la sensibilité de la vessie et les contractions réflexes que l'anesthésie chloroformique ne suspend pas.

L'application des courants continus peut être faite pendant l'administration du chloroforme, pendant l'opération, quand les spasmes de la vessie empêchent la préhension de la pierre avec les tenettes.

Vider le rectum immédiatement avant l'opération. — Une

heure ou deux heures, au plus, avant de pratiquer la taille, le malade doit prendre un ou plusieurs lavements, selon la nécessité, pour évacuer complétement toutes les matières fécales du rectum; pour que celui-ci, vide et flasque, ne fasse plus saillie du côté de l'urèthre et de la vessie. Ainsi le chirurgien est moins exposé à le blesser.

SOINS CONSÉCUTIFS IMMÉDIATS. — *Injection immédiate d'eau phéniquée.*—Le sujet étant dans la position propre à la taille, quand on a fini les injections de lavage, pour évacuer les caillots sanguins et les débris de pierre, par la grosse sonde qui est dans la plaie, on fait doucement une injection d'eau phéniquée, la faisant arriver lentement dans la vessie pour dilater, autant que possible, cette poche et agir sur tous les points de ses parois. La vessie distendue, l'eau phéniquée revient entre la sonde et la plaie sur laquelle elle agit. Après, on fait une dernière injection d'eau simple.

Sonde à demeure dans la plaie. — On prend une très-grosse sonde en gomme, ayant deux grands yeux près du bec. On l'introduit par la plaie dans la vessie. Son bec, ayant ses grands yeux dans la vessie, ne doit pas y être assez saillant pour comprimer la face postérieure de cette poche. On s'assure que cette sonde fonctionne bien et est bien en place, à ce que un peu d'eau injectée par elle dans la vessie ressort complétement par son pavillon. Alors on coupe la sonde à 4 ou 5 centimètres de la plaie et on la fixe. Si on laisse un long bout saillant au dehors au pavillon, il heurte contre le lit, et la sonde pliée ne fonctionne plus.

Pour fixer la sonde, on se sert de deux bouts de lien plat, longs chacun d'un mètre, et d'une large bande. Celle-ci est mise en ceinture autour du corps du sujet, au niveau des hanches. Les liens sont fixés, à leur milieu, sur la sonde, au moyen d'un nœud. Ainsi, chaque lien a deux chefs à partir de la sonde. Un des chefs de chaque lien est passé en arrière des cuisses dans la direction des plis fessiers et est attaché sur le côté à la ceinture, à la façon des sous-cuisses des suspensoirs. Les deux autres chefs passant en avant dans la direction des plis de l'aine arrivent sur les côtés à la ceinture où on les attache. Les quatre chefs des liens doivent être également tendus, pour que la sonde soit bien dans le plan médian.

La sonde est laissée à demeure plusieurs jours, quatre à cinq, jusqu'à ce que la plaie soit organisée.

Position de l'opéré dans son lit. — Porté dans son lit, l'opéré doit y être couché sur le dos, les épaules et la tête relevées par des oreillers. Le bassin est placé sur un coussin à air en caoutchouc ayant la forme d'un croissant et assez épais. Le périnée étant ainsi élevé au-dessus du lit, on place facilement au-dessous de la sonde un vase plat et une éponge molle. Celle-ci s'imbibe du liquide qui coule constamment de la sonde.

Les membres inférieurs, écartés et à demi fléchis, sont soutenus, reposant sur un coussin placé sous chaque jarret. Ces coussins doivent être disposés comme le double plan incliné; toutes les faces inférieures des cuisses, des jarrets et des jambes doivent être soutenues.

L'opéré bien installé dans cette position y repose et y reste sans fatigue. Et pour surveiller la sonde et la plaie on n'a pas besoin de le déranger, il suffit de relever les couvertures.

ACCIDENTS CONSÉCUTIFS. — L'*hémorrhagie* se produisant un certain temps après l'opération est très-rare. Pour l'arrêter, on emploiera successivement les moyens indiqués page 729, avant de faire le tamponnement avec la canule à chemise.

Perforation entre le rectum et la plaie. — Cette perforation consécutive de la paroi du rectum est due à la chute d'une petite eschare, à la constipation; alors le bol fécal volumineux dilate avec trop de violence le rectum pendant l'effort de la défécation. Souvent, en même temps que cette cause, il en existe une autre très-importante, c'est l'état de contracture persistante du sphincter anal qui s'oppose à la sortie facile des matières fécales et rend par cela même plus grande la distension du rectum. Enfin la canule du clysopompe enfoncée dans l'anus, étant dirigée en avant, peut encore produire la perforation. J'ai observé ce fait chez un de mes opérés, dont je donne l'observation page 758.

Le premier symptôme de la perforation du rectum est le passage des gaz par la plaie (fait que le malade perçoit tout de suite et dont il avertit le chirurgien), l'écoulement par la plaie de matières liquides, puis le passage de matières semi-solides.

Il faut, au premier symptôme, rechercher la perforation; pour cela on met le doigt indicateur gauche dans le rectum, et on explore la plaie avec un stylet. Quand on a trouvé le trajet, de suite on passe un fil de fer et on fait l'opération de la fistule à l'anus avec le serre-nœud de M. Maisonneuve.

Suppuration de la vessie. — Les causes prédisposantes de cet accident grave sont : l'état catarrhal de la vessie au moment de l'opération, surtout quand les urines sont putrides; l'existence de fongosités vésicales; et les manœuvres de broiement de la pierre faites brusquement. Dans les cas de fongosités et d'urines putrides, malgré l'évacuation facile des liquides contenus dans la vessie, et la possibilité d'injecter des liquides antiseptiques pour modifier les parois de la vessie, on n'arrive pas toujours à prévenir une poussée inflammatoire violente. Alors les urines restent putrides. Quoi qu'on fasse, le pus qu'elles contiennent augmente, l'hypogastre devient douloureux, quelquefois il se développe de la péritonite et la mort ne tarde pas.

Dans la cystite parenchymateuse consécutive aux manœuvres de broiement, les phénomènes sont les mêmes, les urines s'altèrent de plus en plus, et la péritonite se déclare, comme dans le premier cas, par propagation de l'inflammation.

Au mois de mars 1870, mon confrère, le docteur Aubrun, m'adressa M. X..., abbé, âgé de 68 ans. Dans ce cas, les urines étaient très-putrides. Les envies d'uriner arrivaient nuit et jour tous les quarts d'heure. La miction, qui n'était que de quelques gouttes, était accompagnée de douleurs vives qui se prolongeaient pendant cinq et six minutes. Il n'y avait aucun repos. Ce malade avait reçu les soins de plusieurs confrères, qui lui avaient dit qu'il n'avait pas de pierre. A mon premier examen, fait devant M. Aubrun, je constatai la pierre, et en même temps je reconnus que la vessie avait des loges et ne se vidait pas à chaque miction. La prostate était très-volumineuse. Quoique la pierre fût de 2 centimètres de diamètre, je me décidai à faire la taille; en raison de la suppuration de la vessie et de la sensibilité extrême de l'urèthre. Je me bornai à faire la taille médiane. Je retirai la pierre, mais, en même temps, sur les tenettes étaient des filaments de fongosité. Malgré tous les soins, les injections de lavage et d'eau phéniquée, il me fut impossible de modifier les parois de la vessie; et, l'inflammation devenant des plus vives, le malade mourut le sixième jour.

Le fait d'aggravation de l'état de la vessie est ici incontestable. Malgré les mauvaises conditions du sujet, il n'y avait évidemment que la taille qui offrît quelques chances de succès.

Infiltration d'urine. — Depuis qu'on ne fait plus de grandes incisions et qu'on place une sonde à demeure dans la plaie, cet accident est devenu rare. Avant, l'infiltration se faisait soit dans les tissus du périnée, et de là aux bourses, aux cuisses et aux parois de l'abdomen ; ici les incisions larges et profondes doivent être faites le plus vite possible, c'est le seul moyen de limiter et d'arrêter l'infiltration ; soit dans le tissu cellulaire du petit bassin, alors, le plus souvent il en résulte une péritonite qui est rapidement mortelle. Cependant, il y a des cas où, l'infiltration s'étant limitée, il s'est formé un foyer urineux qui s'est ouvert spontanément ou que le chirurgien a pu ouvrir sur le pourtour du bassin, aux aines, dans les fosses iliaques. Un accident opératoire qui prédispose à cette infiltration urineuse profonde, c'est la déchirure complète de la prostate ; il en résulte un clapier profond dans lequel s'accumulent pus et urine ; de là une inflammation et des abcès de voisinage qui peuvent faire communiquer les espaces celluleux du petit bassin avec la plaie.

Néphrite. — Elle peut exister avant l'opération, surtout dans les cas d'urines putrides. Ou bien les reins sont antérieurement très-congestionnés, et cela sans que l'opérateur puisse le savoir. Dans ces cas, l'opération peut être la cause déterminante d'une néphrite mortelle. D'autres fois, la néphrite est la conséquence des intoxications urineuse et purulente.

Intoxications urineuse et purulente. — Après la taille, il est bien difficile de dire quand les phénomènes graves d'intoxications sont dus au pus ou à l'urine. Ces deux liquides étant presque toujours mélangés, et les phénomènes fébriles de l'une et de l'autre intoxication ayant beaucoup de ressemblance. C'est surtout chez les sujets âgés, que ces accidents terribles se produisent. Grâce aux veines volumineuses du col vésical et de la prostate, et à la disposition de leurs réseaux veineux, qui sont de véritables sinus, il en résulte que, sectionnés, leurs orifices restent béants et que les liquides, urine et pus, y pénètrent facilement. Ainsi s'explique avec quelle facilité se produit la phlébite de tout le réseau veineux qui entoure le col vésical, réseau qu'il n'est pas rare de trouver plein de pus. Les moyens thérapeutiques sont, ici, ceux que nous avons donnés à propos de l'intoxication urineuse. Mais en raison de la large cause des accidents, ils sont le plus souvent sans effets.

Fistules persistantes. — La guérison complète de la plaie de la taille est assez souvent très-difficile à obtenir. Un trajet fistuleux au périnée persiste avec une très-grande ténacité. Les causes de cette plaie fistuleuse ont, pour la plupart, été fort bien étudiées par Boyer (1). Une des plus fréquentes, ce sont les incisions profondes. En effet, c'est surtout après la taille bilatérale, faite comme le voulait Dupuytren, que ces fistules persistantes ont été observées. La déchirure du col et celle de la prostate, dues à des tractions violentes faites pour extraire une pierre volumineuse, agissent comme les grandes incisions. En plus, elle détermine l'existence d'un clapier où s'arrêtent les liquides, pus et urine, qui, en s'écoulant lentement, mais constamment, par la plaie, l'entretiennent fistuleuse. Une petite pierre ou un petit fragment arrêté dans l'urèthre ou dans le trajet de la plaie, suffit pour empêcher la cicatrisation complète.

Chez certain sujet, les urines sont alcalines, quoi qu'on fasse; alors elles déposent des phosphates (ammoniaco-magnésien, de chaux) et des carbonates de chaux en abondance. En passant sur la plaie, elles peuvent en incruster les parois : ce qui a été observé. De là encore, persistance d'un trajet fistuleux.

Si dans la partie de l'urèthre antérieure à la plaie, il y a un rétrécissement, en gênant le cours de l'urine par la voie naturelle, il entretient la fistule. Ce fait a été observé par

(1) Boyer, *Traité des maladies chirurgicales*, t. IX. Paris, 1824.

Boyer. Enfin, ce célèbre chirurgien insiste sur une cause que je n'ai pas trouvé indiquée par les auteurs plus modernes : c'est l'état de maigreur extrême du sujet. Alors la plaie est maintenue fistuleuse, grâce à la contraction du sphincter anal, qui éloigne constamment la paroi inférieure de la plaie de la paroi supérieure. C'est le mécanisme de la fistule à l'anus.

L'examen le plus minutieux de la fistule et la recherche la plus complète de sa cause doivent être faits. La cause de la persistance de ce trajet fistuleux connue, on agit contre elle. Je renvoie le lecteur à ce que j'ai dit page 332 et suivantes.

Soins consécutifs. — Ils ont pour but de prévenir les accidents dont nous venons de parler. Aussi doivent-ils être donnés incessamment et avec la plus grande attention par la personne que le chirurgien laisse auprès de l'opéré.

Surveiller la sonde à demeure. — L'urine qui arrive dans la vessie doit s'écouler d'une façon continue par la sonde, et cela doit durer jusqu'à ce que la plaie soit organisée. La sonde, en fonctionnant régulièrement, préserve de l'infiltration urineuse, et aussi des accidents d'infections causées par le contact immédiat de l'urine avec la plaie fraîche.

Les causes d'arrêt de l'écoulement par la sonde et, par conséquent, de la dilatation de la vessie par l'urine, sont : 1° La sonde sort de la vessie sous l'influence des efforts (dans la toux, dans la défécation, etc.). Si le bec de la sonde est encore dans la plaie, il suffit de la pousser plus avant pour que, ses yeux arrivant dans la vessie, l'écoulement de l'urine ait lieu. Quand la sonde est tout entière au dehors, il faut la replacer immédiatement.

2° La sonde est pliée. Quand le malade s'assied, le pavillon de la sonde portant sur le coussin, la sonde est pliée en un point, souvent dans la plaie. Alors, son calibre étant interrompu, l'écoulement ne se fait plus. On reconnaît cet accident à ce que le mouvement de va-et-vient, de sortie et d'entrée, communiqué à la sonde, ne la déplace pas tout entière. Il faut de suite changer la sonde.

3° La sonde est bouchée par des mucosités ou des caillots sanguins qui obstruent ses yeux. Ici les injections poussées dans la sonde suffisent le plus souvent pour débarrasser les yeux. Mais si les mucosités ou les caillots sont abondants et volumineux, ils rebouchent rapidement la sonde. Alors il faut faire, par la sonde, de nombreuses injections pour les entraîner au dehors et en débarrasser la vessie. Dans le cas où le sang persiste, il faut agir, comme nous l'avons dit, pour l'arrêter.

L'aide, pour surveiller le fonctionnement de la sonde, doit, de temps en temps, toutes les heures, ou les deux heures au moins, retirer l'éponge qui reçoit l'urine, la nettoyer, voir si le liquide évacué n'est pas sanguinolent, et si l'écoulement par la sonde se fait bien. Si celui-ci est arrêté, il recherche quelle en est la cause ; si la sonde est sortie de la vessie, il l'y repousse ; si la sonde est pliée, il la change ; si la sonde a ses yeux bouchés, il fait une injection.

Toutes ces précautions bien prises, il ne passe pas d'urine entre la sonde et la plaie.

Injection par la sonde dans la vessie. — L'aide qui est près du malade, ne doit pas attendre que la sonde se bouche pour faire des injections dans la vessie. Pour prévenir cet accident et faire évacuer les mucosités et les quelques caillots sanguins qui peuvent se former dans la vessie, il doit, toutes les deux heures environ, faire une injection par la sonde, avec de l'eau tiède, et, plusieurs fois par jour, avec de l'eau phéniquée au millième.

Irrigation continue. — Dans les cas où les urines sont pu

trides, on peut retirer un bon avantage de l'irrigation continue. Alors, par l'urèthre et le long de la grosse sonde, on fait arriver dans la vessie la petite sonde de notre irrigateur (pl. 35, fig. 3, p. 195). Elle sert à conduire dans la vessie le liquide, qui revient par la grosse sonde de la plaie. L'action continue d'un liquide antiseptique, comme de l'eau faiblement phéniquée, peut avoir une action heureuse.

Lavement. — Quelle que soit la facilité avec laquelle les matières fécales sortent, quand l'opéré va à la garde-robe, il faut tous les jours donner au moins un lavement. Ainsi on se met à l'abri des accidents causés par l'accumulation de matières fécales dures dans le rectum. L'introduction de la canule doit être faite avec précaution et en la dirigeant en haut et en arrière vers le sacrum. S'il y a de la contracture du sphincter anal, on fera bien de se servir d'une sonde en caoutchouc qui, bien graissée, est facilement introduite.

La position que nous donnons à l'opéré dans son lit (voyez page 735) permet de lui donner tous ces soins consécutifs sans le déplacer.

Régime. — Je suis tout à fait d'avis que l'on doit nourrir les opérés, et le plus substantiellement possible, en leur donnant des viandes rôties, des légumes verts et du bon vin. Il faut éviter tout ce qui peut favoriser la formation des gaz intestinaux, tels que les légumes féculents, les pommes de terre, et ce qui peut entraîner la constipation. A la moindre perte d'appétit, dès que la peau devient sèche et chaude, et que la langue se charge, on doit donner un purgatif salin. Puis faire prendre du sulfate de quinine, par petites prises, 5 à 10 centigrammes toutes les heures ou les deux heures, jusqu'à un gramme par jour, et cela tout en nourrissant. Enfin, quand la peau, restant sèche, fonctionne mal, on doit faire faire des lotions d'eau vinaigrée sur tout le corps :

Vinaigre de Bully............	1 petit flacon.
Eau........................	1 litre.

suivies d'une friction sèche.

J'ai eu à me louer de tout ce régime, non-seulement chez les opérés de la taille, mais aussi chez les blessés que j'ai eu à opérer et à soigner pendant le siége de Paris.

DE L'ÉTENDUE DES INCISIONS DANS LES TAILLES PÉRINÉALES.

En décrivant les manœuvres des tailles périnéales, nous n'avons point dit l'écartement qu'on devait donner à la lame du lithotome simple et à celles du lithotome double. Les indications du degré d'écartement à donner, sont fournies dans chaque cas par les conditions de dilatabilité de la région profonde de l'urèthre et le volume de la pierre.

Pendant longtemps les chirurgiens ont tenu à faire une incision régulière allant du col vésical à l'extérieur. Ils voulaient que la plaie, également profonde dans tous ses points, n'offre pas de saillie capable de retenir l'urine; ne mettant pas de sonde à demeure dans la plaie, ils agissaient ainsi pour éviter l'infiltration d'urine. Pour exécuter cette incision, le lithotome, ouvert dans la vessie, était retiré complétement ouvert jusqu'à l'extérieur. Dans cette manœuvre, on coupait souvent les artères du périnée, dès qu'il y avait la moindre anomalie dans leur disposition; de là les cas fréquents d'hémorrhagie. Aussi, en décrivant les manœuvres, avons-nous insisté sur ces détails : le lithotome est retiré ouvert jusqu'à ce que la résistance due à la section du col et de la prostate soit vaincue, puis l'instrument est retiré fermé. Les tissus en avant de la prostate sont facilement dépressibles et, par la dilatation, on les écarte assez pour avoir un trajet antérieur aussi large que celui dû à la section du col et de la prostate.

Béclard, Dupuytren, en faisant la taille bilatérale, cherchaient à faire l'ouverture la plus large possible, de façon à extraire sans résistance les pierres d'un fort diamètre. La pierre devait être extraite sans traction, et la plaie devait être assez large pour cela. Actuellement on fait des manœuvres opératoires, peut-être moins brillantes pour l'opérateur; mais avant tout on cherche à se prémunir contre les accidents si terribles de l'infection purulente. Il suffit de lire les travaux faits sur la taille pour être convaincu. Comme le démontre si bien MM. Petrequin, Bouisson (de Montpellier), Dolbeau, Giraldès, maintenant on ne doit plus faire les grandes incisions de Dupuytren. Si la pierre est trop grosse, il faut la concasser, la réduire en fragments assez petits pour qu'ils puissent être extraits facilement par l'ouverture faite.

Pour éviter les grandes incisions, on a proposé de multiplier tout autour du col vésical les petites incisions. Ce procédé peut rendre des services, quand on tient à retirer la pierre entière.

Ainsi, d'une façon générale, il ne faut pas donner aux lames des lithotomes un écartement considérable en rapport avec les rayons de la prostate dans le sens desquels on incise.

Si, sur plusieurs sujets différents, on fait la taille en donnant le même écartement à l'ouverture de la lame du lithotome, on est frappé par ce fait, que les trajets obtenus ont des dimensions différentes. Chez les sujets jeunes, dont la prostate n'est pas développée, l'incision donne un trajet bien plus grand que chez le vieillard qui a une grosse prostate indurée. Dans l'un des cas, les lèvres de la plaie s'écartent complétement, car les parois de l'urèthre sont extensibles. On peut dilater jusqu'à une certaine limite sans déchirer. Dans l'autre cas, les lèvres de la plaie ne s'écartent pas, les tissus de la prostate indurée n'étant pas extensibles, il y a impossibilité de dilater sans contondre les tissus ou faire une déchirure de la prostate. Entre ces deux degrés extrêmes de la dilatabilité possible de la région profonde de l'urèthre, il y a tous les états intermédiaires.

Ainsi chez les sujets jeunes, ou chez ceux dont la prostate est peu développée, comme je l'ai observé chez un sujet où les premiers signes de la pierre dataient de l'enfance (voyez page 758), avec une incision petite on obtient un trajet relativement large. Dans ces cas, on ne donnera à la lame du lithotome qu'un faible écartement, même si la pierre est assez grosse. Dans les cas de grosses prostates, on fera, de préférence, l'incision bilatérale du col et de la prostate, limitant autant que possible l'écartement des lames, de façon à ouvrir le moins possible les veines prostatiques.

Il est fort difficile de dire, avant l'opération, si tel ou tel écartement de la lame du lithotome, donnera un trajet suffisant. Nous croyons qu'il vaut mieux faire une nouvelle incision en réintroduisant le lithotome que de faire de suite une large ouverture.

TAILLE PAR DILATATION.

La gravité des grandes incisions démontrée, la difficulté où est le chirurgien, même en faisant de petites incisions, d'éviter les veines ou sinus veineux du col vésical et de la prostate, ont conduit M. Dolbeau à remplacer la section du col vésical et de la prostate par une dilatation uniforme. D'après les expériences de l'auteur, on peut dilater le col vésical et la région prostatique jusqu'à 2 centimètres de diamètre, sans contondre ni déchirer. La seule déchi-

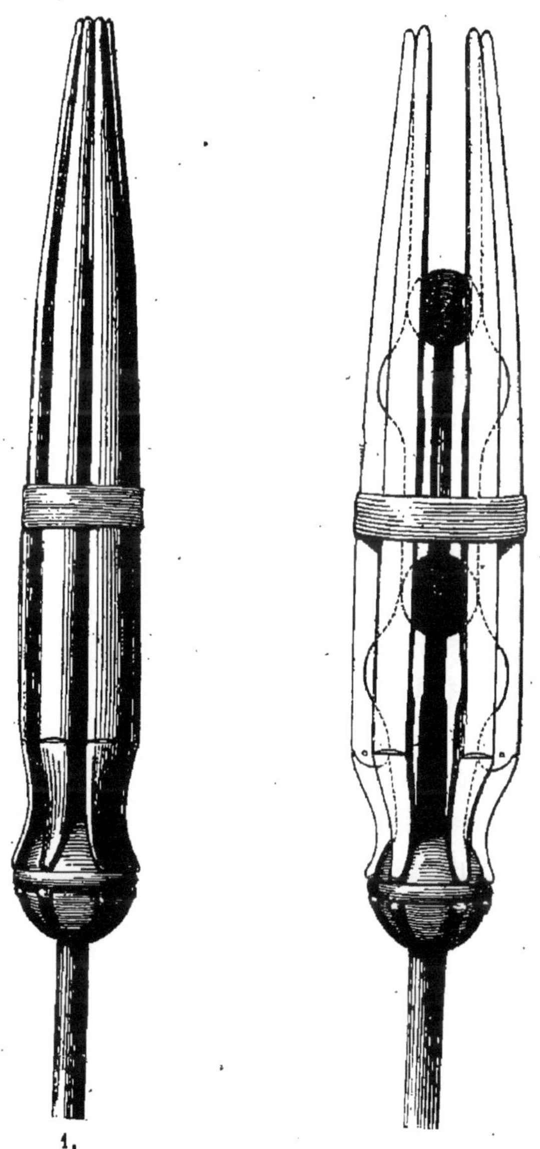

Fig. 175. — Dilatateur de Dolbeau représenté dans sa grandeur. 1. Fermé ; 2. Ouvert.

rure, mais elle est constante, qui se produise quand on ne dépasse pas ce diamètre de 2 centimètres, est à la portion membraneuse de l'urèthre, et elle s'étend longitudinalement jusqu'au bec prostatique.

Pour que la dilatation soit lente, graduée et uniforme, l'auteur fait usage du dilatateur suivant. Fermé (fig. 175, 1), ses six branches appliquées exactement les unes contre les autres par une virole de caoutchouc, il a la forme d'un cône très-allongé. Pour écarter les branches et dilater, on imprime au manche un mouvement de rotation, alors les deux boules (fig. 175, 2, et fig. 176), qui, l'instrument étant fermé, sont dans les échancrures que chaque branche a à sa face interne, sortent de ses excavations, écartent simultanément et également les six branches du dilatateur. Le plus grand diamètre que l'on puisse donner est de 2 centimètres (fig. 175, 2).

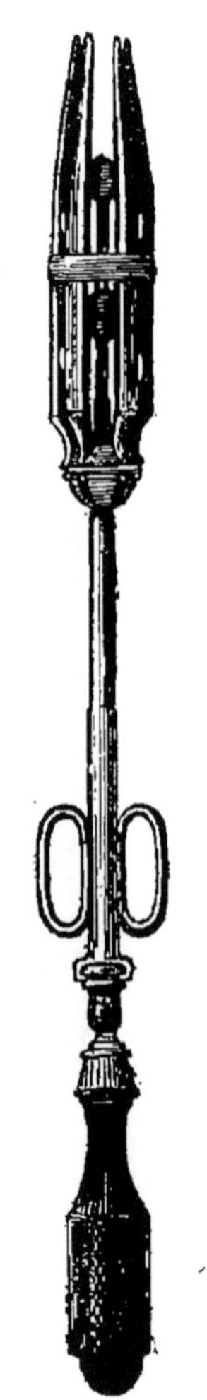
Fig. 176. — Dilatateur.

Manœuvre. — Le sujet dans la position propre aux tailles périnéales, le cathéter tenu dans le plan médian du corps : on fait au périnée l'incision médiane et on ponctionne l'urèthre en suivant les règles opératoires que nous avons décrites. Puis, le dilatateur fermé, on place son extrémité conique dans le cathéter, et on l'introduit dans l'urèthre exactement comme le lithotome. Le dilatateur conduit le plus avant possible et, le cathéter retiré, on fait lentement une première dilatation. On ferme l'instrument et on le pousse plus avant, alors on dilate à nouveau. Puis le dilatateur fermé ayant toute sa portion conique dans la vessie, le col est dilaté par le grand diamètre de 2 centimètres.

A la première dilatation et à la seconde, quand elle est nécessaire, c'est la portion conique de l'instrument qui agit. Ainsi on dilate d'une façon lente, graduée et uniforme. Le doigt arrive facilement dans la vessie par le trajet obtenu. Cette méthode, par dilatation, ne donne pas un trajet bien large, mais elle a le grand avantage de ne pas ouvrir le réseau veineux de la région profonde de l'urèthre. Le trajet obtenu permet l'introduction du doigt et, par conséquent, celle des instruments broyants, puissants, que l'on emploie pour concasser les grosses pierres après la taille ordinaire.

M. Dolbeau fait l'incision médiane de la peau, non pas à partir d'un centimètre de l'anus, comme nous l'avons dit pour la taille médiane ordinaire, mais à partir de la muqueuse anale, et ne lui donne que 2 centimètres d'étendue. En faisant ainsi l'incision, dit l'auteur, le bulbe est plus facilement évité et l'on arrive plus facilement sur la portion membraneuse de l'urèthre. Nous croyons que, même en faisant ainsi l'incision tout près de l'anus, pour éviter plus sûrement le bulbe, il faut reconnaître le faisceau antérieur du sphincter anal, le couper et relever le bulbe, comme nous l'avons dit.

Un fait très-remarquable, et que M. Dolbeau note avec soin, c'est que, après l'opération faite par la dilatation, le col vésical n'a pas perdu sa fonction, il retient l'urine dans la vessie, qui se dilate jusqu'à ce que l'envie d'uriner se fasse sentir. C'est là, pour nous, un résultat immédiat très-important. Après les petites incisions, on observe ce même fait qui, comme nous l'avons dit, permet de pronostiquer une guérison rapide.

Après la taille par dilatation, on ne met pas la sonde à demeure dans la plaie. Ici on peut en mettre une à demeure dans tout le canal, mais il est préférable de faire comme M. Dolbeau. On charge l'aide, qui reste près de l'opéré, de vider de temps en temps la vessie, en passant dans l'urèthre jusque dans la vessie, une sonde en gomme. Cette évacuation, par la sonde, doit être faite assez souvent pour que le sujet n'éprouve jamais l'envie d'uriner. Par la sonde on fait des injections vésicales.

On donne tous les jours des lavements pour éviter l'accumulation de matières fécales dans le rectum.

Cette taille par dilatation, en raison du diamètre relativement petit du trajet obtenu, se combine toujours avec le broiement de la pierre. Elle nécessite donc l'exécution habile des manœuvres de broiement et d'extraction des morceaux. C'est là la véritable raison qui empêchera cette opération, dans laquelle on ne lèse pas les veines du col vésical et de la prostate, d'être acceptée par la généralité des chirurgiens.

BROIEMENT DE LA PIERRE APRÈS LA TAILLE.

Comme le lecteur vient de le voir, nous sommes absolument partisans des petites incisions à la région profonde de l'urèthre dans la taille. Aussi, toutes les fois que, par les petites incisions multipliées sur le pourtour du col, on n'obtient pas une voie assez large pour sortir la pierre entière, il faut immédiatement la concasser, la réduire en fragments tous assez petits pour être extraits facilement, les plus gros avec les tenettes, les plus petits avec la curette.

Il s'agit de faire une lithotritie, en une seule séance, par la voie ouverte au périnée. Ce broiement comprend deux temps. Dans le premier, *on entame la pierre*, en la cassant en deux ou trois morceaux avec un gros instrument lithotriteur, ayant les becs du porte-à-faux, et que l'on manœuvre comme dans la lithotritie ordinaire, la vessie étant vide (voy. pag. 478); ou bien, avec l'éclateur de Maisonneuve, dont la manœuvre est très-facile et qui a une très-grande puissance (fig. 177). Cet instrument se compose de trois pièces: 1° Une branche femelle : c'est un tube terminé par une extrémité concave recourbée en forme de curette; à l'autre extrémité, le tube présente un pas de vis extérieur, sur lequel se meut un volant E; 2° la branche mâle : c'est un tube qui se meut dans la branche femelle, il a une virole B qui entoure la branche femelle, le volant agissant sur cette virole B pousse avec force le bec de la branche mâle vers la curette de la branche femelle et comprime ainsi la pierre. L'orifice du tube mâle présente des dents acérées, qui entrent dans la pierre et empêchent celle-ci de glisser et de sortir de l'instrument; 3° dans le tube mâle est un perforateur, c'est une tige pleine, terminée d'une part par une pointe à quatre pans; de l'autre, par une manivelle C. Près de celle-ci est un pas de vis, qui s'engraîne avec celui que présente la face interne du tube mâle à son extrémité externe. Ainsi le tube mâle agit sur la pierre en la comprimant contre la curette; le perforateur agit par la rotation de sa pointe, et cette perforation par rotation

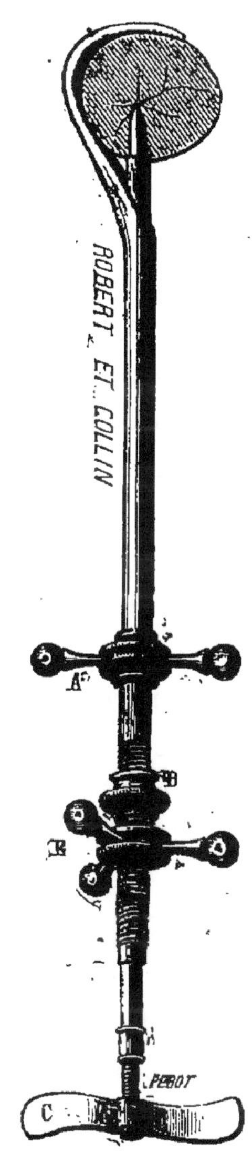

FIG. 177. — Éclateur de Maisonneuve.

agit sur la pierre dans l'axe de la compression. De là la puissance énorme de cet instrument, qui casse les pierres les plus dures (1).

Manœuvre de l'éclateur de Maisonneuve. — Le gorgeret placé dans la plaie et contre sa paroi inférieure (fig. 169), l'éclateur ayant la pointe de son perforateur rentrée dans le tube mâle, et ce tube mâle caché dans le tube femelle; la curette, ainsi libre, on en place le dos du bec sur le gorgeret. Alors la tige de l'instrument est verticale au-devant du périnée. Puis on abaisse cette tige en même temps qu'on introduit la curette. En un mot, on fait la manœuvre d'introduction de la sonde courbe dans la région profonde de l'urèthre. Seulement ici, pendant cette manœuvre, le dos de la curette suit le gorgeret.

Arrivé dans la vessie, on passe la curette entre les parois de la vessie et la pierre ; en faisant la manœuvre décrite pour saisir la pierre avec le lithotribe ordinaire, dans le cas où la vessie est vide du liquide (voy. page 478). La pierre dans la curette, ce dont on s'assure avec le doigt, ou mieux avec le bouton conduit le long de l'instrument, on pousse le tube mâle, sur lequel on agit avec le volant. Ainsi la pierre est comprimée avec force entre le bec de la curette et l'extrémité dentelée du tube mâle, puis on fait la perforation. Presque toujours la pierre étant bien comprimée, quelques tours du perforateur en déterminent l'éclatement. Mais si elle résiste, on agit alternativement par compression en agissant sur le volant, et par perforation en se servant du perforateur. Les pierres les plus dures sont ainsi morcelées.

Presque toujours la pierre éclate en deux ou trois morceaux, rarement plus. On peut avec cet instrument agir sur

(1) Les principes mécaniques de cet instrument sont les mêmes que ceux de notre brise-pierre uréthral (voy. p. 587).

ce gros fragments, mais les tenettes, spécialement faites pour casser, sont alors très-puissantes et se manœuvrent plus vite.

La pierre entière, en raison de la disposition concentrique de ces différentes couches, est difficilement brisée avec les tenettes les plus solides et les mieux disposées. Au contraire, les gros fragments obtenus avec l'éclateur sont très-facilement morcelés avec les tenettes; c'est que chacun d'eux n'offre que des segments de couches concentriques, qui ne résistent plus à l'action mécanique des tenettes.

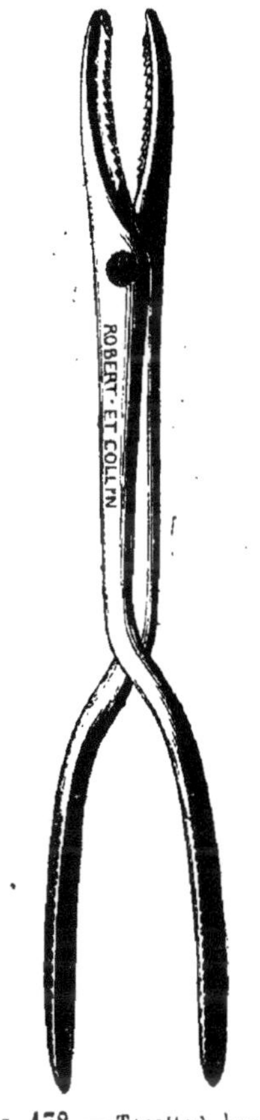

FIG. 178. — Tenette à broyer.

La tenette la meilleure, qui concasse en demandant le moins de force, est celle dont chaque valve offre une crête médiane à dents rétrogrades et acérées. Les crêtes de chaque valve sont exactement opposées l'une à l'autre (fig. 178). Ces crêtes saillantes limitent à deux lignes opposées l'action de la tenette. Les dents rétrogrades des crêtes retiennent le fragment de pierre tenu et comprimé, et l'empêchent de glisser, de quitter le mors. Les bords mousses de chaque valve, très-saillants autour des crêtes médianes, ont l'avantage d'éloigner les parois de la vessie des dents de la crête, dans les manœuvres de préhension des fragments.

On a varié beaucoup la disposition des valves des tenettes broyantes. Les unes ont les extrémités des valves ou becs recourbés et offrant des dents très-fortes (fig. 179); elles sont destinées à attaquer la pierre couche par couche en mordant dessus. La petite pièce C, levier articulé, empêche la pierre ou le fragment d'être pris entre les faces concaves des valves, et fait que les mors seuls agissent sur la pierre. Cette disposition des valves n'est pas très-heureuse, elle est loin de valoir la crête médiane dentelée.

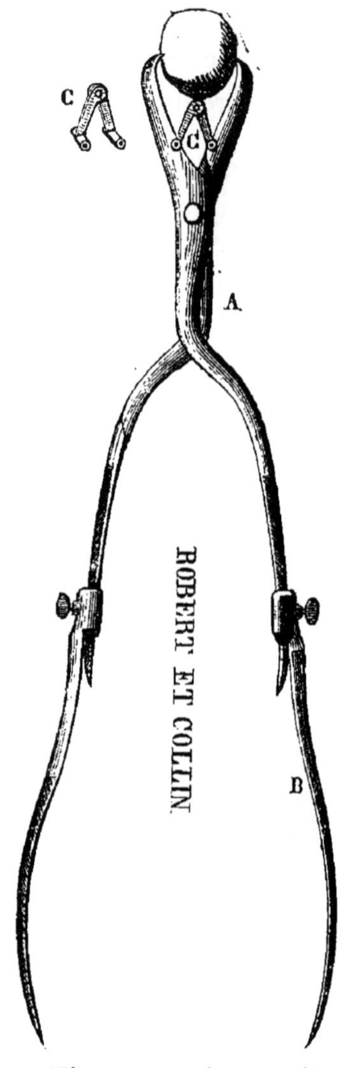

Fig. 179. — Tenette à becs recourbés. — Pièce C, qui assure l'action du bec en empêchant la pierre d'être saisie en totalité. — B, leviers de renfort qui se fixent sur les branches des tenettes, grâce à une gaîne et à une vis de pression.

MM. Robert et Collin ont eu la bonne idée d'allonger à volonté les leviers de toutes les tenettes broyantes, en faisant les pièces B, qui se fixent sur les branches des tenettes au moyen d'une gaîne et d'une vis de pression. Ainsi on développe une force très-grande, sans effort, et l'action de la tenette est plus rapide et plus efficace, sans qu'il y ait la moindre secousse.

Manœuvres. — L'introduction de la tenette broyante se fait sur le gorgeret ou sur la crête du bouton mis dans la plaie. Puis la préhension est faite directement, en ouvrant les tenettes, les bords des valves appliqués sur le fragment jusqu'à ce que celui-ci soit entre les valves. Pour casser, on ferme avec force la tenette, mais sans faire de secousse, afin de contusionner le moins possible les parois de la vessie. Puis les fragments sont retirés avec lès tenettes ordinaires.

Toutes ces manœuvres de broiement et d'extraction doivent être faites avec toute l'habileté nécessaire pour ne pas violenter les parois, vésicales et éviter l'inflammation violente de la vessie qui en résulte : accident qui est toujours d'une très-grande gravité.

Pour extraire les petits fragments, on se sert de la curette. Et enfin on fait les injections à grande eau.

Toutes ces manœuvres de broiement et d'extraction, qui demandent un certain temps, doivent être faites le sujet étant complétement maintenu sous l'influence du chloroforme, afin de diminuer, autant que possible, les spasmes de la vessie, qui rendraient ces manœuvres très-difficiles, sinon impossibles. Lorsque les spasmes vésicaux persistent malgré le chloroforme, et même s'accroissent, devenant de plus en plus énergiques sous l'influence des manœuvres, il faut renoncer au broiement, agrandir la voie de sortie par de petites incisions multiples. Car si l'on persiste à vouloir broyer la pierre, la vessie en se contractant énergiquement sur les fragments, et l'action répétée des instruments sur les parois de la vessie, pour les éloigner des fragments que l'on veut saisir, ont le déplorable résultat d'exciter, de contondre la vessie et de provoquer la cystite parenchymateuse, et cela quelle que soit l'habileté de l'opérateur.

INDICATIONS DES TAILLES PÉRINÉALES.

Pour débarrasser la vessie de la pierre, il y a deux méthodes en présence : la première, c'est la lithotritie ; la seconde consiste dans les ouvertures faisant communiquer la vessie avec l'extérieur, ce sont les tailles. Comme nous l'avons vu, on peut combiner le broiement avec la taille. Dans cette seconde méthode, que la pierre soit extraite entière ou par morceau, la vessie en est toujours complétement débarrassée en une seule opération.

Comme nous l'avons déjà dit et comme l'expérience nous le prouve tous les jours, la lithotritie doit toujours être faite dès qu'elle est possible, et cela en raison de l'état si remarquable où se trouve le sujet, aussitôt le dernier fragment de la pierre évacué. Il y a là un résultat complet qui étonne toujours le malade et qui donne à l'opérateur cette satisfaction si belle, d'avoir fait cesser toutes les souffrances du malade, sans qu'il persiste la moindre infirmité due à l'opération.

Le 28 mars dernier, je suis appelé par le docteur Lizé (du Mans), pour M. H..., qui, immédiatement avant le siége de Paris, avait subi trois séances de lithotritie faites par le docteur Philipps. L'investissement étant imminent, le malade se décida à retourner chez lui.

A partir de ce moment il reste constamment couché. Les envies d'uriner se répètent nuit et jour toutes les demi-heures, rarement il y a un intervalle plus long. Les mictions très-douloureuses sont suivies d'élancement allant de l'anus au gland, pendant un temps plus ou moins long, rarement moins de cinq minutes. La défécation est accompagnée et suivie de douleurs intolérables. Dans son lit, le moindre mouvement que fait M. H... provoque souvent les élancements douloureux ; aussi reste-t-il dans une immobilité absolue dès qu'il éprouve un peu de calme.

Ce pauvre malade reste dans cet état pendant les cinq longs mois du siége de Paris, et je le trouvai sur son lit le 28 mars. Heureusement pour lui, la vessie ne se vidait pas complétement, ainsi elle ne se contractait pas sur les fragments. Les spasmes de l'urèthre étaient dus au contact des morceaux de pierre avec le col. Les urines, un peu chargées de mucus, n'avaient pas une odeur trop forte.

La vessie se dilatant suffisamment et les instruments passant facilement dans l'urèthre, malgré l'état de faiblesse du malade, qui inquiétait beaucoup mon excellent confrère le docteur Lizé, et les douleurs vives, je me décidai pour la lithotritie; je fis neuf séances. Après la quatrième, il y eut un peu de fièvre, mais mon confrère s'empressa de combattre les accidents en donnant un purgatif salin et en favorisant la sueur. Le 16 avril, jour de la dernière séance, le malade, très-étonné de ne plus souffrir, se lève en prenant encore toutes ses précautions habituelles pour ne pas se donner de secousse ; puis, s'apercevant qu'il ne souffre pas, il s'assied sur une chaise; et, n'éprouvant rien, il se décide à marcher comme tout le monde. Le lendemain il descend et se promène dans son jardin. Les mictions n'arrivent plus que toutes les trois ou quatre heures et elles ne sont accompagnées que d'un chatouillement, qui cesse aussitôt l'évacuation de l'urine terminée.

J'ai tenu à citer ce fait, parce que je crois qu'il est difficile de rencontrer un état de souffrance plus accentué que celui dans lequel était M. H... Malgré cela, aussitôt que sa vessie a été débarrassée, il a été dans l'état de bien-être le plus complet.

Mais la possibilité de faire la lithotritie dans le même cas varie beaucoup avec l'opérateur. Je ne crois pas qu'il y ait, dans la chirurgie, une opération où l'habileté de main et les soins minutieux bien compris aient autant d'influence sur les résultats obtenus.

Page 528, nous traitons des *contre-indications et indications de la lithotritie fournies par les soins préparatoires à la lithotritie.* — Or, en donnant ces soins préparatoires, on examine avec la plus grande sagacité possible l'état de l'urèthre, celui de la vessie, celui de la pierre, même l'état général du malade, ce que nous avons décrit sous le nom d'état moral. Ainsi, par ces soins antérieurs à l'opération, on arrive à connaître exactement les conditions locales ou générales qui s'opposent à la lithotritie : ce sont là les indications de la taille. Nous pourrions renvoyer le lecteur à ce que nous avons dit des contre-indications de la lithotritie. Mais résumons ces indications de la taille.

1° L'état général est tel, que rien ne peut faire cesser la fièvre et ses exacerbations, ne peut rétablir l'appétit. Alors, par la taille, on espère voir cesser tous ces phénomènes graves, en débarrassant la vessie, de suite et par une large voie, de la pierre et des liquides putrides qu'elle contient. De plus, la taille permet de nettoyer complétement et souvent la vessie. Je sais bien que dans ce cas les uretères et les reins sont souvent atteints, mais la taille seule offre des chances de succès. La lithotritie serait sûrement mortelle. Quand le passage de la sonde ou d'un instrument est toujours suivi d'accès fébriles d'intoxication urineuse, quoi qu'on fasse pour les éviter, ici encore l'indication chirurgicale est de débarrasser de suite extemporanément la vessie.

2° Lorsque le passage d'un instrument, sonde ou bougie, est toujours suivi de spasmes violents de l'urèthre et de la vessie, et cela malgré tout.

3° L'état de suppuration persistante de la vessie, qu'il y ait ou non des loges ou des fongosités villeuses. Ainsi, dans le fait que nous relatons page 737, le seul moyen qui offrait quelque chance de salut était évidemment la taille. Si, dans le cours de la lithotritie, ces conditions d'indication de la taille se développent, l'opérateur doit, de suite, renoncer à son opération par broiement, et faire la taille.

4° Il y a des indications de taille fournies par la pierre :

quand la pierre, très-volumineuse, est en même temps dure. J'insiste sur la dureté, parce qu'on voit de très-grosses pierres phosphatiques, volumineuses, qui sont facilement broyées. Mais alors ce sont des pierres de récidives, chez des sujets dont l'urine est demeurée constamment alcaline. Ces deux antécédents sont nécessaires, ils permettent de diagnostiquer que la pierre n'a pas un noyau dure, qu'elle est tout entière de phosphate.

5° Enfin, la pierre est dans une loge de la vessie où elle ne peut être saisie avec le lithotribe, ou bien elle est adhérente à la vessie et ne peut en être séparée avec le lithotribe sans faire une traction qui exposerait à déchirer la paroi vésicale. L'observation suivante, que je donne ici malgré son étendue, montrera combien la taille est absolument indiquée dans ces cas complexes de pierre enchatonnée ou adhérente.

Observation. — *Pierre volumineuse enchatonnée. — Plaques calcaires, adhérentes à la paroi vésicale, décollées par une dilatation brusque de la vessie due aux courants électriques continus, puis évacuées spontanément. — Extraction de la pierre par la taille. — Guérison.*

M. X... vient me consulter le 12 mars 1869. Il est âgé de trente-deux ans, d'une constitution robuste avec obésité. La première douleur en urinant remonte à l'enfance, vers l'âge de cinq ans. Depuis cette époque, à des moments plus ou moins éloignés, selon les fatigues éprouvées, il a souffert dans l'urèthre, surtout à la fin de la miction. Alors il ressentait une cuisson dans le gland et sous la verge, telle, qu'il était obligé de porter la main au gland, de le frotter et même de le pétrir. Les envies d'uriner, toujours fréquentes et souvent impérieuses, arrivaient toutes les demi-heures quand il y avait douleur.

De temps en temps, il y avait des filets de sang dans l'urine; rarement elles ont été très-chargées. Toujours, dans les périodes de douleurs, il y a eu des mucosités filantes striées de sang.

Vers l'âge de 20 ans, plusieurs fois, étant à danser, il fut pris brusquement de souffrances très-vives, avec envies pressantes et répétées d'uriner. Constamment ce fut le début d'une période douloureuse de quelques jours. De même, la marche ou une course en voiture provoquèrent tous ces symptômes.

Sans consulter, M. X... se bornait à prendre des grands bains très-longs, à boire des tisanes délayantes ; ainsi il parvenait à se remettre dans un état tolérable.

Le 12 mars 1869, il me dit que les douleurs sont continuelles depuis plus de deux mois. Les envies d'uriner impérieuses arrivent toutes les demi-heures, et même plus souvent quand il marche. Elles sont telles que souvent, malgré tout, les urines s'écoulent dans le pantalon.

A la fin de chaque miction, il y a une épreinte douloureuse dans l'urèthre et l'anus. Pour la calmer, le malade, étant debout, serre le plus possible les cuisses l'une contre l'autre, en croisant les jambes ; ainsi il comprime le périnée. Quand il vient, involontairement, de lâcher quelques gouttes d'urine dans le pantalon, malgré lui, il porte la main à la verge, la tiraille, et frotte énergiquement sur le gland ; tout cela pour calmer la douleur et le chatouillement agaçant de l'extrémité de la verge.

La nuit, la fréquence des mictions et la douleur qui les suit rendent le sommeil impossible. En examinant, je trouve la chemise complétement mouillée d'urine et tachée de quelques stries de sang. Malgré toutes ces excitations anciennes et ces tiraillements de la verge, cet organe est relativement petit.

M. X... me dit que souvent après le coït il a ressenti tous les phénomènes douloureux qu'il éprouve constamment après chaque miction.

Ce malade n'a jamais été cathétérisé. L'urèthre est très-sensible ; je cherche à y conduire une bougie en gomme d'un calibre moyen, mais, arrivé dans la région profonde, la douleur augmente, et je sens la bougie serrée, comme si elle était engagée dans un rétrécissement. Alors je passe une bougie fine, de 2 millimètres. En arrivant dans la vessie, je perçois un frottement rugueux très-caractérisé et très-net.

Le 18 mars, je revois le malade chez lui. Les urines de la nuit sont abondantes. Sur les parois du vase sont accolés des filaments muqueux, striés de sang. Je me borne à passer une bougie de 2 millimètres 1/2, elle n'est supportée que quatre minutes environ. Pendant son introduction, j'ai très-bien perçu le frottement rugueux du premier cathétérisme. Je conseille un grand bain et des boissons délayantes.

Les jours suivants, les bougies introduites sont de plus en plus grosses ; j'arrive ainsi jusqu'au n° 19, 6 millimètres 1/3. Alors, par la sonde en gomme, je cherche à injecter du liquide dans la vessie. A peine ai-je poussé 10 grammes d'eau tiède, et cela avec toute la lenteur possible, que la vessie se contracte et chasse l'eau par-dessus la sonde. Aussitôt cette évacuation brusque, les douleurs de la fin de la miction se produisent dans toute leur acuité. La sonde surexcite à un tel point qu'on est obligé de la retirer de suite, puis le malade, d'une main, frotte et malaxe le gland, et avec l'autre comprime énergiquement le périnée. Mon attention est attirée sur des cristaux blancs assez gros, qui se trouvent sur le linge dans lequel le malade urine.

Le 24 mars, après une tentative d'injection faite avec une sonde coudée, ayant l'œil sur la face latérale du bec, afin d'avoir une aussi petite saillie que possible de la sonde dans la vessie, le malade éprouve des douleurs plus vives que jamais ; il y a un tremblement nerveux, qui dure plus d'une demi-heure. Pendant tout ce temps il se frotte le gland et se comprime le périnée. Au moment où la sonde coudée arrive dans la vessie, je sens toujours le frottement rugueux, et de plus, le bec heurte franchement contre un corps dur.

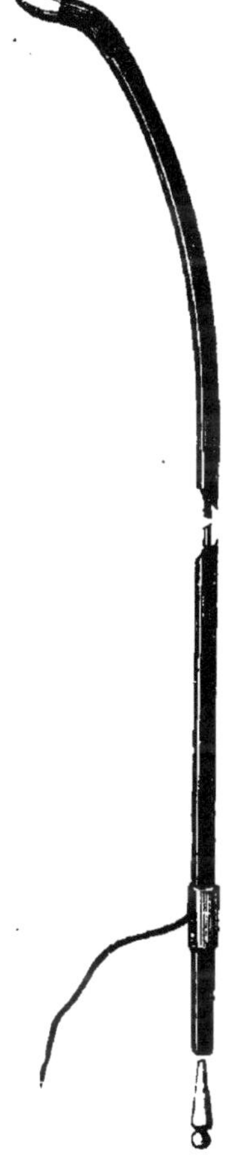

Fig. 180.

Dans la journée, le malade rend une petite plaque calcaire, large comme une lentille ; une de ses faces a l'aspect calcaire, ce sont des cristaux brillants agglomérés et très-unis ; l'autre offre une couche notable de tissu mou très-adhérent au calcaire.

Devant cette sensibilité extrême, qui ne permet pas l'examen complet absolument nécessaire, je prie mon ami, le docteur Onimus, de venir appliquer un courant électrique continu, dans le but d'agir sur la sensibilité et de diminuer les spasmes. Le 25 mars, une sonde coudée en gomme est conduite dans la vessie ; j'injecte avec la plus grande lenteur de l'eau tiède ; il en pénètre à peine *dix* grammes. Puis je pousse dans la sonde, tout en maintenant le doigt sur l'orifice du pavillon (1), un mandrin en laiton, et je bouche la sonde avec un fausset. Le pôle positif est uni au mandrin, et le négatif, une large plaque humide, est appliqué sur l'abdomen. Au début du courant il y a une légère douleur. Puis peu à peu il se produit un bien-

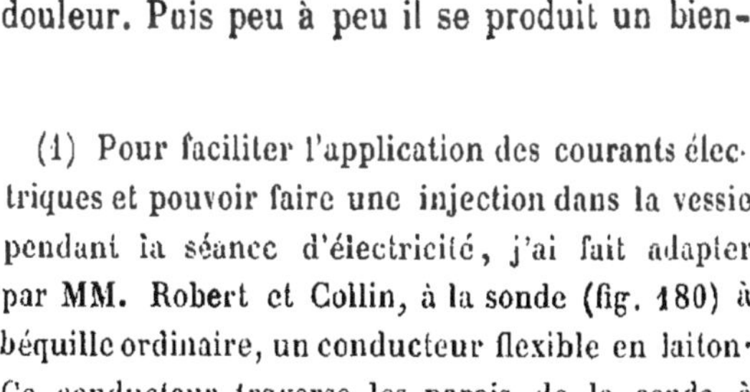

(1) Pour faciliter l'application des courants électriques et pouvoir faire une injection dans la vessie pendant la séance d'électricité, j'ai fait adapter par MM. Robert et Collin, à la sonde (fig. 180) à béquille ordinaire, un conducteur flexible en laiton. Ce conducteur traverse les parois de la sonde, à 3 centimètres de son pavillon. Puis continu dans sa cavité, il se termine au bec par une extrémité olivaire fixée intérieurement aux parois de la sonde. Avec cette sonde, qui doit être aussi flexible que possible, on peut vider la vessie, ou y faire l'injection, avant ou pendant la séance. Pour empêcher le liquide de s'échapper, il y a une virole en caoutchouc qui

être. La présence de la sonde dans la vessie et l'urèthre ne détermine plus de gêne. Après quatre minutes de ce courant électrique constant, j'enlève les électrodes et le mandrin, je débouche la sonde, et je pousse du liquide dans la vessie. La tolérance est telle, que j'injecte *cent cinquante* grammes d'eau tiède avant de provoquer le moindre besoin d'uriner.

La vessie ainsi dilatée, j'introduis le lithotribe explorateur. En entrant dans la vessie, je sens le frottement rugueux très-net, et aussitôt le talon du bec tombe sur un corps dur. Le choc du métal contre la pierre est très franc. J'incline le bec horizontalement et il frotte sur une surface calcaire dure ; la sensation laisse croire à une surface lisse. Je cherche à saisir la pierre sur place, mais, quelle que soit la manœuvre de préhension faite, je ne puis y arriver.

L'état douloureux reparaissant (déjà le liquide est chassé par dessus l'instrument), je retire le lithotribe. La vessie se vide spontanément, et le cortége des douleurs qui succèdent habituellement à la miction apparaît. Immédiatement nous faisons une nouvelle application, et de la même façon, des courants continus ; nous voyons de suite l'état douloureux cesser et le calme complet s'établir.

Dès ce moment je propose la taille. Dans la journée, à deux heures, le malade me fait demander. Il se plaint de ne pas pouvoir uriner. Arrivé près de lui, je le trouve calme ; il venait de rendre une large plaque calcaire qui, enroulée sur elle-même, avait franchi l'urèthre. L'organisation de cette plaque est exactement la même que celle rendue hier. Les urines sont teintes de sang.

Le 26 mars, les mictions sont toujours fréquentes et douloureuses. Le chatouillement du gland oblige le malade à se le frotter constamment. Il sort plusieurs plaques calcaires.

L'application du courant continu, avant et après l'injection vésicale, produit exactement les mêmes effets que la veille.

En retirant la sonde en gomme, je trouve engagée dans son œil une large plaque calcaire.

Le 27 mars. Après l'application du courant continu, la vessie vidée, il s'écoule du sang pur ; alors j'injecte de l'eau phéniquée (*soixante-quinze* centigrammes pour *mille* grammes d'eau). Il ne sort plus de plaques calcaires.

entoure la sonde au niveau où le conducteur la traverse, et le pavillon est bouché avec un fausset. Comme le mandrin de laiton, terminé par l'olive et occupant toute la sonde, donne à celle-ci une rigidité, qui, même aussi faible que possible, empêche quelquefois son introduction, lorsque l'urèthre est très-sensible, alors il faut se servir d'une sonde dont le conducteur de laiton, après avoir traversé la paroi, est libre dans la cavité de la sonde, dont il n'occupe qu'une certaine longueur. Ainsi la sonde conserve la souplesse nécessaire à son introduction.

Les jours suivants, je continue l'électricité ; les urines deviennent claires, les mictions n'ont lieu que toutes les heures, mais elles sont toujours suivies des mêmes douleurs. Il y a un peu de repos.

Le 3 avril, par la sonde introduite dans la vessie, il s'écoule environ *cent* grammes d'urine; jamais cela n'était arrivé.— J'applique le courant continu ; et la vessie distendue par *cent cinquante* grammes d'eau tiède, je fais une nouvelle exploration, qui confirme en tout point la première. Choc net du talon de l'instrument sur la pierre en arrivant dans la vessie. Frottement du bec sur une surface calcaire longue de plusieurs centimètres. Impossibilité de prendre la pierre. Je conclus à l'existence d'une pierre immobilisée sur le plancher de la vessie, en arrière du col.

J'insiste sur la nécessité de faire la taille.

Le malade demande à réfléchir. Il cherche à reprendre ses occupations, mais ses douleurs deviennent bien vite continuelles.

A partir du 11 avril, il est obligé de rester tout à fait au lit. Les mictions sont tellement fréquentes que, pendant l'intervalle qui les sépare, les douleurs, les spasmes de l'urèthre et de la vessie n'ont pas le temps de cesser. Le malade a constamment une main sur la verge, pour frotter le gland et comprimer le périnée. L'urine qui s'écoule à chaque instant se répand sur la main, qui est toujours humide. Le malade est couché dans un lit mouillé d'urine. Presque toujours les garde-robes sont involontaires.

Quand une main a tenu un certain temps la verge, elle est comme macérée. L'épiderme des doigts, blanc et ridé, s'enlève par lambeaux. Il se forme à la pulpe des doigts de petits maux blancs qui décollent l'épiderme.

J'insiste plus que jamais pour décider le malade à se laisser faire la taille. Mais il me confie qu'on lui a promis de dissoudre sa pierre, et qu'il veut essayer.

Le 20 avril, M. X... me prie de revenir le voir. Il est couché dans un lit complétement humide. Ses deux mains sont dans l'état de macération dont nous venons de parler. Il a un point de côté très-violent à droite. Il tousse, et les crachats sont broncho-pneumoniques.

Je prie mon confrère et ami le docteur Collineau de vouloir bien se joindre à moi. Sous l'influence de plusieurs vésicatoires, de potions au kermès et de boissons chaudes, le 29 avril, le point de côté a disparu ; les crachats sont devenus blancs et spumeux.

Le malade, avant de se décider à l'opération, veut une consultation. M. Mercier le voit et conclut à la nécessité de faire la taille le plus tôt possible.

L'opération est faite le 3 mai. Je suis assisté par MM. les docteurs Collineau, Zulaica (de Bilbao), Sémerie et Paul Dubois.

Le malade chloroformisé, je procède ainsi : le doigt indicateur gauche dans le rectum, la pulpe contre le bec prostatique et le cathéter, je fais l'incision cutanée bilatérale. La ponction de l'urèthre faite, j'introduis le lithotome simple, et, la lame saillante de 2 centimètres, je me borne à couper le col vésical en bas, comme dans la taille médiane.

Avec la tenette droite, je cherche à saisir la pierre ; dans un de ces essais, je crois la tenir solidement, mais elle échappe et se déplace, car je ne la retrouve plus en bas, en arrière du col ; elle est logée en haut au-dessus du col. Alors j'introduis des tenettes courbes, je les ouvre en faisant suivre aux valves la surface de la pierre ; à plusieurs reprises, croyant la tenir solidement, je serre énergiquement pour la fixer et l'entraîner, mais les valves de la tenette glissent en entraînant les couches superficielles du calcul. Je finis par le tenir solidement et je l'extrais.

En explorant la vessie avec le doigt, je reconnais qu'elle présente deux larges dépressions, une en bas immédiatement en arrière du col, l'autre en haut et un peu à gauche. Mes confrères constatent cette disposition de la vessie.

Par une grosse sonde, je fais plusieurs injections à grande eau pour laver la vessie. Je fixe une sonde dans la plaie. Il ne s'écoule pas du tout de sang.

Le malade, dans son lit, est couché sur le dos, le siége sur un coussin à air en caoutchouc, ayant la fôrme d'un croissant. Les jambes, écartées et fléchies, reposent chacune sur un coussin en balle d'avoine placé sous les jarrets.

Le pavillon de la sonde, qui occupe la plaie, est mis au milieu d'une éponge très-molle, qui absorbe les liquides à mesure qu'ils sortent.

Je fais de suite une injection d'eau phéniquée au millième. Je prescris de faire matin et soir cette injection phéniquée, et toutes les deux heures une injection avec de l'eau tiède.

Je nourris le malade avec des bouillons, des jus de viande et du vin.

Le soir, le malade jouit du calme le plus complet, s'étonne de n'avoir plus éprouvé, depuis l'opération, le plus léger chatouillement dans la verge, et passe une excellente nuit.

Les jours suivants se passent sans le moindre accident.

Tous les matins on donne un lavement, ce qui suffit pour rendre faciles les garde-robes.

Le 6 mai, je retire la sonde de la plaie et je laisse près du périnée l'éponge molle qui absorbe le liquide.

Le 11 mai, le malade rend un peu d'urine par l'urèthre, et la miction normale et complète s'établit graduellement.

Le 16 mai, il ne passe que fort peu d'urine par la plaie ; mais le malade dit qu'il rend des gaz par la plaie. J'explore attentivement avec un stylet, et je trouve une communication entre le rectum et la plaie, immédiatement au-dessus du sphincter anal. Le doigt, introduit dans l'anus pour l'exploration, est fortement serré par le sphincter. Le lendemain, je passe dans le trajet fistuleux un fil de fer, et je fais l'opération de la fistule à l'anus avec le serre-nœud de M. Maisonneuve.

J'attribue cette perforation de la paroi rectale à la façon dont le lavement quotidien était donné : au lieu de diriger la canule obliquement en arrière, on la conduisait en avant vers le périnée. C'est le 16 mai, après le lavement, que les premiers gaz passent par la plaie. De plus, chez ce malade, l'état de contracture du sphincter anal, constaté par le doigt dans l'anus, a dû favoriser la formation du trajet fistuleux, en écartant énergiquement les lèvres de la plaie.

Les jours suivants, les garde-robes, qui étaient très-difficiles, deviennent involontaires. Mais ces troubles de la défécation durent peu.

Le 24 mai, les garde-robes sont volontaires, et la miction se fait complétement par le méat. Les envies d'uriner s'éloignent et n'arrivent guère que toutes les trois heures.

Le malade se lève. La marche provoque des envies fréquentes d'uriner. La toux ou un effort détermine la sortie involontaire d'un peu d'urine par le méat. Cet inconvénient, qui oblige à porter un urinal en caoutchouc, diminue peu à peu pendant le séjour à la campagne.

Je revois M. X..., le 18 août, qui est tout à fait rétabli.

Chez ce malade, le cortége des symptômes rationnels de la pierre était au grand complet. Je crois qu'il est rare de voir un état douloureux aussi pénible. Cependant le diagnostic exact des conditions de la pierre et celui de l'altération vésicale concomitante ont offert de sérieuses difficultés.

Au début, lorsque nous faisions du cathétérisme et des injections vésicales pour calmer les spasmes, et cela sans y réussir, nous avons remarqué plusieurs fois, sur les linges dans lesquels urinait le malade, des cristaux d'un blanc gris; leur similitude avec ceux qui constituent les plaques et ceux qui recouvrent une grande partie de la surface de la pierre est frappante. Évidemment ils provenaient de là. Dans un fait semblable, l'existence de ces cristaux pourra certainement mettre sur la voie du diagnostic.

Une seule petite plaque calcaire est évacuée avant l'application du courant électrique continu. Au contraire, sitôt que la vessie a été dilatée, sitôt que nous avons pu injecter dans sa cavité *cent cinquante* grammes d'eau tiède, sous l'influence du courant électrique continu, nous voyons les plaques calcaires sortir. Evidemment, la dilatation des parois vésicales a fait craqueler les incrustations, puis les a décollées. Devenues libres sous forme de plaques, toutes ces incrustations ont été immédiatement évacuées, puisque, en faisant la taille, nous n'en avons plus trouvé sur les parois vésicales.

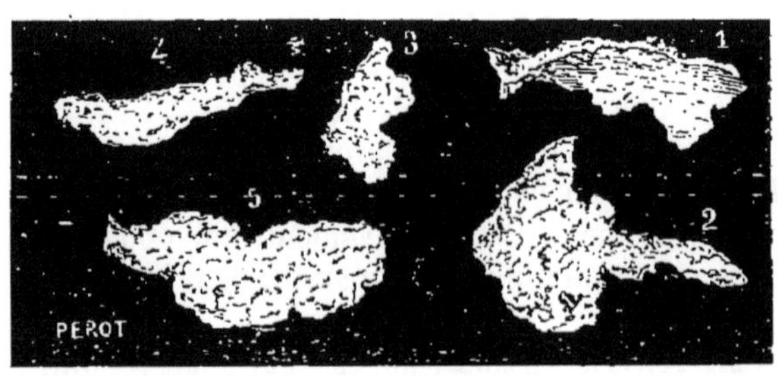

Fig. 181. — 1. Plaque vue par sa face muqueuse, concave, grâce à la dessiccation. 2, 3, 4. 5. Plaques vues par leurs faces calcaires.

L'action si efficace des courants électriques continus sur la sensibilité et les spasmes de la vessie a été ici des plus utiles. A la page 411, nous insistons sur les indications nombreuses de ce genre d'application de l'électricité.

Toutes ces plaques calcaires ont le même aspect : une face calcaire, rugueuse, formée de cristaux agglomérés. L'autre face est tapissée de tissus mous, très-adhérents au calcaire. Ces tissus sont des lambeaux de la muqueuse vésicale (fig. 181).

La portion calcaire de ces plaques est formée, d'après M. Robin, « d'un mélange de phosphate ammoniaco-magnésien qui prédomine, accompagné d'urate de soude et d'ammoniaque, formant environ le quart de la masse approximative. Il y a aussi des traces bien manifestes de carbonate de chaux » (1).

(1) M. Robin m'a remis cette note.

Comment ces cristaux se sont-ils fixés à la paroi vésicale? A l'origine de la plaque, pour que la première couche puisse adhérer et fasse corps avec les tissus mous, il faut forcément une irritation locale préexistante et continue, capable de détruire l'épithélium et d'en empêcher d'une façon constante la reformation. Or, la muqueuse, ainsi dénudée, laisse forcément transsuder des liquides organiques chlorurés. Ces liquides, en raison de leur composition chimique, ont une action telle sur l'urine qu'ils en provoquent l'alcalinité; ainsi ils déterminent la formation de cristaux de phosphate ammoniaco-magnésien. Ici le mélange des liquides organiques avec l'urine n'a lieu qu'à la surface de la dénudation épithéliale; ainsi la décomposition de l'urine capable de produire les cristaux ne se fait que sur les points de la muqueuse vésicale dénudés; bien plus, un des agents de décomposition de l'urine et de production des cristaux fait corps avec la paroi vésicale. De cette façon, seulement, s'explique la présence de cristaux dans la trame des tissus mous adhérents aux plaques calcaires, comme il m'a été facile de le reconnaître au microscope, et comme M. Legros l'a vérifié. Ainsi s'explique aussi cette adhérence si intime et si complète de ces plaques calcaires avec la paroi vésicale.

La pierre (fig. 182), qui a la forme et presque le volume d'un œuf de poule, présente les traces du contact immédiat et longtemps prolongé de la paroi vésicale qui l'immobilisait en arrière du col, sur le plancher de la vessie. En effet, les deux tiers de sa surface, rugueuse, formée d'agglomérations de cristaux comme les plaques, sont mamelonnés, ce qui indique bien que la vessie était immédiatement appliquée sur toute cette portion du calcul. Le dernier tiers de la surface, lisse, est limité par un bourrelet circulaire qui le sépare très-nettement de la partie mamelonnée. Ainsi la pierre n'avait qu'un tiers de sa surface libre dans la cavité vésicale. C'est sur lui que les instruments explorateurs por-

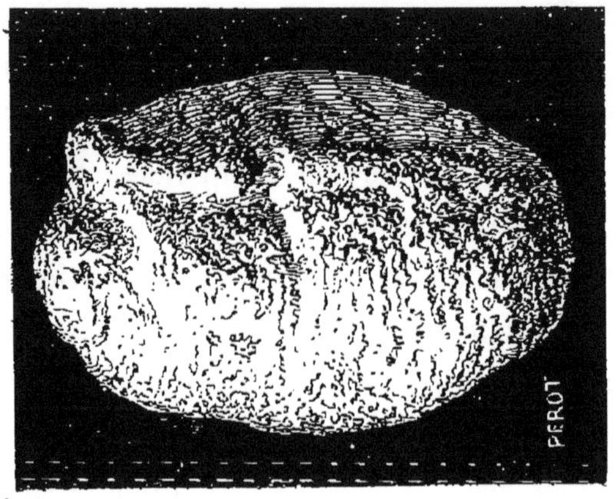

Fig. 182.

taient. De là la sensation d'un corps dur et lisse perçue dans les explorations; de là aussi l'impossibilité de saisir la pierre et de faire la lithotritie.

Nous nous sommes décidé à pratiquer la taille comme nous l'avons décrite dans l'observation, en raison des doutes spéciaux que les examens n'avaient pu faire cesser. Nous ne savions pas, même approximativement, quel était le volume de la pierre; nous ne savions pas si la pierre était adhérente ou non à la paroi vésicale, si, ce que nous présumions être une pierre n'était pas une plaque calcaire d'une épaisseur assez considérable, pour donner à l'exploration le choc sec et franc que nous percevions. Nous avons fait l'incision bilatérale à la peau pour nous donner au besoin tout l'espace nécessaire. Au col de la vessie, nous avons fait une incision médiane très-petite, nous réservant d'inciser latéralement si nous éprouvions la moindre difficulté pour extraire la pierre ou pour chercher et décoller les plaques calcaires qui auraient pu exister. En raison de l'âge du sujet et du peu de développement de la prostate, la petite incision mé diane du col vésical a été suffisante pour extraire la pierre et explorer les parois de la cavité vésicale.

DU CHOIX DE TELLE OU TELLE TAILLE SELON LES CAS.

C'est surtout dans la pratique de cette opération, la taille, que le chirurgien doit agir sans parti pris, ne voulant pas se servir, quand même, de tel ou tel procédé plutôt que de tel autre : car il lui arrivera sûrement, après avoir réussi plusieurs fois en faisant la taille par le procédé qu'il affectionne, d'avoir, dans un cas donné, soit des difficultés opératoires très-sérieuses en raison des conditions spéciales de la pierre ou de la vessie, soit un insuccès qu'il aurait pu éviter en procédant autrement, en cherchant à faire l'opération qui convient au cas particulier qu'il a à traiter. Nous allons essayer de distinguer les indications spéciales de telle ou telle taille.

Avant tout, le chirurgien doit se soumettre à ce principe, *faire l'incision ou les incisions du col et de la prostate aussi peu profonde que possible*. Il s'agit de léser le moins possible, ou même d'éviter de léser le plexus veineux du col et de la prostate, car c'est éviter la cause immédiate des intoxications urineuses ou purulentes.

L'opération qui répond le plus à cette indication chirurgicale, c'est la taille par dilatation, puis vient la taille médiane, puis la taille latérale et la bilatérale. Toutes choses égales d'ailleurs, la taille satisfait d'autant moins à l'indication de faire des petites incisions peu profondes au col, qu'elle donne un trajet plus large. Mais, comme nous l'avons déjà dit, la même incision, de la même étendue et faite dans le même point, ne donne pas chez tous les sujets le même trajet. Si le sujet est jeune et a une prostate peu développée, une seule incision peu profonde permet une grande dilatation qui n'est pas du tout en rapport avec le degré de l'incision. Si, au contraire, le sujet, âgé ou non, a une prostate volumineuse et dure, une incision profonde ne donne qu'un trajet peu large, dont le diamètre ne répond pas du tout à la dimension de l'incision. De là, la nécessité de savoir si la prostate est ou non développée, pour faire telle ou telle taille, selon la dimension du trajet d'extraction que l'on veut avoir.

Dans la plupart des cas où la taille est indiquée, la lithotritie n'étant pas possible, il s'agit d'une pierre ayant un certain volume. Avant de se décider à faire l'opération qui donnera le trajet assez large pour la retirer entière, le chirurgien doit se demander s'il ne serait pas possible de faire le broiement par le trajet que donne la taille par dilatation.

La gravité de la taille par dilatation est dans la cystite parenchymateuse, que peuvent provoquer les manœuvres de broiement et d'extraction de la pierre. Aussi, quand la vessie est très-irritable, qu'elle se contracte avec violence sur la pierre, ce qui peut, dans ces cas, se produire sous l'influence des manœuvres de broiement le sujet étant chloroformisé, alors il faut faire une taille qui permette d'extraire la pierre entière. Il en est de même quand la vessie est très-malade, s'il y a des hématuries fréquentes, signe d'érosion vésicale ou de fongosités, si les urines sont très-purulentes et fétides. Dans ces conditions, les manœuvres de broiement peuvent provoquer la cystite parenchymateuse toujours mortelle.

Lorsque la pierre est très-volumineuse et très-dure, pour peu que la vessie soit irritable antérieurement, les manœuvres de broiement toujours assez longues, pour arriver à n'avoir que des fragments ayant moins de 2 centimètres de diamètre, peuvent encore provoquer une inflammation grave de la vessie, surtout si les manœuvres de broiement sont faites sans une grande habileté. Ici encore on aura recours à une taille donnant de suite un large trajet, pour retirer la pierre entière, ou seulement en trois ou quatre morceaux, si elle est très-volumineuse : car, dans ce cas, il suffira d'agir deux ou trois fois avec l'éclateur de Maisonneuve, pour avoir des fragments qui puissent sortir par la large voie que donnent la taille latérale ou la taille bilatérale.

Ainsi, c'est après avoir étudié avec la plus grande attention les conditions de dilatabilité de la région profonde de l'urèthre après l'incision, l'état de la vessie et celui de la pierre, que le chirurgien choisira telle ou telle taille, cherchant toujours à faire l'opération qui nécessite la plus petite lésion du col vésical et de la prostate.

Il est des cas où cette étude complète préalable n'est pas possible, lorsque la pierre est enchatonnée. C'est ce qui m'est arrivé dans l'observation page 758 et suivantes; alors il faut procéder comme je l'ai fait : faire une incision à la peau comme si l'on voulait faire complétement la taille bilatérale, et agir sur le col vésical, d'abord par une seule incision limitée, se réservant de faire d'autres incisions si le trajet obtenu par la première n'est pas suffisant.

Dans les cas de corps étrangers introduits dans la vessie, le plus souvent on est appelé à agir à une époque rapprochée de l'accident; l'incrustation calcaire n'a pas encore changé la forme et n'a point sensiblement augmenté le volume de l'objet à extraire. Ici, on n'a pas besoin d'un large trajet pour introduire dans la vessie les longues pinces droites ou courbes, si commodes pour extraire les sondes ou les bouts de sonde de gomme, ou les pinces de Leroy (d'Étiolles), avec lesquelles on retire les tiges droites rigides : comme un bout de fer, de bois, ou un fragment de bâton, de verre. Dans ces cas, la taille par dilatation doit être préférée, ou bien on fera la taille médiane, limitant le plus possible l'incision du col.

Enfin, chez les enfants, comme nous le dirons tout à l'heure, on doit préférer la taille latéralisée aux autres. Elle a l'avantage d'éviter le rectum, qui, chez eux, serait facilement lésé en faisant la taille médiane, et elle donne un trajet très-large, peut-être aussi large que celui obtenu par la taille bilatérale, en raison de l'absence de la prostate.

TAILLES PÉRINÉALES CHEZ LES ENFANTS.

Les manœuvres des tailles médianes, latérales et bilatérales sont exactement les mêmes, qu'on opère sur un enfant ou sur un adulte; seulement les instruments sont moins volumineux. Le cathéter a des dimensions en rapport avec l'urèthre; et l'écartement donné aux lames des lithotomes doit être en rapport avec le degré de développement du sujet.

L'opérateur doit donc agir exactement comme nous l'avons dit: chercher le faisceau antérieur du sphincter anal, le couper pour relever le bulbe et ponctionner l'urèthre. L'incision avec le lithotome doit être faite avec soin sur le col, sans être prolongée en avant. Ici la dilatabilité est très-grande, la prostate étant le plus souvent réduite à ses deux lobes latéraux éloignés l'un de l'autre.

M. Giraldès fait observer avec juste raison que la taille latéralisée donne une ouverture tout aussi grande que celle fournie par la taille bilatérale.

Chez l'enfant, la taille médiane doit être faite avec précaution pour ne pas toucher le rectum, en raison de l'absence de la prostate. Aussi est-il mieux de faire la taille latéralisée qui donne de fort bons résultats.

Comme nous l'avons dit, c'est surtout chez les enfants qu'on observe la contraction énergique de la vessie sur la pierre, même le sujet étant sous l'action du chloroforme. De là la difficulté de saisir la pierre avec les tenettes. Mais, en procédant comme dans les cas de pierre enchatonnée, on y arrive.

Les accidents consécutifs à la taille chez les enfants sont les mêmes que ceux observés chez les adultes et les vieillards. Mais ils sont bien moins fréquents, en raison même du peu de développement des réseaux veineux de la prostate et du col vésical.

CHAPITRE XI

De la taille chez la femme.

Pour arriver à la vessie par le périnée chez la femme, on a suivi plusieurs voies. Ainsi, on a proposé d'ouvrir la paroi uréthro-vésico-vaginale sans intéresser le méat urinaire et la partie antérieure de l'urèthre. La large communication qui persiste entre la vessie et le vagin, l'infirmité dégoûtante qui en résulte, ont fait heureusement renoncer à cette taille vaginale.

Lisfranc remit en honneur la taille vestibulaire. Elle consiste en une incision demi-circulaire, à concavité en bas, faite au-dessus du méat, entre cet orifice et le clitoris, et à aller ouvrir la vessie au-dessus de son col. Par ce procédé, on ouvre les veines nombreuses qui sont entre le col vésical et le pubis, et le trajet de la plaie occupe le sommet de l'arcade pubienne, là où les branches du pubis sont le plus rapprochées. Ainsi on a un trajet fort limité. C'est encore un procédé dont je ne devais parler que pour indiquer au lecteur combien il est défectueux.

Les seules tailles périnéales pratiquées chez la femme, ce sont les *uréthrales :* celles dans lesquelles on agit sur les parois de l'urèthre pour obtenir un trajet assez large.

L'urèthre de la femme représente très-bien la région profonde de celui de l'homme (du collet du bulbe à la vessie) n'ayant pas de prostate. Ainsi, c'est un conduit à parois homogènes, susceptible d'une grande dilatation, jusqu'à 3 centimètres; son point le plus étroit et le moins dilatable, c'est le méat; aussi, lorsqu'on pratique la taille par dilatation, est-il toujours le siége de déchirures multiples, si l'on n'a pas pris la précaution de le débrider latéralement.

TAILLE URÉTHRALE PAR DILATATION. — Il y a ici deux procédés. Dans l'un, attribué à Tolet, la dilatation est faite extemporairement; dans l'autre, on cherche à dilater lentement, comme dans les cas de fistules, en plaçant de l'éponge préparée ou de la racine de gentiane dans l'urèthre.

Dilatation extemporanée. — Les instruments nécessaires sont : une forte sonde cannelée; les dilatateurs, celui à trois branches, ressemblant tout à fait à celui décrit page 360; le dilatateur à branches multiples décrit page 746; le bouton à crête et les tenettes.

La malade mise dans la position propre à la taille (voyez page 699), et les aides tenant les cuisses écartées, le chirurgien place dans l'urèthre, jusqu'à la vessie, la sonde cannelée, puis conduit dans la cannelure l'extrémité du dilatateur. Celui-ci dans l'urèthre, et la sonde cannelée retirée, la dilatation est faite en agissant avec lenteur, pour bien distendre les parois du canal sans les déchirer.

Le dilatateur à branches multiples, en raison de son action plus uniforme, est préférable.

Au lieu de se servir de ces instruments, on peut agir avec des gorgerets ronds en bois, de plus en plus gros, conduits sur la sonde cannelée dans l'urèthre, jusqu'à ce que le doigt indicateur gauche soit mis dans le canal; alors la dilatation est continuée en déprimant les parois avec le gorgeret métallique à bords mousses conduit sur le doigt (voyez page 694). La dilatation faite, on exécute les manœuvres d'extraction. Toujours, même sur le cadavre, on ne peut pas dilater brusquement l'urèthre de la femme, sans qu'il y ait des déchirures au méat; en général, elles se font de chaque côté et souvent en haut. Pour éviter une déchirure trop considérable en un seul point, il est bon de débrider le méat en l'incisant de chaque côté.

Dilatation lente. — Elle consiste à mettre dans l'urèthre un morceau d'éponge préparée, muni d'un fil qui pend à l'extérieur. Cette méthode, quoique d'apparence moins brutale, provoque souvent des douleurs vives qui y font renoncer. La présence de l'éponge dans l'urèthre, et surtout dans le col, provoque immédiatement une envie d'uriner qui, de plus en plus vive, finit par déterminer un véritable ténesme très-pénible.

Pour rendre possible l'écoulement de l'urine, on place au centre de l'éponge préparée une petite canule d'argent.

Taille uréthrale par incision. — Ici on incise la paroi de l'urèthre du col vésical au méat. Le siége de l'incision ou des incisions caractérise le procédé. On agit ici avec le lithotome simple ou le double.

Procédé de Collot. — Cet auteur propose de faire l'incision sur la paroi supérieure de l'urèthre, directement en haut. Ainsi, l'auteur cherche à éviter les branches artérielles de la honteuse. Mais le lieu même de l'incision, du côté où les branches pubiennes sont très-rapprochées, ne permet pas d'obtenir un large trajet. Aussi ce procédé est-il abandonné.

Incision latérale. — Le lithotome simple conduit sur une sonde cannelée occupe l'urèthre; on applique son dos contre la branche pubienne droite, exactement comme dans la taille latéralisée. Le plan d'ouverture de la lame est dirigé obliquement à gauche, et parallèlement à la petite lèvre de ce côté; la tige du lithotome maintenue exactement horizontale et son dos appliqué contre la branche droite du pubis. Ces conditions de position du lithotome remplies, la section est faite en attirant directement au dehors le lithotome, sa lame étant écartée, sa tige, maintenue horizontale, ayant son dos appliqué contre la branche du pubis.

C'est exactement la manœuvre de l'incision de la taille latéralisée chez l'homme.

Incisions bilatérales. — Ici on se sert du lithotome double, et une fois qu'il a été placé dans l'urèthre, conduit sur une sonde cannelée, on le manœuvre exactement comme dans la taille bilatérale de l'homme. Les deux incisions sont faites de chaque côté et ont chacune l'obliquité de celles faites dans la taille unilatérale.

Dans ces procédés par incisions latérale ou bilatérales, l'opérateur doit ne faire que des sections peu profondes, afin d'éviter les vaisseaux et surtout le vagin. Malgré leurs petites dimensions, elles permettent une dilatation assez grande pour extraire des calculs assez volumineux.

Quel que soit le procédé employé, la malade doit toujours être dans la position propre à la taille.

Soins consécutifs. — Les soins consécutifs sont les mêmes que chez l'homme : ainsi on fera bien de mettre une sonde de gomme à demeure, ou bien la sonde de métal de Sims, qui, en raison de sa double courbure, reste assez bien en place sans être attachée.

La malade sera mise dans un lit préparé comme nous l'avons dit, et dans la position décrite page 735, le siége sur un coussin de caoutchouc, les jambes et les cuisses écartées et fléchies, reposant sur des coussins placés sous les jarrets.

On fera les injections pour déboucher la sonde et laver la vessie.

On donnera un lavement tous les jours.

Accidents. — On ne voit pas chez la femme les accidents si graves observés chez les hommes âgés. Aussi les soins consécutifs n'ont-ils pas chez elle une importance aussi grande. Cependant il faut veiller au fonctionnement de la sonde à demeure pour éviter l'infiltration d'urine.

Un accident consécutif propre à la femme et qui correspond à la fistule persistante chez l'homme, c'est l'incontinence d'urine. Elle arrive surtout quand la dilatation a été portée trop loin, qu'il y ait eu ou non incision de l'urèthre. Ordinairement, les premiers jours après que la sonde a été retirée, l'envie d'uriner est impérieuse, il faut immédiatement la satisfaire, autrement l'urine sort spontanément, et souvent un effort, la toux, l'éternument, provoquent la sortie involontaire de quelques gouttes d'urine. Mais ce sont là des troubles de la miction qui ne durent pas. S'ils persistaient, ou si l'incontinence était plus grande, je crois qu'on devrait faire des applications de courants électriques continus, qui, en raison de ce que nous savons de leur action, doivent donner de bons résultats dans ces cas.

Comme accidents persistants, il y a la fistule uréthro-vaginale. Elle est consécutive à l'ouverture du vagin avec le lithotome; mais depuis qu'on a renoncé à la taille uréthro-vésico-vaginale, et qu'on se borne à faire des incisions peu étendues, cet accident n'est pas observé.

Indications de la taille uréthrale chez la femme. — La taille uréthrale de la femme faite par la dilatation ou l'incision, en se tenant dans les limites de dilatation et d'incision que nous venons d'indiquer, est une opération qui est très-loin d'offrir la même gravité que la taille chez l'homme. En 1863, je vis M. Maisonneuve extraire de la vessie d'une femme de cinquante ans, par la taille uréthrale bilatérale, un calcul gros comme un fort œuf de poule. En huit jours la malade fut complétement remise. La lithotritie avait été essayée, mais le calcul d'oxalate de chaux ne put être cassé.

Dernièrement, j'ai fait, sur une dame qui m'avait été adressée par M. le docteur Cazalas, la taille par dilatation, après avoir incisé de chaque côté le méat. Je retirai un calcul ovoïde, à surface légèrement mamelonnée, gros comme un fort œuf de pigeon. Le petit diamètre avait 2 centimètres et demi. Je laissai la sonde de Sims à demeure pendant trente-six heures. Et, quatre jours après l'opération, la malade, n'éprouvant aucune douleur, restait levée toute la journée, vaquant à ses affaires dans son appartement. Pendant les premiers jours, les envies d'uriner ont été impérieuses et ont dû être satisfaites tout de suite. Mais cela a disparu bientôt. Pendant quinze jours, la toux, l'éternument, un effort, ont provoqué l'évacuation spontanée d'un peu d'urine. Mais, après ce temps, tous ces troubles de miction ont disparu.

La facilité avec laquelle on obtient un conduit de 2 à 3 centimètres de diamètre par la dilatation rapide, et un trajet plus large par l'incision ou les incisions latérales de tout l'urèthre, le peu de gravité des opérations qui donnent cette large voie de communication avec la vessie chez la femme, doivent presque toujours faire préférer la taille uréthrale à la lithotritie ordinaire : car les calculs petits, et même ceux qui atteignent jusqu'à 4 centimètres de diamètre, peuvent être retirés entiers, et cela par une opération dont les suites ne sont pas dangereuses. De plus, quand on a affaire à un gros calcul, on pourra toujours le morceler avec les instruments décrits page 749 et suivantes.

Le choix entre la taille uréthrale par dilatation et celle par incision, est indiqué par le volume même de la pierre.

CHAPITRE XII

Taille hypogastrique.

Elle a été longtemps appelée du nom pompeux de *hau appareil*. Par elle, on va de l'extérieur à la vessie : en incisant les tissus longitudinalement au-dessus du pubis, et en suivant la face postérieure de cette symphyse.

Franco la pratiqua le premier, mais d'une façon fortuite. Il faisait la taille périnéale à un enfant de deux ans : le calcul étant trop gros pour passer sous l'arcade pubienne, séance tenante il eut l'idée de l'extraire, en incisant les tissus au-dessus du pubis. Avec les doigts d'une main dans le rectum, il poussa la pierre en haut vers l'hypogastre, et il incisa tous les tissus, la paroi abdominale et celle de la vessie, sur la pierre. C'est là un coup hardi, qui actuellement effraye. L'auteur lui-même, après avoir dit ce qu'il a fait, conseille de ne pas l'imiter. Les progrès apportés dans les manœuvres de cette opération ont été lents, longtemps on la pratiqua selon le procédé de Franco. Rousset, au lieu de porter la pierre en haut, avec les doigts introduits dans le rectum, distend la vessie en y injectant du liquide, et fait comprimer énergiquement la verge pour en empêcher la sortie spontanée. Mais les parois de l'abdomen et celles de la vessie sont toujours incisées, sans prendre les précautions nécessaires pour éviter le péritoine.

Frère Côme se sert de sa sonde à dard, qui ne rend plus

nécessaire la dilatation forcée de la vessie. Il emploie aussi son crochet suspenseur, qui, placé dans l'angle supérieur de la plaie, permet d'arriver plus facilement dans la vessie ouverte, et écarte le péritoine et les intestins pendant les manœuvres d'extraction. Mais la façon dont il fait l'incision de la ligne blanche n'évite pas assez sûrement le péritoine.

Le bistouri de Belmas complète très-heureusement les instruments de cette opération.

Voilà les principaux points historiques de la taille hypogastrique.

La disposition anatomique des parties intéressées dans cette opération nous est déjà connue. J'ai eu à en parler à propos de la ponction de vessie sus-pubienne. Immédiatement au-dessus du pubis, sur la ligne médiane, la paroi abdominale, au-dessous de la peau et de la couche graisseuse si abondante dès que le sujet est obèse, n'est là constituée que par la ligne blanche. Cet entrecroisement médian de toutes les aponévroses de l'abdomen a l'aspect nacré typique des tissus fibreux.

De chaque côté de cette ligne fibreuse sont les bords internes des muscles grands droits de l'abdomen.

Là ces deux muscles s'arrondissent de plus en plus, pour s'insérer chacun aux espaces étroits du bord supérieur du pubis compris entre les épines pubiennes et la symphyse. De cette disposition des muscles grands droits il résulte que, l'incision de la paroi abdominale comprenant l'extrémité inférieure de la ligne blanche, a ses lèvres juxtaposées avec énergie, lorsque ces muscles grands droits se contractent. De là, la nécessité de donner au sujet auquel on fait la taille hypogastrique, une position dans laquelle ces muscles ne soient pas contractés.

En regardant la face postérieure de la paroi abdominale,

on voit que cette extrémité inférieure de la ligne blanche est au fond d'un sillon longitudinal, dû aux saillies latérales et longitudinales que font les muscles droits.

Cette face postérieure de l'abdomen est en rapport immédiat avec le *fascia transversalis*, dont on a voulu faire un feuillet aponévrotique, mais qui n'est en réalité qu'une large couche de tissu cellulaire un peu dense. En arrière de lui est un tissu cellulaire à maille lâche, qui le sépare du péritoine, et se continue avec le tissu cellulaire lâche qui est entre le pubis et la vessie.

Le péritoine, en quittant la face postérieure du sommet de la vessie, auquel il est adhérent, s'applique, la vessie étant vide, contre le bord supérieur du pubis et de là tapisse toute la paroi antérieure de l'abdomen, mais sans y adhérer. En effet, là, cette séreuse doublée du tissu cellulaire dont nous venons de parler, est très-mobile sur les tissus sous-jacents. Il en résulte que la vessie, en se dilatant, refoule en haut le péritoine, qui finit par faire cul-de-sac entre la paroi de l'abdomen et la paroi antérieure de la vessie. Ce cul-de-sac vésico-pariétal du péritoine s'élève au-dessus du pubis, comme nous l'avons dit page 155. Ainsi, la vessie très-dilatée, comme dans la rétention d'urine, a sa face antérieure en rapport immédiat avec la ligne blanche au-dessus du pubis, et cela dans une certaine étendue. De là l'indication de dilater la vessie en y injectant de l'eau tiède, comme le conseillait Rousset. Mais le plus souvent il est impossible de remplir cette indication. Ce que nous dirons bientôt.

Cette mobilité du péritoine sur cette partie inférieure de la paroi abdominale permet de l'en décoller facilement, de le refouler en haut sans l'intéresser. Ainsi, on arrive sur la paroi antérieure de la vessie, en arrière du pubis.

Dans ce trajet opératoire, on ne rencontre pas de vaisseaux

importants. Les cas d'hémorrhagie observés sont rares. Et la cause de cette perte de sang doit tenir à des anomalies dans la position des artères de la vessie, qui, au lieu de suivre les bords latéraux et la base de cette poche, se dirigent sur la face antérieure, siége de l'incision.

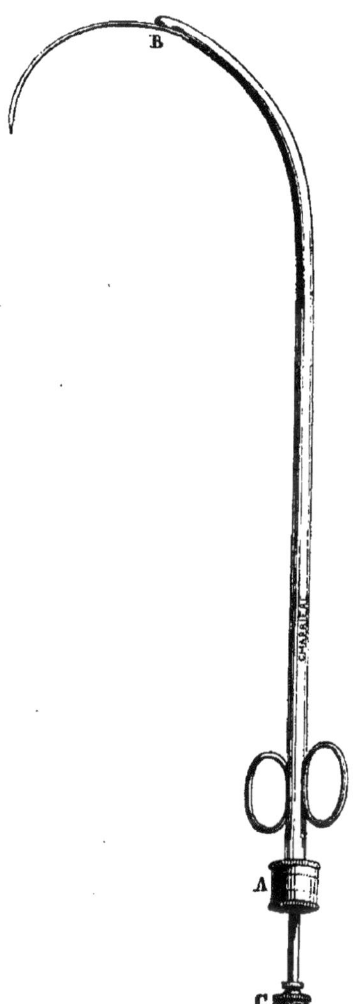

Fig. 183. — Sonde à dard de frère Côme.

Autour du col vésical, en arrière du pubis, il y a un riche plexus veineux dont nous avons déjà parlé; là il y a aussi le tronc circonflexe de l'artère vésico-prostatique; enfin, quelquefois, l'artère dorsale de la verge, lorsqu'elle vient directement de l'hypogastrique (Burns, Senn, Shaw). Ces artères passent alors sur le côté et au-dessus de la prostate, et empiètent sur la face antérieure de la vessie, près du col. Toutes ces conditions font que le chirurgien ne doit pas prolonger l'incision de la paroi de la vessie jusqu'au col.

Instruments. — Les instruments spéciaux à la taille hypogastrique sont : *La sonde à dard*. Celle de frère Côme, un peu modifiée, est encore la plus simple et la meilleure. C'est une sonde de métal à grande courbure (fig. 183), son pavillon A contient un bouchon de liége que traverse la tige du dard C, B. Ainsi, le liquide de la vessie ne peut s'écouler au dehors. Toute la courbure de la sonde présente dans sa concavité une longue échancrure longitudinale, qui laisse à découvert la cannelure du dard et permet d'y conduire le bistouri. Cette échancrure se termine à 1 centimètre du bec arrondi de la sonde, par une ouverture allongée, au fond de laquelle on voit un plan incliné qui dirige le dard en avant au moment où on lui fait faire saillie. Ainsi le bec de la sonde fait une saillie en arrière du dard.

Le dard est une longue tige d'acier, mobile dans toute la sonde, et dont à volonté on cache la pointe dans la sonde, en attirant le bouton C, ou on fait saillir la pointe en poussant le bouton C. Ce dard, à partir de sa pointe et dans sa concavité, présente une cannelure longitudinale.

Bistouri de Belmas. — Cet instrument sert d'aponévrotome dans l'incision de la ligne blanche, et de cystotome, quand il est nécessaire, après que la sonde à dard a été retirée, d'agrandir l'incision de la vessie faite avec le bistouri conduit sur la cannelure du dard. C'est un bistouri (fig. 184) qui a la forme générale d'une serpette, dont la pointe est remplacée par un prolongement mousse, aplatie du tranchant au dos. Avec ce bistouri, tout en faisant d'un seul coup l'incision de la ligne blanche, on évite sûrement le péritoine, si cette séreuse n'est pas adhérente.

Gorgeret à crochet. — C'est un gorgeret à bord mousse dont le manche oblique est dans le plan de la gouttière, et dont la gouttière est recourbée en crochet à son extrémité (fig. 185). Cet instrument ayant son crochet passé dans l'angle supérieur de la plaie de la vessie, sa face convexe appliquée contre l'angle supérieur de toute la plaie de l'abdomen, sert : d'une part, à maintenir refoulés en haut le péritoine et les intestins; et d'autre part, sa large gouttière sert à conduire sûrement dans la vessie les doigts de l'opérateur et les instruments, soit le bistouri de Belmas, ou un bistouri boutonné pour agrandir la plaie vésicale, soit les instruments d'extraction.

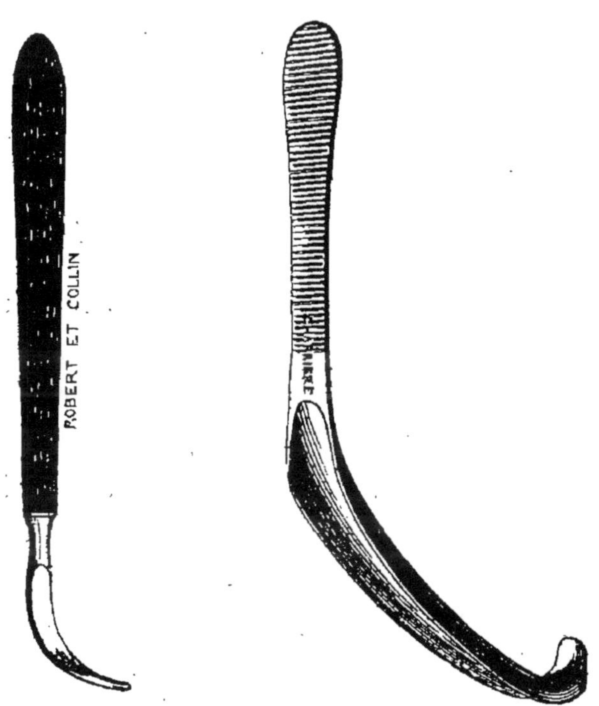

Fig. 184. — Bistouri de Belmas. Fig. 185. — Gorgeret à crochet.

Ces derniers instruments sont les tenettes décrites, et surtout les grandes tenettes forceps, qui ne diffèrent des autres qu'en ce que leurs branches s'articulent à la façon de celles du forceps.

Enfin, il faut avoir un bistouri droit à manche fixe, ayant la pointe trapue, pour qu'elle ne se casse pas facilement dans la cannelure du dard, et un bistouri droit boutonné.

OPÉRATION.

Position du sujet.—Il doit être couché sur une table étroite, semblable à celle décrite pour les tailles périnéales, chloroformisé et maintenu dans l'état de résolution. Le chirurgien, placé à la droite du sujet, comme pour le cathétérisme, introduit une sonde en gomme et injecte dans la vessie la quantité de liquide que cette poche peut garder, sans chercher à la distendre par force, comme le conseille Rousset. La présence du liquide dans la vessie rend plus facile l'incision de la paroi vésicale.

Puis, le dard étant attiré dans la sonde, celle-ci est introduite; un aide en tient le pavillon peu incliné entre les jambes du sujet, pour que son bec ne fasse pas saillie contre la paroi supérieure de la vessie.

Cela fait, le chirurgien place sous chaque jarret du sujet un coussin qui fixe les membres inférieurs dans une position un peu fléchie.

Ainsi, l'opéré couché sur le dos, la tête un peu relevée, et les jambes écartées et légèrement fléchies, est dans un habitus favorable au relâchement des deux muscles grands droits de l'abdomen. Mais ce qui annihile le plus les contractions énergiques de ces muscles, si gênantes dans cette opération, puisque par elles ils rapprochent avec force les deux lèvres de la plaie, c'est l'état de résolution anesthésique complète, qui doit être maintenue soigneusement pendant toute l'opération, exactement comme s'il s'agissait de l'ovariotomie.

Incision de la paroi abdominale. — Le pubis et la surface de l'abdomen au-dessous de l'ombilic rasés, le chirurgien fait exactement sur la ligne médiane une incision de 10 à 12 centimètres, dont l'extrémité inférieure dépasse un peu le pubis. Il incise la peau, la couche graisseuse, et découvre la ligne blanche dans toute l'étendue de l'incision.

A l'extrémité inférieure de la ligne blanche, immédiatement au-dessus du pubis, avec une pince à dissection, il saisit l'entrecroisement aponévrotique, l'attire en haut, coupe transversalement avec le bistouri la portion que la pince soulève. Ainsi, il fait une petite ouverture à la ligne blanche. Dans cette ouverture, le chirurgien introduit le bouton aplati du bistouri de Belmas (fig. 184). Et cet instrument tenu le plan de sa lame dans le plan médian du corps, le bord terminal du bistouri appliqué contre la face postérieure de la ligne blanche qu'il soulève: Ce bistouri de Belmas, maintenu exactement dans cette position, est porté directement en haut jusqu'à la commissure supérieure de la plaie, suivant exactement la ligne blanche. Ainsi, la section de cet entrecroisement aponévrotique est faite par pression directe; et le bouton du bistouri, en soulevant constamment la ligne blanche en avant du tranchant, refoule et tient éloigné le péritoine qui est ainsi évité.

On peut très-bien se servir de la sonde cannelée ordinaire, et du bistouri droit. En plaçant la sonde, on a soin de maintenir très-exactement son bec contre la paroi postérieure de la ligne blanche, pour éviter le péritoine.

Incision de la vessie. — Aussitôt l'ouverture de la paroi abdominale faite, le chirurgien introduit son indicateur gauche dans l'angle inférieur de la plaie ; en suivant la face postérieure du pubis, il arrive sur la face antérieure de la vessie. Puis, tournant la pulpe de ce doigt vers l'extrémité supérieure de la plaie, il porte ce doigt en haut pour refouler le péritoine. Cela fait, il place sur chaque lèvre de la plaie un écarteur ordinaire qu'il confie aux aides.

Maintenant toujours refoulés le péritoine et les intestins avec les doigts de la main gauche, pour découvrir la paroi antérieure de la vessie, l'opérateur saisit avec la main droite le pavillon de la sonde à dard, et, faisant suivre au bec de cette sonde, à partir du col, la paroi antérieure de la vessie, il soulève fortement la paroi vésicale en avant de son sommet, et met la sonde exactement dans le plan médian. Alors, pour fixer le bec de la sonde à dard contre le point voulu de la paroi vésicale, il saisit ce bec recouvert de la paroi vésicale, avec le pouce et l'index de la main gauche placés latéralement; le dos de cette main tourné vers l'angle supérieur de la plaie, maintient refoulés le péritoine et les intestins. La sonde ainsi tenue fixe par son pavillon et son bec, un aide pousse le dard qui traverse la paroi de la vessie et fait saillie à l'extérieur. Alors l'aide, qui a poussé le dard, tient le pavillon de la sonde, pendant que l'opérateur, dont la main gauche n'a pas bougé, tenant toujours le bec de la sonde, conduit dans la cannelure du dard le bistouri droit, et coupe de haut en bas et d'avant en arrière, dans le plan médian, la paroi vésicale. L'incision doit s'arrêter un peu avant d'arriver au col.

Aussitôt cela fait, on place le gorgeret suspenseur (fig. 185). Pour cela, son crochet, conduit sur le dard, est substitué au bec de la sonde, sur lequel le chirurgien maintient toujours l'angle supérieur de l'incision de la vessie. Le gorgeret suspenseur, placé ainsi dans l'angle supérieur de la plaie, son crochet soulevant le sommet de la vessie est tenu par un aide. Le dard attiré et caché dans la sonde, celle-ci est retirée de l'urèthre.

Ces manœuvres de l'incision de la vessie, telles que nous venons de les décrire, sont rendues difficiles, et même quelquefois en partie impossibles : 1° par les adhérences du péritoine; 2° par l'état de contracture de la vessie sur la pierre. De là les moyens spéciaux propres à vaincre ces difficultés :

1° A propos des contre-indications de la ponction sus-pubienne de la vessie, nous avons énuméré les causes qui peuvent déterminer et laisser persistantes des adhérences du péritoine avec la paroi abdominale : une hernie inguinale; une opération antérieure de hernie étranglée; une plaie pénétrante de la région inférieure de l'abdomen ; une plaie profonde, quoique non pénétrante, de cette paroi abdominale : un phlegmon de la paroi abdominale ; une péritonite antérieure ; un phlegmon de la fosse iliaque, etc. . Pour éviter, autant que possible, d'être surpris par ces adhérences, le chirurgien devra toujours s'enquérir des antécédents, et s'il soupçonne des adhérences, il devra de suite agir comme si elles existaient.

Au lieu d'inciser d'un seul coup la ligne blanche avec le bistouri de Belmas, par la petite ouverture faite immédiatement au-dessus du pubis, l'opérateur conduit de bas en haut une sonde cannelée, l'engageant peu, s'assurant bien que le péritoine n'est pas adhérent avant de faire une section partielle. En répétant plusieurs fois cette courte incision sur la sonde cannelée, dès que l'ouverture de la ligne blanche ainsi obtenue est assez grande, il porte le doigt indicateur dans la plaie, le conduisant le long du pubis jusque sur la paroi antérieure de la vessie ; il le porte ensuite en haut, refoulant les tissus sans forcer. Alors, avec un bistouri droit boutonné, glissé sur la pulpe du doigt qui soulève la ligne blanche, il termine l'incision en coupant par petits coups, s'assurant à chacun que son doigt refoule bien le péritoine. Ainsi, s'il y a des adhérences, on pourra les rompre en agissant avec tous les ménagements nécessaires.

2° Dès que la vessie est contracturée sur la pierre, il n'est pas possible d'y injecter de l'eau. Alors, pour conduire la sonde à dard dans la vessie et la mettre dans la position voulue, on est obligé de la glisser entre la paroi vésicale et la pierre. Cette manœuvre, toujours délicate, peut, selon le degré de violence de la contracture de la vessie : ou bien être exécutée complétement, c'est-à-dire qu'on arrive à mettre la sondé à dard exactement dans la position voulue, son bec contre le sommet de la vessie, et son plan dans le plan médian du corps; ou bien cette manœuvre ne peut être exécutée qu'incomplétement. Ici l'on arrive à porter le bec de la sonde à dard contre la paroi antérieure, sans pouvoir mettre complétement toute la sonde dans la position voulue. Alors le bec de la sonde mis dans le plan médian du corps contre la paroi vésicale, on fait saillir le dard, et sur lui on fait une incision. Mais pour compléter l'incision, le chirurgien procède ainsi : L'incision sur le dard faite, il y fait passer le bec de la sonde, il retire le dard dans la sonde, puis sur celle-ci il conduit son doigt indicateur gauche dans la vessie, sa pulpe contre la pierre. Alors la sonde retirée, sur son doigt, qui est dans la vessie, il conduit le bistouri de Belmas (fig. 184). Il en passe le bouton entre la pierre et la paroi vésicale, et sa lame dans le plan médian du corps le tranchant tourné contre la commissure inférieure de la plaie: il soulève un peu la paroi vésicale en même temps qu'il la coupe par pression. Puis par le même procédé l'incision est prolongée vers le sommet de la vessie. Ainsi il complète l'incision jusque près du sommet de la vessie. Alors il substitue le gorgeret à crochet au bistouri de Belmas, et il fait l'extraction.

Enfin, l'état de contracture de la vessie est tel, qu'il n'est pas possible de passer le bec de la sonde à dard entre la pierre et la paroi vésicale. On est obligé d'ouvrir directement la vessie sur la pierre. Pour cela, après l'incision de la paroi abdominale, et après avoir refoulé en haut le péritoine et les intestins, les lèvres de la plaie étant écartées, le péritoine maintenu en haut par les doigts d'un aide: le chirurgien porte le long de la face postérieure du pubis le doigt indicateur gauche, qui arrive sur la partie moyenne de la face antérieure de la vessie. L'ongle et la pulpe de ce doigt fortement appliqué, comprimant la paroi vésicale sur la pierre, l'opérateur conduit sur le doigt, puis sur l'ongle le bistouri droit, il ponctionne la vessie jusqu'à la pierre, et la coupe longitudinale sur la pierre. Alors, pour placer l'ongle de l'indicateur gauche dans la plaie, il le conduit sur la lame maintenue contre la pierre et retire le bistouri pointu pour le remplacer par un bistouri droit boutonné, ou par le bistouri de Belmas, si l'ouverture faite avec le bistouri ordinaire est suffisamment large. L'incision est faite en haut et en bas avec le bistouri boutonné, ou mieux avec le bistouri de Belmas, dès que l'ouverture agrandie avec le bistouri boutonné le permet.

La manœuvre du bistouri de Belmas est ici la même que celle décrite plus haut, qu'on incise la vessie en allant vers son sommet ou vers son col.

Dans cette incision directe de la vessie sur la pierre, il peut être utile de faire refouler en avant la pierre, comme le faisait Franco. Alors un aide exécute cette manœuvre en introduisant un ou deux doigts dans le rectum.

Extraction de la pierre. — Lorsque la vessie n'est pas fortement appliquée sur la pierre, ce qui est rare, car même dans les cas où l'on a pu injecter un peu de liquide dans la vessie, celui-ci s'échappe au moment de l'incision, et les parois irritées par les manœuvres se contractent sur la pierre, on peut se servir des grandes tenettes droites ordinaires. Fermées, elles sont conduites dans le gorgeret jusqu'à la pierre. Là, les doigts de la main gauche étant dans la plaie, pour écarter autant que possible les parois de la vessie, les tenettes sont ouvertes sur la pierre, leurs valves en suivant exactement la surface, comme nous l'avons dit p. 713). La pierre saisie, le chirurgien passe son doigt indicateur gauche entre la vessie et chacune des valves de la tenette, pour s'assurer que la vessie n'est pas pincée. Il faut, autant que possible, saisir la pierre par son plus petit diamètre, pour que l'écartement des tenettes ne distende pas la plaie vésicale et ne produise pas de déchirure. Pour faire l'extraction, on doit bien se garder de tirer directement en haut sur la pierre, car si la vessie est contracturée sur elle, dans cette traction, non-seulement on déplacerait la pierre, mais avec elle toute la vessie. Aussi doit-on, avec les doigts de la main gauche, mis d'un côté entre les parois vésicales et la pierre, écarter avec soin ces parois et imprimer à la tenette une espèce de mouvement de bascule qui dirige la pierre au dehors, justement là où les parois de la vessie sont écartées.

Le plus souvent, et même presque toujours, on devra se servir de la tenette, dont les branches s'articulent l'une avec l'autre, à la façon de celles du forceps. Chaque branche de ces tenettes, conduite dans le gorgeret jusqu'à la pierre, et ensuite sur le doigt indicateur de la main gauche, est mise entre la paroi vésicale et la pierre. Les valves occupant les deux faces opposées de la pierre, les branches sont articulées, et la pierre ainsi saisie est extraite en prenant toutes les précautions que nous indiquions à l'instant.

Toutes ces manœuvres d'extraction sont fort délicates, aussi le chirurgien doit-il y mettre l'attention la plus grande. Sitôt qu'il rencontre de la résistance, que malgré toutes les précautions prises, la pierre, quoique bien saisie, ne sort pas facilement, étant portée vers le côté de la plaie où les doigts écartent la paroi vésicale : alors il doit s'arrêter et rechercher la cause qui retient la pierre. Le plus souvent c'est l'ouverture de la vessie qui est trop petite. Alors, sans retirer les tenettes, surtout quand elles tiennent la pierre par son petit diamètre, on agrandit en haut ou en bas l'incision avec le bistouri de Belmas.

Accidents opératoires. — *Lésion du péritoine.* — Velpeau, dans sa *Médecine opératoire*, p. 594, t. IV, n'attache pas d'importance à cette lésion, et, à l'appui de son opinion, il dit : « L'opération n'est pas plus tôt terminée que la vessie s'abaisse, se rétracte, s'agglomère derrière la symphyse. La plaie de ses parois cesse d'être en rapport avec celle de l'enveloppe séreuse. En conséquence, l'urine ne peut réellement pas s'échapper par là et arriver dans la cavité abdominale. » Puis il cite des cas de Frère Côme, de Souberbielle où, malgré la lésion du péritoine, les malades ont guéri.

Quelle que soit la valeur de l'opinion de Velpeau, je crois que l'opérateur doit tout faire pour éviter de léser le péritoine.

La vessie est entraînée avec la pierre. — Nous avons décrit, à propos de l'extraction de la pierre, toutes les précautions que le chirurgien doit prendre pour éviter de violenter la vessie, et surtout pour éviter de la déplacer, car en l'attirant en haut il produirait des déchirures au col vésical, qui sont graves, en raison de l'inflammation consécutive.

Hémorrhagie. — Elle est exceptionnelle dans cette opération. Dans les cas où elle s'est produite, on n'a pas pu spécifier d'où venait le sang. Les lavages avec des solutions astringentes, et le froid, en appliquant des linges mouillés sur le bassin, sont les moyens qu'on emploiera ; quand on aura recherché avec soin d'où vient le sang : en examinant avec soin la plaie en arrière du pubis, pour voir si le sang n'est pas dû à la section de l'artère dorsale de la verge, venant anormalement de l'hypogastrique, et en examinant, autant que possible, les lèvres de la plaie vésicale.

Soins préparatoires. — On fera bien de faire prendre un lavement avant l'opération, pour vider le rectum. — Les causes des difficultés de cette opération sont 1° la contraction des muscles droits de l'abdomen qui rapprochent les lèvres de la plaie. De là la position à donner à l'opéré que nous avons décrite. De là aussi l'emploi du chloroforme : c'est grâce à l'anesthésie complète qu'on évite cette cause de gêne.

2° Lorsque la contraction de la vessie sur la pierre est énergique. Les résultats que nous ont donnés les courants électriques continus, dirigés contre les contractures de la vessie, font qu'on doit les employer ici.

Accidents consécutifs. — *Infiltration d'urine et abcès au pourtour de la vessie.* — L'urine sortant de la plaie de la vessie se trouve en contact avec les parois de la plaie qui sont formées de tissu cellulaire. De là la facilité avec laquelle se produit l'infiltration urineuse, surtout lorsque les parois de la plaie ne sont pas bien régulières et présentent des décollements latéraux dus aux manœuvres opératoires. Cet accident est des plus graves, car il est impossible, par de larges et nombreuses incisions, d'arrêter l'infiltration en ouvrant à l'urine une grande voie d'écoulement à l'extérieur.

De là tous les moyens plus ou moins ingénieux proposés par les auteurs destinés à favoriser la sortie au dehors de l'urine.

Quelquefois l'infiltration se limite, et alors il se forme au pourtour de la vessie des abcès, que le chirurgien peut ouvrir, et la guérison est possible. Mais dès que l'infiltration s'étend, le péritoine se prend et la mort est inévitable.

Soins consécutifs. — Leur but est d'éviter l'infiltration d'urine et les abcès urineux limités au pourtour de la vessie. Aussi consistent-ils dans l'application des moyens propres à favoriser la sortie des urines.

Frère Côme, pour remplir cette indication, faisait au périnée la taille latéralisée, et dans la plaie il fixait une canule semblable à la canule à chemise. Ce n'est qu'au commencement de ce siècle que les chirurgiens reconnurent que la canule mise dans la plaie du périnée n'empêchait pas l'urine de se répandre dans la plaie hypogastrique; et Souberbelle lui-même, héritier de Frère Côme, cessa de pratiquer la boutonnière au périnée.

Il y a un fait sur lequel Velpeau insiste, c'est que, quel que soit le moyen mis en usage pour faciliter l'écoulement des urines, soit l'ouverture du périnée et la canule à demeure, soit une sonde molle occupant l'urèthre, les urines ont, quoi qu'on fasse, une tendance insurmontable à se porter dans la plaie faite à l'hypogastre.

Toujours, pour faciliter l'évacuation de l'urine, à mesure qu'elle sort des uretères, on a proposé de mettre dans la plaie un siphon, l'extrémité de la courte branche dans la cavité de la vessie, et la longue branche descendant en dehors. Ce moyen a été préconisé par Amussat. Ce n'est, du reste, pas autre chose que le siphon que Kœberlé met dans le petit bassin de ses opérées d'ovariotomie, pour évacuer les liquides purulents.

Souberbielle, au lieu de mettre le siphon dans la plaie, le mettait dans l'urèthre. C'était une sonde molle, dont le pavillon se continuait au dehors avec un long tube plongeant dans un bassin.

Enfin, toujours pour faire un siphon, mais alors par imbibition, on a mis dans la plaie une simple mèche effilée, la mèche du séton, une extrémité étant la vessie, l'autre pendante au dehors; mais les liquides qui l'imbibent, en se desséchant, en empêchent bien vite la perméabilité.

La position à donner au sujet qui vient d'être opéré est à peu près la même que celle que nous avons décrite à propos des tailles périnéales : son but ici est d'éviter les contractions des parois de l'abdomen. Le malade est couché sur le dos; ses jambes un peu écartées sont légèrement soulevées par des coussins placés sous les jarrets. Mais cette position n'est pas utile longtemps : après deux ou trois jours le malade peut prendre dans son lit la position qui lui convient.

Tous ces soins pour évacuer l'urine sont insuffisants. Je

crois qu'il pourrait être utile de mettre au fond de la plaie une petite éponge très-molle, qui s'imbiberait de l'urine aussitôt sa sortie de la vessie. Mais pour cela il faut près de l'opéré un aide intelligent et habile, qui change très-souvent cette éponge. Ce soin incessant devant être continué jusqu'à ce que les parois de la plaie soient tout à fait organisées.

Indications. — Actuellement, la taille hypogastrique, en raison de sa difficulté, et aussi de sa gravité, n'est indiquée que lorsque la taille périnéale est insuffisante. C'est lorsque la pierre, trop grosse pour être extraite par le périnée, est en même temps trop dure pour qu'on puisse la concasser en un temps court. Ce sont là des conditions tout à fait rares.

Chez la femme, la taille hypogastrique est pratiquée en faisant exactement les mêmes manœuvres que chez l'homme. Les soins consécutifs sont aussi exactement les mêmes.

SUPPLÉMENT

APPAREIL POUR LA LITHOTRITIE

FAIT SUR MES INDICATIONS PAR MM. ROBERT ET COLLIN

A la page 465 et suivantes, j'étudie la position que l'on doit donner au sujet pendant la séance de lithotritie. Je dis : « *La position doit être telle que la pierre occupe le point postérieur de la paroi vésicale, où touche le talon du lithotribe dans le mouvement direct de va-et-vient de cet instrument dans l'urèthre.* » Autrement dit : « *Le point le plus déclive de la vessie doit être celui que le talon du lithotribe touche dans ce mouvement simple de va-et-vient.* »

Pour arriver à remplir cette indication, il faut, d'abord, coucher le sujet, son siége mis sur une surface dure et fixe pour éviter le mouvement du retrait du bassin ; puis, dès que la lèvre inférieure du col vésical est plus élevée que le trigone, ce qui existe toutes les fois que la prostate est un peu dévelop-pée, on incline le tronc en arrière, en plaçant sous le siége un coussin plus ou moins gros, jusqu'à ce que le bec du lithotribe tombe sur la pierre. De là l'examen antérieur à l'opération nécessaire pour fixer la hauteur du coussin, et, par conséquent, le degré d'inclinaison à donner au tronc.

Mais pour que cette position, ainsi déterminée, soit toujours exactement celle que l'on doit donner, il faut que la vessie soit toujours également dilatée à toutes les séances de lithotritie faites chez le même sujet. — Or, souvent, malgré toutes les précautions prises, en faisant l'injection pour introduire la quantité de liquide que la vessie supporte ordinairement, il arrive que celle-ci un peu irritée en retient moins, ou que pendant les manœuvres de broiement elle en chasse par-dessus l'instrument. Alors la cavité vésicale n'est plus la même, et son point le plus déclive se déplace par rapport au bec de l'instrument. De là des difficultés pour saisir la pierre ou les fragments. De là des séances peu productives. — Car on ne peut pas varier (augmenter ou diminuer) instantanément l'élévation du siége, en changeant le coussin, le lithotribe étant dans la vessie.

L'appareil à lithotritie remplit cette indication opératoire, *Élever ou abaisser le siége, le lithotribe étant dans la vessie.*

En raison de dispositions toutes particulières, il arrive que l'élévation du siége ne suffit pas pour faire *que le talon du lithotribe touche le point le plus déclive de la vessie.* — Alors ce point déclive de la vessie est sur le côté. Pour le ramener vers le point de la vessie que touche l'instrument, on est obligé, au moyen de coussins, de mettre le bassin dans une position oblique. Afin de remplir cette indication avec mon appareil, j'ai ajouté à son mécanisme d'élévation et d'abaissement un second mécanisme qui permet d'incliner à droite ou à gauche le bassin du sujet, et cela à tous les degrés d'élévation. Cette inclinaison latérale, qui peut être courte et brusque (alors en même temps il y a secousse du bassin), est très-utile, car par elle on déplace facilement les fragments qui sont retenus par une colonne vésicale ou qui, placés sur leur surface plane, ne tombent pas au point le p lu déclive de la vessie, occupé par le bec femelle du lithotribe.

Ce mouvement d'inclinaison latérale, et celui d'élévation

ou d'abaissement, sont imprimés au sujet par le chirurgien qui, tenant avec la main droite le lithotribe, agit avec la main gauche sur la vis d'élévation ou sur la vis d'inclinaison, selon les indications qui se présentent.

Je dois la bonne exécution de cet appareil à l'habileté de MM. Robert et Collin. Il présente une large base plane, qui, mise sur le lit, fait cesser l'enfoncement dans les matelas dû au poids, et constitue une large surface d'appui (fig. 186, 187 et 188).

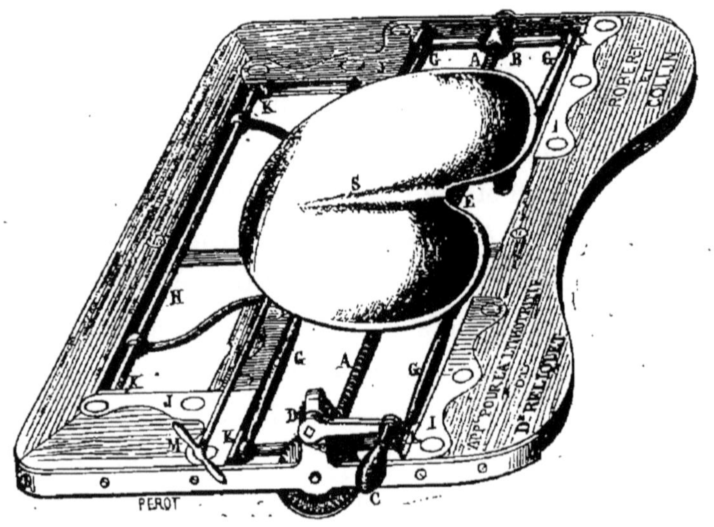

Fig. 186.

Le mécanisme d'élévation (fig. 186 et 187) se compose d'une vis A A, dont les deux pas sont en sens opposés de chaque côté du centre F, qui est dans un coussinet. Le mouvement est imprimé à cette double vis par la manivelle C, au moyen de l'engrenage D.

Sur les deux pas de vis se meuvent les pièces B B, qui, selon qu'on tourne la manivelle C à droite ou à gauche, se rapprochent du centre F ou s'en éloignent. Ces pièces B B s'articulent près de leurs extrémités, qui glissent sur les patins K dans les coulisses I, avec les leviers G. A mesure que les pièces B se rapprochent du centre F, les leviers G s'élèvent soutenant la tablette E, aux quatre coins de laquelle s'articulent ces quatre leviers G (fig. 187).

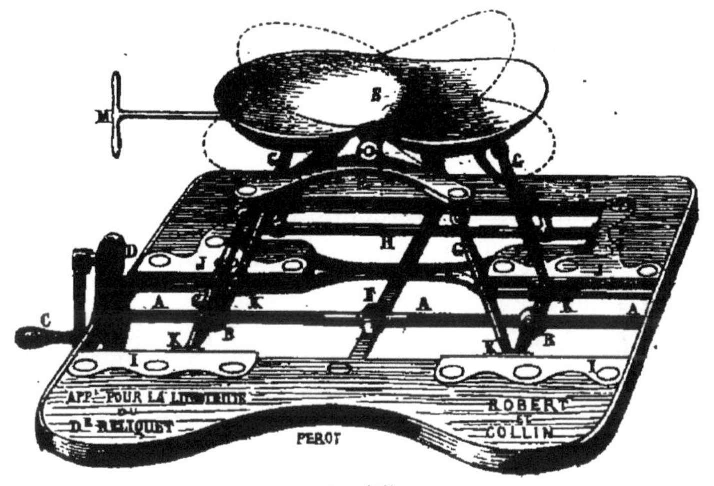

Fig. 187.

Naturellement, quand les pièces BB s'éloignent du centre F, les leviers G s'abaissent comme dans la figure 186.

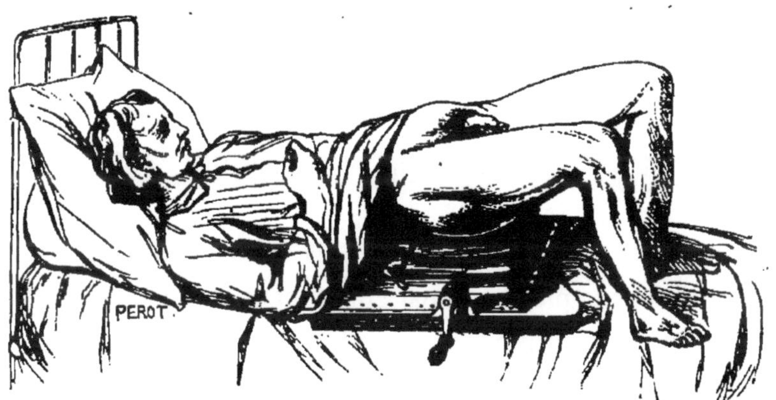

Fig. 188.

Pour que ces mouvements d'élévation et d'abaissement soient bien réguliers et fixes, aux deux angles du bord postérieur de la tablette sont articulées les deux branches d'un régulateur H (fig. 186) dont les extrémités glissent sur patins dans des coulisses.

Sur la tablette E est le siége S, qui peut s'incliner latéralement autour d'un axe central. Pour lui imprimer ces mouvements d'inclinaison latérale que les pointillés indiquent (fig. 187), en arrière est une noix qui est manœuvrée grâce à la tige et à la poignée M.

Ainsi, en agissant sur la manivelle C, on élève ou abaisse plus ou moins le bassin, on incline plus ou moins le tronc en arrière. En agissant sur la poignée M, on incline à droite ou à gauche le bassin.

Or, lorsque le sujet est sur le siége (fig. 188), le tronc incliné en arrière, les épaules et la tête sur les oreillers, les jambes fléchies et écartées, le chirurgien introduit le lithotribe dans la vessie, et, tenant cet instrument avec la main droite, il a juste à la portée de sa main gauche la manivelle C et la poignée M.

Ainsi, avec cet appareil, le chirurgien peut, pendant la séance de lithotritie, selon l'indication qu'il rencontre, modifier, soit l'élévation du siége, soit l'inclinaison latérale du bassin. Et cela instantanément, d'une façon vive ou lente selon les cas. Car le mécanisme d'élévation et celui d'inclinaison sont tels, que quelle que soit la position donnée elle est fixe.

En résumé, cet appareil rend plus facile et plus sûre la préhension de la pierre, et, par conséquent, il rend la séance plus productive. Enfin il a l'avantage d'être portatif et de pouvoir être mis sur tous les lits, de là son usage facile (1).

(1) Il est très-facile d'adapter à cet appareil un étau semblable à celui du lit d'Heurteloup.

EXTRACTION DE LA VESSIE

DES GRAVIERS QUI S'ENGAGENT DANS LES YEUX DE LA SONDE ÉVACUATRICE

En faisant par la sonde évacuatrice ordinaire (décrite page 503) les injections qui doivent entraîner au dehors les graviers, résultats de la séance de broiement, il arrive que des morceaux de pierre trop gros pour passer par la sonde s'engagent dans ses yeux et y restent fixés, tout en faisant saillie en dehors des yeux. C'est pour éviter de blesser l'urèthre avec ces graviers engagés dans les yeux de la sonde que, page 504, nous disons : « Après les injections évacuatrices des graviers, la sonde doit être retirée de la vessie et de l'urèthre avec précaution. A la moindre résistance on doit s'arrêter. » — Et cela pour débarrasser tout de suite les yeux de la sonde des graviers.

A peine le second fascicule de ce livre avait-il paru, à la fin de l'année 1869, qu'en faisant une séance de lithotritie les yeux de ma sonde évacuatrice s'étant engorgés de graviers, je fis d'abord dans la sonde une injection saccadée pour en chasser les graviers. Mais, n'y réussissant pas, au lieu de faire l'injection saccadée, je poussai le liquide avec force et d'une façon continue dans la sonde; en même temps pour m'assurer que les yeux étaient débarrassés, j'attirai la sonde dans l'urèthre et, comme je ne sentais aucune résistance, je continuai à imprimer le mouvement de sortie à la sonde tout en y injectant le liquide. Mais dès que ma seringue fut vide, la sonde s'arrêta, et je sentis très-bien qu'un gravier accrochait l'urèthre. Tout de suite, la seringue remplie, je refis l'injection dans la sonde et je continuai la sortie de la sonde sans accrocher l'urèthre. Dans un des yeux était engagé et fixé le gravier représenté fig. 189, 1. — Aux séances suivantes, sur ce même malade, répétant cette manœuvre d'extraction, je retirai, toujours sans blesser l'urèthre et sans qu'il en résultât une excitation consécutive plus grande, les graviers engagés (fig. 190) dans les yeux de la sonde.

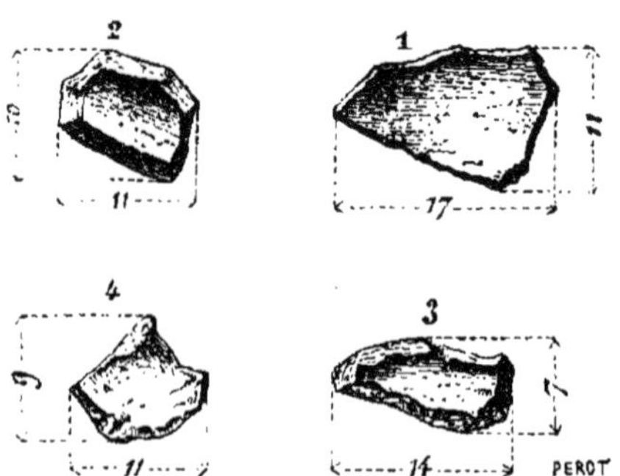

Fig. 189. — Ces morceaux sont des éclats des couches superficielles d'une pierre. — 1. Longueur, 17 millim.; largeur, 11 mm.; épaisseur, 2 mm. — 2. Longueur, 11 mm.; largeur, 10 mm.; épaisseur, 2 mm. et demi. — 3. Longueur, 14 mm.; largeur, 7 mm.; épaisseur, 3 mm. — 4. Longueur, 11 mm.; largeur, 9 mm.; épaisseur, 5 mm.

Depuis j'ai toujours pratiqué avec succès cette manœuvre. Ainsi ont été extraits les fragments de pierre représentés

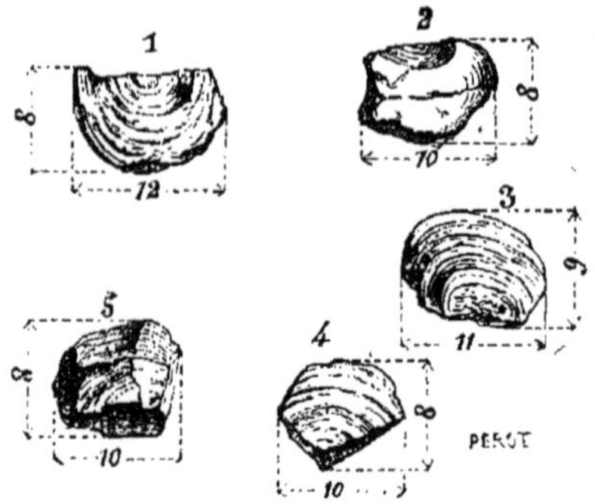

Fig. 190. — 1. Longueur, 12 millim.; largeur, 8 mm.; épaisseur, 5 mm. — 2. Longueur, 10 mm.; largeur, 8 mm.; épaisseur, 4 mm. — 3. Longueur, 11 mm.; largeur, 9 mm.; épaisseur, 4 mm. — 4. Longueur, 10 mm.; largeur, 8 mm.; épaisseur, 4 mm. — 5. Longueur, 10 mm.; largeur, 8 mm.; épaisseur, 5 mm.

dans les figures 189, 190, 191. Tous ces morceaux de pierre proviennent de calculs uriques durs; malgré leurs angles aigus et leurs bords tranchants, ils ont été extraits sans blesser l'urèthre.

Comment reconnaît-on que des graviers sont engagés dans les yeux de la sonde? — 1° Le liquide injecté dans la vessie, même celle-ci étant distendue, malgré l'envie violente d'uriner, ne sort plus de la sonde par un gros jet à plein le pavillon. Le liquide s'écoule lentement, d'une façon inter-

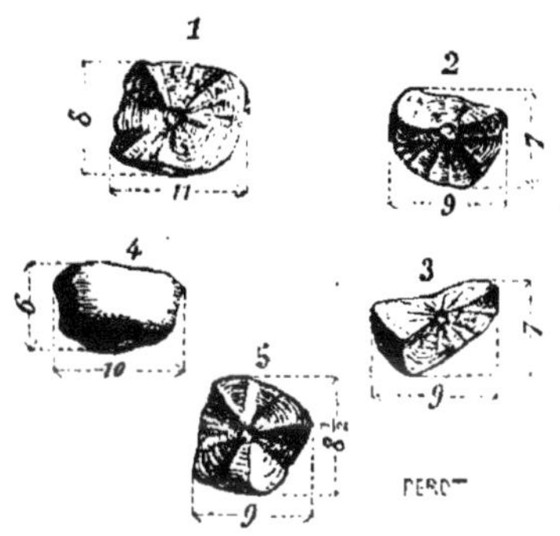

Fig. 191. — 1. Longueur, 11 millim.; largeur, 8 mm.; épaisseur, 7 mm. et demi. — 2. Longueur, 9 mm.; largeur, 7 mm.; épaisseur, 4 mm. — 3. Longueur, 9 mm.; largeur, 7 mm.; épaisseur, 6 mm. — 4. Longueur, 10 mm.; largeur, 6 mm.; épaisseur, 6 mm. — 5. Longueur, 9 mm.; largeur, 8 mm. et demi; épaisseur, 5 mm.

mittente, sans saccade brusque, malgré les efforts provoqués par l'envie d'uriner; et cela quels que soient les déplacemnts du bec de la sonde, ce qui n'arrive pas quand le jet de sortie du liquide est interrompu par le contact d'un gros morceau de pierre contre les yeux de la sonde; alors le jet est saccadé et se rétablit complétement quand on déplace les yeux.

2° Si l'on fait une injection, la vessie n'étant pas pleine, la main qui manœuvre le piston de la seringue éprouve une résistance inaccoutumée; le liquide ne pénètre pas aussi facilement dans la vessie.

3° Enfin, si sans faire d'injection, on attire les yeux de la sonde dans le col vésical, tout de suite la main qui tient la sonde reconnaît une résistance et le malade éprouve une douleur.

Mécanisme de ce procédé d'extraction.— Le liquide poussé avec force dans la sonde, dont les yeux sont encore dans la vessie, arrivant directement sur les graviers qui sont très-engagés dans les yeux, les pousse vers le bec et les fixe contre les bords postérieurs des yeux.

Quant aux graviers qui sont peu engagés dans les yeux, étant trop gros pour y entrer plus complétement, le liquide en sortant de la sonde les éloigne des yeux.

Dans l'urèthre, le liquide qui est toujours poussé dans la sonde continue à fixer les graviers dans le bec de la sonde et contre les bords postérieurs des yeux. De plus, le courant d'eau, en sortant des yeux de la sonde autour des graviers, enveloppe constamment les aspérités des graviers qui dépassent les yeux, et en écarte les parois de l'urèthre. Ainsi il y a toujours, entre les aspérités des graviers et les parois de l'urèthre, une couche protectrice de liquide.

Manœuvres opératoires. — Sitôt que, aux signes décrits plus haut, on reconnaît que des graviers sont engagés dans les yeux de la sonde, le chirurgien, tenant le pavillon de la sonde avec la main gauche, place la canule de la seringue démunie de son petit bout dans la sonde, et, la seringue tenue par ses anneaux avec la main droite, avant de commencer le mouvement de sortie, il pousse le liquide. Ce premier jet éloigne des yeux de la sonde les graviers qui n'y sont pas bien engagés. Puis, continuant à pousser d'une façon continue le liquide dans la sonde, il attire celle-ci au dehors, en faisant exactement la manœuvre d'extraction propre à la forme de la sonde. La main droite qui tient la seringue, sa canule maintenue exactement dans le pavillon de la sonde, et qui pousse le piston, suit le mouvement imprimé au pavillon de la sonde par la main gauche.

Pour débarrasser les yeux et le bec de la sonde évacuatrice des graviers, il suffit le plus souvent de taper un coup sec avec la sonde sur une table. Quelquefois ce choc ne fait pas sortir les graviers, alors on les retire des yeux et du bec avec une petite tige de fer dont on se sert comme d'un levier.

Puis on réintroduit la sonde évacuatrice dans la vessie pour continuer les injections évacuatrices et refaire la manœuvre d'extraction si de nouveaux graviers s'engagent dans les yeux.

Dernièrement, en faisant la lithotritie, dans un cas de petites pierres multiples, grosses comme des noisettes, il y en avait au moins une vingtaine. A chaque séance j'ai fait trois et quatre fois cette manœuvre d'extraction, et cela sans qu'il y ait eu érosion de l'urèthre, ou une excitation consécutive plus grande. Des morceaux de pierres provenant de ce cas sont représentés figure 191.

Dans cette manœuvre d'extraction des graviers, la main gauche qui tient le pavillon de la sonde doit observer avec soin le mouvement de sortie ; elle doit tout de suite reconnaître si les graviers accrochent l'urèthre. Cet accident opératoire ne m'est jamais arrivé. Cependant j'ai fait bien des fois cette manœuvre d'extraction, et par elle j'ai retiré des graviers volumineux (fig. 189, 190, 191). La rareté, et peut-être l'impossibilité de cet accident, tient évidemment au premier jet de liquide poussé dans la sonde, celle-ci étant dans la vessie. Car il fixe dans la cavité des yeux les graviers très-engagés et il éloigne de la sonde les graviers peu engagés dans les yeux et par conséquent très-saillants en dehors. Cependant un morceau de pierre plate, comme celui représenté fig. 189, 1, ayant de grands prolongements anguleux, pourrait très-bien se fixer solidement dans les yeux de la sonde et faire en dehors une grande saillie. Ainsi, cette manœuvre d'extraction, du reste comme toutes les manœuvres des opérations des voies urinaires, doit être faite avec la plus grande attention. Si, pendant le mouvement de sortie imprimé à la sonde, l'opérateur sent que l'urèthre est accroché, d'abord il doit reconnaître de quel côté de la sonde les graviers accrochent l'urèthre. Alors, appliquant le côté opposé de la sonde contre la paroi latérale de l'urèthre, et poussant le liquide avec force, le courant d'eau est plus volumineux et plus vif à l'œil où est le gravier qui accroche l'urèthre. Ainsi il peut être possible de terminer l'extraction sans blesser le canal. Mais, si, malgré cette manœuvre, le gravier accroche encore l'urèthre, alors il faut conduire dans la sonde le mandrin métallique représenté fig. 115, A, p. 504, et casser le gravier. Je le répète, malgré les nombreuses extractions de graviers que j'ai pratiquées, cet accident opératoire ne m'est jamais arrivé. La prudence, que le chirurgien doit toujours apporter dans les opérations, seule me fait parler des moyens propres à réparer l'accident s'il se produisait.

AVANTAGES DE CE PROCÉDÉ D'EXTRACTION DES GRAVIERS.

1° Il fait cesser l'inquiétude qu'éprouvait le chirurgien dès qu'il rencontrait de la difficulté en retirant la sonde évacuatrice.

2° Il rend inutiles les moyens proposés et employés pour débarrasser les yeux des graviers. Cet avantage ainsi formulé est peut-être trop absolu. On conçoit, comme je l'ai dit à l'instant, qu'on soit obligé de débarrasser directement les yeux; mais comme dans les nombreuses extractions que j'ai faites je n'ai jamais été obligé de le faire, j'ai cru pouvoir le formuler ainsi.

3° Il permet, après chaque séance de broiement, l'extraction immédiate d'une plus grande quantité de pierre. C'est là un véritable progrès.

4° Il permet de laisser dans la vessie moins de graviers trop gros pour sortir par la sonde, tout en étant assez petits pour s'engager dans l'urèthre et s'y arrêter. Ainsi il diminue les chances d'un accident très-redouté dans le cours de la lithotritie.

5° Les avantages de ce procédé d'extraction et leurs conséquences heureuses font que le chirurgien fait avec plus d'assurance et moins de souci les injections évacuatrices, qu'il se sert pour cela d'une sonde ayant de grands yeux tout à fait en rapport avec le calibre de la sonde. Enfin il permet de se servir, à toutes les séances, sauf à la dernière que j'appelle séance d'exploration, du porte-à-faux qui concasse la pierre et ses fragments, plutôt qu'il ne broie, avec lequel on agit beaucoup parce que ses becs ne s'engorgent pas, et que chaque prise de la pierre ou de fragments est suivie de l'action complète de l'instrument.

En faisant la lithotritie dans le cas de pierres multiples, dont les plus gros morceaux extraits sont représentés figure 191, je me suis très-bien rendu compte de l'action heureuse du porte-à-faux (fig. 99, 100, p. 482); j'ai fait cinq séances, dont quatre avec le porte-à-faux, et une avec le brise-pierre à becs fenêtrés (fig. 102, p. 483). Les quatre séances de broiement faites avec le porte-à-faux ont été suivies de l'évacuation d'une grande quantité de morceaux de pierres sortis, soit par la sonde, soit extraits étant engagés dans les yeux de la sonde. La séance faite avec le brise-pierre à becs fenêtrés, qui était la troisième, n'a donnée que peu de fragments et un peu de poussière. C'est que, malgré toutes les précautions, après un ou deux broiements, les becs s'engorgent, et leur action broyante diminue. Les morceaux de pierres glissant facilement entre les becs dont les dents sont plus ou moins masquées par la poudre tassée dans les becs. Ainsi, ce procédé d'extraction des graviers diminue le nombre des séances de lithotritie.

FIN.

TABLE DES MATIÈRES

INTRODUCTION. — De l'intoxication urineuse 1
Intoxication urineuse aiguë 7
Traitement 16
Intoxication urineuse spontanée 23
Traitement 32

PREMIÈRE PARTIE.

OPÉRATIONS DE L'URÈTHRE.

CHAPITRE PREMIER. — Du cathétérisme 35
CHAPITRE II. — Cathétérisme avec les instruments rigides 49
Cathétérisme curviligne 49
Mécanisme et manœuvres 53
Sonde de Récamier 54
Sonde de Béniqué 56
Sonde de Gely 57
Exploration de l'urèthre avec les sondes à grande courbure 65
Cathétérisme avec les sondes à courbure plus petite que celles de l'urèthre 68
Mécanisme et manœuvres du cathétérisme de l'urèthre normal avec ces sondes 69
Exploration de l'urèthre avec la sonde coudée de Mercier 75
Exploration des excavations prostatiques avec la sonde coudée à petit bec 85
Sonde bicoudée de Mercier 89
Cathétérisme rectiligne 90
CHAPITRE III. — Cathétérisme avec les instruments flexibles 95
Sonde de gomme 96
Sonde de gomme droite et cylindrique 98
Sonde droite à olive 100

Sonde conique 101
Sonde de gomme présentant une grande courbure........ 101
Sonde à large courbure fixe et à prolongement conique flexible terminé par une olive........ 102
Sonde de gomme coudée ou à béquille........ 103
Sonde bicoudée de gomme........ 106
Du mandrin dans les sondes de gomme........ 107
Bougies de cire........ 108
Sonde de caoutchouc........ 108
Manœuvre spéciale faite avec une sonde de gomme munie d'un mandrin........ 111
Cathétérisme avec les bougies de petit diamètre........ 112
Bougies de baleine........ 118
Moyens spéciaux destinés à conduire la bougie........ 119
CHAPITRE IV. — Différents procédés de cathétérisme........ 122
Cathétérisme à la suite........ 122
Cathétérisme sur conducteur........ 122
Sonde invaginée à plan incliné de Mercier........ 129
CHAPITRE V. — Du cathétérisme chez la femme........ 131
CHAPITRE VI. — Opérations nécessitées par la rétention d'urine. 136
Du cathétérisme dans les cas de rétention d'urine........ 136
La vessie ne se contracte pas........ 137
Obstacle matériel au cours de l'urine dans l'urèthre........ 138
Compression de l'urèthre........ 138
Déviation prostatique ou saillie du col vésical........ 145
Rétrécissement........ 147
Corps étrangers dans l'urèthre........ 150
Contusion et déchirure de l'urèthre........ 151
Soins consécutifs communs à tous les cathétérismes évacuateurs de la rétention........ 151
Ponctions de vessie........ 153
Ponction sus-pubienne........ 153
Ponction rectale........ 160
Ponction périnéale........ 162
Boutonnières........ 163
Premier procédé........ 166
Deuxième procédé........ 166
Troisième procédé (de Demarquay)........ 168
CHAPITRE VII. — Examen de l'urèthre avec les instruments spéciaux........ 170
Bougies à tête conique........ 171
Instrument explorateur de Béniqué........ 176

Instrument explorateur d'Amussat........ 177
Endoscope de Desormeaux........ 179

CHAPITRE VIII. — Différents procédés pour porter les topiques dans l'urèthre........ 188
Injections........ 188
Injection ordinaire par le méat........ 188
Injection profonde........ 190
Irrigation de l'urèthre et de la vessie........ 194
Différents moyens pour porter des pommades dans l'urèthre........ 213
Cautérisation directe d'un point de l'urèthre........ 214
Porte-caustiques de Lallemand........ 215
Porte-caustiques de Mercier........ 219
Porte-caustiques de Dick........ 222

CHAPITRE IX. — Opérations dirigées contre les rétrécissements de l'urèthre........ 224
Nature des rétrécissements........ 224
Propriété physiologique des rétrécissements........ 231
Physiologie pathologique des plaies des muqueuses........ 234
Dilatation temporaire progressive........ 240
Dilatation par la sonde à demeure........ 244
Dilatation forcée........ 247
Cautérisation........ 257
Uréthrotomie interne........ 259
Instruments et manœuvres........ 263
Soins préparatoires........ 286
Soins consécutifs........ 288
Indications........ 296
Uréthrotomie externe........ 318
Cathétérisme rétrograde........ 320
Indications........ 322

CHAPITRE X. — Débridement du méat........ 326
Instruments et manœuvres........ 326
Indications........ 328
Débridement spécial à certains cas de vice de conformation.. 329

CHAPITRE XI. — Opérations pratiquées pour oblitérer les fistules urinaires........ 332
Fistules périnéales........ 333
Injections dans les fistules........ 339
Boutonnière........ 344
Sutures et autoplasties........ 344
Fistules péniennes........ 345
Cautérisations........ 347

Autoplastie 348
Procédé de Dieffenbach 349
Procédé de Nélaton 350
Procédé d'Alliot 352
Procédé d'Arlaud 351
Boutonnière périnéale avant l'autoplastie 354

CHAPITRE XII. — Opérations du phimosis 355
Le prépuce est court, son orifice est étroit 358
Incision dorsale 358
Dilatation forcée 359
Le prépuce est très-long, son orifice est large ou étroit 360
Excision d'un lambeau supérieur 360
Circoncision 361
Section du frein 364

CHAPITRE XIII. — Réduction du paraphimosis 366
Compression avec bande de caoutchouc 367
Compression avec les mains 367
Débridement de l'étranglement 368

CHAPITRE XIV. — Opérations dirigées contre les vices de conformation de l'urèthre 369
Imperforation de l'urèthre 369
Rétrécissement congénital 371
Valvules 373
Fissures de l'urèthre 372
Hypospadias 373
Procédé par perforation de la verge 374
Procédés autoplastiques 375
Dispositions spéciales des parties accompagnant l'hypospadias. 377
Épispadias 379
Autoplastie. 1er Procédé 380
— 2e Procédé 382

SECONDE PARTIE.

OPÉRATIONS DE LA VESSIE.

CHAPITRE PREMIER. — De l'évacuation de l'urine par les sondes. 385
Évacuation dans les cas d'atonie de la vessie 386
Évacuation par la sonde rigide 386
Évacuation par les sondes flexibles 388

CHAPITRE II. — Injections vésicales 390

Choix de la sonde.......... 391
Instruments injecteurs.......... 392
Injections dans les cas d'atonie de la vessie.......... 395
Injections dans les cas de sensibilité exagérée de la vessie.......... 397

CHAPITRE III. — Examen de la vessie.......... 399
Exploration de la puissance contractile de la vessie.......... 399
Exploration du col de la vessie.......... 402
Examen des parois et de la cavité de la vessie.......... 408
Soins préliminaires.......... 408
Mécanisme de l'exploration.......... 412
Sonde de Gely.......... 414
Sonde coudée.......... 414
Rapports du bec de la sonde coudée et de la paroi vésicale.......... 416
Manœuvres, la vessie pleine.......... 421
Manœuvres, la vessie vide.......... 427
Manœuvres, la vessie n'étant pas complétement dilatée, ou revenant sur elle-même.......... 429
Soins consécutifs à l'examen de la vessie.......... 431
Endoscope de M. Desormeaux.......... 433

CHAPITRE IV. — Opérations pratiquées sur le col vésical par l'urèthre.......... 435
Dépression ou compression de la lèvre inférieure du col vésical. 435
Instruments et manœuvres.......... 435
Indications.......... 438
Dilatations forcées du col vésical.......... 441
Instruments et manœuvres. Dilatateurs à poche de baudruche. 441
Dilatateurs de Mercier.......... 442
Indications.......... 444
Section de la lèvre inférieure du col vésical.......... 445
Instruments et manœuvres. Sécateur à lame oblique et fixe pendant la section.......... 445
Sécateur à lame courante.......... 447
Manœuvres.......... 448
Soins préparatoires.......... 454
Soins consécutifs.......... 455
Excision de la lèvre inférieure du col vésical.......... 455
Instrument.......... 455
Manœuvres.......... 456
Soins préparatoires et soins consécutifs.......... 457

CHAPITRE V. — Lithotritie.......... 462
Mécanisme de la lithotritie.......... 463
Manœuvres de préhension.......... 465

Position à donner au sujet..................... 465
Mécanisme des manœuvres de préhension.............. 468
Première manœuvre.......................... 468
Deuxième manœuvre.......................... 470
Troisième manœuvre.......................... 472
Quatrième manœuvre.......................... 473
Cinquième manœuvre.......................... 475
Sixième manœuvre.......................... 478
Broiement.......................... 480
Becs. — Becs d'Heurteloup.......................... 480
Porte à faux.......................... 481
Bec de Civiale.......................... 482
Bec à fenêtres multiples.......................... 482
Becs de Mercier.......................... 483
Appareils mécaniques destinés à rapprocher avec force les deux becs.......................... 484
Appareil à percussion.......................... 484
Appareils mécaniques qui agissent par pression.......................... 493
Le pignon.......................... 493
Manœuvres du pignon.......................... 495
Mécanisme à levier de Guillon.......................... 495
Le volant simple.......................... 497
Écrou brisé.......................... 499
Manœuvres de l'écrou brisé.......................... 501
Évacuations des graviers.......................... 502
Sonde évacuatrice ordinaire.......................... 503
Sonde évacuatrice de Mercier.......................... 505
Évacuateur aspirateur.......................... 506
Manœuvres de l'évacuateur aspirateur.......................... 509
OPÉRATION.......................... 510
Soins préparatoires généraux.......................... 510
Soins préparatoires locaux.......................... 516
Préparation de l'urèthre.......................... 516
Préparation de la vessie.......................... 522
Résumé des soins préparatoires à la lithotritie. Leurs résultats. 526
Choix de l'instrument.......................... 527
Contre-indications et indications de la lithotritie fournies par les soins préparatoires.......................... 528
Séance de lithotritie.......................... 531
Premier temps. — Injection d'eau tiède.......................... 533
Deuxième temps. — Manœuvres de préhension et de broiement.......................... 533

Troisième temps. — Évacuation des graviers 537
Soins immédiats après la séance 538
Durée de la séance. Choix du moment pour la faire 540

Accidents de la lithotritie et soins consécutifs 542
Douleur 543
Spasmes de la vessie et de l'urèthre 543
Rétention d'urine 544
Intoxication urineuse 545
Orchite 548
Gonflement inflammatoire du prépuce 552
Gonflement inflammatoire du gland et du prépuce 552
Cystite 553
Néphrite 555
De l'arrêt des graviers dans l'urèthre 556
Cause de l'arrêt des graviers 557
Phénomènes morbides locaux et généraux causés par le gravier arrêté dans l'urèthre 567
Soins propres à prévenir l'arrêt du gravier dans l'urèthre 568
Influence des accidents sur les indications de la lithotritie et la marche de cette opération 570

CHAPITRE VI. — OPÉRATIONS NÉCESSITÉES PAR UN GRAVIER OU UN CALCUL DANS L'URÈTHRE 572

Gravier arrêté dans l'urèthre pendant le cours de la lithotritie. 573
Le gravier est arrêté dans la région antérieure, du bulbe au méat 574

Le gravier est dans la fosse naviculaire 574
Opération 574
Le gravier est à la partie moyenne du pénis 576
Opérations. — Petites bougies à demeure 576
Curette de Leroy d'Étiolles 577
Brise-pierre à mors femelle mobile 578
Pince de Hunter 579
Pince uréthrale à anneaux de MM. Robert et Collin 583
Brise-pierre uréthral de Civiale 585
Brise-pierre uréthral de l'auteur 587
Mécanisme du broiement 588
Mécanisme de préhension 588
Manœuvres 589
Soins consécutifs à l'extraction du gravier de la région spongieuse 592
Le gravier est dans la cavité du bulbe 593
Manœuvres d'extraction et de broiement 595

Le gravier est arrêté dans la région profonde de l'urèthre..... 597
Causes qui empêchent le refoulement du gravier dans la vessie.. 600
Opérations d'extractions et de broiement................ 602
Les graviers s'engagent dans les yeux de la sonde....... 602
Injections.. 603
Curette de Leroy d'Étiolles et brise-pierre à mors femelle mobile.. 604
Pince de Hunter. — Pince uréthrale à anneaux....... 604
Brise-pierre uréthral........................... 604
Boutonnière.. 606
Calculs uréthraux.. 607
Calcul entre le prépuce et le gland................... 608
Calcul dans la fosse naviculaire..................... 608
Calcul dans la région spongieuse..................... 610
Calcul dans la région profonde de l'urèthre............ 613
Boutonnière.. 615
CHAPITRE VII. — LITHOTRITIE CHEZ LES ENFANTS............ 617
Accidents de la lithotritie spéciaux aux enfants............ 619
Graviers volumineux qui s'engagent dans l'urèthre......... 619
Péritonite.. 625
Indications et contre-indications de la lithotritie chez les enfants.. 627
CHAPITRE VIII. — LITHOTRITIE CHEZ LA FEMME.............. 629
CHAPITRE IX. — OPÉRATIONS NÉCESSITÉES PAR LES CORPS ÉTRANGERS.. 634
CORPS ÉTRANGERS AGISSANT PAR COMPRESSION.............. 334
Liens ou anneaux autour de la verge................ 634
Corps étrangers dans le rectum..................... 636
Corps étrangers dans le vagin...................... 640
CORPS ÉTRANGERS DANS L'URÈTHRE OU DANS LA VESSIE........ 641
OPÉRATIONS D'EXTRACTION.............................. 647
Division en cinq groupes des corps étrangers........... 647
Extraction des corps étrangers de l'urèthre de l'homme... 648
1er groupe. Corps arrondis, etc..................... 648
2e, 3e et 4e groupes. Corps longs, etc............... 649
Pince uréthrale................................ 651
5e groupe. Corps longs à surface inégale ayant des pointes.. 652
Épi de blé ou autres........................... 653
Crochets à broderie............................ 653
Épingle simples................................ 655

Pince uréthrale munie d'un basculeur (de l'auteur). 657
Épingles doubles.............................. 657
Instrument pour couper l'anse de l'épingle double (de l'auteur)............................ 659
Boutonnière.............................. 660

EXTRACTION DES CORPS ÉTRANGERS INTRODUITS DANS LA VESSIE.. 660
1er groupe. Corps arrondis, etc.................. 660
2e groupe. Corps longs, souples, etc.............. 661
Sonde de gomme.......................... 661
Instrument de Mercier...................... 662
Sécateur de Caudemont.................... 663
3e groupe. Corps longs qui peuvent être morcelés ... 664
4e groupe. Corps longs, rigides, qui doivent être retirés entiers.............................. 665
Brise-pierre à mors plats.................. 665
Instruments de Robert et Collin.............. 667
Instrument de Leroy (d'Étiolles)................ 669
5e groupe. Corps à surface inégale, ayant des pointes. 671
Instrument de Courty...................... 671
Instrument de Mathieu...................... 672

EXTRACTION DES CORPS ÉTRANGERS DE LA VESSIE CHEZ LA FEMME. 672
Pince de Leroy (d'Étiolles)................... 673

EXTRACTION DES CORPS ÉTRANGERS PAR LA BOUTONNIÈRE OU LA TAILLE.............................. 674

CHAPITRE X. — TAILLES PÉRINÉALES................... 676
Anatomie chirurgicale...................... 677

TAILLE MÉDIANE............................ 690
Instruments. Bistouri...................... 691
Cathéter.......................... 691
Lithotome simple.................... 693
Bouton à crête et à curette.............. 694
Gorgeret.......................... 694
Tenettes.......................... 695
Entraves.......................... 696
Table.............................. 697

Manœuvres opératoires...................... 697
Les aides.............................. 699
Celui qui donne le chloroforme.............. 699
Ceux qui tiennent les membres inférieurs.......... 699
L'aide à qui est confié le cathéter.............. 700
Position du sujet.......................... 701

Place du chirurgien 701

Incision 701

Ponction de l'urèthre 702

Instrument pour ponctionner l'urèthre et conduire le lithotome 704

Introduction du lithotome 706

Section avec le lithotome 707

Extraction de la pierre 709

Manœuvres des tenettes droites 709

Manœuvres des tenettes courbes 712

Manœuvres de la curette 716

Injections à grande eau 717

TAILLE LATÉRALISÉE 719

Manœuvres spéciales de la taille latéralisée 720

TAILLE BILATÉRALE 722

Lithotome double 722

Manœuvres spéciales de cette taille 724

ACCIDENTS OPÉRATOIRES DES TAILLES PÉRINÉALES 725

Difficultés de la ponction de l'urèthre 725

Difficultés de séparer le lithotome du cathéter 725

La section avec le lithotome est faite sans que cet instrument soit dans la vessie 726

Déchirure de la prostate 726

Blessure du rectum 727

Hémorrhagie 727

Tamponnement 730

SOINS PRÉPARATOIRES 731

Diminuer la sensibilité de la vessie 732

Vider le rectum avant l'opération 733

SOINS CONSÉCUTIFS IMMÉDIATS 734

Injection d'eau phéniquée 734

Sonde à demeure dans la plaie 734

Position de l'opéré dans son lit 735

ACCIDENTS CONSÉCUTIFS 735

Hémorrhagie 735

Perforation entre le rectum et la plaie 735

Suppuration de la vessie 736

Infiltration d'urine 737

Néphrite 738

Intoxication urineuse et purulente 738

Fistules persistantes 739

Soins consécutifs 740
Surveiller la sonde à demeure 740
Injection par la sonde dans la vessie 741
Irrigation continue 741
Lavement 742
Régime 742

De l'étendue des incisions dans les tailles périnéales 743
Taille par dilatation 745
Broiement de la pierre après la taille 749
Indication des tailles périnéales 754
Du choix de telle ou telle taille selon les cas 768
Tailles périnéales chez les enfants 771

CHAPITRE X. — Taille chez la femme 773

Taille uréthrale par dilatation 774
Dilatation extemporanée 774
Dilatation lente 775

Taille uréthrale par incision 775
Procédé de Collot 775
Incision latérale 775
Incision bilatérale 776

Soins consécutifs 776
Accidents 776

Indications de la taille uréthrale chez la femme 777

CHAPITRE XII. — Taille hypogastrique 779
SUPPLÉMENT 797
Appareil pour la lithotritie de l'auteur 797
Extraction de la vessie des graviers qui s'engagent dans les yeux de la sonde évacuatrice. — Procédé de l'auteur 802

FIN DE LA TABLE DES MATIÈRES.

Paris. — Imprimerie de E. Martinet, rue Mignon, 2.

www.ingramcontent.com/pod-product-compliance
Ingram Content Group UK Ltd.
Pitfield, Milton Keynes, MK11 3LW, UK
UKHW020259200726
13857UKWH00001B/32

9 782011 775